치료적 모달리티 과학과 기술을 이용한 물리요법

THERAPEUTIC MODALITIES The Art and Science

치료적 모달리티

과학과 기술을 이용한 물리요법

THERAPEUTIC MODALITIES

The Art and Science

Kenneth L. Knight
David O. Draper

Kenneth L. Knight, PhD, ATC, FACSM
Jesse Knight Professor of Exercise Sciences
Department of Exercise Sciences
College of Health and Human Performance
Brigham Young University
Provo, Utah

David O. Draper, EdD, ATC, LAT
Professor of Exercise Sciences
Department of Exercise Sciences
College of Health and Human Performance
Brigham Young University
Provo, Utah

영 문 출 판 사

■ 옮긴이 (가나다 순)

고은경	마산대학 물리치료과 교수	이문환	한국국제대학교 물리치료학과 교수
김명훈	광주보건대학 물리치료과 교수	이연섭	대구대학원 재활의학과
김용권	전 인제대학교 물리치료학과 교수	이재홍	대구보건대학 물리치료과 교수
김지성	수원여자대학 물리치료과 교수	정형국	안산대학교 물리치료과 교수
이규창	선문대학교 물리치료학과 외래강사	조남정	한려대학교 물리치료학과 교수
이동엽	선문대학교 물리치료학과 교수	조용호	경북전문대학 물리치료과 교수
이동진	광주보건대학 물리치료과 교수	조유미	신성대학 물리치료과 교수

Therapeutic Modalities The Art and Science with Clinical Activities Manual
by Kenneth L. Knight, David O. Draper

치료적 모달리티

2011년 6월 10일 초판인쇄
2011년 6월 17일 초판발행

지은이 : Kenneth L. Knight, PhD, ATC, FACSM
David O. Draper, EdD, ATC, LAT

옮긴이 : 조 유 미 외

발행인 : 박 병 조

발행처 : 도서출판 영문출판사

등 록 : 1987년 12월 21일 제2-419호

주 소 : 서울시 강남구 삼성동 69-1

전 화 : (02) 514-5590, 776-5590

팩 스 : (02) 756-8943

E-mail : yeongmunsa@empal.com

정 가 : 33,000원

ISBN 978-89-7224-248-2 93510

우리의 생각을 넓혀준 학생들, 환자들 그리고 동료들을 위하여...

서 문
Preface

모든 건강 전문종사자에게 치료적 모달리티의 사용은 예술이라고 할 수 있다. 이것은 경험과 전통뿐만 아니라 과학과 이론에 의해서도 영향을 받는다. 과학적 사실을 폭넓게 기초로 할 수 있다면, 더 쉽게 사용할 수 있을 것이다. 그러나 리서치가 부적절하다면, 임상가는 설명서의 전통과 경험에 의존해야 한다. 그러므로 우리는 이 책을 'The Art and Science' 로 부제를 정하였다.

임상가들은 치료적 모달리티의 사고를 통한 사용과 전문적으로 결정하는 능력이 기술자들 보다 훨씬 더 필요하다. 그것은 각 양식의 적용의 이론적 배경, 이론에 대한 견고성에 대한 것을 의미한다. 대부분의 이론은 고정된 과학적 근거에 기본을 두고 있는 반면에, 다른 것들은 전통에서 파생되어지기도 한다. 과학적 근거의 부족이 이론의 오류를 의미하지는 않는다. 그렇지만 그것은 확실하지는 않다. 우리는 책의 난이도가 너무 어렵지 않도록 하여 독자들로 하여금 충분한 이해와 효과를 볼 수 있도록 책을 구성하였다. 다양한 이론의 발전에 대한 학습은 학생들에게 비판적 사고 방식을 향상하도록 도와줄 것이다. 따라서 학생들은 전문가로 발전할 수 있을 것이고 치료 모달리티 사용의 알맞은 결정을 할 수 있도록 도와 줄 것이며 각 장비에 따른 현명한 평가가 이루어질 때 발전된 미래가 있을 것이다.

독자에게
The Audience

이 책은 학생들에게 새로운 치료적 모달리티를 제공할 목적으로 만들어졌다. 그러나 이 책의 내용이 이 분야의 리서치와 기술이 모두 최신 경향은 아니지만, 대학원생들과 임상가들에게 많은 정보를 제공할 수 있을 것으로 확신한다.

왜 우리는 이 책을 썼는가
Why We Wrote This Book

우리는 치료적 모달리티에 대한 열정이 있다. 우리는 우리의 전문가적인 삶과 치료적 모달리티와 재활을 위한 교육에 몰두하였다. 다른 주제보다 사고하고, 쓰고, 찾고, 말하는 데에 있어 이 주제에 몰두하였다. 우리는 이러한 정보가 아직까지 현행 교과서에는 통합되어졌다고 보지 않는다.

우리는 이 책을 60년간의 혼합된 치료적 양식의 교육에 대한 경험과, 34년의 임상경험과, 52년 동안 축적된 자료를 활용하였다. 이러한 배경을 통하여 어떻게, 왜 언제 치료적 모달리티들이 사용되어지고 자극에 대해 더 깊은 사고를 통해 이용되어지기를 바란다. 추가로 특별한 시각을 가진 동료자들과 분배를 통해 이 책을 구성하였다.

접근 방식
Our Writing Approach

우리는 초보자가 쉽게 접근할 수 있도록 정보를 나누어 쉽게 이야기를 만들어 구성하였다. 우리는 독자와 대화하는 형식으로 책을 구성하였다. 비록 많은 새롭고 기술적인 용어가 있지만, 지루한 방식의 전개을 피하였다.

내용은 다양한 학습 스타일을 보여줄 수 있게 구성하였다. 차트, 테이블, 그래프, 사진, 그림 등에 교육적 목적이 다양하게 들어있어서 학습자의 시각에서도 배려를 하였다. 임상적용 팁과 사용방법이 알맞게 구성되고, 최고의 양식으로 되어있어 운동학을 학습하는 학생들에게도 도움을 줄 수 있을 것이다.

확장된 교육, 임상, 연구리서치의 경험은 우리에게 책을 쓸 수 있는 영감을 부여하였다. 이 내용은 우리 연구의 통합이고 전체를 구성하는 아이디어의 산실이다.

기본 원칙은 환자와 손상을 보여준 후, 적절한 장비를 각 개인별 상황에 따라 맞춤식으로 구성하였다. 이것은 임상적 사고, 손상에 대한 이론과 장비를 중재할 수 있는 능력이 요구된다. 그럼으로 우리는 이론과 우리의 저서에 대한 이론에 대한 기초에 충실하였다.

이 책은 각 저자들의 협조와 노력으로 이루어졌다. 우리는 각 장에 따라 설계가 이루어졌지만, 각 장에 대해 서로 검토해서 완벽한 책을 내어놓기 위해 노력하였다. 이러한 도전적 개념과 방법이 책 작업에 큰 도움을 주었다.

기본구조
Structural Organization

이 책은 각 장에 관련하여 이해할 수 있고 큰 그림을 볼 수 있도록 개요를 구성하였다.

각 장에 개요를 삽입하여 내용을 미리 파악할 수 있도록 하였다. 또한 여는말을 통하여 간단하지만 각 장에 따라 치료적 양식과 관련된 상황을 이해할 수 있는 이야기를 삽입하였고, 맺는말을 통하여 그 상황에 대한 마무리를 지었다. 각 장마다 표와 관련된 그림, 차트, 삽화를 첨가시켰다. 또한 비판적 사고, 치료에 대한 신화(myths), 적용방법을 첨가시켰다. 고찰에서 앞부분과 끝부분에 질문을 던짐으로써 학생들이 스스로 고민할 수 있는 논제를 제시하였다. 각 장마다 내용에 대한 참고문헌을 첨가시켰고, 이러한 문헌을 통해 다양한 주제에 대해 탐구를 원하는 학생들을 가이드 할 수 있도록 하였다.

우리는 표준화된 치료적 양식을 제공함으로써 독자가 알맞은 치료 양식을 믿고 적용할 수 있도록 최선을 다하였다. 추가적으로 충분한 이론과 배경을 통해 임상가들이 특별한 상황에 알맞은 양식을 정확하게 선택할 수 있도록 하였다. 또한 위약효과와 환자의 상태에 따른 특별한 치료양식의 사용에 대해서도 환자분들에게 교육할 수 있을 것이다.

제 I 부 "관점"에서는 기본적인 3가지 구조에 대해 말해주고 있다. 1장은 치료적 양식에 대한 정의와 손상된 환자의 치료를 위한 큰 틀과 치료적 양식을 통해 이루어질 수 있는 재활목표에 대한 설명이 들어있다. 이러한 선행 학습은 치료적 양식에 대한 효과적 사용을 향상시켜 환자의 쾌유에 도움을 줄 수 있을 것이다. 2장은 5가지 단계와 일반적 치료적용의 개념을 소개하고 있다. 독자들은 5가지 단계의 요소를 이해하고 모든 치료적 양식에 적용할 수 있을 것을 요구한다. 3장은 환자의 쾌유에 도움을 주기 위한 좋은 치료 방법과 기록을 위한 5가지 방법을 보여주고 있다. 또 다른 환자기록은 기관에서 이슈되는 일반적 설명의 부분을 프로그램의 끝부분에 학생들의 능력에 맞는 개념으로 간단히 설명해 놓았다.

제 II 부 "정형외과적 손상, 즉각적인 치료와 치유"는 3장으로 구성된다. 4장에서 정형외과적 손상 후 기본적 조직치유를 위한 염증반응을 설명하였다. 종창(swelling)과 부종(edema)은 차이가 있다. 그리고 그것들의 진행과 해결을 위한 이론적 배경을 구술해 놓았다. 5장에서는 냉, 압박, 거상 그리고 안정(RICES)에 관한 내용을 정리해 놓았다. 6장에서는 손상 후 회복을 위한 다양한 치료적 양식의 효과를 설명해 놓았다.

제 III 부, "통증과 정형의학"은 2장으로 구성된다. 통증은 치료를 필요로 하는 사람들에게 보편적 증상이고, 성공적인 임상가는 그것을 충분히 이해하고 있어야 한다. 7장은 기본적인 신경해부학과 신경생리학의 리뷰를 통해 학생들이 통증 이론을 이해할 수 있도록 구성하였다. 우리는 통증의 복잡 이론(complex theory)과 신경매트릭스 이론(neuromatrix theory)의 최신 경향을 설명하였다. 또한 정형외과적 통증 치료를 위한 일반적 접근방법을 설명해 놓았다.

8장에서는 Dehn의 척수 적응 증후군(Dehn's spinal adaptation syndorme), 재활하는 동안 resting central control, 위약효과 등의 통증 억제에 관한 특별한 방법을 설명하였다. 통증 감소를 위한 운동, 도구, 반대 자극법, 열치료, 전기치료, 냉치료도 이장에서 설명해 놓았다. 치료하는 동안 통증의 감소를 평가하고 모니터링하는 기술도 묘사해 놓았다.

제 IV 부, "전기치료"는 2장으로 구성된다. 9장은 전기생리, 전기적 장비, 일반전기, 전류의 특성, 전기 자극시 조직 반응, 전기 자극의 치료적 사용에 관한 내용을 설명하였다. 10장에서는 전기치료의 적용과 논문뿐만 아니라 TENS, 간섭전류(IFC)를 통한 통증의 감소, 신경근 치료(NMES), 이온도입을 통한 약물의 전달과 상처치유를 위한 고전압 맥동전류(HVPC)의 5가지 적용 예를 설명해 놓았다. 미세전류치료(NEMS)에 관한 설명도 간략히 해 놓았다.

제V부 '치료적 열과 한랭'에는 6개의 장이 있다. 11장과 13장은 이론이고, 12장과 14장은 적용이며, 15장과 16장에는 이론과 적용이 모두 포함되어 있다. 11장에서는 열과 그 금기증을 정의하고, 심부열과 표면열을 구분하며 신체에 대한 열 전달과 신체 밖으로 나오는 열의 이동, 열과 복사에너지를 비롯해 전자기파의 치료적 이용, 복사와 음파의 차이를 논한다. 12장은 표면열 치료에 대한 논의로 시작하며 다음으로 소용돌이욕, 온습포, 파라핀욕의 5단계 적용절차를 제시한다. 또한 적외선등, 전기적 가열(electrical heating), 휴대용 표면 가열 기기의 적용도 간략하게 설명한다.

13장은 냉동요법(cryotherapy)에 대한 우리의 두 번째 장이다. 우리는 이런 점에서 독특하다. 냉동요법은 단일 형태가 아니다. 부상 뒤에는 부상 직후와는 아주 다르게 활용되기 때문이다. 그 요법을 활용해야 하는 이유와 그 적용 방법은 모두 상황에 따라 달라지는데 이 점을 이해하지 못하는 사람들이 많다. 그 적용 범위를 구별해서 혼동을 감소시키려고 한다. 이 장에서는 5장과는 달리 생리적 효과를 논의한다. 여기서는 추가 효과를 기술하고 재활에 대한 그 함축적 의미를 탐구해 본다. 또 한랭에 의해 유도된 혈관 확장의 사실과 오류가 제시되는데 냉요법의 적용이 혈류량을 증가시킨다는 생각은 그만두기를 바란다. 그리고 재활에 대한 열과 한랭의 활용을 비교해 보고 각각 언제 활용해야 할지 구체적인 권장 사항을 제시하고자 한다. 14장에서는 13장에서 설명한 원리를 적용해 본다. 관절의 삠(염좌, sprain)에 대한 한랭운동학(cryokinetics)과 근육 손상에 대한 한랭스트레치(cryostretch)를 포함해서 여러 상황에 대한 한랭요법의 적용방법을 제시한다.

15장에서는 초음파치료, 16장에서는 심부투열치료에 비슷하게 접근하였다. 이 두 장에는 기기의 물리학, 기구의 구성, 열 효과와 비열 효과, 치료 매개변수, 사례 연구, 두 치료기의 비교를 포함해 기구의 과학과 이론 및 그 적용방법이 기술되어 있다. 각 치료기의 임상 적용을 5단계 적용 포맷으로 제시하고자 한다.

제VI부 '기타 치료기'에서는 통일된 원리나 공통된 특징이 없는 3가지 치료기, 즉 치료적 마사지, 척추 견인, 레이저치료와 광선치료에 대하여 기술하였다. 17장에서는 치료적 마사지의 과학, 마사지에 관한 사실과 오해, 치료적 마사지와 신체 마찰(rubdown) 사이의 차이를 검토해 본다. 스포츠 마사지에 활용된 5가지 공통 스트로크(strokes)와 포괄적인 치료적 마사지의 적용을 설명하고 예시해 놓았다. 또한 근막이완술에 대하여 간단히 설명하고 있다.

18장에서는 척추원반의 해부학을 비롯해 목과 허리의 통증에 대하여 살펴본다. 견인의 생리학적 효과, 흔히 활용되는 견인 장치, 여러 형태의 목과 허리의 견인 적용 지침을 설명하고 장을 마친다.

19장에서는 레이저치료와 광선치료(LED와 SLD) 기구들의 특징과 그 의료적 활용에 대하여 알아본다. 이어서 치료 매개변수와 광선치료의 적용을 알아보고, 또한 자외선 복사에 대하여 간략하게 설명하고 있다.

제VII부 '함께 결합하기(putting it all together)'는 이 책의 독특한 특징으로서 2개 장으로 구성되어 있으며, 그 의도는 치료기기의 이해와 환자를 치료할 때의 가장 효율적인 활용 사이의 격차를 메워주는 데 있다. 20장에서는 앞선 여러 장들의 자료에 대한 독자들의 사고를 전환(reverse)시켜 주려고 한다. 이 책을 통하여 우리는 치료기기를 제시할 때 전통적인 접근법을 활용한다. 즉, 각 치료기기에 대해 그 치료기가 무엇이고, 무엇을 할 수 있으며 전형적으로 적용되는 손상 유형은 무엇인지 설명한다. 그러나 실제 생활에서 환자는 임상의사에게 특정 치료기를 적용해 달라고 요청하지는 않는다. 오히려 환자가 문제를 제시하면, 임상의사는 여러 옵션 가운데 그 문제 치료에 가장 효율적인 치료기를 선택해야 한다고 할 수 있다. 마지막 장은 일련의 사례 연구로 구성되어 있으며 독자들이 특정 상황에서 특정 치료기기나 프로토콜을 선택하는데 개별적인 치료기에 관한 자신들의 지식을 통합하는 데 도움이 되도록 하였다.

마지막 장에 이어 실린 두 부분은 다지선다형 검토 질문(각 부의 끝부분에 있는)에 대한 답이 실린 부록과 이 책에 나오는 볼드체 활자 용어의 용어집이다.

이 책의 특징
Special Features

이 책의 활용 가능성과 자료의 임상 적용을 향상시킬 수 있도록 다음과 같이 특별한 특징을 통합해 놓았다.

- 이론 장들의 거의 대부분에 '적용 팁'을 통합해 놓았다. 분명히 적용에 관한 장은 당연히 팁으로 가득 차 있다. 그러나 치료기기의 과학적 기초를 논할 때에는 독자들이 배우고 있는 그 과학 원리의 적용을 이해하는데 도움이 되도록 어떤 팁을 제공해 줄 때가 많다.
- '모달리티 신화(modality myths)'가 거의 어느 장에나 나타난다. 널리 유지되고 있지만, 잘못된 오해를 밝혀 그것이 임상의사의 사고에 주는 영향을 감소시키려고 한다.
- '비판적 사고' 연습의 목적은 3가지이다. (1) 독자들이 자료를 접촉할 때 도움이 되도록 한다. (2) 이해력에 대한 또 한 가지 점검이 되도록 한다. (3) 학생들이 비판적으로 사고하는 데 도움이 되도록 한다. 조금도 그렇게 하지 않는다면, 어떻게 비판적 사고를 습득할 수 있겠는가? 각 장 끝마다 그 연습에 대한 우리의 답변을 제공해 놓았다.
- 새로운 개념을 명확하게 습득하는 데 도움이 되도록 거의 어느 장에서나 유추를 활용한다.
- 5단계 적용 절차는 치료기기 적용의 예시이다. 임상의사에게 특정 치료기기의 적용에 필요한 정보를 조직하는 데 도움이 될 수 있도록 표준화된 절차를 제공해 줄 수 있다는 것이 이점이다. 두 번째 이점은 초보자가 일관된 접근법을 활용해서 여러 적용 방법을 보다 신속하게 학습할 수 있도록 한다는 점이다. 어떤 사람들은 특정 적용 프로토콜에 대한 소개(outlining)은 학생들이 치료기기 적용에 대해 비판적 사고자가 되기보다는 기계적인 기술자가 되도록 한다고 주장할지도 모른다. 그러나 초보자에게는 처음에 어떤 요리책이 필요하다. 또한 대체로 비판적 사고가 필요한 시기는 구체적 적용 단계가 아니라, 어떤 절차를 활용해야 할지 결정하는 단계이다. 우리는 학생들이 절차를 언제 활용해야 할지 비판적으로 선택할 수 있도록 구체적 단계별 적용 프로토콜에 대하여 충분한 이론과 연구 정보를 통합시켜 놓았다.
- 여러 장에 있는 'Special topic boxes'는 그 장 본문의 흐름을 중단시키지 않은 채 가치를 부가시킬 수 있도록 여러 주제들을 망라하고 있다. 예를 들어, 어떤 글상자에는 위대한 선구자(Ernst Dehne와 같은)에 관한 일화가 담겨 있기도 하며 어떤 원리를 예시해 줄 수 있도록 환자와 이루는 구체적 상호 작용이 담겨 있기도 하다. 또한 그 글상자는 일부 학생들이 다른 교과 과정(화학이나 전기물리학과 같은)에서 배울 수 있도록 정보를 검토하는데도 활용될 수 있다.
- '고찰'과 복습문제는 두 가지 유형의 자기 퀴즈이다. 각 장 마지막에는 개방형 질문이 나오고, 각 부의 마지막에는 다지선다형 질문이 나온다. 상이한 문제 유형은 상이한 학습 형태에 대응되며 독자들은 모두 그 양쪽 어디서나 이익을 얻을 수 있다. 다지선다형 질문에 대한 답은 부록에 나와 있다.
- 연구 근거(basis)가 이 책의 특징이다. 사실 우리는 스스로 연구를 많이 수행했기 때문이다. 그래서 제시된 정보는 대체로 직접 습득되었다고 할 수 있다.
- 사진 원본은 본문을 보충해 주며 여러 기법들을 그대로 설명해 준다. 그 사진들은 이 책을 위해 특별히 촬영되고 마련되었다.

치료적 모달리티 강사에게
For the Therapeutic Modalities Instructor

우리는 강사에 대해 어떤 요구가 있다고 알고 있다. 그래서 여러분의 업무를 보다 용이하게 수행하려면 'Therapeutic Modality: The Art and Science'을 교재로 채택한 후 바로 '강사 리소스'에 접속하길 바란다. 의 강사 리소스 센터에는 다음의 자료가 포함되어 있다.

- 약 500개 다지선다형, 진위형, 빈칸 채우기형 문제가 있는 테스트 생성기
- 1-19장의 파워포인트 슬라이드
- 본문의 그림과 표 전체가 들어 있는 이미지 뱅크

또한 별도로 판매되는 'Clinical Activities to Accompany Therapeutic Modality: The Art and Science (ISBN 9780781793193)'에는 책 내용에 부합하는 다음과 같은 학생용 자료가 들어 있다.

- 18가지 발견 활동
- 16가지 치료기기 적용의 숙련을 위한 활동

맺음말과 감사의 글
Final Thoughts and Thanks

이 책을 저술함에 따라 우리의 꿈이 실현되었다고 할 수 있다. 우리는 모두 여러 해 동안 이 일을 하려고 했지만, 그보다 먼저 책임을 다해야 했다. 때로는 그 과정이 어려웠지만 전반적으로 볼 때 우리가 서로 또 편집자라든지 검토자가 제시한 논평과 질문에 대응해 새로운 사고와 접근법을 발견해 내는 일은 즐거움이었다. 이렇게 새롭게 탄생된 개념과 사고는 환자 치료를 향상시키는 것으로 이어지리라 믿는다.

이 책에 직접 또는 간접으로 기여한 분들의 큰 공로에 감사드린다. 사고는 진공 속에서 일어나는 것이 아니다. 치료적 모달리티에 대한 우리의 사고를 자극해 준 여러 분들에게 감사드린다. 먼저 수천 명의 환자들이 그 통증과 고통을 우리의 치료적 모달리티에 활용되도록 했으며 그 환자들의 질문과 요구에 따라 우리의 치료기기 활용에 대한 비판적 사고가 더 낫게 그리고 더 신속하게 자극을 받았다. 우리는 모두 우리가 답할 수 없는 임상 문제때문에 연구를 추진하게 되었다.

두 번째로 우리 학생들은 여러 가지 치료기기를 어떻게 활용해야 하고 어떤 경우에는 활용하지 말아야 하는지 하는 문제가 우리에게 도전의식을 북돋아주었다. 수많은 학생들이 치료적 모달리티 학습에 열성과 탐구 의욕을 나타내 주어 우리가 활기를 띨 수 있었기에 우리는 축복을 받았다고도 할 수 있다. Weber 주립 대학교, Missouri-Columbia 대학교, SUNY-Brockport 대학교, Indiana 주립 대학교, Northern Illinois 대학교, Illinois 주립 대학교, Illinois Wesleyan 대학교, Brigham Young 대학교에 재학하면서 우리에게 도움을 준 학생들에게 감사드린다.

또한 여러 대학 교수들과도 풍부하고 의미있는 교류를 할 수 있었다. 그 분들과 함께 연구와 사고에 관해 상호 작용하고, 우리 연구에 대해 논평과 남은 과제들을 얻어낼 수 있어서 우리의 이해도를 향상시킬 수 있었다. 무엇보다도 결정적인 시기에 19장으로 우리에게 도움을 준 Ty Hopkins 교수의 기여에 감사드린다. Hopkins 교수의 레이저치료와 광선치료에 대한 배경과 경험은 아주 값진 것이다.

Lippincott Williams & Wilkins(LWW)의 Pete Darcy를 비롯해 우리 개발팀에게도 감사드린다. Pete는 이 책에 대한 LWW의 사고가 우리의 사고와 양립된다고 설득시키면서 그런 생각을 전달해 주었다. 명문장가 Betsy Dilermia는 우리의 사고와 설명을 명확하게 제시해 주는데 도움을 주었다. 또 우리와 함께 일하면서 이 프로젝트를 통찰력을 가지고 관리해 준 Robyn Alvarez, Emily Lupash, Meredith Brittain에게도 감사드린다.

동료 검토자들도 이 프로젝트에 꼭 필요한 분들이었다. 그 분들의 논평은 여러 부분에서 우리의 해석을 강화시켜 주었을 뿐만 아니라, 우리가 우리의 사고를 적절하게 소통하지 못하고 있음을 깨닫도록 하는데 큰 도움을 주었다.

또한 운동처방 클리닉과 자신들을 사진 촬영에 활용할 수 있도록 협조해 준 Brigham Young 대학교의 Gaye Merrill과 Kevin Morris에게도 감사드린다. 그리고 사진 촬영에 자발적으로 참여해 준 Brigham Young 대학교의 운동처방 클리닉 직원을 비롯해 수많은 운동처방학과 학생들에게도 감사드린다. Brigham Young 대학교의 사진사 Mark Philbrick은 재능이 있을 뿐만 아니라, 즐겁게 작업에 참여 하였다. 또한 사진 촬영 작업을 준비하고 관리해 준 LWW의 Robyn Alvarez와 Emily Lupash에게도 감사드린다.

우리 직원들의 아내와 가족에게도 감사드린다. Shari와 Nancy는 소금과 같은 존재이다. 그 분들은 우리 아이들과 함께 이 책이 나오도록 희생을 해 주었다고 할 수 있다. 그 사랑과 지원에 감사드린다.

우리는 이 작업의 저자로 목록에 올라 있지만, 이들 외에도 여러 사람들이 기여해 주었다. 좋은 책을 쓰는 데는 온 마을이 관여되게 마련이다. 우리 마을 분들에게 감사드린다. 좋은 책인지 확인해 볼 수 있도록 여러분의 의견을 기다리겠습니다.

사용자 가이드
User's Guide

사용자 가이드는 치료적 모달리티, Art and science의 많은 특징을 소개한다. 이러한 특징에 대한 장점을 익히는 것은 치료적 모달리티에 대하여 읽는 것 뿐만 아니라, 배우고 지식을 실전에서 실행하기 위한 활용에 참여하도록 한다. 저자들은 핵심에 대한 이해를 돕고, 새로운 기술을 선택하여 적용하고 치료적 모달리티를 시행하도록 특징들을 각 장에 나타내었다.

머리말은 본문과 관련하여 어려운 상황에 대한 짧은 시나리오를 가지고 각 장에서 시작된다.

62 제 II 부 • 정형외과적 손상, 즉각적인 치료와 치유

머리말 *OPENING SCENE*

응급처치 강의 도중 강사는 세미에게 염좌, 좌상, 베임, 그리고 찰과상 후에 거의 보편적으로 얼음을 적용하라고 하였다. 그것은 세미가 운동 트레이닝 반에서 관찰하였던 것과 일치하였고, 그 생각에 동의하였다. 그는 얼음에 관하여 많은 질문을 가지고 있음을 깨달았다. 손상 이후에 언제 얼음을 적용할 것인지? 사용하는 얼음은 어떤 종류인지? 피부 위에 얼음을 직접 적용하는 것이 괜찮은지? 피부와 얼음백 사이에 수건을 놓는 것은 어떤지? 얼음의 적용은 얼마나 해야 하는지? 얼음은 종창이나 통증 혹은 둘 다 감소시키는데 사용하는지? 단지 얼음이 즉각적인 치료인지? 압박, 거상, 휴식은 무엇인지? 쉬는 시간 세미는 이런 문제에 대하여 질문했다. 그러나 대다수 강사의 대답은 실망스러웠다. 그런 기본적인 것이 어떻게 그럴 수 있는지, 간단한 모달리티가 왜 그렇게 혼동스러운지에 대하여 그는 놀랐다.

RICES: 즉각적인 치료의 처방
RICES: The Prescription for Immediate Care

4장에서 우리는 손상 이후에 발생하는 생리학적, 병리학적 시리즈로 염증 반응을 토의하였다. 이러한 변화들의 일부는 없으면 치료가 되지 않는(6장 참조) 치료에 필수적인 전제조건이다. 하지만 변화의 일부는 손상을 악화시키기도 하고 회복 기간을 연장시키켜 복잡하게 만든다. 즉각적인 치료 기술은 원하는 변화들은 발생하도록 하고 원하지 않는 변화들을 제한하도록 계획되어 치유과 회복을 촉진시킨다.

RICES로 알려져 있는 휴식, 얼음, 압박, 거상과 고정을 알맞게 적용하였을 때 이차 손상, 종창, 근육 경축, 통증과 신경억제를 제한하다(그림 5.1). 이러한 노력들은 손상에 대하여 빠른 치유를 가져오고 장애 시간을 감소시킨다. RICES 사용에 대하여 불신이 없는 것으로 보여지지만, 병태생리학적인 반응 그리고 사용에 대한 특정한 프로토콜, 모달리티에 대하여서는 혼동이 있다.

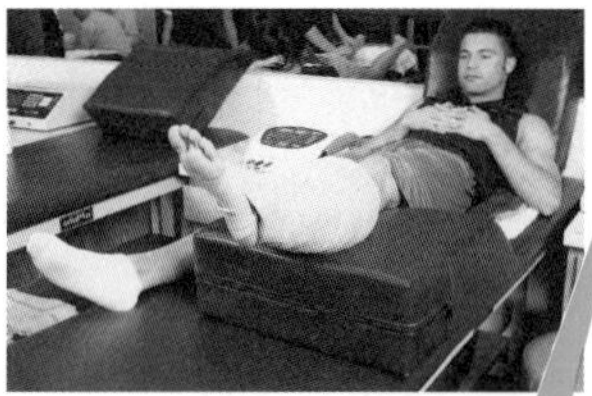

그림 5.1. 모든 급성기 질환의 즉각적인 치료는 RICES를 포함한다: 휴식(rest), 냉(ice), 압박(compression), 거상(elevation)과 안정(immobilization)

모달리티 *MODALITY*

즉각적인 치료

다음은 정형외과적 손상의 즉각적인 치료에 대한 모달리티 전설이다:

- 급성기 치료와 즉각적인 치료는 동일하다.
- 얼음은 종창을 감소시킨다.
- 즉각적인 치료의 목적은 염증을 감소시키는 것이다.
- 얼음의 목적은 출혈을 감소시키는 것이다.
- 염증과 종창은 같은 것이다.
- 얼음은 즉각적인 치료동안 20분 동안 적용해야 한다.
- 모든 손상은 같은 양의 시간으로 치료되어야 한다.

이것은 각각 이번 장에서 논의될 것이다.

즉각적인 치료와 급성기 치료
IMMEDIATE CARE VS. ACUTE CARE

손상은 보통 급성기와 만성기로 구분된다. 급성기 손상(acute injuries)은 예를 들면, 염좌, 좌상, 타박상과 같은 갑작스러운 발병, 고강도 힘에 의한 원인, 짧은 기간을 가진다. 만성 손상(chronic injuries)은 두 가지 형태로 힘줄염이나 활액낭염과 같이 오랜기간 동안 낮은 강도 힘이 원인이 되는 것과 만성 발목 염좌와 같이 재발되는 급성 손상이 있다.

맺음말은 각각의 마지막을 정리하여 보여주며 실행에 있어 어떻게 사용할 것인지 보여준다.

20 제 I 부 • 관점

맺음말 *CLOSING SCENE*

우리는 이 장의 시작에서 한 남자가 자신의 아들에게 빠른 시간 안에 올바른 기구를 가지고 나뭇가지를 자르는 것을 가르치는 것에 대해 이야기했다(그림 1.10). 이와 같이 재활치료에서도 복잡한 과정에서 재발달을 이루고 많은 성과의 결과를 말하고 이는 서로 다른 결과를 낳는다. 이것은 신중하게 치료적 모달리티의 올바른 기구의 사용을 가능케 한다.

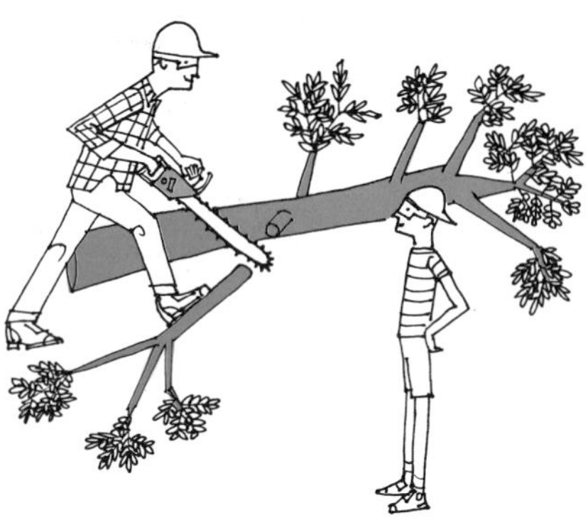

그림 1.10. 올바른 기구를 사용하여 나뭇가지를 자른다. 재활의 단계에서 올바른 기구를 사용해야 한다.

고찰 *CHAPTER REFLECTIONS*

1. 다음의 내용을 읽고 숙고하라. 각각의 개념을 명확하게 이해하였다고 느끼는가? 만약 그렇지 않다면 본문에 맞는 부분을 다시 읽어라.
   - 치료적 모달리티, 물리적 변수, 치료적 목적을 정의하라.
     - Knobologist의 개념을 설명하라.
     - 이론과 치료적 모달리티 적용의 관련성을 설명하라.
     - 다양한 치료적 모달리티 분류 체계를 정의하라.
   - 치료적 모달리티 사용을 결정하는데 있어 의사와 운동 트레이너의 역할을 논의하라. 선택 기준을 논의하라.
   - 재활을 정의하고 치료적 모달리티와 재활 사이의 관련성을 설명하라.
   - 재활의 잘못된 4가지 개념을 논의하라. 치료적 모달리티 사용에 대한 이러한 오류의 영향은 무엇인가?
   - 재활의 11가지 원칙을 설명하라.
   - 재활의 10가지 핵심 목표를 설명하라.
2. 강사, 임상강사, 급우, 임상동료와 함께 토의할 수 있

모달리티 신화는 일반적인 오류를 나타내어 바르게 기록한다.

차트, 도표, 그래프는 핵심정보를 빠르게 요약하고 보여준다.

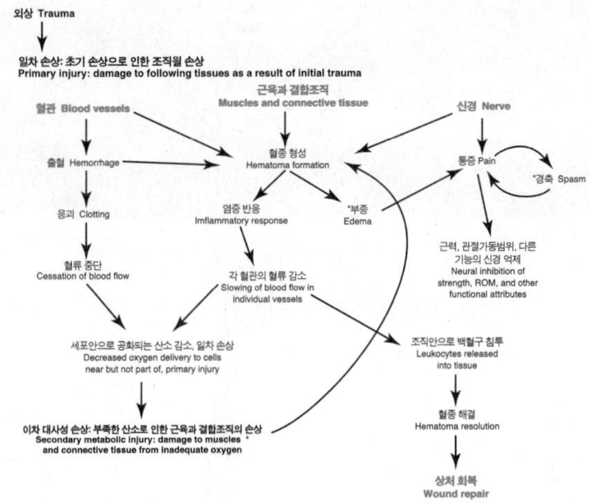

그림 4.16. 급성외상에 대한 염증 반응 요약 *, 손상에 대하여 냉 적용에 의해 효과가 나타나는 반응이다. ROM, 관절가동범위. 본문을 자세히 보아라(5장도 참고하라).

손상 이후 모세혈관 여과압력의 변화 (Changes in capillary filtration pressure after injury)

손상시 TOP의 증가로 인하여 평균 모세혈관 여과압력이 변화된다. 손상 이후의 모세혈관 여과압력의 변화는 표 4.2와 그림 4.18에 나타내었다. TOP는 조직안으로 체액을 끌어당기고 부종과 종창을 야기한다. 조직교질삼투압은 자유단백의 증가 때문에 증가된다. 염증반응의 일부로서 일차손상으로부터의 조직 잔해물, 이차 대사성 손상, 전혈(whole blood) 출혈은 대식세포에 의해 자유단백질을 깨뜨린다.

비판적 사고 4.2 *대부분의 종창은 조직안에서 과도한 자유단백 때문이다. 종창을 제거하기 위하여 무엇을 해야 하는가? 만약 있다면 무엇이 효과적인가? 종창 부위에 냉적용을 한다면 어떤 일이 발생되는가?*

추가적으로 일부 자유단백질은 출혈이 되고 있는 동안(만약 혈관이 손상되었다면) 순환계에서부터 나와 투과성을 증가시키게 된다. 조직 자유단백질의 증가는 모세혈관여과 균형을 무너뜨린다(그림 4.19). 그리고 체액(부종)은 조직에서 증가된다. 손상이 많을수록 자유단백의 양이 많아지고 궁극적으로 부종을 더 많아지게 한다.

적용팁 *Application tip*

급성기 손상에 대한 압박 붕대의 사용. 급성기 손상 이후나 하루 동안 손상이 작거나 종창이 없다할지라도 압박붕대를 지속적으로 사용한다. 종창은 자주 지연된다. 일단 발생하면 시계를 다시 되돌릴 수 없다. 그리고 종창이 발생하지 않은 이러한 상황에서 밤새 압박붕대를 감고 있는 것은 유해하지 않는다. 그것은 단점보다 장점이 더 많다.

비판적 사고는 각 장의 깊은 이해를 위해 암기를 넘어 기억하도록 한다.

적용팁은 실행과 이해를 위한 팁을 제공한다.

적용팁 *Application tip*

피부 위에 직접적으로 냉팩을 적용하지 않을 때의 지식 어떤 냉팩은 피부 위에 직접 적용하기에 너무 차갑기 때문에 피부를 손상시킬 것이다. 이러한 것은 냉동된 겔팩과 냉장고나 제빙기에서 냉동된 얼음을 사용한 crushed pack이다. 대부분의 crushed ice pack은 단지 영하(30° F나 -1° C)로 얼음을 저장하는 얼음 기계의 얼음으로 만들어진다. 하지만 제빙기로 만들어지는 얼음과 겔팩은 -2° F에서 -5° F(-16° C에서 -19° C)의 범위를 가지고 있다. 이것은 피부에는 너무 차가워서 종종 조직 손상을 일으킨다.

피부와 냉팩 사이에 타올이나 탄력 랩을 사용하는 것에 대한 많은 권고에 따르면 냉에 대하여 피부에 절연체로 작용하여 냉팩의 효과를 감소시킨다(그림 5.17). 피부와 냉팩 사이에 젖어있거나 얼어있는 탄력랩을 사용하는 것은 마른 것을 사용하는 것보다 더 좋긴 하지만 피부 위에 직접 적용하는 것만큼 유익하지는 않다.

대부분의 응급처치 문헌들에서는 피부 위에 직접 냉팩을 적용하는 것에 대하여 부정적이다. 그러나 이것은 변하기 시작하고 있다. 미국정형외과학회(American Academy Orthopaedic Surgeons)와 미국 응급의학과 의사학회(American Academy of Emergency Physicians)의 새로운 문헌들은 crushed ice pack을 피부에 직접 적용하라고 추천하고 있다.

Mirkin은 냉팩을 직접 피부 위에 적용할 때 살아있는 조직은 온도가 25° F(-4.3° C) 이하로 떨어질 때까지 얼지 않으며 냉팩은 32° F(0° C)이기 때문에 동상의 원인이 되기에는 충분하지 않아 안전하다고 주장하였다. 그러나 그의 계산과는 다르게 피부의 냉각온도는 대략 35° F(2-3° C) 이하이며 냉팩을 60분 이하로 피부에 적용하는 것은 안전하다고 수정되었다. 오랜 기간의 적용은 조직 손상을 야기할 수 있다.

우리는 짧은 시간(60분 이하)동안 냉을 적용하여 동상이 발생한 문헌을 찾을 수 없었으며 30년 이상 임상적인 경험으로 한번에 45분 동안 환자의 피부에 냉팩을 직접 적용하여 동상이 발생된 적은 없었다.

적용 기간 LENGTH OF APPLICATION

냉팩은 간헐적으로 적용되어야 한다. 지속적인 적용은 불필요하며 잠재적인 위험이 있다. 동상은 지속적인 적용으로 발생할 수 있으며 인체의 대부분은 냉팩 적용 후 매우 천천히 재가열된다. 따라서 냉 적용의 유익한 효과는 냉팩이 제거된 이후에 남아있다. 조직 온도는 냉 모달리

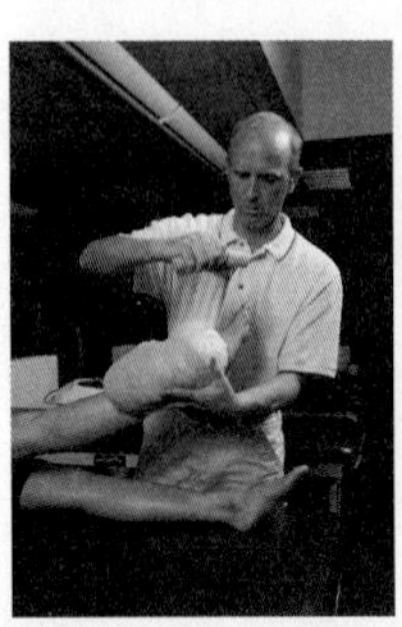
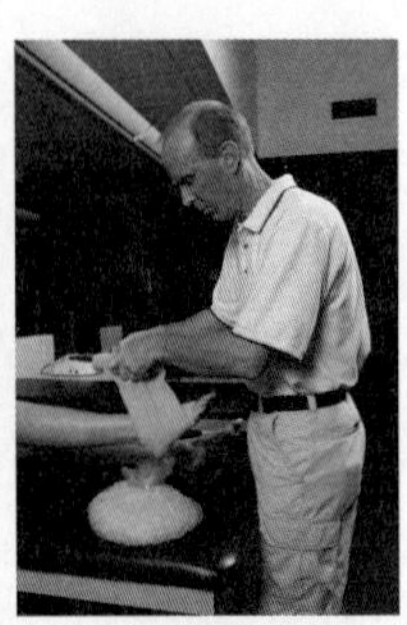

그림 5.16. (a) 피부에 직접 냉팩을 적용한다. (b) 냉팩과 피부 사이에 타올이나 랩을 적용하면 냉각의 효과는 감소될 것이다.

원본 사진은 많고 기술을 어떻게 수행할 지 문장을 특정하게 나타내준다.

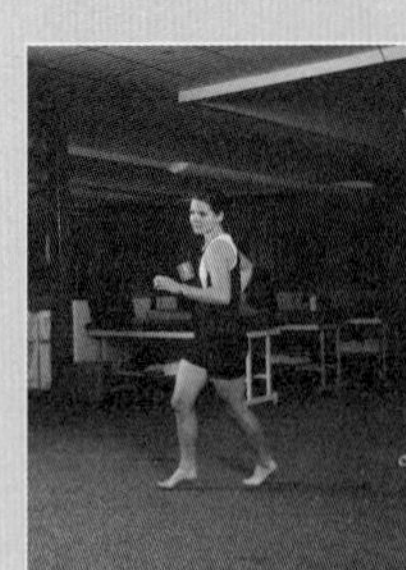
A

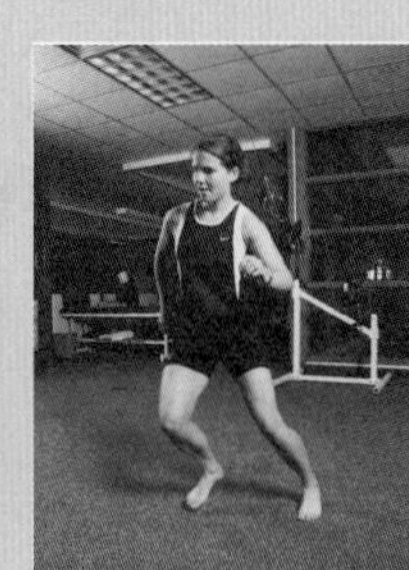
B

그림 14.9. 조깅을 천천히 시작하고 앞으로 나간다. (a) 느린 S와 (b) 날카로운 Z패턴 과정. 환자가 조깅을 할때까지 속도는 점진적으로 증가시킨다.

2장 • 일반적인 적용 절차 27

5단계 적용 절차

치료적 모달리티 적용은 모든 기본적인 요소가 일어나도록 하고 악성 적용을 방지하도록 표준절차를 따라야 한다(그림 2.3). 치료적 모달리티의 범위가 넓을지라도, 각각은 일반적인 적용과정을 따라야 합니다. **5단계 적용 절차**는 각각의 모달리티에 대한 SOPs를 배울 필요가 없다.[1] 5단계 체계를 배우면, 각각의 치료적 모달리티에 대해 세부사항을 연결할 수 있다. 5단계 체계를 배우고 적용하면, 치료적 모달리티를 효과적이고 좀 더 체계적으로 할 수 있다.

1단계: 기초

A. 정의. 운용방법과 모달리티를 서술한다(그림 2.4).
B. 효과. 모달리티가 국소적이고 전신에 영향을 주는 생리학적이고 병리학적인 변화
C. 장점. 다른 모달리티보다 손상치료에 효과적인 모달리티의 이점
D. 단점. 다른 모달리티보다 이 모달리티를 사용하여 이점을 잃을 수 있는 부정적인 효과
E. 적응증. 모달리티는 상태에 대한 치료나 적절한 치료에 사용한다.
F. 금기증. 이익보다 많은 피해가 일어날 수 있는 상황
G. 주의사항. 예) "초음파 치료 시 초음파 헤드를 움직이지 않아 조직손상이나 극심한 통증을 일으킴" 주의하지 않아 피해를 입게 되는 상황

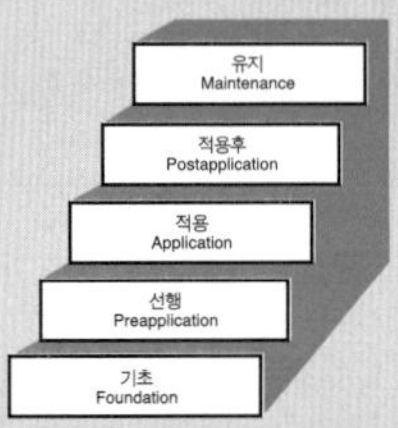

그림 2.3. 치료적 모달리티의 표준화 된 5단계 적용 절차. 이것은 질적 관리의 융통성 없음, 임상에서의 모달리티의 적용의 유연함과 재활치료의 비판적 사고이다.

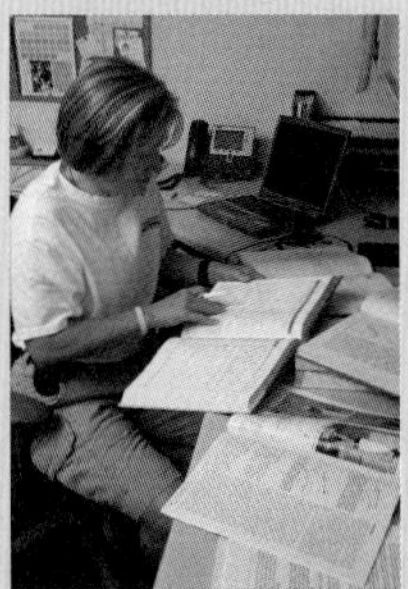

그림 2.4. 치료적 모달리티를 적용하기 전에 올바른 접근과 모달리티의 기초지식, 특별한 손상의 반응에 대한 다양한 시도를 한다.

모달리티 modality

상대적인 금기증, 절대적인 금기증

절대적인 금기증(absolute contraindication)과 *상대적인 금기증*(relative contraindication)에 대한 용어가 금기증과 주의사항을 언급할 때, 부적절하게 사용된다. *절대적인 금기증* 용어는 불필요하다. *금기증*은 "사용하지 말라"는 절대적인 의미이다. *상대적인 금기증*은 그 자체로 모순된다. "비교적" 모달리티를 사용하지 않는 것은 있을 수 없다. 금기증과 주의사항에 대한 정확한 용어를 사용하시오.

2단계: 적용 전 과제

A. 적절한 모달리티를 선택한다.
  1. 손상과 관계된 생리학적 병리학적인 변화를 규명하시오.
    a. 손상과 문제를 평가(재평가)한다.
    b. 이전 치료에 대한 환자의 반응을 검토한다(그림 2.5).
  2. 치료목표를 설정한다.
  3. 목표달성에 도움이 되는 모달리티와 치료적 목표를 일치시킨다: 목표달성에 사용되는 가능한 모든

28 제 I 부 • 관절

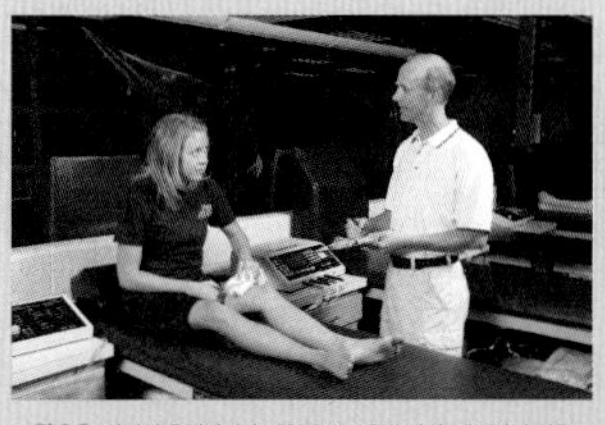

그림 2.5. 환자의 움직임에서 기초적인 적용전 과제. 세부적인 질문으로 환자의 반응으로 이전의 치료에 대해 지속할지 아니면, 다른 모달리티를 선택해야 할지를 결정한다. 결과에 대한 설명에서 인체의 생리적인 반응과 환자가 느끼는 치료에 대한 정신적인 반응을 준비한다.

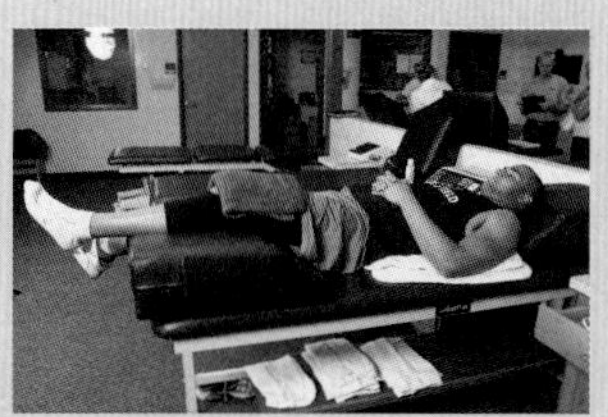

그림 2.6. 베개와 베개 받침은 치료에서 환자의 자세에 도움을 준다. 아슬레틱 훈련 클리닉에서는 많은 베개와 베개받침을 준비하여야 한다.

모달리티의 효과, 장점, 단점, 적응, 금기증 그리고 주의사항을 고려한다.
  4. 손상이나 문제 상태에 대해 금기되지 않는 모달리티를 만드시오.

B. 환자를 심리적으로 준비시킨다. 7장에서는 감정과 생리학적 반응 사이의 강한 관련성에 대해 논의한다. 환자의 심리적인 상태는 치료에 대한 조직반응을 바꾼다.
  1. 목적과 예상되는 결과절차를 설명한다.
  2. 환자가 관심을 보인다면, 치료에 대한 신체의 기본 생리학적인 반응을 설명한다.
  3. 예를 들면, 따끔거림, 핀이나 바늘로 찌르는 통증, 가벼운 열감을 느끼는 것을 설명한다.
  4. 환자가 불안하면, 절차를 설명한다.
  5. 주의사항에 대해 주의를 준다.
C. 환자를 신체적으로 준비시킨다.
  1. 필요하다면, 옷을 제거한다.
  2. 붕대, 교정기 등은 제거한다.
  3. 모달리티가 가능하도록 환자를 편안하게 만든다. 환자자세를 만드는데 충분한 베개와 베개받침을 사용한다(그림 2.6).
D. 치료 장비를 준비한다.
  1. 장비를 설치한다.
  2. 장비운용을 점검한다.
  3. 안전점검을 한다.

3단계: 적용 변수

A. 절차
  1. 장치를 설정한다.
  2. 파라미터 출력을 조절한다.
  3. 환자의 반응을 체크하고, 출력을 재조절한다.
B. 용량
C. 적용 시간
D. 적용 빈도
E. 치료 기간

4단계: 적용 후 과제

A. 장비 제거: 치료 부위를 닦아줌
B. 장비 교체: 세척 작업
C. 환자에 대한 지시사항. *주의:* 설명할 부분이 복잡하거나 광범위하다면 글로 설명한다.
  1. 다음 치료 계획을 알려준다.
  2. 환자에게 활동 수준과 다음 공식 치료 이전의 자가 치료 방법을 알려 준다.
  3. 치료 후 느끼는 점을 환자에게 설명한다.
D. 독특한 환자 반응을 포함한 치료 과정을 기록한다(그림 2.7).

5단계: 유지

A. 정기적인 장비 청소
B. 일상적인 유지
C. 단순한 수리

5단계 적용 절차는 모달리티를 적용하기 위해 필요한 정보를 어떻게 구조화 할 것인지 간소화했다. 새로운 모달리티를 바르게 배우는데 도움이 된다.

130 제Ⅲ부 • 통증과 정형외과적 손상

글상자 8.2 DEHNE: 정형외과의사의 상상력

Ernst Dehne[2-5]은 종종 현대의 정형외과 재활(orthopedic rehabilitation)의 아버지라고 거론된다. 비록 잘 알려진 사람은 아니지만, 그의 관점과 혁신적인 사고는 과거 30년 동안 재활에서 진보적인 단계를 설정하도록 하였다. 그의 아이디어는 1950년대와 1960년대에는 다소 진보적인 것이었다. 하지만 지금은 기본적인 사고(standard thinking)로 인식되고 있다; 하지만 Dehne의 생각이 자신들의 임상에 어떤 영향을 미쳤는지 알고 있는 임상가는 드물다.

Dehne은 1930대 출생인 독일 정형외과 의사였으며, 정형외과적인 손상후 장기간의 석고 고정(약 16주 이상)과 수술이 완전회복에는 좋지 않다는 것을 알고 있었다.[6,7] 그 당시 비록 자신의 주장을 지지하는 주류 의사들은 없었지만, 그의 생각은 정형외과적 손상을 당한 사지에 대해 고정하는 시간을 적게 하고, 더 빨리 움직이게 하는 것이었다. Markey[8]는 Dehne에게 수련을 받고 있을 때 간호사들의 협력이 부족해서 Dehne이 실패한 것에 대해 언급을 한 적이 있었다. 당시의 간호사들은 수술 후 즉시 환자를 침대에서 일으켜서 걷게 하라는 외과의사들의 요구를 따르지 않았다. 그렇다고 해서 Dehne이 직원들에게 자신의 명령을 수행할 것을 요구하면서 책상이나 빈 병실, 혹은 테이블을 야구방망이로 내려친 것은 아주 나쁜 행동이었다.

비록 Grant9와 Hayden[10]은 냉운동학(cryokinetic)에 관한 오래된 보고서에는 Dehne에 관한 것은 언급하지 않았지만, Texas San Antonio에 있는 Brook 군인 병원에서 실시하였으며, 자신들의 많은 환자를 대상으로 치료하기도 했다. 얼음과 조기 능동 운동에 관한 실험은 계속되었으며, 그 후로는 아무런 의심없이 실시하고 있다.

템(중추성 조절)을 재설정해야 해야 한다. 다음에 나오는 이야기를 유추해 보자.

Chicago O'Hare 국제 공항에 있는 비행기의 타이가 이륙 당시 파손되었다. 비행기의 일부가 파손되었으며, 활주로는 항공기 잔해들과 짐들로 어지럽혀졌다. 승무원들이 파손된 비행기와 잔해들을 치우는 동안 활주로는 폐쇄되었다. 6시간 정도가 지나서 활주로는 깨끗해졌고, 서비스를 다시 받을 수 있었다(통증이 제거되었다).

하지만 모든 것이 정상으로 돌아온 것은 아니다. 비행이 취소되었기 때문에 수 천명의 승객들은 터미널에서 고립되어 있다. 1만명 이상의 추가적인 승객들도 전세계의 공항에서 출발하지 못하고 대기중이다. 그 이유는 시카고로 들어오는 비행기가 지연 혹은 취소되었기 때문이다. 사업 미팅 일정은 다시 잡아야 하고, 스포츠나 문화공연 또한 팀이나 기획자, 그리고 스탭들이 제시간에 도착할 수 없기 때문에 일정을 재조정해야 한다. 수천 명의 여행객들이 사전 예약한 호텔예약도 변경해야 한다. 그리고 수 백명의 다른 예약자들이나 공연 역시 변경되어야 한다. 이러한 상황, 즉 시카고에서 발생한 비행기 타이어 사고로 인해 발생한 모든 상황이 정상으로 회복되는 데는(중추성 조절을 재설정) 몇 주에서 몇 달이 걸릴지도 모른다.

중추성 조절을 재설정한다는 개념은 통증과 손상을 다루는 치료의 한 부분임에는 틀림없다. 고정과 손상은 생리학적인 차단을 일으킬 수 있으며, 적절히 치유되지 않을 경우 영구화될 수도 있다. 당신은 조화를 이루어서 연주를 하는 전체적인 오케스트라와 같아야 한다. 만약 플룻과 비올라가 반음 정도 높으면 화음이 맞지 않게 되고, 아름다운 음악이라기 보다는 소음에 가까운 공연이 될 것이다. 다음에 나오는 예가 이 원리를 잘 설명해 준다.

한 체조선수는 족관절 외반 염좌(eversion sprain)로 고통을 받고 있다. 손상 후 몇 주 동안은 걸을 때 통증이 없었고, 근력도 좋았지만, 착지동작(dismount)시 통증이 너무 심했다. 그는 그해 전미 우승자였지만, 극도로 좌절한 상태였다. 모든 것은 정상이었다. 그는 상담을 받기 위해 우리에게 의뢰되었다. 손상부위를 검토해보고, 평가해 본 결과 우리는 중추성 조절을 재설정하기 위해 등급화된 기술 훈련을 연속적으로 실시했다. 비록 그는 전종목에 참가하는 선수였지만, 우리는 다음과 같이 자신의 최대 노력으로 뛰는 동작(vaulting)에 초점을 맞추었다:

- 50% 속도의 안마(pommel horse)로 달려와서 점프한 다음 말 위에 착지한다.
- 75%의 속도로 달려와서 말을 뛰어 넘어 뛰는 동작(flip) 없이 반대편 지면에 착지한다.
- 이전 단계를 90%의 속도로 반복한다.
- 90%의 속도로 달려와서 말 위에서 간단히 뛰는 동작을 한 다음 매트에 착지한다.
- 90%의 속도로 달려와서 가장 쉬운 뛰기 동작(vault)을 실시한다.

그는 이러한 동작을 통증없이 수행했다. 그리고 당신이 예상했던 대로 각각을 시행한 후에는 크게 웃음이 나왔다.

문제 글상자는 훌륭한 개척자에 대한 일화다. 같은 재미있는 주제나 핵심원리에 나타나 있는 환자와의 상호 작용 등을 나타낸다.

특별 학습 도구
Special Study Tools

특별 학습 도구는 학습과 치료적 모달리티를 성공적으로 적용할 수 있도록 돕는다.

고찰은 머리말과 맺음말 질문이며 각 장의 마지막에 있으며 실제 실행에 기술을 적용하는데 도움이 된다.

1. 다음의 내용을 읽고 숙고하라. 각각의 개념을 명확하게 이해하였다고 느끼는가? 만약 그렇지 않다면 본문에 맞는 부분을 다시 읽어라.
   - 즉각적인 치료란 무엇이며 언제 사용하는가?
   - 정형외과적 손상에 대한 즉각적인 치료의 잘못된 7가지 모달리티는 무엇인가? 각각의 오해와 진실에 대하여 간략하게 나타내시오.
   - 즉각적인 치료와 급성기 치료의 용어를 동일하다고 할 수 있는가? 그런 이유와 그렇지 않은 이유는 무엇인가?
   - 급성기 손상의 단계를 나열하고 일반적으로 각각은 언제 나타나는가?
   - 급성기 손상 치료의 단계의 일반적인 시간 프레임이 의미하는 것은 무엇인가?
   - RICES의 약자는 무엇을 의미하는가? 간단하게 설명하고 가장 효과적인 때가 언제인가? 그 이유는 무엇인가?
   - 종창은 무엇인가? 언제 발생하며 왜 발생하는가?
   - 이 상태가 의미하는 것이 무엇인지 설명하시오: 즉각적인 치료동안의 냉이 종창 조절보다 더 효과적이다.
   - 즉각적인 치료동안 왜 냉치료를 실시하는지에 대한 두 가지 가장 우세한 이론은 무엇인가? 각 이론의 중요한 부분과 장점과 단점은 무엇인가?
   - 냉이란 무엇인가? 냉팩으로부터 신체로 어떻게 냉이 전단되는가?
   - 신체로부터 냉팩으로의 열 전도율에 영향을 미치는 7가지 요소를 간략하게 설명하여라.
   - 잠재적인 열의 결합이 의미하는 것은 무엇인가? RICES가 하는 역할은 무엇인가?
   - 상태변화란 무엇인가? 냉치료에 어떻게 적용할 수 있는가?
   - 표면, 조직, 관절내 적용 후 재가열을 고려하여 냉팩 적용에 대한 온도반응을 간략하게 설명하시오. 냉팩 적용에 대한 온도반응을 간략하게 설명하시오.
   - 냉팩의 4가지 주요한 형태에 관하여 간략하게 설명하시오
   - 냉을 피부 위에 직접 적용해도 되는가? 그런 이유와 그렇지 않은 이유는 무엇인가?
   - 목표 조직의 깊이가 의미하는 것은 무엇인가? RICES 적용에 있어 어떻게 적용할 수 있는가?

19장 • 레이저와 빛 치료 397

복습문제 제 VI 부

17 장

1. 마사지 테크닉 주무르기로 알려진 것은 무엇인가?
   a. 두드리기(tapotement)
   b. 진동주기(vibration)
   c. 주무르기(petrissage)
   d. 롤핑(rolfing)
   e. 쓰다듬기(effleurage)
2. 마사지의 생리적 효과가 아닌 것은?
   a. 젖산을 밖으로 내보내기
   b. 통증 감소
   c. 용통성 증가
   d. 순환 자극
   e. 치유 촉진
3. 다음 중 마사지의 금기증은?
   a. 급성기 부종
   b. 통증
   c. 근경련
   d. 색전증
   e. 아픈 근육
4. 다음 중 마사지의 반사적 효과가 아닌 것은?
   a. 통증 감소
   b. 긴 근막
   c. 순환 증가
   d. 물질대사 증가
   e. 휴식
5. 근육을 자극하기 위해 경쟁적으로 사용되어지는 마사지 타법은 무엇인가?
   a. 주무르기(petrissage)
   b. 마찰(friction)
   c. 쓰다듬기(effleurage)
   d. 타진법(percussion)
   e. 두드리기(tapotement)
6. 다음 중 유착을 깨기 위한 마사지 타입의 기술은?
   a. 주무르기(petrissage)
   b. 마찰마찰(friction)
   c. 쓰다듬기(effleurage)
   d. 두드리기(tapotement)
   e. raindrops
7. 다음 중 마사지의 금기증이 아닌 것은?
   a. 골절
   b. 동맥경화증
   c. 근원이 알려지지 않은 통증
   d. 급성기 부종
   e. 다 아니다
8. 다음 중 주위 조직의 비정상적인 부분에서 연부조직의 완화로 사용되어지는 마사지기법은 어느 것인가?
   a. 주무르기
   b. 마찰 마사지
   c. Hoffa 기술
   d. 근막이완요법
   e. 강한 쓰다듬기

18장

1. 다음 중 견인을 위한 치료의 매개변수가 아닌 것은?
   a. 환자 자세
   b. 치료 모드
   c. 견인 힘
   d. 장비 필요
   e. 주파수

복습문제는 각 파트의 마지막에 있고, 본문을 통하여 진행되는 지식을 평가하는데 도움이 된다.

마지막 장에 **사례연구**는 특정한 모달리티의 선택에 있어서 학습할 것을 적용하기 위한 질문이며 특정한 환자의 요구를 담고 있다.

414 제VII부 • 모든 치료양식의 적용

임상 사례연구
Clinical Case Studies

이 장의 사례 연구는 20장에서 소개된 차별화된 원칙을 적용하는데 도움을 줄 것이다. 이 사례 연구들에서, 우리는 그들이 가지고 온 의뢰지(referral slip)에서 간단한 병력(Hx)과 진단(Dx)을 볼 수 있다(표 21.1는 의사들이 사용하는 치료 의뢰지의 보편적인 약어의 정의를 보여준다). 이 기본적인 정보는 가장 알맞은 치료양식과 느낌이 무엇이고, 최고인지를 결정할 것이다. 당신이 이 사례를 읽을 때 병리학적인 부분과 각 물리적 중재의 효과를 상기하고, 예방책을 쓸 수 있어야 한다. 더 나은 치료 양식에 대한 견해가 이 장의 뒤에 설명되어 있다. 만약 당신의 견해와 우리의 견해가 차이가 있다면, 왜 다음과 같이 하였는지를 분석해야 한다.

- 이 장에서 치료적 양식이 언급되어질 것이다.
- 동료 학생들, 교수, 임상 전문가와 차이점을 토론하시오.

사례 1: 허리엉치통증 LUMBOSACRAL PAIN

Referral

Hx: 22 y/o overweight offensive lineman, c/o diffuse LBP x 2 week. Pain is nonradiating and increases c strenuous lifting

Dx: Lumbosacral muscle spasm c̄ 1° strain of qudratus lumborum

사례 2: 궁둥구멍근증후군 PIRIFORMIS SYNDROME

Referral

Hx: 20 y/o ♂ volleyball player c/o (L) buttocks and LBP, x 6week

Dx: Piriformis syndrome c̄ sciatica

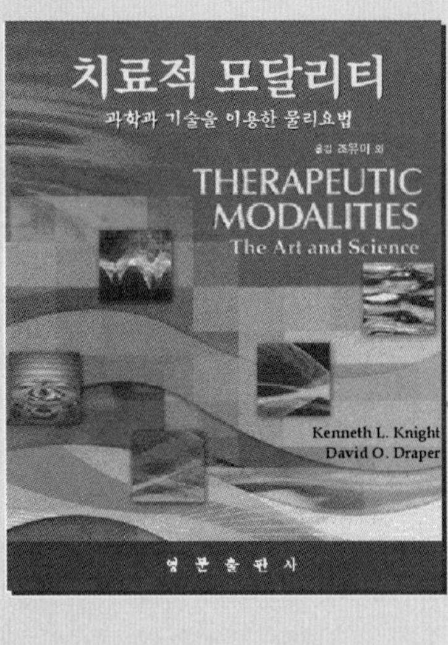

워크북은 Clinical Activities to Accompany Therapeutic Modalities: The Art and Science, 18개의 활동과 새로운 개념과 기술을 적용하는데 16개의 숙달된 모달리티 적용을 담고 있다. 워크북의 활동을 통하여 이해를 도울 수 있을 것이다.

역자 서문

전기치료를 강의 하면서 학생들이 재미있게 공부할 수 있는 교재를 찾는 것이 중요하다는 생각을 했다. 국내의 좋은 교재들이 많음에도 불구하고, 학생들은 처음 전기치료를 접할 때 어렵고 복잡한 과목이라는 생각을 한다. 전기치료를 쉽게 이해하도록 돕고, 임상적으로 어떻게 접근할지를 쉽게 설명하는 방법을 고민하다가 이 책을 발견하였다. 강의를 하면서 전기치료나 그 외 모달리티에 대해 이론에 치중한 나머지 임상적인 접근을 놓치는 경우도 있었고, 수업 시간에 학습한 논리를 현장에서 어떻게 사용해야 할지 연결점을 찾지 못하는 학생들도 있었다. 이러한 나의 고민을 해결하고자 여러 가지 문헌들을 찾게 되었고 이 책의 번역을 결정하였다. 이 책은 전기치료 뿐만 아니라, 물리치료실에서 흔히 쓰이는 모달리티에 대해 임상적인 사용이 쉽도록 설명하고 다양한 사례를 접하게 하여 지루하지 않도록 본문을 전개하고 있다. 또한 각 장의 비판적 사고는 습관적으로 사용하는 모달리티 사용의 문제점을 제시하고 있다.

이 책의 저자는 모달리티에 대한 새로운 개념과 사고를 전달하고자 하였다. 따라서 번역 과정에서 새로운 용어들이 많이 소개되었다. 이 용어들에 대하여 역자들은 가급적 의미를 손상시키지 않는 범위에서 우리 실정에 맞는 알맞은 용어를 사용하고자 노력하였다.

근골격계 치료에 있어 제일 좋은 치료 도구는 치료사의 손이다. 그러나 모달리티가 없이는 치료사의 맨손 치료도 제한점이 있다. 맨손치료에 있어 모달리티의 통합은 필수적인 치료 절차라고 할 수 있다. 그러나 임상에서 모달리티 사용은 이론이 바탕이 되지 않은 관습적인 관습적인 사용이 많고, 치료사들은 그 중요성을 간과하는 경우가 많다. 모달리티에 대한 바른 이해와 올바른 사용은 물리치료의 치료 효과를 증대시킬 것이다. 이 책은 모달리티의 선택과 사용에 있어 더 깊은 사고를 이끌어 내어 현장에서 모달리티를 사용하는 물리치료사에게도 많은 도움이 되리라 생각된다.

이 책이 발간될 수 있도록 노력해 주신 영문출판사의 박병조 사장님과 책의 편집과 교정에 도움을 주신 편집부 직원분들께 깊은 감사를 드린다.

역자 대표 조유미

도움주신 분들

Reviewers

Jeromy M. Alt, MS, ATC
Field Service Assistant Professor
University of Cincinnati
Cincinnati, OH

J. C. Andersen, PhD, ATC, PT, SCS
Assistant Professor and Director, Athletic Training Program
The University of Tampa
Tampa, FL

Amanda K. Andrews, PhD, ATC
Assistant Professor
Troy University
Troy, AL

Jennifer Austin, PhD, ATC
Assistant Professor
Colby-Sawyer College
New London, NH

Barbara Belyea, PT, MS, CSCS
Clinical Associate Professor
Ithaca College
Ithaca, NY

Jay A. Bradley, MEd, LAT, ATC
Clinical Assistant Professor
IUPUI
Indianapolis, IN

Debbie Bradney, DPE, ATC
Program Coordinator for Athletic Training & Exercise Physiology
Assistant Professor
Lynchburg College
Lynchburg, VA

Scott Bruce, MS, ATC
Lecturer/Assistant Athletic Trainer
University of Tennessee at Chattanooga
Chattanooga, TN

John Burns, MS, ATC, LAT
Clinical Education Coordinator
Washburn University
Topeka, KS

Mary Carbaugh, SMS, MT, CPFT, SMT
Assistant Professor
Ivy Tech Community College
Fort Wayne, IN

BC Charles-Liscombe, EdD, ATC
Associate Professor
Greensboro College
Greensboro, NC

Gwen Cleaves, MA, ATC Professional
Clinical Education Coordinator
Kean University City
Union, NJ

Keith A. Clements, ATC/L
Head Athletic Trainer—Men's Athletics
University of Tennessee
Knoxville, TN

Matthew J. Comeau, PhD, LAT, ATC, CSCS
Associate Professor
Arkansas State University
State University, AR

Vincent M. Conroy, PT, DScPT
Assistant Professor
Department of Physical Therapy & Rehabilitation Science
University of Maryland School of Medicine
Baltimore, MD

Earl R. "Bud" Cooper, EdD, ATC, CSCS
Associate Professor
Georgia College & State University
Milledgeville, GA

Rev. Deacon Carl Cramer, EdD, RKT, ATC, LAT
Professor
Barry University
Miami Shores, FL

Jim Crawley, MEd, ATC, PT
Athletic Training Program Director
Dominican College
Orangeburg, NY

Alyson Dearie, MS, ATC
Clinical Coordinator of Athletic Training
State University of New York at Cortland
Cortland, NY

Gianluca Del Rossi, PhD, ATC
Assistant Professor
University of South Florida
Tampa, FL

Amy Everitt, EdD, ATC
Associate Professor
Salem State College
Salem, MA

Brian K. Farr, MA, ATC, LAT, CSCS
Director, Athletic Training Education Program
The University of Texas at Austin
Austin, TX

Xristos K. Gaglias, MA, ATC
Curriculum Director/Assistant Professor
Athletic Training Education Program
School of Health Technology & Management
Stony Brook University
Stony Brook, NY

Kara Gange, MAEd, ATC
Instructor
North Dakota State University
Fargo, ND

Kevin Gard, DPT, OCS
Clinical Associate Professor
Associate Director
Drexel University
Philadelphia, PA

Traci Gearhart, PhD, LAT, ATC
Assistant Professor
Wingate University
Wingate, NC

Brian T. Gerry, MS, ATC
Program Director Athletic Training
Augustana College
Sioux Falls, SD

Bonnie M. Goodwin, MESS, ATC
Director, Athletic Training Education Program
Assistant Professor, Assistant Athletic Trainer
Capital University
Columbus, OH

Hugh W. Harling, EdD, LAT, ATC
Associate Professor
Methodist University
Fayetteville, NC

Dawn Hammerschmidt, MEd, ATC
Assistant Professor
Minnesota State University Moorhead
Moorhead, MN

Jerald D. Hawkins, EdD, ATC, FACSM
Professor
Lander University
Greenwood, SC

Jolene M. Henning, EdD, ATC, LAT
Assistant Professor
University of North Carolina at Greensboro
Greensboro, NC

Paul Higgs, MEd, ATC, LAT
Head Athletic Trainer
Georgia College and State University
Milledgeville, GA

Bill Holcomb, PhD, ATC
Associate Professor
University of Nevada, Las Vegas
Las Vegas, NV

Timothy G. Howell, EdD, ATC, CSCS
Assistant Professor
Athletic Training Education Program Director
Alfred University
Alfred, NY

Tricia J. Hubbard, PhD, ATC
Assistant Professor
The University of North Carolina Charlotte
Charlotte, NC

Shawna Jordan, PhD, ATC, LAT
Assistant Professor
Athletic Training Education Program Director
Kansas State University
Manhattan, KS

Owen Keller, ATC
Associate Professor
Athletic Trainer
Ohio Northern University
Ada, Ohio

Robin E. Kennel, MS, LAT, ATC, CSCS
ATEP Director/Assistant Athletic Trainer
Mars Hill College
Mars Hill, NC

Casey Kohr, MS, PT, ATC, LAT
Instructor of Athletic Training
Clarke College
Dubuque, IA

Mark Lafave, PhD (ABD), MSc, CAT(C)
Department Chair and Instructor
Mount Royal College
Calgary, Alberta

Rifat Latifi, MD, FACS
Professor of Clinical Surgery
The University of Arizona College of Medicine
Tucson, AZ

Christine A. Lauber, EdD, LAT, ATC
Associate Professor
University of Indianapolis
Indianapolis, IN

Barbara H. Long, MS, VATL, ATC
Chair, Health & Exercise Science
Bridgewater College
Bridgewater, VA

Susan Lowe, PT, DPT, MS, GCS
Associate Clinical Professor
Northeastern University
Boston, MA

William T. Lyons, MS, ATC
Director of Athletic Training Education
University of Wyoming
Laramie, WY

Brendon P. McDermott, MS, ATC
Laboratory Instructor/Research Assistant
University of Connecticut
Storrs, CT

Tsega A. Mehreteab, PT, MS, DPT
Clinical Professor
New York University
New York, NY

Mark A. Merrick, PhD, ATC
Associate Professor & Director
Division of Athletic Training
The Ohio State University
Columbus, OH

Angela Mickle, PhD, ATC
Associate Professor
Radford University
Radford, VA

Charles Miller, MS, ATC, CSCS, PES
Athletic Trainer
West Liberty State College
West Liberty, WV

Matthew Miltenberger, MS, ATC, CSCS
Instructor
East Stroudsburg University
East Stroudsburg, PA

Kyle Momsen, MA, ATC
ATEP Clinical Education Coordinator
Gustavus Adolphus College
St. Peter, MN

Brad Montgomery, MAT, ATC
Head Athletic Trainer/Instructor
The University of West Alabama
Livingston, AL

Patricia Morganroth, MSN, RN, CDE
Program Chair—Health and Fitness
Cincinnati State Technical and Community College
Cincinnati, OH

Christopher W. O'Brien, MS, ATC
Athletic Training Education Program Director
Assistant Professor of Health and Physical Education
Marywood University
Scranton, PA

Matthew S. O'Brien, PhD, ATC
Assistant Professor
Oklahoma State University
Stillwater, OK

Kim O'Connell-Brock, MS, ATC/L
Assistant Director, ATEP
New Mexico State University
Las Cruces, NM

Gretchen D. Oliver, PhD, ATC
Assistant Professor
University of Arkansas
Fayetteville, AR

Robert W. Pettitt, PhD, ATC, CSCS
Program Director, Athletic Training
California State University, Fresno
Fresno, CA

Roberta L. Pohlman, PhD
Associate Professor
Wright State University
Dayton, OH

Kristyn Powell-Holmes, MS
Department Head
Utah Career College
West Jordan, UT

Kris Ring, MS, ATC, LAT
Head Athletic Trainer/Lecturer
Texas Woman's University
Denton, TX

Jeffrey J. Roberts, MS, ATC, NASM-PES
Clinical Coordinator of Athletic Training
San Jose State University
San Jose, CA

Mack D. Rubley, PhD, ATC, CSCS
Associate Professor
Director, Athletic Training Education Program
University of Nevada Las Vegas
Las Vegas, NV

Chris Schmidt, PhD, ATC
Assistant Professor
Azusa Pacific University
Azusa, CA

Lisa Schniepp, MA, ATC
Athletic Trainer/Instructor
University of Nebraska at Omaha
Omaha, NE

Chris Schommer, MEd, ATC
Program Coordinator Athletic Training
Bowling Green State University
Bowling Green, OH

Kent Scriber, EdD, ATC, PT
Professor
Department of Exercise and Sport Sciences
Ithaca College
Ithaca, NY

Carlyn Sikes, MFA, E-RYT
Faculty
Scottsdale Community College
Scottsdale, AZ

Veronica Southard, PT, DHSc, GCS
Associate Professor
New York Institute of Technology
Old Westbury, NY

Robert Stow, PhD, ATC, CSCS
Assistant Professor, Director—Athletic Training Education
University of Wisconsin—Eau Claire
Eau Claire, WI

Lorna R. Strong, MS, ATC, LAT
Instructor
West Texas A&M University
Canyon, TX

Jeff Sullivan, PhD, ATC
Associate Professor/Director of Rehabilitation
Point Loma Nazarene University
San Diego, CA

Scott Sunderland, MS, ATC
Head Certified Athletic Trainer/Assistant Adjunct Professor
Knox College
Galesburg, IL

Derek Suranie, MEd, ATC
Assistant Professor
North Georgia College & State University
Dahlonega, GA

Erik E Swartz, PhD, ATC
Associate Professor and Clinical Coordinator
Athletic Training Education Program, Department of Kinesiology
University of New Hampshire
Durham, NH

LesLee Taylor, PhD, ATC, LAT
Assistant Professor
Texas Tech University Health Sciences Center
Lubbock, TX

Adam J. Thompson, PhD, ATC, LAT
Associate Professor
Indiana Wesleyan University
Marion, IN

Brian Udermann, PhD, ATC, FACSM
Associate Professor
University of Wisconsin—La Crosse
La Crosse, WI

Heather L. VanOpdorp, MSEd, ATC
Instructor/Athletic Training Room Coordinator
University of Tampa
Tampa, FL

Ben Velasquez, DA, ATC, LAT
Associate Professor
University of Southern Mississippi
Hattiesburg, MS

Gary Ward, MS, ATC, PT
Assistant Professor and Program Director
Department of Sports Medicine and Athletic Training
Missouri State University
Springfield, MO

Scot A. Ward, MS, ATC
Clinical Coordinator/Athletic Trainer
Keene State College
Keene, NH

Tony Ward, MS, ATC, LAT
Assistant Professor
Director
Athletic Training Education Program
Shawnee State University
Portsmouth, OH

Susie Wehring, MS, ATC, LAT
Associate Professor
Loras College
Dubuque, IA

Chuck Whedon, MS, ATC, CSCS
Coordinator of Athletic Training Services
Instructor, Health and Exercise Science
Rowan University
Glassboro, NJ

Jackie Williams, PhD, LAT, ATC
Director of Athletic Training Education
University of Idaho
Moscow, ID

Scott Woken, MA, ATC
Director of Sports Medicine
North Dakota State University
Fargo, ND

Michael Scott Zema, MEd, ATC
Assistant Professor/Football Athletic Trainer
Slippery Rock University of Pennsylvania
Slippery Rock, PA

차 례

Contents

제 I 부: 관 점
IN PERSPECTIVE

제II부: 정형외과적 손상, 즉각적인 치료와 치유
ORTHOPEDIC INJURY, IMMEDIATE CARE, AND HEALING

제 III 부: 통증과 정형외과적 손상
PAIN AND ORTHOPEDIC INJURIES

제 IV 부: 전기치료
ELECTROTHERAPY

제VI부: 다른 치료법들
OTHER MODALITIES

제VII부: 치료적 모달리티 양식의 적용
PUTTING IT ALL TOGETHER

부록

치료적 모달리티의 임상활동

제 I 부

관 점

IN PERSPECTIVE

치료적 모달리티란 무엇인가? 왜 사용하는가? 어떻게 치료적 운동과 관련이 있는가? 무엇이 치료적 모달리티인지, 언제 사용하는지 알고 있는가? 제 I 부의 목적은 그것들에 대한 질문과 치료적 모달리티 사용에 대한 종합적인 관점의 수립에 있다. 치료적 모달리티에 대한 정의와 정형외과적 질환에 대한 모든 재활과 관련된 평가와 관리에 대한 이해를 돕는다. 현재 치료적 모달리티의 표준화된 시스템 접근을 사용하기 위해 근거를 나타내었다. 마지막으로 적절한 기록 유지를 위한 사례와 치료의 효율과 건강관리의 질 모두를 어떻게 강화시킬 수 있는지 나타내었다. 따라서 제 I 부는 이 책의 본문에 대한 기초이다.

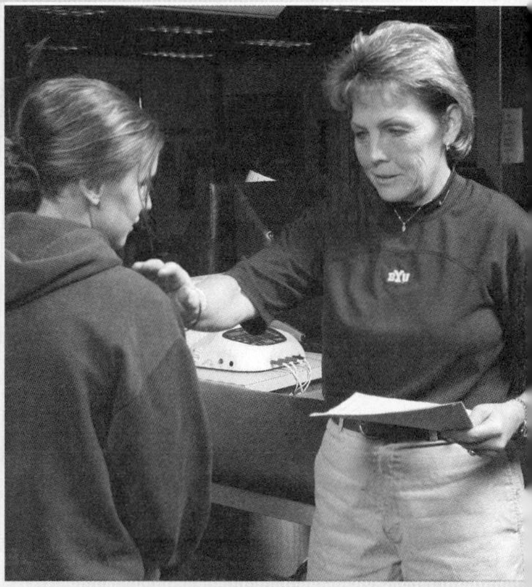

제 I 부는 세 개의 장으로 구성되어 있다:

1장

치료적 모달리티: 그것은 무엇이고 왜 사용하는가
Therapeutic Modalities: What They Are and Why They Are Used

장 개요
CHAPTER OUTLINE

머리말 OPENING SCENE

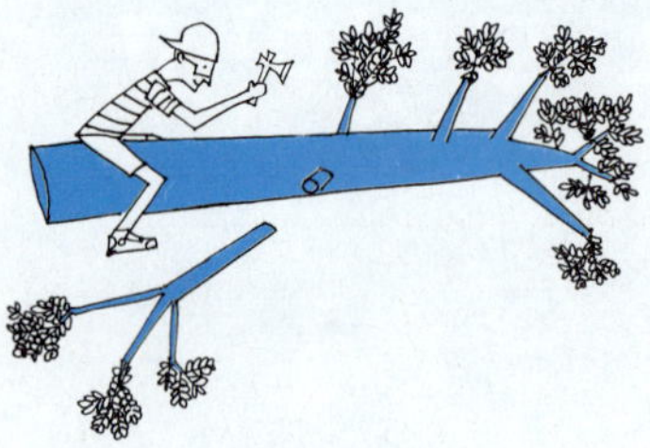

그림 1.1. 잘못된 도구를 가지고 일을 할 수 있지만, 시간이 더 걸리게 되고 결과가 성공적이지 않다.

한 아버지는 마당에 있는 죽은 나무 가지를 자르는 아들을 도왔다. 아들은 몹시 흥분하며 작은 손도끼로 나뭇가지를 내리치고 있었다(그림 1-1). 그는 매우 힘들었고 일의 진행 또한 느렸다. 아버지가 나타나서 동력톱을 가져와 나무의 가지와 몸통을 빠르게 잘랐다. 아버지는 '아들아 열심히 일하는 것이 중요하다. 그러나 그보다 더 중요한 것은 일을 똑똑하게 하는 것이다' 라고 말했다. 우리가 작은 손도끼를 사용하면 힘들게 가지를 내려쳐야만 하지만, 일을 똑똑하게 하기 위해서 올바른 기구를 사용하면 짧은 시간 안에 일을 마칠 수 있다.

많은 임상가들은 정형 외과적 손상에 그들의 손과 운동이 좋은 도구라 믿고 있다. 그러나 그것들만이 좋은 도구가 아니며 도수치료는 치료 체계의 한 부분으로 치료적 모달리티로 통합하여 사용되어야 한다. 예를 들면, 냉치료로 관절 부위를 둔하게 만든 후 능동 운동을 실시하는 경우이다. 냉(ice) 치료 전에 운동치료를 실시하면, 통증이 운동을 제한할 것이고 그 때문에 효과가 감소할 것이다. 이 경우 얼음은 감각을 둔하게 만드는 도구이고, 환자는 더 큰 단계의 운동을 할 수 있다. 운동은 단독으로도 효과적이다. 그러나 운동과 둔감(numbing)이 함께 사용되면 더 효과적이다.

물리 의학(physical medicine)에서 치료적 모달리티 도구는 희망했던 치료적 반응을 가져온다. 이 책에서 치료에 있어 몇몇 도구에 대하여 왜, 어떻게, 언제 사용하는지를 배우게 될 것이다.

치료적 모달리티의 정의와 분류
Defining and Classifying Therapeutic Modalities

치료적 모달리티는 치료적 목적에 맞게 인체에 물리적 인자를 전달하는 도구나 적용방법이다. 정형외과적 질환을 위한 가장 일반적인 **물리적 인자**(physical agents)는 다음과 같다.

- 열(heat)
- 냉(cold)
- 빛(light)
- 전기(electricity)
- 운동(exercise)

이 인자의 **치료적 목적**(therapeutic purpose)은 증진 또는 개선이다.

1. 상처치유
2. 통증 완화
3. 유연성과 관절가동범위
4. 근력강화
5. 근지구력
6. 근속도
7. 근 조절능력
8. 힘
9. 민첩성
10. 심폐 지구력

여기에서는 치료적 모달리티를 몇 개의 시스템으로 분류할 것이다. 물리적 인자 사용에 따라 수치료, 열치료, 전기치료와 같이 분류할 수 있고, 심부열, 표층열 한냉처럼 조직반응에 따라 분류할 수 있다. 그러나 이러한 카테고리는 독점적이지 않고, 많은 치료적 모달리티는 한 카테고리 이상이 포함되어 있는 것이 적합하다. 예를 들면, 초음파 치료는 열전기, 기계적, 심부 열 치료로 분류한다. 대조욕 치료는 한냉과 열 치료이다. 일반적인 분류는 표 1.1에 있으며 모달리티는 하나의 카테고리 안에 이태릭체로 표시하였다.

이러한 분류체계가 적절한 것인가? 그렇지 않다. 왜냐하면 많은 모달리티는 다중 카테고리이기 때문에 특별한 분류체계의 하나로 하나의 운동은 의미가 없다.

표 1.1 치료적 모달리티의 일반적 분류*

분류	설명	사용 예
냉치료	냉을 사용(32°–70° F, 0°–21° C 사이)	냉마사지, 냉팩, *얼음조각 담침수*, 대조욕, *냉소용돌이욕*, 냉각스프레이
열치료	표층열과 심층열을 사용(98.6°–109.4° F, 37–43° C 사이를 사용).	온습포, 따뜻한 *소용돌이욕*, 파라핀, 초음파, *맥동단파투열*, 자외선
수치료	물의 적용	*소용돌이욕*과 아쿠아 치료풀, *얼음슬러시에 침수*
전기치료	전기의 사용	전기적 근육자극, 이온도입치료, 경피사정자극치료 *투열요법*
빛치료	전자장 사용	레이저, 광선치료, *적외선*
기계적치료	움직임, 힘, 압박의 사용	마사지, 가동술, 간헐적 압박, 지속적인 수동 운동, 견인, *소용돌이욕, 초음파*
운동	원하는 반응을 위해 환자가 움직임을 수행	다양함

** 모달리티는 하나의 카테고리 안에 이태릭체로 표시*

치료적 모달리티의 최대 효과
Maximizing the Effectiveness of Therapeutic Modalities

치료적 모달리티는 정형외과적 손상의 재활에서 매우 영향력 있는 도구이거나, 과정에 조금이나마 기여한다. 손상된 조직에 적절한 방법으로 모달리티를 적용했을 때에만 치료에 영향을 미친다. 적절하지 못한 모달리티 사용은 가치가 없고 적절한 모달리티 사용이 바람직하다. 치료적 모달리티 사용에 대한 개인적인 철학적 기초를 발전시켜 다음과 같은 이상들을 고려하여라.

예술과 과학 ART AND SCIENCE

치료적 모달리티의 사용은 건강전문가의 모든 실전에서 예술이다. 예술은 경험과 전통, 과학과 이론에 의해 영향을 받는다(그림 1.2). 이상적인 치료적 모달리티의 사용은 과학적 사실에 전적으로 기초를 두어야 한다. 그러나 이것은 두 가지 이유에서 어려움이 있다. 첫째는, 인체는 매우 복잡하고 손상이나 치료적 모달리티 적용에 있어 그 결과를 전체적으로 설명하는 연구가 충분하지 않다. 두 번째로 많은 임상가들도 현재 모달리티에 도구를 시행하지 않고 있어 모달리티 사용이 오래된 것이다.

치료적 모달리티 사용의 초기는 임상 지도자의 이론과 전통에 의해 많은 영향을 받았다. 아마도 그것은 이 책에 나타나 있는 개념과는 맞지 않은 것이고, 우리는 손상과 관계없이 대부분의 환자가 같은 방법으로 치료된다는 클리닉의 무서운 이야기를 몇 해 동안 들어왔다. 예를 들면, 클리닉에서 치료할 때 95%의 환자는 콧 방귀를 낀다. 온습포, 초음파, 관절가동술로 치료할 것이다. 초기의 임상 지도자들이 정보를 무시하고 임상실 전에서 과학적이고 이론적인 영향을 발전시켜라.

KNOBOLOGY

Knobology는 농담처럼 이론이 없는 접근의 학문을 말한다. Knobology는 농담처럼 이론없이 접근하는 학문을

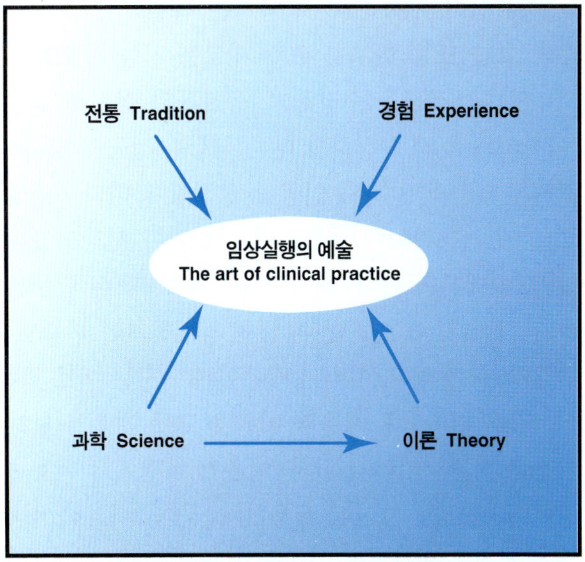

그림 1.2. 임상실행의 예술은 전통, 경험, 과학 이론에 영향을 받는다.

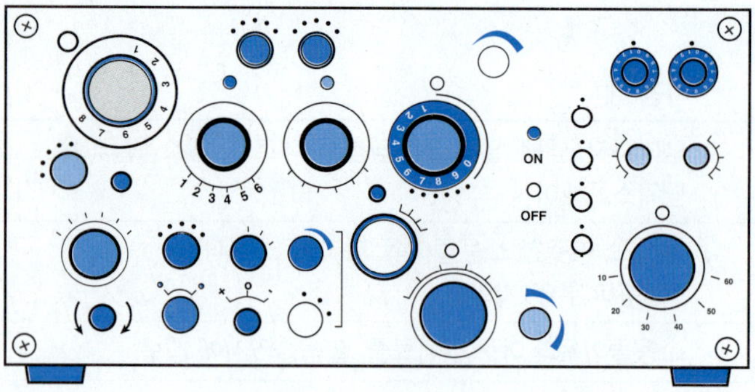

그림 1.3. Knobologist는 knob는 안다. 그러나 knob를 왜 사용하는지 모른다.

말한다. 우리 동료 중의 하나는 왜 그렇게 하는지에는 관심이 없고, 단지 치료 모달리티의 조절 노브(knob)만 알기를 원하는 학생이나 임상가에게 knobologist라는 용어를 사용한다(그림 1.3). 임상가가 knobologist라면 의학에서 발전이 없을 것이며, 부적절한 치료로 환자가 고통받을 것이다. Knobologist가 되지 말아라.

비판적 사고 1.1 *Knobologist의 어떤 방법의 목록도 건강 전문가에게는 유해할 수 있다.*

이론과 적용 THEORY VS. APPLICATION

이상적인 모든 접근방법은 과학적인 근거에 바탕을 둔 근거와 학설에 기인한다. 아직 이것은 불가능하다. 왜냐하면 접근 방법은 모두 학설보다 앞선다. 그리고 종종 연구의 정확성이 부족하다. 임상가는 특별한 사례나 유사 경우의 그룹 또는 환자를 위해 새로운 것을 시도하는 것에 좌절한다. 접근을 수정하고, 동료들과 상의하고, 환자와 이야기하고 더 수정하고 다른 사람과 접근을 공유하여야 한다. 기술의 인기와 인정이 성장함에 따라 사람들은 왜 그렇게 적용하는지 설명하려는 노력이 시작되고 이러한 설명이 이론이 된다. 때가 되면, 과학자들은 연구로 이론을 검사한다. 이 연구는 이론을 정립하거나 바꾸고, 종종 적용을 조정한다. 따라서 적용이론 연구는 서로 얽혀있고, 서로를 자극한다. 적용과 이론을 모두 배우기 위해 임상가들은 비판적이어야 한다. 이론적 바탕에서 적용을 수정하여야 새로운 지식이 유용하게 된다. 이러한 실행은 새로운 접근을 발견하는 기회를 갖도록 한다.

임상 의사 결정 CLINICAL DECISION MAKING

임상의 결정은 어떻게 환자를 치료할 것인가의 과정이다. 이것은 진행중이며, 모든 치료적 모달리티 적용 전에 일어나야 하는 동적인 과정이다. 이것은 비판적 사고, 특정손상, 환자, 치료적 모달리티의 유효성, 다른 치료적 중재(약물이나 치료적 운동)의 유효한 근거를 필요로 한다. 이러한 과정은 환자의 평가와 특별한 손상과 상태의 평가에서부터 시작한다. 객관적이고 주관적인 데이터는 임시의 진단을 가져온다. 치료적 모달리티의 역할을 포함하여 환자를 어떻게 치료할 것인지에 대한 활동 계획을 개략적으로 나타낸다.

다음은 임상가들이 활동 계획을 만들 때 주요한 정보 출처 4가지이다.

1. *전통.* 이 방법은 항상 완료되어 있다; 기술과 절차는 한 임상가에서부터 다음 임상가의 손에서 손으로 전해진다.
2. *경험.* 이것은 유사한 환자와 유사한 상태에서 성공하기도 하고 실패하기도 한다.
3. *연구.* 이것은 과학적 조사의 결과이다. 이것은 일반적인 것부터 특정한 근거까지를 범위로 한다(이 장의 후반부에서 설명된다).
4. *이론.* 이것은 경험과 근거의 학술적 평가에 기반을 두고 무엇이 진행될지에 대한 최상의 추측이다. 이론의 힘은 기초가 되는 근거의 강도에 의해 결정되고 치료는 근거와 함께 한다.

근거 연구의 유형 TYPES OF RESEARCH EVIDENCE

근거 유형의 형태는 많은 유형이 있고 각각은 임상가가 결정(clinical decision making)을 담당한다. 상대적인 가치가 다양함에도 불구하고 적절하게 사용한다면, 각각은 필수적이다. 유형은 다음과 같다:

- *건강의 생리적 반응, 손상되지 않은 사람의 특정한 중재.* 이 연구는 쉽게 할 수 있고 도움이 된다. 그러나 정보의 한계가 있다. 가장 큰 제한점은 건강한 상태로, 손상받지 않은 조직은 손상받는 조직과 같은 방법의 특정 중재에 반응하지 않는다.

- *특정한 중재에 대한 손상 받은 동물의 병태생리학적 반응.* 손상과 질병 상태는 연구의 이 유형으로 나타낼 수 있다. 그러나 결과의 가치는 동물의 반응이 인체의 반응과 얼마나 유사하게 나타내는 지에 달려있다.
- *사례연구과 비무작위(nonrandomised) 임상실험.* 이 연구는 특정한 중재에 대한 세밀하고 주의깊은 기록을 포함한다. 여기에서는 대상자를 조절할 수 없다.
- *무작위(randomised) 임상실험.* 긍정적인 임상실험은 환자의 특정한 손상이나 상태를 포함하고 있기 때문에 최상의 근거를 제공한다. 그러나 부정적 임상실험은 주의깊게 해석되어야 한다.

근거에 입각한 임상 실행
EVIDENCE-BASED CLINICAL PRACTICE

근거에 입각한 실행은 1972년 영국의 역학자 Archie Cochrane에 의해 발달되었다. 그는 다른 근거의 자료보다 신뢰성 있는 정보를 제공하는 것 같았기 때문에 무작위 임상실험에 근거를 둔 건강관리 결정(health care decision)이 중요하다고 느꼈다. **무작위 임상 시험**(randomized clinical trials, RCTs)은 특별한 손상이나 질환을 가진 환자의 특정한 의학적 중재의 연구를 조절한다. Cochane는 'Cochrane 공동연구(Cochrane Collabora-tion)'[4]을 설립하여 세계적으로 모든 의료분야의 RCTS의 자료를 수집, 평가, 통합과 유지를 위해 노력하고 있다.

또한 근거에 입각한 실행은 미국의 보건사회복지부(Department of Health and Human Services), 미국의학협회(American Medical Association), 미국의료보험(American's Health Insurance Plans)의 주요한 정책이 되었다. 지금까지 주요 의학학교 안에 12개의 근거입각센터(evidence-based practice center)가 특정한 질병이나 건강 문제에 대한 과학적 문헌을 체계적으로 검토하기 위해 설립되었다. 이것의 목적은 특정한 상태를 위한 특정한 중재(치료)가 효과가 있는지를 결정하는 것이다. 문제를 치료하기 위한 지표들은 중재에 대한 임상적 근거의 강도를 나타내고 있다. 이러한 조사에 대한 지표는 의학, 건강에 관련하여 개인이 사용할 수 있도록 하기 위해 국제적 데이터베이스 안에 구축되어 있다. 근거입각 실행센터의 데이터 베이스는 보고에 대한 제한이 없다. 많은 다른 전문가나 사적 단체의 보고 또한 언급된다. 이것은 환자에게 가능하면 최선의 치료를 제공하고자 하는 임상가를 위한 훌륭한 정보의 출처이다.

또다른 데이터베이스는 정형외과적 손상관리에 유용한 물리치료근거데이터베이스(Physiotherapy Evidence Database, PEDro)로 호주물리치료협회(Australian physiotherapy Association)에서 시작되었다. PEDro는 임상실험의 질을 평가하기 위한 등급을 만들어 그것에 의해 데이터의 타당도가 결정된다.

비판적 사고 1.2 *국제지표교환시스템(National Guideline Clearinghouse, www.guideline.gov.)에 접속하여라. 그리고 스포츠 의학과 관련된 주제를 넣어라. 요약된 가이드라인을 읽어라. 만약에 우연히도 나온 것이 없다면 다른 조건을 넣어 시도하여라. 앞으로 이 사이트를 어떻게 참고하여 당신의 교육에 도움이 되도록 할 것인가?*

무작위 임상실험과 또 다른 근거
EVIDENCE OTHER THAN RANDOMIZED CLINICAL TRIALS

일부는 Cochrane의 요구를 모든 연구는 무작위 임상실험을 포함하여야 하며 근거의 다른 형태는 가치가 제한된다고 잘못해석한다. 사실이 아니다. 긍정적인 임상실험은 최상의 근거를 제공한다. 그러나 부정적인 임상실험으로 만들어질 수 있는 것은 그것을 적용하여 치료에 효과가 없었다는 결론 뿐이다. 예를 들면, 급성기 발목관절을 위한 냉팩의 10분 적용 사용에 대한 RCT는 아마도 부정적일 것이다. 이것은 발목관절 염좌에 냉팩으로 치료되어서는 안된다는 것을 의미하는 것인가? 아니다. 이것은 단지 10분 적용이 효과적이지 못하다는 것을 의미한다. 임상실험에서 30분이 적용되었다면, 아마도 압도적인 긍정적 결과를 가질 수 있었을 것이다.

우리는 반드시 연구를 병행하여야 한다. 손상받지 않는 인체와 동물에 대한 사례연구과 조사는 이론을 발전시키고 과학자들은 생각을 선별하여 이끌어내어 사실에 접근하고 성공 가능하게 하는 치료 변수를 확립하여야 한다. 환자의 가능한 모든 유형, 가능한 모든 손상, 치료의 가능한 모든 방법을 테스트 하기 위해 얼마나 많은 시간과 돈이 필요할 지 상상할 수 있겠는가?

이론에 일치하는 어떤 생각(idea)과 이론을 증명하는 어떤 개념(concept)의 차이를 인식하기 위한 연구를 검토할 때 이것은 중요하다. 오직 RCT만이 특정 치료의 명확한 근거를 제시할 수 있다. 그러나 근거연구의 다른 형태는 우리가 사실에 다가설 수 있도록만 한다.

치료적 모달리티의 선택
Selecting a Therapeutic Modality

누가 환자의 모달리티를 결정할 것인가? 어떠한 기준에 의해 결정하였는가? 이 섹션에서 모달리티 결정의 일반적인 원칙과 철학에 대해서 논해 보기로 하자.

누가 결정하는가? WHOSE DECISION?

누가 환자를 치료할 때 사용하는 치료적 모달리티를 선택하는가? 운동트레이너인가? 물리치료사인가? 팀내 의사인가? 환자의 주치의인가? 그것은 특별한 실행 상태에서 결정되어져야 하고 항상 운동트레이너는 치료적 모달리티의 사용 전에 의사로부터 직접적인 처방을 받아야 한다. 그렇지 않으면 이것은 문제를 일으킬 수 있다. 그러나 의사에게 특별한 가이드라인을 주어서도 안되며 의사가 직접 치료를 결정하여야 한다. 다음 사례에서, 만약 의사가 '왼쪽 발목의 통증과 부종 치료는 Melvin Laird에 의한다' 라고 규정하면 임상가는 특별한 모달리티의 사용을 선택할 수 있다.

물리치료사(PTs)와 운동트레이너(ATs)는 **물리의학**과 **재활의학**에 전문가이지만 물리적 조건(condition)의 치료와 재활에 있어서는 의학적으로 전문성이 떨어지는 **재활의학 전문의**의 지시 하에 일을 할 때가 있다. 재활의학 전문의는 보통 명확한 처방을 제공하여 임상가는 사용할 모달리티가 무엇인지 정확히 안다. 그러나 대부분의 PTs와 ATs는 치료적 모달리티 사용에 대한 훈련이 되어 있지 않고, 이것의 사용에 있어 최신의 경향을 반영하지 않는 의사에게 처방을 받는다. 그러면 어떻게 할 것인가? 운동트레이너는 의사를 무시하고 자신이 결정할 것인가? 이것은 법에 어긋날 뿐만 아니라 비윤리적이다. 그대신 당신은 다양한 치료적 모달리티 사용을 언제, 왜 사용하는 지에 대해 의사를 이해시키도록 돕고 모달리티 사용이 적절하게 지시될 수 있도록 해야 한다.

선택기준 SELECTION CRITERIA

모달리티 사용에 대한 책임 있는 결정을 위해 다음을 실시하여야 한다.

1. 환자와 특정한 손상, 상태의 평가를 통해 얻어지는 객관적이고 주관적인 자료를 분석하여 정확한 진단을 가진다.
2. 손상에 대한 병리학적이고 생리학적인 변화에 대한 명확한 개념을 가져야 한다.
3. 장기, 중기, 단기의 치료적 목적을 포함한 전제적인 치료계획의 윤곽을 잡는다.
4. 모달리티의 효과, 적응증, 금기증, 이 정보를 지지하는 근거의 유형과 강도를 이해한다.
5. 치료적 모달리티의 목적과 목표를 성취하기 위하여 모달리티가 도움이 되는지를 비교한다.

재활과 치료적 모달리티
Rehabilitation and Therapeutic Modalities

다수의 치료적 모달리티의 교과서에서 재활에 대한 부분을 다룬다. 치료적 모달리티의 역할을 이해하는 것은 타당하다. 그러나 전체적인 정형외과적 손상의 재활 과정을 이해하는 것이 더 중요하다. 재활의 정의(다음 소제목에 나와 있는)는 재활과정에서 치료적 모달리티가 어떻게 작용하는지를 인식하는데 도움이 될 것이다. 당신은 이제 치료적 모달리티가 그것을 넘어서는 어떤 것이 아니라 재활의 일부로 사용된다는 것을 이해하기 시작해야 한다.

다음에서 우리는 재활에 대한 잘못된 개념을 토의하고, 재활을 위한 기본적 원리를 나타내며, 재활의 체계적인 접근을 위한 이론적인 설명과 최적의 재활을 위한 심리적인 부분을 토의한다.

재활의 정의 REHABILITATION DEFINED

재활은 치료와 훈련으로 이전 상태의 회복을 의미한다(이 용어는 라틴어의 Rehabilitare에서 기원되었고 다시 수정되었다).[7,8] 재활은 손상받은 환자가 손상받기 전의 상태로 되돌아가는 전체의 과정이며 치료적 모달리티 사용을 포함한다.

재활에 대한 4가지의 잘못된 개념 FOUR ERRONEOUS CONCEPTS ABOUT REHABILITATION

재활에 대한 4가지 일반적인 개념은 잘못되었다. 이 개념은 재활에 적당하게 절충되거나 완전하게 적용된다. 임상가들은 재활에 대한 사고의 일부가 되는 이러한 개념을 피하도록 노력해야한다.

Misconception 1: 손상의 치료, 재활 치료팀 (Treating injuries, then rehabilitating them)

일부 임상가들은 재활로부터 손상에 대한 치료를 분리하여 생각하고 있다. 그들은 환자의 치료는 모달리티, 운동은 재활치료라 생각하고 있다. 이것은 재활의 정의와 일치하지 않는다. 재활은 손상받은 사람이 정상적인 상태로 돌아가기 위한 전체적인 과정이다. 따라서 모달리티를 사용한 치료는 재활의 일부이며 그것을 넘어서는 어떤 것도 아니다.

이러한 과정을 어떻게 명확히 할 것인가가 문제가 되는가? 그렇다. 치료와 재활이 분리된 과정으로 정의한다면, 치료적 모달리티와 치료적 운동은 함께 사용되기 보다는 순차적으로 사용되어야 한다. 이 장에서 주의깊게 보아야 할 것은 치료적 모달리티와 치료적 운동은 많은 사례에서 함께 사용되어야 한다는 것이다. 다음의 잘못된 두 가지 개념은 몇몇 임상가들이 치료와 재활을 분리된 것이라고 생각하는 이유 중의 일부이다. 읽을 때 이러한 개념의 각각의 뒤에 이것을 나타내었다.

Misconception 2: 재활과 재조정 (Rehabilitation as reconditioning)

손상의 재활을 종종 **재조정**(reconditioning)이라고 부른다. 이것은 다시 조정(conditioning again)이라는 뜻이다. 두 과정은 일반적인 원리의 일부를 공유하지만 기본적으로 다른면이 있다. 재활은 조정(condition)을 포함한다. 하지만 치유 촉진과 통증 완화도 포함한다. 예를 들면, 힘줄이 찢어진 환자는 힘줄이 회복될 때까지 재조정 프로그램(reconditioning program)을 시작할 수 없다. 통증 완화 또한 재활 과정이다. 왜냐하면 통증은 근력, 유연성을 억제하는 신경 기전을 활성화시키기 때문이며 통증은 재조정이 시작되기 전 해결되어야 한다.

또 다른 점은 재활기간동안 재발달하는 물리적 변수의 속도이며 원래의 조정(conditioning) 기간보다 더 빠르다.[8] 따라서 재활은 조정보다 더 공격적이라고 할 수 있다.

Misconception 3: 부하훈련 (Working with weights)

많은 운동 훈련(athletic training)과 스포츠 의학 클리닉의 재활영역이 부하훈련(weight training) 장비를 포함한다고 해서 *재활, 부하훈련, 근력 훈련(strength training)*이 동의어는 아니다. 재활은 일의 강도나 창의적인 방법에는 관여하지 않고 오직 부하(weight)만을 사용한다면 완전할 수 없다.

Misconception 4: Cookbook 접근 (The cookbook approach)

재활에서 쿡북(cookbook)**접근**은 각 손상의 치료를 위한 특정한 처방, 프로토콜이다. 프로토콜은 특정한 시간의 기간인 기(phase)와 치료적 중재를 포함한다. 예를 들면, 2기(phase)는 손상 후 2주에서 6주까지이며 열치료, 등속성 운동, 등장성 운동, 계단훈련(StairMaster) 자전거, 수영 가볍게 뛰기를 포함한다. 쿡북 접근은 손상에 대한 특정한 프로토콜이기 때문에 따르기가 쉽다. 이것의 한계는 개인적인 차이와는 관계없이 모든 환자의 손상이 유사하거나 동일하고 치료도 동일하다는 것이다.

쿡북 접근에서 무시되는 변수는 다음과 같다.

- 환자의 유전적 구성, 일반적 건강, 손상전 상태, 심리적 측면과 직업의식
- 손상의 정도와 동반되는 문제
- 진전의 정도(환자는 동일한 중재에 대하여 다르게 반응한다)
- 스포츠에 참여하는 동안 손상당한 신체 부위의 필요성의 차이(달리기 선수는 골프선수보다 근 지구력 발달에 더 많은 시간을 보내야 하며, 축구 선수는 달리기 선수보다 근 속도를 더 발달시켜야 한다)
- 시즌(season)의 시간(환자의 요구는 시즌 후 보다는 스포츠 시즌 중이 더 크다)

모든 환자와 모든 손상은 다르다. 그리고 재활 프로그램은 개별화되어야 한다. 최적의 재활은 일정에 의해 계

획되는 것이 아니며 특정한 운동에 의해 수행되는 것도 아니다.

기술 적용이 일반적으로 이론에 앞서기 때문에 이러한 잘못된 개념이 발달되었다. 임상가들은 그것이 왜 효과적인지 알기 전에 치료나 재활 기술을 사용하는 경향이 있다. 그 결과 많은 전문가들은 거짓, 전반적으로 이론적 상위 부분이 결여된 여러 가지 기술을 가지게 된다. 그러나 이것은 변화되어야 한다. 전문가들은 전체적인 과정을 더 많이 관찰하고, 재활에 대하여 체계적인 접근을 하여야 한다.[10,11]

재활의 시스템 접근
A Systems Approach to Rehabilitation

재활의 시스템 접근의 철학은 각 환자와 각각의 질환은 고유하며 그렇게 때문에 치료가 개별화되어야 하고, 역동적이며 상호작용하여야 한다. 치료적 중재는 환자의 초기 증상과 증후를 기본으로 환자의 요구에 부합되어야 하며 환자의 경과에 따라 조절 되여야 한다. 이 시스템 접근은 11가지 재활 원리에 기초하고 통증이 없는 움직임, 근력, 운동조절과 같은 **신체적 수행 변수**(performance attribute)와 관련있는 10개의 핵심 목표로 구성된다. 왜냐하면 손상은 수행 속성의 하나 또는 그 이상을 방해하고, 재활은 변수(attribute)의 체계적 재확립으로 구성된다. 원칙과 핵심 목표는 다음 부분에서 논의된다.

정형외과적 손상 재활의 원칙
PRINCIPLES OF ORTHOPEDIC INJURY REHABILITATION

이번 부분에서는 재활치료의 필수적인 11가지의 원칙에 대해 말한다. 이것은 재활되는 손상의 유형과는 관계없이 모두 적용된다. 이러한 원칙은 재활 동안 의사결정을 위한 이론적 틀을 제공한다.

SAID 원칙 (The SAID principle)

재활에서 **SAID 원칙**은 지배적이며 "주어진 요구에 대한 특이적 적응(specific adaptation to imposed demands)의 약자이다. 다른 표현으로 신체는 주어진 요구에 대하여 특정하고 예측 가능한 적응으로 반응한다. 특이적 적응은 특정한 요구가 있었기 때문에 발생한다. 예를 들면, 특정 근육군의 지구력의 발달을 원한다면(특이적 적응) 아주 오랜시간 동안 특정 근육군의 반복적인 근수축이 필요하다(요구 필요).

운동트레이너나 임상가는 재발달(만약 환자가 손상 전의 상황이 좋지 않다면 발달시키거나)을 위한 각 수행 속성을 확인하고 구체적으로 나타낸 훈련을 실시하여야 한다. 운동트레이너가 개인의 특정한 요구에 맞추어 조정(conditioning)의 각각을 재발달시켜 일을 한다면, 전체적 재활이 성취될 수 있다.

치료적 목표 (Therapeutic goals)

실전에서 SAID 원리를 적용시키기 위해 **치료적 목표**를 확립해야만 하며 목표를 성취하는데 필요한 신경생리학적이고 심리적인 반응을 유도하는 치료 요법을 선택해야 한다. 목표는 환자에게 주어지는 특정한 요구를 결정하는데 도움이 된다.

계획(plan)은 다양한 시간 틀을 위한 특정한 목표이다. 매일의 목표(daily goal)는 단기의 목표를 이끌어내고 결국 지속적으로 환자의 장기목표를 달성하도록 돕는다.

재활이 진행될 때 목표를 조정하거나 추가하는 것에 유연해라. 환자의 요구는 변한다. 목표 지향적 재활의 또 다른 이점은 많은 특정 목표 사용함으로 환자는 이러한 목표를 성취하는 규칙적 진전을 볼 수 있다는 것이다. 목표 성취의 만족감은 환자에게 심리적인 격려가 된다. 재활과정동안 자유로운 목표를 사용하라.

지속적인 평가 (Continual evaluation)

SDIA 원리의 적절한 적용은 손상의 성격과 정도의 초기진단 후 특이적 적응과 목표를 계획을 결정하는 것에서 끝나는 것이 아니다. 재평가는 치료적 요법에 대하여 환자의 반응을 결정하기 위해 거의 매일 필요하며 목표를 향하여 진행한다(그림 1.4).

과부화와 진전 (Overload and progression)

과부하(overload)는 편안한 영역을 넘어 한계 가까이 이르게 하여 신체의 더 큰 기능에 도전한다는 개념이다. 신체는 예비력을 가지고 있어 시스템에 의해 전체에 가까운 기능이 요구될 때 예비력을 발달시킨다. 물론 요구가

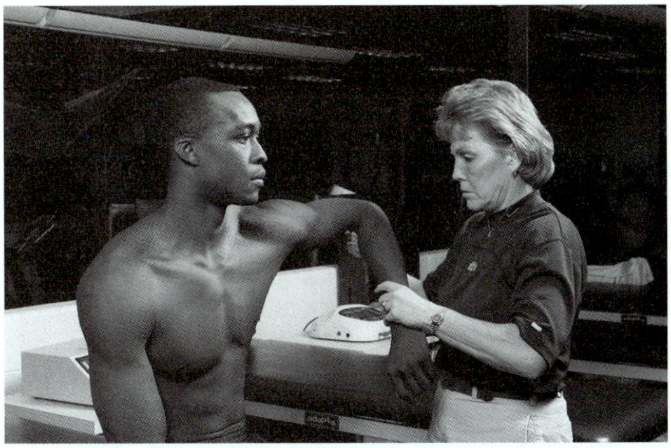

그림 1.4. 손상에 의해 유도되는 해부 · 병리학적 변화의 지속적인 평가는 치료적 목표 확립과 적절한 모달리티를 선택하기 위해 필수적이다.

너무 크다면 시스템은 손상될 것이다(그림 1.5). 일단 인체가 과부하로 적응되면 도전이 증가되고, 따라서 추가적인 적응이 필요하다.

부하훈련(weight training)은 이 개념에 대한 좋은 예이다. 근육의 최대 근력이 50 lb라면, 이 사람은 몇 시즌동안 40 lb를 들어 올리는 훈련을 한다. 근육은 적응될 것이다. 따라서 55 lb를 들어올릴 수 있다. 45 lb에서의 훈련은 추가적인 근력을 증가시킨다. 순차적인 증가를 가진 계속적인 진행은 신체를 적응하게 하고, 이것을 **점진**(progression)이라고 한다.

기능적 진전(Functional progression)

기능적 점진(functional progression)은 *점진적인 재교육(progressive reorientation)*이라고 하며 **등급화된 운동**(graded exercise)을 수행하거나 쉽고 간단한 활동으로 시작하여 완전한 경기나 작업 활동으로 진행하는 순차적인 기능적 활동의 수행이다. 이것은 재활과정동안 근력을 얻기 위해 Delorme와 Watkins[13]이 고안한 점진적인 저항운동(progressive resistive exercise, PRE)의 개념에 기초한다.[14] 기능적 점진은 안전을 위해 필요한 기술의 습득이나 재습득을 촉진하며 복합적 기술 수행에 효과적이다.[13] 환자는 보통 다음과 같이 진행한다;

- 부하가 없는 활동
- 부하 활동
- 과부하 활동

다른 유형(and from):

- 한면(single plane) 활동
- 다면(multiple plane) 활동

두 가지의 개선 운동:

- 저속
- 정상 속도
- 고속

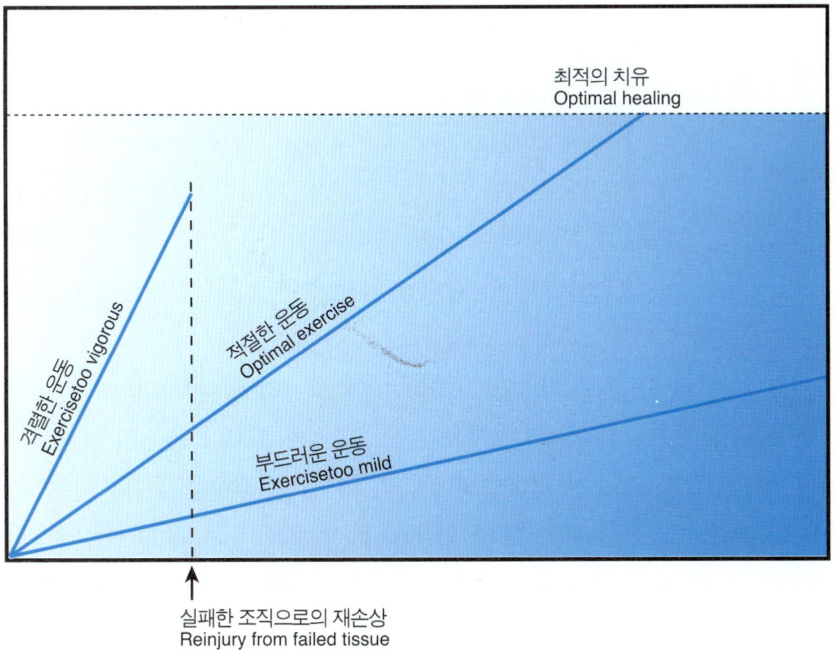

그림 1.5. 치유는 손상된 신체 부위가 운동이 될 때 발생한다. 최적의 치유는 더 큰 손상을 가져올 수 있는 격렬한 운동과 치유를 지연시키는 너무 부드러운 운동 사이의 균형을 필요로 한다. 재손상(수직점선)은 너무 격렬한 운동으로 발생할 수 있다.

다음을 포함하여:

- 느린 이행
- 정상적 이행
- 매우 빠른 이행

통증의 부재 (The absence of pain)

모든 치료적 운동은 통증에 자유로워야 한다. 어떤 활동이 조금 편하지 않은 것보다 더 심한 상태라면, 이것은 무엇인가 잘못되었다는 인체의 신호이다. 재활 운동이나 활동은 통증이 유발되지 않아야 한다. 통증을 일으킨다면, 활동이 너무 격렬한 것이므로 단순화하여야 한다.

적용 팁 APPLICATION TIP

재활은 반드시 통증이 없어야 한다. '통증이 없으면 얻는 것이 없다' 는 재활에 대한 답이 아니다. 그러나 통증을 무시하는 것은 뇌가 없는 것과 같다.

바이오피드백 (Biofeedback)

바이오피드백은 어떤 목표값을 사용하여 생리학적 기전을 측정하고 환자에게 점수를 알려주는 과정이다. 바이오피드백은 환자의 회복이 빨라지도록 돕는다. 손가락 근육의 전기적 활동이나 온도의 변수 측정과 같은 상업적인 바이오피드백에도 불구하고 바이오피드백은 이러한 장비를 필요로 하지 않는다. 이 개념은 스코프(scope) 보다는 크고 기구 사용보다는 작다. 예를 들면, 팔꿉관절의 유연성을 증가시키기 위해 환자에게 "팔을 펼 때 팔을 움직여 손가락을 벽에 닿도록 하고 굴곡하는 동안에는 내 손에 닿도록 하세요"라고 말한다. 환자에게 반복할 특정 숫자를 10이라고 말한다. 각 반복마다 소리내어 세고 환자가 들을 수 있도록 한다. 반복이 잘 안되면(벽이나 손에 닿지 않는다), 환자에게 반복되는 횟수를 말하지 않는다. 당신은 환자의 수행에 타이밍에 의해 바이오피드백을 제공할 수 있다. "10번을 완전하게 반복이 되는데 얼마나 오래 걸리는지 보세요". 그리고 환자에게 시간을 말하고 묻는다. "전보다 더 빠르게 10번 반복할 수 있을 것 같으세요?" 두 번째 세트는 첫 번째보다 더 빠를 것이다.

Roger Bannister가 그의 시간을 기록하지 않고 단지 밖으로 나가서 달린다면 마일당 4분을 돌파할 수 있을 것이라고 생각하는가? 물론 그렇지 않다. 환자와 선수에게 수행에 관한 특정한 피드백이 주어질 때 수행은 증가된다. 환자가 수행하는 모든 치료적 운동을 위한 특정 수행 목표를 결정하기 위해 상상력을 사용하고 수행을 측정하여 그 결과를 환자에게 알린다.

비판적 사고 1.3 *다음의 바이오피드백 운동을 시도하라. 1부터 100까지 숫자를 생각하라. 동료에게 숫자를 맞추라고 하라. 운이 없다면 추측한 숫자는 틀릴 것이다. "틀렸습니다" 우연하게 행운을 얻어 숫자를 맞출 때까지 이 과정을 계속한다. 아마도 다른 누군가와 이 과정을 반복한다. 하지만 숫자를 맞출 때마다 "더 낮은 숫자(또는 더 높은 숫자)라고 말하여 효과적인 피드백을 더 주도록 한다. 이 특정한 피드백은 더 빨리 숫자를 맞추도록 할 것이다. 이유는 무엇인가?*

빠른 운동 (Early exercise)

재활에서 빠른 운동은 필수적이다. 운동은 치유과정[15-19]의 속도를 증가시킬 뿐만 아니라 재활 초기 단계에서 영구적인 장애를 유발하는 운동 감소를 조절한다.[20] 그러나 너무 격렬한 운동은 영구적인 장애를 유발할 수 있다는 것에 매우 주의하여야 한다.[20] 치유의 적절한 상태는 보호와 많은 자극 사이의 적절한 균형에 영향을 받고 가능하면 빨리 정상적 기능으로 돌아가게 한다(그림 1.5 참조).

Jarvinen과 그 동료들[15-19]에 의한 연구는 이 이론을 지지한다. 쥐의 다리 타박상 후 즉각적인 움직임은 더 많은 큰포식세포의 반응을 유발하고, 빠른 혈종 발생, 혈관발달 증가, 근육과 반흔조직의 빠른 재생, 치유근육의 장력 강도를 증가시킨다. 반면 단지 2~5일 동안의 고정은 42일 후 측정에서 반흔 수축과 성숙을 지연시켰다. 재활에서 운동은 또한 인대와 힘줄을 더 강화시킨다.

재조정의 비교적 빠른 회복률 (Relatively rapid rate of reconditioning)

언급한 바와 같이 많은 물리적 속성은 원래의 발달보다 더 빠른 재발달에 기여할 수 있다. 손상으로 인한 수행 감소는 통증 유발 억제(pain-induced inhibition)를 야기한다. 재활은 시작으로부터 발달이라기 보다는 억제(inhibition)를 체계적으로 제거하는 것을 포함한다.

시기의 적절함(Timeliness)

재활은 손상이 발생한 즉시 시작되어야 하며 손상에 의한 제한 없이 경기에 완전하게 참여할 수 있을 때 끝난다. 명백히 재활의 복잡함은 스포츠의 필요조건일 뿐만 아니라, 손상의 형태와 정도에 영향을 받는다. 보통 손가락의 염좌를 가지고 있는 달리기 선수는 미식축구선수만큼 그것에 대한 걱정을 하지 않을 것이며 손가락의 재활은 발목 염좌 재활처럼 길게 걸리거나 복잡하지는 않을 것이다. 과정이 간단하던지 복잡하던지에 관계없이 완벽한 재활을 위해 재활은 동일한 일반적 과정을 따라야 한다.

가능하면 빨리 재활과정을 성취하는 것이 중요하다. 많은 부정적인 결과는 오랜 시간 동안의 참여가 없기 때문이다. 비활동은 특정 근육군의 위축을 야기하고 전체적인 컨디션을 떨어뜨리며, 기술을 무뎌지게 하고, 환자의 6가지 감각을 상실, 정서를 손상시킨다. 종종 손상은 좌절감, 낙심, 의심을 동반하여 환자가 참여하지 못하는 상태가 더 길어진다.

우선순위(Prioritizing)

환자가 완전한 수행으로 돌아가는 것이 우선사항이며 초기 재활의 힘을 부여한다. 운동선수의 가치가 팀이라 하더라도 코치나 팀은 환자의 건강을 우선시해야 한다.

정형외과적 손상 재활의 10가지 핵심 목표 THE 10 CORE GOALS OF ORTHOPEDIC INJURY REHABILITATION

정형외과적 손상 재활의 필수적인 목표는 움직임의 방해없이 완전하게 돌아가는 것이다. 운동선수를 예를 들면, 스포츠로 완전하게 수행하는 능력을 의미한다. 손상은 조직 찢어짐, 통증을 야기하고 수행 특성의 **신경억제**(neural inhibition, 감소 또는 멈춤)의 원인이 된다. 따라서 재활동안 손상된 조직 치유, 통증 제거, 각각의 수행 변수의 재확립과 관련이 있다.

재활의 10가지 핵심 목표는 표 1.2에 나타나 있다. 목표 3-10은 운동선수의 성공적인 재활을 위한 필수 수행 요소이다. 목표 1과 2는 나머지 8을 위한 전제조건이다. 건강한 운동선수에게는 컨디셔닝이 되고 손상 후의 환자에게는 재활이 된다. 10가지 핵심 목표를 장기 목표(long-term goal)로 고려하라.

10가지 핵심 목표는 어느 정도 순차적이다. 두 가지를 제외하면 각각은 이전의 요소 후에 결과가 나타난다. 예를 들면, 근육의 힘(power)은 근력과 속도가 결합되고, 근육의 힘 이전에 근력과 속도가 함께 발달되어야만 한다. 목표 1-4는 순차적으로 발달되어야 한다. 목표 5-7은 순서대로 또는 동시에 일어나지만, 목표 8-10 이전에 이루어진다. 목표 8-10은 순서대로 또는 동시에 일어난다.

환자의 손상에 대한 철저한 평가와 손상에 의한 환자의 제한점을 나타내는 것은 재활에서 우선해야 한다. 종종 기능적 활동도 평가 부분이 된다. 손상은 조직의 찢어짐을 반드시 동반하는 것은 아니며 통증은 때때로 환자가 특정 수행수준을 넘어설 때까지 나타나는 것도 아니다. 특정 단기 목표(short-range goal)는 환자에게 핵심 목표를 알려주고, 이것을 설정하기 위해 핵심 목표를 적절하게 선택한다. 그리고 나서 환자에게 핵심 목표를 지속적으로 알려주기 위해 특정 치료 모달리티와 기술을 선택한다. 일단 환자가 핵심 목표를 성취하면 다음 핵심 목표를 위한 과정을 반복한다.

Goal 1 : 구조적 완결성(Structural integrity)

구조적 완결성은 뼈, 근육, 인대, 힘줄 등과 같은 환자의 해부학적 구조의 건강과 관련된다. 어떤 구조적 붕괴는

표 1.2 재활치료의 10가지 핵심 목표*

목표	서술
1	구조적 완결성(structural integrity)
2	근육과 관절의 통증 완화(pain-free joints and muscles)
3	관절 유연성(joint flexibility)
4	근력 강화(muscular strength)
5	근 지구력(muscular endurance)
6	근 속도(muscular speed)
7	운동 숙련(motor skill)
8	근육 힘(힘과 속도)[muscular power(strength and speed)]
9	민첩성(기술과 속도)[agility(speed and skill)]
10	심폐 지구력(cardiorespiratory endurance)

** 목표의 1-4는 순차적으로 발달되어야 하며, 그 다음 목표 5-7이 그리고 나서 8-10이 따라온다. 목표 5-7, 8-10은 그룹안에서 서로 순차적이거나 동시에 발달될 수 있다.*

재활되어 이전 기능을 회복해야 한다. 일반적으로 수술과 고정은 심각한 근골격계 구조 손상을 회복하기 위해 필요하다. 고정(immobilization) 또는 휴식(rest)은 치유과정 동안 심각하게 손상당한 구조를 보호하기 위해 사용된다.

고정이 종종 필수적임에도 불구하고 문제를 야기할 수 있다.[21-22] 고정은 흔히 신경억제를 일으켜 신경근 기능을 감소시킨다. 고정 부위의 운동은 신경억제를 감소시키지만, 너무 격렬한 운동은 치유되는 구조에 방해가 된다.

열치료(thermotherapy)는 종종 치유되는 동안 사용된다. 이것은 순환과 대사를 증가시켜 치유과정을 빠르게 한다(5장 참조).

Goal 2 : 관절과 근육의 통증 완화 (Pain-free joints and muscles)

고정, 치료적 모달리티, 냉치료 그리고 운동은 통증을 감소시키는데 모두 사용된다. 등급화된 운동(기능적 진전)은 신경억제를 극복하고, 통증이 없는 활동으로 신체 부분을 점진적으로 조정하고, 재교육시켜 통증을 감소시키는데 특히 중요하다.

재활과정동안 통증을 관찰하는 것은 중요하다. 통증은 움직임을 동반하여 나타나고 움직임이 너무 어렵다는 것을 나타내며 환자는 낮은 활동 수준으로 돌아가야 한다. **잔여통**(residual pain)은 전날의 활동이 너무 부담이 되었다는 신호이며 다음 날 나타난다. 최근의 활동은 그에 맞추어 조정될 필요가 있다. 재활동안 통증의 원인이 되는 활동은 신경억제를 일으켜 재활을 어렵게 한다.

Goal 3 : 관절 유연성 (Joint flexibility)

움직임의 완전한 범위를 움직이는 관절의 능력을 **관절 유연성**이라한다. 관절유연성 손상은 급성기 손상에서 근경련, 통증, 이차적 신경억제를 일으키고 수술이나 고정시에는 결합조직의 유착과 이차적 구축을 유발한다. 치료적 운동은 유연성을 회복시키기 위해 필수적이며 온습포나 냉팩을 적용시켜 유연성을 증가시킬 수 있다. 냉팩은 일반적으로 근육의 상태를 치료하기 위해 더 효과적이며 온습포는 결합조직 손상에 적합하다.[23]

고정기간동안 제한된 움직임은 관절의 유연성을 감소시킨다. 고정 후 정적 신장(static stretch)이나 **고유수용성 신경근촉진법**(PNF)의 정지-이완(손상된 근육의 등척성 수축과 정적 신장, hold-relax), 수축-이완(길항근의 등척성 수축과 정적 신장, contract-relax)과 같은 기술이 효과적이다. 관절가동범위의 굽힘과 폄 운동 고정자전거는 유연성 회복을 위한 또다른 좋은 방법이다.

급성기 근경련을 위한 가장 효과적인 두 가지 모달리티는 정지-이완과 냉 적용을 결합한 냉신장(cryostretch, 14장 참조) 기술과 연속적 최대 강축(tetanic contracture)에 적용하는 전기적근육자극(EMS)이다(10장 참조). 경직을 가진 관절에 관절가동술 전 맥동단파투열기로 관절주머니를 가열하는 것은 가동범위를 증가시키는데 효과적이다(16장 참조).

Goal 4 : 근력 강화 (Muscular strength)

근력 강화는 부하되는 힘에 대한 근육 능력을 측정한 것이다. 점진적 저항운동의 형태의 일부는 손상된 근육의 근력 증가를 원한다면 정기적으로 수행되어야 한다(그림 1.6). 탄력고무밴드 운동은 어느 정도 도움이 될 것이다. 그러나 부하운동이 더 효과적이다. 근력 장비 제조사들은 장비의 장점을 지속적으로 주장한다. 그러나 근력강화 프로그램 사용이 장비보다 더 중요하다.

매일 조절 가능한 점진적 저항운동 기술(daily adjustable

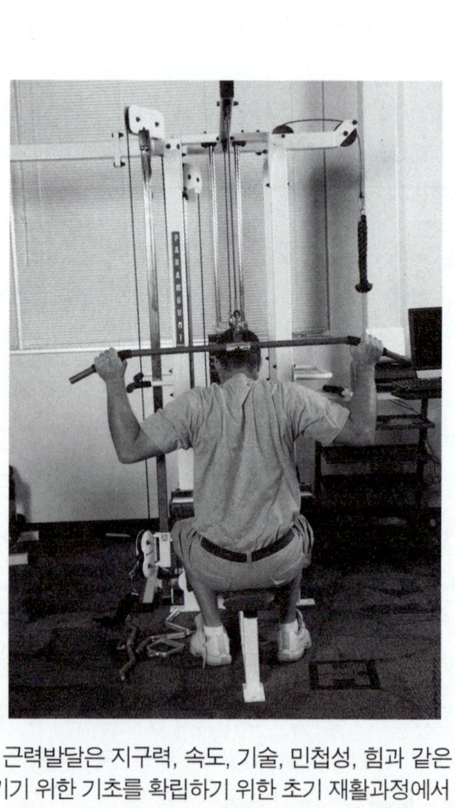

그림 1.6. 근력발달은 지구력, 속도, 기술, 민첩성, 힘과 같은 수행 변수를 발달시키기 위한 기초를 확립하기 위한 초기 재활과정에서 중요하다.

표 1.3 DAPRE 테크닉

SET	사용 중량	반복횟수
1	1/2	10
2	3/4	6
3	Full	최대*
4	조절(adjusted)	최대†

*세 번째 세트의 수행 반복 숫자는 표 1.4의 지침에 따라 4번째 세트의 부하 중량 조절을 결정하는데 사용된다.

†네 번째 세트의 수행 반복 숫자는 표 1.4의 다음날 부하 중량조절을 결정하는데 사용된다.

Knight[21]에 대해 승인

progressive resistive exercise technique, DAPRE)은 재활동안 빠른 근력 획득을 위한 등장성 근육 근력 강화로 4세트이다(표 1.3과 1.4).[9,24,25] 개인의 근력은 원래 발달된 것보다 더 빠르게 재발달될 수 있다. DRPRE 기술은 환자가 3세트와 4세트 동안 최대 반복을 수행하여야 하기 때문에 최대화된다. 그리고 반복 횟수는 각각 4번째 세트와 다음날의 저항 조절의 기초로 사용된다.

손상측이 손상되지 않은 쪽을 의지하기 때문에 손상되지 않은 건측도 같이 운동하는 것이 필수적이다. 비손상측의 근력강화발달 목표를 확립하여야 한다. 손상받지 않은 신체는 손상 후 근력을 상실하게 될 것이다. 따라서 근력이 재확립되지 않으면 적절한 목표를 확립할 수 없다.

일단 손상측의 근력이 손상되지 않은 건측 근력의 90-95%에 이르면, 프로그램은 근력 발달에서 근력 유지로 변화된다. 그리고 재활 목표는 근 지구력 증진으로 변한다. 근력은 보통 최대 저항에서 1~2주 정도 유지된다.

Goal 5 : 근 지구력(Muscular endurance)

근 지구력은 피로없이 근 수축을 반복할 수 있는 능력이다. 일부 선수 트레이너는 근 지구력 발달을 위해 고정자전거를 사용한다(그림 1.7). 이것이 효과적이라고 할지라도 대부분의 스포츠에서 달리기(또는 상지 손상을 위한 상체 운동)가 더 구체적이다. 예를 들면, 환자가 첫 2일에 400 m를 뛰어야 한다면, 환자의 저항력이 증가되는 것에 따라 날마다 200~400 m 거리를 증가시킨다. 전날 활동이 너무 많으면 통증과 상처가 나타나고, 몇 일 동안 거리를 감소시켜야 한다. 환자가 경기에서 적절한 거리를 달릴 수 있게 된 후(축구 선수의 경우 1600 m), 다른 목표를 향한 작업이 시작한다. 그러나 달리기는 계속되어야 환자의 경기에 필요한 적절 수준에 도달할 수 있다.

무게 들어올리기는 근 지구력을 발달시키기에 적합하지 않다. 뚜렷한 근 지구력 수준에 도달하기 위해서는 100~300 보다 많은 반복이 필요하다. 그러나 이것은 비현실적이다.

Goal 6 : 근 속도(Muscular speed)

근 속도는 근육이 수축하는 속도이다. 근 속도를 증가시키는 좋은 방법은 폭발적 유형 활동(explosive-type activity, 짧은 기간과 최대 힘)에 초점을 맞추어 절반의 속도 그 다음 3/4 속도 그리고 마지막으로 전체 속도로 팀 훈련(team drill)에 참여하는 것이다. 또한 등속성 운동도 근 속도 발달에 효과적이다. 그러나 환자가 최대 근

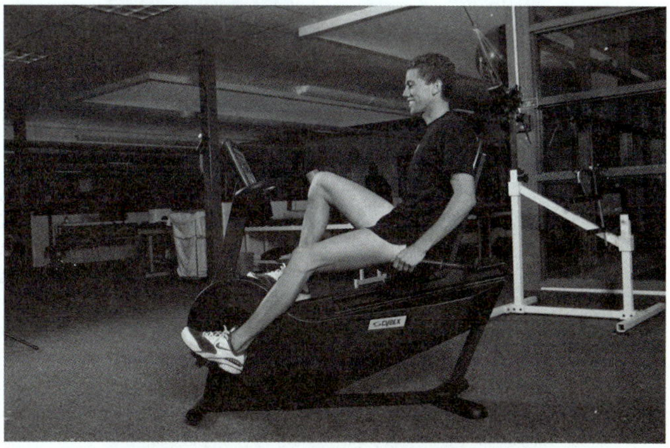

그림 1.7. 고정자전거는 관절가동범위, 지구력, 힘을 발달시키는데 사용할 수 있는 다용도 기구이다.

표 1.4 DAPRE 테크닉을 사용할 때 체중조절의 일반적인 지침

SET동안의 수행방법 수	4번째 세트를 위한 조절*	다음날의 부하 중량†
0-2	2-5kg 감소 그리고 반복	
3-4	0-2kg 감소	유지
2-7	유지	2-5kg 증가
8-12	2-5kg 증가	2-7kg 증가
13+	5-7kg 증가	5-10kg 증가

** 세 번째 세트의 수행 반복 숫자는 표 1.4의 지침에 따라 4번째 세트의 부하 중량 조절을 결정하는데 사용된다.*

† 네 번째 세트의 수행 반복 숫자는 표 1.4의 다음날 부하 중량조절을 결정하는데 사용된다.

Knight[21]에 대해 승인

력에 가깝다면, 불필요하며 속도를 증가시켜 팀 훈련을 통해 진행시키도록 한다.

Goal 7 : 운동 숙련 (Motor skill)

운동 숙련은 원하는 움직임을 만들기 위해 많은 근육 활동을 연합하여 통합하고 조정하는 것이다. 복합훈련(complex-drill) 증가와 같은 특정 경기기술 패턴 훈련은 운동 숙련과 근속도 모두를 증가시킬 것이다(그림 1.8). 선수 트레이너나 임상가는 활동의 올바른 수행을 위해 가까이에서 관찰하여야 한다. 종종 기술 패턴의 특정 부분은 독립적일 필요가 있으며 개별적으로 실시한다. 또한 기술 패턴의 특정 부분을 수행하는 동안 유연성 발달에 초점을 맞춘 재시행(restarting)을 포함한다. 그 다음 기술 패턴의 독립적인 부분에서 특정 근육의 근력, 지구력 그리고 속도 발달을 진행하도록 한다.

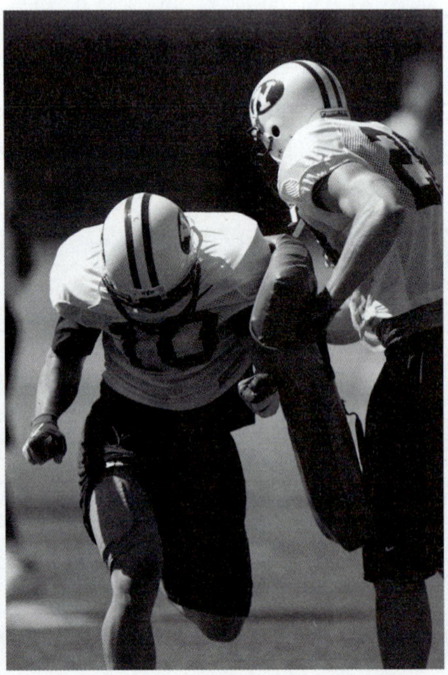

그림 1.8. 팀 훈련은 필요한 시기에 적절하게 사용된다면, 재활의 중요한 부분이다.

Goal 8 : 근육 힘 (Muscular power)

*힘*은 시행되는 일의 비율 측정이다. **근육 힘**은 움직임의 근력과 속도의 결합으로 이러한 변수 이후에 발달되어야 한다. 등속성 장비나 전통적 무게 부하를 가지고 높은 속도의 저항 운동을 실시하여 발달시킬 수 있다. 전통적 무게나 부하장비가 비용이 경제적이며 접근이 쉽기 때문에 추천된다.

Goal 9 : 민첩성 (Agility)

민첩성은 근육 속도와 협응의 결합으로 빠른 기술 패턴 수행으로 발달된다. 운동숙련이 발달됨에 따라 스포츠 특정 훈련(sport-specific drill)은 민첩성을 재발달시키기 위해 사용될 수 있다.

Goal 10 : 심폐 지구력 (Cardiorespiratory Endurance)

심폐 지구력은 활동 유지에 필요한 에너지 생산을 위하여 운동을 시행하는 근육에 적절한 산소를 공급하는 심장과 폐의 능력이다. 운동은 근 지구력을 발달시키고 일부

는 심폐 지구력 발달을 촉진시킬 것이다. 다른 스포츠 특정 조정 훈련(sport-specific conditioning drill)은 처음에는 점차적으로 이후 난이도를 증가시켜 사용한다.

전체 재활프로그램을 완성하는데 2주 넘게 걸리 넘게 걸리는 것처럼 보인다면, 임상가는 환자의 심폐 지구력의 상실을 최소화해야 한다. 방법은 손상된 신체 부위에 따라 다르다. 손상 때문에 정상조정활동 수행을 위한 환자의 능력이 발휘되지 않는다면, 이것을 계속하는 것이 바람직하다. 예를 들면, 팔에 손상을 입은 축구선수는 여전히 달릴 수 있다. 손상이 달리기를 방해한다면, 대체 활동을 사용하여야 한다. 예를 들면, 허벅지의 손상을 가진 축구선수는 물이 가슴 높이가 되는 수영장에서 달리거나 고정 자전거를 탈 수 있다.

핵심 목표 달성을 위한 모달리티의 효과 (Modality effectiveness in achieving the core goals)

재활에서 시스템 접근을 사용시 특정 목표를 향해 일을 하고자 할 때는 확실한 치료적 모달리티 선택을 위해 근거를 가져야만 한다. 정확한 치료적 모달리티가 치료 목표와 일치하여야 한다. 예를 들면, 소용돌이욕 치료는 심폐 지구력 향상의 최선의 선택이 아닌 것이 분명하다.

표 1.5는 재활의 10가지 핵심 목표 성취에서 다양한 치료적 모달리티 효과의 등급을 나타내었다. 가장 일반적으로 사용되는 모달리티는 각 핵심 목표에 미치는 효과에 따라 3순위로 나타내었다. 3순위는 다음과 같다:

1. 모달리티는 직접적인 효과를 가지고 있으며 재활 목표에 좋은 선택이 된다.
2. 모달리티는 특정한 방법으로 사용한다면 효과가 있을 수 있다. 예를 들면, 일주일에 3번 몇 백번의 등장성 저항 운동은 근 지구력 발달에 효과적일 수 있다. 그러나 10~15번 반복은 근 지구력이 뚜렷하게 발달되지 않을 것이다.
3. 모달리티는 어느정도 효과적이다. 그러나 재활 목표에서는 최선의 선택이 아니다.

표 1.5를 볼 때 L자 형태 도표에 주목하라. 재활동안 치료적 모달리티 사용에 대해 무엇을 말하는가? 이것은 대부분이 치유 촉진, 통증 감소, 완전 관절가동범위, 유연성 회복을 시도하는 재활의 초기 단계 동안 효과적이라는 것을 나타낸다. 근력 핵심 목표 성취는 대부분 치료적 운동을 필요로 한다.

본문의 대부분에서 특정 모달리티와 **적응증**(indications)에 대하여 설명이 될 것이다. 현실에서는 모달리티가 아니라 문제를 가지고 시작한다. 시나리오는 "문제가 있고, 내 치료적 목표가 있다. 무수히 많은 모달리티에서 어느 것을 사용해야 하는가?"이다. 20장에서 우리는 책의 대부분의 과정이 바뀌어 특정한 손상으로부터 시작하여 손상, 치유의 단계 그리고 치료를 위한 최상의 모달리티 선택을 논의하여 표 1.5를 상세하게 다룰 것이다.

재활의 심리학
The Psychology of Rehabilitation

재활은 보통 생리학적 측면에서 논의된다. 그러나 심리적인 측면 또한 중요하다. 사실상 누군가는 재활은 75%가 심리적이고, 25%가 생리적이라고 한다. 어떤 환자가 손상 후 포기하는 듯 보인다면 그들의 재활 목표에 도달하기 위해 규칙적으로 격려해야 한다(그림 1.9a). 임상가는 환자들이 지시에 따르는지를 확인하기 위해 끊임없이 확인해야 한다. 다른 환자는 너무 공격적이 될 수 있고 가능한 재손상과 과부하를 피하기 위해 억제시켜야만 한다(그림 1.9b). 두 가지 유형이 환자는 재활동안 같은 시간과 노력이 필요하다.

재활의 또 다른 심리적 측면은 정신과 신체의 생리적학적 기능 사이에 존재하는 직접적인 관련성이다. 어떤 사람이 생각하는 방법은 신체를 이행하는 방법으로 나타난다. 그것은 긍정적이다. 재활동안 임상가들은 환자가 스스로 포기하지 않고, 손상으로부터 능력을 회복하여 다시 수행할 수 있도록 매일 노력하는 것이 필요하다. 진행에 대한 아주 작은 증후라 할지라도 알려주는 것은 도움이 될 수 있다.

치료적 모달리티 사용에 대한 준비
Preparation for Using Therapeutic Modalities

이상적으로 정확한 이론과 적용으로 훈련되고 최신의 연구 경향으로 높은 수준에 이른 사람이 치료적 모달리티

표 1.5 10가지 중심 목표 달성에서 다양한 모달리티의 효과

모달리티	구조적 완결성	근육과 관절의 통증 완화	관절 유연성	근력 강화	근 지구력	근 속도	운동 숙련	근육 힘	민첩성	심폐 지구력
냉팩(ice packs)		1	2							
냉마사지(ice massage)		1	2							
소용돌이욕, 냉(whirlpool, cold)		1	2							
소용돌이욕, 온(whirlpool, hot)	1	1	2							
온습포(hot packs)	1	1	2							
파라핀욕(paraffin baths)	1	1	2							
대조욕(contrast baths)	1	1	2							
적외선(infrared)	1	1	2							
레이저(laser)	1	1	2							
초음파(ultrasound)	1	1	2							
투열치료(diathermy)	1	1	2							
LV 근육 자극(LV muscle stimulation)	?	1	3	2						
HV 근육 자극(HV muscle stimulation)	2	1								
경피신경자극치료(TENS)		1								
견인(traction)		1	2							
마사지(massage)		1	2							
관절가동범위(joint mobilization)		1	1							
운동 (exercise)										
수동(passive)		2	1							
보조(assistive)		2	3	?						
능동(active)										
관절가동범위(range of motion)	2	2	3							
조깅 [jogging (or EUBA)] +		2		3	1					1
달리기 [running (or EUBA)] +		2		3	2	1				1
민첩성 훈련(agility drills)		2		3	2	1		1		2
팀훈련(team drills)		2		3	2	2		1		2
팀연습(team practice)		2		3	2	2		1		2
저항(resistive)										
도수(manual)				2						
등척성(isometric)				2						
등장성(isotonic)										
무게 없이(free weights)				1	2	2		3		3
기계, 무게 스택(machine, weight stack)				1	2	2				3
기계, 캠(machine, cam)			2	1	2	2				3
등속성(isokinetic)				1	2	2				3

** 1=good choice, 2=effective under certain conditions, 3=somewhat effective, not the best choice*
EUBA, equivalent upper body activity, HV, high volt; LV, low volt; TENS, transcutaneous electrical nerve sitmulation

사용에 대한 자격이 있다. 그러나 많은 임상가들은 연구가 지체되어 있다는 것을 알지 못한다. 주 법규에서 법적으로 모달리티 치료를 실행하는 사람을 결정하는 것과는 별개로 일을 하고 있는 주의 법률에 대하여 인식하는 것이 필요하다.

치료적 모달리티 사용을 위한 준비는 다음을 명심하여 지키도록 한다.

1. 능동적 학습자가 되라. 스포츠 관중이 아니다. 치료적 모달리티는 책을 읽고, 강의를 들으며 시험 공부를 하고 답을 말하는 것으로 간단하게 배울 수는 없다. 이러한 것을 하는 것뿐만 아니라, 이러한 정보를 자신의 것으로 만들어야 한다. 어떻게 할 것인가? 다음과 같이 정보와 상호작용을 한다.
    - 읽은 것에 대한 질문을 적고 동료, 다른 학생, 교수, 임상 강사 그리고 환자와 질문에 대해 논의한다.
    - 자료를 반영하여 적는다.
    - 적용의 다양한 형태를 실험한다.
2. 강의실 경험에서 벗어나 매일 다양한 모달리티 사용을 시도한다. 오전의 학업과 오후나 저녁에 임상실습을 결합한 교육 모델이 훌륭하다. 임상 경험을 하는 동안 강의실에서 생각되었던 것을 질문하고 깊이 생각하며 되새겨 본다. 스스로 실험한다. 예를 들면, 플라스틱 상자에 얼음물에 발을 담그고 발이 무감각이 생길 때까지 몇 분이 걸리는지를 기록한다. 환자를 치료할 때 무엇인가 실시할 수 있는 더 좋은 방법이 있는지를 생각하고 임상 강사와 교실의 선생님과 논의한다.
3. 일단 공식적인 교육이 끝나면 지속적인 교육 세미나에 능동적으로 참여하고 참석 기회를 갖도록 한다. 일부 직종은 지속교육부분(continuing education units, CEUs)을 지켜야 한다. 미국선수트레이너협회(National Athletic Trainer's Association, NATA)는 회원들에게 3년마다 75시간의 보수 교육을 받도록 하고 있다. 최근 미국물리치료사협회(American Physical Therapy Association, APTA)는 실시하지 않지만, 일

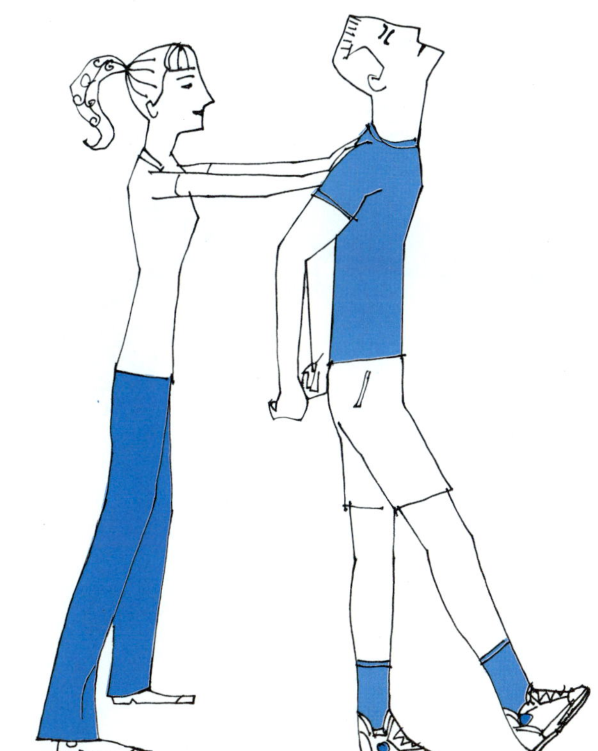
(a)

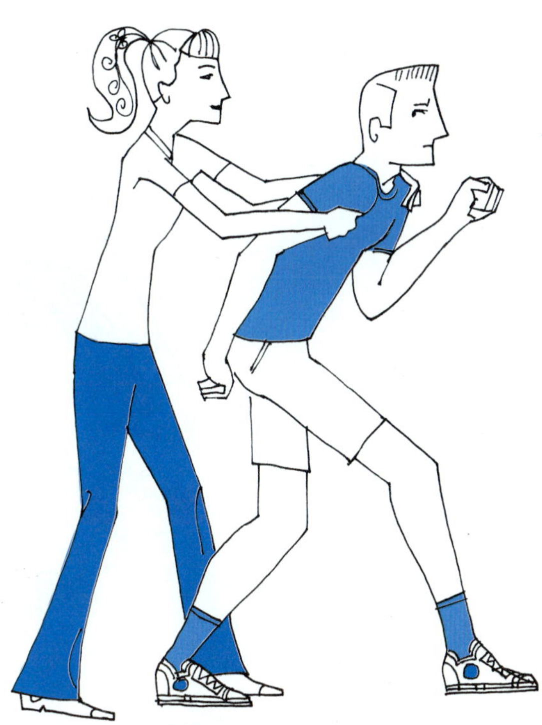
(b)

그림 1.9. (a) 일부 환자는 재촉되고 회유되어야 한다. (b) 다른 환자는 재 손상의 위험으로부터 지킬 필요가 있다.

부 개별 주에서는 실시하도록 규제하고 있다. NATA, APTA와 미국 대학 스포츠의학회(American College Sports Medicine: ACSM)의 연례 총회를 포함한 많은 직종 모임에서 지속적 교육의 기회가 무수히 많다.

4. 대부분의 전문 조직(professional organizations) 스폰서는 동료 검토(peer review) 학술지를 모든 회원에게 보낸다. 예를 들면, 운동 선수를 위한 키스톤(Keystone) 저널은 미국운동선수훈련학술지(Journal of Athletic Training)이며 물리치료사를 위한 저널은 Physical Therapy이고 재활전문의(physiatrist)를 위한 저널은 Archives of Physical Therapy and Rehabilitation이다. Journal of Orthopaedic and Sports Physical Therapy는 정형의학과 스포츠 물리치료가 공존하고 일반적으로 물리치료보다는 치료적 모달리티 정보가 더 많다. 일차적인 전문 조직의 저널을 공부하는 습관을 만들고 주기적으로 전문건강관련 저널 구독하여 읽어라. 이것은 당신의 전공에 대한 가장 최근의 과학과 임상 실행을 대표한다. 이러한 학술지를 통하여 찾을 것을 읽고 시행하는 것은 결코 변하지 않는 의학 분야에서 최신 경향을 유지하는데 도움이 될 것이다.

맺음말 CLOSING SCENE

우리는 이 장을 한 남자가 자신의 아들에게 나뭇 가지를 자르기 위해 올바른 도구를 사용하여 적은 시간에 어떻게 더 효율적으로 일을 할 것인지 가르치는 이야기를 가지고 시작하였다. 재활도 이와 같다. 각각의 다른 목표를 가진 많은 수행 변수를 재발달시키는 복잡한 과정이다. 이것은 치료적 모달리티라는 올바른 도구의 적절한 사용으로 촉진될 수 있다.

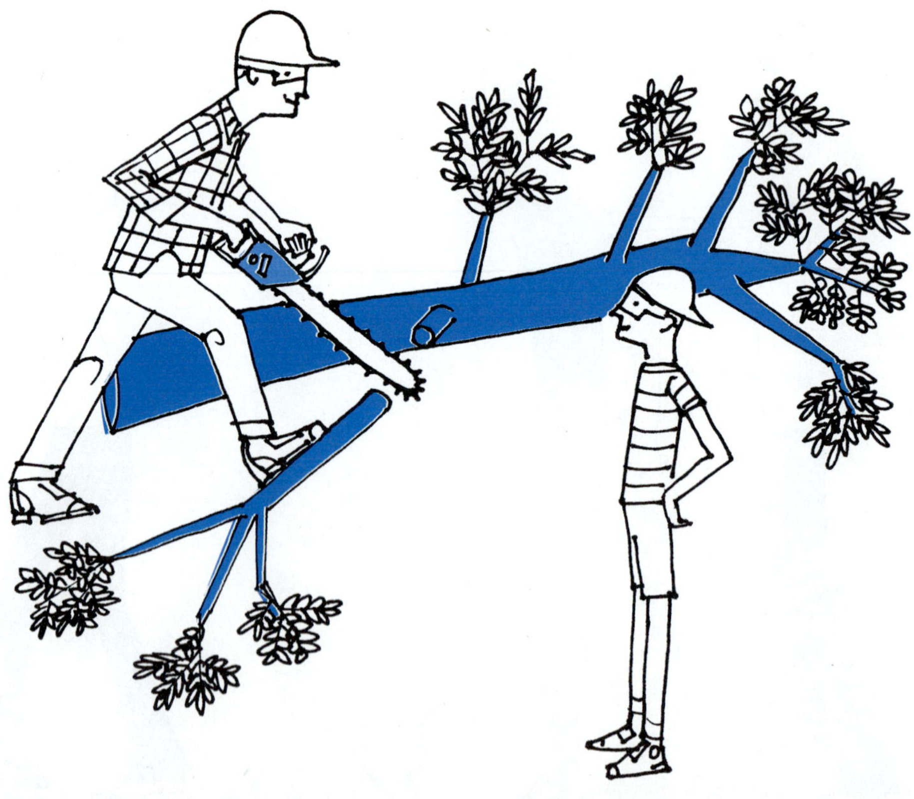

그림 1.10. 나뭇가지를 자르기 위한 올바른 도구를 사용하는 것과 같이 각 재활 단계를 위한 올바른 도구 사용이 필요하다.

고찰 CHAPTER REFLECTIONS

1. 다음의 내용을 읽고 숙고하라. 각각의 개념을 명확하게 이해하였다고 느끼는가? 만약 그렇지 않다면 본문에 맞는 부분을 다시 읽어라.
   - 치료적 모달리티, 물리적 변수, 치료적 목적을 정의하라.
     - Knobologist의 개념을 설명하라.
     - 이론과 치료적 모달리티 적용의 관련성을 설명하라.
     - 다양한 치료적 모달리티 분류 체계를 정의하라.
     - 치료적 모달리티 사용을 결정하는데 있어 의사와 운동 트레이너의 역할을 논의하라. 선택 기준을 논의하라.
     - 재활을 정의하고 치료적 모달리티와 재활 사이의 관련성을 설명하라.
   - 재활의 잘못된 4가지 개념을 논의하라. 치료적 모달리티 사용에 대한 이러한 오류의 영향은 무엇인가?
   - 재활의 11가지 원칙을 설명하라.
   - 재활의 10가지 핵심 목표를 설명하라.
2. 강사, 임상강사, 급우, 임상동료와 함께 토의할 수 있도록 3~5개의 질문을 쓰시오.
3. 급우와 함께 이 장의 개념에 대해 서로 질문하시오. 연습 1에 있는 요점을 사용하고, 연습 2를 위해 질문을 적으시오. 여러분이 이해한 것보다 더 깊은 이해가 필요하다면, 소리 내어 개념을 설명하시오.

비판적인 사고에 대한 답변 CRITICAL THINKING RESPONSES

비판적 사고 1.1

Knobologist는 건강전문가에게 몇 가지 방법에서 유해할 수 있다.

1. 그들은 환자의 특정 요구를 충족하기 위하여 치료의 조절과 수정이 될 수 있는 이론과 과학적 근거가 부족하다.
2. 그들의 환자는 빠르지 않을 뿐만 아니라, 치료가 되지 않는다.
3. 그들은 환자의 질문에 대답을 할 수 없다.
4. 그들은 그들의 전문영역에서 변화하거나 업데이트 되지 않는다.
5. 그들은 로봇이나 기사처럼 여겨지기 때문에 직업에 좋지 않은 명성이나 나쁜 이미지를 준다.

비판적 사고 1.2

미국 national clearinghouse guideline에 포함되는 정보의 수와 당신이 접속하는 회수에 놀라지 않았는가? 이 웹사이트의 건강 정보는 날마다 증가하고 사전 만큼이나 중요하다고 생각하기 시작해야 한다(당신은 두 개의 사전을 가지고 있다). 종종 공식 교육적인 생활공식 교육기간이나 일생의 학습자로 이 웹사이트를 검색하라.

비판적 사고 1.3

수행이 평가될 때 그리고 수행자에게 수행과 관련된 특정 피드백이 주어질 때 교정될 수 있다. 예를 들면, 번호 추측 게임에서 친구가 55를 선택한다면, 그것이 잘못되었다고 말한다. 다음에 99 안쪽의 숫자를 선택할 것이다. 친구에게 54 안쪽으로 축소된 낮은 숫자라고 말한다. 각 추측과 반응에 따라 정답에 가까워질 것이다. 팔다리를 움직이기 위한 특정 부위와 같이 수행 목표를 줄 때, 사건의 시간이나 사건의 시리즈 그리고 수행 반복 숫자를 셀 때도 이와 동일하다.

참고문헌 REFERENCE

1. Hootman JM. New section in JAT: Evidence-based practice. J Athl Train 2004;39:9.
2. Steves R, Hootman JM. Evidence-based medicine: What is it and how does it apply to athletic training? J Athl Train 2004;39:83–87.
3. Cochrane AL. Effectiveness and Efficiency. Random Reflections on Health Services. London: Nuffield Provincial Hospitals Trust, 1972 (rpnt. London: Royal Society of Medicine Press, 1999).
4. The Cochrane Database of Systematic Reviews. Available at: www.cochrane.org. Accessed Aug 2005.
5. Agency for Healthcare Research and Quality. National Guideline Clearinghouse. Available at: www.guideline.gov. Accessed Aug 2005.
6. Centre for Evidence-Based Physiotherapy. PEDro Physiotherapy Evidence Database. Available at: www.pedro.fhs.usyd.edu.au. Accessed Sept 2005.
7. Mish FC, ed. Merriam-Webster's 11th Collegiate Dictionary. Springfield, MA: Merriam-Webster, 2003.
8. MSN Encarta. Dictionary. Available at: encarta.msn.com/encnet/features/dictionary/dictionaryhome.aspx. Accessed 20 Aug 2005.
9. Knight KL. Quadriceps strengthening with the DAPRE technique: Case studies with neurological implications. Med Sci Sports Exerc 1985;17:646–650.
10. Knight KL. Guidelines for rehabilitation of sports injuries. Clin Sports Med 1985;4:405–416.
11. Knight KL. Total injury rehabilitation. Phys Sportsmed 1979;7:111.
12. DePalma MT, DePalma B. The use of instruction and the behavioral approach to facilitate injury rehabilitation. J Athl Train 1989;24:217–222.
13. Kegerreis S. The construction and implementation of functional progressions as a component of athletic rehabilitation. J Orthop Sports Phys Ther 1983;5.
14. Delorme TL, Watkins AL. Technics of progressive resistance exercise. Arch Phys Med 1948;29.
15. Kvist H, Jarvinen M, Sorvari T. Effect of mobilization and immobilization on the healing of contusion injury in muscle. A preliminary report of a histological study in rats. Scand J Rehabil Med 1974;6:134–140.
16. Jarvinen M. Immobilization effect on the tensile properties of striated muscle: An experimental study in the rat. Arch Phys Med Rehabil 1977;58:123–127.
17. Jarvinen M. Healing of a crush injury in rat striated muscle. 3. A micro-angiographical study of the effect of early mobilization and immobilization on capillary ingrowth. Acta Pathol Microbiol Scand [A]. 1976;84:85–94.
18. Jarvinen M. Healing of a crush injury in rat striated muscle. 4. Effect of early mobilization and immobilization on the tensile properties of gastrocnemius muscle. Acta Chir Scand 1976;142:47–56.
19. Jarvinen M. Healing of a crush injury in rat striated muscle. 2. A histological study of the effect of early mobilization and immobilization on the repair processes. Acta Pathol Microbiol Scand [A] 1975;83:269–282.
20. Dehne E, Torp RP. Treatment of joint injuries by immediate mobilization. Based upon the spinal adaptation concept. Clin Orthop 1971;77:218–232.
21. Enwemeka CS. Inflammation, cellularity, and fibrillogenesis in regenerating tendon: Implications for tendon rehabilitation. Phys Ther 1989;69:816–825.
22. Morrissey MC. Reflex inhibition of thigh muscles in knee injury causes and treatment. Sports Med 1989;7:263–276.
23. Sapega AA, Quedenfeld TC, Moyer RA, Butler RA. Biophysical factors in range-of-motion exercise. Phys Sportsmed 1981;9.
24. Wadey VM, Knight KL. Four week training of quadriceps strength with electrical muscle stimulation and the isotonic DAPRE technique. J Can Athl Ther Assoc 1989;16:14–20.
25. Knight KL, Ingersoll C, Bartholomew J. Isotonic contractions may be more effective that isokinetic contractions in developing muscle strength. J Sport Rehabil 2001;10:124–131.
26. Knight KL. Knee rehabilitation using an adjustable progressive resistive exercise technique. Am J Sports Med 1979;7:336–337.

2장

일반적인 적용 절차
General Application Procedures

장 개요
CHAPTER OUTLINE

머리말 OPENING SCENE

Jennie는 임상 5일째인 학생이다. 환자들이 치료에 반응하는 것에 관계하지 않고, 똑같은 방법으로 유사한 손상을 치료한다는 것을 알았다. Jennie는 고등학교시절 3번의 발목 염좌를 생각했다. 1번째는 1주일 동안 끊임없이 발목이 아팠다. 2번째는 점프하거나 달리려고 할 때만 발목이 아팠다. Jennie는 환자가 치료에 다르게 반응하는 것을 배웠다. 그러면, 왜 똑같은 방법으로 치료를 할까? 또한, Jennie는 많은 치료적 모달리티와 다양한 손잡이, 스위치 그리고 작은 도구에 놀랐다. 병원에는 "전기적 근 자극기"라는 완전히 다른 모달리티를 유발하는 3개의 기계가 있다. "이 기계 사용에 숙달되려면 얼마나 많은 시간이 걸립니까? 각각의 모달리티 사용을 혼동하면 어떻게 됩니까?

Jennie의 두 관심사는 이 장의 기초에 있다. 환자의 명확한 요구에 어떻게 치료를 수정할까? 수많은 다른 모달리티의 적용을 어떻게 배우고 계속할 수 있을까?

적용의 접근법
Application Approaches

치료적 모달리티는 매우 효과적인 재활도구이거나 시간낭비일 수 있다. 차이점은 무엇인가? 올바른 방법으로 적절한 도구를 사용하는 것이다. 효과적인 적용은 버튼을 누르거나 손잡이를 돌리는 것보다 더 필요하다. 모달리티를 적용하는 방법뿐만 아니라, 다음사항도 알아야 한다.

- 명확한 목표가 무엇인지
- 선택한 모달리티가 이 목표를 달성하기에 올바른 방법인지
- 치료적 운동법과 같은 다른 치료법의 이점과 모달리티와 결합하여 적용할 수 있는 다른 치료법은 무엇인지

적용은 재활계획에서 세심히 고려되어야 한다. 적용에는 라이플 접근법과 샷건 접근법이 있다.

사냥꾼이 총을 발사했을 때 총에서 수백 개의 알갱이들이 발사된다. 이 알갱이들 중 몇 개만이라도 타겟을 맞췄다면, 많은 총탄들이 빗나갔더라도 작은 동물을 잡을 수 있다. 이와 달리, 사냥꾼이 총을 1발 쏜다면, 목표물에 조준을 잘 해야 되던지, 목표물에 빗나갈 수 있다. **샷건 접근법**(shotgun approach)은 환자에게 효과적일 거라는 기대를 가지고 모든 가능한 모달리티로 치료하는 것이다. **라이플 접근법**(rifle approach)은 특정한 목표에 맞춰서 한 개나 두 개의 명확한 모달리티로 치료하는 방법이다(그림 2.1 모달리티의 사용에서 이 타켓은 환자에게 특별하게 필요하다).

1장에서는 재활에 요리책 접근법을 사용하지 않도록 할 것이다. Cookbook 접근법은 특정한 방법을 사용하게 하는 융통성이 없는 접근법이다. 반대로 비판적인 접근법은 유연한 방법이다. 모든 손상에 똑같은 재활 프로토콜을 습관처럼 사용하거나, 각각의 다른 손상을 치료하는데 세팅된 똑같은 모달리티를 사용하는 임상가가 있다. 모달리티 적용에 한가지 방법이 배우고 사용하기 쉬울지라도, 환자에게는 효과적이지 않다. 비슷한 손상을 가진 환자나 모든 사람들이 똑같은 치료법에 효과를 보이지 않는다. Cookbook 접근법으로 임상가는 손상의 원인이 아닌 증상을 치료하기도 한다.

비판적 사고 2.1 *치료적 모달리티를 적용할 때, 라이플 접근법으로 적용할 수 있는 치료방법을 생각해 보시오. 몇몇 리스트에서 이 장의 끝으로 가서 우리와 함께 당신의 반응을 비교해 보시오.*

비평적 사고 접근
THE CRITICAL THINKER APPROACH

비평적 사고 접근은 모달리티 적용방식과 가장 적절한 모달리티를 선택하도록 도와주는 상당히 폭넓은 가이드라인을 포함하는 절차개요를 체계화하는데 사용한다. 이 접근법은 특정한 모달리티 중심이라기보다 환자 중심이다. 모달리티는 중심이 아니고, 종합적인 재활계획의 부분이다. 이 접근법은 손상을 평가하고 장기, 중기, 단기

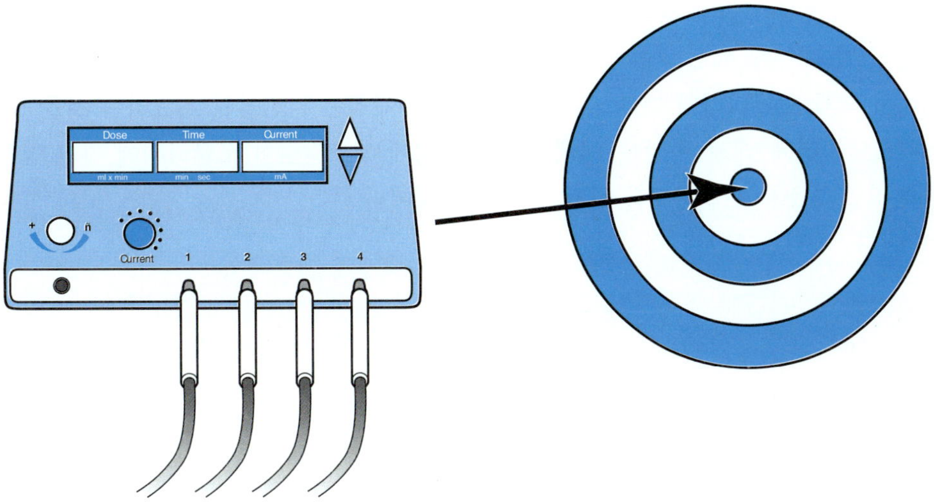

그림 2.1. 환자의 특정 요구에 맞추어 모달리티를 사용하라.

목표를 수립하며 명확한 목표에 이를 수 있도록 파라미터를 적용하고 모달리티를 선택한다. 치료과정에서 변화하는 환자 요구를 반영하여 적용은 바뀌게 된다. 두 명의 환자나 상태가 동일하지 않기 때문에, 전문적인 임상가는 특정한 치료목표에 이르도록 각각의 모달리티를 사용한다. 비판적인 사고를 이해하고 적용하는 임상가는 다양한 환경에 맞춰 조정한다. 임상가는 환자요구에 맞춰 파라미터를 바꾸고, 손상의 원인이나 상태에 따라 적용한다. 비판적 접근법은 cookbook 접근법보다 임상가에게 생각하고 질문할 수 있도록 하기 때문에 유연하다. "이 상황에서 이런 모달리티를 적용한다면 무슨 일이 일어날까?" (그림 2.2)

표준화되었으나 유연성이 있는 관리운용규정
STANDARD YET FLEXIBLE OPERATING PROCEDURES

표준관리운용규정(SOPs)은 특정한 과제를 수행하는 프로토콜이고 명확한 가이드라인이다. SOPs는 품질관리 방식이다. 학식 있는 사람이나 팀원들은 일을 수행할 때 전체직원이 따르도록 SOPs를 개발한다. 예를 들면, 패스트푸드는 똑같은 표준관리운용규정을 사용하여 만들어지기 때문에 뉴욕, 모아브, 유타주에서도 같다. SOPs는 복잡한 과제에서 일관성을 고취한다. SOPs는 명확한 단계를 생각하게 하고 모든 기본적인 요소를 수행하게 한다. 치료적 모달리티 운용에 SOPs 사용은 다음과 같은 단점이 있다. 요리책 적용을 초래하고, 많은 모달리티에 대해 SOPs를 배우는 일(특히, 자주 사용하지 않는 모달리티)은 움추려들게 하고 혼란스럽게 한다.

이 장에서 서술한 5단계 접근법은 치료적 모달리티 적용에 대한 체계이다. 5단계 접근법은 요리책이 아니므로 각각의 모달리티 적용에 대해 세부사항을 지시하지 않기

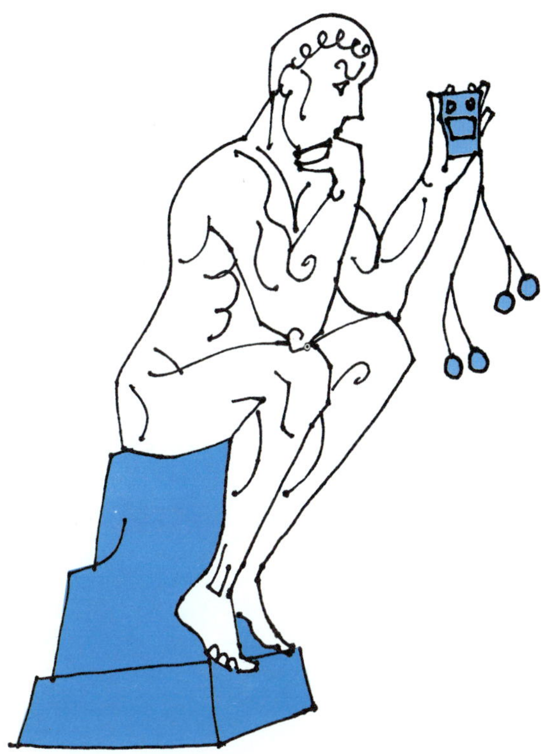

그림 2.2. 임상가의 비판적 사고는 항상 환자의 치료에서 효율적이다.

때문에 일반적인 SOPs처럼 융통성이 없지 않다. 모든 기본적인 요소를 포함하고 있기 때문에 체계라고 한다. 임상가는 일반적인 체계에서 각각 모달리티에 대해 세부사항을 추가한다. 각각의 모달리티에 대해 똑같은 체계를 사용하는 것은 모든 기본적인 요소를 포함하도록 하기 때문에 품질제어평가함수이다. 똑같은 5단계 절차를 사용하는 것은 각각의 모달리티를 배우는데 필요한 정보양을 최소화하게 해서 품질관리의 다른 요소를 추가하게 한다. 5단계 체계는 일반적인 개요라는 것을 생각해야 한다. 다음 장에서는 다양한 모달리티에 대한 명확한 정보를 제시할 것이다.

5단계 적용 절차

치료적 모달리티 적용은 모든 기본적인 요소가 일어나도록 하고, 악성 적용을 방지하도록 표준절차를 따라야 한다(그림 2.3). 치료적 모달리티의 범위가 넓을지라도, 각각은 일반적인 적용과정을 따라야 합니다. 5**단계 적용 절차**는 각각의 모달리티에 대한 SOPs를 배울 필요가 없다.[1] 5단계 체계를 배우면, 각각의 치료적 모달리티에 대해 세부사항을 연결할 수 있다. 5단계 체계를 배우고 적용하면, 치료적 모달리티를 효과적이고 좀 더 체계적으로 할 수 있다.

1단계: 기초

A. 정의. 운용방법과 모달리티를 서술한다(그림 2.4).

B. 효과. 모달리티가 국소적이고 전신에 영향을 주는 생리학적이고 병리학적인 변화

C. 장점. 다른 모달리티보다 손상치료에 효과적인 모달리티의 이점

D. 단점. 다른 모달리티보다 이 모달리티를 사용하여 이점을 잃을 수 있는 부정적인 효과

E. 적응증. 모달리티는 상태에 대한 치료나 적절한 치료에 사용한다.

F. 금기증. 이익보다 많은 피해가 일어날 수 있는 상황

G. 주의사항. 예) "초음파 치료 시 초음파 헤드를 움직이지 않아 조직손상이나 극심한 통증을 일으킴" 주의하지 않아 피해를 입게 되는 상황

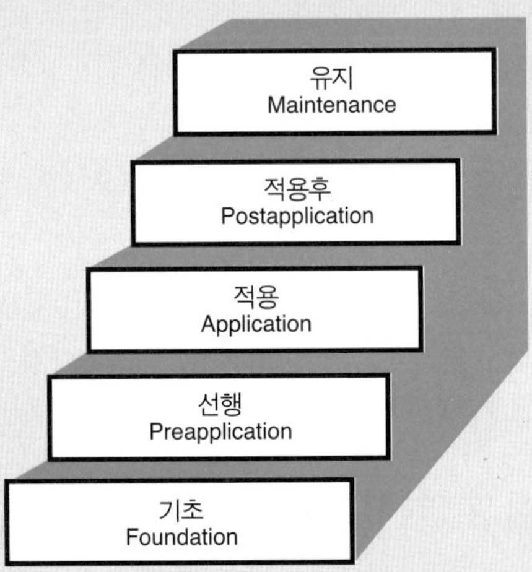

그림 2.3. 치료적 모달리티의 표준화 된 5단계 적용 절차. 이것은 질적 관리의 융통성 없음, 임상에서의 모달리티의 적용의 유연함과 재활치료의 비판적 사고이다.

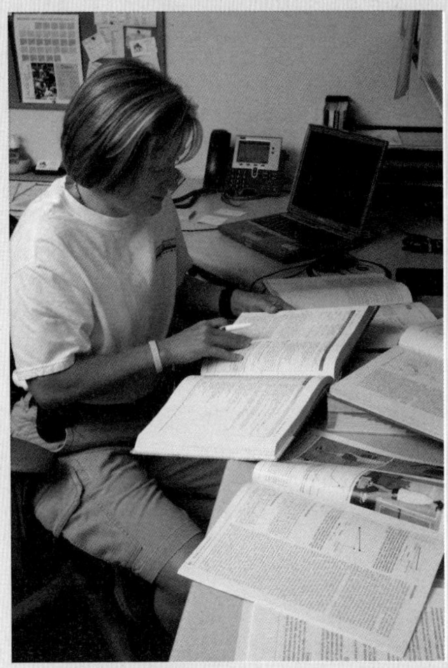

그림 2.4. 치료적 모달리티를 적용하기 전에 올바른 접근과 모달리티의 기초지식, 특별한 손상의 반응에 대한 다양한 시도를 한다.

모달리티 MODALITY MYTH

상대적인 금기증, 절대적인 금기증

절대적인 금기증(absolute contraindication)과 *상대적인 금기증*(relative contraindication)에 대한 용어가 금기증과 주의사항을 언급할 때, 부적절하게 사용된다. *절대적인 금기증* 용어는 불필요하다. *금기증*은 "사용하지 말라"는 절대적인 의미이다. *상대적인 금기증*은 그 자체로 모순된다. "비교적" 모달리티를 사용하지 않는 것은 있을 수 없다. 금기증과 주의사항에 대한 정확한 용어를 사용하시오.

2단계: 적용 전 과제

A. 적절한 모달리티를 선택한다.

1. 손상과 관계된 생리학적 병리학적인 변화를 규명하시오.
   a. 손상과 문제를 평가(재평가)한다.
   b. 이전 치료에 대한 환자의 반응을 검토한다 (그림 2.5).
2. 치료목표를 설정한다.
3. 목표달성에 도움이 되는 모달리티와 치료적 목표를 일치시킨다; 목표달성에 사용되는 가능한 모든

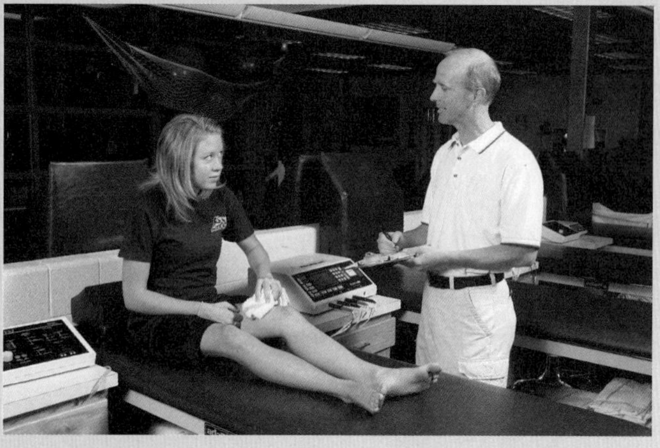

그림 2.5. 환자의 움직임에서 기초적인 적용전 과제. 세부적인 질문으로 환자의 반응으로 이전의 치료에 대해 지속할지 아니면, 다른 모달리티를 선택해야 할지를 결정한다. 결과에 대한 설명에서 인체의 생리적인 반응과 환자가 느끼는 치료에 대한 정신적인 반응을 준비한다.

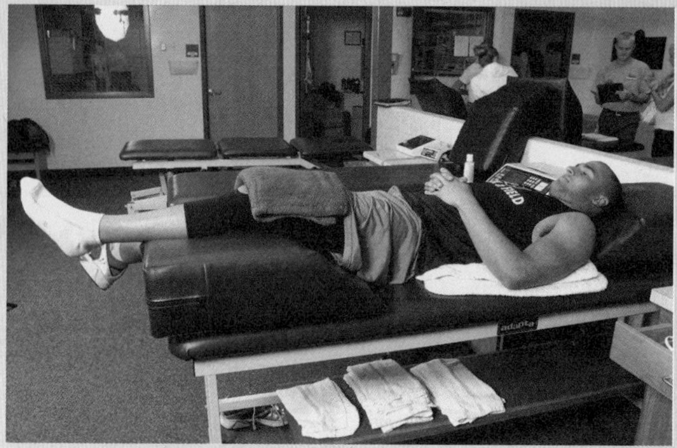

그림 2.6. 베개와 베개 받침은 치료에서 환자의 자세에 도움을 준다. 애슬레틱 훈련 클리닉에서는 많은 베개와 베개받침을 준비하여야 한다.

모달리티의 효과, 장점, 단점, 적응, 금기증 그리고 주의사항을 고려한다.

4. 손상이나 문제 상태에 대해 금기되지 않는 모달리티를 만드시오.

B. 환자를 심리적으로 준비시킨다. 7장에서는 감정과 생리학적 반응 사이의 강한 관련성에 대해 논의한다. 환자의 심리적인 상태는 치료에 대한 조직반응을 바꾼다.
1. 목적과 예상되는 결과절차를 설명한다.
2. 환자가 관심을 보인다면, 치료에 대한 신체의 기본 생리학적인 반응을 설명한다.
3. 예를 들면, 따끔거림, 핀이나 바늘로 찌르는 통증, 가벼운 열감을 느끼는 것을 설명한다.
4. 환자가 불안하면, 절차를 설명한다.
5. 주의사항에 대해 주의를 준다.

C. 환자를 신체적으로 준비시킨다.
1. 필요하다면, 옷을 제거한다.
2. 붕대, 교정기 등은 제거한다.
3. 모달리티가 가능하도록 환자를 편안하게 만든다. 환자자세를 만드는데 충분한 베개와 베개받침을 사용한다(그림 2.6).

D. 치료 장비를 준비한다.
1. 장비를 설치한다.
2. 장비운용을 점검한다.
3. 안전점검을 한다.

3 3단계: 적용 변수

A. 절차
1. 장치를 설정한다.
2. 파라미터 출력을 조절한다.
3. 환자의 반응을 체크하고, 출력을 재조절한다.

B. 용량

C. 적용 시간

D. 적용 빈도

E. 치료 기간

4 4단계: 적용 후 과제

A. 장비 제거: 치료 부위를 닦아줌

B. 장비 교체: 세척 작업

C. 환자에 대한 지시사항. *주의:* 설명할 부분이 복잡하거나 광범위하다면, 글로 설명한다.
1. 다음 치료 계획을 알려준다.
2. 환자에게 활동 수준과 다음 공식 치료 이전의 자가 치료 방법을 알려 준다.
3. 치료 후 느끼는 점을 환자에게 설명한다.

D. 독특한 환자 반응을 포함한 치료 과정을 기록한다(그림 2.7).

5 5단계: 유지

A. 정기적인 장비 청소

B. 일상적인 유지

C. 단순한 수리

맺음말 CLOSING SCENE

처음에 Jennie는 환자들이 치료에 다르게 반응할지라도, 똑같은 방법으로 유사한 손상을 치료하는 것에 조금 혼란스러워한 것을 생각해 보시오. 또한, Jennie는 병원에 있는 모든 다른 종류의 치료적 모달리티에 압도되었다. Jennie는 장비의 손잡이, 스위치, 불빛 기능과 각각의 모달리티 목적에 놀랐다. 또한, 이 장비의 올바른 사용을 배우기 위해서는 많은 시간이 걸릴 것이라는 것에 놀랐다.

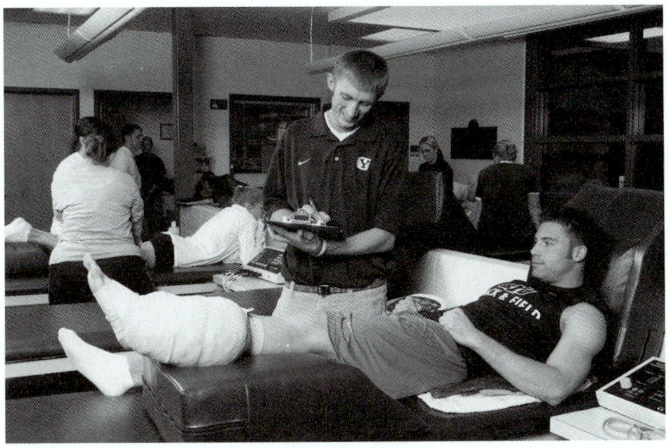

그림 2.7. 올바른 기록은 특별한 치료적 모달리티의 적용과, 환자의 반응 그리고 환자에 대한 설명, 종종 이것은 모달리티 적용에서 무시되는 부분이기도 하다.

Jennie는 모달리티 사용 이유와 시기를 이해하는 임상강사의 지도하에 일을 하게 되었다. 임상강사는 Jennie에게 치료시 요리책 접근의 결점에 대해 주의를 주었다. 또한, 비판적으로 생각하는 방법을 가르쳐 주었다. 각각의 환자를 다르게 관찰하는 것과 각각의 상태에 사용하는 적절한 모달리티를 결정하는 것을 포함한다. 또한, 모달리티 적용시 5단계 절차를 가르쳐주었다. 임상강사는 Jennie에게 모달리티 치료시 느낌을 경험하도록 고려했다. 몇 개월 이내에, Jennie는 각각의 모달리티 기능을 이해하고 사용하는데 자신있을 것이다. Jennie가 숙련되면, 임상강사는 Jennie에게 환자치료를 허락할 것이다. Jennie는 다른 치료사들이 실패한 곳에서 비판적인 사고로 숙련된 임상가가 되었기 때문에 성공하였다.

고찰 CHAPTER REFLECTIONS

1. 다음의 내용을 읽고 숙고하라. 각각의 개념을 명확하게 이해하였다고 느끼는가? 만약 그렇지 않다면 본문에 맞는 부분을 다시 읽어라.
   - 표준운용절차를 규정하시오.
   - 치료적 모달리티 적용시 요리책 접근법과 비판적 접근법을 설명하시오.
   - SOPs와 5단계 적용절차의 유사점과 차이점을 논의하시오.
   - 각 단계의 하위요소를 포함해서, 5단계 적용절차를 설명하시오.
   - 치료적 모달리티에 관련하여 적응, 금기, 주의사항의 차이점을 확인하시오.
   - 치료적 모달리티 선택에서 다음과 같은 요소의 중요성을 설명하시오; 환자와 손상 평가, 치료적 목표, 모달리티의 생리학적 효과 그리고 다른 모달리티보다 특정 모달리티의 이점
2. 강사, 임상강사, 급우, 임상동료와 함께 토의할 수 있도록 3~5개의 질문을 쓰시오.
3. 급우와 함께 이 장의 개념에 대해 서로 질문하시오. 연습 1에 있는 요점을 사용하고, 연습 2를 위해 질문을 적으시오. 여러분이 이해한 것보다 더 깊은 이해가 필요하다면, 소리 내어 개념을 설명하시오.

비판적인 사고에 대한 답변 CRITICAL THINKING RESPONSES

비판적 사고 2.1

다음에 답변이 가능하다.

1. 당신은 증상이 아닌 손상의 원인에 대한 치료를 해야 한다.
2. 당신의 환자는 보다 빨리 좋아질 것이다.
3. 당신의 모달리티는 최적이어야 한다. 왜냐하면 당신은 한 두 번 원인과 영향의 관계에 대한 결과를 가지고 있어야 한다.
4. 환자는 당신에 의해 나을 수 있다는 자신감을 갖게 된다.
5. 당신은 훌륭한 치료 방법을 찾았지만, 결코 하나에 그쳐서는 안된다.

참고문헌 REFERENCE

1. Knight K,Draper D. Critical thinking and therapeutic modalities. Athl Ther Today 2004;9:28-29.

3장

손상 기록 유지
Injury Record Keeping

장 개요
CHAPTER OUTLINE

기록의 유지목적
- 의사소통과 질적 관리
- 법률적 고려사항
- 조사
- 병력
- 사고유형

기록의 사용과 유형
- 유형의 기초 엔트리
- 전자 기록 유지
- SOAP 노트

머리말 OPENING SCENE

부적절한 모달리티의 사용은 법률적인 문제에서 증인과 상담자 모두가 필요하다. 하나의 사례를 보면, 발전문가에게서 건막 절제술 치료를 받은 나이 많은 여자환자가 치료를 받기 위해 치료실을 찾아와 초음파 치료를 하고 있었다. 환자는 치료가 아프다며 멈추라고 말했다. 그는 그녀를 잘 알았고 그녀는 치료가 끝나기 10분 무렵부터 아무것도 느끼지 못했다. 그 환자가 다음에 다시 치료에 왔을 때 통증과 부종으로 인해 긴장되어 있었다. 그 후 몇 주간 통증을 느꼈다. 그녀의 변호사는 그녀의 통증과 반흔 조직은 초음파치료의 결과라고 주장하였다. 그 통증과 반흔 조직은 수술에 의한 것인가 아니면 초음파에 의한 것인가? 환자의 치료기록에서 단순 초음파 치료 10분이라고 기록되어 있다면, 질문에 불충분한 것이다. 기록에는 치료기간과 중요한 파라미터들이 빠져있었다. 그것은 빈도, 강도, ERA, 사용률 등이다. 이번 사건에서 임상가가 세부적인 기록을 작성하였다면, 그는 곤경에 빠지지 않았을 것이다.

기록의 유지목적
The Purpose of Keeping Records

이 장에서는 건강관리에 대한 적절한 기록 유지를 다룬다. 그러나 손상과 치료에서 애슬레틱 트레이닝과 물리치료는 중요하다. 임상 초기부터 기록유지에 중요성을 이해하여야 한다. 그래서 이 장에서 기본적인 것을 설명한다. 지금이라도 당장 기록유지를 실시하여야 한다.

정확하고 세부적인 **기록 유지**(record keeping)는 운동 프로그램에서 중요한 부분이다. 손상의 기록은 판단을 내리는데 꼭 필요하다. 중요한 기록은:

1. *의사소통과 질적 관리.* 의사소통은 임상가, 환자 그리고 환자의 치료개선에 효과를 증가시킨다.
2. *법률적 고려사항.* 정확한 기록은 법률적인 소송에서 임상가를 보호한다.
3. *조사.* 세부적인 치료기록은 치료효과에 대한 근거를 제시하고 새로운 접근법을 찾게 한다.
4. *병력.* 환자의 병력을 추적한다.
5. *사고유형.* 손상과 모달리티의 사용의 강도와 치료 워크플로를 모니터링한다.

의사소통과 질적 관리
COMMUNICATION AND QUALITY CONTROL

크게 보면, 기록의 유지는 당신 스스로와 치료에 포함되는 다른 사람과 환자의 의사소통이라 할 수 있다. 단지 한 사람만이 알고 있고 잊지 않기 위해서 세부사항을 기록하여 질적 향상을 이루어야 한다. 기록하지 않으면, 수많은 환자의 모든 세부 사항을 바쁜 임상가는 기억하지 못할 것이다. 주기적으로 반복하여 기록하는 것은 환자의 치료 진척과 향상에 아이디어를 임상가에게 제공해 준다.

기록 작성은 재활 프로그램에서 다양한 치료팀원들에게 치료적 접근의 의견과 치료방법의 교환으로 얼마나 지속할 것인지를 도와준다(그림 3.1). 치료는 종종 다른 치료사에게 이루어지기도 하고 세부사항에 대한 기록이 없으면 다른 치료사들은 치료를 적절히 수행할 수 없다. 각각의 치료사의 노력이 전체적으로 협력하는 것보다 효율적이다. 이것은 종종 환자에게 치료사가 자가운동 요법을

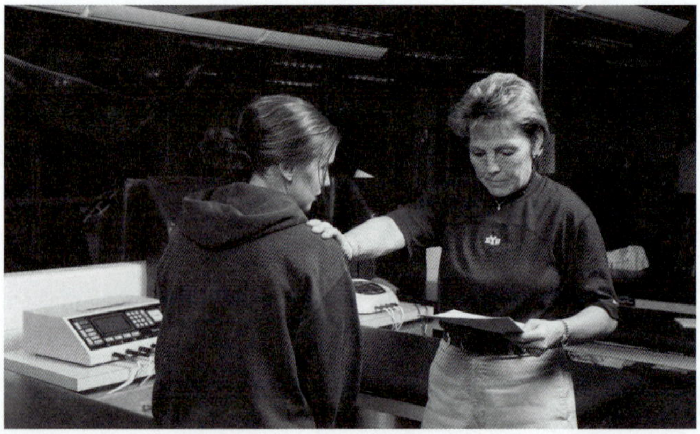

그림 3.1. 치료 노트는 모든 참여자가 분명하고 간결하게 작성하여야 하며 이것으로 다른 사람과의 의사소통을 도와주고, 이는 보다 나은 관리를 하게 해준다.

서로 다르게 충고했을 때 혼란을 야기시킨다. 더욱이 물리치료사의 노력은 재활 프로그램에서 환자들과 의사소통으로 세부적인 정보를 가지면 보다 효과적이다.

환자들과 의사소통으로 세부적인 정보를 가지면 보다 효과적이다. 다른 방법으로 기록은 의사소통을 도울 것이다. 환자들은 빈번하게 손상에 대한 빠른 회복을 발견하지 못해 불만을 나타낸다. 그리고 환자들은 그 밖에 할 수 있는 것을 얻기를 원하고, 환자의 기록은 환자가 가지는 불만에도 재활 프로그램을 따라야 하고, 치료는 또 다른 병력기록을 따라야 한다. 기록에 실수가 있을 때 몇몇 치료사들은 환자관리에 실수를 발생한다.

문제발생의 원인 — 잘못된 프로그램: 환자는 프로그램을 따라서는 안된다. 다른 경우에 프로그램이 불충분하면 조정이 필요하다. 그러나 기록을 확인하고 조정한 경우에는 환자는 변경된 프로그램을 충실히 따라야 한다.

법률적 고려사항 LEGAL CONSIDERATIONS

손상 기록은 합법적인 문서이다. 그 기록은 정확하고 세부적인 것에 의존하기 때문에 문서로의 가치가 있다. 사고이후 소송이 일어났을 때, 일반적으로 치료사는 치료의 세부적인 사항을 잊어버릴 것이다. 법률로 대부분의 경우 7년간 보존하고 특정 환자의 손상의 치료 방법에 대한 세부적인 기록이 분명히 필요하다.

실제로 1986년 일리노이주에서 발생한 사건에서 세부적인 기록들이 필요했다(KK was a witniss). 전 고등학교 육상 코치와 아이스팩 제조자는 무릎 손상을 받은 환자에게 하루 밤 동안 아이스 팩을 적용하여 발생한 열성 화상과 적용한 결과에 불만을 제기하였다. 이 경우 대리인이 반대 심문하는 동안에 다음과 같은 질문을 하였다.

DA(지방 검사): 존 코치님 그에게 아이스팩을 30분간 적용하라고 말했습니까? 증명할 수 있습니까?

Athlete: 네

DA: 확신합니까? 그는 당신에게 30분간 적용하라고 말하지 않았다고 했습니다.

Athlete: 네 확신합니다. 그는 절대 얼마나 오래 적용하는 지에 대해 말하지 않았습니다.

DA: 그가 얼마나 오래 적용하는 것에 대해 말하지 않은 것에 대한 의심은 없었습니까?

Athlete: 나는 의심하지 않았습니다. 그는 나에게 말해주지 않았습니다.

DA: 최근 3년간 자료를 종판 전에 증거로 재출해 줄 수 있습니까?

Athlete: 네

DA: 그 증거물을 보고 판단한 것이 맞습니까?

최근 3년간 환자는 증명하려 했고 아이스팩을 얼마나 오래 적용하는 것에 대해 기억할 수 없었다고 확신할 수 없었다. 이러한 그의 진술은 초기 진술에서 부정하였다. 배심원들은 코치의 손을 들어줬다. 그의 일관된 증언과 기록이 소송에 긍정적인 영향을 미쳤다.

조사 RESEARCH

조사는 문서를 완성한다. 정밀하고 정확하게 기록하여야 한다. 대부분 치료사들의 조사에서 인지하지 못하고 있다. 다음의 시나리오에 따라 구성된다: 치료사들은 새로운 치료 시도에 환자의 진전이 없어 좌절한다. 또 다른 연구에서 또 다시 시도하고, 또 다른 환자의 결과에 만족한다. 그들은 동료들과 아이디어를 공유하고 질문하고 답한다. 임상가는 이러한 경우에 세부항목에 대한 치료기록을 하고, 사례연구를 결정한다. 임상가는 조사계획을 세운다. 치료적 모달리티의 사용과 재활 프로그램을 개선시킬 수 있고, 임상 기록은 그들에 의해 주기적으로 평가되고 기록되어진다.

병력 HISTORY

손상의 병력은 치료팀의 모든 구성원에게 매우 중요하다. 왜냐하면 손상이 일어난 몇달 뒤 정확하고 세부적인 기록이 중요하기 때문이다. 특별하고 새부적인 사항은 종종 보험 회사에 필수적이다. 보험 회사에서 세부항목 조사 동안 합의는 종종 지연된다. 기록은 또한 과거병력에 대한 정보를 제공하는데 도움이 된다. 학교와 모집된 전문가 팀, 군대, 몇몇 도시 기업의 고용주들은 그들이 스포츠 손상을 입었을 때 환자기록을 원한다. 그들의 재활치료와 손상 정도와 범위를 정한다.

사고유형 TRAFFIC PATTERNS

애슬레틱 훈련 클리닉에서 손상 기록은 일, 주, 월, 그리고 년 단위의 사고유형을 기록한다. 기록은 클리닉 프로그램에서 관리자로 하여금 예산의 추가, 시설 확충, 인력 보충에 대한 제한과 거부에 근거를 제공해 준다. 기록은 애슬레틱 클리닉에서 일한 것에 대한 증가와 감소를 입증해 준다. 예를 들면, 기록은 특정한 모달리티 사용의 급격한 증가 시 모달리티를 추가하는 것을 공인할 수 있다.

기록의 사용과 유형 Using Records and Forms

몇몇의 요소에서 애슬레틱 훈련과 스포츠의학에서 기록의 유지가 필요하다. 5가지 기록의 타입은 표 3.1에 있고 이름과 모형은 대학에서 기록되어진 정보를 사용하였다(아마도 대부분의 클리닉에서 사용하는 유형이 별반 다르지 않을 것이다). 무엇보다 먼저 생각하여야 할 것은 유명한 유형보다 클리닉에서 사용하기 익숙한 유형을 사용하는 것이다.

유형의 기초 엔트리 INITIALING ENTRIES ON FORMS

매일 매일 출입에 대한 기록은 초기 환자의 엔트리만큼 중요하다. 종종 임상가는 유형으로부터 더 많은 환자 정보를 필요로 할 때가 있다. 초기에 임상가는 더 많은 정보를 추가하여야 한다.

전자 기록 유지 ELECTRONIC RECORD KEEPING

이것은 더 이상 종이 유형에 기록을 작성할 필요가 없다. 컴퓨터에 기록유지 프로그램을 통하여 손상을 추적한다(그림 3.2). 두 개의 대중적인 프로그램 스포츠 손상 모니터링 시스템(SIMS)[3], 스포츠 손상 추적 시스템이었다. 그 디자인은 서류 손상에 대한 치료 파라미터, 클리닉 스텝간의 의사소통을 개선시킨다. 프로그램은 모달리티 치료의 매일 매일의 진전과 치료노트의 2가지를 주요로 한다.

컴퓨터 기록 유지 프로그램은 사용이 쉽다. 그것들은 치료의 의미에서 즉각적이고, 빠르게 엔트리를 준다. 시스템은 임상가를 저녁에 의자에 앉아서 그날 세부 치료 항목에 관해서 작성하도록 한다. 그 기록은 부정확하고 부적절한 결과일 것이다.

SOAP노트 SOAP NOTES

SOAP노트의 서식은 문제-의학적 기록 지향 타입이다. SOAP노트는 주관적 평가, 객관적 평가, 평가, 그리고 계획으로 구성된다.

- *S = 주관적(subjective).* 주관적 평가는 주로 질문이나 환자의 현재상태의 정보로 구성된다. 정보는 환자의 병력과 최대 징후를 포함한다. 예를 들면, 환자가 현재 발목이 아프다고 한다면, 그는 내 발목이 비틀렸고 지금 아프다고 말했다, 주관적 평가로 '왼쪽 발목이 비틀려서 아프다' 라고 읽을 것이다.
- *O = 객관적(objective).* 객관적 평가는 임상가의 테스트와 측정 평가의 정보로 구성되어 있다. 측정요인으로 느슨한 스트레스 테스트, 수치, 부종에 대한 용적 평가, 고니오메타를 이용한 관절가동범위 측정, 발생을 기록한다. 객관적 평가는 환자로부터 구할 수 있다. 통증은 발바닥쪽굽힘(족저굴곡, plantar flexion)과 안쪽번짐(내번, inversion)이 ATF하는 동안 발생한다. 이것을 Neg malleolar 압박 검사라 한다.
- *A = 평가(assessment).* 평가는 임상가의 전문적인 판단과 손상의 정도로 판단한다. 예를 들면, 중증도의 안쪽번짐 발목 염좌.
- *P = 계획(plan).* 임상가는 손상에 대한 재활치료 후 환자가 언제 움직일 수 있는가를 계획한다. 손상의 정도

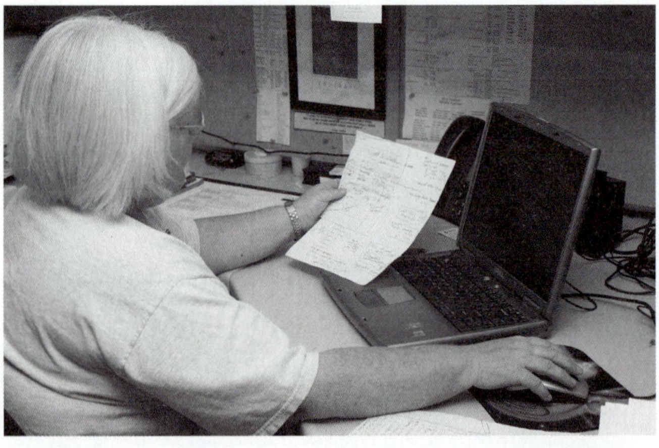

그림 3.2. 컴퓨터를 이용하여 기록하면 간단히 요약하여 기록할 수 있다.

표 3.1 애슬레틱 클리닉에서 사용하는 일반적인 유형

기록의 유형 또는 목적	특별한 유형
손상의 평가	SOAP 노트에 의한 운동 손상 기록
손상의 치료	일일 치료 기록 기기별 치료 기록 SOAP 경과 노트 일일 중량 기록 유형
또 다른 질병	의학적 질병 재활의학적 질병
의학적 정보	신입생 운동 선수 돌아온 운동 선수
유지 능력	초음파 측정 전기 자극 유지 접지사고 안정 장치 확인 웨이크 장비 유지 보수

에 따라서 즉각적인 치료와 단기목표 장기목표가 설정된다. 즉각적인 치료는 환자의 발목 염좌 정도를 읽고, 2시간마다 아이스팩 30분과 압박 붕대를 반복적으로 실시한다. 단기적 목표는 한냉 운동으로 통증 없는 움직임으로 부종을 감소시킨다, 장기목표로 온습포로 조직에 열을 가해 스포츠 손상되기 전의 상태로 만들어 준다.

3가지 타입의 SOAP노트:[5]

- **초기노트,** 초기 평가시 작성한다(초기노트는 대략적인 아웃트라인을 작성한다).
- **경과기록,** 중간노트, 주기적인 치료계획과 결과를 문서화 한다.
- **퇴원 노트,** 치료의 종결을 쓴다.

비판적 사고 3.1 *3가지 타입의 SOAP노트는 치료적 모달리티 치료를 기록하는가?*

임상가는 SOAP노트에 환자의 재활 프로그램에서 어떠한 모달리티를 사용하여 치료했는가를 기록하여야 한다. 그들의 법률적 문서는 임상가와 환자 모두를 보호할 것이다. SOAP노트는 다른 사람과 훌륭한 의사소통이 된다. 임상가가 일이나 다른 환자 치료에 바쁘면, 그 프로토콜은 다른 전문가가 쉽게 따라할 수 있을 것이다. SOAP 노트는 중요한 정보를 제공하고, 그것은 모달리티 중재의 사용에 대한 옳고 그름에 중요한 정보를 제공한다. 이런 경우에서 배상은 근거적, 분명함, 간결한 SOAP 노트에 의하고 다르거나 위험한지 사용하여야 할지 아닐지를 구분할 수 있다.

경과 노트 (Progress notes)

경과 노트는 가장 최근에 쓰여진 노트 이후에 환자 상황과 관련된 최근의 정보와 추가적인 정보를 포함하고 있다(그림 3.3). 다음은 이전에 발목관절 염좌로 소개된 환자에게 치료적 모달리티 사용에 대하여 어떻게 경과노트를 쓸 것인지에 대한 예이다.

- *S* = *주관적.* 경과 노트는 3일 후에 읽다 "통증은 50% 감소한다."
- *O* = *객관적.* 테스트와 측정정보는 마지막 경과 노트에 더해져야 한다. 예를 들면, "발목 두께는 1 cm 줄이고, PF는 5° 증가시킨다.
- *A* = *평가.* 이것은 일반적으로 병적 변화를 포함한다.
- *P* = *계획.* 이것은 단기목표와 장기목표와 그것이 가지

인디언 주립 대학(Blackfoot)

손상 평가

환자: Likialiki, Moafua　　날짜: 2005년 10월 19일　　상태: (새로운) 진행중 재발

AT: D. Draper　　스포츠: 축구

주관적(**S**): 발걸음 떼기에 실패하였으며 걸을 수 없다.

객관적(**O**): ATF 촉진, 발바닥굽힘의 체중 부하시 80% ROM에서 2+ 통증 발생
발등굽힘시 통증 없으며 정상

평가(**A**): 2° ATF Sp

치료계획(**P**): 오늘은 RICE 치료, 내일은 냉치료
X-ray

그림 3.3. 일반적인 SOAP 경과 노트 유형.

는 것을 포함한다. 경과 노트는 1주일 후를 작성한다. "저온운동으로 통증이 없는 ROM 및 부종 감소".

경과 노트는 매일의 치료일지로 대체할 수 없다. 모든 치료에 매일 기록 일지를 기록하고 환자 개개인의 손상을 기록한다. 경과 노트는 모든 치료에 사용되지는 않는다.

퇴원 노트(Discharge notes)

퇴원 SOAP 노트는 치료 중단의 시간과 마지막 시험과 평가를 시행해야 한다. 퇴원노트는 마지막 시험과 평가, 목표의 결과, 중재의 요약, 환자의 기질을 포함하여야 한다.

맺음말 CLOSING SCENE

우리가 이 장을 펼쳤을 때 하나의 예로, 임상가의 부적절한 기록의 유지가 법적소송문제에 취약하다는 것을 알았다. 법적인 문제가 없다면 기록을 잘했기 때문이다. 잠재적인 법률 소송으로부터 보호하는 방법은 그들의 손상 관리에 질적인 증가가 기록되어야 한다. 운동선수 훈련 클리닉은 매우 바쁘게 일을 한다. 대다수의 임상가들은 많은 환자를 치료하고 있다. 우리의 기록은 필수적이며 비판적인 사고의 접근법으로 환자의 치료에 사용한다.

고찰 CHAPTER REFLECTIONS

1. 다음의 내용을 읽고 숙고하라. 각각의 개념을 명확하게 이해하였다고 느끼는가? 만약 그렇지 않다면 본문에 맞는 부분을 다시 읽어라.
   - 치료기록의 유지와 5가지 이유와 이름에서, 각 부분의 1가지 중요점을 논의하시오.
   - 애슬레틱 훈련 클리닉에서 기록의 5가지 타입과 당신이 일하는 기관에서 사용하는 다른 타입을 예를 들어 논의하시오.
   - 왜 환자의 손상 기록에서 초기평가가 중요한지 설명하시오.
   - SOAP 노트의 구성 요소와 이 부분에서 각 타입의 정보와 포함하는 내용에 대해 기술 하시오.
   - 초기, 경과, 중간 그리고 퇴원 SOAP 노트의 유사점과 다른 점을 설명하시오.
2. 강사, 임상강사, 급우, 임상동료와 함께 토의할 수 있도록 3~5개의 질문을 쓰시오.
3. 급우와 함께 이 장의 개념에 대해 서로 질문하시오. 연습 1에 있는 요점을 사용하고, 연습 2를 위해 질문을 적으시오. 여러분이 이해한 것보다 더 깊은 이해가 필요하다면, 소리 내어 개념을 설명하시오.

비판적인 사고에 대한 답변 CRITICAL THINKING RESPONSES

비판적 사고 3.1

대부분의 치료적 모달리티는 치료의 경과(중간에) 노트 안에 기록되어진다.

참고문헌 REFERENCE

1. Ray RR. Management Strategies in Athletic Training. 3rd ed. Champaign, IL: Human Kinetics, 2005.
2. Rankin JM, Ingersoll CD. Athletic Training Management: Concepts and Application. 3rd ed. New York: McGraw Hill, 2006.
3. Powell N. Med Sports Systems; Sports Injury Information Systems. Available at: www.flantech.net/sims_features.html. Accesse May 2007.
4. Computer Sports Medicine, Inc. CSMi Medical Solutions. Available at: www.csmisolutions.com. Accessed August 2005.
5. Kettenbach G. Writing S.O.A.P. Notes. 3rd ed. Philadelphia: Davis, 2004.
6. Anderson MK, Hall SJ, Martin M. Foundations of Athletic Training 3rd ed. Baltimore: Lippincott Williams & Wilkins, 2004.

복습문제

제 I 부

1장

1. 다음 모달리티 중 기계적 작용과 열적 작용을 모두 하는 것은?
   a. 마사지
   b. 견인(traction)
   c. 전기자극
   d. 초음파
   e. 온습포

2. 다음 모달리티 중 기계적 작용과 냉적 작용을 모두 하는 것은?
   a. 얼음마사지
   b. 냉 소용돌이욕
   c. 기화냉각제 스프레이
   d. 얼음 슬러시
   e. 견인

3. 이것은 특별한 요구에 대한 인체의 반응이고, 주요한 __________ 적응을 예측할 수 있다.
   a. overload
   b. SAID
   c. specificity
   d. RICES
   e. prograssive resistive

4. 다음 중 재활치료의 10가지 기본 목표가 아닌 것은?
   a. 신뢰
   b. 구조적 완결성
   c. 통증이 없는 관절과 근육
   d. 관절 유연성
   e. 근력 강화

5. 다음 중 치료적 모달리티의 현재부터 마지막 연구까지 좋은 방법이 아닌 것은?
   a. *애슬레틱 저널과 정형 스포츠 물리치료저널* 읽기
   b. 유사한 모달리티 주제에 대한 많은 세미나 참석
   c. 유사한 응급의학 기술자 세미나 참석
   d. 다음 쎄션의 공부 후 모달리티 세미나 참석
   e. PubMed와 인터넷의 데이터 베이스나 조사 엔진 사용

2장

1. 무엇이 임상가에게 주된 약화에 cookbook 접근의 치료적 모달리티를 사용하게 하였는가?
   a. 그의 기술
   b. 비판적인 사고의 비접근
   c. 손상의 원인이 아닌 증상의 치료
   d. 환자로부터 신뢰를 받지 못해서
   e. 매우 간단한 방법을 사용해서

2. 무엇이 임상가에게 주된 강화에서 비판적 사고의 치료적 모달리티를 사용하게 하였는가?
   a. 그의 기술
   b. 일반적인 가동 방법을 사용해서
   c. 환자로부터 신뢰를 받지 못해서
   d. 손상의 증상 치료가 아닌 손상의 원인 치료를 해서
   e. 그의 결과에 의해서

3. 5단계 체계에서 치료적 모달리티 시도의 완수에서 ________ 제거되어야 한다.
   a. 접근하는 동안 필수적 요소를 모두 포함한다.
   b. 불량한 접근 방법의 예방 도움
   c. 치료적 모달리티 적용 동안 유사한 사례에 대한 사용
   d. SOPs의 사용으로 도움을 받는다.
   e. 모달리티에서 SOPs의 도움을 제거한다.

4. 다음 중 5단계 접근 절차에서 5단계가 아닌 것은?
   a. 적용 변수
   b. 치료 기록
   c. 적용 전 과제
   d. 적용 후 과제
   e. 기초

3장

1. 무엇이 기록의 유지에서 가장 중요한 근거가 되는가?
   a. 법률적 소송을 막는다.
   b. 연구
   c. 미래의 모달리티 사용을 위한 사고유형의 수립
   d. 손상 경위를 알기 위해서
   e. 의사소통을 할 수 있는 길의 유지

2. 다음 중 질적 관리에 영향을 주는 것은?
   a. 벌률적 소송을 막는다.
   b. 연구
   c. 미래의 모달리티 사용을 위한 사고유형의 수립
   d. 손상 경위를 알기 위해서
   e. 의사소통을 할 수 있는 길의 유지

3. SOAP노트의 어느 부분에서 환자의 주요한 정보를 묻는가?
   a. 병력
   b. 주관적
   c. 객관적
   d. 평가
   e. 계획

4. SOAP노트의 어느 부분에서 임상가의 손상에 대한 전문적인 판단과 인상을 기록하는가?
   a. 주관적
   b. 진단
   c. 객관적
   d. 평가
   e. 계획

5. SOAP노트의 어느 부분에서 온열치료와 한냉 치료의 사용 선택을 기록하는가?
   a. 주관적
   b. 객관적
   c. 분석
   d. 계획
   e. 구할 수 없다.

6. 다음 중 SOAP 노트의 형태가 아닌 것은?
   a. 경과 노트
   b. 영구적인 노트
   c. 중간 노트
   d. 초기 노트
   e. 퇴원 노트

제 II 부

정형외과적 손상, 즉각적인 치료와 치유

ORTHOPEDIC INJURY, IMMEDIATE CARE, AND HEALING

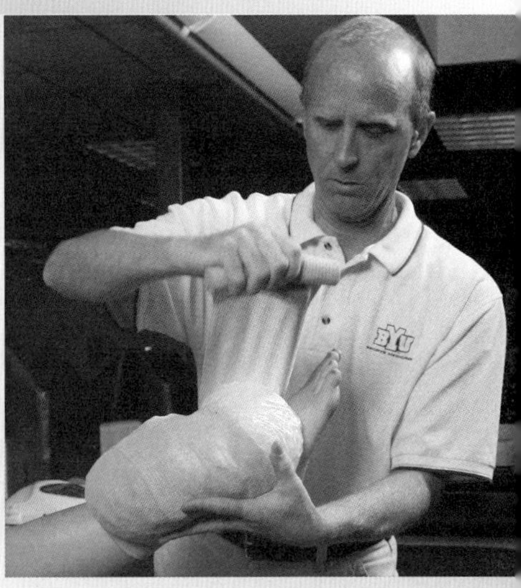

치료적 모달리티 사용의 기본은 치료를 실시하고 있는 손상에 대한 이해와 그 손상에 따른 인체의 반응을 이해하는 것이다. 제 II 부의 첫 번째 주제는 염증과 손상 후 발생하는 병태생리학적 변화를 심도 있게 다루었다. 두 번째 주제는 급성기 치료로 – 손상에 대하여 즉각적으로 어떻게 반응하여야 할 것인가 – 이다. 여기에는 모달리티 사용을 포함하고 있으며 문제를 해결하기 몇 주 이후에 실시되는 치료보다 더 중요하다. 세 번째 주제는 치유 과정과 이 과정에 어떻게 영향을 미칠 수 있는지에 대한 것이다.

많은 전문가들은 이 장의 필요성에 대하여 의문을 가질 것이다. 실제로 모든 다른 문헌들은 염증 이후에 즉각적으로 일어나는 회복에 대하여 다루고 있었으며, 종종 이런 주제는 같은 장에서 논의된다. 우리는 임상가들을 위해 염증과 이후에 일어나는 회복의 개념에 대하여 교육하였다. 즉각적인(immediate) 치료에 대한 우리의 주장에 대한 힘을 싣기 위한 노력으로 몇 년 전부터 실험하였다. 그리고 예전의 절차로 다시 돌아가는 것을 고려하지 않은 것은 매우 올바른 일이었다.

여기에서 사용되었던 사건 과정의 시간에 대한 일들은 사실이다. 즉각적인 치료 절차들은 치유가 되기 전, 즉각적으로 시행되어야 한다. 일찍 시행되어야 하고 더 효과적이며 빠른 치유가 시작된다. 병태생리학적 관점에서 치유는 염증이 따르며, 손상을 관리하는 순차적인 관점, 치유는 즉각적인 치료 이후에 나타난다. 따라서 우리의 즉각적인 치료는 이 장에서 다룬다.

제 II 부는 냉치료(cryotherapy)를 포함한 즉각적인 처치에 대한 특정 치료 변수를 포함하고 있는 5장의 마지막 부분을 제외하면, 대부분 기본적인 이론이다. 5장에 있는 냉치료는 책의 일부분이기 때문에 즉각적인 치료만 다루어 완전하지 않다. 13장과 14장에서 재활의 후기 동안 냉치료의 사용에 대하여 부가적으로 다루었다.

5장에서 냉치료(cryotherapy)의 내용에 대하여 다루었다. 사실 어떤 것은 과도하게 느껴질지 모른다. 우리의 의도는 의료 사회에서도 일반적으로 사실로 받아들여지고 있는 냉치료에 대한 잘못된 정보의 양이 굉장히 많다는 것을 알리기 위한 것이다. 우리는 그것들을 무시하기 보다는 왜 그들이 잘못되었는지 토의하고, 이러한 생각의 존재를 알리기로 선택했다. 우리는 임상가들이 급성기 정형외과적 질환의 관리에 있어 이러한 잘못된 생각의 영향을 감소시켜 환자치료가 향상되기를 바란다.

제 II 부는 3개의 장으로 구성되어 있다:

4 장

손상에 대한 조직 반응: 염증, 종창, 부종

Tissue Response to Injury: Inflammation, Swelling, and Edema

장 개요

CHAPTER OUTLINE

염증 반응
- 주요 징후
- 일반적인 오류
- 순차적이고, 관련성이 있는, 중복되는 사건
- 재발성과 만성 염증

정형의학적 손상 모델

이차 손상
- 이차 효소성 손상
- 이차 대사성 손상

종창: 출혈과 부종
- 부종 형성
- 정상 체액 교환
- 손상된 조직에서 체액 교환
- 종창에 대한 냉의 효과
- RICES로 이차 손상과 부종 감소

머리말 OPENING SCENE

농구 선수가 다른 선수의 발을 향하여 리바운드 된 공을 잡으려고 할 때, 발이 꺽이면서 바닥으로 넘어졌다. 선수에게 신속한 도움을 주기 위한 운동트레이너인 레이첼은 빠른 평가를 수행하고 코트에서 그녀를 나올 수 있도록 도와주었다. 레이첼은 평가를 통하여 발목관절의 2도 안쪽번짐(내번, inversion) 염좌라고 결정하였다. 그녀때문에 경기는 끝났다. 레이첼은 아이스 팩과 랩으로 압박하고, 부목을 적용하였다. 그리고 나서 발을 들어 밴치로 선수를 이동하는데 도움을 주었다. 이것이 모두 필요한 것인가? 그렇다면 이유는 무엇인가?

염증 반응 The Inflammatory Response

신체의 손상은 해부학적, 생리학적, 병리학적, 심리적 변화를 야기한다. 손상 후 치료하거나 환자가 재활을 받고 있는 동안 이와 같은 변화들을 주목해야 한다. 이 장은 일차적으로 염증성 반응의 병리학적, 생리학적 변화에 초점을 맞추었다. 심리학적 요인들은 7장에서 논의될 것이다.

염증(inflammation), 또는 *염증반응*은 손상이나 자극에 대한 인체의 국소적 반응이다. 조직 수준에서 발생하며 두 가지 기능을 가진다(그림 4.1):

- 외부 물질에 대항하여 몸을 보호하는 기능
- 회복을 위하여 죽은 조직이나 죽어가는 조직을 재배치하고, 생존 가능이 있는 조직을 재생하는 기능

어떤 저자들은 회복이 염증 반응의 일부라고 생각한다. 또다른 저자들은 3가지 단계의 2가지 과정으로 나눈다. 그러나 염증과 회복은 순차적으로 일어나기는 하지만, 중복되는 시간으로 정의된다. 우리는 좀 더 각각을 명확하게 설명하기 위해 두 가지 분리된 과정으로 다룬다. 염증은 이 장의 주제이고 회복은 6장의 주제이다. 염증은 하나, 둘 또는 세 가지 과정으로 생각하는 것은 손상이 발생한 시점부터 치유되기까지 일어나는 사건을 이해한 것과는 관련이 없다.

주요 징후 CARDINAL SIGNS

라틴어와 관련된 염증에 대한 5가지 중요하고 일차적인 증후가 있다.

- *Rubor* : 발적
- *Calor* : 열
- *Edema (부종)* : 종창
- *Dolor* : 통증
- *Funca laesa* : 기능상실

이러한 각 증후는 조직이 손상되었을 때 정도에 따라 발생할 것이며 신체는 염증으로 반응한다. 당신은 손가락의 부목이 기능 감소의 원인이 아니라는 것에 반대할지도 모른다. 부목은 상태의 진행으로부터 환자를 예방하지 못할 것이다. 하지만 손가락에 세포들은 손상을 당했으며, 죽을 것이고 대체될 것이다. 따라서 어느정도 기능이 상실된다. 또한 손가락의 부목은 야구투수의 장기인 커브볼을 방해할지 모른다. 염증의 일차적 반응은 항상 손상에 대한 결과로 발생하지만 어디에서 발생했는지, 활동 중에 발생하였는지와 같은 개인의 활동 정도와 영향은 손상 범위와 관련성이 있다.

일반적인 오류 COMMON MISCONCEPTIONS

염증에 대한 많은 생각은 제거해야만 하는 나쁜 것이라 생각한다. 그러나 염증은 사실 좋은 것이고 필요한 것이다. 염증이 없이는 치유가 되지 않는다. 이러한 오류는 염증의 증후가 염증 반응 자체로 오인되었기 때문에 어느정도 계속되었다. 부종, 통증과 같은 염증 징후의 최소화는 유익한 반면, 염증의 제거는 염증이 짧아지는 대신 치유 과정은 실제로 길어질 것이다.

또 다른 오류는 *종창*, *부종*, *염증*을 같은 현상에 대한 용어로 부르는 것이다. 염증기간동안 종창과 부종은 발생한다. 하지만 염증은 더 복잡한 과정이다(그림 4.2). 부종

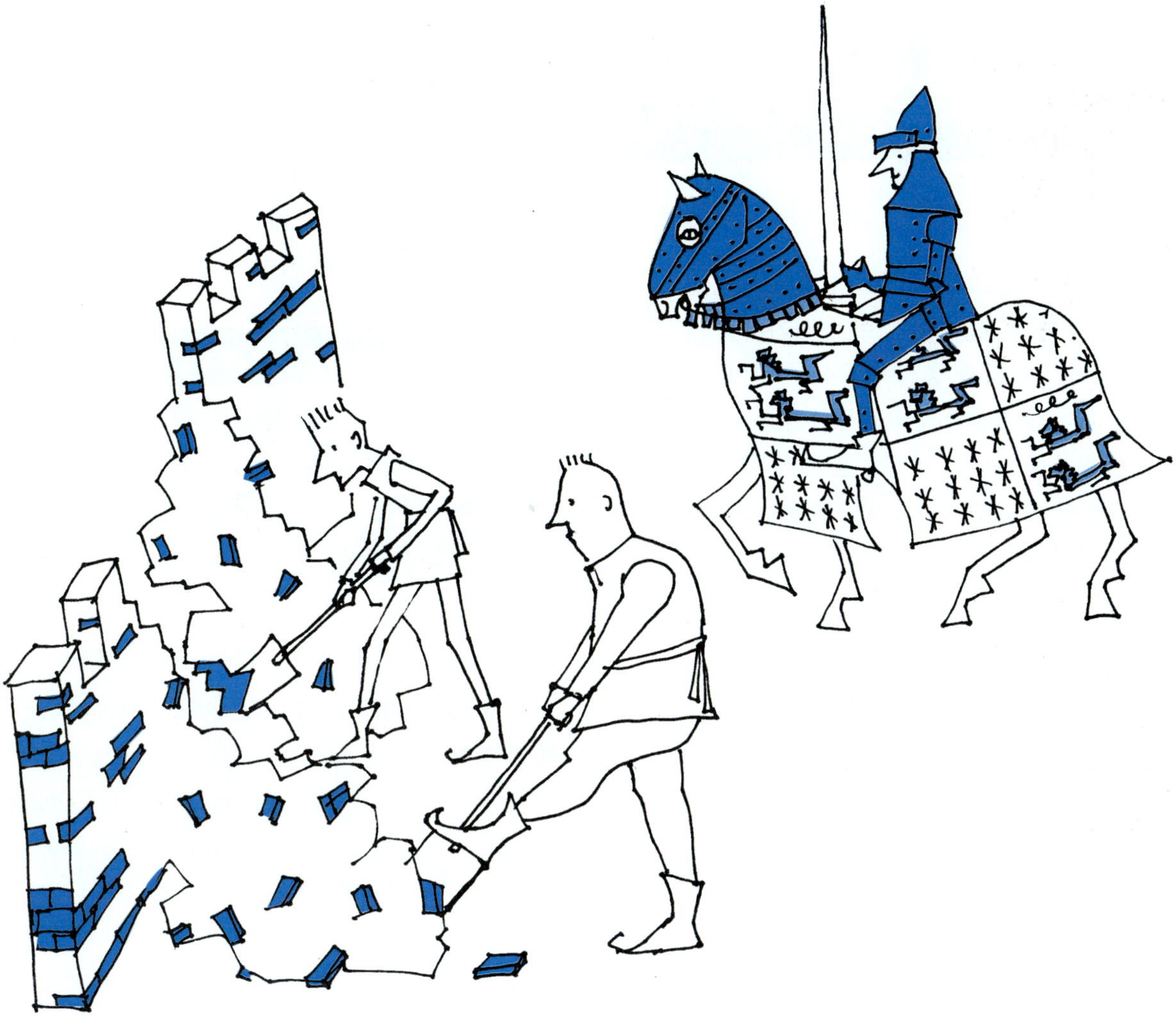

그림 4.1. 염증의 두 가지 기능. 두 명의 노동자가 파편을 치워 "손상된" 벽을 재건될 수 있도록 하는 동안 번쩍이는 갑옷을 입은 기사는 외부공격자를 대항하여 방어한다.

과 종창은 서로 다르다. 부종은 종창이 원인이 될 수 있지만 종창은 다른 원인으로 발생할 수 있다. 모든 부종은 종창이 원인이다. 하지만 모든 종창은 부종의 원인이 되는 것은 아니다.

순차적이고, 관련성이 있는, 중복되는 사건 SEQUENTIAL, INTERRELATED, OVERLAPPING EVENTS

염증은 8가지 순차적이며 관련성 있는 중복되는 사건들로 구성된다.

1. 일차 손상
2. 미세구조 변화
3. 화학적 중재
4. 혈류역학 변화
5. 대사변화
6. 투과성 변화
7. 백혈구 이동
8. 식균작용

이 8가지 사건은 각각 순차적으로 발생한다. 하지만 조직의 또 다른 부분에서 다양한 비율로 진행되기 때문에 손상당한 조직의 다른 장소에서 동시에 발생할 수도 있다. 도움이 되는 비유는 도로의 건설이다. 이 지역은 처음 측량이 이루어진다. 그리고 나서 다리와 수로가 세워진다. 언덕은 평탄해지고, 꺼진 곳은 메워지며 노반은 완성된다. 콘크리트나 아스팔트가 덮히고 갓길이 만들어지고, 선이 그려지고, 신호가 세워진다. 불도저는 측량되기 전

종창(swelling) ≠ 부종(edema) ≠ 염증(inflammation)

그림 4.2. 종창, 부종, 염증은 다른 사건이다.

에 가버리는 것도 아니고, 아스팔트가 덮여지기 전, 선이 그려질 때 가버리는 것도 아니다. 이 공사가 긴 거리라면, 아스팔트가 덮여지는 것과 동시에 끝을 향하여 브릿지가 세워진다. 염증과 같이 순차적이며 중복되는 일련의 과정이다. 염증과 손상을 하나의 과정으로 생각하는 사람들은 3단계로 분류하며, 이 3단계는 8가지 염증사건을 가진 한 단계와 두 단계의 회복으로 이루어진다(이것은 6장에서 논의하기로 한다).

일차 손상(The primary injury)

염증은 조직의 구조나 기능의 결함의 발생인 손상에 의해 시작된다. 손상에 의해 정상혈액역학을 수행하는 세포의 능력이 변화된다. 이 최초의 조직 붕괴를 **일차 손상**이라 한다. 염좌, 좌상, 골절, 타박상과 같은 대부분의 **정형외과적 손상**은 과도한 물리적 힘(스트레스, strain)에 의해 발생하며 근골격계 손상의 원인이 된다. 외상은 2가지 종류가 있다.

- **거대외상**(macrotrauma): 충격부상(impact injury) 또는 접촉부상(contact injury)이라고 하며 큰 충격에 의해 발생하며 즉각적인 조직의 붕괴를 야기한다. 거대외상은 급성기 손상으로 분류된다.
- **미세외상**(microtrauma): 과도 사용, 부하 주기, 마찰 손상(friction injuury)으로 알려져 있으며 오랜시간 작고, 낮은 등급의 스트레스로 인하여 조직이 닳아서 발생한다. 미세외상은 만성손상으로 분류된다.

정형외과적 손상이 외상임에도 불구하고 손상의 형태는 다양하며 각각 동일한 기본 염증 반응을 야기한다. 부가적으로 손상의 원인은 다음을 포함한다.

- 물리적 요소(힘, 화상, 방사선)
- 대사 과정(허혈과 저산소증)
- 생물학적 요소(박테리아, 바이러스, 기생충)
- 화학적 요소〔산소, 가스, 유기용제, 내생 화학제(endogenous chemical*)〕

원인 요소에 따르는 특정적 반응의 태도가 다양함에도 불구하고, 손상의 원인과 관계없이 인체에서 발생하는 반응은 같은 절차를 따른다. 때때로 어떤 사람은 손상이 발생했는지 알아차리지 못할 수도 있다. 그러나 염증 사건은 손상을 최소화하기 위하여 발생할 것이다.

모달리티 MODALITY MYTH

외상은 힘이다

*외상(trauma)*이라는 용어는 가끔 손상의 원인이 되는 힘으로 생각된다. 이것은 옳지 않다. 외상은 힘 자체가 아닌 물리적인 힘으로 야기되는 손상이다.

미세구조 변화(Ultrastructural changes)

미세구조 변화는 조직 세포 안의 특정적 구조인 세포막, **세포 소기관**(organelles)의 붕괴와 궁극적인 파괴와 관련 있다. 세포 안의 물질은 **세포 밖 공간**(extracellular spaces)(세포사이 공간)으로 흘러나가고 세포는 죽는다. 외상성 손상 시 미세구조변화는 일차 손상의 직접적인 결과로서 발생하며, 간접적으로는 대사성, 화학적 손상으로 발생한다(2차 손상은 이 장의 후반에서 좀 더 자세히 논의될 것이다). 2차 손상은 일차 손상을 경험한 인접 세포에서 발생한다.

화학적 중재(Chemical mediation)

화학적 중재는 *히스타민(histamine), 브래디키닌(bradykinin), 사이토키닌(cytokines)*과 같은 화학 물질은 미세구조 변화에 의해 활동하게 된다. 세포가 손상되었을 때 인체의 휴식 신호는 손상에 대응하여 인체의 여러 재원을 활동하도록 한다. 이러한 활동은 염증 반응의 휴식을 수정하고 조절한다. 손상의 원인을 중화시키고, 세포 파편을 이동시키기 시작한다. 그리고 손상당한 부위를 대체하게 한다. 화화적 물질은 경찰관과 유사하다. 사고가 난 부위로 와서 사고가 종료될 때까지 직접적으로 총괄한다.

* 내생 화학제(endogenous chemical)는 통풍과 같은 비정상적인 부위에서의 정상적으로 분비나 위 궤양과 같은 정상 부위에서 양의 증가이다.

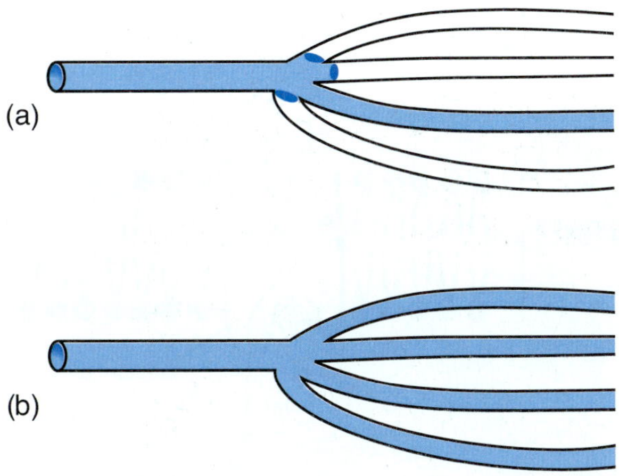

그림 4.3. 혈류역학 변화. **(a)** 활성화되지 않은 혈관. **(b)** 손상 이후 각각의 혈관에서 혈류비율이 감소되고 혈액이 이 부위로 흘러 열림. 이 단계는 혈관의 중심에서 벽으로 천천히 백혈구가 이동할 수 있도록 한다.

혈류역학 변화 (Hemodynamic changes)

혈류역학 변화는 손상된 부위의 혈액방어 성분이 움직이고 이동하여 안전한 통로인 혈관벽을 통하여 조직으로 들어간다. 이러한 변화는 손상의 말초에 있는 혈관뿐만 아니라, 일차 손상을 경험하지 않은 손상된 부위 안의 혈관에서도 발생한다.

손상 결과 동맥은 확장되고 혈류가 증가한다. 동시에 이전에 활동하지 않은 많은 모세혈관과 세정맥이 열리고 전체적인 혈류가 증가한다(그림 4.3). 개별적인 혈관의 혈류는 느리다. 느린 혈류는 **백혈구**(leukocytes) 세포를 혈류로부터 떨어지게 하고, 혈관의 틈으로 이동하게 한다(그림 4.4a). 이 과정동안 백혈구는 가장자리로 이동한 후 **내피**(endothelium)(혈관벽)나 다른 백혈구에 가서 붙는다(그림 4.4b, 4.5). 따라서 내피는 백혈구를 싸고 내피의 틈새를 통해 백혈구가 빠져나가 손상된 조직으로 이동시킨다(그림 4.4c-g).

대사변화 (Metabolic changes)

정상 세포기능(세포막과 ganelles)는 보통 산소를 필요로 하는 유산소 대사에 의해 공급되는 **아데노신 3인산**(adenosine triphosphate, ATP) 형태의 에너지를 필요로 한다. 세포가 산소를 빼앗긴 상태를 **저산소증**(hypoxia)이라 하며, 안전하게 에너지를 보충하기 위해 무산소 대사(anaerobic metabolism)나, 당분해(glycolysis)를 한다. **당분해**(glycolysis)는 오래 계속되지는 않지만, 산소가 불

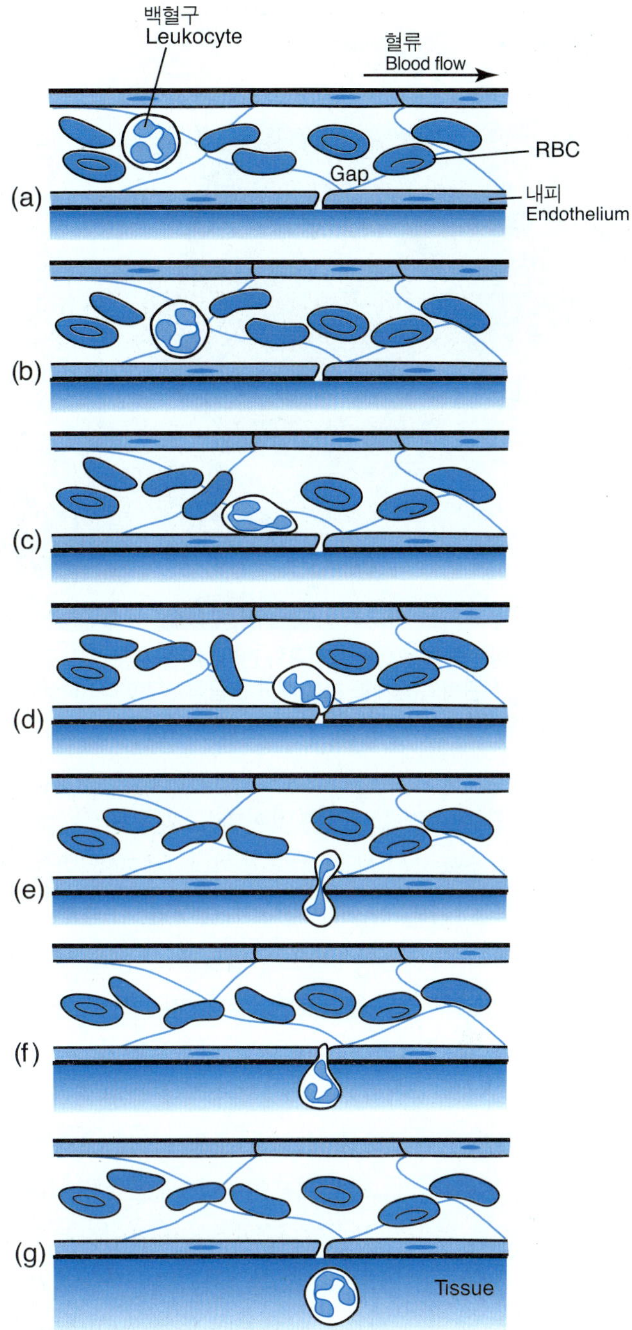

그림 4.4. 혈류역학 변화와 백혈구 이동. **(a)** 백혈구는 혈관의 가장자리로 이동한다. 그리고 나서 **(b)** 내피에 붙는다(pavementing). **(c)** 내피의 표면으로 간다. **(d)** 내피의 틈새를 찾는다. **(e)** 이 틈새를 지난다. 그리고 **(f)** 혈관을 떠난다. **(g)** 백혈구는 조직에서 돌아다닌다. *RBC*, 적혈구.

충분하여 에너지 생산이 지속적으로 감소되어 저산소증이 계속될 때 포도당(glucose) 젖산(lactic acid)으로 전환되는 것이다. 세포막의 기능은 에너지 생산이 감소될 때 에너지 필요성을 둔화시킨다. 특히 중요한 것은 세포막 안의 소듐이온이 낮은 농도로 유지되도록 하는 세포막의

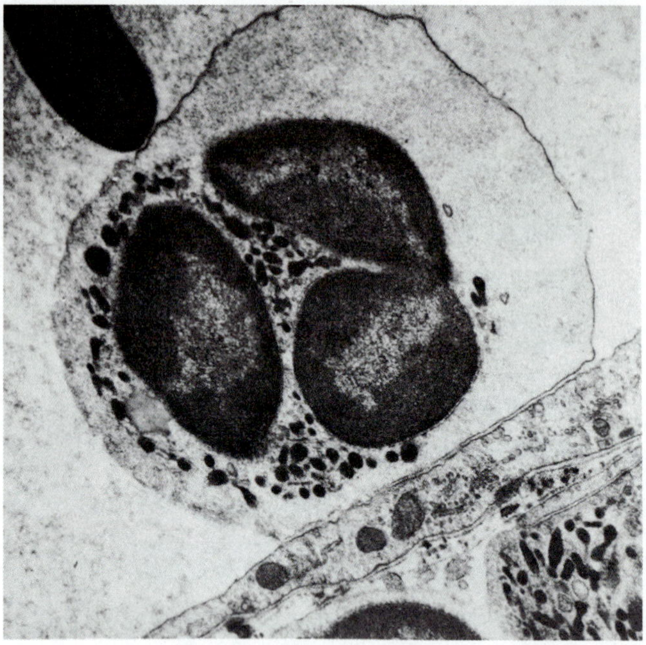

그림 4.5. 혈관벽에 붙어 있는 백혈구의 전자현미경 사진. 백혈구는 지나갈 수 있는 혈관벽의 틈새를 찾을 때까지 움직일 것이다. (McLeod[6] 로부터 재인쇄, Pfizer사의 동의하에 사용하였음)

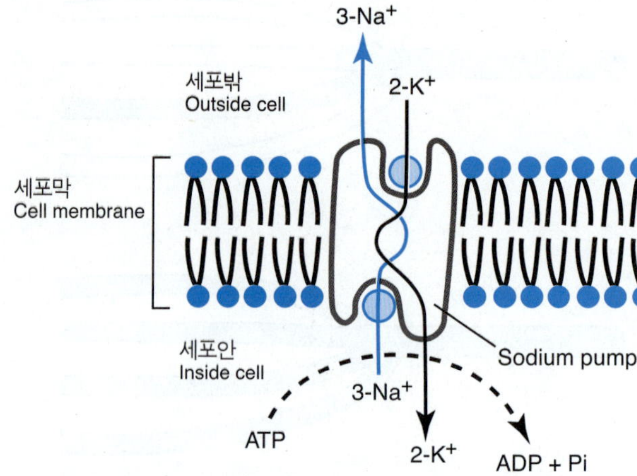

그림 4.6. 소듐 펌프는 활발하게 소듐이온(Na^+)을 세포의 밖으로 보낸다. 그리고 작은 양의 포타슘이온(K^+) 세포안으로 가져온다. 이 과정을 위해 에너지가 필요하며 아네도신 3인산(ATP)를 아데노신 2인산(ADP)과 인산(Pi)으로 분해하여 공급한다. (Guyton[7]의 동의하에 적용하였음)

소듐 펌프 활동을 감소시키는 것이다(그림 4.6).

세포막은 소듐이온(Na^+)의 통로이다. 세포의 안과 밖 사이의 소듐 이온의 농도가 차이가 난다면, 소듐은 세포막을 가로질러 확산된다. 세포는 알맞은 기능을 위해 안쪽의 낮은 농도의 소듐을 필요로 한다. 따라서 소듐 펌프는 세포 밖으로 소듐을 능동적으로 이동시킨다. 이 과정을 위해 에너지를 필요로 하기 때문에 능동수동이라고 한다. 만약 충분한 에너지가 없다면, 소듐 펌프는 느려지거나 활동을 멈춘다. 그리고 세포안이나 세포소기관(organelles)의 소듐 농도는 증가된다. 이것은 세포안으로 들어가는 물의 양을 증가시킨다. 그리고 세포는 부풀기 시작한다. 과도한 종창은 세포가 터지거나 죽는 원인이 된다.

또한 오랜기간동안의 무산소 대사는 세포내 산성증(intracellular acidosis)을 유발한다. 세포내 산의 증가는 더 나아가 막의 성질을 손상시킨다. 세포의 소기관들을 리소좀이라고 부르며 세포안의 이물질을 소화하는 효소를 포함하고 있다. 리소좀 막이 산성증이나 소듐 펌프의 고장으로 찢어진다면, 세포막을 포함한 그 안의 내용물은 다른 세포성분의 공격을 당하고, 소화될 것이다.

투과성 변화 (Permeability changes)

히스타민과 브레디키닌은 작은 혈관의 투과성을 증가시킨다(혈류역학의 변화를 포함한 것과 같은). 내피 세포는 수축하거나 말려 올라가 양쪽이 서로 벌어져 큰 틈새를 만들고, 백혈구가 혈관의 바깥으로 움직여 세포 밖으로 이동하게 만든다(그림 4.4e). 이 틈은 정상 상태에 비하여 크기는 하지만, 세포는 이 공간을 빠져나와야 한다(그림 4.7, 그림 4.4e 참조).

투과성 증가의 목적이 손상된 부위로 백혈구를 이동하기 위해서라고 할지라도, 그것은 또한 단백질이 풍부한 액체의 유출 양이 많아지게 만들고, 그 결과 종종 혈관에서 세포가 포화되어 많아지므로 혈액의 점도가 증가되어 순환의 장애를 일으키게 된다.

백혈구 이동 (Leukocyte migration)

일단 백혈구가 혈관벽의 바깥으로 통과하면, **백혈구 이동**은 손상당한 부위에서 발생한다(그림 4.4g). 백혈구 이동은 농도제한 패턴(concentration-limited fashion)을 따르며 조직 손상이 가장 많은 부위에서 백혈구의 수가 높고, 조직 손상이 작거나 없는 곳에서는 백혈구의 수가 작다. 농도가 제한되는 백혈구 이동은 그 부위에서 화학적 매개물의 집중하게 만든다. 최대 응집은 가장 손상이 많이 발생한 곳에서 나타난다.

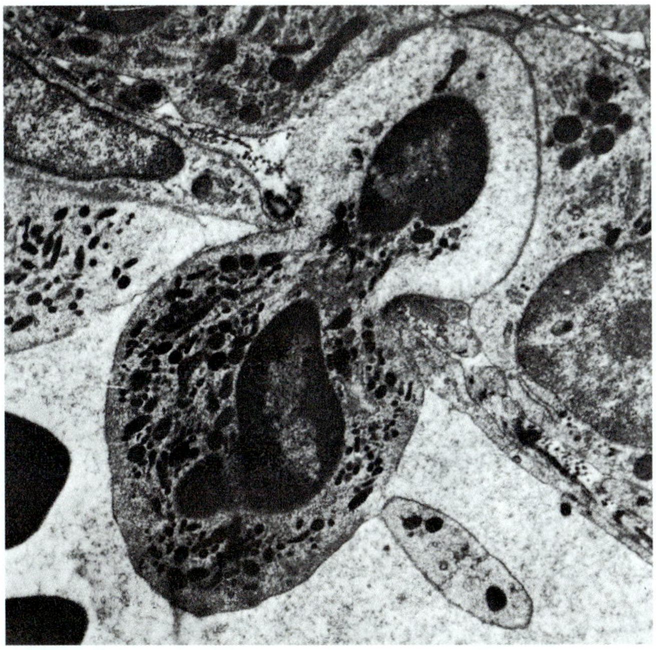

그림 4.7. 혈관내피 틈을 통하여 백혈구가 혈관에서 조직으로 비집고 들어가는 전자현미경 사진. 혈소판(오른쪽 아래)과 백혈구에 붙어 있는 다른 백혈구의 부분(왼쪽 위)을 주목하라. (McLeod[6]로부터 재인쇄, Pfizer사의 동의하에 사용하였음)

백혈구는 외상을 감소시키는 염증에 대한 일차적인 역할을 수행하는 호중구(neutrophil)와 큰포식세포(macrophage) 2가지의 형태가 있다(그림 4.8). 호중구는 큰포식세포보다 작고, 빠르며, 수가 더 많으며 처음 손상당한 부위에 도착하여 방어의 일차선을 일시적으로 제공한다. 이것은 짧은 시간 동안 생존하며(~7시간) 재생산되지는 않는다. 호중구가 죽을 때 세포 파편을 깨끗하게 하는 큰포식세포를 공격하는 화학적 매개물을 방출하여 세포에 의해 화학적 매개물의 방출 농도가 증가된다.

호중구의 주요기능은 박테리아 감염에 대항하여 일차 방어선을 형성하는 것이다. 호중구는 미생물을 파괴하는 높은 독성 물질을 함유하고 있으며 이 과정에 다른 호중구를 파괴할지도 모르며 부수적으로 인접한 건강한 세포와 조직의 손상의 원인이 될 수 있다. 조절기전(regulatory mechanisms)은 그 범위가 확실하지는 않지만, 호중구로부터 건강한 세포가 손상당하는 것을 감소시키거나 방지한다.

큰포식세포(macrophage)는 몇 달동안 생존하며 재생산될 수 있다. 따라서 오래 지속되는 방어의 이차선을 제공한다. 큰포식세포의 주요 기능은 세포 파편을 깨끗하게 하는 것이다. 부가적으로 염증 반응을 연장하는 화학적

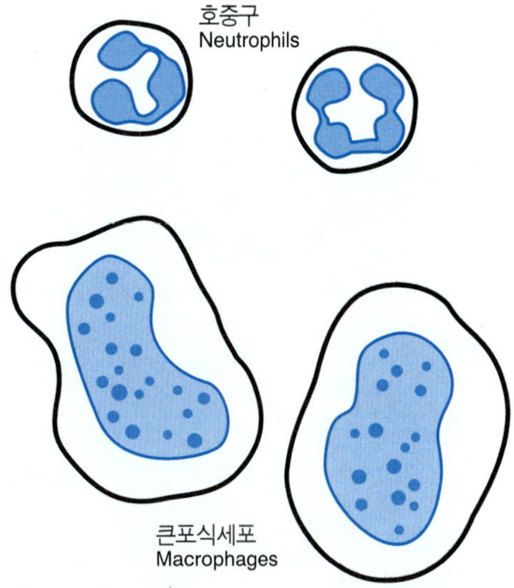

그림 4.8. 호중구와 큰포식세포는 가장 일반적인 백혈구이다. 왜냐하면 호중구는 혈관밖으로 이주하는 것이 유사하다. 그러나 곧 죽으며 세포파편과 같이 큰포식세포에 의해 제거된다.

매개물을 방출하여 치유를 돕는다.

식균작용 (Phagocytosis)

림프 혈관을 거쳐 손상당한 부위로부터 제거될 수 있을 만큼 작은 조각으로 세포 파편과 다른 이물질이 소화되는 과정을 **식균작용**이라 한다. 백혈구가 손상당한 부위에 도착했을 때, 파편과 박테리아와 같은 이물질을 소화하기 시작한다(그림 4.9a). 백혈구는 세포 안으로 박테리아나 세포 입자를 삼킨다. 그리고 리소좀(소화 효소 채워져 있는 세포)은 그것을 제거한다(그림 4.9b). 세포막은 입자를 감싸고 식포(phagosome)라고 하는 주머니를 형성하여 하나 또는 더 많은 리소좀과 연합하여 안쪽으로 들어가 **포식용해소체**(pha-golysosome)가 된다(그림 4.9c). 리소좀은 식포안으로 내용물을 배출하며, 다른 필수적인 세포 구조물과 접촉없이 식포안의 내용물을 소화시키기 시작한다(그림 4.9d). 이러한 방법으로 세포는 리소좀의 강력한 효소를 사용하여 스스로를 파괴하지 않고 외부 물질이나 파편을 소화한다. 포식용해소체의 소화된 내용물은 자유단백질(free protein)(구조를 이루는 부분이 아닌)로 세포로부터 내보내진다.

재발성과 만성 염증
RECURRING AND CHRONIC INFLAMMATION

*만성 염증*이란 용어는 재발성 급성 염증과 미세손상 두

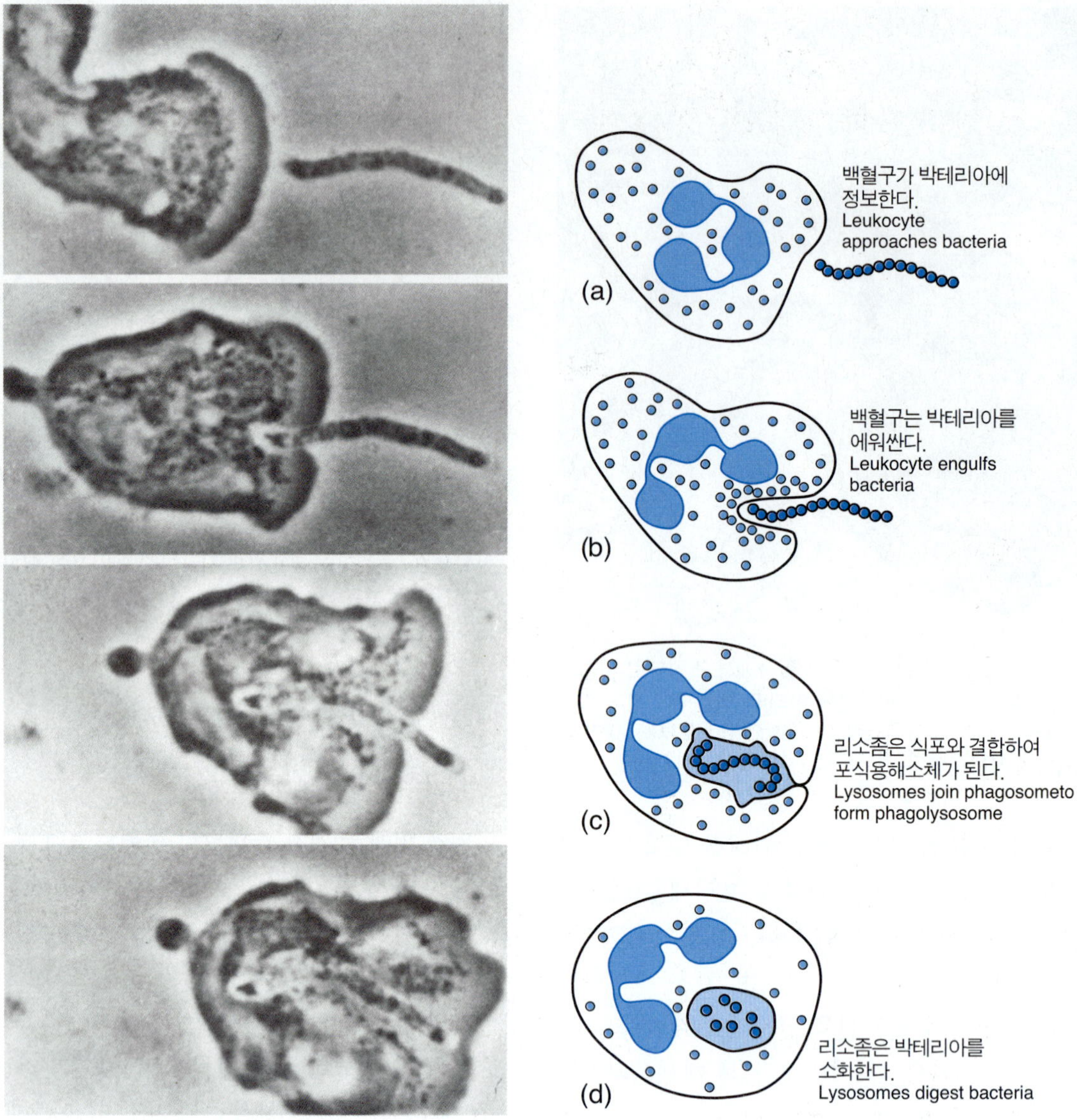

그림 4.9. 식균작용. 사람의 호중구는 박테리아의 가닥을 섭취하고 있다. 조직 파편은 이와 같은 과정으로 부서진다. (출처: Ryan and Majno;[13] used with permission from Pfizer Inc.)

가지 매우 다른 과정 이후 사건을 묘사하는데 사용되기 때문에 때때로 혼동된다. **재발성 염증**은 급성 염증이 끝나기 전에 급성 염증이 다시 시작하는 것이다. 이것은 환자가 과도하게 공격적이고 너무 빨리 능동적 활동으로 돌아갈 때 발생한다. 급성 염증 때마다 이전의 과정이 끝나기 전 다시 시작된다. 정상적인 손상의 원인은 아니지만, 재발성 염증은 계속될 수 있다. 재발성 급성 염증과 관련하여 만성 염증이라는 용어의 사용은 피하여야 한다.

만성 염증은 천천히 시작되고 종종 형태를 알 수 없다. 또한 종료 시점을 규정 짓기가 어렵고 분명하지 않으며 몇 주, 몇 달, 또는 몇 년 동안 지속되는 경향이 있다. 염증 반응은 반복적인 과사용과 같이 손상의 원인을 제거할 수 없고, 정상적인 기능을 회복할 수 없을 때 발생한다. 이러한 조건에도 불구하고 만성의 원인이 되는 특정한 기전은 알려지지 않았다. 큰포식세포는 빠르게 증가되고 큰포식세포를 공격하는 화학적 매개물이 추가적으로 방출된다. 더 많은 큰포식세포가 축적됨에 따라 스트레스나 과사용 진행과정은 줄어든다. 따라서 손상되지 않은 정상적인 활동들을 외상성 염증 자극이 된다.

*-itis*라는 접미사는 활액낭염(bursitis, 활액낭의 염증)

이나 힘줄염(tendinitis, 힘줄의 염증)과 같은 만성 염증을 가진 상태를 나타낸다. 이러한 상태는 미세손상으로부터 야기되지만, 모두 염증 반응을 포함하는 것은 아니다.[14] 아킬레스 힘줄염과 슬개 힘줄염으로 임상적으로 진단된 경우 염증의 증거가 없다는 보고가 있다.[14,15] 하나의 설명으로 미세 손상은 중요한 구조적 장애를 유발할 수 있으며, 미세 혈관 손상은 전통적인 염증 반응이 활성화되기 전 통증과 다른 임상적 증후들을 야기할 수 있다.[2]

정형의학적 손상 모델
An Orthopedic injury Model

근육이 당겨지거나 발목에 염좌시에는 어떤 일이 발생할 것인가? 손상은 염증을 일으킨다는 정확한 대답에도 불구하고, 조금 단순해 보인다. 더 나아가 염증 과정의 이해없이 손상 때마다 얼음(ice) 적용을 한다는 접근은 과도하게 단순하다. 기술이 발전되고 향상되기 위해서는 타당한 이론이 기초되어야 한다. 얼음 사용을 논의하기 전 우리는 세부적으로 신체의 손상에 대한 인체의 반응 모델을 제시한다.

비판적 사고 4.1 *모델은 무엇이며 왜 모델이 유용한가?*

여기에 제시된 일반적인 모델은 급성기 외상 이후에 발생하는 과정을 묘사한다. 이 손상 모델은 세포, 혈관, 신경의 조직을 구성하는 부분을 포함한다. 그림 4.10은 손상 전의 정상 조직을 보여준다. 견인력, 직접적인 압력에 의한 타박상을 원인으로 염좌나 좌상과 같은 손상이 발생했을 때, 즉각적으로 근육이나 결합조직의 미세구조가 변화된다. 그림 4.11은 정상조직에서 일차 손상의 결과를 보여준다. 이때 신경과 혈관은 손상당할지도 모른다. 이러한 모든 손상은 외상성 힘이 직접적인 원인이 된다. 조직의 손상은 새로운 세포가 손상된 곳을 대치하기 전 그 부위에서 제거되어야 하는 파편이 된다.

세포 파편은 손상이 발생했다는 신체 신호인 화학적 매개물을 방출한다. 찢어진 신경은 통증으로 해석하게 되는 신호를 뇌에 보낸다. 혈관 밖 출혈은 혈관 파괴로부터 발생한다(그림 4.12). 종창은 혈관에서 흘러 혈관 밖 공간

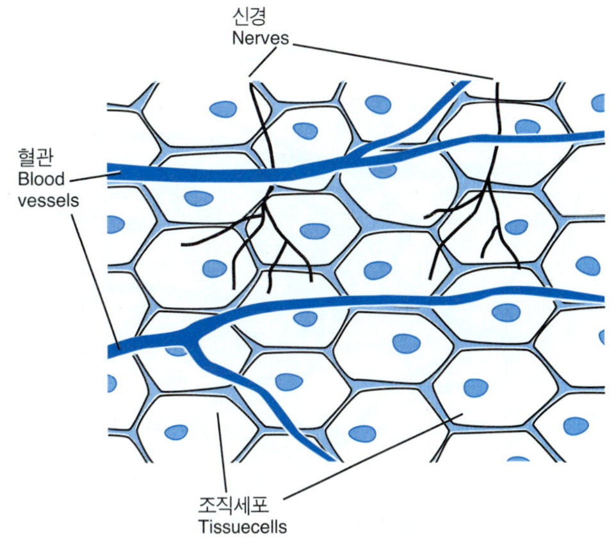

그림 4.10. 손상모델 Ⅰ. 정상(손상되지 않은) 조직 세포, 혈관, 신경.

으로 발생한다. 보통 이 출혈과 종창은 응고기전(clotting mechanism)으로 인해 기간이 짧다.

응고(clotting)는 손상된 혈관을 닫는 혈액의 구성성분인 *피브린*과 *혈소판*을 만드는 여러 단계 과정이다. 피브린은 그물망을 만드는 실모양으로 구성되어있다. 피브린의 망은 순환하는 혈소판을 잡아 손상된 혈관을 닫는 플러그를 만들고, 때때로 순환을 완전히 막는다(그림 4.13).

일차 손상으로부터 출혈된 혈관과 세포 파편을 정확하게 **혈종**(hematoma)이라고 한다. 혈종 형성은 이 부위에서 손상되지 않은 신경섬유에 압력을 가해 통증을 일으킨

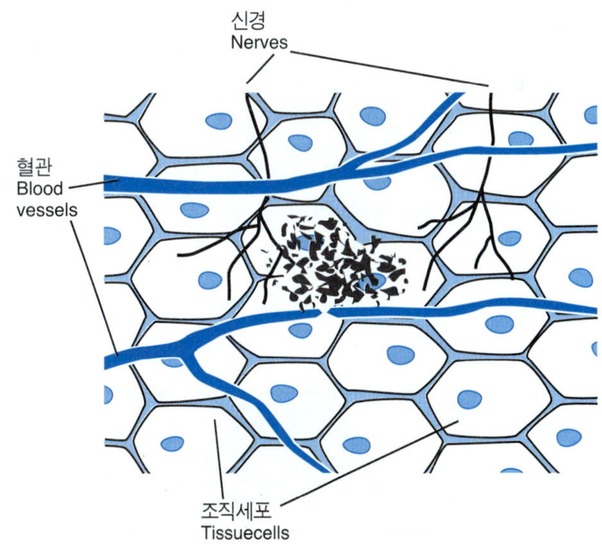

그림 4.11. 손상모델 Ⅱ. 일차외상성 손상. 조직, 세포, 혈관 신경의 미세구조 변화로 인한 타박상과 같은 외상. 외상에 의한 조직 손상은 일차 손상을 겪는다.

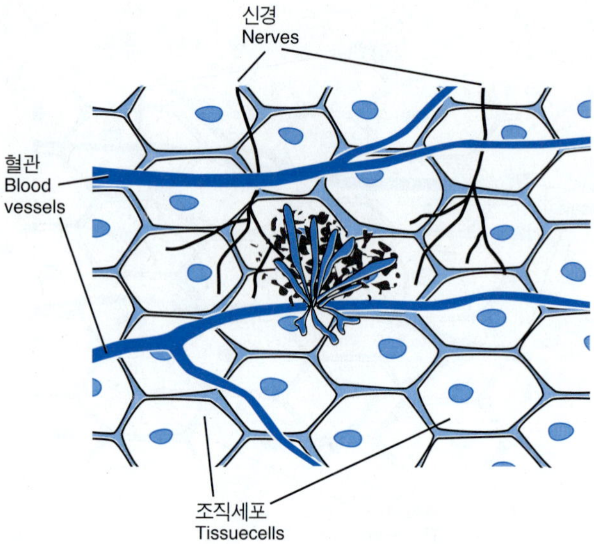

그림 4.12. 손상모델 Ⅲ. 찢어진 혈관에서부터 조직으로의 출혈.

다. 인체는 내부적인 반응으로 근육 경직, 근력과 운동 범위 감소를 나타낸다. 불편함이나 매쓰꺼움과 같은 통증에 대하여 외부적으로 반응한다. 이러한 반응들은 스스로를 보호하기 위한 인체의 노력이다. 따라서 손상으로부터 악화되는 것을 막는다.

혈종을 제거하기 위한 신체의 반응은 5가지 염증사건의 4단계; 혈류역학 변화, 투과성 변화, 백혈구 이동, 식균작용을 통하여 이루어진다. 이 기전은 손상 말초 부위의 순환혈관에서 발생한다. 조직에서 리소좀은 혈종을 깨뜨리고 자유단백질(free protein) 조각은 림프계에 의해 제거된다. 일단 혈종이 해결되면 상처치유(wound healing)가 발생할 수 있다(6장 참조). 염증 반응의 효과가 모두 긍정적인 것은 아니다. 손상 말초의 혈관에서 느린 혈류와 손상당한 혈관 구조에서 혈류의 감소는 일차 손상 근처 세포의 산소공급을 감소시킨다. 염증 반응이 길어진다면, 세포에서 대사 변화가 발생할 것이고 그것은 이차 대사성 손상으로 진행될 것이다. 손상당한 조직의 전체 양이 증가되기 때문에 혈종에서 파편의 축적은 더

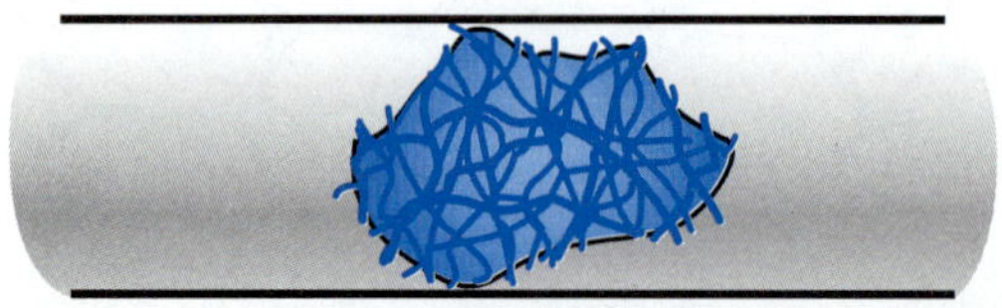

그림 4.13. 손상모델 Ⅳ. 혈괴. 피브린 가닥은 손상 후 즉각적으로 손상된 혈관에 그물망을 형성한다. 이것은 혈소판을 끌어당겨 병소를 막고 전체 혈관을 막는다.

많아진다.

이차 손상
Secondary Injury

외상을 당한 조직(일차 손상)에 대한 신체의 반응은 더 많은 조직의 손상을 야기하고 이것을 **이차 손상**이라 한다.[17-20] 손상 당하지 않은 인접 부위의 생존력 있는 많은 세포는 효소활동과 대사 결핍의 다른 두 가지 기전 때문에 일차 손상이 이차 손상으로 진행된다.

이차 효소성 손상
SECONDARY ENZYMATIC INJURY

세포가 일차 손상으로 죽었을 때 리소좀은 세포 파편을 소화하는 효소를 방출한다. 이 효소들이 가까운 살아있는 세포에 접촉하게 된다면, 살아있는 세포의 막은 손상당하기 시작하여 세포사로 이어진다. 이것을 **이차 효소성 손상**이라 한다.[18-20]

효소 손상의 두 번째 가능한 원인은 호중구의 과도한 존재와 활동이다. 이것은 손상당한 조직에서 많은 호중구가 미생물에 반응하여 부수적으로 인접한 건강한 세포에 손상을 일으키게 된다는 사실에 기초한 이론이다.[8-9] 이 이론은 2가지 면에서 불확실하다.

- 손상되고 있는 건강한 세포로부터 호중구를 감소시키거나 방지시키는 규제기전의 크기를 알지 못한다.
- 염좌, 좌상 그리고 타박상과 같은 정형외과적 손상은 미생물을 수반하지 않아 호중구의 반응은 아마도 차이가 날 것이다. 염증 반응에 대한 대부분의 연구는 조직에 남아있는 물질로 손상 원인을 조사하는 것으로부터 나온다. 외상 시 일단 일차 손상이 발생하면 손상의 원인은 사라진다.

이차 대사성 손상
SECONDARY METABOLIC INJURY

이차 대사성 손상은 혈액의 공급이 감소되는 국소의 **허혈**(ischemia)이 오랜기간 지속되어 발생하는 3가지 생리적 변화가 원인이다. 일차 손상에 의한 혈관손상과 염증 반응에 의한 느린 순환이 결합하여 국소의 허혈을 일으킨다. 허혈은 저산소증(hypoxia), 불충분한 영양공급(글루

코즈, 지방산 등) 잔여물의 불충분한 제거를 야기한다.[22]

- 저산소증은 세포의 무산소 대사로 세포의 전환을 일으킨다.
- 유산소 대사는 혈액 순환의 감소로 글루코즈의 세포성 공급이 줄어들기 때문에 감소된다.
- 유산소 대사는 순환에 의해 정상적으로 제거되어야 하는 젖산과 같은 폐기물에 의해 억제되어 더욱 더 감소된다.

대사가 불충분한 부위가 많아지고 오래되면 세포는 죽는다(그림 4.14). 세포 파편에 혈종이 추가되어 손상당한 조직의 전체 양이 증가된다(그림 4.15). 염증 반응의 요약은 그림 4.16에 나타나 있다.

모달리티 MODALITY MYTH

이차 손상은 이차 저산소 손상이다.

1976년 이차 손상에 대한 개념은 급성기 외상성 스포츠 손상에서 대사성으로 인한 조직이 손상으로 묘사되어 이차 저산소 손상으로 소개되었다. 그러나 현재에는 이차 손상은 효소 성분이라는 것이 명확해졌다. 그리고 허혈은 무엇보다도 대사를 감소시키는 저산소 변화이다(본문에서 설명되었다). 더 광범위한 *이차 대사성 손상*이라는 용어는 원래의 *이차 저산소 손상*이라는 용어를 대신하여 사용되어야 한다.

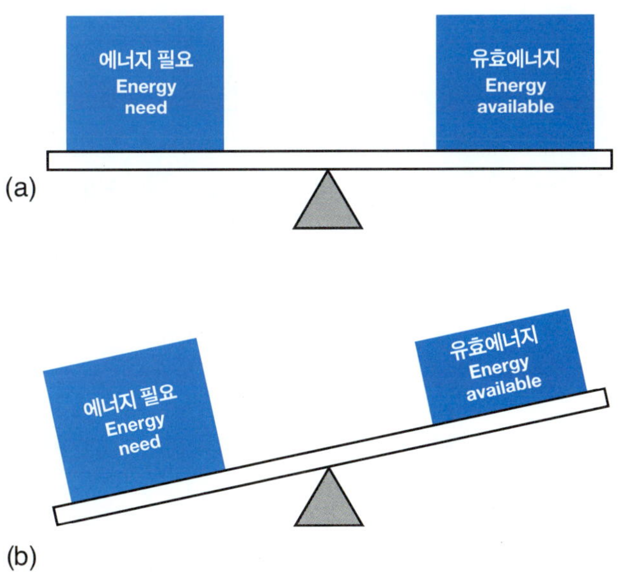

그림 4.14. 손상모델Ⅴ. 이차 대사성 손상은 손상 당하지 않은 세포의 에너지 공급과 에너지 소비의 불균형을 야기한다. **(a)** 정상 조직, **(b)** 손상된 조직.

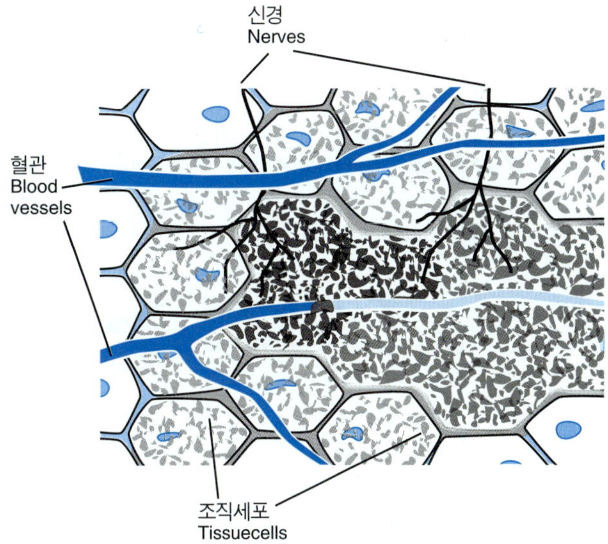

그림 4.15. 손상모델Ⅴ. 일차 손상과 출혈의 파편과 더해지는 이차 손상의 세포 파편 때문에 혈종은 확산된다. 염증반응으로 세포 파편은 자유 단백질로 부서지고 추가적으로 이차 손상이 발생한다(오른쪽 끝의 세포를 주목하라).

종창: 출혈과 부종
Swelling: Hemorrhaging and Edema

종창은 조직에서 세포물질과 외부액 때문에 조직에서 용적이 증가하는 것이다. 종창의 원인은 외상을 입은 조직의 직접적 출혈의 발생과 부종 형성의 두 가지이다.[23] 초기 종창의 원인은 출혈로부터 발생하고 손상 몇 시간 이후 발생하는 종창은 부종 때문에 발생한다.

손상으로부터 혈관벽이 손상당했을 때는 언제라도 **출혈**(hemorrhaging)은 발생하며 혈관벽이 열려 있는 동안에는 계속된다(그림 4.12). 정상적인 환경 아래에서는 손상 발생 후 3~5분 안에 응고가 시작된다.[24,25] 따라서 혈관벽은 닫히고 출혈은 멈추게 된다.

부종 형성 EDEMA FORMATION

부종은 조직에서 혈액의 액체 부분의 축적이다. 어떻게 부종이 발생하는지를 이해하기 위해 먼저 모세혈관과 손상되지 않은 정상의 조직 사이에서 체액이 안과 밖으로 움직이는 정상 **체액의 역학**(fluid dynamics)에 대한 이해가 필요하다. 체액 움직임의 균형이 깨져서 재흡수 되는 것보다 더 많은 체액이 조직 안으로 흘러 체액이 과도하게 되면, 이것을 부종이라 부른다. 따라서 부종은 균형에서 약간 벗어난 정상 과정의 단순한 결과이다. 균형이 더 벗어

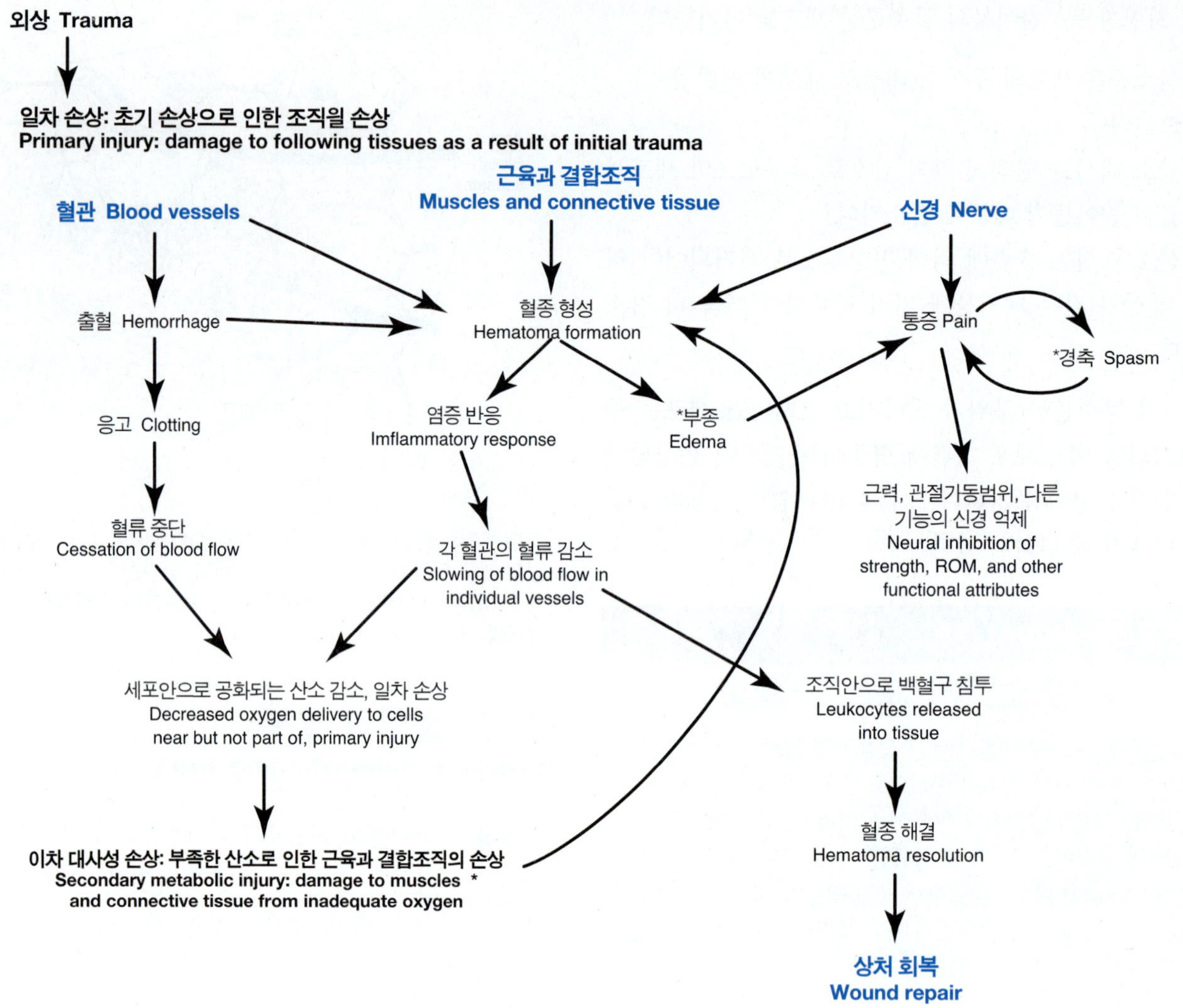

그림 4.16. 급성외상에 대한 염증 반응 요약 *, 손상에 대하여 냉 적용에 의해 효과가 나타나는 반응이다. ROM, 관절가동범위. 본문을 자세히 보시오 (5장 참조).

날수록 체액 축적이 많아지고 종창이 심해진다.

정상 체액 교환 NORMAL FLUID EXCHANGE

정상 조직에서 체액은 순환계와 세포 밖 공간 사이에서 끊임없이 움직인다. 정상적으로 모세혈관 밖으로 움직이는 체액은 신체에 의해 재흡수된다(그림 4.17). 혈관계는 직접적으로 모세혈관의 끝 정맥 안으로 체액의 3분의 2를 흡수한다. 림프혈관은 남은 부분을 흡수하고 정맥계로 그것을 비운다. 체액의 움직임은 모세혈관과 조직 사이의 체액 압력의 차이로 이루어진다. 부종은 압력이 바뀌어 재흡수되는 것보다 모세혈관의 밖으로 움직이는 체액이 많을 때 발생한다.

체액의 자유로운 움직임을 가능하게 하기 위한 두 가지의 요소가 있다. 첫째 물 분자는 모세혈관의 혈류보다 80배 빠르게 모세혈관벽을 통해 확산된다. 둘째 혈관의 안과 밖 사이의 압력의 차이이다. **모세혈관 여과 압력**(capillary filtration pressure)이라 하며, **스탈링 힘**(starling force)의 수학적 계산으로 측정된다. 다음 식에 의해 네 가지의 구성이 다음의 식에 의해 여과 압력에 영향을 미친다.

모세혈관 여과 압력 = (CHP+TOP) − (THP+COP)
(capillary filtration pressure)

여기에서 CHP는 모세혈관 정수압(capillary hydrostatic pressure); TOP는 조직 교질삼투압(tissue oncotic pressure); COP는 모세혈관교질삼투압(capillary oncotic

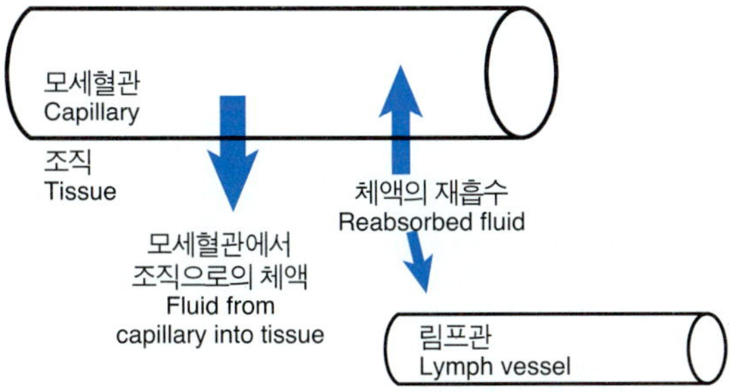

그림 4.17. 정상체액 교환. 체액은 지속적으로 순환계와 신체의 조직 사이를 움직인다. 자세한 본문을 참고하라.

pressure); THP는 조직 정수압(tissue hydrostatic pressure)이다.

정수압(hydrostatic pressure)은 물기둥에 의해 가해지는 압력이다. 물기둥이 높을수록 압력도 커진다. 수영은 정수압의 사용 예를 보여준다. 더 깊게 들어갈수록 위에 있는 물의 기능은 높아지고 압력은 커진다. 중요한 것은 물의 양이 아니라, 깊이다. 예를 들면, 수영장 풀 안의 물 6피트 아래에 사람이 있다고 할 때 바다에서 6피트 아래에 있는 사람과 동일한 정수압을 경험하게 될 것이다. 정수압은 혈액에서 물에 의해 가해지는 압력이다.

정수압은 물을 밀어낸다. 따라서 **모세혈관 정수압**(capillary hydrostatic pressure, CHP)은 모세혈관 밖으로 체액을 밀어내고 **조직 정수압**(tissue hydrostatic pressure, THP)은 모세혈관으로 다시 체액을 밀어 넣는다.

교질삼투압(oncotic pressure)은 콜로이드 삼투압이라고도 하며 자유 단백질에 의해 체액이 끌려 발생한다(이것은 식물의 삼투압과 유사하다). 따라서 **조직교질삼투압**(tissue oncotic pressure, TOP)은 모세혈관 밖으로 체액을 끌어당기는 경향이 있고, **모세혈관 교질삼투압**(capillary oncotic pressure, COP)은 모세혈관으로 체액을 밀어 넣는 경향이 있다.

이러한 힘의 합은 체액 이동 방법을 결정한다. 모세혈관의 작은 동맥 끝에서 CHP는 우세하고 체액이 모세혈관 밖으로 움직여 조직안으로 들어가기 때문에 모세혈관 여과압력(capillary filtration pressure)은 양의 값이 된다. 모세혈관의 작은 정맥은 재흡수가 증가되어 밖으로 나가는 체액 때문에 압력이 감소된다. 따라서 체액은 모세혈관으로 들어가게 된다. 예를 들면, 모세혈관의 길이를 따라 CHP가 평균 233 mmHg이다. 하지만 그것은 작은동맥 끝에서 더 높고 작은정맥 끝에서는 더 낮다. 모두 모세혈관의 길이를 따라 모든 압력을 더하고 평균을 구한다면, 최종적인 모세혈관 여과압력은 약간 양의 값이 된다. 이것은 체액의 3분의 1이 왜 직접적으로 혈관으로 재흡수되지 않는지를 설명해 주며, 림프계를 거쳐 제거된다. 표 4.1은 모세혈관 여과압력 구성과 모세혈관과 조직사이에서 체액 교환에 대한 효과를 정리하여 놓았다.

손상된 조직에서 체액 교환
FLUID EXCHANGE IN INJURED TISSUE

급성기 손상 이후에 체액 교환은 변화된다. 재흡수 보다 더 많은 체액이 순환계를 떠난다. 조직에서 체액의 축적은 부종과 조직 종창을 일으킨다. 부종 축적의 힘은 모세혈관 여과압력을 변화시킨다.

손상 이후 모세혈관 여과압력의 변화
(Changes in capillary filtration pressure after injury)

손상시 TOP의 증가로 인하여 평균 모세혈관 여과압력이 변화된다. 손상 이후의 모세혈관 여과압력의 변화는 표 4.2와 그림 4.18에 나타내었다. TOP는 조직안으로 체액을 끌어당기고 부종과 종창을 야기한다. 조직교질삼투압은 자유단백의 증가 때문에 증가된다. 염증반응의 일부로서 일차 손상으로부터의 조직 잔해물, 이차 대사성 손상, 전혈(whole blood) 출혈은 큰포식세포에 의해 자유단백질로 부수어진다. 추가적으로 일부 자유단백질은 출혈이 되고 있는 동안(만약 혈관이 손상되었다면) 순환계에서부터 나와 투과성이 증가된다. 조직 자유단백질의 증가는 모세혈관여과 균형을 무너뜨린다(그림 4.19). 그리고 체액(부종)은 조직에서 증가된다. 손상이 많을수록 자유단백의 양이 많아지고 궁극적으로 부종을 더 많아지게 한다.

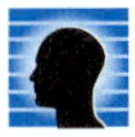
비판적 사고 4.2 *대부분의 종창은 조직안에서 과도한 자유단백 때문이다. 종창을 제거하기 위하여 무엇을 해야 하는가? 만약 있다면 무엇이 효과적인가? 종창 부위에 냉적용을 한다면 어떤 일이 발생되는가?*

이 과정은 급성기 손상 이후 대부분의 종창 발생이 늦어지는 이유를 설명해 준다. 이차손상과 큰포식세포가 조

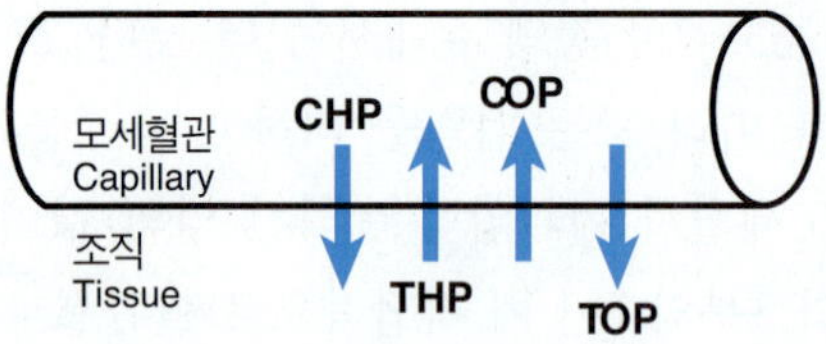

그림 4.18. 모세혈관과 조직사이에서 체액 움직임에 대한 네 가지 starling force의 영향. 화살표는 체액의 움직임의 방향(라벨은 활동을 가르킨다).

직 파편을 부수는 두 가지 작용은 시간을 걸쳐 발생하게 된다. 따라서 부종은 손상 이후 몇 분에서 몇 시간 안에 시작되며 많은 시간 동안 계속 발달한다. 손상 이후 즉시 발생하는 종창은 직접적인 출혈 때문이다.

2차 손상은 증가된 부종을 야기하고 증가된 부종은 2차 대사성 손상을 증가시킬 수 있다. 두 가지 기전은 첫째 부종 발달로 혈관과 조직세포 사이에서 거리의 증가되어, 산소와 다른 영양분을 순환계로부터 목표가 되는 조직으로 확산되는 것을 어렵게 만든다. 둘째 부종액은 혈관을 압박할 수 있으며 그 부위의 순환을 감소시킨다.

부종으로 인한 종창이라면, 왜 이 부위는 검은색이나 푸른색으로 변하는가? 몇몇 변색은 산화된 혈액 때문에 발생하지만, 근육에서의 많은 변색은 손상된 근육으로부터의 산화된 미오글로블린(myoglobin), 산소 수송(oxygen-transporting)과 근육세포에서의 저장단백질때문일지도 모른다.

적용 팁 APPLICATION TIP

급성기 손상에 대한 압박 붕대의 사용. *급성기 손상 이후나 하루 동안 손상이 작거나 종창이 없다할지라도, 압박붕대를 지속적으로 사용한다. 종종 종창은 늦게 발생된다. 일단 발생하면 시계를 다시 되돌릴 수 없다. 그리고 종창이 발생하지 않은 이러한 상황에서 밤새 압박붕대를 감고 있는 것은 유해하지 않는다. 그것은 단점보다 장점이 더 많다.*

종창에 대한 냉의 효과
THE EFFECT OF COLD ON SWELLING

냉팩은 일반적으로 응고(clotting)가 발생한 후 적용되었다. 따라서 출혈에는 효과가 없다. 일단 부종이 발달되

표 4.1 정상모세혈관 여과압

모세혈관여과압력구성요소	정상평균압력(MM HG)*
모세혈관정수압(capillary hydrostatic)	+23
조직교질삼투압(tissue oncotic)	+10
조직정수압(tissue hydrostatic)	−1~4
모세혈관교질삼투압(capillary oncotic)	−25
전체*	−4~7

** 만약 양의 값이면 체액이 모세혈관으로부터 조직으로 움직이고, 음의 값이면 조직에서부터 모세혈관으로 움직인다.*

면, 냉은 그것을 감소시킬 수 없다. 하지만 손상당한 후 바로 냉을 적용한다면, 부종 발달을 제한하거나 감소시킬 수 있다. 냉이 이차 대사성손상을 감소시킴으로 조직에서 자유단백의 양을 감소시킬 것이다. 따라서 부종의 중요 요소인 조직교질삼투압을 감소시킬 것이다. 이것은 5장에 자세히 나와 있다.

RICES로 이차 손상과 부종 감소
REDUCING SECONDARY INJURY AND EDEMA WITH RICES

이차 손상과 부종 두 가지 모두 손상 이후 몇 시간이나 몇 일이 아닌 몇 분 이내에 적절한 포괄적인 조치가 신속하게 시작된다면, 감소될 수 있다. 냉이 치료의 기초임에도 불구하고, 단지 치료 요소의 하나로만 생각되어진다. 적절하고 즉각적인 치료는 휴식(rest), 얼음(ice), 압박(compression) 거상(elevation) 그리고 안정(stabilization)으로 구성된다. 각각의 이 조치는 이론적인 배경과 순차적인 적용을 포함하여 5장에서 자세하게 논의되었다.

적용 팁 APPLICATION TIP

손상 이후 빠른 냉팩을 적용하라. *얼음 적용이 빠를수록 대사는 줄어들 것이다. 따라서 이차 대사손상으로부터 조직을 보호하고 전체 조직 손상을 감소시킨다. 그러나 냉팩을 적용하기 위해 손상부위 거상을 포기하지 말아라. 이것은 거상하는 동안이 황금기이다. 이 시간은 손상에 대해 최대의 정보를 획득할 수 있는 시간이다.*

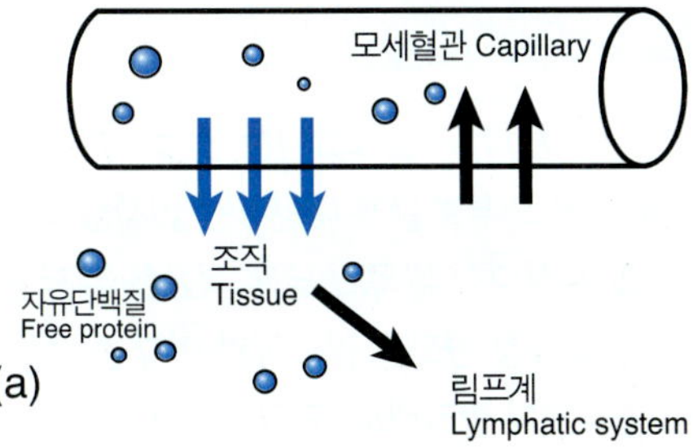

(a)

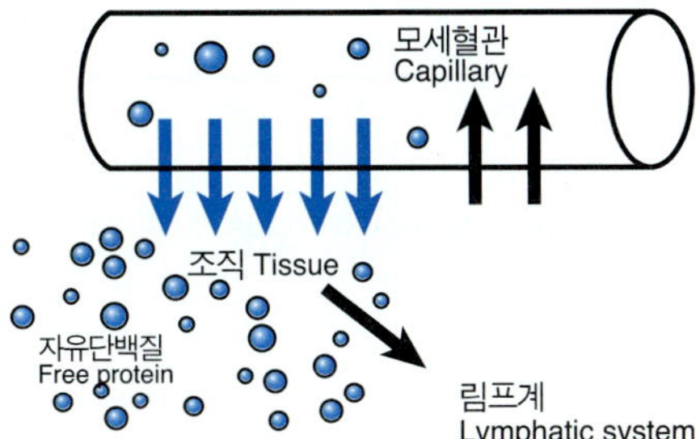

(b)

그림 4.19. **(a)** 정상체액 움직임. 모세혈관을 나가는 체액의 3분의 2는 모세혈관에서 재흡수된다. 나머지는 림프계를 통하여 순환하여 되돌아온다. **(b)** 부종은 재흡수되는 것보다 모세혈관 밖으로 움직이는 체액이 많을 때 발생하며 출혈과 식균 작용 동안 과도한 자유단백질의 축적되어 발생한다.

표 4.2 손상 이후의 모세혈관여과압의 변화

모세혈관여과압력 구성요소	정상평균압력(MM HG)*	손상에 의한 압력변화
모세혈관정수압(capillary hydrostatic)	+23	↑
조직교질삼투압(tissue oncotic)	+10	↑
조직정수압(tissue hydrostatic)	−1~4	↑
모세혈관교질삼투압(capillary oncotic)	−25	↑
전체	−4~7	↑

* 양의 값이면, 체액이 모세혈관으로부터 조직으로 움직이고, 음의 값이면 조직에서부터 모세혈관으로 움직인다.

손상 이후에 신체는 근보호(muscle guarding)에 의해 손상된 부위를 보호하려 한다. 이 과정은 길항근 근육 그룹에 낮은 등급의 근육 경축(spasm)을 유발하여 손상을 보호하기 위한 불수의적인 과정이다.

모달리티 MODALITY MYTH

얼음은 염증 감소를 위해 사용된다.

많은 사람들은 염증을 감소시키기 위해 얼음의 목적을 생각한다. 그러나 염증은 치유를 위해 신체를 준비하기 위해 필수적이다. 치유는 손상부위로부터 세포파편이 많이 제거될 때까지 일어날 수 없다. 따라서 염증 감소는 도움이 되지 않는다. 그 오류는 종창을 가진 염증을 혼동하는데서 비롯된다. 얼음의 목적은 종창을 최소화하는데 있다. 종창이 감소되면 손상은 더 빨리 치유될 수 있다(5장 참조).

또 다른 오류는 얼음이 종창이 사라질 때까지 사용되어야 한다는 것이다. 얼음은 종창을 감소하는데 효과적이다(손상 이후 12~24시간 동안). 하지만 종창을 제거하는데는 효과적이지 않다. 종창감소는 손상된 부위로부터 자유단백질이 제거될 때 감소된다.

맺음말 CLOSING SCENE

당신은 이제 손상당한 농구선수에 치료에서 레이첼의 활동이 적절하고 필요했다는 것을 이해하였다. 염증은 어떠한 손상에 대한 신체의 반응이다. 그것의 목적은 외부물질에 대항하여 신체를 보호하고, 손상당한 조직을 회복을 위해 준비하는 것이다. 환자의 손상당한 발목의 냉팩 적용은 일차 손상에 도움이 되지 않는 것은 아니다. 그러나 조직에서 효소와 대사성 변화를 감소시켜 이차 손상을 최소화한다. 일부 종창은 비록 재빨리 혈괴에 의해 출혈이 멈추었다 할지라도, 출혈로부터 발생한다. 또 다른 부종은 조직에서 자유단백질과 교질삼투압의 증가로부터 발생한다. 만약 레이첼이 신속하게 냉, 압박, 거상을 시행하지 않았다면, 부종은 더욱 많아졌을 것이다.

고찰 CHAPTER REFLECTIONS

1. 다음의 내용을 읽고 숙고하라. 각각의 개념을 명확하게 이해하였다고 느끼는가? 만약 그렇지 않다면, 본문에 맞는 부분을 다시 읽어라.
   - 염증 반응과 목적, 주요 징후, 8가지 염증사건을 설명하여라. 각각 전형적인 정형외과적 손상에 대한 관련성은 무엇인가?
   - 외상을 물리적 힘과 관련지어 정의하시오.
   - 거대외상(macrotrauma)과 미세외상(microtrauma)의 차이점을 설명하시오.
   - 대사변화, 허혈, 저산소증을 정의하시오. 이차 손상과의 관련성은 무엇인가?
   - 소듐 펌프의 기능과 염증에서의 역할을 설명하시오.
   - 만성 염증은 무엇인가?
   - 일차 손상과 이차 손상의 차이점은 무엇인가? 또 원인은 무엇인가? 그리고 어떻게 관리할 것인가?
   - 식균작용과 이 과정에서 호중구와 큰포식세포의 역할을 설명하시오.
   - 재발성 급성 염증에 대한 일반적인 오류를 설명하시오.
   - 종창을 설명하고 출혈과 부종의 차이점을 설명하시오.
   - 모세혈관 여과압력(capillary filtration pressure)이란 무엇인가? 모세혈관여과압력에 기여하는 힘을 설명하고, 급성기 정형외과적 손상 이후 어떻게 바뀌는지 설명하시오.
   - 종창의 예방과 제거의 차이를 묘사하시오. 두 과정에서 냉의 역할을 설명하시오.
2. 강사, 임상강사, 급우, 임상동료와 함께 토의할 수 있도록 3-5개의 질문을 쓰시오.
3. 급우와 함께 이 장의 개념에 대해 서로 질문하시오. 연습 1에 있는 요점을 사용하고, 연습 2를 위해 질문을 적으시오. 여러분이 이해한 것보다 더 깊은 이해가 필요하다면, 소리 내어 개념을 설명하십시오.

비판적인 사고에 대한 답변 CRITICAL THINKING RESPONSES

비판적 사고 4.1

모델은 원자와 같이 직접적으로 관찰할 수 없는 것을 시각화하거나 나타내는데 도움을 주는 비유와 묘사이다. 또한 복잡한 개념과 과정을 단순하게 표현할 수 있다. 이 장에서 정형외과적 손상 모델은 생리학적 병리학적 과정이 이 장에서의 범위를 넘어 직접적으로 관찰할 수 없는 정형외과적 손상에 대한 반응이기 때문에 두 가지 모두에 맞추어 나타내었다. 이 복잡한 과정을 모델로서 나타내어 우리는 정형외과적 손상 이후에 무엇이 일어나는지에 대한 일반적인 사고를 제공한다. 따라서 당신은 손상을 치료하는데 있어 얼음이 왜 그리고 어떻게 사용되는지 이해할 수 있다.

비판적 사고 4.2

종창을 제거하거나 감소시키기 위하여 당신은 자유단백질인 원인을 제거하여야 한다. 과도한 자유단백질의 감소없이 체액이 제거된다면 다시 발생할 것이다. 얼음은 자유단백질을 제거하는데 효과가 없다. 자유단백질은 림프계 자극에 의해 제거되어야 한다.

참고문헌 REFERENCE

1. Ferkel RD, Karzel RP, Del Pizzo W, et al. Arthroscopic treatment of anterolateral impingement of the ankle. Am J Sports Med 1991;19: 440–446.
2. Leadbetter WB. An introduction to sports-induced soft-tissue inflammation. In: Leadbetter WB, Buckwalter JA, Gordon SL, eds. Sports-Induced Inflammation. Chicago: American Academy of Orthopaedic Surgeons, 1990.
3. Anderson MK, Hall SJ, Martin M. Foundations of Athletic Training. 3rd ed. Baltimore: Lippincott Williams, & Wilkins, 2004.
4. Prentice WE. Arnheim's Principles of Athletic Training. 12th ed. St. Louis: McGraw-Hill, 2006.
5. Fisher BD, Baracos VE, Shnitka TK, et al. Ultrastructural events following acute muscle trauma. Med Sci Sports Exerc 1990;22:185–193.
6. McLeod I. Inflammation. Kalamazoo, MI: Upjohn, 1973.
7. Guyton AC, Hall JE. Textbook of Medical Physiology. 11th ed. Philadelphia: Saunders, 2006.
8. Jones P. Neutrophil. Available at: www.mult-sclerosis.org/neutrophil.html. Accessed January 2006.
9. Mathison RD, Befus AD, Davison JS, Woodman RC. Modulation of neutrophil function by the tripeptide feG. BMC Immunol 2003;4:3.
10. Nkemdirim M, Kubera M, Mathison R. Modulation of neutrophil activity by submandibular gland peptide-T (SGP-T). Pol J Pharmacol 1998;50:417–424.
11. Fujishima S, Aikawa N. Neutrophil-mediated tissue injury and its modulation. Intensive Care Med 1995;21:277–285.
12. Fialho de Araujo A, Oliveira-Filho R, Trezena A, et al. Role of submandibular salivary glands in LPS-induced lung inflammation in rats. Neuroimmunomodulation 2002–2003;10:73–79.
13. Ryan G, Majno G. Inflammation. Kalamazoo, MI: Upjohn, 1977.
14. Clancy WGJ. Tendinitis and plantar fasciitis in runners. In: D'Ambrosia R, Drez DJ, eds. Prevention and Treatment of Running Injuries. Thorofare, NJ: Slack, 1982.
15. Osterman AL, Heppenstall RB, Sapega AA, et al. Muscle ischemia and hypothermia: A bioenergetic study using ^{31}phosphorus nuclear magnetic resonance spectroscopy. J Trauma 1984;24:811–817.
16. Rote N. Inflammation. In: McCance K, Huether S, eds. Pathophysiology: The Biologic Basis for Disease in Adults and Children. 4th ed. St. Louis: Mosby-Elsevier, 2002:197–226.
17. Knight KL. The effects of hypothermia on inflammation and swelling. Athl Train 1976;11:7–10.
18. Knight KL. Cryotherapy in Sport Injury Management. Champaign, IL: Human Kinetics, 1995.
19. Merrick MA, Rankin JM, Andres FA, Hinman CL. A preliminary examination of cryotherapy and secondary injury in skeletal muscle. Med Sci Sports Exerc 1999;31:1516–1521.
20. Merrick MA. Secondary injury after musculoskeletal trauma: A review and update. J Athl Train 2002;37:209–217.
21. Jutte L. The Effects of Acute Blunt Trauma Muscle Injury and local Cryotherapy on Local TNF-a and IL-10 Concentrations. Provo, UT: Exercise Sciences, Brigham Young University, 2005.
22. Majno G, Joris I. Cells, Tissues, and Disease: Principles of General Pathology. 2nd ed. New York: Oxford University Press, 2004.
23. Weisman GB, ed. Mediators of Inflammation. New York: Plenum, 1974.
24. Johnson MG. Potential role of the lymphatic vessel in regulating inflammatory events. Surv Synth Path Res 1983;1:111–119.
25. Mutschler TA, D'Antonio JA, Ferguson GM, et al. Cold therapy reduces blood loss after primary TKA; but pain and swelling are unaffected. Orthop Today 1993;16.
26. Huether S. The cellular environment: Fluids and electrolytes, acids and bases. In: McCance K, Huether S, eds. Pathophysiology: The Biologic Basis for Disease in Adults and Children. 4th ed. St. Louis: Mosby-Elsevier, 2002.
27. Porth CM. Pathophysiology. 7th ed. Baltimore: Lippincott Williams & Wilkins, 2004.
28. Kaempffe FA. Skin surface temperature reduction after cryotherapy to a casted extremity. J Orthop Sports Phys Ther 1989;10:448–450.

5 장

급성기 정형외과적 질환의 즉각적인 치료

Immediate Care of Acute Orthopedic Injuries

장 개요

CHAPTER OUTLINE

머리말 OPENING SCENE

응급처치 강의 도중 강사는 세미에게 염좌, 좌상, 베임, 그리고 찰과상 후에 거의 보편적으로 얼음을 적용하라고 하였다. 그것은 세미가 운동 트레이닝 반에서 관찰하였던 것과 일치하였고, 그 생각에 동의하였다. 그는 얼음에 관하여 많은 질문을 가지고 있음을 깨달았다. 손상 이후에 언제 얼음을 적용할 것인지? 사용하는 얼음은 어떤 종류인지? 피부 위에 얼음을 직접 적용하는 것이 괜찮은지? 피부와 얼음백 사이에 수건을 놓는 것은 어떤지? 얼음의 적용은 얼마나 해야 하는지? 얼음은 종창이나 통증 또는 둘 다 감소시키는데 사용하는지? 단지 얼음이 즉각적인 치료인지? 압박, 거상, 휴식은 무엇인지? 쉬는 시간 세미는 이런 문제에 대하여 질문했다. 그러나 대다수 강사의 대답은 실망스러웠다. 기본적이며, 간단한 모달리티가 왜 그렇게 혼동스러운지에 대하여 그는 놀랐다.

RICES: 즉각적인 치료의 처방
RICES: The Prescription for Immediate Care

4장에서 우리는 손상 이후에 발생하는 생리학적, 병리학적 시리즈로 염증 반응을 토의하였다. 이러한 변화들의 일부는 없으면 치료가 되지 않으며(6장 참조) 치료의 필수적인 전제조건이다. 하지만 변화의 일부는 손상을 악화시키기도 하고 회복 기간을 연장시키켜 복잡하게 만든다. 즉각적인 치료 기술은 원하는 변화들은 발생하도록 하고 원하지 않는 변화들을 제한하도록 계획하여 치유과 회복을 촉진시킨다.

RICES로 알려져 있는 휴식, 얼음, 압박, 거상과 고정을 알맞게 적용하였을 때 이차 손상, 종창, 근경축, 통증과 신경억제를 제한한다(그림 5.1). 이러한 노력들은 손상에 대하여 빠른 치유를 가져오고 장애 시간을 감소시킨다. RICES 사용에 대하여 불신이 없는 것으로 보여지지만, 병태생리학적인 반응 그리고 사용에 대한 특정한 프로토콜, 모달리티에 대하여서는 혼동이 있다.

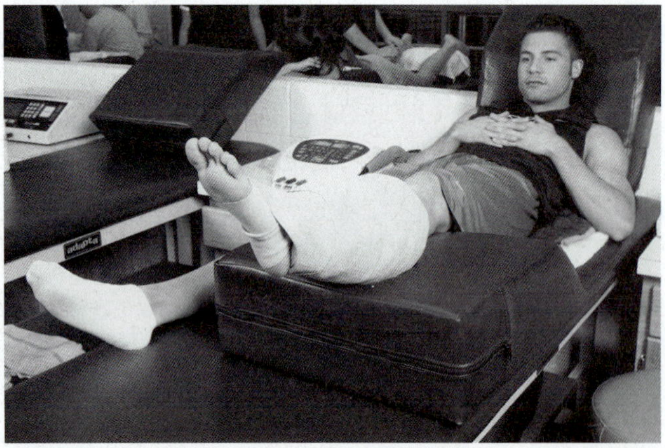

그림 5.1. 모든 급성기 질환의 즉각적인 치료는 RICES를 포함한다: 휴식(rest), 냉(ice), 압박(compression), 거상(elevation)과 안정(stabilization)

모달리티 MODALITY MYTH

즉각적인 치료

다음은 정형외과적 손상의 즉각적인 치료에 대한 모달리티 전설이다:

- 급성기 치료와 즉각적인 치료는 동일하다.
- 얼음은 종창을 감소시킨다.
- 즉각적인 치료의 목적은 염증을 감소시키는 것이다.
- 얼음의 목적은 출혈을 감소시키는 것이다.
- 염증과 종창은 같은 것이다.
- 얼음은 즉각적인 치료동안 20분 동안 적용해야 한다.
- 모든 손상은 같은 양의 시간으로 치료되어야 한다.

이것은 각각 이번 장에서 논의될 것이다.

즉각적인 치료와 급성기 치료
IMMEDIATE CARE VS. ACUTE CARE

손상은 보통 급성기와 만성기로 구분된다. **급성기 손상**(acute injuries)은 예를 들면, 염좌, 좌상, 타박상과 같은 갑작스러운 발병, 고강도 힘에 의한 원인, 짧은 기간을 가진다. **만성 손상**(chronic injuries)은 두 가지 형태로 힘줄염이나 활액낭염과 같이 오랜기간 동안 낮은 강도 힘이 원인이 되는 것과 만성 발목 염좌와 같이 재발되는 급성 손상이 있다.

급성기(또는 재발성 급성) 손상의 치료는 종종 급성(0-4일), 아급성(5-14일), 급성후(14일 후)인 3가지 단계로 나뉘어진다. 이러한 분류가 광범위하게 사용됨에도 불구하고 여기에는 3가지 문제점이 있다.

- 즉각적인 치료와 응급처치의 개념을 구체화시키지 못했다.
- 급성기 치료의 기간이 너무 넓다. 손상 후 10분 안에 이루어지는 치료는 손상 3일 이후 이루어지는 치료와는 차이가 많다. 따라서 급성기 치료는 더 작게 세분하여야 한다.
- 손상의 형태와 정도에 따라 손상 치유 비율이 다르다. 따라서 치료는 특정한 시간 틀이 아니라 환자의 예후에 따라 나타내어야 한다.

급성기 손상 치료의 단계(Stage of acute injury care)

우리는 다음과 같이 급성기 손상 치료의 분류를 제안한다. 일반적 시간적 틀은 논의되는 특정한 기술에 도움이 되는 판단의 기준으로서 고려되어야 한다.

실제 환자 치료는 이러한 일반적인 시간적 틀이 아닌 환자의 필요와 예후에 기초를 두어야 한다.

1. **급성기 치료:** 0~4일
   - **응급치료:** 만약 필요하다면, 심폐소생술(CPR)이나 병원 이송과 같은
   - **즉각적인 치료:** 0~12 시간
   - **과도기 치료:** 12시간에서 4일
2. **아급성기 치료:** 4~14일 이 단계에서의 손상은 급성기로 넘어간다. 하지만 여전히 다소 급성기에 가깝다.
3. **급성후 치료:** 14일 이후

ICE, RICE, RICES?

ICE의 약자는 의사 소통을 위하여 급성기 손상 치료의 얼음(ice), 압박(compression), 거상(elevation)을 결합하여 만들어졌다. 대부분의 임상가들은 활동의 감소와 손상된 부분의 휴식이 환자에게 표준적인 실행의 일부가 되기 때문에 RICE라고 사용한다. PRICE는 손상이 더 악화되는 것으로부터 보호(protect)의 필요성을 강조시킬 때 종종 사용된다. 우리는 RICES 사용을 택한다. 왜냐하면 고정(stabilization)이나 부목(splinting)은 손상부위를 보호하는 것 뿐만 아니라, 통증과 신경억제를 감소시킨다.

RICES는 손상이 더 심해지는 것을 방지하기 위해 적용되고, 다음의 발달을 감소시키거나 최소화한다.

- 종창
- 통증
- 근 경축
- 신경 억제
- 이차 손상

따라서:

- 전체손상

염증이란 무엇인가? 아니다. 4장을 다시 살펴보시오.

리스트에 언급된 각각의 구성요소는 중요하다. 그러나 전문적이고 대중적인 관심의 대다수는 냉적용을 통하여 종창을 조절하는 것이었다. 이것은 다소 근시안적이다. 따라서 우리는 이 장에서 다룰 것이다.

RICES의 효과에 대한 증거
EVIDENCE FOR THE EFFECTIVENESS OF RICES

대부분의 스포츠 의학 임상가들은 급성기 근골격계 손상에서 손상 후(첫 10~20분 이내 시작된) 즉각적으로 RICES를 사용하는 것이 종창 조절과 다른 부정적인 **휴유증**(sequelae)이나 이후의 영향을 조절할 것이라고 받아들인다. 그러나 이 견해에 모두 동의하는 것은 아니다. 냉을 부정확하게 적용하였던 연구를 인용하여 일반적으로 동의하지 않는 사람들이다. 그들의 결론은 부적절한 냉의 적용은 효과가 없었으나 냉이 효과가 없는 것은 아니다라고 하였다. 또 다른 사람들은 임상적인 증거가 충분하지 않기 때문에 동의하지 않는다.

RICES에 대한 몇몇 임상 연구들은 치료의 효과를 지지해준다.[5,6] 이 연구는 병원 환자를 대상으로 하여 전형적인 운동 경기에서 일어나는 것처럼 치료가 빠르게 시작된 것은 아니다. 치료가 좀 더 일찍 시작되었다면 결과가 더 인상적이었을 것이다.

임상적인 연구가 부족한 원인은 운동 트레이너가 RICES의 효과에 많은 확신을 가져 대조군으로 설정된 선수의 치료 억제에 대하여 양심적이지 못했기 때문이다. 운동 트레이너들은 RICES가 필요하다고 알고 있지만, 적절한

치료를 받지 못한 선수의 결과를 많이 보았기 때문이다(손상은 구내에서 떨어져 발생하기 때문에). 추가적으로, 이 연구들은 병원에서 치료한 환자를 대상으로 하여 즉각적인 치료로 RICES를 빨리 적용하지 않았기 때문에 병원에서는 도움이 되지 않았다.

RICES 사용에 대한 손상의 종류
TYPES OF INJURIES FOR USING RICES

모든 급성기 근골격계 손상은 RICES로 치료되어야 한다. 조직 손상의 모든 경우는 이차 손상의 잠재성이 있다. RICES 치료의 실패는 더 많은 연부조직의 손상을 가져오고 최종적인 손상의 해결을 늦춘다.

일부 저자들은 염좌와 탈구에 RICES를 주장한다. 그러나 단지 냉팩은 좌상을 위한다. 거기에는 이 추천에 대한 논리가 없다.[7] 모든 급성기 정형외과적치료는 RICES로 치료되어야 한다.[8]

RICES의 이론적 기초
The Theoretical Basis for RICES

RICES의 각각의 요소는 치료 효과에 기여한다. 이 요소들 중 필요 없는 것은 아무것도 없다. 각각의 요소가 인체에 어떻게 반응하는지 이해하는 것은 RICES 사용에 있어 많은 도움이 될 것이다.

휴식은 손상 악화를 제한한다.
REST LIMITS INJURY AGGRAVATION

즉각적인 치료동안 휴식은 손상당한 부위를 가능한 적게 움직인다는 뜻이다. 목표는 손상 받은 조직이 악화되어 손상의 악화와 통증을 유발하지 않도록 하여 통증-경축-통증 고리에 영향을 미치도록 하는 것이다. 일부는 즉각적인 치료동안 휴식을 활동하지 않는 것이라기보다는 활동의 감소를 의미하는 상대적 휴식(relative rest)이라고 정의한다. 이러한 철학은 4~5일 동안 즉각적인 치료가 지속된다는 치료에 대한 올바르지 못한 정의에서 비롯되었다. 급성기 손상 치료의 단계에 따라 더 일찍 시작되며 즉각적인 치료동안 환자는 가능한 활동하지 않아야 한다. 과도기 치료시 휴식은 손상을 보호한다는 의미를 갖지만 ,신체의 휴식은 건강상태 악화를 보호한다.

손상 이후의 통증문제는 불편한 것뿐만 아니라, 통증에 대한 인체의 반응도 포함된다. 통증은 스스로를 보호하기 위해 문을 닫으며 그러한 과정을 신경억제(neural inhibition)라 하고, 근력과 관절가동범위와 같은 정상 신경근 기능의 감소나 억제를 뜻한다. 대부분은 활동억제이다. 종종 이러한 신경억제는 손상이 다 치유된 이후에도 오랫동안 계속된다. 따라서 환자를 정상적인 활동으로 완전히 되돌아 가는 것을 방해한다. 손상 이후 즉각적인 휴식(통증이 원인이 되는 부위의 활동수준을 낮춤)은 신경억제의 합병증을 감소시킨다.

적용 팁 APPLICATION TIP

질병과 같은 통증 피하기. 경험에 바탕을 둔 재활을 위한 2가지 방법이 있다. "만약 다쳤다면, 하지 마라" 그리고 "통증이 나타나면 그것을 넘지 마라" 고통없이 얻는 것도 없다는 개념은 운동조건에서는 맞다. 그러나 재활과정동안은 전적으로 틀리다. 통증은 신경억제 때문에 재활이 연장된다(8장 참조). 그것은 환자에게 어떻게 힘들게 할 것인가가 아니라, 환자에게 현명하게 할것인가의 문제이다. 환자에게 강요가 아니라, 그것을 헤치고 나가 통증을 피하며 일하라고 말하라.

하지의 손상 이후 환자에게 목발을 사용하는 첫 번째 이유는 통증을 제거하기 위한 것이다. 통증때문에 절뚝거린다. 환자가 다리를 쩔뚝거리며 걸을 수 있다고 생각한다 할지라도, 그것은 통증을 일으키고 신경억제를 일으킨다. 환자는 정상적으로 걸을 수 있을 때까지 항상 목발을 사용하여야 한다.

너무 적은 활동은 너무 많은 활동처럼 해로울지도 모른다. 너무 적은 활동의 결과는 다음과 같다.

- 치유 지연
- 유착
- 근육 위축
- 건강 약화
- 기술이 녹슴
- 자신감 감소

당신은 환자를 가능하면 더 큰 문제없이 활동할 수 있

도록 해야 한다. 보통 이것은 손상당하지 않은 신체의 부위를 최대한 운동시키고, 손상당한 부위를 통증이 발생하지 않는 수준에서 운동하도록 한다는 것을 의미한다.

비판적 사고 5.1 *중증도의 발목관절 염좌 3일 후 목발을 사용하는 환자에게 3점 보행(손상된 다리를 보호하기 위하여 목발을 사용하지만 양쪽 다리 모두를 이용한다)이 뛰기 보행(손상된 다리의 압력이 가해지지 않는다)보다 왜 더 효과적인가?*

냉은 이차 손상을 제한한다.
ICE LIMITS SECONDARY INJURY

즉각적인 처치의 중요 목적은 종창을 조절하는 것이라고 많이 생각한다. 종창의 조절은 중요하다. 그러나 이것은 즉각적인 치료의 부분일 뿐이다. 이차 손상과 신경억제의 제한은 종창을 조절하는 것보다 더 중요하다.

4장의 설명과 같이 종창은 조직에서 외부 체액과 세포물질때문에 조직의 체적이 증가하는 것이다. 손상당한 조직에서의 직접적인 출혈과 부종 형성 때문에 발생한다. 부종은 혈관계와 세포밖 공간 사이에서 정상 체액 교환이 이루어지지 않아 안으로 들어가는 것보다 순환계의 바깥으로 움직이는 양이 더 많아 세포 밖 공간에 체액이 축적될 때 형성된다. 따라서 조직에서의 체액 축적이다. 냉적용은 일반적으로 종창을 치료하기 위해 사용된다.

냉치료(cryotherapy), 치료적 냉이 정형외과적 질환에 즉각적으로 사용되어야 하는 2가지 중요한 이론이 있다. 혈액 흐름을 감소시킨다는 이론과 이차 손상을 감소시킨다는 이론이다.

혈액의 흐름을 감소시킨다는 이론
(The decreased blood flow theory)

즉각적인 치료에 대한 전통적인 이론은 냉(cold)이 혈류를 감소시킨다는 것이다.[7,11] 이 이론의 논리는 다음과 같다.

- 냉은 혈관 수축을 일으키는 원인이 되며
- 혈류의 흐름을 감소시켜
- 출혈을 감소시킨다.
- 따라서 종창이 감소된다.

냉(cold)은 혈관 수축을 일으키고 혈관 투과성을 감소시킨다. 압박은 근원적인 혈류흐름을 감소시키고,[13,14] 거상은 혈압을 감소시킨다.[15] 그러나;

- 냉은 손상 후 5~10분 이내로 빨리 적용되는 경우가 드물다. 손상에 대한 대략적인 평가조차도 5~10분이 걸린다. 경기장이나 장소로부터 환자를 이동하고, 경기용 보호 장구를 벗고, RICES를 적용한다. 종종 경기장 밖에서 손상에 대한 폭넓은 평가가 이루어지고 따라서 시간은 더 길어진다.
- 일단 최종적으로 냉이 적용되면, 목표 조직의 뚜렷한 온도 감소는 5~30분(손상의 깊이에 따라 다르다)이 걸린다.
- 대부분의 손상은 손상 이후 수 분 이내로 응고를 발생시킨다. 따라서 출혈은 손상 부위에서 혈관이 수축되기 훨씬 이전에 멈추게 된다.
- 따라서 종창에 대한 냉치료의 효과는 순환을 감소시킬 수 없다.

혈액의 흐름이 감소된다는 이 비논리적인 기초에도 불구하고, 많은 사람들은 여전히 그것을 믿고 있다.[7]

이차 손상을 감소시킨다는 이론
(The decreased secondary injury theory)

1976[17]년에 발표되어 1995[18]년과 2002[19]년에 수정된 또 다른 이론으로 냉치료(cyrotherapy)는 출혈에 거의 효과가 없고, 오히려 2차 손상과 부종을 양을 제한한다는 것이다.[17] 이 이론의 근거는 2가지이다. 첫째;

- 냉 치료가 없으면, 일차 손상으로 미세구조가 손상된 조직의 세포나 일차 손상 말초부위의 많은 세포는 부적절한 혈액과 산소공급으로 인해 이차적 대사손상을 겪는다.
- 냉치료는 이러한 세포의 대사 요구를 감소시켜 산소의 필요성이 감소된다. 일시적인 휴면상태가 된다.
- 이러한 세포들은 따라서 순환의 감소로 인하여 허혈상태가 된다.
- 그 결과 이차 대사 손상이 감소된다. 따라서;
  - 전체적 손상의 감소
  - 큰포식세포에 의하여 만들어지는 자유단백질 감소
  - 부종 감소

둘째는:

- 손상된 세포는 화학적 매개체를 방출하여 조직이나 인접한 손상 당하지 않은 세포를 공격한다. 따라서 이차 효소손상의 원인이 된다.
- 감소된 이차 대사 손상은 이러한 화학적 매개물을 방출하는 세포의 손상이 더 적다는 것을 의미한다.

이차 손상이 감소된다는 이론은 그림 5.2에 나타나 있다. 냉치료는 일차 손상에는 효과가 없으며 응고가 형성되기 전 발생하는 출혈에도 효과가 없다. 일차 손상에 대한 효과는 전혀 없으며 출혈은 발생한다. 냉치료의 빠른 적용은 이차 손상의 양을 감소시킨다. 하지만 그것을 전부 제거하지는 못한다.

따라서 즉각적인 치료 동안 냉치료의 주된 목적은 이차 손상을 예방하거나 최소화하는 것이다. 감소된 이차 손상으로 전체적인 손상이 감소되면, 회복해야 되는 손상 조직도 감소된다. 제거되어야 하는 조직 파편들이 감소되기 때문에 회복과정은 더욱 더 짧아지며 회복은 빨리 시작된다. 전체 손상이 감소되면 회복은 빠르게 진행된다.

냉치료와 대사 (Cryotherapy and metabolism)

냉치료는 조직 대사를 감소시키고, 감소된 공급으로 산소 요구량의 균형을 맞추어 이차 대사 손상을 제한한다(그림 5.3). 혈관의 손상과 염증 반응으로 인한 혈관역학의 변화는 산소공급을 감소시킨다. 온도 저하는 세포의 에너지 대사 요구를 감소시켜 조직에서 산소의 필요성을 감소시킨다. 이 이론은 조직 이식을 위해 보존된 장기와 같다. 한 부위에서 장기는 제거되어 얼음으로 된 냉각 장치에 싸여 먼 거리로 수송된다. 그리고 안전하게 다른 신체로 이식된다.[24,25]

조직 온도와 대사 사이에는 직접적인 관련성이 있다(그림 5.4).[20-22] 냉각이 되면 될수록 대사는 더 많이 감소된다. 그리고 신속한 냉의 적용은 더 많은 효과를 나타낸다. 냉치료는 최대 효과를 위하여 손상 직후, 수분 이내에 적용되어야 한다.

이 기간 동안 열의 적용은 반대 효과를 나타낸다. 열은 대사를 증가시켜 조직의 산소 소비를 증가시킨다. 이것은

* 더 자세한 것을 위하여 6장의 Knight[18] 참조

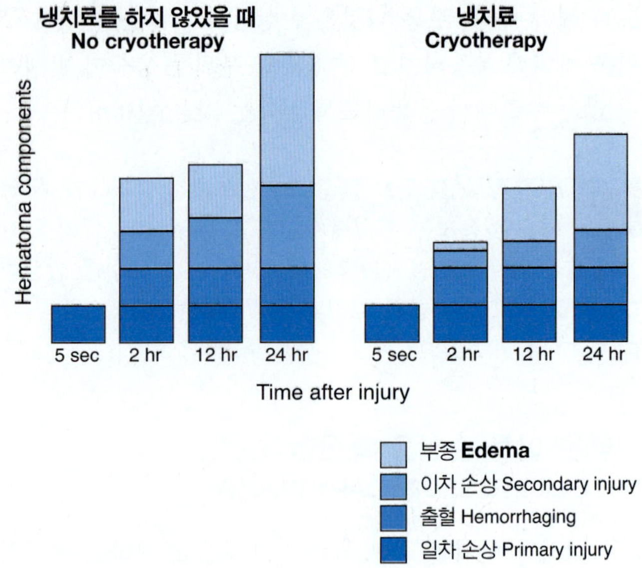

그림 5.2. 급성기 정형외과 질환의 구성요소에 대한 즉각적인 냉치료(cryotherapy) 효과 모델: 일차적 손상, 이차적 손상, 출혈과 부종(Kinght의 허가하에 인용[17]).

더 많은 이차 손상을 가져오기 때문에 전체 손상을 증가시킨다.

냉치료와 종창: 출혈이 아닌 부종 감소 (Cryotherapy and swelling: decreased edema, not hemorrhage)

냉치료는 부종을 감소시킨다. 그러나 출혈에 대한 효과는 적다. 정형외과적 질환에서 출혈성 관절증(hemarthrosis)과 goose egg는 제외하고, 대부분의 종창은 출혈이 아닌 부종으로부터 발생한다. Goose egg는 피부 표면이 늘어나 인접된 중간이나 큰 혈관이 파손될 때 발생한다. 출혈은 늘어난 피부 안으로 즉시 발생하며 혈액 덩어리를 만든다. 출혈성 관절증은 관절에서의 혈액이 존재하는 것으로 관절주머니가 손상될 때 발생한다. 관절주머니 안의 활액은 응고를 방해하며 관절에서 혈액의 유출은 계속된다.

부종은 언제 발생하는가? 얼음은 언제 적용되는가? (When does edema occur? When should ice be applied?)

대부분의 부종은 손상 후 몇 시간 내로 발생한다. 염증과정은 조직 파편을 자유단백질로 분해하여, 조직교질 삼투압(TOP)와 모세혈관 압력(capillary filtration pressure)이 증가된다. 시간이 지나면 모세혈관 압력 변화는 조직액을 증가시킨다. 급성기 손상 이후 몇 시간 동안의 작은

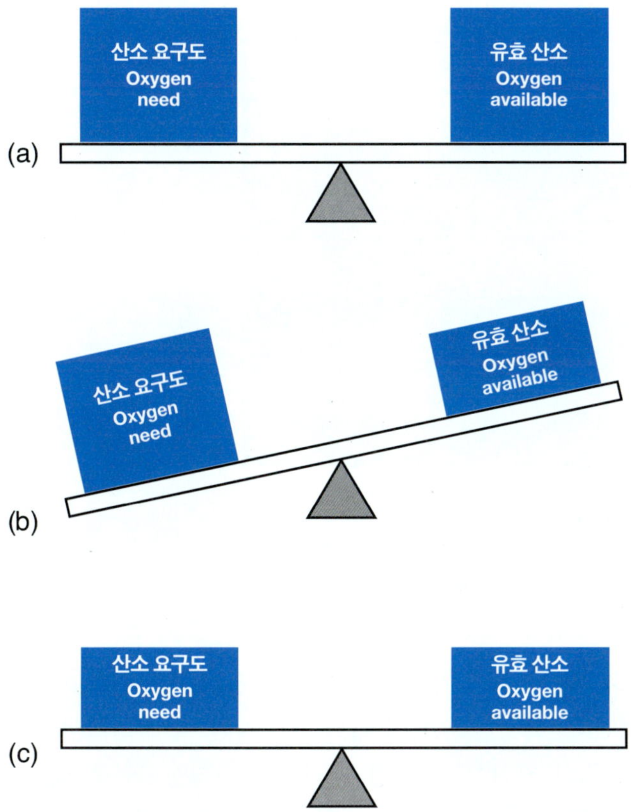

그림 5.3. (a) 손상 전 산소공급과 소비가 균형을 이루고 있다. (b) 손상 후 순환이 감소되기 때문에 산소공급이 정당하지 않아 필요성이 증가된다. (c) 조직 냉각에 의해 요구가 감소되어 다시 균형을 이룬다.

종창은 침대로 가야할 만큼 대단한 것은 아니지만, 다음날 일어났을 때 뚜렷한 종창과 부종이 형성된다.

그러나 부종이 형성되기 시작하는 몇 시간 내에 얼음을 적용하는 것이 적절하다고 하는 것은 잘못된 인식이다. 냉을 손상 이후 수 분 이내로 일찍 적용할수록 더 효과적이다.

냉은 어떻게 부종을 감소시키는가? (How does ice decrease edema?)

냉치료는 TOP를 감소시키지 못한다. 하지만 조직 파편의 양을 제한하여 증가되는 양을 조절할 수 있다(표 5.1). 이것은 대사 감소와 투과성 감소 두 가지 방법으로 이루어진다. 대사감소는 2차 대사 손상을 제한하여 조직 파편을 감소시킨다. 감소된 조직 파편은 자유 단백질의 양을 제한하여 조직의 교질삼투압을 낮춘다.

혈관벽의 투과성의 증가는 정상적인 염증반응에 있어 필수적이다. 혈관벽을 통하여 백혈구가 통과할 수 있도록 하며, 투과성은 단백질을 함유한 많은 양의 체액이 빠져나오도록 한다. 이 단백질은 TOP 증가와 부종을 증가시킨다.

따라서 냉치료는 손상 후 즉시 사용될 때 손상의 확장을 제한할 뿐만 아니라, 손상의 결과로 발생하는 부종의 양을 제한한다. 하지만 일단 이차 손상이 발생하면 냉치료는 부종이나 종창에 효과가 없을 것이다.

부종을 조절하기 위한 압박 COMPRESSION CONTROLS EDEMA

압박은 모세혈관 밖의 압력을 증가시킨다. 삼투압이 아닌 모세혈관 여과압력을 감소시켜 부종이 형성되는 것을 조절한다(표 5.1). 외부 압력(압박)은 부종이 형성되기 시작할 때 가장 유용하며 부종이 계속되는 동안 효과적일 것이다. 부종이 발생하는 시점을 정확히 알지 못하기 때문에 압박은 손상 후 수 분 이내에 적용되어야 하고, 부종이 치료될 때까지 계속되어야 한다.

압박은 정상체액 교환에는 효과가 없다. 이 개념은 풍선을 들어 설명하는 것이 도움이 될 것이다. 풍선이 물로 채워질 때 풍선은 확장된다. 풍선을 열면 팽팽함을 유지하지 못하고 풍선의 탄력은 물을 밖으로 내보낼 것이다. 풍선에 먼저 돌을 넣어두면, 물은 돌 사이로 들어간다(그림 5.5). 돌 틈새에 물을 충분히 넣어 빈 공간이 차더라도 돌이 풍선의 탄력을 극복하기 때문에 물은 풍선밖으로 나오지 못한다. 이것과 비슷하게 풍선을 짜거나 풍선 주변을 탄력 붕대로 감아도 물에 대하여는 영향이 없을 것이다. 더 많은 물을 추가하면 돌을 넘어 풍선은 확장되고, 압력은 풍선의 탄력성에 의해 물이 바깥으로 나온다. 탄력 붕대는 종창을 가진 풍선 둘레를 감아 외부 압력을 증가시킨다. 또한 탄력 붕대는 추가적인 물이 공급되기 전, 풍선 둘레를 감아 물이 더 들어가는 것을 어렵게 한다. 인체에서도 이와 같다. 정상적인 발목 주변에 탄력 붕대는 체액교환에는 효과가 없지만 종창을 지연시키거나 재흡수시킨다.

지속적인 압박은 즉각적인 치료동안 부종을 예방하기 위하여 필수적이고, 간헐적인 압박은 부종을 제거하기 위한 목적일 때 더 효과적이다(표 5.2). 간헐적인 압박은 림프계를 자극하여 조직에서부터 조직 파편이 제거되도록 한다(간헐적인 압박은 이 장의 뒷부분에서 더 자세하게 논의된다).

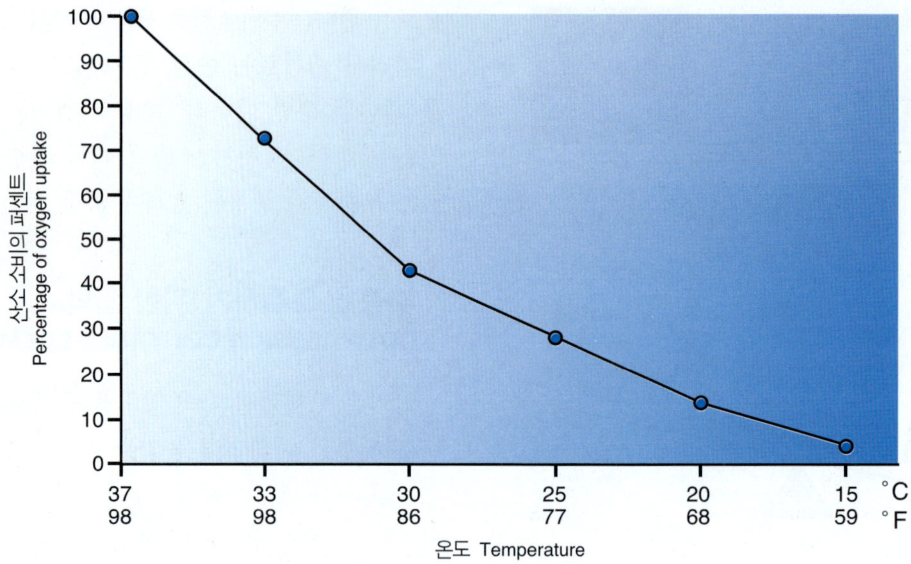

그림 5.4. 조직온도와 산소 소비의 관계. 조직이 냉각될수록 대사가 작아진다. (Blair의 허가후 인용)

압박은 또한 냉팩의 냉각 효과를 증대시킨다. 아마도 표면의 혈관을 압박하여 조직으로 전달되는 열의 양을 감소시키기 때문이다(그림 5.6).[17]

부종을 조절하기 위한 거상
ELEVATION CONTROLS EDEMA

거상은 모세혈관의 정수압(CHP)을 감소시켜 모세혈관 밖으로 체액이 빠져나오게 되는 주요한 원인(손상당하지 않은 부위에서)을 감소시킨다(표 5.1 참조). 또한 거상은 조직의 정수압을 감소시킨다. 하지만 THP가 적고 체액 여과에 대한 효과가 적기 때문에 중요성은 크지 않다.

4장에서 물의 무게 때문에 정수압이 발생한다고 설명하였다. 특정한 부위에 물이 많아지면 이 지점에서 정수압이 더 커진다. 모세혈관 정수압은 거상되었을 때보다 신체가 의존적인 자세를 취할 때 수분이 많아지기 때문에 더 높아진다.

신경억제를 제한하기 위한 안정
STABILIZATION LIMITS NEURAL INHIBITION

안정의 목적은 손상당한 부위를 지지하여 주변 근육을 이완할 수 있도록 하는 것이다. 이것은 통증과 신경 억제 두 가지 모두를 감소시킨다. 안정을 압박과 휴식으로 혼

표 5.1 급성기 손상 이후 모세혈관 여과압력에 대한 RICES의 효과

모세혈관 여과압력 구성 요소	정상 평균 압력 (MM HG)*	압력의 변화			
		손상	냉	압력	거상
모세혈관 정수압	+23				↑
교질 삼투압	+10	↑	Less ↑		
조직 정수압	−1~4	↑			
모세혈관 교질삼투압	−25				
그 외	0			↓	
전체†	−4~7	↑	↑	↑	↑

* 압력이 양수일 때 체액을 조직으로 움직이고, 압력이 음수일 때, 체액은 조직의 비깥으로 움직인다.

† 냉 적용, 압박, 거상에 의한 전체적인 압력 변화는 치료에서 각각이 하나가 되어 추가적인 효과를 나타낸다.

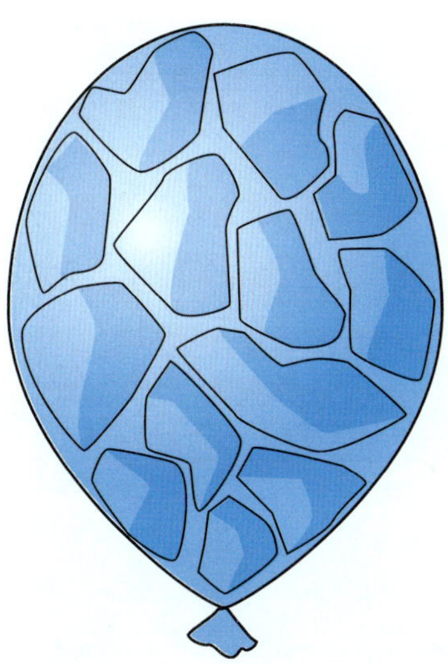

그림 5.5. 풍선 안의 돌은 손상당하지 않은 조직에 대한 압박이 어떻게 조직 체적에 효과가 없는지를 보여준다. 돌은 풍선의 구조 (조직에 대한 골격과 근육과 같은) 를 유지시켜 외부 압력에 대하여 붕괴되는 것을 방지한다.

동해서는 안된다. 이것의 목적은 조금 다르다. 사실 안정은 압박을 제공하거나 손상당한 신체 부분을 휴식하도록 할지 모른다. 하지만 이것들은 단지 이차적인 효과이다.

근보호(muscle guarding)는 손상에 대한 원하지 않는 결과이다. 신체는 근경축(spasm)을 통하여 손상받은 조직을 더 많은 손상으로부터 보호하려고 하기 때문에 손상 주변의 관절에 부목과 같은 역활을 한다. 하지만 근경축은 통증을 만들고 더욱 근경축이 많아지게 된다. 이것은 다시 통증을 일으키고 이러한 상태는 계속된다. 따라서 통증-근경축-통증의 순환고리가 계속된다. 초기의 안정은 근육을 이완시키고 이러한 고리를 제거한다. 다양한 브레이스와 부목이 안정을 위해 사용될 수 있다.

비판적 사고 5.2 *이 장의 초반에 우리는 냉치료는 다소 생략하여 종창 조절에 대한 RICES에 중점을 맞추어 중요성을 설명하였다. 이와 같이 설명한 것에 동의하거나 동의하지 않는 이유는 무엇인가?*

냉치료에 대한 물리학과 생리학
The Physics and Physiology of Cryotherapy

인체에 냉이 적용될 때 그것이 적용된 부위 구조를 냉각시킨다. 이 말은 간단하고 분명하게 들리지만, 그것은 냉각의 양을 결정하는데는 많은 요소가 있다. 첫째, 우리는 냉에 대한 정의를 해야 한다. **냉**(cold)은 물리적인 물질이 아니다. 그것은 단지 원자나 분자의 운동에너지(kinetic energy)인 **열**(heat)이 없는 상태이다. 냉은 이와 관련된 상태이다. 예를 들면, 미국의 북쪽에서 뜨거운 여름 이후 기온이 40° F(4.4° C)가 될 때 당신은 춥다고 느끼고 자켓을 입고 싶어한다. 그러나 3월 추운 겨울 이후 기온이 40° F(4.4° C)로 올라가면, 당신은 따뜻하다고 느끼고 자켓을 벗고 싶어한다.

열 전달의 생리학
THE PHYSIOLOGY OF HEAT TRANSFER

냉각되는 동안 열은 전도과정을 통하여 신체 조직에서 냉 모달리티까지 이동된다. **전도**(conduction)는 서로 접촉하고 있는 두 물질 사이에서 에너지 교환이다. 열은 동일해질 때까지 에너지가 높은 신체 부위에서 에너지가 낮은 신체로 움직여 따뜻한 부위는 차가워지고, 차가운 부위는 따뜻해진다.[28]

전도율 (Rate of conduction)

열전도의 비율 그리고 조직온도 감소의 비율은 여러 가지 요인의 상호작용에 영향을 받는다. 이것은 인체에 열을 적용할 때 표층열 모달리티 적용 원리와 동일하다(11장에서 논의된다).

- *인체와 냉 모달리티 사이의 온도 차이.*[29,30] 열은 95° F(35° C)인 조직에서부터 77° F(25° C) 팩보다는 50° F(10° C)인 냉팩으로 빠르게 전도될 것이다.

표 5-2 냉과 압박에 의한 종창 조절

모달리티	부종 조절이나 제한	종창 제거
냉, 간헐적 (39-50분)	×	
압박, 지속적	×	
압박, 간헐적		×

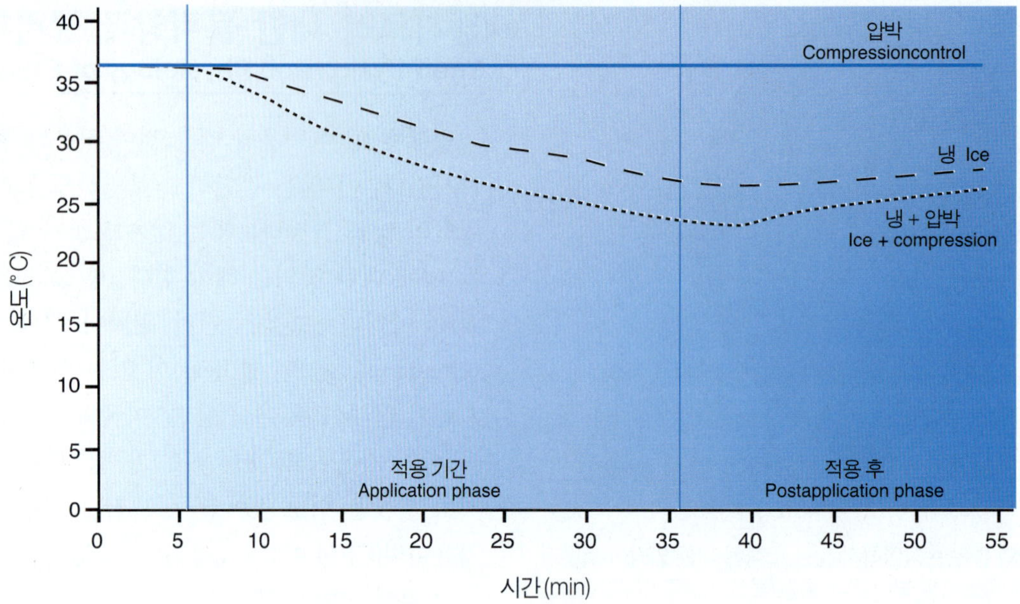

그림 5.6. Crushed ice packs 위의 탄력랩에 의한 압력은 냉팩을 단독으로 적용한 것보다 온도를 더 많이 감소시킨다.

- *열이나 냉각 모달리티로부터 신체의 재생.* 조직이 모달리티에 의해 열을 잃어버릴 때 열을 잃어버린 일부 조직은 혈관 순환과 주변 조직의 전도되는 열에 의해 다시 온도가 되돌아온다. 동시에 열은 냉모달리티를 포기하거나 유지하며 온도가 올라가거나 모달리티로부터 나누어진 낮은 온도를 유지한다(예를 들면, cryomatic unit). 신체의 재가열과 모달리티의 재냉각은 모두 온도 차이에 영향을 미친다.
- *냉 모달리티의 열저장 용량*(다음 부분에서 설명된다). 다양한 모달리티는 따뜻해지기 전 열의 양의 차이가 난다. 따라서 많은 양의 열을 받아들일 수 있는 모달리티는 모달리티와 조직 사이에 더 많은 온도 차이를 유

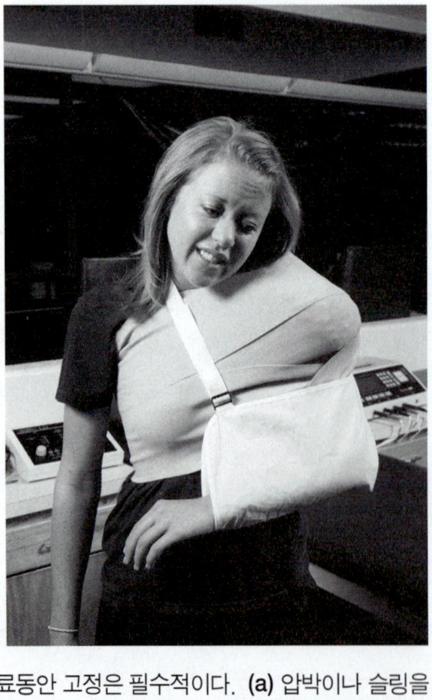
A

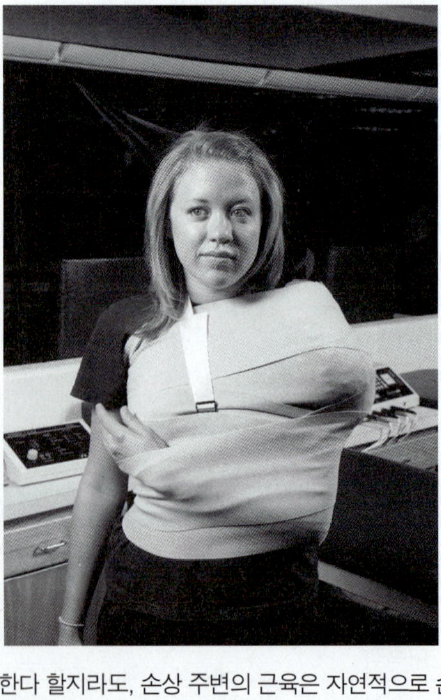
B

그림 5.7. 즉각적인 치료동안 고정은 필수적이다. **(a)** 압박이나 슬링을 사용한다 할지라도, 손상 주변의 근육은 자연적으로 손상을 보호하기 위하여 근경축을 일으키고 통증을 야기한다. **(b)** 조정은 근육이완을 돕고 통증-근경축-통증의 순환고리를 끊는다.

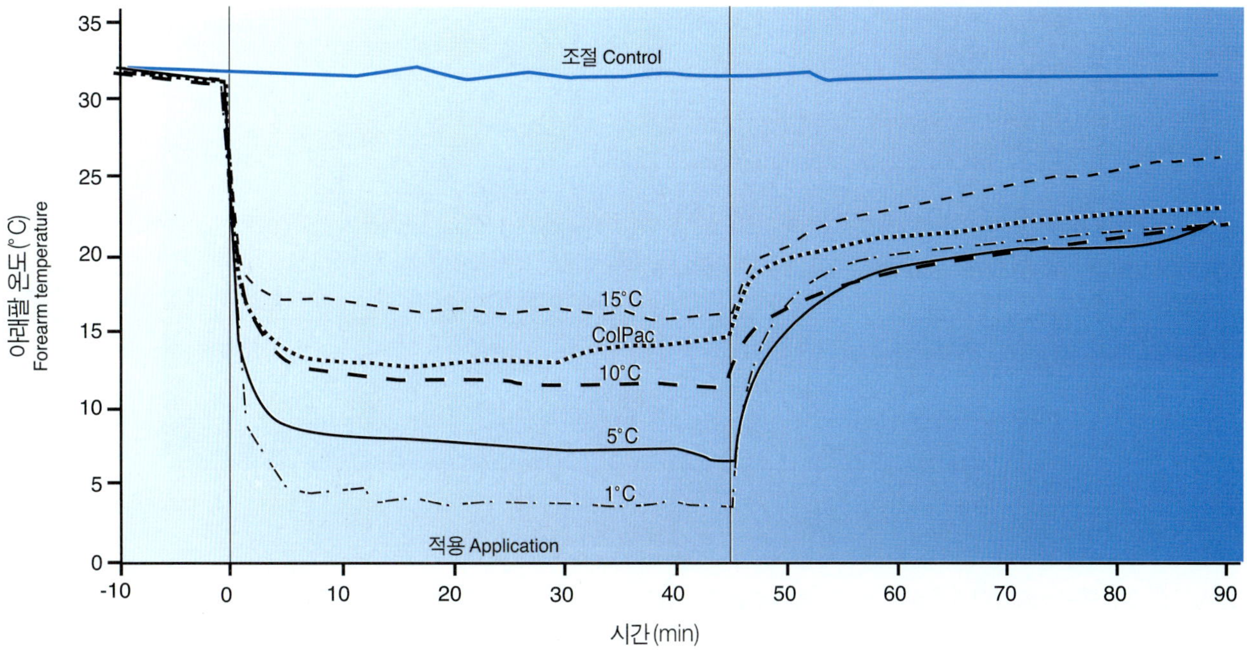

그림 5.8. 신체와 냉모달리티 사이의 접촉량에 따른 냉각효과. 32° F (0° C) 냉팩과 50° F (10° C) 물 침수의 적용동안 조직 온도가 비슷한 것에 주목하라(Knight 등의 허가 후 재인쇄[31])

지할 것이다. 크기를 제외하고 동일한 2개의 냉팩이 있다면, 큰 것은 더 많은 열저장 용량을 가질 것이다.

- *냉 모달리티의 크기.* 큰 냉팩은 받아들일 수 있는 열이 더 많다.
- *냉팩으로 접촉되는 조직의 양.* 접촉되는 부위가 많을수록 신체로부터 많은 열을 가져가 더 많이 냉각될 것이다. 이것은 아래팔을 50° F(10° C)의 물에 넣을 때 32° F(0° C)의 냉팩과 동일한 온도로 내려가는지에 대한 이유이다. 만약 다른 것도 이와 같다면, 큰 냉팩은 작은 것 보다 더 많은 신체부위를 냉각시킬 것이다. 왜냐하면 신체의 많은 부분을 덮고 있어 많은 부분으로부터 열을 빼앗기 때문이다.
- *적용기간.* 냉 모달리티의 오랜 적용은 에너지 교환의 많은 시간을 갖고 신체로부터 더 많은 열을 제거한다.
- *개인적인 다양성.* 사람은 냉적용에 다르게 반응한다.

냉 적용의 모든 형태에서 이와 같은 요소들을 각각 분석하는 것은 이 책의 범위를 넘어선다. 당신은 당신이 선택한 냉 모달리티의 각 요소와 관련된 결과를 평가할 수 있다.

모달리티의 열저장(Heat capacity of modalities)

같은 크기와 형태의 다양한 냉모달리티가 받아들일 수 있는 열의 양은 상태변화(phase change)가 진행되던지 아니던지와 관련없이 융해열(latent heat of fusion)과 **비열**(specific heat)에 영향을 받는다. 비열은 1 kg의 물질을 1° C 올리는데 필요한 열에너지의 양이다. 따라서 물질의 비열이 많다는 것은 가져올 수 있는 열이 더 많다는 것이다. 물은 다른 물질보다 매우 큰 비열을 가지고 있어 냉팩으로 사용하기에 좋다.

상태변화(phase change)는 화학적 구성이나 온도의 변화없이 한 상태(고체, 액체나 기체)에서 다른 상태로 변화하는 것이다. 특별히 여기에서 관심있는 것은 얼음에서 물로의 상태 변화이다. **융해열**(latent heat of fusion)은 고체 상태의 물질을 액체 상태로 바꾸는 즉, 상태변화에 필요한 에너지의 양이다. 32° F(0° C)의 얼음에서 32° F(0° C)의 물로 바꾸기 위하여 많은 양이 열에너지가 필요하다.

예를 들면, 1 kg의 냉팩을 얼음이 녹아 41° F(5° C)까지 따뜻해지도록 둔다면, 신체로부터 85 kcal의 열을 가져온다. 동일한 크기의 겔 팩은 동일한 온도로 따뜻해지는 시간까지 단지 22 kcal를 가져온다(그림 5.9 글상자 5.1의 계산 목록). 이것은 신체를 냉각시키기 위하여 겔 팩에

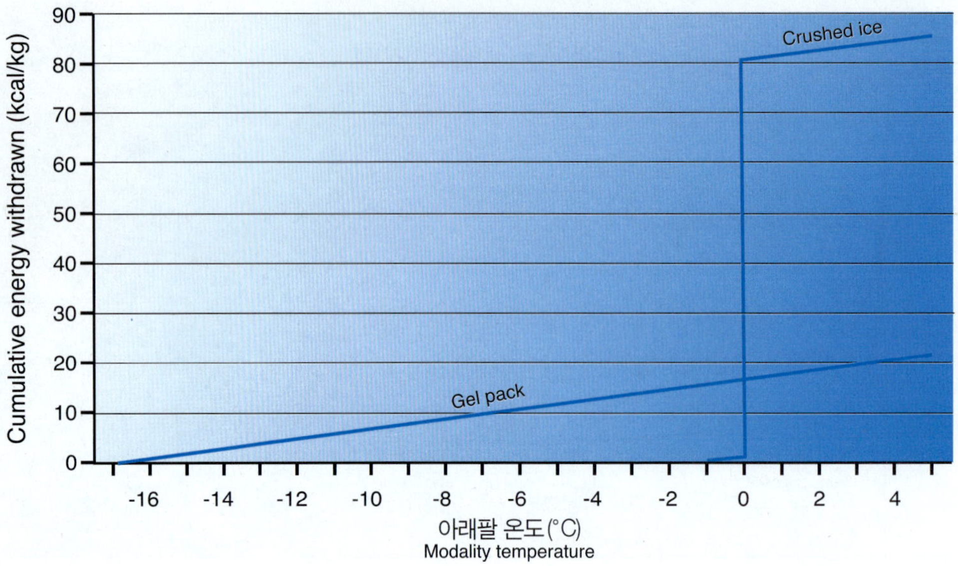

그림 5.9. 깨뜨린 얼음팩은 상태변화가 진행되어 신체로부터 열을 더 많이 가져가기 때문에 겔 팩보다 더 효과적이다.

비해 깨뜨린 얼음(crushed ice)의 장점 중의 하나이다. 깨뜨린 얼음팩(crushed ice pack)은 동결된 고체이다. 따라서 동결된 고체가 아닌 겔팩보다 더 많은 열을 흡수할 수 있다.

냉치료에 의한 온도변화 결과 TEMPERATUES CHANGES RESULTENG FROM CRYOTHERAPY

냉치료의 유익한 효과는 조직온도 변화와 관련이 있다. 이러한 변화의 비율과 크기, 적용 이후 다시 따뜻해진 것은 조직의 깊이와 전도 비율에 따라 다양하다.

표면 온도(Surface temperature)

냉 적용은 인체로부터 냉 모달리티로 열이 전도되어 냉이 적용된 표면의 온도를 즉각적이고 빠르게 감소시킨다(그림 5.8 참조). 냉각 비율은 표면의 온도가 결국에는 어느 정도 모달리티의 온도까지 안정을 이루게 되면, 점차적으로 느려진다. 적용 이후 즉각적으로 날카롭게 온도가 올라가며 처음에는 감소되는 것 같지만, 작은 강도이다. 이후 적용 이전 온도를 향하여 오랫동안 점차적으로 되돌아간다.

냉 모달리티의 형태는 모달리티 온도와 모달리티가 제거되기 전 조직 온도가 올라가기 시작하던지 아니든지에 관련없이 안정된 조직온도와 온도 사이의 강도에 영향을 미친다. 예를 들면, 그림 5.8에서 34°F(1°C) 냉팩과 50°F(10°C) 물 욕조에 대한 온도 곡선을 비교하면 냉팩은 처음에는 34°F(1°C) 물 욕조보다 더 차가워지지만, 34°F (1°C) 물 욕조만큼 아래팔을 차가워지게 하는 용량을 가지고 있는 것은 아니다. 사실상 그것은 처음 15분이나 적용되는 동안 50°F (10°C)과 같이 보인다. 15분 이후 냉팩으로 치료되는 팔의 온도는 50°F(10°C) 물 욕조에서 팔의 온도가 조금씩 감소되는 동안 올라가기 시작한다.

냉각 비율이 아닌 냉각 정도는 이전 활동에 영향을 받는다(그림 5.10). 중등도의 강도로 고정자전거를 타는 것은(대상자의 심박수 범위의 심박수를 60~80% 올리기에 충분하다) 냉팩 적용 전이나 적용하는 동안 발목과 넙다리의 온도를 3.6°F(2°C)올린다.

반복적인 적용을 하는 동안 냉각은 지속되지 않는다. 두 번째 적용 동안 냉각 정도는 처음 적용 기간, 치료 사이의 시간과 두 적용 사이의 환자의 활동에 영향을 받는다. 다음은 간헐적 냉 적용에 대한 연구에 기초한 원리들이다.

- 목발보행, 중등도의 활동은 더욱 빠르게 재가열된다. 따라서 냉은 이러한 활동 후에 즉시 재적용해야 한다.
- 냉각과 재가열 비율이 1:2(예를 들면, 30:60분)인 프로토콜은 두 번째 적용과 재가열 순환 고리(second-

글상자 5.1 Latent heat of fusion: cooling capacity of an ice pack and a gel pack

다음의 예는 crushed icepack과 cold pack을 적용하는 동안 조직으로부터 추출되는 열에너지의 차이점을 나타낸다.

- 두 팩의 무게는 1 kg이다.
- 두 팩은 같은 부위에 적용된다.
- 두 팩은 41° F(5°C)까지 온도가 올라갈 때까지 적용된다.
- Crushed icepack은 제빙기에서 30° F(-1°C)로 저장된 후 사용된다.
- 겔팩은 10° F(-17°C)의 냉동고에서 저장되었다.

계산을 위해서는 다음과 같은 상수가 필요하다.[32]

- 얼음의 융해열(L)=80 cal/g
- 얼음 가열(Q)=0.5 cal
- 물 가열(Q)=1 cal/g

각각의 모달리티로부터 추출되는 열을 계산하기 위해서 겔팩은 한 단계, 냉팩은 3단계로 계산한다(이 계산에서는 전형적인 섭씨로 사용한다).

겔팩

1. 물 22° C 가열(-17° C에서 5° C까지)
   Q=1 kg×1cal per g water/°C×22°C =
   22,000 cal or 22 kcal

냉팩

1. 얼음 1° C 가열(-1°C에서 0°C까지)
   Q=1 kg ice×0.5cal per g water/°C×1°C =
   500 cal or 0.5 kcal
2. 융해열(얼음에서 0°C 물로)
   Q=1 kg ice×80cal/g = 80,000 cal or 80 kcal
3. 물 5°C 가열(0°C에서 5°C까지)
   Q=1 kg ice×1 cal per g water/°C×5°C =
   5,000 cal or = kcal
   Total = 0.5 + 80 + 5 = 85.5 kcal

따라서 에너지 차이는 냉팩에 대한 85.5 kcal을 겔팩에 대한 22 kcal로 나눈다: 85.5÷22=3.886. 이것은 냉팩이 같은 크기와 모양의 겔팩보다 3.9배 냉각에 효과적이라는 것을 의미한다.

rewarming cycle) 동안 낮은 온도에서는 좀 더 낮다. 추가적인 재적용을 한다면, 추가적인 냉각효과를 가져 조직손상을 일으킬지 모른다.

냉팩 위의 압박 랩은 적용되는 동안 온도를 더욱 감소시키고, 냉팩 적용 이후 표면이나 심부 온도의 증가로 둔화시킨다.

조직 온도(Tissue temperature)

표면 냉각에서 심부조직의 반응은 조직의 깊이와 형태에 영향을 받는다. 피부 밑 조직(단지 피부 아래)의 반응은 피부와 동일하지만, 처음 날카롭게 떨어지는 온도 감소의 강도가 줄어들고, 이후 결국 안정이 될 때까지 좀 더 완만하게 감소된다(그림 5.11). 피부 온도처럼 피부하 조직 온도는 적용 이후 즉시 증가되기 시작한다.

반면에 좀 더 깊은 조직 온도는 냉 적용 이후 몇 분이 될 때까지 감소가 시작되지 않는다(그림 5.6과 5.11 참조). 좀 더 점차적으로 감소되고 피부하 조직보다 강도도 작다. 심부조직에서 반응의 지연과 온도변화 강도 감소는 조직에서 분자의 다양한 층사이의 열의 교환에 걸리는 시간에 영향을 받는다(13장 참조).

냉 적용 이후 심부조직 온도는 계속 감소한다(그림 5.6과 5.11). 감소 기간은 조직의 깊이에 영향을 받는다. 예를 들면, 장딴지 근육 얼음 마사지 5분 후 온도는 1.0 cm 깊이에서 2.5분 2.0 cm 깊이에서 10분, 3.0 cm 깊이에서 30분, 4.0 cm에서 50분 동안 감소된다.[40]

심부조직(모든 같은 수준)에서 온도변화의 강도는 냉 적용의 강도(신체에서부터 열을 제거하는 양)에 영향을 미친다. Wayloins의 데이터에서 이와 같은 관계를 볼 수 있다. 피부 온도는 얼음 마사지 5분과 10분 이후 근본적으로 동일하다. 그러나 10분 마사지 이후 4.0 cm에서 온도는 두 배 더 많이 감소되었다고 보고하였다. 심부조직에서 더 많은 전도를 나타내는 차이는 얼음을 적용하는 기간 때문이다. 일부 연구자들은 적용 이후라기 보다는 적용하는 동안 조직온도 변화를 고려하여 얼음 마사지의 효과가 잘못 해석되었다고 하였다.

지방조직은 심부조직에 절연체로 작용하고, 따라서 냉각의 효과가 감소된다. 이러한 근육 위의 피부에 냉이 적용될 때 심부조직온도 변화는 위팔두갈래근과 넙다리근(대퇴근, thigh muscle)을 덮고 있는 지방조직의 양, 신체 전체의 지방 퍼센트, 하지를 포함하는 치수와 관련이 있다.[52]

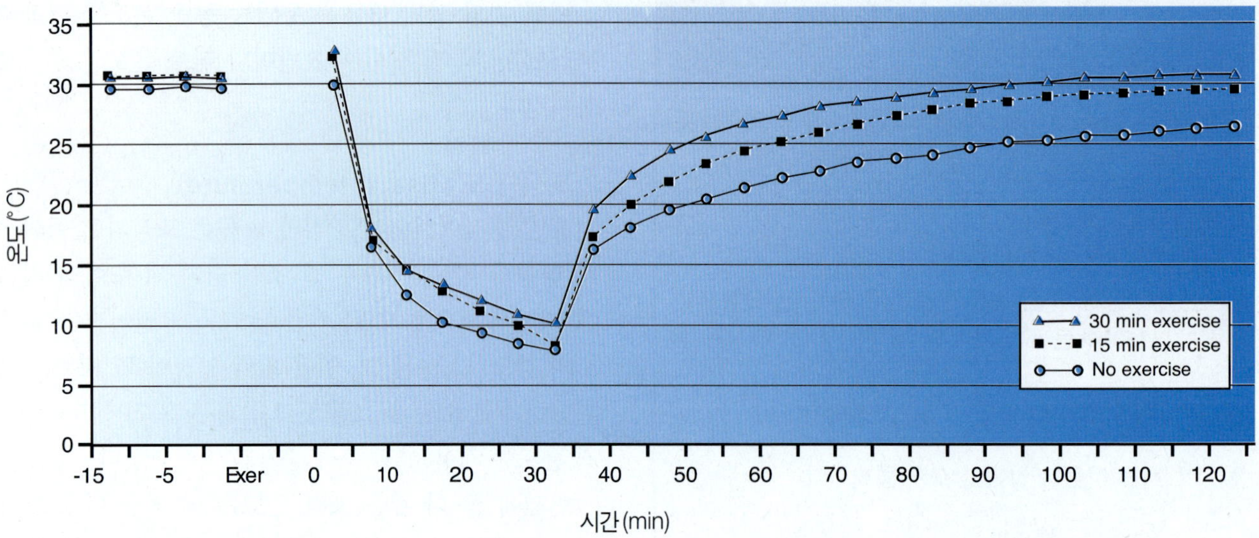

그림 5.10. 냉팩 적용전의 운동은 적용하는 동안이나 이후의 온도 감소를 지연시킨다. (Mancuso와 kinght의 허가 후 재인쇄)

관절내 온도(Intra-articular temperature)

관절내 온도나 관절 안의 온도는 다른 조직과 유사하다. 온도는 열 손실의 크기의 기능과 같아 보인다. 예를 들면;

- 냉 침수는 깨뜨린 얼음팩(crushed ice pack)〔15분 동안 ~38° F(21° C)와 7.2° F(4° C)〕과 클로라이드(chloride) 스프레이〔15~30분 동안 4.5° F(2.5° C)〕보다 온도가 더 많이 감소된다.
- 관절내 온도는 인접한 근육보다 온도가 더 많이 감소된다. 15~30분 동안 에틸 콜로라이드 스프레이를 분사하였을 때 근육 안 1.9 cm에서 4.5° F(2.5° C)와 3.6° F(2.0° C), 한 시간 동안 냉팩〔43–50° F(6–10° C)〕을 적용하였을 때, 무릎관절, 인접된 근육, 인접한 피부하 조직에서 각각 33° F(18.4° C), 31° F(17.4° C), 30° F(16.4° C)이다.[54]
- 다른 심부조직처럼 최저온도는 냉팩을 제거한 후 도달한다.[53-55]
- 적용시간이 길어지면 온도는 더욱 더 낮아진다. 예를 들면, 냉팩을 5, 15, 30분 적용할 때 0.6° F(2° C), 7.2°

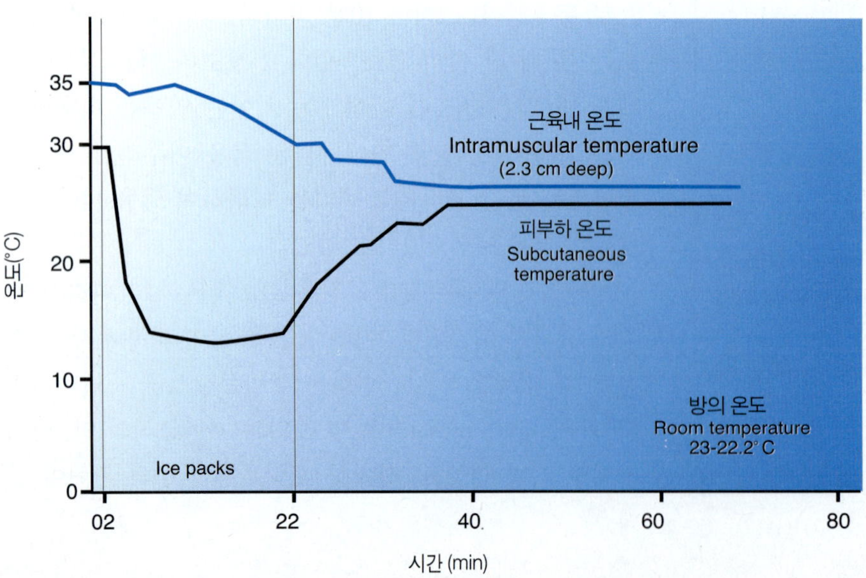

그림 5.11. 피부하 온도는 조직 표면 온도와 유사하게 반응한다(그림 5.8 비교). 한편 심부온도는 더 천천히 감소하고 적용 이후에 온도 감소가 지속된다. 그리고 적용전 수준으로 되돌아 가는데 더 오래 걸린다.

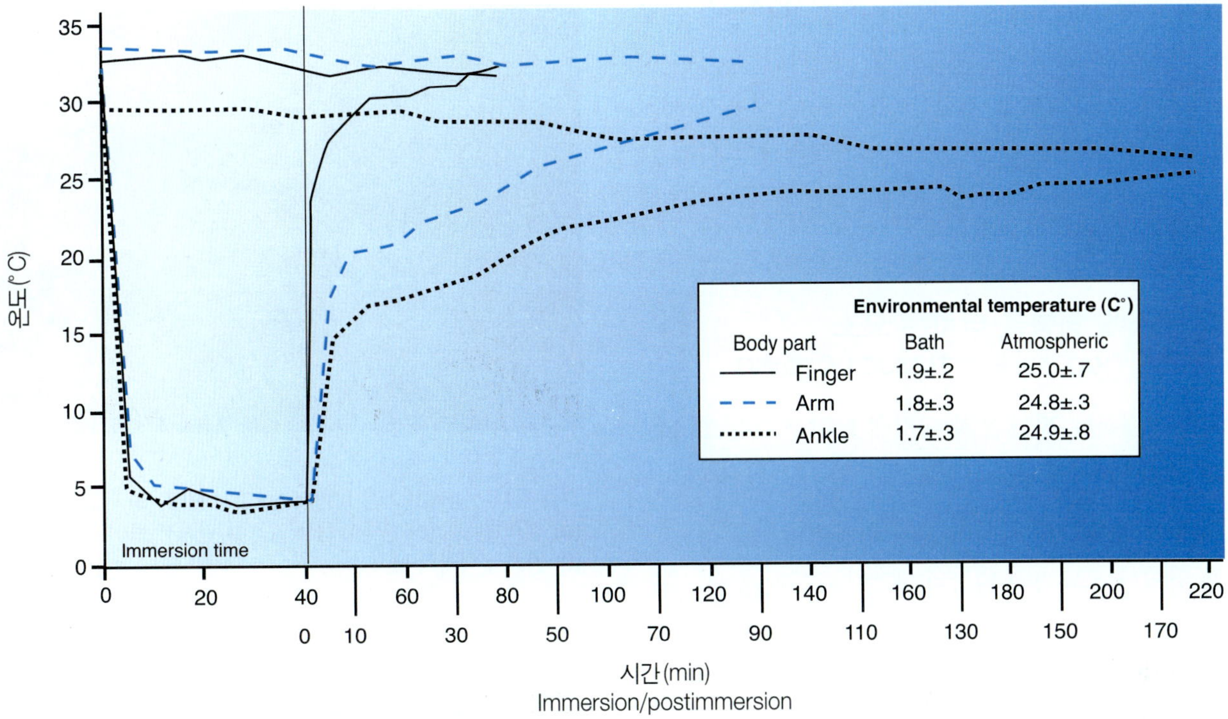

그림 5.12. 손가락은 냉팩을 제거한 후 빠르게 재가열된다. 대부분의 다른 신체는 몇 시간이 걸린다. 여기에서는 팔과 발의 온도를 나타내었다. (Knight과 Elam의 허가 후 재인쇄)

F(4° C), 그리고 11.9° F(6.5° C)로 각각 감소된다.

- 냉 적용 이후 재가열은 몇 시간동안 지연된다. 10명의 건강한 남성의 무릎에 얇은 타올을 덮고 냉동된 겔 팩(-23° C) 30분, 적용 후 215분. 42명의 무릎에 깨뜨린 얼음팩을 30분 적용 후 150분. 무릎관절 내 온도는 여전히 8° F(4.5° C)로 감소되어 있었다.[55]

냉치료 후 재가열(Rewarming after cryotherapy)

냉치료 후 재가열은 3가지 요인의 기능이다.

- 냉 치료 이전의 활동수준
- 적용하는 동안 신체에서 제거되는 열의 양(냉에 대한 노출의 강도와 기간)
- 순환의 기능을 하는 재가열되는 부위의 열의 유효한 양, 환경적 온도와 활동

손가락은 발목, 아래팔, 장딴지, 무릎관절 안보다 더 빨리 재가열 된다. 손가락 재가열은 신체의 다른 부위가 3시간 이상인데 비하여(그림 5.12) 15~20분이 걸린다. 아마도, 이것은 손가락에서 순환이 증가되기 때문이다.

심부 조직 재가열은 표면 온도 재가열 만큼 간단하지 않다. 조직의 깊이가 다양하기 때문이다. 표면조직은 (2 cm 깊이 이하에서) 냉을 제거한 후 즉각적으로 재가열되기 시작한다. 심부조직은 온도 감소가 지속된다. 냉을 오래 적용할수록 깊은 심부조직은 적용 후 재가열이 더 느려진다.

재가열 되는 동안의 활동은 재가열 비율을 증가시킨다. 목발보행이나 20분 샤워하는 동안의 기립자세와 같은 가벼운 활동일지라도, 재가열 비율을 현저하게 증가시킨다.

두 번째 적용 이후 재가열은 일반적으로 처음 적용 이후와 같아진다. 적용시간(application time)과 적용 사이의 기간(interval between application)의 비율은 2:1 이상이며 재가열 되는 동안 적용시간과 활동수준은 동일하다.

냉치료 적용 원칙
Cryotherapy Application Principles

확실하게 냉을 적용할 것인가? 냉 모달리티의 선택과 어떻게 적용할 것인가는 조직 냉각기에서 많은 차이를 가져온다. 조직 냉각에 영향을 미치는 요소를 이해하는 것은 적절한 의사결정에 도움이 될 것이다.

즉각적인 치료동안 냉을 적용하는데 있어 다양한 프로토콜이 제시되어 왔다. 한 보고서에서 나타난 제시된 적용의 기간과 빈도 그리고 기간은 30분 이상이다. 게재된 프로토콜에서 두 사례에서만 두 가지 권고가 동일하게 나타났다. 다음의 토론은 이러한 혼동의 일부를 해결하는데 도움이 될 것이다.

조직 냉각에 영향을 미치는 요소 FACTORS THAT AFFECT TISSUE COOLING

냉팩을 적용하는 동안 조직 냉각에 영향을 주는 요소는 수 없이 많다. 위에서 논의되었던 일부는 다음과 같다.

- 신체와 냉 모달리티 사이의 온도의 차이
- 신체 열이나 모달리티 냉각의 재생
- 냉 모달리티의 열 저장 용량
- 냉 모달리티의 크기(냉팩의 크기가 클수록 더 많이 냉각된다)
- 냉팩에 접촉되는 조직의 양(냉 모달리티로 접촉되는 부위가 많을수록 더 많이 냉각된다)
- 적용기간(적용 시간이 많을수록 냉각이 많이 되며 재가열은 느려진다)
- 개인적인 다양성
- 모달리티의 열 용량

조직 냉각에 영향을 주는 다른 요소들은 냉팩의 종류에 따른 적용 지침, 타올이나 탄력 랩으로 감싸고 적용할 것인지 아니면, 피부 위에 직접 적용을 할 것인지, 적용기간, 간헐적 적용의 비율 그리고 치료기간(치료의 횟수)이다.

냉팩의 형태 TYPES OF COLD PACKS

냉팩의 주요한 형태는 4가지로 깨뜨린 얼음팩(crushed ice pack), 겔팩(gel pack), 인공얼음팩(artificial ice pack), 그리고 압착성 화학적 팩(crushable chemical pack)이다(그림 5. 13).

깨뜨린 얼음팩 (Crushed ice pack)

깨뜨린 얼음팩은 일반적으로 제빙기(ice machine)의 얼음을 플라스틱이나 천으로 된 주머니에 깨뜨려 넣은 것이다. 냉팩은 일반적으로 인체에 적용될 때 30° F(-1° C)에서 32° F(0° C)이다. 이것은 상태변화가 진행되어 신체로

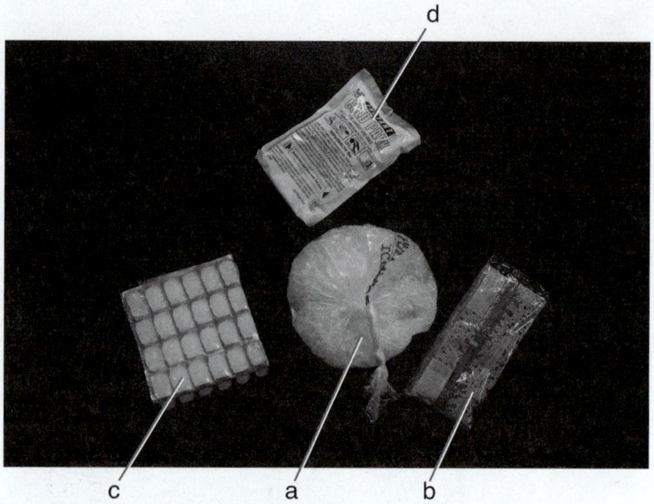

그림 5.13. 냉팩의 가장 일반적인 4가지 형태. **(a)** 깨뜨린 얼음팩, **(b)** 겔팩(냉팩), **(c)** 인공얼음팩(얼음이 위에서 보이도록 시트가 있다), **(d)** 압착성 화학적 팩.

부터 많은 양의 열을 가져가기 때문에 냉 모달리티 형태 중에서 가장 효과가 있다(그림 5.9). 그러나 몇시간 동안 적용하지 않고는 동상의 원인이 되는 정도로 차가운 것은 아니다.

깨뜨린 얼음팩은 또한 경기장에서 사용하기도 대단히 훌륭하다. 연습이나 경기 전에 미리 준비할 수 있고, 냉각기에 넣어 둘 수 있으며, 몇 시간 후에 사용할 수 있다. 상태변화가 없는 다른 형태의 냉팩은 이러한 효과가 훨씬 적다.

깨뜨린 얼음팩은 집에서 사용하기에는 효과적이지 않다. 집의 냉동실에서의 냉팩은 1° F(-17° C)이다. 피부 위에 직접적으로 적용한다면, 조직의 원인이 될 수 있다. 또한 집의 냉동실에서 냉동될 때 고체가 되어 불규칙한 신체 표면에 잘 맞지 않는다.

플라스틱 주머니 안에 깨뜨리거나 네모난 얼음을 1.5-2.5 lb (0.7-1.2 kg)을 넣어 냉팩을 만들 수 있다. 주머니에서 가능하면 공기를 많이 빨아들여 끝을 매듭을 지어 묶는다(그림 5.14).

겔팩 (Gel pack)

겔팩은 냉팩 중에 재사용가능한 형태이다. 이것은 비닐 주머니에 알코올이나 겔 물질과 같은 부동성 물질이 물과 혼합되어 있다. 알콜은 물이 얼려있는 상태를 유지하고 겔은 인체에 적용될 때 팩 주변으로 물이 질퍽거리지 않도록 한다. 겔팩은 1° F(-17° C)의 냉동실에서 냉각된다.

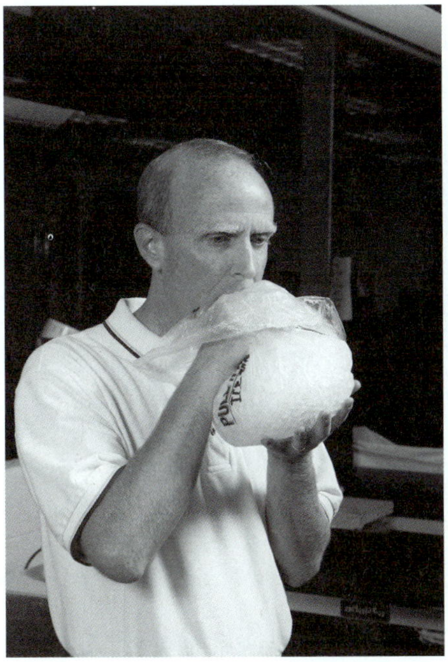

그림 5.14. 깨뜨린 얼음팩에서 가능하면 공기를 많이 빨아들여 제거한다. 얼굴에서 내려놓기 전에 주머니 끝을 감아 재빨리 끝을 묶도록 한다.

겔팩은 깨뜨린 얼음팩(crushed ice pack)만큼 효과가 있는 것은 아니다. 그리고 더 위험하다. 물이 얼지 않기 때문에 적용될 때 상태변화가 진행되지 않는다. 따라서 신체에서부터 더 많은 열을 빼앗지는 않는다. 그러나 ~1°F(-17°C)로 냉각되어 있기 때문에 피부 위에 직접 적용이 된다면 동상의 원인이 될 수 있다(그림 5.15). 지나친

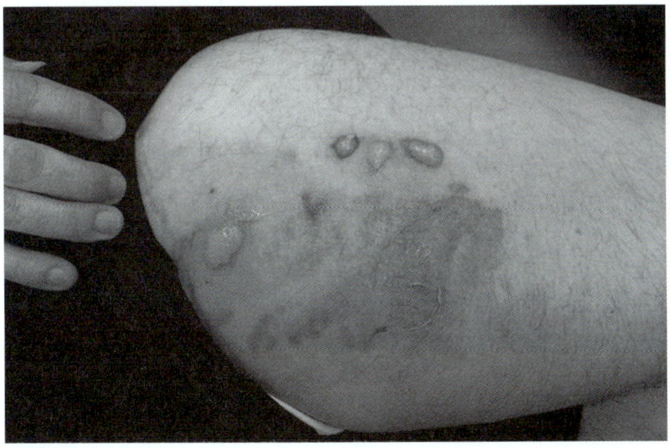

그림 5.15. 동결된 겔팩을 직접 피부 위에 적용한다면 심각한 피부 손상을 일으킬 수 있다. 우리의 연구실에서 허가 없이 방사통을 치료하기 위해 개인적으로 동결된 겔팩 90분 동안 피부에 직접 적용하였다. 저녁에 수포가 형성되기 시작하여 이 사진을 찍은 이틀 후까지 계속되었다. 피부는 벗겨지지 않고 나았다. 하지만 20개월 이후까지 만질 때 약간 민감하였다.

온도로부터 피부를 보호하기 위한 막을 적용한다면 냉각효과가 더 감소된다.

인공 냉팩(Artificial ice pack)

인공 냉팩은 비닐 시트 1×1.5 in(3×4 cm)로 만들어진 주머니이다. 주머니 안은 물로 채워져 있고 나일론 커버로 쌓여있다(그림 5.13 참조). 비닐은 배송(주와 주 사이에 선박 배송) 동안 과일이나 야채 냉기를 유지하고 큰 시트를 자를 수도 있다. 인공 냉팩은 ~1°F(~-17°C)의 냉동실에서 냉각된다. 하지만 나일론 커버는 적용온도가 32°F(0°C)에 가까이 되도록 감싸 보호하고 있다. 인공냉팩은 겔팩처럼 유연하지 않는다. 하지만 냉각된 깨뜨린 얼음팩보다는 더 유연하다. 나일론 커버를 가지고 있기 때문에 깨뜨린 얼음 보다는 조직 냉각에 효과적이지 않지만 상태 변화를 가지기 때문에 겔팩보다는 냉각에 있어 효과적이다. 이것은 따뜻하게 상태 변화가 진행되고 유연하게 되면, 부엌의 냉장고 안에 보관하여 안전하게 적용할 수 있기 때문에 가정에서 사용하기에 적당하다.

압착성 화학적 팩(Crushed chemical pack)

압착성 화학적 팩은 dry crystals의 크고 강한 비닐 안에 액체를 싸고 있는 얇은 비닐 주머니로 구성된다. 힘을 주어 짜면 작은 주머니가 열리고 큰 바깥의 주머니로 액체가 나온다. 액체와 크리스탈은 액체를 냉각하는 화학 반응으로 결합되어 있다. 압착성 화학적 팩은 인체를 냉각시키기에 충분하지 않고, 깨뜨린 얼음(crushed ice)의 활동이 충분하지도 않다. 그것은 또 피부 위로 내용물이 누출된다면, 화학적 화상 위험이 있다. 압착성 화학적 냉팩은 마지막 수단으로 사용되어야 한다.

피부 위 직접적인 적용
APPLICATION DIRECTLY TO THE SKIN

일반적으로 깨뜨린 얼음팩은 환자의 피부에 직접적으로 적용된다(그림 5.16). 냉팩과 신체 사이의 타올이나 탄력랩은 냉의 전체적인 효과를 절연시키기 때문에 치료 효과가 줄어든다. 60분 이하로 적용된다면, 대부분의 냉팩은 동상을 유발하지 않는다. 그러나 얼어있는 겔팩은 예외이며 피부 위에 직접 적용하여서는 안된다. 아마도 이것의 온도는 0° 이하의 온도가 많아 동상의 원인이 될 수 있다.

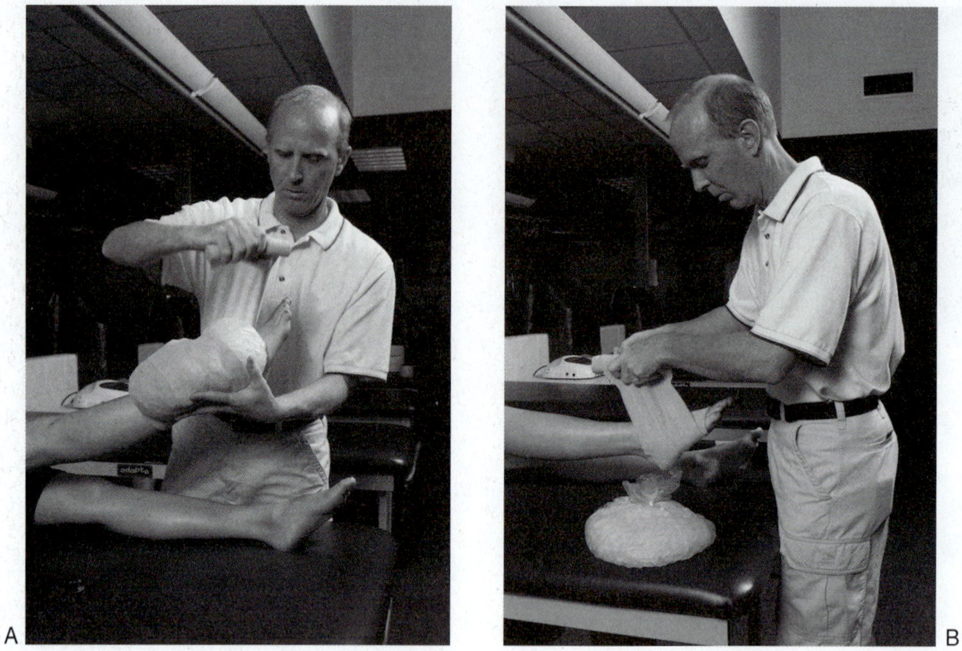

그림 5.16. (a) 피부에 직접 냉팩을 적용한다. (b) 냉팩과 피부 사이에 타올이나 랩을 적용하면, 냉각의 효과는 감소될 것이다.

적용 팁 APPLICATION TIP

피부 위에 직접적으로 냉팩을 적용하지 않을 때의 지식

어떤 냉팩은 피부 위에 직접 적용하기에 너무 차갑기 때문에 피부를 손상시킬 것이다. 이러한 것은 냉동된 겔팩과 냉장고나 제빙기에서 냉동된 얼음을 사용한 crushed pack이다. 대부분의 crushed ice pack은 단지 영하(30° F나 -1° C)로 얼음을 저장하는 얼음 기계의 얼음으로 만들어진다. 하지만 제빙기로 만들어지는 얼음과 겔팩은 -2° F에서 -5° F(-16° C에서 -19° C)의 범위를 가지고 있다. 이것은 피부에는 너무 차가워서 종종 조직 손상을 일으킨다.

많은 권고에 따르면, 피부와 냉팩 사이에 타올이나 탄력 랩을 사용하는 것은 냉에 대하여 피부에 절연체로 작용하기 때문에 냉팩의 효과를 감소시킨다(그림 5.17). 피부와 냉팩 사이에 젖어있거나 얼어있는 탄력랩을 사용하는 것은 마른 것을 사용하는 것보다 더 좋긴 하지만, 피부 위에 직접 적용하는 것만큼 유익하지는 않다.

대부분의 응급처치 문헌들에서는 피부 위에 직접 냉팩을 적용하는 것에 대하여 부정적이다. 그러나 이것은 변화하기 시작하고 있다. 미국정형외과학회(American Academy Orthopaedic Surgeons)와 미국 응급의학과 의사학회(American Academy of Emergency Physicians)의 새로운 문헌들은 깨뜨린 얼음팩을 피부에 직접 적용하라고 추천하고 있다.

Mirkin은 냉팩을 직접 피부 위에 적용할 때 살아있는 조직은 온도가 25° F(-4.3° C) 이하로 떨어질 때까지 얼지 않으며 냉팩은 32° F(0° C)이기 때문에 동상의 원인이 되기에는 충분하지 않아 안전하다고 주장하였다. 그러나 그의 계산과는 다르게 피부의 냉각온도는 대략 35° F(2-3° C) 이하이며 냉팩을 60분 이하로 피부에 적용하는 것이 안전하다고 수정되었다. 오랜 기간의 적용은 조직 손상을 야기할 수 있다.

우리는 짧은 시간(60분 이하)동안 냉을 적용하여 동상이 발생한 문헌을 찾을 수 없었으며 30년 이상 임상적인 경험으로 한번에 45분 동안 환자의 피부에 냉팩을 직접 적용하여 동상이 발생된 적은 없었다.

적용 기간 LENGTH OF APPLICATION

냉팩은 간헐적으로 적용되어야 한다. 지속적인 적용은 불필요하며 잠재적인 위험이 있다. 동상은 지속적인 적용으로 발생할 수 있으며 인체의 대부분은 냉팩 적용 후, 매우 천천히 재가열된다. 따라서 냉 적용의 유익한 효과는 냉팩이 제거된 이후에 남아있다. 조직 온도는 냉 모달리

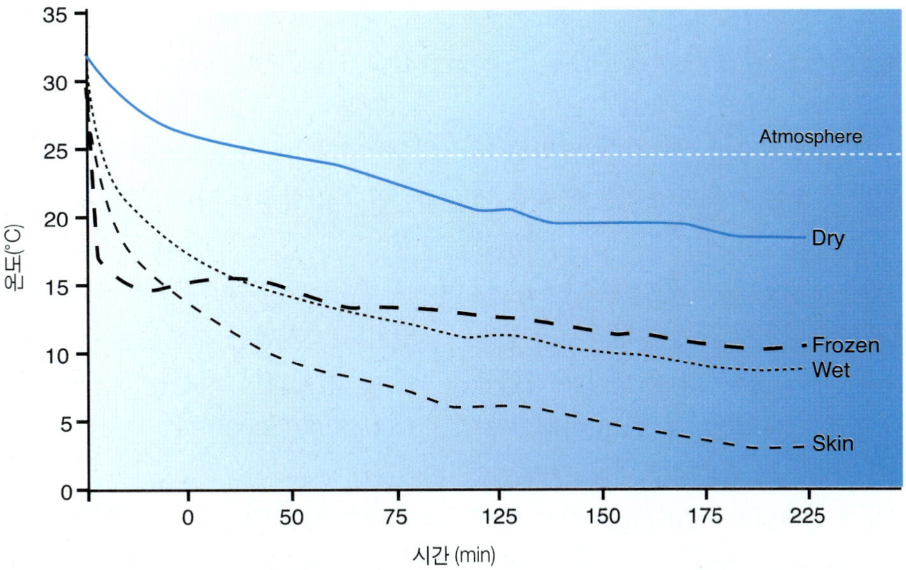

그림 5.17. 마른 붕대, 젖은 붕대, 얼어있는 붕대 2겹 위에 crushed ice pack을 적용하여 냉팩으로부터의 신체를 나타내었다. 피부 위에 직접 적용하였을 때 냉각이 가장 효과적이었다(Urban의 허가 후 재인쇄)

티를 제거한 이후에도 낮게 유지되며 따라서 조직 대사활동이 감소되어 있다. 신체 부위는 냉팩을 30~45분 동안 2시간마다 적용하여(만약 환자가 적용 사이에 목발보행이나 샤워같은 활동을 한다면 한 시간 마다) 냉각이 유지될 수 있다.

모달리티 MODALITY MYTH

간헐적 냉적용의 효과가 없는 기간의 사용

많은 임상가들은 냉팩의 시간을 부적절하게 적용하고 있으며 이 적용이 효과가 있을 것이라고 믿는다. 적절한 시간보다 짧게 적용되는 시간이 많다.
냉팩의 적용 시간은 6분에서 지속적인 24~48시간으로 다양하다. 6분이라는 시간은 유용성이 너무 짧고, 24시간은 위험하다. 적용기간이 매우 다양한 것은 아마도 즉각적인 절차에 있어 냉치료의 사용에 대한 이론적 근거가 부족하기 때문일 것이다.

대부분의 임상가들은 간헐적인 적용을 추천하고 있으며 그 이유는 다양하다.

- 어떤 사람들은 냉을 10~12분 보다 더 길게 적용한다면, 냉은 혈관확장을 유도시켜(CIVD) 적용되는 부위의 혈류 흐름이 증가될 것이라고 믿는다. Chu과 Lutt는 처음의 냉적용은 적어도 20분이 지속되어야 한다고 하였으며 신체는 혈관 확장이 3~5분 동안 빠르게 지나가며 혈관수축이 되는 두 번째 기간이 된다. CIVD는 발생하지 않으며(13장 참조) 따라서 이 이론은 부정확하다.
- 만약 긴시간의 냉적용이 동상이나 신경 마비를 일으킬 것이라고 걱정하는 사람들은 15~30분으로 대부분 정의한다. 이 개념은 사실이다. 그러나 시간은 너무 짧다. 60분 이상 적용이(살아있는 조직에서) 안전하다.
- Boland는 20~30분 이상 냉팩을 적용하는 것은 통증을 유발하여 안된다고 하였다. 냉팩을 이 시간동안 적용하는 것으로 과도한 통증을 유발하지 않는다. 냉 침수는 통증이 유발될 수 있지만, 침수는 즉각적인 치료에 있어 추천되는 것은 아니다.

조직손상의 양이나 이후 손상의 해결에 대하여 적용기간이 어떻게 영향을 미치는 지에 대한 직접적인 연구는 없다. 그러나 적용 이후 재가열의 비율은 냉팩을 즉각적인 처치동안 적어도 30분은 적용해야 한다는 것을 의미한다. 그림 5.18은 발목 관절이 냉팩 적용 이후 10, 20분 동안 적용한 이후 보다 30, 45 그리고 60분 이후에 뚜렷하게 더 천천히 재가열되는 것을 보여준다. 따라서 대사는 간헐적인 냉팩 적용 사이 동안 감소되어 있다.

또한 신체의 범위도 적용기간에 영향을 미친다. 발목과 아래팔 온도는 적용 이후 몇시간 동안 온도가 감소되어 있다. 반면 손가락은 수 분 이내에 재가열된다(그림 5.12).[34,36] 무릎은 발목과 아래팔과 같이 반응한다. 대퇴부와 같은 두꺼운 근육조직은 발목과 같이 뼈가 많은 부위보다 더 오랜 냉각이 필요하고 더 빨리 재가열된다.

심부조직은 표면조직보다 더 천천히 냉각된다(그림 5.11). 조직이 깊을수록 냉팩 적용이 길어진다. 명확한 기초가 되는 자료들이 있다. 좋은 지침은 두꺼운 근육을 45분 동안 중등도로 치료하는 것이며 장딴지나 대퇴부와 같은 두꺼운 근육이 있는 손상은 60분 동안 치료한다.

냉적용 기간은 환자의 피하지방 두께에 알맞게 적용해야 한다. 지방조직의 양(피하지방 두께)은 냉각에 영향을 미친다. 한 연구에서 관절내(대퇴전면부 1 cm 아래의 지방) 온도가 44.6° F(7° C)가 감소되는데 얼마나 걸리는지를 측정하였다. 조직에서 피하지방 0–10 mm를 가진 조직은 8분이 걸렸으며 31–40 mm의 피하지방을 가진 조직은 ~59분이 걸렸다.

간헐적인 적용의 비율 RATE OF INTERMITTENT APPLICATION

냉팩을 얼마나 오랫동안 하여야 하는가에 대한 질문은 처음 적용뿐만 아니라, 적용 사이의 시간인 반복 적용에도 적용되어야 한다. 일반적으로 첫 번째 적용 후 환자는 샤워를 하거나 집에 갈 것이다. 냉팩은 즉각적으로 재적용되어야 한다. 환자가 활동을 하지 않았다하더라도, 2시간 마다 30분 이상의 적용은 발목 온도를 계속적으로 감소시킬 것이다.[37]

따라서 재적용은 보통 환자나 가족, 친구들에 의하여 수행된다. 이 **준수**(compliance)는 한 요소이다. 치료 요법이 복잡할수록 뒤따르는 것이 많은 것은 아니다. 1시간 휴식과 30분 수행과 같은 지침은 너무 많은 생각을 필요로 한다. 발목 재적용에서 다양한 조직에 대하여 자료와 일치하는 간단한 지침은 냉팩을 2시간마다 적용하는 것이며, 전체적인 시간을 요약하면 2:00, 4:00, 6:00나 1:00, 3:00, 5:00이다.

치료의 기간 DURATION OF THRAPY

여기에서 사용되는 기간은 지속되어야 하는 냉팩의 간헐적인 30분 적용과 같은 적용 시간의 길이나 일정과 관련이 있다. 얼마나 오랫동안 RICES를 지속해야 하는가? 거기에는 적정한 기간을 나타내는 유효한 자료가 없다. 대부분의 임상가들은 12~72시간이나 종창이 지나갈 때까지의 적용을 추천하고 있다. 한 가지 고려한다면, 손상의 정도이다. 즉각적인 치료 절차는 심각한 손상 치료할 때 보다 가벼운 손상의 치료할 때가 더 빨리 끝날 수 있다. 또 다른 고려는 아급성기 치료를 위해 선택된 치료이다. 열치료 기술이 사용될 때보다 재활을 위해 냉치료가

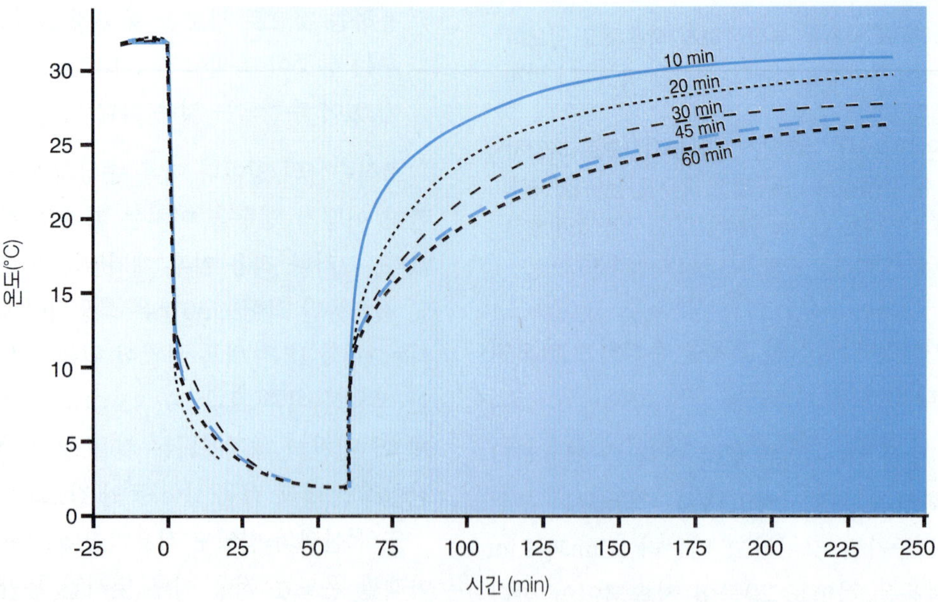

그림 5.18. Crushed ice pack을 10, 20, 30, 45, 60분 적용하는 동안과 적용 후의 발목이 냉각과 재가열. 10분과 20분 적용 이후의 재가열이 빨리 일어났고, 따라서 즉각적인 치료동안 냉팩의 적용은 적어도 30분 동안 적용되어야 한다. (Mlynarczyk의 허가후 재인쇄)

사용될 때 즉각적인 처치에서 아급성 재활 절차로 더 빨리 이행되는 것이 가능하다. 하지만 즉각적인 치료동안 냉적용의 적정한 기간에 대한 질문의 대답은 다음 연구로부터 결과가 도출되기를 기대한다.

아급성기에 대한 냉치료 기술의 두 가지 예는 냉운동(cryokinetic)과 냉신장(cryostretch)이다. 둘은 운동을 수반한 냉치료이다. 냉운동은 급성기 관절 염좌 재활을 위해 냉 적용과 능동운동을 교대로 구성되어 있다. 냉신장은 급성기 근육 좌상에 대한 재활을 위해 냉적용과 수동신장, 근육의 저항수축이 교대로 구성되어 있다(13장 참조).

1° 손상에서 처음 RICES 치료(손상후 30분) 이후에 이 냉치료 기술 중 하나로 이행하는 것은 권장할만 하다. 2° 손상에서는 잠자리에 들 때까지와 다음날 평가가 완료될 때까지(가능하다면 x-ray를 통해) 계속적인 RICES치료가 추천된다. 대부분의 3° 손상에 대해서는 논란의 여지가 있다. 왜냐하면 급성기가 지나갈 때까지 일반적으로 외과적 수술이나 고정으로 치료가 되기 때문이다.

재발생되는 종창과 종창의 감소나 제거 PREVENTING SWELLING VS. REDUCING OR REMOVING IT

냉은 종창 예방과 제한에 효과적이다. 그러나 발생한 후에는 그 효과는 적고 종창 제거에 가치가 없다(표 5.2 참조). 외상 이후 부종의 원인은 조직에서 과도한 자유단백질 때문이다. 먼저 냉은 2차 손상을 제한한다고 설명하였다. 전체적인 손상이 작으면, 조직에서 조직 파편도 적으며 자유 단백질도 적고 부종도 적다. 그러나 일단 종창이 발생하면, 그것은 세포 밖 공간에서부터 자유 단백질을 제거함으로 감소될 수 있다. 자유 단백질이 조직 공간에 오랫동안 남아있을수록, TOP는 비정상적으로 높아질 것이다. 따라서 조직에서 과도한 체액을 보유하게 된다. 부종을 완전히 없애는 단 한가지 방법은 과도한 자유단백질을 제거하는 것이다.

단백질 파편은 순환계로 흡수되는 양이 매우 많다. 이것은 림프계를 통하여 제거되고, 간헐적인 압박이 필요하다. 림프계는 조직에서 시작되는 혈관과 근위부로 주행하는 큰 정맥으로 구성된다. 거기에는 심장처럼 펌핑하는 힘이 없으며 유체의 흐름으로 움직인다. 유체 흐름의 힘은 외부 압박에 의해 일차적으로 의존한다(그림 5.19).

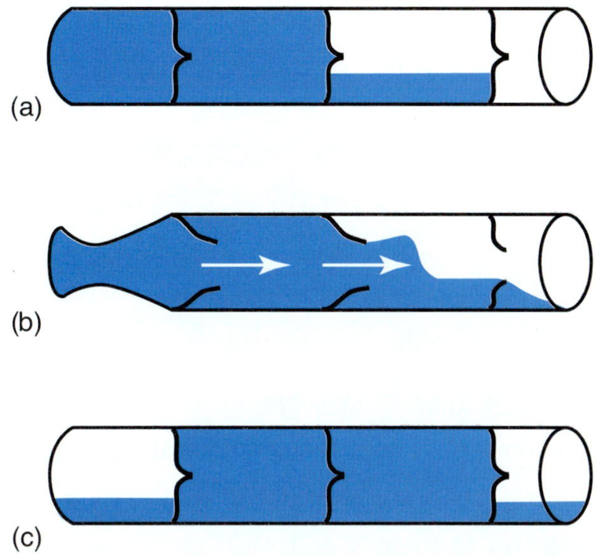

그림 5.19. (a) 림프 혈관은 한 방향의 밸브를 가지고 있다. (b) 혈관에 대한 압력은 체액을 몸통 쪽으로 흐르게 한다. (c) 압력이 제거되면 혈관의 비어있는 부분은 진공상태가 되어 주변조직으로부터 혈관으로 림프를 끌어당긴다. 간헐적인 압박(압박과 이완의 반복)에 의해 지속적인 흐름이 발생한다.

한방향으로 되어 있는 밸브는 체액을 근위부로 흐르게 하고 역방향으로 흐르지 않도록 한다. 혈관에 대한 외부 압력은 밸브를 열어 체액을 근위로 움직이게 한다. 압박을 할 때 이완된 밸브들은 닫히고, 체액이 원위로 되돌오는 것을 방지한다. 림프 혈관의 원위 마지막 부위에서는 진공상태가 된다. 이 진공상태는 혈관 속으로 부종(체액과 자유단백질)을 끌어당긴다. 이후의 압박은 그 다음 림프를 원위로 압박하고 이 과정이 계속된다.

마사지, 압박 그리고 Jobst 펌프나 근육펌프와 같은 림프 부종 도구에서의 간헐적인 외부 힘은 능동운동 동안 림프의 흐름을 자극한다. 열이나 냉 적용 모두 림프 흐름을 촉진하는 것은 아니다. 하지만 이것은 다른 모달리티를 촉진하는 것으로 도움이 될 수 있다. 예를 들면, 냉역학, 냉적용은 통증을 감소시켜 능동운동을 더 빨리 시작할 수 있도록 하고, 더 강도 높게 할 수 있도록 한다. 따라서 냉적용은 그 자체로 효과가 있는 것은 아니며 결과적으로 림프혈관 압박과 림프흐름을 자극하여 능동운동을 촉진한다(림프흐름을 촉진하여 종창을 제거하는 특정한 기술은 13장에 설명되어 있다).

예방과 부종 제한 그리고 발생된 부종 제거에 대한 오해는 많은 임상가들이 종창을 치료하기 위해 냉적용을 사용하도록 하였고 이것은 효과도 없으며 적절한 치료를 지연시켰다. 예를 들면, 이러한 오해는 즉각적인 치료 동안의 냉의 효과에 대한 연구에서 나타나 있으며, 이 연구는 손상된 이후 12~36시간까지 치료되지 않은 환자를 대상으로 하고 있다. 게다가 이 연구는 결과에 대한 변수 중에 하나로 부종의 감소를 포함하고 있다. 환자의 치료가 손상 이후 한 시간 안에 시작되지 않았다면, 즉각적인 처치를 받지 못한 것이다.

간헐적과 지속적인 냉과 압박 (Intermittent vs.continuous cold and compression)

냉은 항상 간헐적으로 적용한다. 60분 보다 긴 적용은 불필요하며 잠재적인 위험이 있다. 압박은 간헐적 또는 지속적으로 적용하고 치료 목적에 따라 다르다(표 5.2 참조). RICES 동안 종창 예방을 위해서 지속적 압박이 필요하고, 반면에 이행 단계나 아급성기의 종창 제거는 림프 배액을 자극하기 위하여 간헐적 압박이 필요하다.

압박 적용 원리 Compression Application Principles

RICES 동안 압박을 적용하는데 주요한 3가지 고려사항이 있다. '무엇을 적용할 지, 어디에 적용할 지와 냉과의 관련성, 어떻게 적용할 것인가' 이다.

RICE 압박 도구 RICES COMPRESSION DEVICES

탄력 랩은 RICES 동안 유용하다. 냉팩과 함께 병행될 때 다른 도구보다 냉과 압박을 병행하여 더 많이 사용한다(표 5.3). 인기와 적용의 편리함에도 불구하고 플라스틱 랩은 RICES 동안 사용되지 않는다(그림 5. 20). 그것은 탄력 랩의 압박이나 냉각 모두를 제공하지 않는다. 플라스틱 랩 아래에 냉팩이 있으며 탄력랩도 이와 동일함에도 불구하고, 탄력랩은 더 큰 압박력을 주어 더 많은 냉각을 제공하는데 도움을 준다(이전 논의 참조).

냉 커프(cryo cuff)는 냉과 압박의 도구로 사용된다. 하지만 얼음과 함께 적용되는 탄력랩의 대체품으로는 사용되지 않는다. DuraKold는 이것에 의해 주어지는 압박이 작기 때문에 오로지 냉 모달리티로 사용되어야 한다.

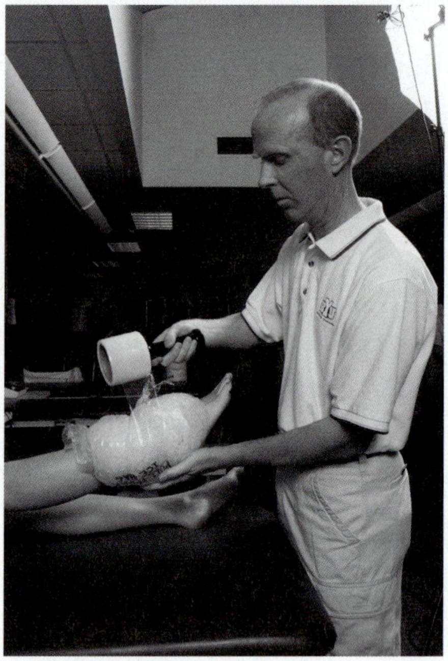

그림 5.20. 플라스틱 랩은 냉팩을 고정하기에 편리하지만, 압박이나 탄력 랩의 냉각효과를 제공하지 못한다.

냉팩 위의 탄력 랩의 적용 APPLYING ELASTIC WRAPS OVER ICE PACKS

탄력랩은 먼저 설명되어진 것처럼 최대의 조직 냉각을 위해 냉팩 위에 적용되어야 한다(그림 5. 17). 일부 임상가들은 여기에 반대하여 절충적 압박을 주장하여 논의한다. 압박은 절충되지 않는다. 앞목말종아리인대(전거비인대, anterior talofibular ligament) 위의 압력시 냉팩의 위 또는 아래에 탄력 랩을 감을 것인지도 이와 동일하며 냉팩을 하는 동안 묶여 있어 지속적인 체적을 유지한다.[33,84]

탄력 랩 신장 STRETCHING ELASTIC WRAPS

우리는 탄력 랩을 적용할 때 약 75% 신장되도록 하는 것을 추천한다. 이 추천에 대한 과학적인 근거는 없다. 하지만 이것은 학생과 전문가에게 자연스럽게 직관적으로 선택된 신장이다.[33]

냉치료의 금기증과 주의점 CONTRAINDICATIONS AND PRECAUTIONS TO CRYOTHERAPY

부적절한 냉치료의 사용은 과도한 통증과 조직손상의 원인이 될 수 있다. 이것은 3가지 광범위한 범위에 포함

표 5.3 여러가지 기술에 따른 발목관절의 기술과 압박

모달리티	평균 30분간 온도 (°C)	평균 30분간 압력 (mm)
냉 커프(cryo cuff)	13.9 ± 1.8	39.8 ± 6.2
Dura*Koid	14.1 ± 4.1	6.0 ± 2.0
Elastic warp + ice	7.1 ± 4.8	50.7 ± 21.0
Flexi-wrap + ice	9.8 ± 5.3	28.6 ± 13.7

된다. 냉치료시 너무 차거나 너무 긴 시간 동안 적용, 과도한 압력과 함께 제공된 냉치료, 냉에 대한 비정상적 반응을 야기하는 상태의 환자에게 적용하는 것이다. 이것은 이 부분에서 일반적으로 논의되며 특정한 금기증과 주의점은 이 장의 후반에 열거되었다.

조직 손상의 원인은 적용 기간이나 특정한 온도 때문이 아니다. 이것은 두 가지 위험요소가 결합되어있다. 예를 들면, -9°F(-4°C)로 1분 이하의 노출은 안전하다. 하지만 45°F(7°C)의 7일 노출은 괴사를 유발한다. 간헐적인 냉수(32°F나 0°C)의 20~30분 침수는 급성기 발목 염좌의 재활동안에는 일반적이다. 그러나 지속적인 36~72시간 동안의 침수는 발의 일부를 잃어버릴 수 있다. 겔팩(약 1°F나 -17°C로 냉각되어진)은 피부 위에 직접적으로 적용되어서는 안된다(그림 5.15). 냉 침수와 깨뜨린 얼음팩은 피부에 적용하여야 한다. 그러나 1시간 이상 해서는 안된다.

냉팩 위에 적용된 탄력 랩은 너무 꽉 조일 경우 문제가 될 수 있고, 이 부위는 특히 마른 사람이나 팔꿉치나 무릎과 같이 표면에 있는 주요 신경이 있는 신체 부분이다. 너무 꽉 조이게 랩을 적용해서는 안된다. 냉팩에 의한 일시적인 신경 마비(국소 마비)의 경우가 보고되고 있다. 그러나 탄력 랩과 냉팩을 함께 적용하여 마비의 원인이 된 것이라는 분석이 나타나 있으며 냉치료 단독만으로는 아니다. 이와 같은 경우의 발생빈도는 제공되는 냉치료의 수에 비하면 대단히 작아 그 위험은 아주 작다.

레이노이드 질환, 냉에 대한 과도한 민감성, 담마진 등은 비정상적인 반응을 야기하는 일반적인 상태이다. 레이노이드 질환은 냉이나 감정에 의한 순환계의 이상으로 손에서 나타나며, 손보다는 빈도가 적지만, 발에서도 나타나며 색깔 변화와 통증을 유발한다. 심지어 냉장고 안에 닿는 것과 같은 가벼운 냉 노출에도 혈관성 경련과 극심한 통증을 일으킨다. 이러한 질환을 가지고 있는 환자들은 그들이 가지고 있는 것을 알고 있으며 냉 적용을 거부할 것이다. 냉에 대한 과도한 민감성은 냉치료 동안 심한 통증에 의해 명확해지는 상황이다.

냉적용은 일부 사람들에게 담마진(두드러기)을 유발할 수 있다. 일시적인 알러지 반응으로 담마진은 발진 — 피부 위가 가볍게 올라오고 둥글거나 편평하다 — 이 특징적이고 타는 듯하고 강렬한 통증이 동반된다. 이것은 또한 운동이나 특정 음식을 섭취하거나 특정 약물을 복용하였을 때도 나타난다.

우리의 경험상 냉 담마진을 가진 환자는 이것에 대하여 걱정하기 보다는 귀찮은 것으로 생각한다. 이것은 이전, 그리고 종종 수 년 동안 냉팩을 사용했었던 환자에게 뚜렷하다. 보통 시작할 때 통증이 더 심하고, 환자가 냉치료를 지속적으로 받으면 정도가 감소된다. 우리의 방침은 처음 발병 이후 환자와 이 상황을 상의하고, 냉치료를 지속할 것인지를 결정하도록 한다. 특히 힘든 시간이 지나 담마진이 감소되면서 대부분 냉치료의 이득이 담마진의 불편함보다 크다는 것을 느낀다. 일부 환자들에게 칼라민(calamine)이 도움이 된다.

다음과 같은 상황에서 운동을 하지 않더라도, 냉 사용시 발생할 수 있는 문제들을 알아두어라.

- 심장 장애
- 국소 순환의 기능저하

즉각적인 치료동안 전기적 자극
Electrical Stimulation During Immediate Care

일부 임상가들은 정형외과적 질환의 즉각적인 치료동

안 전기적 자극을 주장한다. 우리는 앞으로 분명해 질 것이기 때문에 지금은 이 기술을 추천하지 않는다. 이 문제와 관련된 생각의 두 견해가 있다(9장 참조).

- 고전압 전류 자극은 혈관 수축을 일으켜 종창을 제한한다는 잘못된 신념
- 이 개념은 감각수준의 고전압전류자극이 부종 발달을 제한 한다는 연구에 영향을 받는다.

혈관수축이론 THE VASOCONSTRICTION THEORY

고전압전류자극이 혈관수축을 일으킨다는 신념은 평류(galvanic) 자극기를 개발한 회사에 의해 초창기의 마케팅 노력으로 나왔다. 왜냐하면 평류는 혈관수축을 일으키고 아마도 이런 기구들도 이렇게 될 것이라고 생각되었다. 이것은 단상의 펄스이지만, 평류가 아니기 때문에 혈관수축을 일으키지 않는다. 또한 혈관수축을 일으킨다 할지라도, 즉각적인 치료의 목적은 혈류흐름이 아닌 2차 손상의 감소이다.

또 다른 문제는 이 기술과 함께 RICES의 최대한의 이점을 희생되는 것이다. 냉수가 들어 있는 통 안에 사지를 침수시키거나 욕조 안에 전극을 넣어 많이 적용한다. 이때는 거상이 이루어지지 않는다. 또한 냉각이나 압박 둘 중에 하나를 희생하여야 한다. 압박을 위해 탄력 붕대를 적용한다면, 붕대는 신체에 절연 작용을 하여 냉각이 감소될 것이다. 반면 냉각의 최대 효과를 위해서는 압박을 희생하여야 한다.

전통적인 RICES 하에서 전기적 자극 적용은 이 문제를 해결하지 못한다. 두꺼운 고무로 된 전극은 냉팩에 의한 냉각으로부터 조직을 절연시킬 것이다.

부종제한이론 THE EDEMA-LIMITING THEORY

감각 수준의 고전압 전류에 의해 부종발달이 제한된다는 것은 적은 동물 실험에 집중한 연구에 기인한다. 이 실험의 동물은 뒷다리를 손상시켜, 손상당한 다리를 독립적인 자세로 슬링에 매달았다. 손상당한 다리는 물과 전극이 들어있는 비이커에 침수되었다.

고전압펄스전류자극이 부종을 억제하는 것으로 명확하게 나타났다는 연구에도 불구하고, 이 개념은 적용하기는 어렵다. 하나의 문제는 과학자들이 제안하는 RICES를 함께 사용할 수 없다. 그들의 연구는 거의 지속적인 치료는 급성기 염증반응 동안 계속 필요하다고 제안하였다. 단독적인 30분 치료는 부종을 4시간 동안 감소시켰지만, 긴 시간동안 부종 형성은 뚜렷하게 감소시키지 않았다. 추가적으로 동물 모델은 압박과 거상이 이루어지지 않았다.

다른 하나는 RICES와 비교하여 실험되지 않았다. 따라서 우리는 부종감소가 RICES를 적용 비교하여 더 많은지, 또는 적은지, 동일한지 알 수 없다. 과학자들은 냉과 함께 전기자극을 비교하고 있다. 그러나 프로토콜은 질문의 답에 실패하였다. 55°F(~13°C)의 온도의 냉 침수는 냉팩만큼 차갑지 않다. 또한 전기자극과 대조군은 조직보다 ~15°F 낮은 물 온도(75°F나 23°C)가 동일하게 적용되었고, 따라서 대조군은 사실상 약한 냉치료 그룹이다.

우리는 즉각적인 치료동안 RICES의 부위에 전기 자극을 사용하는 것에 반대한다. 그것이 냉 적용과 압박과 거상이 동반되어 사용된다면, 자리를 찾을지도 모른다. 앞으로의 연구에서 그렇게 되기를 바라며 어떻게 전기자극을 할 것인지가 명확해져 RICES와 논쟁되기를 의심없이 바라는 바이다.

RICES의 적용

1단계: 기초

A. 정의. 급성정형외과 손상 후 부정적인 후유증을 제한하기 위해 즉각적으로 실시하는 절차이다.

B. 효과

1. 휴식은 손상된 구조의 악화를 최소화시킨다.
2. 냉은 조직을 냉각시킴으로써 이차적인 손상을 최소화한다. 그것은 총 손상된 조직, 조직 잔해를 감소시키며, 조직 파편의 식세포 작용에 의해 자유단백질, 부종을 좀 더 감소시킨다.
3. 압박은 부종 억제를 도와주고 냉의 효과를 증가시킨다.
4. 거상은 모세혈관 여과압력 증가를 감소시킨다.
5. 고정은 근보호와 통증을 감소시킨다.

C. 장점. 모든 조직의 손상과 부종을 감소시킨다.

D. 단점. 올바른 RICE 요법을 적용했다면 후유증은 없다.

E. 적응증. 급성 정형외과적 손상이나 연부조직손상

F. 금기증

1. 냉치료를 피부에 직접 1시간 동안 연속적으로 적용하지 말아라. 이는 동상을 유발할 수 있다.
2. 냉동고에서 냉각된 얼음팩을 곧바로 피부에 직접적으로 적용하지 마라.
3. 압박붕대 위에 냉각된 얼음팩을 적용하지 마라. 이는 동상을 유발할 수 있다.
4. 아래와 같은 유형의 환자에게는 냉치료를 적용해선 안된다.
   a. 레이노병 또는 혈관경련성 질환.
   b. 한냉 과민증으로 극심한 통증을 나타낸 경우.
   c. 심장의 장애.
   d. 면역 반응이 제대로 발휘되지 못하는 국소순환.

G. 주의사항

1. 부상 후 RICE요법을 늦게 조치를 취했다면 그 효과는 감소된다.
2. 과도한 압박: 적절한 조치를 취했음에도 부종은 발생할 것이다. 과도한 압박이나 부종이 지나치게 발생하면 다리 부위에 구획증후군이 나타날 수 있다.
3. 다음과 같은 치료를 받는 환자에게는 한랭치료를 실시할 때 주의해야 한다.
   a. 류마티스성 환자
   b. 마비 또는 혼수상태 환자
   c. 관상동맥 질환
   d. 고혈압환자.
4. 냉팩 위에 탄력랩을 적용할 때 팔꿈치 또는 무릎과 같이 중요한 신경이 피부 표면에 위치한 부분과 마른 사람에게 적용할 때 매우 주의해야 한다.
5. 냉적용은 몇몇 사람들에게 두드러기를 일으킬 수 있다.

2단계: 적용 전 과제

A. 적절한 모달리티를 선택한다.

1. 손상이나 문제점 평가
   a. 생명을 위협하는 상황을 제외한다. 생명이 위급하다면, 응급조치를 취해야 한다.
   b. 손상에 대한 정보를 수집해라. 일단 근보호가 나타난다면, 촉진과 스트레스 검사를 통해 정보는 감소될 것이다.
   c. 평가는 철저하게 그러나 신속하게 수행하여야 한다.
2. 가능하면 냉적용의 금기증을 확인한다.

B. 환자를 심리적으로 준비시킨다.

1. 절차를 설명한다.
2. 주의점을 설명한다.
3. 환자를 안심시킨다: 통증과 손상으로 인한 좌절감은 일반적으로 불안을 야기한다.

C. 환자를 신체적으로 준비시킨다.

1. 필요하다면 옷을 제거한다.
2. 필요하다면 붕대나 부목 등을 제거해야 한다.
3. 손상된 부분을 거상하고 편안하게 환자를 위치시킨다.

D. 치료 장비를 준비한다.

1. 적당한 크기의 냉팩을 만든다.
   a. 플라스틱 백에 분쇄된 얼음을 넣는다. 백은 완성된 팩이 손상 가장자리를 넘어 2~3인치 정도 더 크게 한다(어떤 손상은 두 개의 팩이 필요하다).

b. 백으로부터 가능하면 많의 양의 공기를 제거한다.
c. 가방의 매듭을 묶는다.

2. 탄력 랩을 적당한 크기로 만든다.
   a. 대부분의 경우, 6인치(15 cm) 정도의 폭이 적당하다. 즉각적인 치료 동안 4인치 이하(10 cm)는 사용하지 않는다. 작은 랩은 적당히 감싸지 못하고 말려 올라가 압박을 하게 된다.
   b. 무릎, 넓적다리, 복부, 가슴 그리고 어깨에는 두 개나 여러 개의 밴드를 사용한다.
   c. 부목이나 슬링을 사용한다.

3단계: 적용 변수

A. 절차
1. 손상 부위의 중간에 냉팩을 위치하도록 한다.
   a. 피부에 직접 닿게 한다.
   b. 몸의 일반적인 윤곽대로 모양을 만든다.
2. 냉팩 주위에 탄력 밴드로 감싸고, 몸 부위에 냉팩을 고정하여 압박을 제공한다.
   a. 냉팩의 가장 자리에서 2~3인치(5~8 cm)가 넘도록 탄력밴드를 감는다.
   b. 적용하는 동안 탄력 랩을 75% 신장시켜 감는다.
   c. 클립이나 테이프 등으로 탄력 랩의 끝을 고정하거나 매듭을 짓는다.
3. 5분마다 환자를 체크한다. 랩이 너무 조이는지를 확인하고, 열이 증가되는 것을 방지하기 위해 냉팩을 흔든다.
4. 안정을 위해 손상 입은 부위에 부목이나 슬링 또는 브레이스를 사용한다. 목적은 관절을 싸고 있는 근육을 이완시키기 위해서이다.
5. 사지를 거상하거나 환자의 손상 부위를 심장보다 6인치(15 cm) 이상 높아지도록 자세를 잡는다.

B. 용량. 냉팩과 랩은 손상 가장자리를 넘어 2~3인치(5~8 cm) 덮을 수 있도록 충분한 얼음을 사용한다.

C. 적용 시간
1.냉적용. 20~60분. 환자의 피부 두께와 손상에 따라 결정한다. 대체로;
   a. 손가락은 20분
   b. 발목이나 팔은 30분
   c. 넙다리 45분
   d. 1 mm 이상의 피부는 피부 두께의 mm마다 5분씩 추가
2. 지속적인 휴식, 압박, 거상, 안정을 실시한다. 냉팩을 제거한 후, 탄력랩을 재적용하고 안정시킨다.

D. 적용 빈도
1. 손상 후 5~10분 후 시작한다: 손상 평가 이후 즉각적으로 실시.
2. 두 번째 냉 적용은 30~60분 이후: 환자가 사워하거나 집으로 돌아간 이후.
3. 압박, 거상, 휴식, 안정은 지속적으로 적용한다.
4. 다음에 취침할 때까지 두 시간마다 적용한다. 단지 RICES 요법을 하기 위해 밤에 깨어 있지 않아도 된다고 환자에게 말해준다.

E. 치료 기간.
1. 대부분의 1°의 손상: 30~45분(한 번의 치료)
2. 2°나 3°의 손상: 12~24시간, 냉운동(cryokinetics)과 냉신장과 같은 치료는 변화하는 냉치료 기술을 따르도록 한다.

4단계: 적용 후 과제

A. 장비 교체: 세척 작업

B. 환자에게(그림 5.21) 다음과 같은 사항을 기록하여 설명하도록 한다.
1. 다음 날을 위한 예약시간 (가능하다면, 아침)
2. 손상 부위는 휴식을 취한다 — 통증의 원인이 되는 신체 부위에 스트레스를 주지 않는다. 필수적으로 슬링이나 목발을 사용한다.
3. 냉팩의 재적용을 위한 정확한 시간.
4. *주의:* 치료사가 글로써 알려준 사항보다 더 많게 또는 더 적게 재적용하지 않는다.
5. 통증이나 지나친 부종이 생길 경우를 대비한 연락처

C. 독특한 환자 반응을 포함한 치료 과정을 기록한다.

5단계: 유지

A. 규칙적인 유지. 효과있는 회복을 위하여 냉동 기기를 비치해두고 탄력 랩이 떨어지면 교환한다.

즉각적 치료 절차
Moab 스포츠 의학 대학

당신이 손상 발생 후 12~72시간 동안 활동적으로 움직였다면, 부상회복에 어려움이 있을 것입니다. 잘못된 절차를 따른다면, 당신은 스포츠 경기의 완전한 참여에 있어 2주 정도 지연되게 될 것입니다. 다음의 절차에 따라주시길 바랍니다.

Athletic Training Clinic에서 당신이 해야 할 일

_____ 30분에서 45분간 냉찜질 압박, 거상을 실시한다.
_____ 부상에 대해서 2차적으로 거상을 실시한다.
_____ 샤워를 한다.
_____ 상처 부위에 탄력붕대를 감는다.
_____ 어깨나 손 부상시 부목을 하고 다리 부상 시 목발을 한다.
_____ 부목이나 목발을 실시한 후 사용법 교육을 받는다.

경기장/사무실/집으로 돌아간 후:

1. 냉팩을 아래의 표시되어 있는 시간에 __40__ 분간 적용한다. 탄력 붕대를 벗고 손상 된 부위에 직접 적용하고 다시 탄력 랩을 감는다. 이때 탄력 랩은 너무 느슨하지도 않고, 너무 세게 감지도 않는다.

   1:00 2:00 3:00 [4:00] 5:00 [6:00] 7:00 [8:00] 9:00 [10:00] 11:00 [12:00]

2. __40__ 분의 냉팩 적용 이후 팩을 제거하고, 탄력 붕대를 **다시 적용한다**. 마지막 냉팩 적용 이후에는 탄력랩은 내일 치료에서 교환할 때까지는 밤사이 늘어난다.
3. 잠자리에 들 때까지 가능하면 상처부위를 심장의 높이 보다 높게 유지하도록 한다.
4. 내일에 대한 기록

   The Student Health Center at _____ am/pm
   The AthleticTraining Clinic at __10__ am/pm
   ______________ _____ am/pm
   ______________ at _____ am/pm
5. AT: __k.knight__
6. 즉시 답이 필요한 문제가 있다면, 다음의 번호로 연락을 하시오. __555-1896__

그림 5.21. 처음 RICES 치료를 받은 후 환자에게 교육내용을 배부하면 환자의 참여를 증가시킨다.

목발의 사용
The Use of Crutches

어떤 환자들은 목발 없이 걸음을 걸을 수 없다. 목발은 손상을 입은 환자에게 다리를 사용하는 것 대신 팔을 사용하여 걸을 수 있게 해준다. 잘못된 목발의 사용은 다음과 같은 문제를 일으킨다.

- 회복 지연. 환자가 다리를 저는 것은 신체 무게가 상처 부위에 통증을 일으키기 때문이다. 이러한 신경계의 억제의 결과로 재활 과정이 연장된다.
- 근육 보상 문제. 근육이나 다른 엉덩이, 무릎, 발목, 그리고 상처받지 않은 사지의 연부조직이 짧아짐과 단단해짐으로 비정상적인 걸음걸이를 유발하게 된다. 때때로 짧아짐은 회복되고 있는 원래의 손상을 오랫동안 계속 되도록 한다.

이 두 가지 문제는 목발 사용의 작은 문제점이다. 올바

른 목발 사용은 올바른 목발의 맞춤에 있다. 환자에게 올바른 걸음으로 걷도록 교육하고, 지속적으로 관찰을 하며 주기적으로 재평가를 함으로써 환자가 올바른 목발 사용하도록 한다.

적절한 목발의 맞춤 PROPER CRUTCH FITTING

환자의 목발 맞춤은 적절한 사용을 위해서 필수적이다. 첫째, 목발의 길이는 겨드랑이와 겨드랑이 pad 사이가 2~3인치(4.4~6.6 cm)가 되는 것이 적당하다. 이 조절은 보통 나비 나사못과 목발의 바닥 근처의 두 개의 나사볼트를 제거하여 맞춘다(알루미늄 목발은 버튼을 눌러 조절한다). 예비 맞춤은 누운자세에서 할 수 있지만, 환자가 서 있는 상태에서 정확한 조절을 할 때까지 나비 나사못은 꽉 조이지 않도록 한다.

두 번째 팔꿈치가 30° 구부러지고 손목이 편안하게 체중부하 할 수 있게 만든다(그림 5.22). 자세가 교정되었다면, 환자는 팔을 뻗어 목발을 바닥으로 눌렀을 때 몸을 위로 올릴 수 있을 것이다. 이 조절은 손잡이의 나비나사못과 나사볼트를 제거하여 맞출 수 있다.

모달리티 MODALITY MYTH

팔에 목발 맞추기

목발은 겨드랑이에 맞아 어깨에서 체중을 지지한다는 것은 일반적인 오류이다. 그러나 이것은 올바르지 않다. 체중은 거의 전체가 손에 의해 지지되어야 한다. 바깥 흉벽에 의해 지지단과 겨드랑이에서 체중을 옮기는 것은 팔신경얼기(brachial plexus)의 신경을 누르거나 충격을 줄 수 있으며 **목발 마비**(crutch palsy)를 일으켜 감각, 운동, 운동조절의 일시적 또는 영구적인 기능을 상실하게 한다.

적절한 목발 보행 선택 SELECTING THE PROPER GAIT

적절한 목발보행 선택은 손상당한 부위에 얼마나 많은 체중을 부하할 수 있는지에 영향을 받는다. 다수의 목발 보행에도 불구하고 하지를 손상당한 환자에게 적용할 수 있는 두 가지는 체중을 부하하지 않는 보행과 체중 일부만 부하하도록 하는 보행이다. **체중을 부하하지 않는 보행**(non weight bearing gait)은 건너뛰기 보행으로 알려져

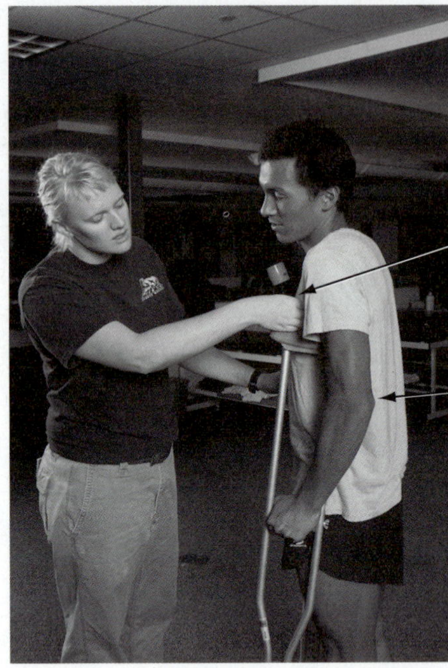

그림 5.22. 목발을 적절하게 맞춘다. **(a)** 겨드랑이와 목발의 겨드랑이 패드사이를 2-3 inch (4.4-6.6 cm)가 되도록 하고, **(b)** 팔굽을 ~30° 정도 구부러지게 한다.

있고 다리나 발에 체중을 완전히 제거하기 위해 사용된다(그림 5.23a). 손상당한 하지는 들어올리고 환자는 정상측 다리와 두 개의 목발을 교대로 걷는다. 이 보행은 엉덩이와 무릎의 긴장을 유발하여 절뚝거림(limping)을 유발할 수 있기 때문에 필요 이상으로 오랫동안 사용하여서는 안된다.

급성기 정형외과적 외상을 가진 환자를 위한 적절한 보행은 **부분적 체중부하 보행**(partial weight bearing)이며 3점 보행으로 부른다(그림 5.23b). 환자는 통증과 절뚝거림을 유발하는 손상된 하지를 체중을 제거하기 위해 목발을 사용하며 정상적인 보행으로 걷는다. 손상된 다리의 체중부하는 가벼운 발가락 닿기부터 신체전체의 체중부하까지 다양할 것이다. 환자의 손상이 치유됨에 따라 손상당한 다리의 체중부하가 더 많아지며 손이나 목발의 체중부하는 감소된다.

보행지도 WALKING INSTRUCTIONS

보행 선택에 대한 환자 지도는 오직 목발을 움직일 때 환자에게 말로 설명한다.

- 목발을 당신의 손상 당한 사지의 일부로 생각하라.

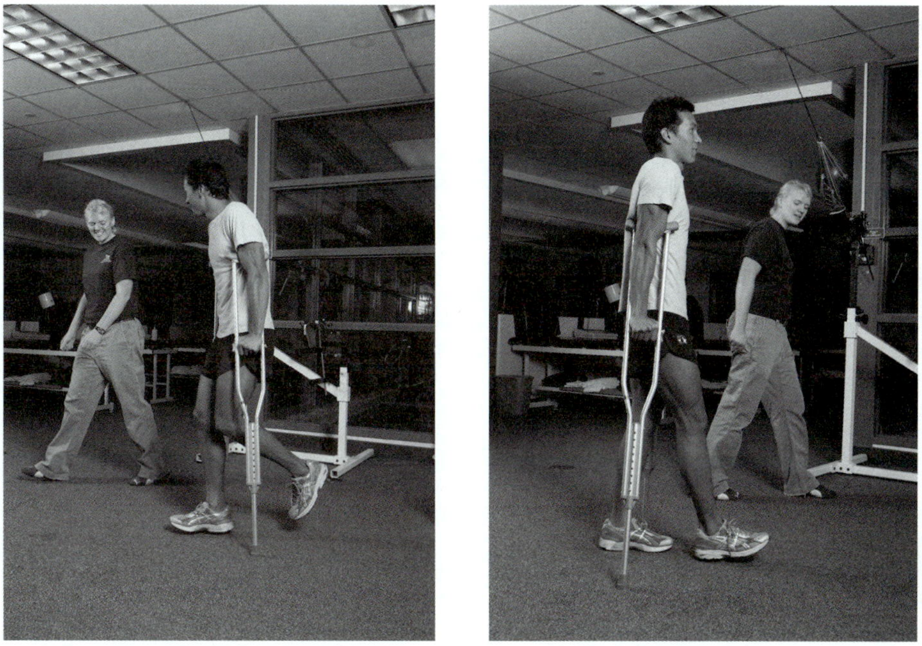

A B

그림 5.23. 목발 보행의 목적은 손상당한 다리나 팔에서 체중을 제거하기 위해서이다. (a) 체중을 전혀 부하하지 않는 보행 - 건너뛰기 보행. (b) 부분적인 체중부하와 삼점 보행.

- 부분적인 체중부하: "두 개의 목발이 손상당한 하지와 함께 동시에 땅에 닿는다. 손상당한 다리가 앞으로 나아갈 때 두 개의 목발도 앞으로 나아간다."
- 체중이 부하되지 않는 보행: 두 개의 목발을 발 앞에 12–24 in 아래에 두고 체중을 전체적으로 건측의 다리에 지지한다. 그리고 몸을 들어 올릴 때 목발로 체중을 이동시켜 목발 앞 12–23 inch 지점으로 건너뛴다."

계단 오르내기리는 균형이 깨어져 흔들리기 때문에 특별한 훈련이 필요하다. 평지에서의 사용에 문제가 없다면 다음의 지시를 적용한다.

- 계단내려가기: 목발을 한 계단 아래로 내려놓고, 그 다음 손상된 다리, 그리고 목발 사이로 엉덩이를 내린다. 건측은 마지막에 내려놓는다.
- 계단오르기: 처음 건측다리가 올라가고 그 다음 손상된 다리, 그 다음이 목발이 올라간다.
- "선한 사람은 천국으로 가고, 악한 사람은 지옥으로 간다(the good go up to heaven, the bad go down)는 문구는 계단을 올라가고 내려가는 방법을 기억하는데 도움을 줄 것이다.

환자는 한쪽 목발 사용을 배워서는 안된다. 한쪽 목발만 사용한다면, 보행시나 기댈 때 허리, 엉덩이, 무릎의 긴장을 유발하여 바르게 설 수 없을 것이다. 아주 작은 긴장이라 할지라고, 손상 후 활동들에 영향을 미치고 더 심각한 손상을 야기할 것이다.

환자의 보행 훈련 관찰 OBSERVING THE PATIENT PRACTICING THE GAIT

당신이 만족될 때까지 환자가 기술을 습득하여 주변을 걷는 것을 관찰한다. 훈련의 하나로 일부 계단을 올라가고 내려가는 것을 지켜보아야 한다.

주기적인 재평가 PERIODIC REEVALUATION

환자의 주기적인 재평가는 문제를 유발하는 비정상적인 보행의 잠재적 발달이 나타나지 않도록 수행되어야 하며 이후 목발은 더 이상 필요없게 된다. 환자가 알지 못하는 사이 환자를 관찰하여 수행하는 것이 가장 좋다. 가능하면 정상 보행처럼 걷는 것을 확인하도록 하는 것이 가장 중요하다.

찰과상을 위한 약제 처리된 얼음
Medicated Ice for Abrasions

운동 선수들은 종종 피부 찰과상을 입는다. 찰과상은 적절한 관리를 하지 못한다면 손상의 합병증을 가져 올 수 있다. 알맞은 관리는 통증과 종창 이차적 손상을 제한하기 위한 냉, 압박, 거상의 표준적인 손상 응급처치와 잠재적인 세균 오염 관리를 포함한다.[103]

하나는 RICES로 염좌와 좌상과 같은 질환을 치료하고 감염의 가능성을 무시하는 것이다. 또다른 하나는 열린 상처를 깨끗이 하고 소독이나 살균 드레싱을 적용한다. 하지만 2차적 손상이나 종창의 가능성을 무시한다. MacLeod는 약제처리가 된 냉 컵을 가지고 찰과상 부위에 냉 마사지를 실시하여 소독제와 함께 냉치료를 병행하는 것을 제안하였다(그림 5.24).

약제 처리된 냉 컵은 때때로 약제 처리된 아이스 바로 부른다. 얼음 안의 포비돈(povidone) 액은 소독제와 다름없으며 박테리아의 형성과 증식을 방지한다. 포비돈 액과 리도케인의 적응증과 금기증, 주의점은 각 약물과 같이 제공된다.

냉은 또한 진통제의 역할도 한다. 2% 리도케인으로 약제 처리된 냉은 개방상처의 브러싱이나 더러운 것을 떼어 고, 파편을 바깥으로 보낼 때 필요하며 진통 효과가 크다. 냉과 리도케인으로 인한 통증감소는 통증-경축-통증 고리를 완화시키고, 손상 주변의 근육 기능을 증가시키는데 도움이 된다. 손상 부위가 빠르고 적절하게 치료될 때 상처 감염을 예방한다.

약제 처리된 냉 컵 준비
PREPARING A MEDICATED ICE CUP

약제 처리된 냉 컵을 만들기 위해서 다음의 물건과 약이 필요하다.

- 2-oz 용량의 컵 4개
- 플라스틱 막대
- 2% 리도케인
- 10% 포비돈 용액
- 증류수나 끓인 물

다음과 같은 절차를 따른다.

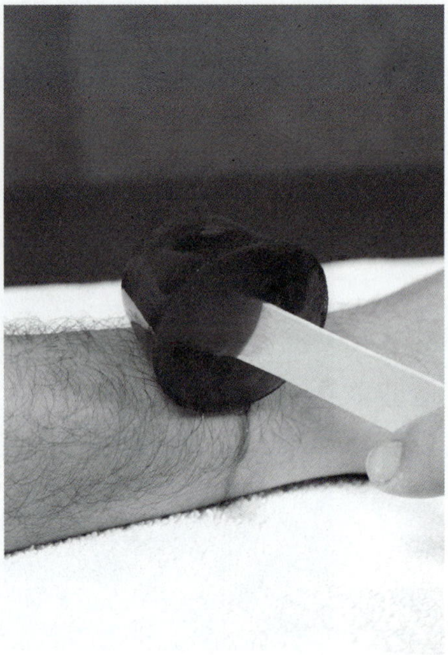

그림 5.24. 약제 처리 된 컵으로 냉마사지는 소독제와 냉치료를 병행하여 찰과상을 치료한다.

1. 포비돈 용액 3 oz와 1 oz의 리도케인, 3 oz의 물을 섞는다.
2. 4개의 컵에 섞은 용액을 따른다.
3. 접착성 테이프를 가지고 컵의 중심에 수직으로 플라스틱 막대를 넣는다.
4. 밤 사이 얼린다.
5. 컵에 명확한 라벨을 붙인다.
6. 냉동실 안에서 다른 컵들과 약제 처리된 냉 컵은 구분한다. 그래서 실수로 일반적인 냉 마사지를 사용하지 않는다(이것은 문제가 되지는 않지만 재료의 낭비를 가져온다).

어떻게 약제 처리된 냉을 적용할 것인가?
HOW TO APPLY MEDICATED ICE

찰과상을 위하여 약제 처리된 냉 컵을 가지고 냉 마사지의 적용 절차는 다음과 같다. 손상 후에 가능하면 빨리 시행한다.

1. 약제 처리된 냉을 적용하기 전 의사의 권고나 승인을 확인한다.
2. 막대를 잡고 손상된 피부를 따라 10분간 얼음을 앞,

뒤로 굴린다. 얼음이 녹으면 약제는 손상된 부위로 흐르고, 진통과 항균 효과를 나타낸다.

3. 젖은 거즈를 사용하여 살짝 닦아 이물질을 쓸어내어 핀셋으로 제거한다.
4. 어떤 개방상처가 있다면, 치료가 잘 안된다는 것을 강조하여 손상된 부위를 치료하고 보호한다.
5. 잠자리에 들기 전까지 냉팩을 한 시간마다 20~30분 적용하고, 손상 후 24~72시간 동안 지속적인 압박도 적용하도록 하도록(냉팩을 적용하거나 냉팩을 벗을 때를 제외하고) 환자에게 교육한다.

맺음말 CLOSING SCENE

세미가 이 장을 읽었다면, 손상 부위에 얼음을 가득 채워 그것을 적용하는 것보다는 냉 적용에 대하여 많은 것을 깨달았을 것이다. 무엇보다도 냉 적용의 몇가지 형태의 이점이나 해로운 점에 대하여 배울 수 있었을 것이다. 그는 냉팩을 피부 위에 직접적으로 적용하는 것이 안전할 뿐만 아니라, 냉팩과 피부 사이에 수건을 두는 것보다 냉각효과가 더 좋기 때문에 적절한 방법이라는 것도 배울 수 있었을 것이다. 그는 다양한 상황에서 얼마나 오랫동안 냉을 적용해야 하는지도 알 수 있었을 것이다.

고찰 CHAPTER REFLECTIONS

1. 다음의 내용을 읽고 숙고하라. 각각의 개념을 명확하게 이해하였다고 느끼는가? 만약 그렇지 않다면 본문에 맞는 부분을 다시 읽어라.
   - 즉각적인 치료란 무엇이며 언제 사용하는가?
   - 정형외과적 손상에 대한 즉각적인 치료의 잘못된 7가지 모달리티는 무엇인가? 각각의 오해와 진실에 대하여 간략하게 나타내시오.
   - 즉각적인 치료와 급성기 치료의 용어를 동일하다고 할 수 있는가? 그런 이유와 그렇지 않은 이유는 무엇인가?
   - 급성기 손상의 단계를 나열하고 일반적으로 각각은 언제 나타나는가?
   - 급성기 손상 치료의 단계의 일반적인 시간 프레임이 의미하는 것은 무엇인가?
   - RICES의 약자는 무엇을 의미하는가? 간단하게 설명하고 가장 효과적인 때가 언제인가? 그 이유는 무엇인가?
   - 종창은 무엇인가? 언제 발생하며 왜 발생하는가?
   - 이 상태가 의미하는 것이 무엇인지 설명하시오: 즉각적인 치료동안의 냉이 종창 조절보다 더 효과적이다.
   - 즉각적인 치료동안 왜 냉치료를 실시하는지에 대한 두 가지 가장 우세한 이론은 무엇인가? 각 이론의 중요한 부분과 장점과 단점은 무엇인가?
   - 냉이란 무엇인가? 냉팩으로부터 신체로 어떻게 냉이 전달되는가?
   - 신체로부터 냉팩으로의 열 전도율에 영향을 미치는 7가지 요소를 간략하게 설명하여라.
   - 잠재적인 열의 결합이 의미하는 것은 무엇인가? RICES가 하는 역할은 무엇인가?
   - 상태변화란 무엇인가? 냉치료에 어떻게 적용할 수 있는가?
   - 표면, 조직, 관절내 적용 후 재가열을 고려하여 냉팩 적용에 대한 온도반응을 간략하게 설명하시오. 냉팩 적용에 대한 온도반응을 간략하게 설명하시오.
   - 냉팩의 4가지 주요한 형태에 관하여 간략하게 설명하시오.
   - 냉을 피부 위에 직접 적용해도 되는가? 그런 이유와 그렇지 않은 이유는 무엇인가?
   - 목표 조직의 깊이가 의미하는 것은 무엇인가? RICES 적용에 있어 어떻게 적용할 수 있는가?

- RICES에 대한 피부 주름 두께의 영향은 무엇인가?
- 탄력랩을 적용할 때 75%를 신장시키는 근거는 무엇인가?
- 종창의 예방(preventing)과 재움직임(removeing)의 차이는 무엇인가?
- 간헐적 압박과 지속적인 압박의 차이점을 설명하고, 각각은 어떻게 사용되는가?
- 급성기 정형외과적 질환 동안 목발의 사용에 대하여 간략하게 설명하시오. 왜 사용하며 어떻게 사용하는지 설명하시오.
- 약제 처리된 냉 컵은 무엇이며 왜 사용하며 어떻게 사용하는가?
- RICES 적용에 대한 5가지 절차를 간략하게 복습하시오.

2. 강사, 임상강사, 급우, 임상동료와 함께 토의할 수 있도록 3-5개의 질문을 쓰시오.
3. 급우와 함께 이 장의 개념에 대해 서로 질문하시오. 연습 1에 있는 요점을 사용하고, 연습2를 위해 질문을 적어라. 여러분이 이해한 것보다 더 깊은 이해가 필요하다면, 소리 내어 개념을 설명하시오.
4. RICES 적용 원칙과 목발보행을 이해하였다고 느낀다면, RICES 적용을 5가지 절차에 따라 동료들과 임상강사와 함께 연습하여라. 또한 목발을 동료나 임상강사에게 맞추어 보고 적절한 사용을 교육하여라. 서로 교대로 모델리티 적용을 실시하고, 당신에게 적용되었을 때 동료가 적절하게 적용을 하는지 알아보기 위해 주의깊게 살펴보아라. 당신에게 모달리티가 적용되었을 때 노트를 참조한 후, 처음 몇 분을 다른 사람에게 적용한다. 노트 사용없이 살 수 있을 때까지 적용 연습을 계속하도록 한다.

비판적인 사고에 대한 답변 CRITICAL THINKING RESPONSES

비판적 사고 5.1

삼점보행이나 걷기보행과 비교하여 뛰기보행(swing gait)은 손상된 다리로부터 모든 체중을 제거한다. 환자의 목발사용은 손상된 다리로부터 체중을 충분히 제거하여 정상 보행으로 걸을 수 있도록 한다. 손상이 치료됨에 따라 목발지지와 체중 지지는 감소된다. 이것은 전체적인 휴식(바람직하지 않은)과 상대적인 휴식(바람직하다)의 문제이다. 전체적인 휴식은 손상을 악화시키고, 상대적인 휴식은 문제를 해결하는데 도움이 된다.

비판적 사고 5.2

동의: 냉적용은 추가적 손상을 제한하는 RICES의 구성요소 중의 하나이다. 따라서 어떤 의미에서 이것은 예방적 방법이다. 또한 통증이나 종창을 감소시킨다.

동의하지 않는다: 냉적용에 초점을 맞추는 것은 휴식, 압박, 거상, 안정이 중요하지 않다고 생각하게 될지 모른다. 따라서 추가적인 다른 구성요소를 사용하지 않을 수 있고 이것은 큰 실수이다. 각각의 구성요소는 손상의 후유증을 조절하는데 도움이 된다.

참고문헌 REFERENCE

1. Matsen FA III, Questad K, Matsen AL. The effect of local cooling on postfracture swelling. A controlled study. Clin Orthop 1975; 109:201–206.
2. Sloan JP, Hain R, Pownall R. Clinical benefits of early cold therapy in accident and emergency following ankle sprain. Arch Emerg Med 1989;6:1–6.
3. Bleakley C, McDonough S, MacAuley D. The use of ice in the treatment of acute soft-tissue injury. Am J Sports Med 2004;32:251–261.
4. Hubbard TJ, Aronson SL, Denegar CR. Does cryotherapy hasten return to participation? A systematic review. J Athl Train 2004;39: 88–94.
5. Basur RL, Shephard E, Mouzas GL. A cooling method in the treatment of ankle sprains. Practitioner 976;216:708–711.
6. Hocutt JE Jr, Jaffe R, Rylander CR, Beebe JK. Cryotherapy in ankle sprains. Am J Sports Med 1982;10:316–319.
7. Karren KJ, Hafen BQ, Limmer D, Mitstovich JJ. First Aid for Colleges and Universities. 8th ed. New York: Pearson, Benjamin Cummings, 2004.
8. Altizer L. Strains and sprains. Orthop Nurs 2003;22:404–411.
9. Bergfeld J, Halpern B. Sports Medicine: Functional Management of Ankle Injuries. Kansas City: American Academy of Family Physicians, 1991.

10. Garrett WE Jr. Muscle strain injuries: Clinical and basic aspects. Med Sci Sports Exerc 1990;22:436–443.
11. Bennett D. Water at 67 degrees to 69 degrees Fahrenheit to control hemorrhage and swelling encountered in athletic injuries. J Natl Athl Train Assoc 1961;1f:12-14.
12. Schwartz D, Kaplin KL, Schwartz SI. Hemostasis, surgical bleeding, and transfusion. In: Brunicardi FC, Andersen DK, Billiar TR, et al., eds. Schwartz's Principles of Surgery. 8th ed. New York: McGraw-Hill, 2005.
13. Holloway GA Jr., Daly CH, Kennedy D, Chimoskey J. Effects of external pressure loading on human skin blood flow measured by 133Xe clearance. J Appl Physiol 1976;40:597–600.
14. Merrick MA, Knight KL, Ingersoll CD, Potteiger J. The effects of cold and compression on tissue temperatures at various depths. J Athl Train 1993;28:236–245.
15. Hargens AR. Fluid shifts in vascular and extravascular spaces during and after simulated weightlessness. Med Sci Sports Exerc 1982; 15:421–427.
16. Kozin F, Cochrane CC. The contact activation system of plasma: Biology and pathophysiology. In: Gallin JI, Snyderman R, eds. Inflammation: Basic Principles and Clinical Correlates. 3rd ed. Baltimore: Lippincott Williams & Wilkins, 1999.
17. Knight KL. The effects of hypothermia on inflammation and swelling. Athl Train 1976;11:7–10.
18. Knight KL. Cryotherapy in Sport Injury Management. Champaign, IL: Human Kinetics, 1995.
19. Merrick MA. Secondary injury after musculoskeletal trauma: A review and update. J Athl Train 2002;37:209–217.
20. Seiyama A, Shiga T, Maeda N. Temperature effect on oxygenation and metabolism of perfused rat hindlimb muscle. Adv Exp Med Biol 1990;277:541–547.
21. Blair E. Clinical Hypothermia. New York: McGraw-Hill, 1964.
22. Abramson DI, Kahn A, Rejal H, et al. Relationship between a range of tissue temperature and local oxygen uptake in the human forearm. Lab Clin Med 1957;50:789.
23. Hagerdal M, Harp J, Nilsson L, Siesjo BK. The effect of induced hypothermia upon oxygen consumption in the rat brain. J Neurochem 1975;24:311–316.
24. Rosenfeldt FL. Myocardial preservation 1987: What is the state of the art? Aust N Z J Surg 1987;57:349–353.
25. Shapiro ML, Dunn DL. Transplantation. In: Brunicardi FC, Andersen DK, Billiar TR, et al., eds. Schwartz's Principles of Surgery. 8th ed. New York: McGraw-Hill, 2005.
26. Guyton AC, Hall JE. Textbook of Medical Physiology. 10th ed. Philadelphia: Saunders, 2000.
27. Levick JR, Michel CC. The effects of position and skin temperature on the capillary pressures in the fingers and toes. J Physiol 1978; 274:97–109.
28. Serway RA, Faughn JS, Vuille C. College Physics. 7th ed. Belmont, CA: Thomson-Brooks/Cole, 2006.
29. Fisher D, Solomon S. Therapeutic Heat and Cold. 2nd ed. Baltimore: Waverly, 1965.
30. Barcroft H, Edholm OG. The effect of temperature on blood flow and deep temperature in the human forearm. J Physiol 1943;102: 5–20.
31. Knight KL, Bryan KS, Halvorsen JM. Circulatory changes in the forearm during and after cold pack application and immersion in 1 degree C, 5 degrees C, and 15 degrees C water [Abstract]. Int J Sports Med 1981;1:2.
32. Lide DR. CRC Handbook of Chemistry and Physics. 86th ed. Boca Raton, FL: Chemical Rubber Co., 2005.
33. Varpalotai MA, Knight KL. Pressures exerted by elastic wraps applied by beginning vs advanced student athletic trainers to the ankle vs the thigh with vs without an ice pack. Athl Train 1991;26: 246–250.
34. Knight KL, Aquino J, Johannes SM, Urban CD. A re-examination of Lewis' cold-induced vasodilatation—In the finger and ankle. Athl Train 1980;15:248–250.
35. Knight K, Carmody LW. Rewarming of the ankle and forearm following 30 minutes of ice water immersion. Chattanooga, TN: NATA Annual Meeting, 1984.
36. Knight KL, Elam JE. Rewarming of the ankle, forearm, and finger after cryotherapy: Further re-examination of Lewis' cold-induced vasodilatation. J Can Athl Ther Ass 1981;8:15–17.
37. Palmer J, Knight K. Ankle and thigh skin surface temperature changes with repeated ice pack application. J Athl Train 1996;31: 319–323.
38. Mancuso DL, Knight KL. Effects of prior physical activity on skin surface temperature response of the ankle during and after a 30 minute ice pack application. J Athl Train 1992;27:242–249.
39. Post JB. Ankle skin temperature changes with a repeated ice pack application. Master's thesis, Indiana State University, Terre Haute, 1991.
40. Waylonis GW. The physiologic effects of ice massage. Arch Phys Med Rehabil 1967;48:37–42.
41. Enwemeka CS, Allen C, Avila P, et al. Soft tissue thermodynamics before, during, and after cold pack therapy. Med Sci Sports Exerc 2002;34:45–50.
42. Johannes SM. Temperature response during the warming phase of cryokinetics. Master's thesis, Indiana State University, Terre Haute, 1979.
43. Abramson DI, Chu LSW, Tuck S, et al. Effect of tissue temperature and blood flow on motor nerve conduction velocity. JAMA 1966; 198:1082–1088.
44. Halar EM, DeLisa JA, Brozovich FV. Nerve conduction velocity: Relationship of skin, subcutaneous intramuscular temperatures. Arch Phys Med Rehabil 1980;61:199–203.
45. Borken N, Bierman W. Temperature changes produced by spraying with ethyl chloride. Arch Phys Med Rehabil 1955;36:288–290.
46. Petajan JH, Watts N. Effects of cooling on the triceps surae reflex. J Am Phys Med 1962;41:240–251.
47. Ochs S, Smith C. Low temperature slowing and cold-block of fast axoplasmic transport in mammalian nerves in vitro. J Neurobiol 1975;6:85–102.
48. Lowdon BJ, Moore RJ. Determinants and nature of intramuscular temperature changes during cold therapy. Am J Phys Med 1975;54: 223–233.
49. Otte JW, Merrick MA, Ingersoll CD, Cordova ML. Subcutaneous adipose tissue thickness alters cooling time during cryotherapy. Arch Phys Med Rehabil 2002;83:1501–1505.
50. Myrer WJ, Myrer KA, Measom GJ, et al. Muscle temperature is affected by overlying adipose when cryotherapy is administered. J Athl Train 2001;36:32–36.
51. Lehmann JF, DeLateur BJ. Diathermy and superficial heat, laser, and cold therapy. In: Kottke FJ, Lehman JF, eds. Krusen's Handbook of Physical Medicine and Rehabilitation. Philadelphia: Saunders, 1990.
52. Johnson DJ, Moore S, Moore J, Oliver RA. Effect of cold submersion on intramuscular temperature of the gastrocnemius muscle. Phys Ther 1979;59:1238–1242.
53. Bocobo C, Fast A, Kingery W, Kaplan M. The effect of ice on intra-articular temperature in the knee of the dog. Am J Phys Med 1991; 70:181–185.
54. Wakim KG, Porter AN, Krusen FH. Influence of physical agents and of certain drugs on intra-articular temperature. Arch Phys Med Rehabil 1951;32:714–721.
55. McMaster W, Liddle S, Waugh T. Laboratory cryotherapy influence on posttraumatic limb edema. Clin Orthop Relat Res 1980; 150:283–287.
56. Kern H, Fessl L, Trnavsky G, Hertz H. Kryotherapie: Das verlahten der gelenkstemperatur unter eisapplikation: Grundlage fur die

praktishe anwendung. Wein Klin Wochenschr 1984;22:832–837.
57. Kim YH, Baek SS, Choi KS, et al. The effect of cold air application on intra-articular and skin temperatures in the knee. Yonsei Med J 2002;43:621–626.
58. Hartviksen K. Ice Therapy in spasticity. Acta Neurol Scand 1962; 38:79–84.
59. Mlynarczyk JH. Skin temperature changes in the ankle during and after ice pack application of 10, 20, 30, 45, and 60 minutes. Master's thesis, Indiana State University, Terre Haute, 1984.
60. Bernards SA, Knight KL, Jutte LS. Surface and intramuscular temperature changes during ice and chemical cold pack application with and without a barrier [Abstract]. J Athl Train 2003; 38:S95.
61. Boland AL. Rehabilitation of the injured athlete. In: Strauss RH, ed. Sports Medicine and Physiology. Philadelphia: Saunders, 1979.
62. Mirkin G. Hot and cold: When to apply each to a running injury. Runner. Aug 1980:22–23.
63. Belitsky RB, Odam SJ, Hubley-Kozey C. Evaluation of the effectiveness of wet ice, dry ice, and cryogen packs in reducing skin temperature. Phys Ther 1987;67:1080–1084.
64. Urban CD. Application of ice, compression, and elevation to the lateral aspect of the ankle. Master's thesis, Indiana State University, Terre Haute, 1979.
65. LaVelle BE, Snyder M. Differential conduction of cold through barriers. J Adv Nurs 1985;10:55–61.
66. Prentice WE. Arnheim's Principles of Athletic Training. 12th ed. St. Louis: McGraw-Hill, 2006.
67. Klafs CE, Arnheim DD. Modern Principles of Athletic Training. St. Louis: Mosby, 1977.
68. Wallace L, Knortz K, Esterson P. Immediate care of ankle injuries. J Orthop Sports Phys Ther 1979;1:46–50.
69. National Safety Council. First Aid and CPR Essentials. 98-103 ed. Sudbury, MA: Jones & Bartlett, 1997.
70. Thygerson A, Gulli B, eds. First Aid, CPR and AED. 4th ed. Sudbury, MA: Jones & Bartlett, 2005.
71. Proulx RP. Southern California frostbite. J Am Col Emerg Phys 1976;5:618.
72. Johnson N. The effects of three different ice bath immersion times on numbness (sensation of pressure), surface temperature, and perceived pain. Master's thesis, Brigham Young University, Provo, UT, 2003.
73. Wise D. Application of cold in treating soft tissue injury. Coaching Science Update 1979:53.
74. Hocutt JE Jr. Cryotherapy. Am Fam Physician 1981;23:141–144.
75. DePodesta M. Cryotherapy in rehabilitation. Can Athl Train Assoc J 1979;6:15–16.
76. Ork H. Physical Therapy for Sports. Philadelphia: Saunders, 1982.
77. Chu DA, Lutt CJ. The rationale of ice therapy. J Natl Athl Train Assoc 1969;4:8–9.
78. Hirata I. The Doctor and the Athlete. Philadelphia: Lippincott, 1974.
79. Drez D, Faust DC, Evans JP. Cryotherapy and nerve palsy. Am J Sports Med 1981;9:256–257.
80. Man IOW, Lepar GS, Morrissey MC, Cywinski JK. Effect of neuromuscular electrical stimulation on foot/ankle volume during standing. Med Sci Sports Exerc 2003;35:630–634.
81. Mora S, Zalavras CG, Wang L, Thordarson DB. The role of pulsatile cold compression in edema resolution following ankle fractures: A randomized clinical trial. Foot Ankle Int 2002;23:999–1002.
82. Rucinski TJ, Hooker DN, Prentice WE, et al. The effects of intermittent temperature and pressure during the application of various cold and compression devices. J Athl Train 1997;32:S-76.
84. Duffley H, Knight K. Ankle compression variability using the elastic wrap, elastic wrap with a horseshoe, Edema II boot, and Air-Stirrup brace. Athl Train 1989;24:320–323.
85. Appenzeller H, Ross CT. Utah: Can a student trainer be held to the same standard of care of a physician or surgeon? Sports Courts 1984;5:11–13.
86. Harvey CK. An overview of cold injuries. J Am Podiatr Med Assoc 1992;82:436–438.
87. Keatinge W, Cannon P. Freezing-point of human skin. Lancet 1960;1:11–14.
88. Granberg P. Freezing cold injury. Arctic Med Res 1991;50:76–79.
89. Kendall Demonstration Elementary School Health Services, Gallaudet University. Severe allergic reaction: Hives (uticaria) protocol. Available at: clerccenter.gallaudet.edu/SupportServices/schoolnurse/hive1b.html. Accessed Jan 2006.
90. Dolan MG, Mendel FC. Clinical application of electrotherapy. Ath Ther Today 2004;9:11–16.
91. Ralston DJ. High voltage galvanic stimulation: Can there be a "state of the art"? Athl Train J Natl Athl Train Assoc 1985;20:291–293.
92. Dolan MG, Thornton RM, Fish DR, Mendel FC. Effects of cold water immersion on edema formation after blunt injury to the hind limbs of rats. J Athl Train 1997;32:233–237.
93. Dolan MG, Mychaskiw AM, Mattacola CG, Mendel FC. Effects of cool-water immersion and high-voltage electric stimulation for 3 continuous hours on acute edema in rats. J Athl Train 2003;38:325–329.
94. Dolan MG, Mychaskiw AM, Mendel FC. Cool-water immersion and high-voltage electric stimulation curb edema formation in rats. J Athl Train 2003;38:225–230.
95. McKeon PO, Dolan MG, Gandolph J, et al. Effects of dependent positioning, cool water immersion and high voltage electrical stimulation on non-traumatized limb volumes. J Athl Train 2003;38(2 suppl):S35.
96. Bettany JA, Fish DR, Mendel FC. Influence of high voltage pulsed direct current on edema formation following impact injury. Phys Ther 1990;70:219–224.
97. Bettany JA, Fish DR, Mendel FC. High-voltage pulsed direct current: Effect on edema formation after hyperflexion injury. Arch Phys Med Rehabil 1990;71:677–681.
98. Fish DR, Mendel FC, Schultz AM, Gottstein-Yerke LM. Effect of anodal high voltage pulsed current on edema formation in frog hind limbs. Phys Ther 1991;71:724–730.
99. Taylor K, Fish DR, Mendel FC, Burton HW. Effect of electrically induced muscle contractions on posttraumatic edema formation in frog hind limbs. Phys Ther 1992;72:127–132.
100. Mendel FC, Fish DR. New perspectives in edema control via electrical stimulation. J Athl Train 1993;28:63.
101. Taylor K, Mendel FC, Fish DR, et al. Effect of high-voltage pulsed current and alternating current on macromolecular leakage in hamster cheek pouch microcirculation. Phys Ther 1997;77: 1729–1740.
102. Thornton RM, Mendel FC, Fish DR. Effects of electrical stimulation on edema formation in different strains of rats. Phys Ther 1998;78:386–393.
103. MacLeod J. Treating abrasions with medicated ice. Physician Sportsmed 1985;13(Oct):58.

6장

회복 과정
The Healling Process

장 개요
CHAPTER OUTLINE

손상조직의 회복
- 회복의 유형: 재생과 대치

회복의 단계
- 세포기
- 혈관기
- 콜라겐기
- 수축과 재구성기

치료에 영향을 미치는 요소
- 즉각적인 치료절차
- 빠른 열상 봉합
- 치료적 운동
- 치료적 모달리티
- 적절한 영양

머리말 OPENING SCENE

소피아는 2일전 농구연습 중 안쪽곁인대(내측측부인대, medial collateral ligament)의 2도 염좌를 당했다. 그녀가 몸 상태에 대하여 물었다. "왜 종창이 생기고, 언제 없어질까요? 인대가 치료되는 데 얼마나 걸리고, 가능한 완치되기 위해서 내가 할 수 있는 것은 무엇이며 언제쯤 다시 운동을 시작할 수 있을까요?"

손상조직의 회복
The Repair of Injured Tissue

조직이 상처를 입어 손상 당했을 때 그 조직은 회복되어야 한다. **회복**(repair)은 죽거나 손상된 세포가 건강한 세포로 대치되는 과정으로 구성된다. 회복은 충분히 세포의 잔해가 제거되어야 하며, 회복과정에서 염증을 동반한다. 따라서 혈종이 클수록 회복이 시작되기 위해 더 많은 기간이 필요하다.

회복의 유형: 재생과 대치
TYPES OF REPAIR: RECONSTITUTION AND REPLACEMENT

회복의 형태는 두 종류가 있다: 손상된 세포가 같은 유형의 것으로 재생되는 것과 단순한 세포로 대치되는 것이다. **재생**(reconstitution)은 일반적으로 피부나 간세포 같이 재생율이 높은 세포내에서 일어난다. 완벽한 재생은 손상된 세포가 동일한 세포로 대치되며 손상발생의 흔적을 남기지 않는다. 불완전한 재생은 손상세포의 대부분은 동일세포로 대치되지만, 일부 결합조직이 대치되는 경우에는 반흔이 형성된다.

대치(replacement)는 단순 세포로 이루어지며, 반흔 조직을 형성한다. 반흔조직은 결합조직, 근육조직, 중추신경조직 그리고 손상이 일어난 모든 부위에 광범위하게 발생하며 세포의 기본 구조를 무너뜨리기에 충분하다. 이러한 유형의 회복은 결합 조직(connective tissue)에 의한 회복으로 알려져 있고 일차 유합이나 이차 유합이 될 수 있다. *일차 유합*(primary union)은 턱의 1/3인치(1 cm) 정도 찢어진 부분처럼 작은 절개부위에서 일어난다. *이차 유합*(secondary union)은 벌어진 열상이 5인치(13 cm) 정도의 구멍이나 큰 틈이 있을 때 일어난다. 대치는 더 느리며 큰 반흔을 남긴다.

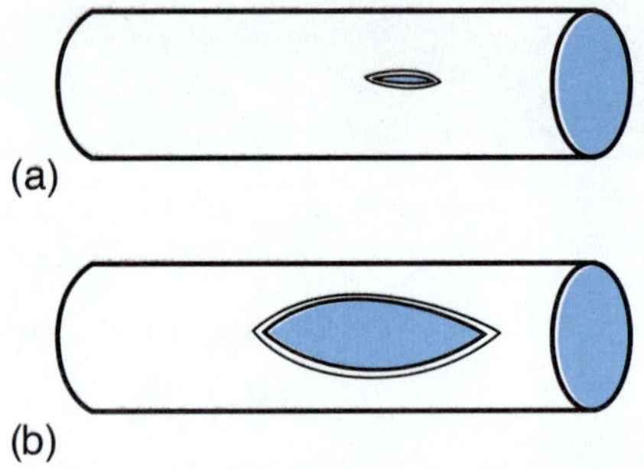

그림 6.1. 결합조직에 의한 대치와 회복. **(a)** 일차 유합은 상처가 작고 상처 가장 자리가 서로 만나면서 발생한다. **(b)** 이차 유합은 5 in(13 cm)의 열상처럼 상처 부위가 크게 벌어진 부분이 유합할 때 발생한다. 대치는 더 느리고 더 큰 반흔을 남긴다.

비판적 사고 6.1 *이 장의 기술된 정보에 기초하여 손상 후 열상의 빠른 봉합이 왜 중요한가? 얼굴에서 빠른 봉합은 왜 더 중요한가?*

회복의 단계
The Phases of Repair

염증반응과 같이(4장 참조) 회복은 하나 이상의 사건의 연속이지만, 이는 손상된 지역의 서로 다른 부분에서 동시에 일어날 수 있다. 회복 과정은 네 단계로 구성된다.

- 세포기
- 혈관기
- 콜라겐기
- 수축과 재구성기

세포기 THE CELLULAR PHASE

회복의 **세포기**(cellular phase)는 염증반응의 백혈구 및 식세포의 이주와 유사하다. 큰포식세포는 세포의 잔해를 청소한다. 림프 및 순환계(대개 림프)는 대부분 자유 단백질의 작은 입자인 액화된 세포 찌꺼기를 제거한다. 이것은 남아 있는 단백질이 많을수록 더 큰 반흔이 발생하

기 때문에 중요하다.[3]

림프의 흐름과 운동 (Lymphatic drainage and exercise)

림프계는 수동적이다. 림프계의 혈관벽은 수축하지 않으며 심장에서 정맥계로 공급되는 것과 같이 체액의 움직임을 야기하는 압력이 없다. 림프계의 유체 흐름 촉진은 몸의 먼쪽에서 몸쪽으로 마사지하거나 근육의 수축과 같은 외부의 힘에 의존한다. 수축 동안 근육 크기가 확장되어 림프관을 짜주고, 그 힘으로 내용물을 혈관계와 만나는 부위로 밀어 올린다. 따라서 회복의 세포기 동안 마사지나 간헐적 압박 펌프 또는 중등도의 운동은 림프의 흐름과 빠른 치유를 촉진시킬 것이다.

혈관기 THE VASCULAR PHASE

혈관기는 많은 새로운 혈관들이 형성되는(이후에 사라짐) 일시적 기간이다. 이러한 혈관들은 회복이 필요한 상처 부위에 많은 양의 산소와 영양분을 공급하기 위해 필수적이다. 이 기간은 대개 4~6일이 걸린다.

모세혈관의 발아(capillary budding)로 알려진 이 과정은 회복 과정에서 혈관기의 일차 기전이다(그림 6.2). 상처 가장 자리에 존재하는 혈관의 내피 세포는 나누어지기 시작한다. 새로운 세포들은 현존하는 세포 사이로 밀고 들어와 끝 쪽의 세포들은 강제로 상처부위로 나아간다.

인접한 모세혈관의 발아는 또 다른 발아를 향하여 이주하고, 함께 만나 **모세혈관 궁**(capillary arch)(그림 6.3)을 형성한다. 혈액은 궁을 따라 흐르기 시작하고, 새로운 발아가 궁에서 시작된다. 이러한 궁의 연속망은 **모세혈관 그물망**(capillary arcade)을 형성한다(그림 6.4). 이러한 그물망은 콜라겐화를 만들기 위해 필수적인 많은 순환을 제공하여 상처부위에 전반적으로 발달하게 된다.

결국 콜라겐화가 자리를 잡고 풍부한 순환에 대한 필요성이 사라진 후에는 새로운 혈관의 대부분은 위축된다. 소량은 동맥과 정맥으로 들어가 형성되고, 일부는 모세혈관으로 남아있게 된다.

콜라겐기 THE COLLAGENIZATION PHASE

콜라겐기는 상처부위에 콜라겐이 만들어져 놓여지는 과정이다. **콜라겐**은 모든 유형의 결합조직에서 발견되는 섬유성 단백질로 인대, 힘줄(건, tendon) 그리고 반흔조직의 단단함을 이루는 물질이다. 콜라겐은 섬유 모세포에 의해 만들어지고, 섬유소 가닥을 따라 이동한 세포는 상처 부위로 들어간다. 그러나 이러한 세포들은 모세 혈관 그물망을 넘어 멀리 움직이지는 않는다. 콜라겐 섬유는 상처 부위로 마구잡이로 밀고 들어가 만들어지기 시작한다(그림 6.5a). 손상 후 4~6일 이내에 혈관화는 최대가 되고, 최대가 되었을 때 콜라겐화는 시작된다. 손상 후 15~20일 이내에 대부분의 콜라겐은 자리를 잡는다. 상처부위는 아직 충분히 강하지 않다. 대부분의 섬유는 상처 가장자리와 대각선 또는 같은 방향을 이룬다. 따라서 강도가 약하다. 콜라겐이 힘의 선과 같은 방향으로 재정렬될 때, 상처는 강해진다(그림 6.5b). 이러한 재정렬은 환자가 움직이지 않는다면 일 년 정도 소요된다.

콜라겐화는 많은 양의 산소가 요구된다. 산소는 산화계 대사를 통하여 섬유모세포에 에너지를 제공하고, 또한 콜라겐 덩어리를 만드는 필수적인 요소가 된다. 상처 치유는 정상적으로 사용할 수 있는 모든 산소가 필요한 것은 아니다(그림 6.6).[6] 상처 부위에 콜라겐이 축적되는 양과

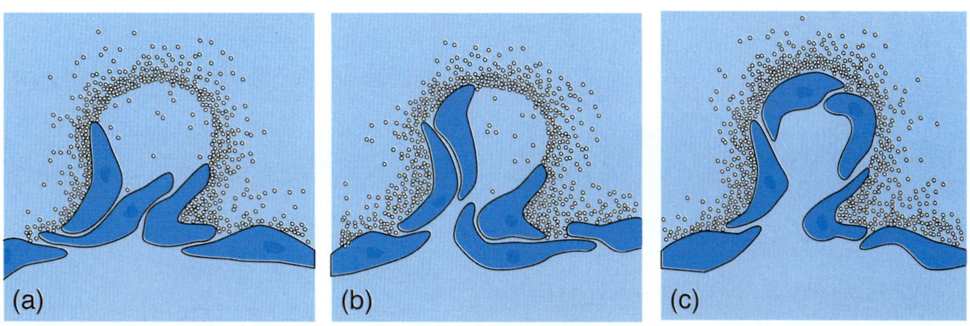

그림 6.2. 모세혈관 발아가 일어나는 동안 발아 지점의 내피 세포는 혈관을 나누어 새로운 혈관을 형성한다. (a) 세포는 서로를 향해 미끄러져 나아간다. (b) 시작한 부위에서 먼쪽으로 자리를 잡는다. (c) 발아의 형성.

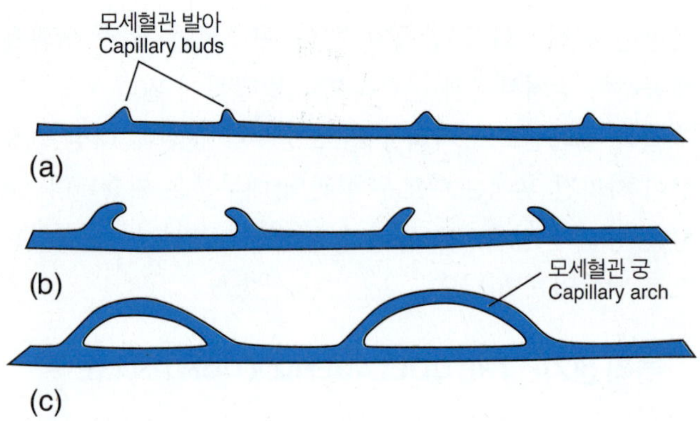

그림 6.3. (a) 모세혈관 궁은 혈관을 따라 수많은 모세혈관 발아로부터 만들어진다. (b) 처음으로 발아는 손상당한 조직에서 마구 자라나고, 서로를 향하여 움직여 나아간다. (c) 서로 만나 모세혈관 궁을 형성한다. 일단 궁이 만들어지면 혈액은 흐르기 시작하고 손상당한 조직을 다시 재생하기 위하여 섬유모세포와 산소를 공급한다.

피부 상처의 장력은 상처를 치유하기 위한 유효한 산소의 양과 관련성이 있다(그림 6.7). **장력 강도**(tensile strength)는 상처가 찢어지기 전 저항할 수 있는 세로 응력(logitudinal stress)량의 수치이다. 5~15일 동안 상처가 있는 실험용 쥐의 호흡에 산소의 양을 증가시킨 결과, 상처 부위에 장력이 증가된다.[8]

수축과 재구성기
THE CONTRACTION AND RESTRUCTURING PHASE

수축과 재구성기는 작고 밝아지는(밝은 피부를 가진 사

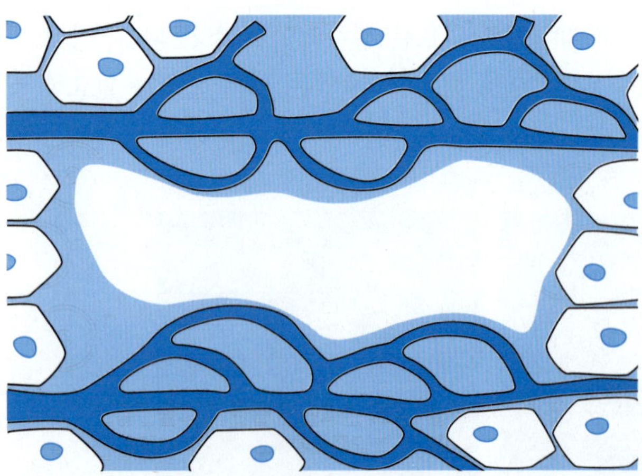

그림 6.4. 모세혈관 그물망은 조상된 조직의 말단의 혈관으로부터 만들어지는 수많은 모세혈관 궁으로부터 형성된다. 이러한 새로운 혈관의 대부분은 일단 조직이 치유되면 붕괴될 것이며 산소의 필요성도 급격하게 감소할 것이다.

람에 있어서) 반흔 조직이 발생하는 두 과정이다. 새로운 반흔은 밝은 피부의 사람에게 아주 붉게 나타나며 볼록 튀어나오거나 주변조직 위에 놓이게 된다. 시간이 지나면 색깔이 열어지고 편평하게 되거나, 주변 피부 아래로 움푹 들어간다.

첫 과정은 **수축**(contraction)으로 모세 혈관 그물망이 붕괴되는 과정이다. 콜라겐은 상대적으로 움직임이 적어 일단 자리를 잡으면, 에너지 요구를 충족시키기 위해 많은 산소를 필요로 하지 않는다. 따라서 많은 양의 순환이 필요하지 않다. 그러므로 많은 모세 혈관 그물망은 붕괴되고 주변 콜라겐에 의해 압박된다. 이는 반흔 수축의 일부 과정이다. 또한 상처부위의 혈액 순환 감소로 반흔은 색깔이 흐려지게 된다.

두 번째 과정은 **재구성**(restructuring)으로 콜라겐 자체가 재구조화 되는 과정이다. 콜라겐 섬유는 무질서한 방식에서 같은 방향의 배열로 놓여 재구성된다(그림 6.5b). 이러한 섬유의 재구성화는 반흔을 더 치밀하고 볼록하게 만든다. 그러나 치밀함은 재구성이 일어나는 주된 이유는 아니다.

콜라겐 섬유의 재구성은 반흔의 강도(strength)를 증가시키기 위해 필요하다. 상처의 가장 자리를 향해 평행하게 주행하는 섬유는 상처의 가장 자리가 붙는데는 도움이 되지 않을 것이다. 섬유는 오직 손상 조직을 단단하게 만들어 상처 가장 자리를 연결한다.

콜라겐 재구성은 반흔에 가해지는 힘에 반응하여 발생한다. 신체가 움직일 때 반흔은 움직임의 방향을 감지하고, 콜라겐 섬유는 힘의 방향과 평행하게 자리를 잡는다. 따라서 활동이 너무 격렬하여 성숙되지 못한 반흔이 찢어진다 하더라로, 상처 치유의 마지막 단계에서 능동적인 운동은 필수적이다.

운동의 필요성 (The necessity of exercise)

상처치유 과정 중 운동이 필요한 이유는 두 가지이다. 첫째로, 운동은 혈액순환을 자극해서 치유 중인 조직에 산소 운반량을 증가시킨다. 두 번째로, 운동은 힘의 선을 제공하고, 이는 콜라겐 재구성의 기초적인 지표가 된다. 그러나 운동은 조절되어야 한다. 너무 과격한 운동은 치유 중인 조직을 무너뜨릴 수 있다. 그에 반하여 너무 약한

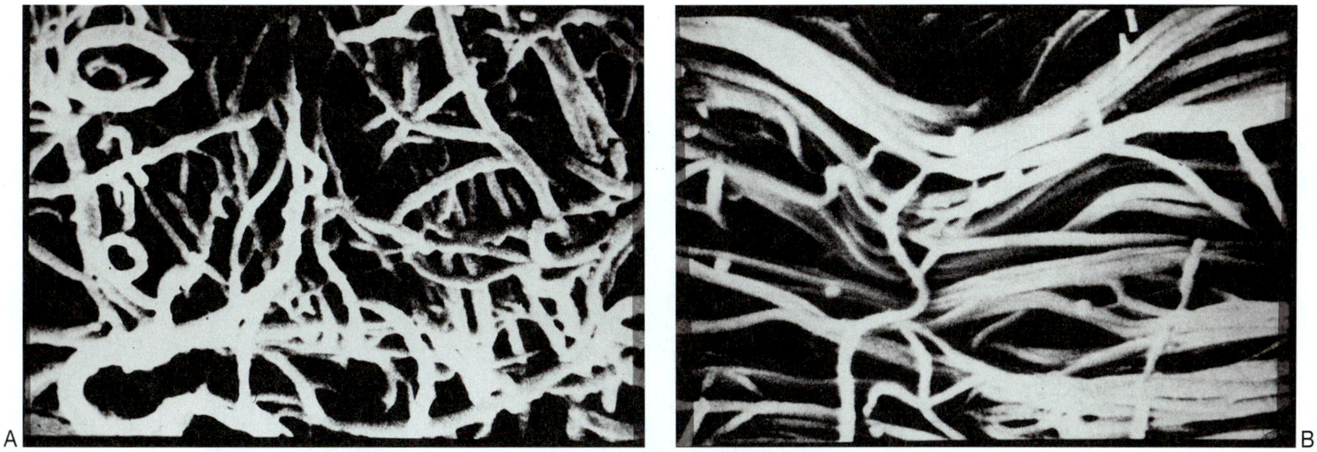

그림 6.5. 인체 콜라겐의 전자 현미경 사진. **(a)** 새로운 콜라겐 섬유는 처음에는 무질서하게 모인다. **(b)** 몇 주 이후의 동일한 부위의 콜라겐은 평행한 상태로 재배열되어 있다. 어떻게 새로운 콜라겐을 접시 위에 요리된 스파게티처럼 보이게 할지에 주목하여야 한다. 콜라겐이 점차 성숙되는 동안은 오른쪽 그림과 같이 요리되지 않은 스파게티와 더 비슷하게 보일 것이다. (Courtesy of John Bergfeld)

모달리티 MODALITY MYTH

치유중인 조직은 쉬어야 한다.

어떤 사람은 조직이 손상되어 찢어지는 것을 방지하기 위해 치유중인 조직은 쉬어야 한다고 믿는다. 너무 격한 운동이 역효과라는 것이 사실이라 하더라도 완전한 휴식은 사실상 치유를 느리게 하거나 방해한다. 중등도의 조절된 운동은 콜라겐화와 재구성에 자극을 주고 정상 신경 기능을 유지하기 위해 필수적이다. 또한 환자에게 무언가를 하고 있다는 것이 치유되기를 기다리는 것보다 심리적 측면에서 이점이 있다.

운동은 일반적 치유 발생에 충분한 양의 산소나 응력을 제공하지 못한다. 최적의 조직 회복을 위한 운동량과 회복과정 자체 사이에는 미세한 경계가 있다.

치료에 영향을 미치는 요소
Healing Modifiers

몸의 자연적 치유과정은 다양한 방면으로 촉진되거나 억제될 수 있다. 분명히 당신의 목적이 치유과정을 돕는 것이라면 당신은 촉진적 요소를 돕고 방해요소를 제거하

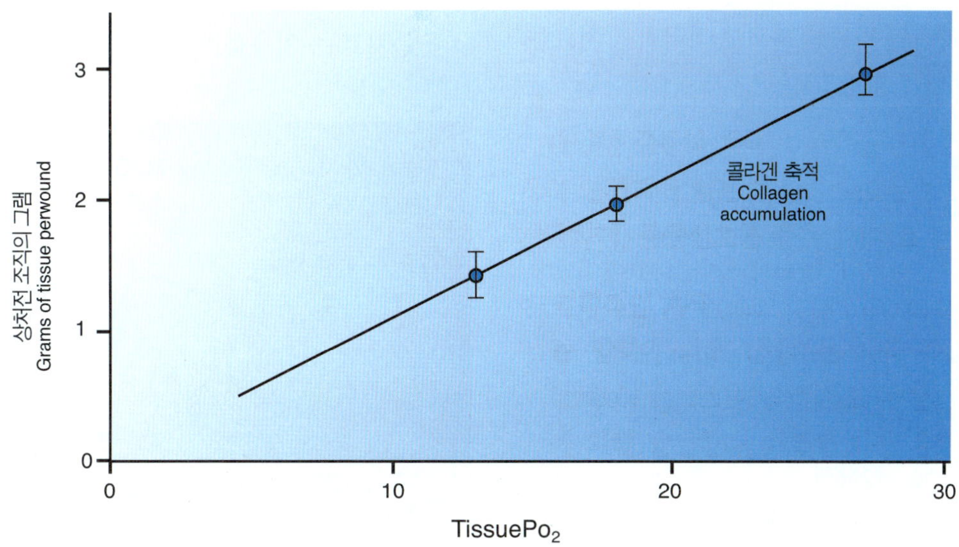

그림 6.6. 콜라겐 축적과 조직산소분압(oxigen partial pressure)의 그래프로 상처 치유시 산소 요구를 나타낸 그래프이다. Po_2가 정상보다 감소될 때, 정상, 정상보다 높을 때 콜라겐 축적과 Po_2 사이의 선형관계에 주목하여라. (Silver[7]로부터 허가받음)

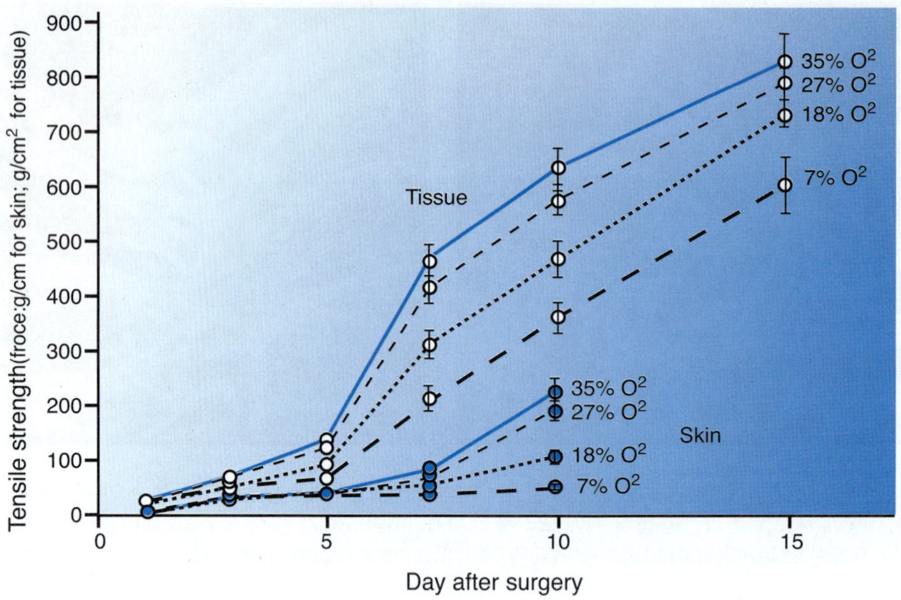

그림 6.7. 상처 치유시 산소공급변화의 영향. 유효한 산소가 많을 수록 상처는 더 강해진다. (Niinikoski로부터 허가 후 수정, BMJ Publsihing group으로부터 복사 허가)

여야 한다. 다음 부분에서 가장 일반적인 촉진요소나 영향을 미치는 요소를 논의하도록 한다.

즉각적인 치료절차 IMMEDIATE CARE PROCEDURES

혈종의 크기는 두 가지 면에서 치유 시간에 영향을 미친다. 작은 혈종은 빠른 회복을 시작하며 회복되어야 하는 양도 작다. 혈종의 크기에 영향을 줄 수 있는가? 그렇다. 발생 후 몇 분 이내의 가능한 빠르고 적극적인 치료는 중요한 영향을 미친다(5장 참조).

빠른 열상 봉합 CLOSING LACERATIONS QUICKLY

열상은 봉합하거나 상처의 틈을 봉합하기 위해 Steri-Strips으로 치료를 해야 하며 일차 유합에 의하여 치유를 가져온다. 가장 좋은 효과를 위해서는 이러한 과정은 상처 발생 4~6시간 이내에 진행되어야 한다.

봉합, steri-strips, 접착제 (Sutures, steri-strips, and glue)

일부 외과의는 열상 봉합 시술을 꺼린다. 왜냐하면 조직 내에 이식된 봉합이 추가적으로 조직 손상을 일으키고, 인체가 이물질로 구성된 봉합을 파괴하기 위해 추가적인 염증을 일으키기 때문이다. Steri-strips(그림 6.8)나 최근에 만들어지고 있는 조직 접착제(glue)는 조직에서의 외상은 작다. 하지만 이것은 조직에 있어 추가적인 스트레스가 가해질 때 특히, 운동 손상에 있어서는 봉합만큼 효과적이지는 않다.

치료적 운동 THERAPEUTIC EXERCISE

운동치료는 치유를 촉진하거나 방해할 수 있다(그림

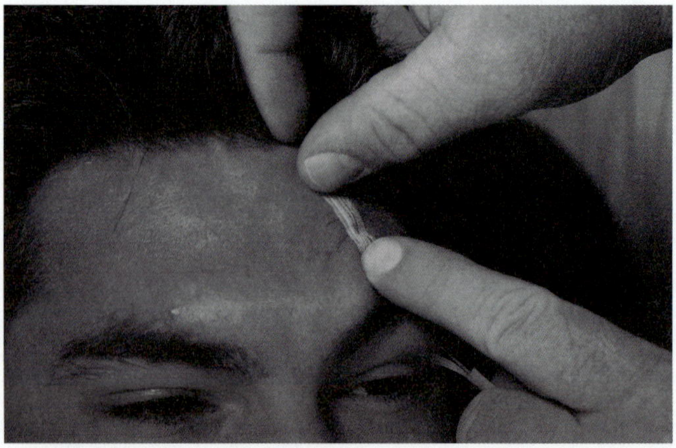

그림 6.8. Steri-Strips는 조직에 과한 스트레스가 가해지지 않을 경우 작은 상처를 봉합하는게 효과적이다.

표 6.1 상처 치유에 치료적 모달리티의 역할

치료 목적	모달리티
치유과정 촉진	초음파 전기적 근육자극 온습포
회복기간의 세포기 진행을 위한 림프 배출촉진	마사지 냉운동 부종 압박 기구
중등도 통증, 운동 치료 촉진	냉운동 냉신장 경피신경자극

1.5 참조). 앞에서 설명한 것처럼 운동은 치료에 있어 콜라겐화 동안 혈액 흐름을 자극하고, 재구성기 동안 콜라겐 섬유의 재구조화를 안내하기 위해 필수적이다. 운동 부족은 치유를 지연시킬 것이다. 반면 너무 격한 운동은 치유 중인 조직을 찢어서 치유를 지연시킬 것이다.

적용 팁 APPLICATION TIP

알맞은 운동량을 알아야 한다. 선을 넘지 않고 충분한 양의 운동이 얼마만큼인지 어떻게 결정할 것인가? 두 가지 원칙을 기억하여라. 첫째, 재활기간 동안 통증은 피하도록 한다. 활동 중의 통증은 환자가 너무 격한 운동을 하는 것임을 말해준다. 또한 다음날의 통증은 전날 운동이 격했다는 것이다. 이런 경우 운동량을 줄여라. 둘째, 점진적 저항운동을 사용하라. 많은 환자들이 운동을 꺼리고 치료 중인 조직을 악화시킬 것이라고 생각한다. 천천히 시작하여 독려하고, 간단한 관절가동범위운동(ROM)에서 점진적인 복합운동을 증가한다.

치료적 모달리티 THERAPEUTIC MODALITIES

치료적 모달리티의 역할은 정상적인 치유 과정에서 신체를 보조하는 것이다(표 6.1).[9] 일부 요법들은 치유를 자극하여 이 일을 달성하며 또 다른 요법은 회복 과정의 세포기를 촉진시켜 림프 배출을 촉진한다. 여전히 다른 중등도의 통증, 따라서 운동치료를 촉진한다.

적절한 영양 PROPER NUTRITION

많은 비타민과 미량의 영양소들은 치유에 있어 필수적인 요소이다. 이런 물질들의 양이 추가되어 치료에 있어 속도가 빨라지거나 향상된다는 근거는 없지만, 부족하게 될 때 치료 과정에 방해를 받는다. 보통 건강하게 균형잡힌 식사를 하는 사람은 복합 비타민의 보충을 필요로 하지 않는다.

맺음말 CLOSING SCENE

Sofia의 안쪽곁인대 2도 염좌의 치유와 관련하여 그녀의 질문을 상기해보자. 이제 그녀에게 대답할 수 있다. 종창을 발생시키기 않기 위한 활동 계획을 말해주자. 혈종 크기의 감소에 의해 치유는 빨라질 것이다. 찢어지지 않고 정밀하게 충분히 콜라겐이 배치될 수 있도록 단계적인 운동 프로그램이 완성된 후에 그녀는 활동으로 복귀할 수 있을 것이다.

고찰 CHAPTER REFLECTIONS

1. 다음의 내용을 읽고 숙고하라. 각각의 개념을 명확하게 이해하였다고 느끼는가? 만약 그렇지 않다면, 본문에 맞는 부분을 다시 읽어라.
   - 회복과 회복의 4가지 단계를 정의하여라.
   - 염증과 회복의 관계를 설명하라.
   - 회복의 두 가지 형태의 차이점에 대하여 정의하여라.
   - 조직 회복 시기에 운동이 중요한 이유를 설명하고 가장 효과가 있는 회복의 단계가 무엇인지 설명하여라.
   - 모세혈관 궁과 그물망의 차이점을 설명하고, 회복에 있어 각각의 역할을 설명하여라.
   - 밝은 피부를 가진 사람의 반흔이 왜 붉고 튀어 나왔다가 다시 색깔이 옅어지고 움푹 들어가는지 설명하여라.
   - 염증에 영향을 미치는 요소는 무엇이며 회복을 어떻게 촉진시키고 방해하는가?
2. 강사, 임상강사, 급우, 임상동료와 함께 토의할 수 있도록 3~5개의 질문을 쓰시오.
3. 급우와 함께 이 장의 개념에 대해 서로 질문하시오. 연습 1에 있는 요점을 사용하고, 연습 2를 위해 질문을 적으시오. 여러분이 이해한 것보다 더 깊은 이해가 필요하다면, 소리 내어 개념을 설명하시오.

비판적인 사고에 대한 답변 CRITICAL THINKING RESPONSES

비판적 사고 6.1

열상의 빠른 봉합은 반흔을 적게 남긴다. 멀리 떨어진 상처면은 그 공간에 더 많은 콜라겐이 쌓일 것이다. 반흔 크기의 최소화는 특히, 얼굴에 있어 중요하다. 그러나 항상 몇몇 환자들은 반흔을 명예의 상징으로 느끼는 이도 있다. 환자에게 선택권을 주지 마라. 가능하면 빨리 봉합하여라.

참고문헌 REFERENCE

1. Chettibi S, Ferguson MWJ. Wound repair: an overview. In: Gallin JI, Snyderman R, eds. Inflammation: Basic Principles and Clinical Correlates. 3rd ed. Philadelphia: Lippincott Williams & Wilkins, 1999.
2. Hunt TK, Hopf H, Hussain Z. Physiology of wound healing. Adv Skin Wound Care 2000;13(2 suppl):6–11.
3. Kushner I, Rzewnicki D. Acute phase response. In: Gallin JI, Snyderman R, eds. Inflammation: Basic Principles and Clinical Correlates. 3rd ed. Philadelphia: Lippincott Williams & Wilkins, 1999.
4. Enwemeka CS. Inflammation, cellularity, and fibrillogenesis in regenerating tendon: Implications for tendon rehabilitation. Phys Ther 1989;69:816–825.
5. Niinikoski J. Oxygen and wound healing. Clin Plast Surg 1977;4:361–374.
6. Ehrlich HP, Grislis C, Hunt TK. Metabolic and circulatory contributions to oxygen gradients in wounds. Surgery 1972;72:578–583.
7. Silver IA. The measurement of oxygen tension in healing tissue. Progr Resp Res 1968;3:124–135.
8. Niinikoski J. Effect of oxygen supply on wound healing and formation of experimental granulation tissue. Acta Physiol Scand Suppl 1969;334:1–72.
9. Sussman C, Bates-Jensen B. Wound Care a Collaborative Practice Manual for Physical Therapists and Nurses. 2nd ed. Baltimore: Lippincott Williams & Wilkins, 2001.

복습문제 제 II 부

4장

1. 혈종(clot)은 ________와 혈소판에 의해 형성된다.
   a. 섬유소(fibrin)
   b. 콜라겐(collagen)
   c. 프로토콜라겐(protocollagen)
   d. 섬유모세포(fibroblasts)
   e. b와 c 둘 다

2. 염증 반응이 일어나는 동안 조직 잔여물의 대부분을 깨끗하게 해주는 것은?
   a. 다핵형 백혈구(polymorph)
   b. 큰포식세포(macrophage)
   c. 섬유소(fibrin)
   d. 섬유모세포(fibroblasts)
   e. 호중구(neutrophils)

3. 염증의 징후가 아닌 것은?
   a. 발열(heat)
   b. 발적(redness)
   c. 종창(swelling)
   d. 기능 제한(loss of function)
   e. 위에 있는 항목이 모두 염증의 징후이다.

4. 염증이 있는 동안 혈관과 모세혈관의 내피세포벽을 열어 혈액세포(blood cells)를 혈관 밖으로 이동할 수 있도록 하는 것은?
   a. 백혈구 이동(leukocyte migration)
   b. 대사 변화(metabolic changes)
   c. 호중구 변화(neutrophilic changes)
   d. 혈관 변화(vascular changes)
   e. 투과성 변화(permeability changes)

5. 어떤 자극에 대한 신체 조직의 국소 반응을 ________ 라고 한다.
   a. 일차 손상(primary injury)
   b. 이차 손상(secondary injury)
   c. 병원성의(pathogenic)
   d. 염증(inflammation)
   e. 답 없음

6. 손상이 발생했을 때 5분 안에 냉을 적용하였을 때와 전혀 사용하지 않았을 때, 24시간 이후의 조직 파편의 양은 대조적이다. 냉을 적용하였다면, 일차손상의 조직 파편은 양은 ______될 것이며 이차손상의 조직 파편은 ______ 될 것이다.
   a. 감소; 감소
   b. 감소; 증가
   c. 감소; 동일하게
   d. 동일하게; 증가
   e. 동일하게; 감소

7. 이차적 신진대사 손상은 ________ 사이의 불균형으로부터 발생된다.
   a. 신진대사와 산소 전달
   b. 신진대사와 염증
   c. 염증과 산소전달
   d. 효소적인 손상과 부종
   e. 답 없음

5장

1. 냉, 압박, 거상은 급성기 손상의 즉각적인 치료이다. 거상이 종창 조절에 있어 가장 중요한 역할은 무엇인가?
   a. 조직 종창 압력을 감소시키는 역할
   b. 이차적 손상을 줄이는 역할
   c. 모세혈관 유체 정력압을 감소시키는 역할
   d. 조직 유체 정력압을 감소시키는 역할
   e. 외부 압력의 힘을 줄이는 역할

2. 손상 후 즉각적인 냉팩을 적용하여 급성기 손상 후 24시간 안에 가장 많은 변화를 일으키는 모세혈관 여과 압력의 구성성분은 무엇인가?
   a. 모세혈관 유체 정력압(capillary hydrostatic)
   b. 조직 유체 정력압(tissue hydrostatic)
   c. 조직 교질 삼투압(tissue oncotic)
   d. 모세혈관 교질 삼투압(capillary oncotic)
   e. 외부의(external)

3. 종창은 ________이다.
   a. 부종과 같은 것을 의미
   b. 염증 그리고 부종과 같은 것을 의미
   c. 염증과 부종의 징후
   d. 부종의 징후이나 염증의 징후는 아니다.
   e. 답 없음

4. 급성 손상의 즉각적 치료 동안 냉 적용의 가장 중요한 생리적인 효과는 ________이다.
   a. 순환의 감소
   b. 통증의 감소
   c. 염증의 감소
   d. 신진대사의 감소
   e. 조직 탄력성의 감소

5. 즉각적 치료 절차 가운데 피부에 직접적으로 적용시켜야 되는 것은 다음 중 무엇인가?
   a. 얼음찜질(ice packs)
   b. 냉찜질(cold packs)
   c. 젖은 탄력 붕대
   d. 얼어있는 탄력성 있는 랩
   e. 답 없음

6. 즉각적 치료 과정 동안 압박은 손상에 ________ 동안 적용이 되어져야 한다.
   a. 지속적으로 2시간 동안
   b. 지속적으로 잠자기 전까지
   c. 잠자기 전까지 2시간마다 30분씩
   d. 처음 24시간동안 매 1시간마다 30분씩
   e. 적어도 24시간 동안 지속적으로

6장

1. 새 혈관의 형성을 ________라 한다.
   a. 콜라겐화(collagenization)
   b. 연속 단계(cascading)
   c. 모세혈관의 발아(capillary budding)
   d. 궁 형성(arching)
   e. a와 c 둘 다

2. 섬유모세포가 콜라겐 세포를 생산하는 동안의 회복 단계로 ________ 단계이다. .
   a. 세포
   b. 혈관
   c. 생산
   d. 궁형성
   e. 답 없음

3. 섬유모세포은 일반적으로 콜라겐 아래에 ________ 놓인다.
   a. 상처 난 가장자리와 평행으로
   b. 뼈에 나란히
   c. 힘의 선과 나란히
   d. 힘의 선과 수직으로
   e. 무질서하게

4. 상처의 수축이나 상처 회복 재구성 단계의 속도는 ________을 함으로써 증가될 수 있다.
   a. 상처로 전달되는 산소를 증가시킴으로써
   b. 적당한 운동을 함으로써
   c. 격렬한 운동을 함으로써
   d. a와 b 둘 다
   e. a와 c 둘 다

5. 산소는 상처치료 동안 ________ 로 이용되기 때문에 중요하다.
   a. 에너지 생산으로
   b. 콜라겐 생산을 위해 필수의 원료
   c. 모세혈관 그물망 형성 촉진을 위해
   d. 이차적 신진대사 장애를 예방하기 위해
   e. a와 b 둘 다

6. 중등도의 운동은 상처치료 동안 ________하다. 왜냐하면 ________하기 때문이다.
   a. 중요하다; 순환을 자극하며 더 많은 산소가 상처 부위에 전달되기 때문이다.
   b. 중요하다; 조직에 대한 스트레스는 조직을 재구성하는 것을 돕기 때문이다.
   c. 해롭다; 조직에 대한 스트레스는 다시 부상을 유발하기 때문이다.
   d. 해롭다; 산소를 다 써버려서 상처를 치료될 수 없기 때문이다.
   e. a와 b 둘 다

제 Ⅲ 부

통증과 정형외과적 손상
PAIN AND ORTHOPEDIC INJURIES

통증은 치료를 찾는 사람들의 주 증상이다. 하지만 통증이 보편화되어 있음에도 불구하고, 통증에 대해 적절한 정의가 내려져 있지 않기 때문에 통증의 정도를 측정하기가 어렵다. 하지만 통증과 통증을 완화시키거나, 조절하는 법에 대해서는 많이 알려져 있다. 우리는 통증의 이로운 점과 나쁜 점(friend and foe)에 대해 토론을 할 것이며, 통증에 대해 쉽게 적용할 수 있는 철학을 개발함과 동시에 반대효과를 피할 수 있는 방법에 대해 도움을 주고자 노력할 것이다.

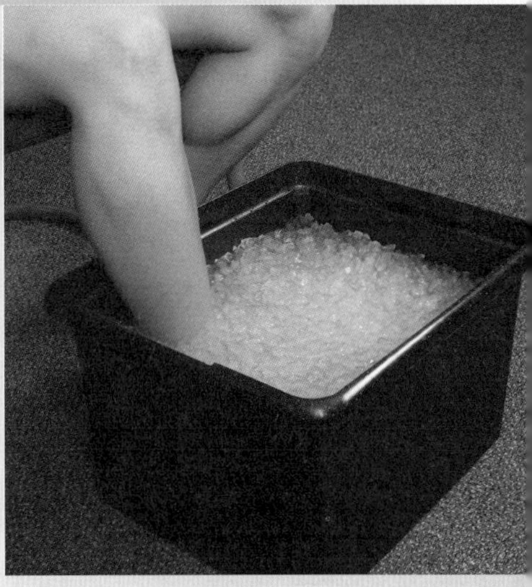

제Ⅲ부는 두 개의 장으로 구성되어 있다:

7장

통증에 대한 이해와 통증과 손상과의 관련성

Understanding Pain and Its Relationship to Injury

장 개요
CHAPTER OUTLINE

통증이란 무엇인가?
- 통증의 기능

신경해부학과 신경생리학에 대한 간략한 고찰
- 신경계의 정의: 해부학
- 신경계의 정의: 생리학

정형외과적 손상으로 인한 통증
- 통각과 통각수용기들
- 통증을 유발하는 일반적인 유해자극
- 통증의 종류

통증에 관한 이론
- 특이성 이론
- 패턴이론
- 관문조절이론
- 그 외 통증 이론들

약물과 통증 감소
- 아편제제: 내분비성 아편제

후관문 통증 이론
- 하행성 내분비성 아편제제 이론
- 중추성 조절 이론
- 신경행렬 이론

통증조절
- 중추성 조절
- 통증인지에 대한 다면적인 특성
- 통증내성에 대한 다양성
- 통증조절의 3단계

머리말 OPENING SCENE

Jiminez 코치가 연습경기에 나서기 전에 자신의 배구선수를 점검하기 위해 고등학교 운동선수 치료실에서 들어갔던 적이 있었다. 그녀는 Sofia가 무릎에 온습포를 대고 있는 것을 보았다. "어디 아프니?"라고 물었더니, 학생은 "아뇨, 코치님, 이건 통증과 뻣뻣한걸 가시게 하는데 도움이 되는 것입니다." 라고 대답하였다. 그때 그녀는 얼음박스를 발에 놓고 앉아있는 Nikki를 발견하였다. "발목 삔 것은 좀 어떠니?"라고 물었더니, "많이 좋아졌어요, 얼음을 하고 나면 통증없이 뛸 수 있어요. 나는 이틀 정도만 치료를 받으면 됩니다." 라고 대답하였다. Madison은 치료용 테이블에 누워 팔꿈치에 전기자극 치료를 받고 있었다. 그 다음 코치는 자신의 허리에 대해 의사 한분과 대화를 나누고 있는 Rachel를 발견하였다. "아파? 다쳤니?" 라고 Jiminez 코치가 물었다. 그 때 그녀는 생각했다. "선수들이 여러 가지 방법으로 통증치료를 하고 있구나"

통증이란 무엇인가?
What Is Pain?

통증은 운동선수들이나 환자들이 치료실을 찾는 첫 번째 이유이다.[1] 대부분은 통증이 무엇인지 알고 있지만, 통증을 설명할 수 있는 사람은 단 한 명도 없다. 사실, 어떤 사람들은 통증이란 정확하게 정의내릴 수도 없고, 객관적으로 측정할 수도 없다고 한다. 사람들에게 소금의 맛에 대해 설명을 해보라고 하면, 어느 누구도 설명할 수 없다는 것을 알 수 있다. "음, 달지는 않고, 시지도 않고, 그냥 소금이네요." 소금의 맛을 설명하기는 매우 어렵지만, 소금이 어떤 맛인지는 누구나 알고 있다. 통증 또한 마찬가지로 설명할 수 있다. 통증의 생리학이나 통증 감소 모두 분석하거나 평가하기가 어렵다.

모달리티 MODALITY MYTH

통증은 자극에 대한 반응 기전이다.

많은 사람들은 통증은 단순히 자극에 대한 반응 기전(stimulus-response mechanism)이며, 손상된 조직은 신호를 자극하고, 그 신호는 통증으로 해석을 내리는 뇌로 전달한다는 부정확한 생각을 하고 있다. 또한 통증의 수준은 조직의 손상정도와 직접 관련이 있다는 부정확한 생각을 갖고 있다. 통증과 통증인지는 단순하고, 명확하고, 자극에 대한 반응이라는 개념보다는 좀 더 복잡하다. 통증을 효과적으로 조절하기 위해서 당신은 다방면으로 생각을 해야 한다: 사회적인 경험, 정서적인 경험, 그리고 심리적인 경험이 통증을 일으키는 자극을 조절 또는 수정하게 된다.

통증의 정의는 몇 가지가 있다. 그 중에서 우리는 가장 유용한 것을 발견했다. **통증**(pain)은 실제적이거나, 잠재적인 조직손상과 관련이 있는 불유쾌한 경험이며, 정서적인 경험이다.[2] 통증에 대한 대부분의 생각은 전통적으로 신경 유입에 의한 자극의 특수한 반응이라고 인식하고 있다. 하지만 지금은 통증은 다양한 자극에 대한 다면적인 반응으로 알려져 있다.[3-5]

통증의 기능 THE FUNCTION OF PAIN

통증은 좋을 수도 있고, 해로울 수도 있다. 통증의 원래 목적은 좋은 것이지만, 통증이 장시간 지속되면 장애, 위축, 혈액순환 장애, 움직임 장애 등을 일으킨다(8장 참조). 통증은 3가지 중요한 긍정적인 효과가 있다:

- 통증은 도피를 위한 경고로 작용한다. 예를 들면, 당신이 뜨거운 물체를 만졌을 때 열에서 발생한 통증은 즉시 당신의 손을 뜨거운 물체에서 잡아당긴다.
- 통증은 무엇이 잘못되었는지 알려준다. 예를 들면, 고질적인 발바닥근막염(plantar fasciitis)으로 인한 통증이 있을 경우, 해당 환자는 아침에 침대에서 일어날 때 제일 먼저 경고사인을 받게 된다. 통증이 며칠 동안 지속되면, 그 통증으로 의료 전문가를 찾게 할 것이다.
- 통증은 근보호를 통해 몸의 손상부위를 보호하게 한다. 근골격계 손상이 발생했을 경우 근경축(muscle spasm)이나 근보호는 통증과 함께 출현한다. 이러한 점에서 몸은 추가적인 손상을 방지하기 위해 몸을 보호하는 작용을 한다(그림 7.1).

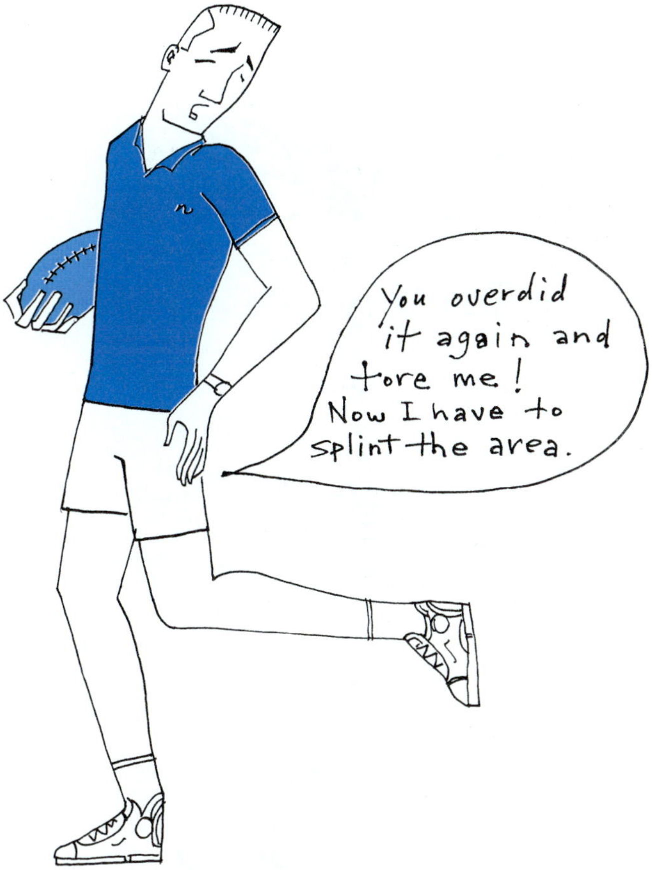
You overdid it again and tore me! Now I have to splint the area.

그림 7.1. 40세 남자가 친구들과 풋볼게임을 하다가 손상된 후 자신과 대화를 나누는 장면을 상상해보자. "좋아, 넌 이미 늙었어 – 네가 다시 너무 무리한다면 뒤넙다리근이 찢어질거야. 좋아. 하지만 난 근경직에 대한 방어기전을 다리로 내려 보낼 것이기 때문에 더이상 근육이 찢어지지 않게 할거야"

신경해부학과 신경생리학에 대한 간략한 고찰
A Brief Review of Neuroanatomy and Neurophysiology

신경해부학과 신경생리학에 관한 간략한 고찰은 통증과 통증 감소를 이해하는데 필요한 용어에 초점을 맞추었다.

신경계의 정의: 해부학
NERVOUS SYSTEM DEFINITIONS: ANATOMY

A. **중추신경계**(CNS): 뇌와 척수

1. **시상밑부**(hypothalamus): 완두콩만한 크기이며, 뇌의 한 부분이며, 몸의 다양한 움직임에 대한 중추조절 및 통제역할을 하는 곳이다. 이곳은 자율신경계의 기능을 조절하는 한편, 감정이나 정서상태에도 관여를 한다(그림 7.2).

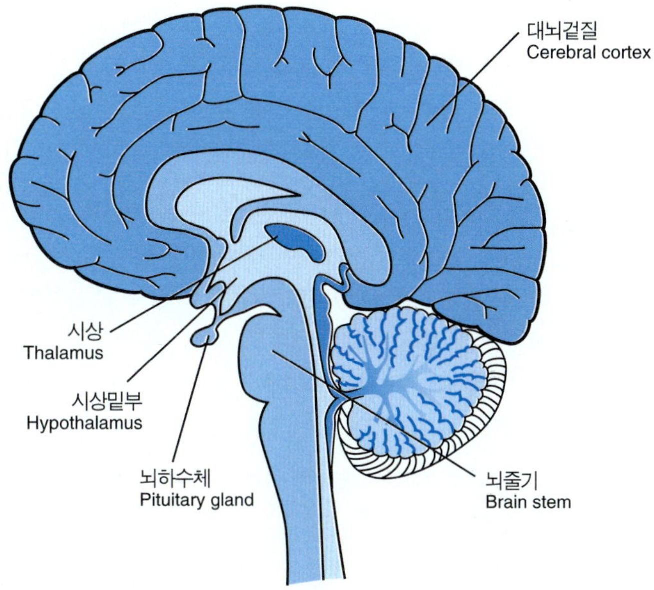

그림 7.2. 시상밑부, 시상, 뇌하수체, 그리고 대뇌겉질이 보이는 뇌와 뇌줄기

2. **시상**(thalamus): 뇌줄기의 제일 꼭대기에 있는 달걀 두 개의 모양을 닮은 구조이며, 뇌로 정보를 전달하는 중요 중계 센터로 작용한다. 코를 제외한 모든 감각기관에서 올라오는 정보는 시상으로 보내어지며, 이곳에서 정보를 분석한 다음 뇌의 고위수준(대뇌 겉질)으로 정보를 중계하는 곳이다. 예를 들면, 열, 냉, 통증, 촉각과 같은 감각은 몸을 따라 시상으로 연결되며, 그 다음 대뇌겉질로 신호가 보내진다(그림 7.2).
3. **대뇌겉질**(cerebral cortex): 뇌의 바깥부분이다. 이곳은 수많은 기능을 담당한다: 통증과 관련해서 신호를 조절(coordinate)하고, 통증의 강도와 위치를 결정하기도 한다. 또한 하행성 통증조절 기전이 시작되는 곳이기도 하다.
4. **신경원**(neuron): 신경계의 가장 기본적인 기능적인 단위이며, 신경세포라고도 한다. 신경원의 주요 구성은 세포체, 가지돌기, 축삭, 축삭종말 끝에서 나온 가지로 구성된다(그림 7.3). 신경원에 그 어떤 자극이 가해지더라도 전기신호를 세포의 전 영역으로 보내게 된다.
5. **신경섬유**(nerve fiber): 하나의 신경원 또는 신경세포에서 나온 축삭을 말하며, 몇 개의 가지돌기

가 된다.

6. **신경**(nerve): 전기신호를 통해 뇌, 척수, 또는 신체의 여러 영역으로 정보를 전달하는 신경섬유 다발을 말한다.
7. **전도로**(tract): 기시, 정지, 그리고 기능을 담당하는 중추신경계의 신경섬유 다발을 말한다. 전도로(tract)는 경로(pathway)라고도 하며, 양방향으로 흐를 수 있다.
   a. 하행성 전도로는 뇌에서 척수로 정보를 전달한다.
   b. 상행성 전도로는 척수에서 뇌로 정보를 전달한다.

B. **말초신경계**(PNS): 뇌신경과 척수신경
1. **감각신경**(sensory nerves): 몸의 말초에서 중추신경계로 자극을 전달하는 신경
2. **체성 운동 신경**(somatic nerves): 중추신경계에서 몸의 말초로 자극을 전달하는 신경이며, 골격근에 종지하는 신경이다. 체성 운동신경들은 수의적으로 또는 반사작용을 통해 조절된다.
3. **자율신경계**(autonomic motor nerves): 중추신경계에서 몸의 말초로 자극을 전도한 다음 평활근, 심장근, 분비선이나 기관에 종지하는 신경임. 이들 신경은 불수의적으로 조절된다.

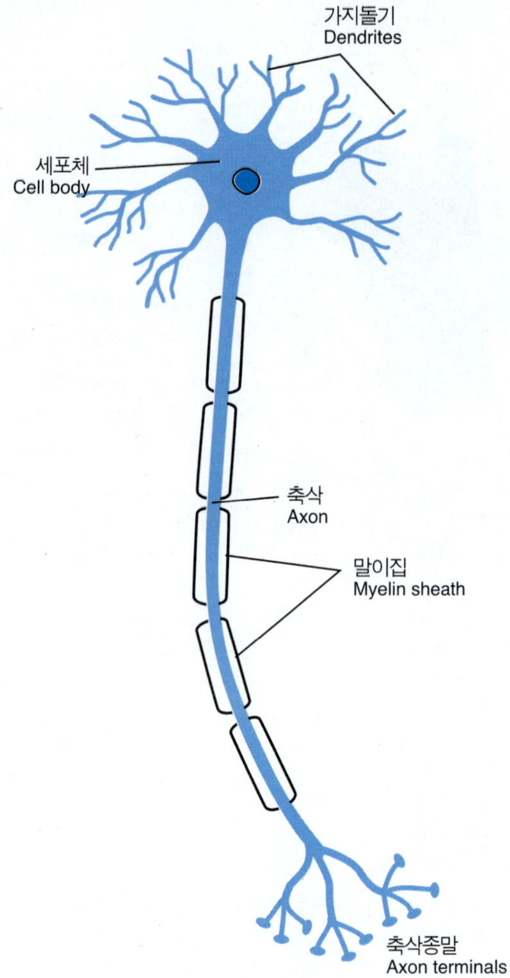

그림 7.3. 신경원의 중요한 부분은 다른 신경에서 자극을 받아들이는 가지돌기; 가지돌기에서 자극을 받아들이는 세포체; 자극을 다른 부위로 전달하는 축삭; 신경전달물질을 방출해서 신경원의 반응을 자극 또는 억제하는 축삭종말 내에 있는 종말가지이다.

신경계의 정의: 생리학
NERVOUS SYSTEM DEFINITIONS: PHYSIOLOGY

A. **자율신경계**(ANS): 말초신경계의 일부분이며, 평활근, 심장근, 기관, 또는 분비선을 조절하는 작용을 한다. 이 신경은 불수의적으로 그리고 반사적으로 기능을 하기 때문에 자가조절(self-controlling) 신경이라고도 한다. 자율신경계는 생리학적으로나 해부학적으로 교감신경계와 부교감신경계로 명확하게 두 부분으로 구분되며, 이 둘은 서로 길항적으로 작용한다.
1. **교감신경계**(sympathetic nervous system): 자율신경계의 가지는 스트레스에 대한 반응으로 심박수를 증가시키는 것과 같이 몸의 도피 또는 투쟁(fight-or-flight) 반응을 조절한다.
2. **부교감 신경계**(parasympathetic nervous system): 자율신경계의 가지는 심박수와 소화효소 분비 억제와 같이 안정 또는 소화 반응을 조절한다.

B. **체성 신경계**(SNS): 체성 운동신경과 체성 감각신경
1. **들신경**(afferent nerve): 감각신경이며, 척수의 배측뿔을 통해 척수로 유입된다(그림 7.4).
2. **날신경**(efferent nerve): 운동신경이며, 척수의 복측뿔을 통해 척수로 나간다.
3. **배측뿔**(dorsal horn): 척수 회색질의 배측부분이다. 구심성 신경은 배측뿔을 통해 척수로 유입된다.
4. **복측뿔**(ventral horn): 척수 회색질의 복측부분이다. 원심성 신경은 복측뿔을 통해 척수로 나간다.
5. **연접**(synapse): 두 개의 신경원 사이에 있는 결합

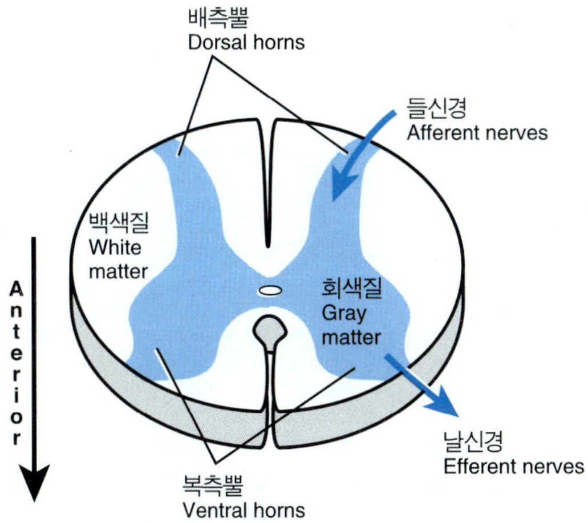

그림 7.4. 척수는 수천 개의 개별신경섬유가 모여 있는 곳이다. 몇몇 섬유들은 흰색의 절연체 물질인 수초에 둘러싸여 있기 때문에 흰색으로 보인다. 척수내에 있는 백색질은 유수신경섬유로 된 축삭(myelinated axon)이다. 회색질은 무수신경섬유로 된 축삭(unmyelinated axon)과 신경원의 세포체와 가지돌기들이다. 무수신경섬유의 네 영역은 각 뿔에서 보이는 회색질이다. 배측뿔은 척수의 뒤쪽에서 두 개의 뿔이 있다. 앞쪽뿔은 앞쪽에서 두 개의 뿔이 있다. 들신경은 배측뿔을 통해 척수로 들어오며, 날신경은 앞쪽 뿔을 통해 척수를 나간다.

부위; 연접전 신경원의 축삭종말과 세포체 또는 연접후 신경원의 가지돌기 사이에 있는 공간. 자극은 한 방향으로만 연접부를 넘어갈 수 있다.

a. **신경전달물질**(neurotransmitters): 자극을 연접부위를 지나 전달하는 화학물질. 신경전달물질의 분자들은 축삭종말에서 방출되며, 세포체나 연접후 신경원의 가지돌기에 있는 특정 수용기에 유입되어 자극이나 억제 반응을 일으킨다.

b. **자물쇠와 열쇠**(lock and key): 신경전달물질에 대한 은유적 표현은 마치 열쇠가 자물쇠와 꼭 맞듯이 가지돌기에 있는 특정 수용기에 딱 맞는 유일한 모양을 갖고 있다(그림 7.5). 따라서 자극은 특정수용기에 맞는 특수한 신경전달물질을 방출하면서 연접부위를 넘어간다.

6. **자극**(stimulus): 다른 부위(예, 신경과 근육)에 작용하는 인자들의 작용은 수용하는 구조나 인자들의 활동을 유발한다. 이러한 작용은 전체적으로 작용하는 것이 아니라, 막을 투과하는 변화 외에는 없을지도 모른다.

a. **유해자극**(noxious stimulus): 해롭거나 건강하지 않은 자극. 통증은 유해자극으로 발생한다.

b. **역치**(threshold): 반응(심리적인 또는 신체적인 반응)을 일으키는 가장 낮은 수준의 자극을 말한다. 개개의 신경원들은 실무율의 순서로 반응한다. 따라서 하나의 신경원에서 발생하는 전체적인 반응은 자극이 역치수준을 초과하는 자극이 들어오면 동일한 정도로 반응이 일어난다. 하지만 기억해야 할 점은 동일 영역내에서도 역치가 서로 다른 신경원들이 산재해 있으며, 인접한 신경원이라도 반응을 일으키기 위해서는 더 강한 자극이 필요할 수도 있다. 더 많은 신경반응이 일어날수록 전체 조직에서 발생하는 반응은 더 커진다.

c. **역치하 자극**(subthreshold stimulus): 역치수준 이하의 자극을 말한다. 이 정도의 자극으로는 반응을 유발하지 못한다. 하지만 조직내 전기 활동의 변화를 일으킬 수 있다.

7. **반응**(response): 근수축이나 분비물의 유출(secretion of gland)과 같은 작용은 역치를 초과하는 자극이 있을 때 발생한다.

8. **가중**(summation): 반응을 유발하기 위해 역치하 자극들이 더해지는 과정

a. **시간적 가중**(temporal summation): 시간이 중복될수록 가중되는 현상. 시간적 가중은 동일 축삭내에서 수많은 역치하 자극이 이전 자극에 대한 효과가 발생하기 전과 후에 계속 반복되는 경우에 발생한다.

b. **공간적 가중**(spatial summation): 공간이 중복될수록 가중되는 현상. 공간적 가중은 서로 다른 축삭에서 수많은 역치하 자극이 하나의 세포체에 동시에 가해질 때 발생한다(그림 7.6).

9. **촉진**(facilitation): 신경반응을 일으키는 현상. 예를 들면, 가중이 발생할 때 하나의 신경원에서 발생하는 역치하 자극은 다른 신경원이 연접후 신경원에 연접공간으로 신경전달물질을 방출하기 때문에 더 쉽게 다른 신경원을 자극할 수 있다. 따라서 부분적으로 연접후 신경원을 활성화시킨다.

10. **억제**(inhibition): 신경반응을 억제 또는 압박하는

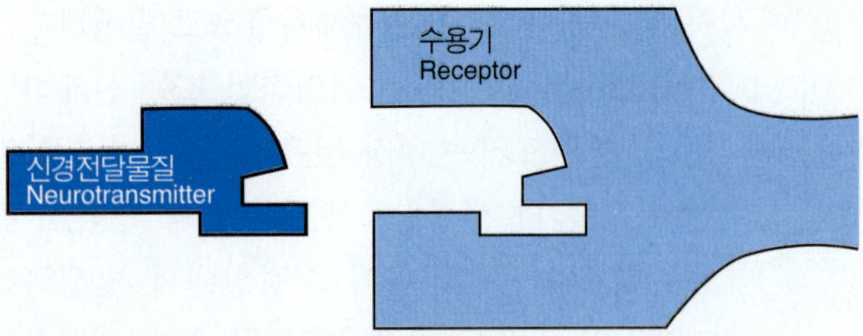

그림 7.5. 자물쇠와 열쇠. 신경전달물들은 특수한 모양을 갖고 있으며, 열쇠가 자물쇠에 딱 맞는 것처럼 특수한 수용기에 딱 들어맞는 구조로 되어있다. 따라서 모든 신경전달물질이 모든 수용기를 활성화시키는 것은 아니다.

현상. 가중이 발생하는 동안 연접전 신경원이 연접부위로 억제성 신경전달 물질을 방출하면 특정 신경원들의 효과는 억제되고, 따라서 자극전도를 방해하거나 적어도 어렵게 한다.

11. **양성 되먹임**(positive feedback): 신경원의 작용이 신경망을 통해 되돌아올 때, 추가적으로 신경원의 작용을 더 증가시키게 되는 것을 말한다(그림 7.7).
12. **음성 되먹임**(negative feedback): 신경원의 작용이 신경망을 통해 되돌아올 때, 추가적으로 신경원의 작용을 억제시키는 것을 말한다(그림 7.7).

정형외과적 손상으로 인한 통증
Orthopedic Injury Pain

당신은 신경계의 해부학과 생리학에 대해 간략하게 알아보았다. 이제 손상 후 몸을 통해 전달되는 통증 경로를 추적해보자(그림 7.8). 8파운드의 쇳덩어리가 당신의 엄

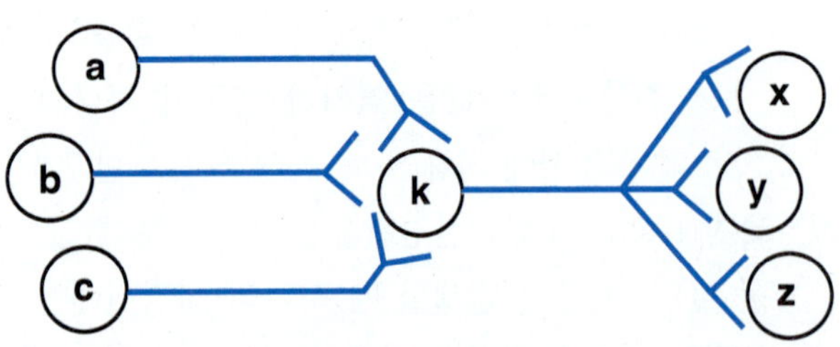

그림 7.6. 신경전달과 가중을 단순화한 모델. 실제로 각 연접부에는 수 없이 많은 신경원과 수천 개의 축삭종말과 가지돌기가 연접을 이룬다. 이 모델을 보면 신경원 a와 b 그리고 c는 신경원 k와 연접을 이루며, 그 다음 k 신경원은 x, y, z 신경원과 연접을 이룬다. 공간적 가중은 a, b, c 신경원이 모두 동시에 k 신경원에 도달하면 발생한다; 개개의 신경원에서 발생하는 자극의 합이 k 신경원의 역치보다 높으면, k 신경원은 반응을 일으켜서 자극을 x, y, z 신경원으로 전달한다.

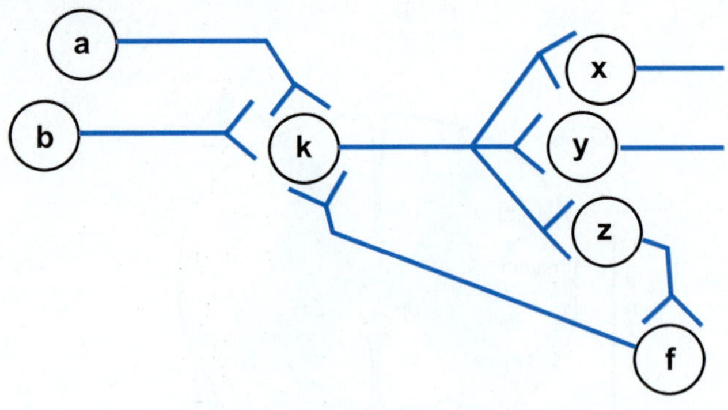

그림 7.7. 양성되먹임. 신경원 a와 b는 신경원 k를 동시에 자극한다. 그 다음 신경원 k는 x, y, z 신경원을 자극한다. 신경원 z는 신경원 f를 자극하고, 그 다음 신경원 a 또는 b는 신경원 k를 자극하거나 억제한다(신경원 f가 촉진성 신경전달물질을 방출하느냐, 억제성 신경전달물질을 방출하느냐에 따라 결정됨). f 신경원이 촉진성으로 작용하면 a나 b 신경원은 k 신경원을 자극할 것이다. 음성되먹임은 f 신경원이 k 신경원을 억제할 경우이다. 이런 경우는 a 신경원과 b 신경원의 총합이 역치에 도달하지 못하거나, k 신경원이 자극을 받지 못할 경우에 발생한다.

지발가락에 순간적으로 떨어졌다고 상상해보라. 통증 신호는 당신의 엄지발가락에 있는 신경종말 근처에 저장된 화학물질을 배출하기 시작한다. 이들 화학물질들은 손상된 발가락에서 발생한 통증 신호를 신경을 따라 전기화학적 자극을 통해 다리 전체로 전달하게 된다. 이러한 신호전달은 척수의 배측뿔까지 연결된 다음, 몸 전체로부터 올라오는 신호를 받아들이게 된다.

여기서 신호는 척수를 통해 열, 냉, 촉각, 그리고 통증을 제일 먼저 인식하는 시상까지 신호를 전달하게 된다. 하지만 통증이 어디서 발생했는지는 알지 못한다. 당신은 오직 당신의 몸 어딘가에 통증이 발생했다는 것만 알게 된다.

통증 신호는 시상에서부터 대뇌겉질까지 전달되며, 이곳에서 통증에 대한 정확한 위치와 강도가 결정된다. 옆에 서 있던 사람은 당신의 고함소리를 들었을 것이다. "오른쪽 엄지 발가락이 아프다. 뭔가가 떨어졌어" 이런 전체 과정은 동시에 일어난다. 자극은 발가락에서부터 뇌까지 시간당 33마일의 속도로 전달된다.[6]

이번 손상으로 나타난 추가적인 현상은 다음과 같다: 다리를 들어 올리거나, 발가락을 문지르거나, 다리를 흔들거나, 욕을 하거나, 지그재그 춤을 추거나, 심하면 구토를 한다. 그리고 6개월이 지나 발가락 근처에 어떤 물건이 떨어지거나, 심지어 발가락에 직접 맞지 않아도 똑같은 반응이 유발된다.

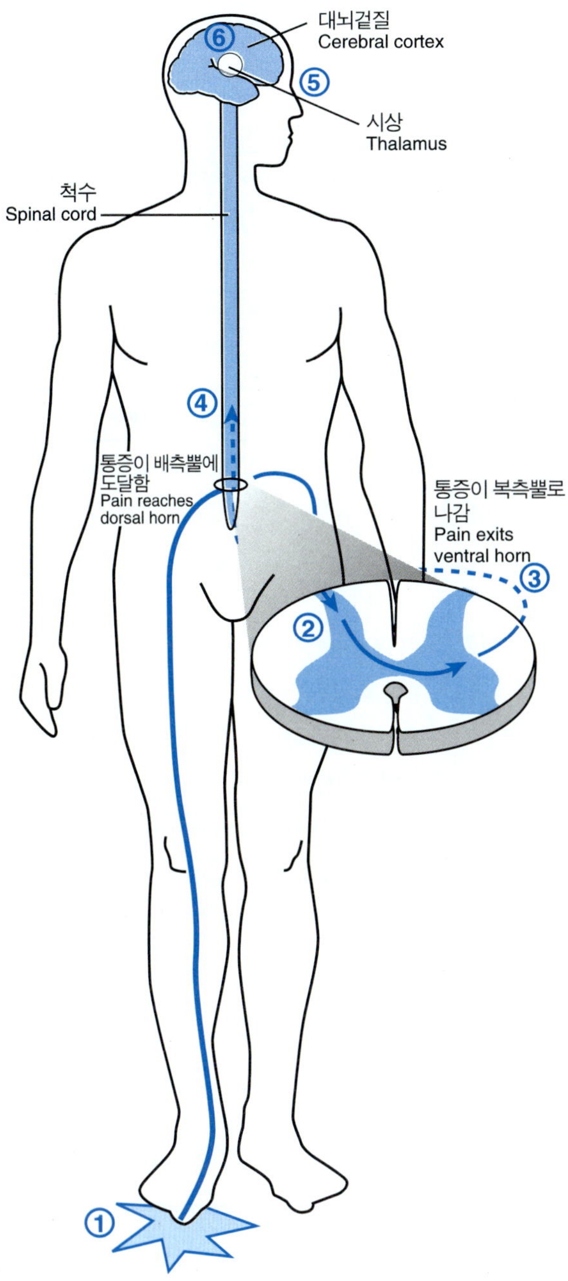

그림 7.8. 몸을 따라 전달되는 통증 전도로. 통증신호는 손상된 발(1)에서 발생한 전기적 충격은 신경을 따라 다리 위로 올라간다. 계속해서 척수의 배측뿔과 앞쪽뿔로 들어간 다음(2, 3), 척수(4), 시상(5)으로 전달된 다음 대뇌겉질(6)로 전달된다.

통각과 통각수용기들
NOCICEPTION AND NOCICEPTORS

통증을 느끼는 능력을 **통각**(nociception)이라고 한다. 통각은 통증에 대해 반응하는 감각수용기인 **통각수용기**(nociceptor)가 자극을 받으면 발생한다. 비록 통증과 통각수용기는 서로 밀접한 연관성이 있지만, 둘은 같은 것이 아니다.[7] 통각수용기는 구심성 신경로이며, 신경생리학적 특수성을 갖고 있으며, 조직의 손상이나 그 외 통증성 자극에 대한 정보를 뇌로 전달한다. 이와는 반대로 통증은 주관적, 정서적 · 심리사회적 경험, 유전, 이전의 통증 경험, 그리고 전체적인 삶의 스트레스와 같은 인자들에 의해 통각수용기가 자극을 받아서 발생하는 것이다. 또한 통증은 통각자극이 없어도 발생할 수 있다.

대부분의 통각수용기들은 피부수용기들(피부에 있는 수용기들)이며, 주로 말초신경에 연접해 있다.[8] 가장 흔한 두 가지 통각수용기는 다음과 같다:

- **역학적인 통각수용기들**(mechanical nociceptors): 직경이 작은 유수신경섬유인 **A-delta 섬유**는 피부에 산재해 있으면서 강한 역학적인 자극에 우선적으로 반응한다; 따라서 이 섬유를 높은 역치의 역학적 수용기(high-threshold mechanoreceptors)라고 한다.
- **다상성 유해수용기**(polymodal nociceptors): 무수신경섬유인 **C 섬유**는 열, 역학적인 압력, 그리고 조직손상 시 발현되는 염증성 화학물질과 같은 다양한 종류의 자극에 반응한다.

또한 통각수용기들은 체내 모든 기관이나 관절낭에서도 발견된다.[8] 이들은 모두 **내재성**(endogenous, internal) 화학물질과 역학적인 힘에 의해 자극을 받는다. 표 7.1과 7.2에 말초신경계에 대해 분류되어 있다.

통증을 유발하는 일반적인 유해자극
COMMON NOXIOUS STIMULI THAT CAUSE PAIN

다양한 종류의 자극이 통증을 유발할 수 있다. 감각신경과 연결되어 있는 다음에 나오는 자극이 통각수용기를 자극하며, 통증신호를 중추신경계로 전달한다:

- *역학적인 자극(mechanical stimulus)*: 신경에 가해지는 압력에 의해 발생하는 자극 즉, 부종이나 근경축(muscle spasm)에 의해서도 유발되는 역학적인 자극에 의해 발생한다. 이러한 가장 흔한 유해자극은 스포츠 의학에서 주로 발견된다.
- *열자극(thermal stimulus)*: 열자극의 예는 태양의 자외선이나 뜨거운 물체에 접촉되어 발생하는 화상과 같은 복사열에 의해 발생하는 것이다.

표 7.1 말초신경의 분류: Letter system

신경섬유의 종류	직경(μM)	전도속도(M/SEC)	일반적인 기능
A			
알파	13 – 22	70 – 120	α- 운동신경원, 근방추의 일차종말, 골지건기관, 촉각
베타	8 – 13	40 – 70	촉각, 운동각, 근방추의 이차종말
감마	4 – 8	15 – 40	촉각, 압각, 감마운동신경원
델타	1 – 4	5 – 15	통각, 촉각, 압각, 온각
B	1 – 3	3 – 14	자율신경계의 절전신경원*
C	0.1 – 1	0.2 – 2	촉각, 통각, 압각, 온각, 자율신경계의 절후신경원*

*절전신경(preganglionic)이라는 말은 중추신경계에서 신경절(ganglia)로 들어가는 신경섬유(중추신경계 밖에 있는 신경섬유군)을 말하며, 절후신경(postganglionic)이라는 말은 신경절에서 말초로 들어가는 신경섬유를 말한다.

Mann[9]의 동의하에 게재하였음.

- *전기자극(electrical stimulus)*: 뜨거운 전선을 만지거나, 전선의 접지부(ground)가 훼손된 전선을 만질 때 찌릿찌릿한 느낌 등이 경미한 전기자극의 예이다.
- *화학적 자극(chemical stimulus)*: 염증이 발생하면 화학물질이 뭔가가 잘못되었다는 통증신호를 당신에게 전달한다(4장 참조). 이들 화학물질 중에 하나는 브라디키닌이며, 아마 가장 잘 알려진 통증유발물질이 아닌가 생각한다. 이 화학물질은 뱀독(snake venom)과 같으며, 주사기로 작은 양을 피하로 주입하더라도 엄청난 통증을 유발시킬 수 있다.

통증의 종류 TYPES OF PAIN

통증의 종류에는 몇 가지가 있다. 통증의 종류는 발현원인, 기간, 그리고 강도에 따라 분류되어 있다.

- **급성통증**(acute pain)은 외부요인(예, 타박상이나 골절)이나 내부요인(예, 근좌상이나 충수염)에 의해 통각수용기의 자극에 의해 발생한다. 급성통증은 간단하고, 짧은 기간(몇 분에서 며칠), 그리고 빠르게 시작된다. 급성통증은 고강도(high intensity)라고 알려져 있다.
- **만성통증**(chronic pain)은 급성질환이 나타나는 일반적인 과정을 초과해서 지속되거나, 손상 후 치유기간(몇 주에서 몇 년)을 지나 지속되는 통증이다. 만성통증은 또한 지속적인 통증을 일으키는 만성적인 병리과정과 연관이 있으며, 몇 달에서 몇 년의 간격을 두고 통증이 출현하기도 한다. 또한 만성통증은 손상조직에 국한되거나 관련부위에 나타나지 않는 경우도 있다.

표 7.3에 급성통증과 만성통증과 관련된 서로 다른 효과에 대해 목록화되어 있다.

표 7.2 말초신경의 분류: Roman Numeral System

신경섬유의 종류	직경(μM)	전도속도(M/SEC)	일반적인 기능
Ia	12 – 20	70 – 120	근방추의 일차종말
Ib	11 – 19	66 – 114	골지건기관
II	5 – 12	20 – 50	촉각, 운동각, 근방추의 이차종말
III	1 – 5	4 – 20	통각, 촉각, 압각, 온각
IV	0.1 – 2	0.2 – 3	통각, 촉각, 압각, 온각

Mann[9]의 동의하에 게재하였음.

- **연관통**(referred pain)은 실제 외상이 발생한 부위가 아닌 다른 부위에 발생하는 통증을 말한다. 연관통은 손상부위에서 바깥으로 표출되기도 하고, 사지의 원위부로 전이되기도 하고, 비장이나 간과 같은 복부기관에 발생한 손상으로 인해 통증이 있을 경우, 어깨관절에서 나타나기도 한다. 연관통은 손상부위와 전혀 관련이 없는 부위에서 인지되기도 한다. 예를 들면, 비장이 찢어지면 왼쪽 어깨관절에서 종종 연관통이 나타난다. 연관통이 나타나는 부위를 **발통점**(trigger point)이라고 한다.
- **방사통**(radiating pain)은 자극받고 있는 신경근이나, 특정 신경의 **피절**(dermatome)(특정 신경에 의해 지배를 받는 피부 부위)에서 발생한다(방사통에 대해 이해를 하기 위해서는 전기치료를 할 때 적절한 전극배치가 필수적이다; 10장 참조).

적용 팁 APPLICATION TIP

만성통증은 급성통증보다 치료하기가 더 어렵다. 만성통증은 좀 더 사회적이고, 정서적이고, 심리적인 요소가 급성통증보다 더 많이 관여되기 때문에 치료하기가 더 어렵다. 그래서 만성 통증은 조직이 손상된 것 이상으로 지속되기도 한다. 그래서 급성통증을 좀 더 과감하게 치료하는 것이 중요하며, 그래야만 만성통증으로 진행하지 않을 것이다.

통증에 관한 이론
Theories About Pain

유해자극 또는 통증자극에 대한 반응을 설명하기 위해 제시된 많은 이론들이 있다. 이들 모두는 통증을 인지하는 시간적인 측면에 대해 잘 설명이 되어 있는 것들이다. 하지만 통증에 관한 추가적인 지식들이 밝혀지고 있지만, 개개의 이론은 아직 통증을 명확하게 설명하기에는 부적절하다. 좀 더 새로운 이론이 개발되어 있다. 개개의 중요한 이론들은 계속 발전을 하고 있고, 새로운 이론의 한 부분이기도 하기 때문에 우리는 가장 중요한 통증이론에 대해 제시하고자 한다.

특이성 이론
THE SPECIFICITY THEORY OF PAIN

특이성 이론은 몸의 말초에 있는 특수한 통각수용기가

표 7.3 인체의 급성통증과 만성통증의 효과

설명어	급성통증	만성통증
생물학적 작용	경고	없음
시간대	<1개월	>1개월
신경섬유 전도	A-δ	C섬유
국소화 정도	국소화와 정의가 잘 됨	국소화가 잘 안됨
심리적이고 환경적인 영향	경미함	중요함
언어 사용어	감각(shooting, hot, sharp)	감정적이고, 동기유발적임
가장 흔한 문제	불안	비정상적인 질병이나 행동
증상과 기능부전	출현, 쉽게 설명가능	없으며, 설명할 수 없음
약물섭취	적절히 사용하면 약물부작용은 없음	오남용과 약물중독 가능성이 있음
신체활동	점진적인 회복정도가 감소함	감소부터 불가능해짐
사회적인 활동	점진적인 회복정도가 감소함	감소부터 불가능해짐
이혼가능성	평균적인 수준과 같음	높다
자살가능성	없음	있다

Mann[9]의 동의하에 게재하였음.

자극을 받으면 그 자극이 신경로를 따라 뇌로 전달되어 통증을 일으킨다는 이론이다.[10] 특수한 수용기들은 생리학적인 요소이지만, 수용기가 자극을 받는 것과 통증과의 직접적인 연관성은 이론상 부족하다. 이 이론은 **환상지통증**(phantom limb pain)이 왜 발생하는지, 인간이 왜 통증에 대해 서로 다른 반응을 하는지, 또는 사람이나 동물들이 유해자극에 대한 반응을 어떻게 훈련받을 수 있는지에 대해 설명할 수 없다(예, Pavlov의 개).

패턴이론

THE PATTERN THEORY OF PAIN

패턴이론은 특이성 이론에 대한 반론으로 개발된 이론이었다. 패턴이론은 통증수용기가 존재하지 않는다고 주장하며, 오직 통증은 감각정보가 전달되는 속도나 패턴이 역치를 초과하면, 통증이 유발된다는 이론이다.[10] 이 이론대로 하면, 통증자극의 강도가 불특정 수용기들의 자극패턴을 유발시켜서 뇌가 통증으로 해석을 내린다고 주장한다. 또한 느리게 전도되는 신경섬유는 통증을 전달하며, 정상적으로는 빠르게 전도되는 신경섬유에 의해 전도가 억제된다는 이론이다. 병리적인 상태에서 느린 신경섬유의 자극강도는 더 커지며, 빠른 전도의 신경섬유를 지배하게 되어 통증이 발생한다는 것이다.

패턴 이론에는 두 가지 중요한 문제가 있다. 이 이론은 너무 보편적(general)인 내용이며, 또한 수용기와 신경이 높은 수준으로 특수화되어 있다는 것(receptor–nerve specialization)에 대한 생리학적인 근거가 없다는 것이다. 예를 들면, 눈(감각 수용기)이 자극을 받으면 시신경을 통해 뇌로 자극을 전달하는 것이다.

관문조절이론

THE GATE CONTROL THEORY OF PAIN

관문조절 이론은 1965년 Melzack와 Wall[10]이 제안한 이론이며, 특이성 이론과 패턴이론을 통합한 이론이다. 척수수준에서 작용하는 통증의 **관문조절 이론**은 척수의 배측뿔에 있는 관문기전(gating mechanism)을 말하는 것이며, 오직 하나의 감각만이 뇌로 전달된다는 것이다(그림 7.9). 통증과 다른 감각자극 모두 직경이 큰 신경섬유와 직경이 작은 신경섬유를 모두 경유하게 된다. 이 둘은

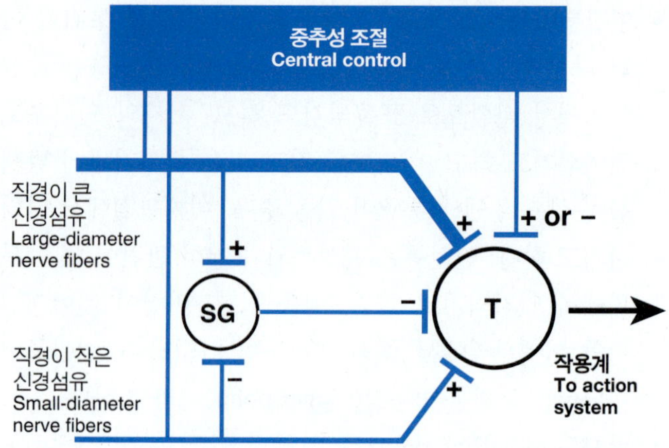

그림 7.9. 통증의 관문조절 이론의 중요한 세 부위에 대한 모델. 먼저, 직경이 큰 구심성 신경과 직경이 작은 구심성 신경 모두 T-세포를 자극해서 통증신호를 작용계(action system)로 전달한다. 두 번째, 배측뿔에 있는 교양질(SG cell)에 있는 세포군은 지속적으로 T-세포에 억제성 신호를 보낸다. SG 세포는 직경이 큰 감각신경에 의해 촉진되고, 직경이 작은 감각신경에 의해 억제된다. 세 번째, 뇌에서의 중추성 조절이 T-세포를 촉진(+) 또는 억제(-)시키는 작용을 한다. 중추성 조절은 직경이 큰 신경섬유와 직경이 작은 신경섬유 모두로부터 신호를 받아들인다.

관문이 되는 **T세포**에 수렴된다. T세포는 자극을 척수를 따라 위로 올려 보낼지, 아니면 아래로 내려 보낼지 결정하고, 그 다음 몸의 다른 부분에 다양한 자극을 유발하게 될 것이다.

예리하고, 찌르는 듯한 통증은 직경이 큰 섬유를 따라 주행하는 반면에, 둔하고 쑤시는 통증은 직경이 작은 신경섬유를 따라 주행한다. 그 외 다른 자극들은 두 가지 신경섬유 모두를 따라 주행한다. 강한 감각자극은 통증에 대해 관문을 닫음으로써 통증을 조절할 수 있고, 관문, 즉 T세포가 열리면 다른 감각자극이 작용계(action system)로 진행하게 된다.

관문조절이론의 또 다른 측면은 척수의 배측뿔에 있는 **교양질**(substantia gelatinosa, SG)에 위치하고 있는 억제성 기전이다. SG는 T세포에 억제성 신경원을 보낸다; SG는 항상 작동하면서 지속적으로 T세포에 억제성으로 작용한다(이것이 사람들이 동일한 통증자극에 대해 서로 다르게 반응하는 이유이다). SG는 직경이 큰 섬유와 작은 섬유에서 발생한 자극을 모두 받아들인다. 하지만 자극은 서로 다른 것이다. 따라서 두 종류의 신경섬유는 SG에 서로 다른 효과를 발생시킨다. 직경이 큰 신경섬유의 자극은 SG를 촉진시켜서 T세포의 효과를 증가시킨다(억

제기능을 증가시킨다). 직경이 작은 신경섬유의 자극은 SG를 억제시켜서 T세포의 효과를 감소시킨다(억제기능을 감소시킨다).

관문조절 이론은 또한 관문 기전에 영향을 미치는 중추성 조절(central control)의 개념을 주장하고 있다. 이 생각은 뇌의 통증중추에서 기억, 시각, 냄새, 또는 청각뿐만 아니라, 직경이 큰 섬유와 작은 섬유의 유해성 정보나 감각정보와 같은 다양한 자극에 대한 정보를 수집하고 통합하는 작용을 한다. 정보의 통합에 근거해 보면 중추성 조절은 T세포를 억제시킬 수도 있고 촉진시킬 수도 있기 때문에, 통증에 대한 반응을 증가시킬 수도 있고 감소시킬 수도 있다(중추성 조절에 관해서는 이 장의 마지막에 좀 더 자세히 논의할 것이다).

관문조절이론은 계속 발전되어왔으며, **경피신경전기자극기**(transcutaneous electrical nerve stimulation, TENS)가 개발되었다(그림 7.10). 그 다음 TENS의 반응은 통증의 관문조절이론과 관련해서 몇 가지 문제를 도출시켰다:

- 편두통이 있을 때 TENS를 측두부(temples)에 적용하면 통증이 감소된다. 하지만 측두부는 해부학적으로 척주와 관련이 있는 부위가 아니며, 따라서 관문기전이 아닌 것이다.
- 관문조절 이론은 통증이 발생하는 정확한 피절에 자극을 해야 한다고 한다. 하지만 경우에 따라서는 전극을 통증지점보다 약간 위나 아래에 부착을 하는 것이 통증감소에 더 효과적인 경우도 있다.
- 만성통증은 기억과도 관련이 있는 것 같다. 가끔씩 관문이 작동하는 시기인 TENS를 적용할 때가 아니라, TENS를 적용한 후, 몇 시간이나 며칠 후에 통증이 감소되기도 한다.
- 어떤 사람들은 통증인지 능력이 없이 태어나기도 한다. 하지만 통각수용기는 과다하게 많은 경우도 있다.

이러한 이유로 관문조절이론은 잘못된 것이며, 폐기처분해야 하는 이론일까? 아니다! 비록 몇 가지 세부적인 내용이 부정확하지만, 개념은 명확하다. 다른 중요한 과학 이론과 마찬가지로 관문조절 이론 역시 통증연구, 통증이론, 그리고 건강관리에 관해 매우 유용한 효과가 있는 중요한 개념적인 생각(key conceptual idea)이 담겨있다. 관문조절이론의 많은 기본적인 개념은 오늘날 통증이론에 대해 출판되고 있는 책들의 한 부분으로 사용되고 있다. 어느 한 학자가 관문조절이론에 대해 다음과 같이 언급했다. "생각은 사고를 풍부하게 하는데 필요하며, 또한 꼭 맞을 필요도 없다."[11] 다음은 관문조절이론이 기여한 중요한 세 가지이다.

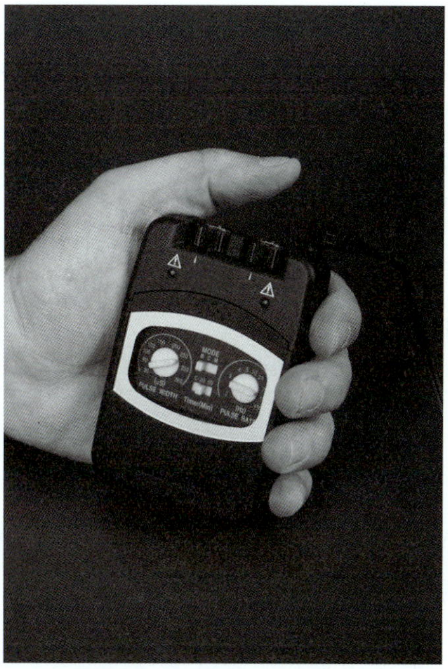

그림 7.10. 전형적인 TENS 기구이며, 환자들의 통증인지를 감소시키거나, 변화시키는데 주로 이용된다.

- 배측뿔은 수동적으로 전도되는 곳이 아니며, 억제, 흥분, 또는 조절을 일으키는 동적인 곳이다.
- 통증은 말초적인 인자 하나만으로는 설명이 되지 않는다.
- 뇌는 다양한 자극을 걸러내고, 선택하고, 조절하는 동적인 시스템(active system)이다.

관문조절이론의 또 다른 단점은 통증을 조절하는 약물의 영향에 대한 언급이 없다는 점이다. 하지만 약물의 양과 관련해서는 1965년에 발표된 관문조절이론 때문에 발견된 것이기 때문에 이해할만하다. 그럼에도 불구하고, 이 문제는 해결이 되어야 한다.

그 외 통증 이론들 OTHER PAIN THEORIES

관문조절이론이 부분적으로 반박을 당하는 동안 통증을 설명하기 위해 수많은 이론들이 제기되었다. 그 대표적인 것이 약물의 영향에 관한 것이었다. 가장 설득력이 있고, 납득할 수 있는 이론은 신경행렬 이론(neuromatrix theory)이다. 이 이론에 대한 자세한 내용은 이 장의 말미에 언급을 할 것이다; 우선 우리는 통증감소와 관련된 약물의 효과에 대해 먼저 논의를 하고자 한다.

약물과 통증 감소
Drugs and Pain Relief

현재의 통증조절 이론을 이해하기 위해서는 약물이 통증을 어떻게 차단하는지에 대해 이해를 해야 한다. **몰핀**(morphin)은 수용기(자물쇠)를 채우면서 통증을 차단하며, 신경전달물질(열쇠)이 이 부위에 들어오지 못하도록 한다(그림 7.5). 따라서 통증 신호는 연접부위를 넘어갈 수 없기 때문에 통증을 느끼지 못하게 된다. 과학자들은 몰핀의 해독제인 **나록손**(naloxone)을 개발했다. 이 약물은 몰핀과 결합해서 몰핀의 효과를 억제시키기 때문에 몰핀은 신경전달물질의 전도를 막지 못하게 된다.

나록손은 또한 전기로 통증을 감소시킨 쥐와 침으로 통증을 감소시키는 인간의 효과도 억제시킨다. 이러한 결과는 과학자들로 하여금 통증감소는 몸에서 발생하는 몰핀과 같은 성분과 관련이 있을 것이라는 가설을 세웠다. 1975년에 세 부류의 과학자들이 우리가 현재 알고 있는 두 가지 물질에 대해 발견하였다:

- **엔케팔린**(Enkephalin)(그리스어로 "머리 안에" 라는 의미임)은 스코틀랜드에서 발견되었으며, 몰핀의 분자구조와 유사하며, 또한 진통효과도 유사하다. 뇌, 척수, 위장관에서 주로 발견되는 이 물질은 몸을 따라 순환하기 보다는 척수수준에서 주로 작용하는 특징이 있다. 엔케팔린은 A 델타와 C 섬유의 신호가 T 세포로 전달되는 것을 막아서 관문을 닫는 역할을 한다. 또한 고강도 **유해성 TENS**나 침과 같은 통증자극이 있으면 항상 유출된다.
- **엔돌핀**(Endorphin)은 또 다른 몰핀과 같은 분자이며, 미국에서 따로 연구중이던 두 팀의 과학자들이 동시에 발견한 물질이다(Endorphin은 endogenous와 morphine이라는 두 용어의 합성어이다). 뇌의 기저부에 있는 뇌하수체에서 생성되는 엔돌핀은 몸을 따라 순환한다(반감기는 4시간이다). 엔돌핀은 몇 가지 형태로 존재하는데, 가장 대표적으로 활동하는 것은 베타-엔돌핀(β-endorphin)이다. 베타-엔돌핀은 중추신경계(배측뿔 포함)의 여러 부위에 작용한다. 베타-엔돌핀은 통증신호의 전달을 차단하며, 중추신경계에 존재하는 화학적 물질(chemical irritants)을 감소시키는 역할을 한다. 침, 신경침(neuroprobe), **고강도-저빈도 TENS**와 같은 치료기구들이나 강한 운동을 하면 엔돌핀이 유발된다.

이러한 기구들이 개발되었을 때, 처음에는 많은 생각을 하게 하였다.[12] 사람들이 통증에 특히 예민한 것은 엔케팔린이나 엔돌핀 수용기가 부족하기 때문일 것이다. 그리고 체내에서 엔케팔린과 엔돌핀이 증가하기 때문에 위약효과(placebo effect)도 발생할 수 있다.

통증감소와 관련해서 잘 알려진 추가적인 두 가지 물질은 다음과 같다:

- **세로토닌**(serotonin): 세로토닌은 중추신경계, 위장관, 그리고 혈소판 등에서 주로 발견되며, 생화학적 메신저이면서 조절자로 주로 작용한다.[12] 세로토닌은 신경전달과 같은 몇 가지 생리학적 기능을 수행한다. 세로토닌은 하행성 시스템(뇌에서 척수로의 이동)을 통해 통증을 인지하는데 영향을 미치며, 또한 말초 수용기로부터 올라오는 통증신호를 억제하는 작용을 한다.
- **도파민**(dopamine): 도파민은 뇌의 **추체외로계**(extrapyramidal system)에서 발견되는 신경전달물질이며, 움직임을 조절하는 중요한 역할을 한다. 이 물질은 중요한 신경전달물질인 **노어에피네프린**(norepinephrine)과 **에피네프린**(epinephrine)을 합성하기 위해 몸에서 사용되기도 한다. 또한 뇌의 정보처리과정, 즉 움직임을 조절하고, 정서적인 반응, 그리고 즐거움과 통증에 대한 경험에 영향을 미치는 물질이다.[14,15]

아편제제: 내분비성 아편제
OPIOIDS: ENDOGENOUS OPIATES

아편제제는 아편의 합성물이며, 마비 또는 통증을 감소시키는 작용을 한다.[16] 통증을 조절하는 측면에서 보면, 이 용어는 엔케팔린, 엔돌핀, 세로토닌, 그리고 도파민 등

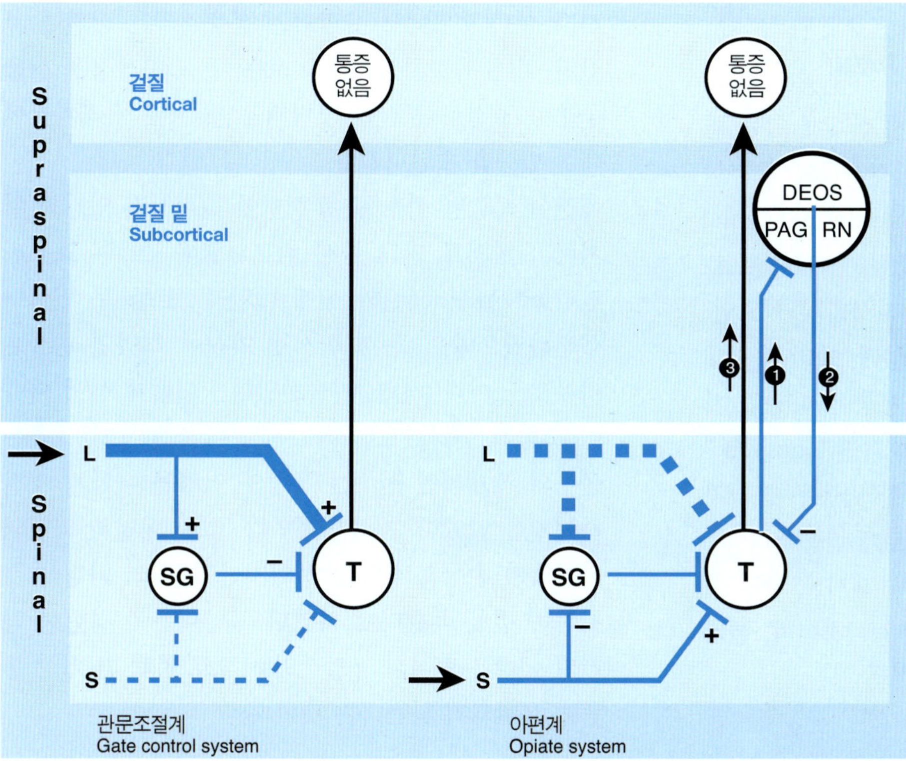

그림 7.11. TENS는 적어도 두 개의 다른 방법으로 통증을 조절한다: 척수에 있는 관문기전과 척수수준에서의 음성되먹임 기전에 의한 것과 하행성 내분비성 아편계(descending endogenous opiate system, DEOS). L은 직경이 큰 섬유; → L은 직경이 큰 감각 신경섬유를 우선적으로 전기 자극함; PAG는 중뇌수도관주위 회색질; RN은 봉선핵, S는 직경이 작은 섬유; → S는 직경이 작은 감각섬유를 우선적으로 자극함; SG는 교양질; T는 통증전달세포; +는 흥분성 연접; −는 억제성 연접; ↑1과 ↓2는 음성되먹임 회로; ↑3은 뇌로 전달되는 경로. (Belanger[17]의 동의하에 인용하였음)

과 같이 몸에서 자연스럽게 생성되는 내분비성 통증억제제(painkiller)이다. 아편제제는 신경계의 여러 부위에 작용하며, 몰핀보다 수천 배 강하며, 더 오랜 시간 동안 효과를 발휘한다.

후관문 통증 이론
Postgate Pain Theories

통증의 관문조절이론을 대체하기 위해 많은 이론들이 제기되었다. 이 중 가장 중요한 3가지에 대해 이번 단락에서 간략히 언급하고자 한다.

하행성 내분비성 아편제제 이론
THE DESCENDING ENDOGENOUS OPIATE THEORY OF PAIN

하행성 내분비성 아편계(descending endogenous opiate system, DEOS)는 척수상부 레벨(즉, 겉질이나 겉질아래 영역)에서 작용하며, 척수관문이 위에서부터 — 아편물질을 분비하는 신경원이 들어있는 척수상부 영역 — 시작되는 곳이다. 그림 7.11은 TENS를 이용한 통증조절의 관문조절 시스템과 아편계 시스템에 대해 자세히 설명되어 있다.

중추성 조절 이론
THE CENTRAL CONTROL TRIGGER THEORY

중추성 조절 이론은 관문조절설을 변형한 것이다. 이 이론은 원래의 관문기전에 추가적으로 중추성 억제기전이 추가된 것이다. 관문조절설은 T세포를 조절하는 것(즉, 중추성 조절)이며, 중추성 조절 이론은 엔돌핀과 엔케팔린이 작용한다는 이론이다. 따라서 이 둘 사이에는 통증조절 기전과 하행성 전도로에는 적어도 2개의 차이점이 있다.

비판적 사고 7.1 *TENS연구는 중추성 조절 이론(central control trigger theory)을 설명하였다.[12] TENS를 통해 통증이 감소된 20명의 환자를 대상으로 각각 10명씩 그룹에 배치하였다. 한 그룹은 TENS 전극을 일반적으로 적용하는 부위에 부착을 하였고, 다른 그룹은 침점부위(acupuncture site)에 부착을 하였다. 통증이 감소된 3개월 후, 두 그룹 모두 나록손(naloxone)을 주입하였다. 그 결과 나록손에 의해 침점부위를 자극한 10명 중 6명이 통증이 다시 출현하였다. 왜 이런 현상이 발생했을까?*

신경행렬 이론
THE NEUROMATRIX THEORY OF PAIN

신경행렬 이론이란 통증은 뇌에 폭넓게 산재해 있는 신경망(neural network)에서 발생되는 신경자극의 특정한 패턴에 의해 발생하는 다양한 경험(multidimensional experience)이라는 것이다.[5,18,19] 신경행렬은 기본적으로 유전적으로 결정이 되며, 그 외에도 심리사회적인 요인, 이전의 통증경험, 인지 또는 정서적인 상태, 그리고 전체적인 스트레스 등도 관여한다. 따라서 통증은 다양한 자극의 유입으로 발생하는 "생물심리사회적인(biopsycho-social)" 요소라는 것이다.[20] 통증에 대한 반응은 복잡하고 다면적이며, 각 개인에 따라 서로 다르게 반응한다.

신경행렬 이론은 관문조절이론 이후에 제시된 이론 중에서 가장 포괄적이며, 가장 이해하기 쉬운 이론이며, 현재 통증이론의 대표적인 이론이기도 하다.[11,21]

통증조절
Pain Management

통증조절과정은 복잡하며, 환자 개개인의 특성에 맞춰서 조절해야 한다. 어떤 환자에게는 적절한 치료가 다른 환자에게는 맞지 않은 경우도 있다. 그리고 동일한 손상을 받은 환자에게 동일한 치료를 하더라도, 처음에 효과가 있던 치료가 나중에는 치료효과가 없는 경우도 있다. 다음은 통증조절에 관한 몇 가지 원리에 대한 것이다. 특수한 치료기술은 8장에 언급되어 있다.

중추성 조절 CENTRAL CONTROL

중추성 조절 개념은 통증조절에서 가장 중요한 것이다. **중추성 조절**은 이전의 경험, 정서적인 경험, 감각인지, 또는 그 외 다른 요인들이 통증수용기를 통해 뇌에 전달한 다음, 통증을 인지한다는 개념이다. 중추성 조절은 통증 관련 정보를 수집 또는 저장해서 유해자극에 대한 몸의 반응을 조절하는 것이다. 이전의 경험과 그 외 다른 감각입력은 중추성 조절을 통해 통증에 영향을 미친다. 이상과 같은 설명에 대한 두 가지 예가 다음에 언급되어 있다:

1. 손상에 대한 개인(주로 어린이)의 반응은 손상당한 해당 부위에서 피가 나오는 것을 보기 전까지는 경미하다. 손상부위에서 유발되는 통증자극은 이전에 보았던 피와 똑같지만, 피를 보는 것 — 시신경을 통해 중추성 조절로 감각이 입력되는 것 — 은 유해자극에 대한 반응을 수정시킨다.
2. 예전에 레슬링 선수 중에 한명이 대학시절 약간의 칼자국과 상처로 인해 몹시 괴로워했다. 그 후 2년 뒤 전미(all-American)와 세계 메달리스트를 두 번이나 석권하였으며, 그는 대학시절 자신이 겪었던 손상은 아무것도 아니었다고 진술하였다. "어떻게 해서 마음이 그렇게 변하였느냐"라고 질문했을 때 그는 "좋은 선수와 세계적인 선수는 통증과 역경을 어떻게 조절하는지를 알았다"고 대답하였다. 그는 여전히 약간의 칼자국과 손상흔적이 남아 있지만, 자신의 약점을 무시하는 법을 배웠다고 하였다. 즉, 이전에 경험한 약간의 손상은 인식과 긍정적인 사고로 인해 더 이상 통증이 유발되지 않는다는 것이다.

우리는 환자들이 통증을 합리화하거나, 무시한다고 말하는 것이 아니다. 우리의 견해는 통증을 인지하고 조절하는데 있어서 중추성 조절이 강한 영향력을 미칠 수 있다는 것이다.

> **적용 팁 APPLICATION TIP**
>
> ***위약효과를 조절하다.*** *중추성 조절 개념은 위약효과가 어떻게 통증을 없애는데 매우 강하게 작용하는지, 그리고 임상가들의 태도나 치료접근 방식에 따라 손상에 대한 환자들의 반응에 중요한 영향을 미치는 것에 대해 설명하는데 도움이 된다. 활기차고 긍정적인 치료를 하면 통증에 대한 환자 본인들의 인식을 변화시킬 수 있을 뿐만 아니라, 치유과정에도 영향을 미치게 된다. 반대로 부정적이고, 패배주의적인 태도로 접근하면 정 반대의 효과가 나타날 수도 있다. 치료효과를 강화할 수 있는 이러한 강력한 도구를 잘 활용하자.*

통증인지에 대한 다면적인 특성
THE MULTIDIMENSIONAL NATURE OF PAIN PERCEPTION

통증이 다면적이라는 말은 통증을 인지하는 것은 유해

자극으로 인한 신경자극 이외에 더 많은 것이 있다는 것을 의미한다. Melzack과 Torgerson[3]은 통증의 4가지 측면을 요약했다: 감각, 감정, 평가, 그리고 혼합된 측면.

- *감각적인 측면(sensory)*이란 실제적인 유해자극이나 통증감각을 말하는 것으로서, 말초감각기관에서의 반사(척수)나 고위중추로 자극이 전도되는 통증이다. 이것은 당신이 느끼는 것 즉, 통증의 원인이 무엇이냐 라는 것이다. 감각성 통증을 표현하는 환자들이 사용하는 단어는 throbbing, stabbing, sharp, stinging, aching, 그리고 splitting 등이다.
- *감정적인 측면(affective)*은 통증자극에 대한 정서적인 현상이 나타난다. 이러한 감정은 정신상태, 개성, 목표, 원하는 것, 또는 환자 본인이 기대하는 것 등이 영향을 미친다. 감정적인 통증을 표현하는 단어는 tiring, sickening, frightening, 그리고 cruel 등이다.
- *평가적인 측면(evaluative)*은 통증자극에 관한 의식적인 사고과정을 말한다. 환자는 유해자극을 과거의 경험과 비교를 하여 손상의 의미를 파악한다. 예를 들면, 발목 염좌를 당한 운동선수는 현재의 통증과 발목관절 염좌를 당했던 당시에 느꼈던 통증을 비교하게 될 것이다. 그 다음 통증에 대한 전체적인 강도를 스스로 판정하게 될 것이다. 평가적인 측면에서 주로 사용되는 단어는 mild, intense 또는 excruciating 등이다.
- *다면적인 측면(miscellaneous)*은 위의 3가지 측면이 모두 혼합된 통증을 말한다. 주로 사용되는 단어는 cold, numb, tight, nagging, 그리고 penetrating 등이다.

통증내성에 대한 다양성
THE VARIABILITY OF PAIN TOLERANCE

통증에 대한 반응은 사람마다 다르다. 가끔 감정적인 측면이 감각적인 측면을 넘어서게 되면 통증에 대한 내성은 다양하게 나타난다. 예를 들면, 비즈니스맨이 테니스를 치다가 넘어져서 어깨관절이 탈구되면, 매우 심한 통증을 느낄 것이다. 하지만 레크레이션 선수는 이 정도 손상으로는 통증이라고 하지 않거나, 레크레이션을 통해 스트레스를 감소시키는 기회가 줄어드는 정도로 통증을 인식할 것이다. 하지만 전문 풋볼 선수는 게임에서 이기는 것이 더 중요하기 때문에(감정적인 측면), 이 정도의 손상이 생기더라도 통증을 참고 게임을 계속할 것이다. 따라서 통증을 분류하기란 어려운 일이며, 사람에 따라서 매우 다르게 반응하기 때문에 통증의 생리학, 통증에 대한 내성, 그리고 통증감소와 관련된 것을 평가하는 것 또한 어려운 일이다. 누구나 본인들이 경험한 통증을 설명하는 것도 어려운 일이다. 통증은 당사자가 경험했다고 말하는 것이 무엇이건 간에 그 사람이 말하는 것이 통증이다.

적용 팁 APPLICATION TIP

통증이 미치는 영향뿐만 아니라, 통증을 일으키는 원인에 대해 치료하라. *단지 손상된 조직만 치료하거나, 통증의 원인만 치료하는 것으로는 불충분하다. 손상과 관련된 사회적인, 정서적인, 그리고 심리적인 영향이 조직이 손상된 후 치유되는 기간을 더 길게 하기도 한다. 이러한 인자들은 2차적인 통증을 유발하거나, 신체적인 치유 잠재력을 인식하지 못하게 방해하기도 한다. 손상에 따른 사회적인, 정서적인, 그리고 심리적인 영향을 동시에 치료하는 것이 마음과 몸의 유기적인 관계를 극대화시키는데 도움이 된다.*

비판적 사고 7.2 *통증에 대한 경험은 사람마다 다르며, 불안, 스트레스, 그리고 고통의 정도 등에 따라서도 다르다. 이러한 다양성과 관련된 한 예는 세계 2차 대전 당시 Anzio 전쟁시 발생했다.[21] 이 치열한 전투에 참가한 군인들은 뼈가 부러지고, 팔다리가 잘리고, 멍이 드는 고통을 당했다. Anzio 마을의 사람들도 거의 동일한 상처를 입었다. 하지만 군인들은 시민들보다 더 적은 양의 몰핀을 맞았다. 왜 군인들은 통증억제제가 덜 필요했을까?*

통증조절의 3단계
THREE LEVELS OF PAIN CONTROL

통증조절의 3단계는 통증의 현재 이론에 기초해서 언급했다:

- *1단계: 상행성 통증조절.* 관문기전에 의한 통증감소는 전통적인 감각 TENS, 마사지, 그리고 냉치료와 같은 치료기구를 적용하는 동안 발생한다. 이것은 전통적인 관문조절 통증감소의 원리이다.

- *2단계: 하행성 통증조절.* 통증은 **봉선핵**(raphe nucleus)과 같은 뇌의 고위중추로부터 척수의 배측뿔로 엔케팔린과 세로토닌을 분비해서 통증이 조절된다. 이러한 하행로는 뇌의 **중뇌수도관주위 회색질**(periaqueductal gray, PAG)로 전달된 통증자극에 의해 자극을 받는다. 이 모델은 침자극이나 통증성 TENS(신경침처럼 고강도-고빈도로 자극하는 특징이 있음)와 같은 기구를 이용하여 구심성 신경(C 섬유)을 자극하면 통증이 감소된다는 설명이 가능하다.
- *3단계: 베타 엔돌핀으로 유발된 통증 조절.* 구심성 신경(A-델타 섬유)을 장시간 자극하면 시상밑부와 봉선핵 사이에 연결되어 있는 뇌하수체에서 베타 엔돌핀이 방출된다. 베타 엔돌핀은 반감기가 길기 때문에 장시간 동안 하행성 전도로를 자극할 수 있다. 이 모델은 전기침이나 저빈도 운동 TENS와 같은 치료기구를 이용하면 통증이 감소된다는 설명이 가능하다.

***비판적 사고 7.3** 전문 운동선수 트레이너인 Conrad는 유소년 축구 토너먼트가 있을 때 치료를 해주는 사람이다. 10살 남자 아이가 가슴이 아프다면서 Conrad를 찾아왔다. Conrad는 아침에 무엇을 먹었는지, 언제 먹었는지 물어보았고, 그리고 난 후 그는 음식으로 인해 발생한 통증은 아니라고 판단했다. 그 다음 그는 배를 차인적이 있는지 물었다. 그러자 그 아이는 "그렇다"고 대답했다. Conrad는 아이의 복부의 상외측 1/4 부위를 촉진했더니 딱딱한 무엇가가 느껴졌다. Conrad는 다시 어디가 주로 아프냐고 물었다. 그러자 그 아이는 "왼쪽 어깨가 아픕니다."라고 대답하였으며, 그 즉시 Conrad는 엠뷸런스를 불렀다. 그 이유는 무엇일까?*

맺음말 CLOSING SCENE

머리말을 생각해보면 당신은 고등학교에서 어떤 임상적인 경험을 했을 것이다. 매일 야구 연습을 하기 전에 Jiminez가 가르치는 선수들은 통증과 경직감소를 위해 무릎에 온습포를 적용한다. 다른 선수들은 통증을 감소시키기 위해 전기치료를 하거나 얼음찜질을 하기도 한다. 왜 이토록 많은 치료가 통증을 감소시키는데 사용될까? 이 장을 읽고 나면 당신은 몇 가지 통증이론에 대해 설명할 수 있게 될 것이며, 왜 열, 냉, 전기, 또는 도수 압박과 같은 외부자극이 통증 전달을 억제하는 특수한 신경섬유를 자극하는 지에 대해서도 알게 될 것이다.

고찰 CHAPTER REFLECTIONS

1. 다음의 내용을 읽고 숙고하라. 각각의 개념을 명확하게 이해하였다고 느끼는가? 만약 그렇지 않다면 본문에 맞는 부분을 다시 읽어라.
   - 통증의 정의
   - 통증의 기능
   - 통증의 4가지 측면
   - 통증이 환자나 임상가에게 이로울 때와 나쁠 때는 언제인가?
   - 급성통증과 만성통증의 차이점에 대해 설명하시오.
   - 방사통과 연관통은 어떤 차이점이 있는가?
   - 통증의 특이성 이론과 패턴이론의 중요한 점은 무엇인가?
   - 관문조절이론에 대해 설명하고, 이 이론의 단점 4가지에 대해 설명하시오.
   - 사람의 내적인 통증억제제에 대해 설명하시오.
   - 중추성 조절에 대해 설명하고, 당신이 환자의 통증을 조절할 때 이 개념을 어떻게 적용하는지 말해 보시오.
   - 신경행렬이론이 무엇입니까?
2. 강사, 임상강사, 급우, 임상동료와 함께 토의할 수 있도록 3~5개의 질문을 쓰시오.
3. 급우와 함께 이 장의 개념에 대해 서로 질문하시오.

연습 1에 있는 요점을 사용하고, 연습 2를 위해 질문을 적으시오. 여러분이 이해한 것보다 더 깊은 이해가 필요하다면, 소리 내어 개념을 설명하시오.

비판적인 사고에 대한 답변 CRITICAL THINKING RESPONSES

비판적 사고 7.1

나록손은 몰핀 억제제이기 때문에 통증억제제로 작용하는 엔돌핀이나 엔케팔린이 방출되는 것을 억제한다. 전통적인 TENS 그룹에서는 나록손은 아무런 효과가 없었던 이유는 통증이 엔돌핀이나 엔케팔린이 아닌 다른 인자 즉, 관문기전에 의해 통증이 감소되었기 때문이다. 이번 연구는 서로 다른 종류의 TENS이기 때문에, 적어도 두 가지의 서로 다른 통증조절 기전이 관여한다는 것을 의미한다.

비판적 사고 7.2

Anzio의 시민들은 군인들보다 더 많은 몰핀이 필요했는데, 그 이유는 전쟁과 관련된 정신적인 스트레스가 더 컸기 때문이었다. Anzio시민들은 집과 직장을 잃었으며, 심지어는 사랑하는 가족도 잃었다. 군인들도 자신들의 집이 없기는 마찬가지였지만, 군인들은 부상을 당하면 집으로 돌아갈 수 있었다. 똑같은 손상을 당했어도 Anzio주민들보다 군인들이 몰핀이 덜 필요했던 이유는 (현재 이것이 Anzio효과라고 알려져 있다) 주민들은 손상을 당하면 불안해진 반면에, 군인들은 그들의 가족품으로 되돌아 갈 수 있었기 때문이었다.

비판적 사고 7.3

증상을 한번 생각해보자. 그 아이는 배를 걷어 채여서 배가 아픈 것이었고, 통증은 왼쪽 어깨에서 발생했다. 이러한 증상은 비장이 터졌을 가능성이 높다. 그 아이는 왼쪽 어깨로 연관통을 호소하였다(Kehr sign). 이것은 사실이다. 엠뷸런스가 응급실에 도착하자마자 X-ray를 촬영했고, 실제로 비장이 파열된 것이 확인되었다. 의사는 손상된 비장 제거술을 실시하였다. Conrad는 연관통이 나타나는 패턴에 대해 알고 있었기 때문에 그 아이의 생명을 구할 수 있었다.

참고문헌 REFERENCE

1. Turk DC, Melzack R. The measurement of pain and the assessment of people experiencing pain. In: Turk DC, Melzack R, eds. Handbook of Pain Assessment. 2nd ed. New York: Guilford, 2001.
2. Merskey H, Bogduk N. IASP Task Force on Taxonomy. 2nd ed. Seattle: International Association for the Study of Pain, 1994.
3. Melzack R, Torgerson W. On the language of pain. Anesthesiology 1971;34:50.
4. Bond M, Simpson K. Pain: Its Nature and Treatment. New York: Churchill Livingstone, 2006.
5. Melzack R. Pain and the neuromatrix in the brain. J Dent Edu 2001:1378–1382.
6. Silverstein A, Silverstein V. World of the Brain. New York: Morrow, 1986.
7. Charlton JEe. Core Curriculum for Professional Education in Pain. Seattle: International Association for the Study of Pain, 2005.
8. Zimmerman M. Basic physiology of pain perception. In: Lautenbacher S, Fillingim RB, eds. Pathophysiology of Pain Perception. New York: Plenum, 2004.
9. Mann MD. The Nervous System in Action. Available at: www.unmc.edu/Physiology/Mann/index.html. Accessed Mar 2006.
10. Melzack R, Wall PD. Pain mechanisms: A new theory. Science 1965;150:971–979.
11. Nathan PW. The gate-control theory of pain. A critical review. Brain 1976;99:123–158.
12. Svacina L. Pain Control #10. Longmont, CO: Staodynamics, 1977.
13. National Library of Medicine. Medical Subject Headings. Available at: www.nlm.nih.gov/mesh/2003/MBrowser.html. Accessed Apr 2007.
14. Gear RW, Aley KO, Levine JD. Pain-induced analgesia mediated by mesolimbic reward circuits. J Neurosci 1999;19:7175–7181.
15. Wickelgren I. Neuroscience: Getting the brain's attention. Science 1997;278:35–37.
16. Stedman's Electronic Medical Dictionary. Ver. 7. Baltimore: Lippincott Williams & Wilkins, 2006.
17. Belanger AY. Evidence-Based Guide to Therapeutic Physical Agents. Baltimore: Lippincott Williams & Wilkins, 2002.
18. Melzack R. From the gate to the neuromatrix. Pain 1999;suppl 6:S121–126.
19. Melzack R, Coderre TJ, Katz J, Vaccarino AL. Central neuroplasticity and pathological pain. Ann N Y Acad Sci 2001;933:157–174.
20. Gatchel RJ. Clinical Essentials of Pain Management. Washington, DC: American Psychological Association, 2005.
21. Beecher HK. Pain in men wounded in battle. Ann Surg 1946;123: 96–105.

8장

정형외과적 손상으로 인한 통증 감소

Relieving Orthopedic Injury Pain

장 개요
CHAPTER OUTLINE

통증감소의 철학과 원리
- 통증을 무시하거나, 경청하거나?
- 통증: 지나친 요구를 하는 훈련자인가? 아니면 호의적인 존재인가?
- 통증이 없으면 얻는 것도 없다?
- Dehne의 척수 적응 증후군
- 재활시 중추성 조절의 재설정

위약효과와 통증감소
- 심리적인 영향과 긍정적인 태도

정형외과적 손상으로 인한 통증의 원인

직접적인 통증감소와 간접적인 통증감소
- 다양한 치료기술의 사용

통증감소를 위해 사용하는 도구들
- 치료적 운동
- 반자극제
- 온열치료
- 전기치료
- 한랭치료

재활시 통증감소를 위한 모니터링과 평가
- 숫자 척도
- 언어 등급 척도
- 시각적 상사척도
- 그림 등급 척도
- McGill의 통증질문지

머리말 OPENING SCENE

당신은 럭비팀에 등록된 운동선수를 훈련시키는 학생이다. 운동선수는 당신 앞에서 자신의 발목을 비틀거나 절뚝거리는 행동을 취한다. 이게 단순한 통증일까, 아니면 손상일까? 코치인 Jones는 자신의 운동선수가 연습하지 못할 정도로 아파하는 것이 조직이 손상 또는 파열되었기 때문일까? 아니면 단순히 해당 선수의 생각일까 하는 것이 궁금하다. 이러한 의구심을 갖는 것은 당연하다. 조직이 손상된 상태에서 연습을 계속하면 더 악화될 것이다. 하지만 단순히 해당 선수의 생각이라면 참을 수 있을 것이며, 더 큰 게임을 위해 연습을 계속할 수 있을 것이다. Jones 코치는 해당 선수를 연습에 참관만 시킬지 아니면, 연습을 계속 시킬지 결정하기 위해 담당 치료사(clinical supervisor)를 찾아갔다.

통증감소의 철학과 원리
The Philosophy and Principles of Pain Relief

약물, 심리치료와 수술, 그리고 물리치료는 모두 통증감소를 위해 다양하게 사용되는 것들이지만, 이들 중 단 하나의 치료만으로는 지속적인 성공을 보장할 수 없다.[1] 그 이유는 아마도 통증은 다면적인 접근이 필요하며(7장 참조), 임상가들은 경우에 따라서는 통증이라는 하나의 관점에 집중해야 하기 때문일 것이다. 임상가로서 우리는 통증감소에 가장 성공적인 방법은 철학의 핵심(core philosophy)대로 치료를 하는 것이라는 것을 알고 있다. 또한 치료원리는 치료도구보다 더 중요하다는 것도 알고 있다. 이들 치료는 거의 예술에 가깝다. 다음은 통증조절을 하는 예술가들을 안내하는 원리에 관한 것들이다.

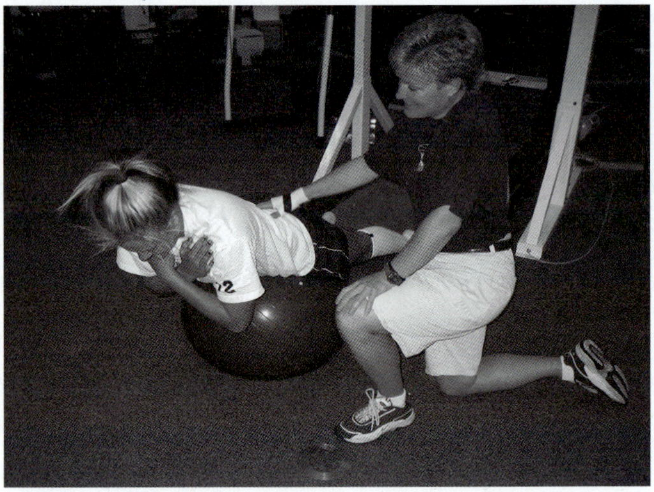

그림 8.1. 컨디셔닝을 할 때는 통증을 경험하며 운동을 해야 하지만, 재활 시에는 통증이 나타나면 안된다. 재활운동시 통증이 출현하면, 신경억제를 유발하여 유연성, 근력, 그리고 신체활동이 감소된다.

통증을 무시하거나, 경청하거나?
IGNORE OR LISTEN TO PAIN?

선수들의 성공은 어려운 문제에 봉착했을 때 — 불편함을 무시하는 것을 포함해서 — 이전의 최대 노력을 넘어서는 희생이 요구된다(그림 8.1). 선수가 통증을 무시하며 인간의 한계에 근접하는 노력과 관련된 통증이 있음에도 불구하고, 운동을 계속해야 한다. 하지만 손상과 관련이 있는 통증은 어떤 것일까? 어떤 종류의 통증이 특히 민감하며, 무시해야 하는가(글상자 8.1). 어떤 종류의 통증은 신경억제를 일으키기 때문에 신경근의 기능(관절가동범위, 근력, 민첩성 등)을 감소시킨다. 지속적인 통증은 신경억제를 더 많이 일으키며, 영구적인 생리학적인 차단도 가끔씩 발생시키기도 한다. 이러한 경우 통증을 무시하는 것은 선수에게 해로울 수 있으며, 만성적인 손상과 일시적인 운동기술의 저해를 초래할 수도 있다.

통증: 지나친 요구를 하는 훈련자인가? 아니면 호의적인 존재인가?
PAIN: DEMANDING DISCIPLINARIAN OR BENEVOLENT BENEFACTOR?

통증은 무차별적으로 발생하며, 또한 신체가 견딜 수 있는 한계를 초과해서 움직이도록 하기 때문에 지나친 요구를 하는 훈련자와 같습니까? 아니면 추가적인 손상으로부터 당신의 몸을 보호해주는 방어 기전이기 때문에 호의적인 존재입니까? 둘 중 어느 것입니까? 아니면 둘 모두 해당합니까?

글상자 8.1 세계수준의 운동선수들이 겪는 통증

"우수한 운동선수와 세계 수준의 운동선수들의 차이점은 통증을 어떻게 조절하느냐의 차이이다." Bruce Baumgartner는 자신의 첫 번째 세계 타이틀을 석권한 후 그리고 5번의 올림픽 메달을 따기 전에 훈련 클리닉에서 2년 전에 비해 그리 많은 시간을 보내지 않는 이유에 대한 질문으로 위와 같이 답변했다.

인체는 종종 통증을 잘못 조절하기도 한다. 통증은 왜 유발되는 것인가에 관한 것이 아니라, 통증이 말하고자 하는 것이 무엇인가가 더 중요하다.[2,3] 따라서 통증이 유발된 후 장시간 지속되던 통증이 종종 해결되기도 한다. 통증은 며칠 머무를 것이라고 생각했던 친척이 예상보다 더 오랫동안 머무르는 성가신 친척과도 같은 것이다. 따라서 당신은 통증을 당신을 안내하는 안내자로서 존중해야 하지만, 필요할 경우에는 인내심도 필요하다. 그래야만 통증 자체가 삶의 전부가 되지 않는다.

통증이 없으면 얻는 것도 없다?
NO PAIN, NO GAIN?

컨디셔닝 단계에서는 "통증없이 얻는 것은 없다"라는 말은 절대적으로 사실이다. 하지만 이 말은 재활과정에서는 해당되지 않는다. 재활과정은 다음 두 가지가 중요하다:

- 통증을 인식하지 못하는 것은 뇌가 없는 것과 같다.
- 통증을 자극하면 통증이 오히려 더 증가된다.

위의 두 문장은 재활과정에서 어떻게 통증을 존중하고 견디느냐에 대한 설명이다. 통증을 무시하는 것은 현명한 방법이 아니다. 그 이유는 통증은 종종 더 많은 통증과 장애를 유발하기 때문이다. 반대로 통증이 유발되는 모든 동작을 하지 않을 경우, 통증은 통증 자체가 삶의 전부가 될 것이다. 이 말의 의미는 통증반응을 일으키는 정상적인 자극보다 더 작은 자극에 의해서도 통증이 유발된다는 의미이다.

Dehne의 척수 적응 증후군
DEHNE' S SPINAL ADAPTATION SYNDROME

척수 적응 증후군은 Ernst Dehne이 염좌에 대해 20년 동안 연구한 근거를 바탕으로 만들어진 이론이다(글상자 8.2).[2-5] 이 이론의 논리는 다음에 요약되어 있다:

- 외상을 당한 조직이나 회복과정에 있는 조직에서 올라오는 구심성 유해자극은 중추신경계에서 흥분성을 통합하는 것을 척수수준에서 수정한다.
- 이러한 수정(alteration)은 의식적인 자극에 대한 반응을 감소시키며, 그 외 무의식적인 말초 스트레스에 대한 반응을 감소시켜서 불수의적인 근작용을 일으킨다.
- 혈관운동성 작용(혈관의 확장이나 수축)을 통해 발생하는 수정된 근육의 반응은 치유과정을 일으키는 화학적 환경을 결정하게 된다.
- 치유과정은 매우 민감한 상태이기 때문에 추가적인 스트레스가 발생하면 반대로 작용하기도 하고, 중추성 조절을 재설정하기도 한다.
- 척수적응증후군은 염증이나 치유와 연관된 모든 상태에서 작용하는 것 같다. 이러한 현상은 인체의 다방면에서 발생하는 것이며, 어느 특정 질환에 특정하게 발생하는 현상이 아니다. 이러한 과정은 치유과정에 있는 모든 조직에서 발생하는 현상이며, 통증자극에 대해 매우 민감하게 반응하며, 추가적인 스트레스 뿐만 아니라, 정상상태에서 발생하는 무의식적인 자극에 대해서도 활동적으로 작용한다. 수의적인 자극에 대해 척수수준에서 유해성 자극이 억제되거나 종료되기도 한다.

즉, 이 이론은 외상을 당한 조직에서 발생하는 통증자극은 운동기능과 조직의 치료를 방해하지만, 수의적인 활동은 중추성 조절을 재설정하며, 이러한 억제작용을 방지하는 역할을 한다. 즉, 손상 후 장기간의 무활동은 신경억제를 일으킬 것이며, 영구화될 가능성도 있다.

재활시 중추성 조절의 재설정
RESETTING CENTRAL CONTROL DURING REHABILITATION

손상 후에 통증감각을 제거하는 것만으로는 충분하지가 않다; 당신은 통증의 효과도 제거해야 한다. 즉, 시스템(중추성 조절)을 재설정해야 해야 한다. 다음에 나오는 이야기를 유추해 보자.

글상자 8.2 DEHNE: 정형외과의사의 상상력

Ernst Dehne[2-5]은 종종 현대의 정형외과 재활(orthopedic rehabilitation)의 아버지라고 거론된다. 비록 잘 알려진 사람은 아니지만, 그의 관점과 혁신적인 사고는 과거 30년 동안 재활에서 진보적인 단계를 설정하도록 하였다. 그의 아이디어는 1950년대와 1960년대에는 다소 진보적인 것이었다. 하지만 지금은 기본적인 사고(standard thinking)로 인식되고 있다; 하지만 Dehne의 생각이 자신들의 임상에 어떤 영향을 미쳤는지 알고 있는 임상가는 드물다.

Dehne은 1930대 출생인 독일 정형외과 의사였으며, 정형외과적인 손상후 장기간의 석고 고정(약 16주 이상)과 수술이 완전회복에는 좋지 않다는 것을 알고 있었다.[6,7] 그 당시 비록 자신의 주장을 지지하는 주류 의사들은 없었지만, 그의 생각은 정형외과적 손상을 당한 사지에 대해 고정하는 시간을 적게 하고, 더 빨리 움직이게 하는 것이었다. Markey[8]는 Dehne에게 수련을 받고 있을 때, 간호사들의 협력이 부족해서 Dehne이 실패한 것에 대해 언급을 한 적이 있었다. 당시의 간호사들은 수술 후 즉시 환자를 침대에서 일으켜서 걷게 하라는 외과의사들의 요구를 따르지 않았다. 그렇다고 해서 Dehne이 직원들에게 자신의 명령을 수행할 것을 요구하면서 책상이나 빈 병실, 또는 테이블을 야구방망이로 내려친 것은 아주 나쁜 행동이었다.

Grant[9]와 Hayden[10]은 냉운동학(cryokinetic)에 관한 오래된 보고서에는 Dehne에 관한 것은 언급하지 않았지만, Texas San Antonio에 있는 Brook 군인 병원에서 실시하였으며, 자신들의 많은 환자를 대상으로 치료하기도 했다. 얼음과 조기 능동 운동에 관한 실험은 계속되었으며, 그 후로는 아무런 의심없이 실시하고 있다.

Chicago O'Hare 국제 공항에 있는 비행기의 타이가 이륙 당시 파손되었다. 비행기의 일부가 파손되었으며, 활주로는 항공기 잔해들과 짐들로 어지럽혀졌다. 승무원들이 파손된 비행기와 잔해들을 치우는 동안 활주로는 폐쇄되었다. 6시간 정도가 지나서 활주로는 깨끗해졌고, 서비스를 다시 받을 수 있었다(통증이 제거되었다).

하지만 모든 것이 정상으로 돌아온 것은 아니다. 비행이 취소되었기 때문에 수 천명의 승객들은 터미널에서 고립되어 있다. 1만명 이상의 추가적인 승객들도 전세계의 공항에서 출발하지 못하고 대기중이다. 그 이유는 시카고로 들어오는 비행기가 지연 또는 취소되었기 때문이다. 사업 미팅 일정은 다시 잡아야 하고, 스포츠나 문화공연 또한 팀이나 기획자, 그리고 스탭들이 제시간에 도착할 수 없기 때문에 일정을 재조정해야 한다. 수천 명의 여행객들이 사전 예약한 호텔예약도 변경해야 한다. 그리고 수 백명의 다른 예약자들이나 공연 역시 변경되어야 한다. 이러한 상황, 즉 시카고에서 발생한 비행기 타이어 사고로 인해 발생한 모든 상황이 정상으로 회복되는 데는(중추성 조절을 재설정) 몇 주에서 몇 달이 걸릴지도 모른다.

중추성 조절을 재설정한다는 개념은 통증과 손상을 다루는 치료의 한 부분임에는 틀림없다. 고정과 손상은 생리학적인 차단을 일으킬 수 있으며, 적절히 치유되지 않을 경우 영구화될 수도 있다. 당신은 조화를 이루어서 연주를 하는 전체적인 오케스트라와 같아야 한다. 플룻과 비올라가 반음 정도 높으면 화음이 맞지 않게 되고, 아름다운 음악이라기 보다는 소음에 가까운 공연이 될 것이다. 다음에 나오는 예가 이 원리를 잘 설명하고 있다.

한 체조선수는 발목관절 외반 염좌(eversion sprain)로 고통을 받고 있다. 손상 후 몇 주 동안은 걸을 때 통증이 없었고, 근력도 좋았지만, 착지동작(dismount)시 통증이 너무 심했다. 그는 그해 전미 우승자였지만, 극도로 좌절한 상태였다. 모든 것은 정상이었다. 그는 상담을 받기 위해 우리에게 의뢰되었다. 손상부위를 검토해 보고, 평가해 본 결과 우리는 중추성 조절을 재설정하기 위해 등급화된 기술 훈련을 연속적으로 실시했다. 그는 전종목에 참가하는 선수였지만, 우리는 다음과 같이 자신의 최대 노력으로 뛰는 동작(vaulting)에 초점을 맞추었다:

- 50% 속도의 안마(pommel horse)로 달려와서 점프한 다음 말 위에 착지한다.
- 75%의 속도로 달려와서 말을 뛰어 넘어 튀는 동작(flip) 없이 반대편 지면에 착지한다.
- 이전 단계를 90%의 속도로 반복한다.
- 90%의 속도로 달려와서 말 위에서 간단히 튀는 동작을 한 다음 매트에 착지한다.
- 90%의 속도로 달려와서 가장 쉬운 뛰기 동작(vault)을 실시한다.

그는 이러한 동작을 통증없이 수행했다. 그리고 당신이 예상했던 대로 각각을 시행한 후에는 크게 웃음이 나왔다. 우리는 그에게 아무것도 하지 말고, 정상적으로 몸풀기(warmup)를 하고, 그 다음 높이뛰기(vault competition)를 하기 전에 똑같은 동작을 하고, 그리고 난 다음 저녁에 다시 오라고 했다. 다시 점프나 뛰는 동작시에 통증이 발생하지 않았다. 그는 통증없이 경기를 했고, 점수는 9.2를 획득했다. 그 다음 월요일과 그 후에는 그 어떤 통증이나 불편함없이 연습을 할 수 있었다.

이 예는 손상 후 척수 적응 증후군의 효과와 중추성 조절의 재설정이 필요한 것에 대한 설명이다. 이 개념을 통증과 손상관리를 할 때 적용하기 바란다.

위약효과와 통증감소
The Placebo Effect and Pain Relief

"나는 기쁠 것이다"라는 라틴어에서 유래된 위약(placebo)은 약을 요구하는 환자들의 요구를 만족시키거나, 암시효과를 위해 약물 대용으로 비약리성 물질을 투여하는 것을 말한다. 위약은 아스피린 대신에 설탕 덩어리 같은 것을 먹이게 함으로서 원하는 반응 즉, 통증감소를 일으킬 수 있는 것으로 여기고 있다. 환자들은 스스로 실제로 약을 먹은 것으로 생각하며, 본인들의 기대효과로 인한 생리학적 효과가 나타난다.[11] 예를 들면, 당뇨병으로 인해 수술한 환자의 35%는 위약으로 인해 만성 두통이 감소되었다.[12] 괴양이 있는 환자를 대상으로 한 Multicenter 연구결과 환자의 76%는 Tagamet를 투약한 결과 통증이 감소되었지만, 63% 정도의 환자는 위약으로 통증 감소가 나타났다.[13]

위약효과는 비약리적인 약물(medically inactive substance)과 함께 다양한 중재를 할 때 발생한다.[12] 이 개념이 **위약효과**(placebo effect)라고 알려져 있다. 즉, 치료는 아니지만, 측정할 수 있고, 관찰할 수 있고, 건강이 개선된다는 것을 느낄 수 있는 효과이다. 심리적인 인자 특히, 임상가나 환자들의 통증감소에 대한 기대심이 치료결과로 나타난다.[14,15] 학습이나 조건반사(conditioned reflex),[16] 인지변화(cognitive modulation),[17] 그리고 신경전달물질의 작용,[18] 등이 위약효과로 나타난다. 이러한 모든 기전은 중추성 조절 개념과 딱 맞는 것들이다(7장 참조).

반대입장에서 보면, 수많은 엉터리 치료들 중에 하나가 위약효과이기도 하다. 즉, 뱀으로 만든 오일을 판매하는 판매원이 환자가 복용중인 약물이 효과가 없을 때, 뱀으로 만든 오일이 좋은 치료제가 될 것이라는 확신을 갖는 것과 같다. 또 다른 제약(disadvantage)은 연구와 관련되어 있다. 가끔씩 환자들은 치료에 대한 기회나 믿음만으로도 증상이 호전되는 경우가 있다. 이러한 이유로 인해 연구결과 증상이 좋아진 것이 위약효과에 의한 것인지를 구분하기 위해 좋은 연구는 많은 연구대상자가 필요한 것이다.

위약효과는 강력하며, 다이나믹하고, 강건하며, 유행성 현상이다.[19] 이것은 치료가 아닌 것이 아니다. 최신의 MRI 영상을 통해 뇌의 맵핑을 보면, 통증을 감지하는 뇌 부위의 활성도가 위약에 의해 변한다는 것을 알 수 있다.[20] 위약은 통증을 감지하는 몸의 능력을 차단할 수는 없지만, 대신에 뇌가 몸에서 발생하는 신호를 해석해서 어떻게 조절하는지에 대해서는 영향을 미칠 수 있다.[20,21] 따라서 사람의 마음상태나 이전의 경험은 통증을 조절하는 하행성 경로에 강한 영향을 미치게 된다. 임상가들은 환자를 치료할 때 위약효과의 장점을 이용해야 한다(글상자 8.3).

심리적인 영향과 긍정적인 태도
PSYCHOLOGICAL ASPECTS AND A POSITIVE ATTITUDE

손상에 대한 심리적인 영향과 정서적인 영향은 통증치료와 환자들의 반응에 중요한 영향을 미칠 수 있다. 예를 들면, 농구팀에서 가드로 선발 출전하는 4학년 선수가 앞

글상자 8.3 위약: 재활의 심리학

우리는 아무것도 모르는 환자에게 증명되지 않은 치료를 하지 않는다; 우리는 심도깊게 연구되었거나, 환자에게 믿음을 줄 수 있는 치료만 한다. 임상가와 환자들이 치료를 믿을 때 치료의 성공률은 확실히 상승한다.

당신은 문헌을 연구해서 주어진 상황에서 가장 좋은 치료가 무엇인지 스스로 결정하는 것이 중요하다. 당신이 사용하는 치료기술에 대해 환자에게 설명을 하라. 해당 치료가 어떻게 작용하며, 치료를 통해 기대할 수 있는 효과는 무엇인지에 대해 설명하라. 얼마나 많은 환자들이 치료기술에 대한 반응으로 증상이 개선되는지, 또는 얼마나 많은 환자들이 위약효과로 인해 증상이 개선되는지 판단하기란 어려운 일이다. 하지만 이것 한 가지는 명확하다. 당신의 치료중제에 대해 부정적인 입장을 취한다면, 당신의 환자들은 당신에 대해 신뢰하지 않을 것이며, 몸과 마음의 강력한 반응은 사라질 것이다.

십자인대 염좌로 인해 고통스러워 할 경우, 손상을 바라보는 정서적인 관점 — 즉, 그를 대학 농구팀에서 벤치신세로 전락시킬 것이다 — 으로 인해 해당 학생이 느끼는 통증은 견딜 수 없을 정도일 것이다. 하지만 만약 똑같은 손상이 2학년 3진급에 해당하는 학생에게 발생했다면, 정서적인 영향은 보다 덜 할 것이다. 따라서 통증은 외상보다 덜 할 것이다.

또 다른 중요한 점은 태도이다. 환자가 치료나 재활과정을 부정적인 시각으로 바라본다면, 몸의 치유과정은 더디게 진행될 것이다. 하지만 치료나 재활과정에 대한 긍정적인 태도는 치료에 대해 좀 더 호의적으로 반응할 것이다(글상자 8.4).

정형외과적 손상으로 인한 통증의 원인
Sources of Orthopedic Injury Pain

정형외과적 손상으로 인한 통증은 몸 전체에 산재해 있는 통증수용기가 자극을 받기 때문에 발생한다(7장 참조). 통증수용기는 통증을 척수로 전달한다. 통증수용기는 다음과 같은 원인에 의해 자극을 받는다:

- 손상된 조직(중개자를 방출한다)
- 부종의 압력
- 신장으로 인한 손상 조직
- 조직이 정상이라 하더라도, 손상 후 사용하지 않으면 통증수용기가 민감해지기도 한다.

직접적인 통증감소와 간접적인 통증감소
Direct vs. Indirect Pain Relief

정형외과적 손상으로 인한 통증을 치료하는 방식은 두 가지가 있다. 간접적인 방법은 통증의 원인을 제거하는 것이다. 예를 들면, 발목관절 염좌를 당한 농구선수는 부종의 압력에 의해 통증수용기가 자극을 받음으로써 통증을 느끼게 된다. 이 때 간헐적인 압력펌프나 올림(거상, elevation)을 통해 해당 부위의 부종을 감소시키면 통증이 완화될 것이다.

직접적인 통증 감소 방법은 통증 자체에 초점을 맞추는 것이다. 통증의 관문을 닫게하거나, 내분비성 아편물질을 방출하기 위해 염좌를 당한 발목관절 부위에 직접 경피신경전기자극기(TENS)를 적용하는 것이 직접적인 통증감소의 한 예이다.

> **글상자 8.4 폭풍우를 몰고 올 구름 속에서 구름의 흰 가장자리를 발견하다.**
>
> 1991년 내가 자그마한 Midwestern 대학교에서 수석 운동선수 트레이너로 있던 시절, 2진급 풋볼 선수 한명이 전방십자 인대가 찢어지는 손상을 당했다. 당시는 해당 운동선수가 4학년의 중반부를 보내던 시절이었다. 그래서 그는 선수생명이 끝났다고 생각했다. 그는 매우 난감한 진단을 받았다. 그는 물리치료사가 되기로 마음 먹었다고 했을 때 나는 그에게 "너는 심각한 손상을 당했다. 앞으로 다가올 현실에 대해 긍정적으로 생각할 수 있겠니?"
>
> 그러자 그는 "이 지경이 되었는데 대체 어떻게 긍정적인 마음을 먹을 수 있겠습니까?" 라고 대답했다.
>
> 나는 그가 그 다음 가을학기에 물리치료학과에 입학을 했으며, 그리고 수술을 했고, 중요한 재활과정을 견뎌냈으며, 그 후 그는 새로운 교육과 직장을 준비중인 것으로 기억하고 있다. 그 자신이 이러한 과정을 거치는 동안 그는 가장 우선적으로, 중요한 손상이 회복되는 것이 어떤 것인지에 대해 경험했다. 그는 통증조절, 재활, 그리고 치료기구의 사용에 대해 상당한 감사를 표했다. 나는 "물리치료학과에 있는 학생들 중에서 얼마나 많은 학생들이 너와 같은 손상을 당하며, 재활과정에 참여하느냐?" 라고 물었다.
>
> "거의 없는 것 같은데요" 라고 응답했다.
>
> "작은 충돌로 인해 너의 전방십자인대가 파열이 된 것이 사실은 네가 선택한 전문가로서의 재능에 도약의 기회를 제공했다고 보지 않니?"
>
> 그때 그는 자신의 인생에서 큰 그림을 그리기 시작했다. 그의 태도는 우울하던 것에서 변하기 시작했다. 손상을 당한 어린아이에서 미래의 물리치료사로서 가장 우선적으로 재활이 무엇인지에 대해 배웠다는 긍정적인 마인드로 바뀌었다.

다양한 치료기술의 사용
USING A VARIETY OF TECHNIQUES

다양한 통증감소 방법을 갖고 있는 것은 중요하다. 모든 환자들이 똑같은 방식으로 통증에 대해 반응하는 것은 아니며, 똑같은 환자들이 동일한 치료에 대해 똑같은 순서로 반응하는 것 또한 아니다. 어떤 치료기술이 3~4번 정도 치료를 해도 아무런 효과가 없다면, 다른 치료법을 사용해야 한다. 필요할 경우 방법을 바꾸어라; 경우에 따라서 몸은 치료법에 적응을 하기도 하기 때문에 치료효과가 없을 수도 있다. 이와 관련된 두 가지 예가 다음에 제시되어 있다:

- 냉에 대해 매우 민감한 운동선수들은 냉치료(cryokinetic)를 할 수 없다(13장 참조). 운동을 촉진시킬 수 있는 대용으로 TENS를 사용할 수 있다.[22]
- 풋볼 수비수(receiver) 선수 한 명이 넙다리네갈래근에 중등도 이상의 좌상을 당했다. 그는 처음에는 냉을 이용한 신장(cryostretch) 치료가 효과가 좋았지만 (13장 참조), 2일이나 3일 정도 지난 후에는 냉이 더 이상 치료적인 운동을 호전시키는데 도움이 되지 않았다. 그 때 트레이너는 TENS와 운동치료로 선회했다. 운동선수는 며칠 동안 계속 치료를 받았으며, 치료효과는 더 이상 지속되지 않았다. 그 다음 그는 진통제와 치료적 운동을 2일 동안 받았으며, 그 후 다시 냉을 이용한 신장운동을 실시했다. 해당 운동선수는 통증이 없어질 때까지 트레이너가 치료적 운동을 할 때 통증감소를 위해 3가지 기술을 번갈아가면서 계속했다.

통증감소를 위해 사용하는 도구들 Tools for Relieving Pain

많은 치료기술들이 통증감소를 위해 사용되고 있다. 손상부위와 환자에 따라 치료적인 접근에 대한 반응들이 다양하기 때문에 임상가는 많은 치료기술을 알고 있어야 한다. 치료도구를 사용하는 법을 기억하는 것은 치료접근에 대한 철학만큼은 중요하지 않다.

치료적 운동 THERAPEUTIC EXERCISE

낮은 수준의 조절된 치료적 운동은 림프의 흐름을 자극해서 유해수용기의 압력을 감소시켜 주기 때문에 부종으로 인한 통증을 감소시킨다. 등척성 수축과 정적인 신장운동을 결합해서 사용하면, 근경축(muscle spasm)이 감소되어 통증이 감소된다(13장 참조).

고정, 치료적 도구들, 그리고 치료적 운동 모두 통증감소를 위해 사용하는 기술들이다(그림 8.2). 치료적 운동은 상대적으로 통증이 발생하지 않는다. 이 운동은 움직임이 경미하게 불편할 때 주로 사용할 수 있으며, 심각한 통증이 있는 경우에는 위험하다. 재활시 치료적 운동이나 활동으로 인해 발생하는 통증은 손상이 발생했을 때 경험한 통증과는 다른 종류의 통증이 유발된다.

반자극제 COUNTERIRRITANTS

반자극제들이란 피부에 적용했을 때 피부를 자극하는 물질들을 말한다; 약간의 피부 염증을 유발하기도 한다. 자극은 근육, 관절, 또는 내장기에서 발생한 경미한 통증에 대해 관문을 닫는 역할을 한다. 본질적으로 반자극제는 뇌가 경미한 통증을 반자극으로 인식하도록 한다. 반자극제는 아마도 통증감소를 위해 사용된 오래된 치료기법 중에 하나이며,[23] 가장 단순한 기법일 것이다. 그 예들은 다음과 같다:

- 에칠 클로라이드 스프레이
- 뜨거운 물병
- 얼음 팩
- 진동
- 촉각자극(압력)
- 신경근 전기자극(NMES)
- 정전기
- 진통연고(analgesic balms)

이들 대부분의 반자극제들은 사용하기가 가장 수월한 것들이다. 진통연고는 예외이다. 이들 효과에 대한 반대 의견들은 종종 잘못 알려져 있기도 하고, 가끔은 제품이

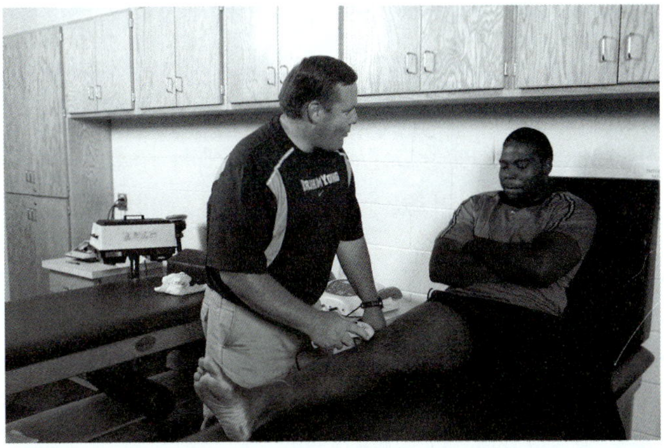

그림 8.2. 치료적 모달리티는 통증을 조절해 주기 때문에 환자는 치료적 운동을 할 수 있게 된다.

잘못 사용되기도 한다. 따라서 우리는 이들 반자극제들에 대해 좀 더 자세히 논의할 것이다.

진통연고 (Analgesic balms)

진통연고는 일반인들이 사용할 수 있는 대부분의 반자극제(예, 스포츠 크림, Ben-Gay, Icy Hot, Flexall)로 만들어진다. **진통연고**는 약을 외부에 적용하여 피부에 있는 감각 수용기를 압박하여 주로 국소 진통, 마취, 항가려움 효과를 내거나 또는 피부에 있는 감각 수용기를 자극하여 국소 반자극 효과를 낸다.

의사의 처방전이 필요없는(over the counter) 진통로션, 크림, 패치 등은 환자들이 통증감소를 목적으로 사용할 수 있는 것들이다. 이들 대부분의 국소 진통제(topical analgesics)에 들어있는 활성물질은 menthol, methyl salicylate, 또는 capsaicin이며, 단독으로 또는 혼합해서 사용하기도 한다.

멘톨(menthol)은 민트 나무에서 추출한 페파민트 오일에 알콜을 첨가한 것이다. 멘톨은 자극제로 분류되며 1.25~16%를 사용하면 시원한 감각을 느낄 수 있다. 멘톨은 환자에 따라 화끈거리는 느낌이 들기도 하지만, 진통크림이 함유되어 있어서 시원한 감각을 느낄 수 있다. 의사의 처방전이 필요없는 국소 진통제의 대부분은 멘톨 함유량이 1~16% 정도이다.

메틸실산염(methyl salicylate)는 합성하거나, 렌타자작나무(sweet birch) 잎을 증류해서 만들어진 노루발풀(wintergreen) 오일이다. 메틸실산염은 자극제로 분류되며, 10~60%를 사용하면 발적현상을 일으킨다. 메틸실산염에는 진통연고가 함유되어 있기 때문에 열감을 느낄 수 있다. Methyl salicylate는 활성성분(active ingredient)으로 분류되기 때문에 10~60%로 만들어야 한다. **캡사이신**(capsaicin)은 매운 고추(칠리) 나무에서 추출하며, 진통 연고가 함유되어 있어서 자극제로 사용되며, 열감을 느낄 수 있다.

과학자들은 지연성 근육통을 감소시키기 위해 국소 진통제의 효과에 대해 연구를 했다.[24] 통증인지는 원심성 운동을 한 후 48시간이 지나 시각적 상사척도(VAS)를 이용하여 측정하였다. 연구대상자들은 세 그룹으로 구분하였다: 위약군, 멘톨/메틸실산염군, 그리고 캡사이신군이었다. 치료는 5분 동안 가장 통증이 심한 부위에 적용한 다음 제거하였다. 그 결과 멘톨/메틸실산염을 적용한 군은 다른 두 그룹에 비해 통증이 유의하게 감소하였다.

동물모델을 이용한 연구 결과, 과학자들은 수축성 근육의 피부에 멘톨(1.9%)을 주입한 결과, 정적인 근수축에 대한 자동반응이 감소하였다고 보고하였다.[25] 이러한 효과는 뇌의 고위중추와는 무관하며, 멘톨을 피부에 적용하면 근육에 있는 통증신호에 대해 진통효과가 있는 것으로 여겨진다.

활성성분인 멘톨이나 메틸실산염이 함유된 제품을 이용한 연구결과 이들 물질들은 근육이나 피부온도를 상승시키는 효과는 없는 것으로 보고되었다.[26] 어떻게 이들 물질들이 열감이나 냉감을 일으키며, 어떻게 통증을 감소시킬까?

멘톨의 작용기전에 대해서는 현재까지 밝혀지지 않았다.[24,27] 냉자극[46°F와 86°F(8°C와 30°C)]에 대해 반응하는 피부에 있는 몇몇 수용기들이 멘톨에 대해서도 동일하게 반응하는 것은 아닌가 생각된다.[24] 동일 수용기들은 냉과 멘톨에 의해 자극을 받기 때문에 환자들은 멘톨을 적용한 후에 시원한 감각이나 작열감을 느끼는 것으로 추정하고 있다.[24] 그 다음 이들 감각은 환자가 느끼는 통증의 정도에 따라 감소될 것이다.[28]

이들 물질들이 온도를 증가시키거나, 감소시키지 않는다는 사실은 이들 물질들이 아무런 효과가 없다는 것을 의미하는 것은 아니다. 이들은 다음의 두 가지 방식으로 통증을 감소시키는데 도움이 된다. 첫째, 이들 화학물질들(멘톨이나 메틸실산염)은 피부의 감각 수용기들을 자극하기 때문에 통증신호가 척수의 배측뿔에서 수정될 것이다. 두 번째, 통증부위에 진통크림을 마사지하는 등의 자극효과는 직경이 큰 구심성 신경의 유입을 증가시킬 것이다. 실제로 피부에 적용하는 진통제들은 진통효과가 있는 것으로 알려져 있다. 실제로 미국 류마티스 대학(American College of Rheumatology)에서는 이들 인자들이 무릎관절에 발생한 골관절염과 같은 질환에 일차적인 치료제로 효과적이며, 비스테로이드성 항 염증제제(NSAIDS)를 사용하기 전에 이들 물질들을 우선적으로 사용할 것을 권고했다.[29]

온열치료 THERMOTHERAPY

치료실 내에서 열을 사용하는 가장 흔한 원인은 아마도 통증감소일 것이다.[30] 국소열은 류마티스관절염,[31,32] 유착성 관절낭염,[33] 목과 등의 **발통점**(trigger point)[34] (근육이나 결합조직내에 민감한 부위나 영역은 일반적으로 근막통증후군과 연관이 있다)에 발생한 통증을 감소시키는데 효과적이다. 허리통증 환자들을 대상으로 한 실험연구 결과 국소열은 통증감소에 효과적이며, 열치료를 하지 않은 대조군에 비해 열치료를 하고 난 후, 24시간 동안 장애 정도가 감소되었다고 보고하였다.[35] 이와 유사한 효과는 등세모근(승모근, trapezius)에 발생한 근육통 환자에게 낮은 수준의 국소열을 적용했을 때도 나타났다.[36] 열의 통증감소 원리는 국소혈류량 증가,[37-39] 연부조직의 이완 촉진,[38-40] 근경축(muscle spasm) 감소[41-42] 등과 연관이 있다.

Erasala 등[39]은 도플러 혈류속도 측정기를 사용하여 국소 열치료가 등세모근의 혈류량을 증가시킨다는 보고를 하였다. 이러한 혈류증가는 브라디키닌과 같은 화학적 자극제들이 사라지기 때문인 것으로 여겨진다. 혈류량의 증가와 더불어 열은 또한 피부의 감각신경, 특히 열이나 냉에 반응하는 감각수용기인 **온열수용기**(thermoreceptor)를 자극하여 반자극효과를 일으키는 것으로 여겨진다.[38] 온열 수용기가 활성화되면 진정효과와 이완효과가 촉진되고, 그 결과 통증이 조절되는 것이다.[30,38] 비록 이러한 현상에 대한 기전이 아직 명확하게 이해되고 있지는 않지만, 관문조절 이론과 특정신경(감마 운동신경원의 축삭)의 반응률 감소(decrease in the response rates of specific nerve)라는 두 가지 원리를 통해 온열치료를 했을 때 근육에서 발생하는 이완효과와 통증감소의 기전을 설명할 수 있을 것이다.[30,38,44]

마지막으로 근경축이 이완될 때 유해수용기에 가해지던 압박이 완화되며, 이로 인해 통증이 감소된다. 이것을 통증-경축-통증 사이클(pain-spasm-pain cycle)의 감소라고 한다. 온열치료는 11장과 12장에 좀 더 자세히 언급되어 있다.

전기치료 ELECTROTHERAPY

다양한 형태의 전기치료기가 골관절염,[45,46] 허리통증,[47,48] 목부위 통증,[49] 그리고 정형외과적인 수술 후 통증[50-52] 등을 감소시킬 목적으로 사용되고 있다. 전기치료기는 다음의 3가지 방식을 통해 통증을 감소시키는 것으로 여겨진다.

- 근경축을 감소시켜서 근육을 이완시킨다.
- 통증수용기에 내분비성 아편제제를 방출하도록 한다.
- 통증이 없는 신경을 자극해서 통증을 조절한다.

전기치료에 대한 것은 10장에 언급되어 있다.

한랭치료 CRYOTHERAPY

냉은 강력하게 통증을 완화시킬 수 있는 도구이다. 이것은 아마도 가장 효과적으로 적용할 수 있는 기구이며, 특히 급성기 통증을 완화시키는데는 열보다 더 효과적이다.[53] 하지만 열은 둔통(dull pain)을 감소시키는 데는 더 효과적이며, 격렬한 운동을 한 다음날이나 아급성기가 끝나는 시점에 주로 사용한다. 두 가지 가이드라인은 다음과 같다:

- 급성손상시에는 한랭치료를 하지만, 일반적인 통증은 따뜻한 소용돌이욕이나 고온욕을 한다.
- 아급성기 때 통증이 정상 관절가동범위나 보행을 방해할 경우, 얼음을 사용하는 것이 운동을 촉진시키는데 효과적이다. 하지만 관절가동범위나 보행이 정상적으로 일어난다면, 열을 적용하는 것이 둔통을 감소시키는데 효과적이다.

한랭치료: 강력한 진통제 (Cryotherapy: Powerful pain medicine)

1940년대 Allen 등[55,56]은 사지 절단환자의 진통효과를 위해 냉(얼음팩과 1~5시간 정도 침수욕)을 적용했다. 다리에 냉을 적용하면, 치아를 치료할 때 사용한 전기자극이나 레이저로 인해 발생한 치통(tooth pain)을 감소시켜 주기도 한다.[12,19] 정형외과적 수술 후 냉을 적용하면, 수술 후 약물투약이나 합병증을 최소화시켜 주기도 한다.[57]

한랭치료는 또한 반복적인 좌상으로 인해 발생한 만성 통증을 완화시켜 주는데도 효과적이다. 야구투수를 대상으로 가상 게임을 한 후 얼음물에 팔을 침수시킨 결과, 공이 날아가는 정확성과 속도가 좀 더 증가되었다는 보고도 있다.[58,59]

급성 정형외과적 손상에 냉을 적용하는 가장 흔한 경우는 치료적 운동을 효율적으로 하기 위해 염좌, 좌상, 또는 타박상으로 인해 발생한 통증을 조절하고자 할 때이다(그림 8.3).[9,10,60-63] 냉운동학(cryokinetics)이라고 알려져 있는 이러한 기술은 1960년대 중반경에 획기적으로 재활에 접목해서 정형외과적 손상으로 인한 통증감소에 사용되기 시작했다. 이에 대한 개념은 13, 14장에 좀 더 자세히 언급되어 있다.

냉침수로 유발되는 통증 (Pain resulting from cold immersion)

온도가 약 34°F(1°C) 정도 되는 바구니에 침수하면, 처음 몇 초간은 매우 심한 통증을 느끼게 된다. 이러한 이유로 인해 몇몇 임상가들은 한랭치료를 잘 사용하지 않는다. 하지만 환자들은 냉으로 인한 통증에 빨리 적응하며, 냉으로 인해 발생한 통증 이상으로 더 빠르게 회복된다.

재활시 통증감소를 위한 모니터링과 평가 Monitoring and Assessing Pain Relief During Rehabilitation

통증은 재활과정 내내 조절되어야 한다. 1장에서 언급했듯이 활동시 통증이 유발되면, 그 동작이 너무 강하거나, 너무 복잡한 경우이다. 잔존통증이 있거나 그 다음날 통증이 발생된다는 것은 그 전날의 운동이 너무 강했다는 것을 의미한다. 재활과정에서 통증이 유발되는 동작들은 신경억제에 의해 재활과정이 방해를 받게될 것이다.

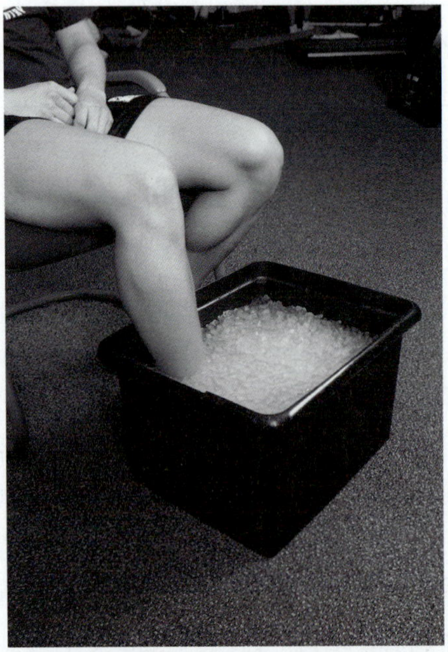

그림 8.3. 냉과 치료적 운동을 교대로 적용하는 것을 냉운동학(cryokinetics)이라고 하며, 이것은 냉과 점진적인 치료적 운동을 결합한 것으로서 통증감소에 탁월한 효과가 있는 치료기술이다.

통증내성은 사람마다 다르며, 통증인지는 주관적이며, 통증자체는 측정하기가 어렵고, 통증완화 정도 역시 정량적으로 평가하기가 어렵다. 가장 좋은 평가 도구는 질문지와 등급(scale)을 사용해서 통증에 대한 개개인의 주관적인 평가를 정량화하는 것이다. 가장 흔히 사용되는 도구는 통증강도와 같이 통증에 대한 단일지수를 측정하는 것이다. 그 대표적인 것이 McGill의 통증질문지이며, 통증의 다양한 질을 평가할 수 있는 장점이 있다. 다음은 가장 흔히 사용하는 통증질문 도구들이다:

- 숫자 척도
- 언어 등급 척도
- 시각적 상사척도
- 그림 등급 척도
- McGill의 통증질문지

숫자 척도 THE NUMBER SCALE

숫자 척도는 통증강도를 측정할 때 사용된다. 이 도구는 0~10까지 숫자로 구분되어 있으며, 설명어는 숫자와 관련이 있는 말이다(그림 8.4). 환자는 자신들의 통증을 가장 잘 설명할 수 있는 숫자를 선택한다. 예를 들면, 0은 통증이 없음을 의미하고, 10은 병원에 입원해야 할 정도로 매우 심한 통증을 느끼고 있다는 것을 의미한다.

언어 등급 척도 THE VERBAL RATING SCALE

언어 등급 척도는 설명어는 있지만 숫자는 없다. 예를 들면, 환자는 통증의 등급을 없음, 경미함, 중등도, 또는 심각함이라고 기록하거나, 통증 감소가 없음, 약간 있음, 중등도 또는 좋음(good)으로 기록하게 된다. 언어등급척도는 약간의 변화에도 민감하게 반응하는 특징이 있다.[65,66]

당신의 통증 정도를 가장 잘 설명한 곳에 동그라미 치세요:

0	통증이 전혀 없음
0.5	매우 매우 약한 통증(인지할 수 있는 정도)
1	매우 약함
2	약함
3	중등도
4	약간 심함
5	심함
6	
7	매우 심함
8	
9	
10	매우 매우 심함(견딜 수 있는 최대 통증)
	최대

그림 8.4. 통증을 정량화할 수 있는 숫자척도. (Adapted with permission from Borg.[64])

시각적 상사척도 THE VISUAL ANALOG SCALE

시각적 상사척도(VAS)는 일반적으로 100 mm(4인치) 정도 되는 길이의 선으로 구성되어 있으며, 선의 양 끝에 대비되는 설명어가 있는 것이 특징이다. 설명어는 "통증이 없음"과 "통증이 심각함", "짜증이 남"과 "견딜 수 없음", "둔한 통증"과 "예리한 통증"과 같이 통증의 질을 의미한다(그림 8.5). 선 위에는 숫자가 표시되어 있지 않다. 환자는 단순히 본인들이 느끼는 통증에 해당하는 부위에 수직선을 그어서 표시를 하면 된다. 그 다음 임상가는 통증을 평가한 표시 부위를 왼쪽에서부터 측정한다. 측정(mm)한 값은 100%로 환산한다. VAS는 정확하고(robust), 민감하며, 재현할 수 있는 측정법으로 여겨진다.[66-68]

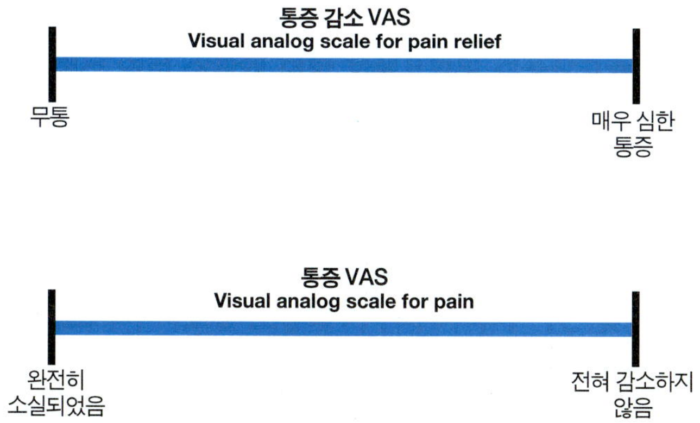

그림 8.5. 통증평가에 사용되는 시각적 상사척도. 환자는 본인이 느끼는 통증정도를 100 mm의 선상에 수직으로 선을 그으면 된다.

VAS와 관련된 주장 중에 하나는 환자가 두 번째 통증을 평가할 때 이전에 평가한 것을 보여주느냐 하는 것이다. 예를 들면, 단일 치료나 치료과정의 효과를 평가하고자 할 경우, 당신은 치료 전과 후의 통증을 평가하게 된다. 이때 첫 번째 측정한 것을 알면 두 번째 측정에 영향을 받을 것이다. 순진한 사람은 두 측정이 서로 독립적이어야 한다고 말할 것이다. 하지만 통증을 평가하는 것 자체가 주관적인 특성이 있기 때문에 대부분 평가한 점수가 최초에 평가한 것과 다르게 평가할 것을 요구한다는 것이다. 우리는 후자를 더 선호한다.

비판적 사고 8.1 *당신은 팔꿉관절 통증이 있는 환자에게 TENS 기구를 사용하며, 당신의 치료가 통증 감소에 얼마나 효과적인지 알아볼 수 있기를 원한다. 무엇을 이용하여 통증이 감소했는지 측정할 수 있겠는가? 만약 치료가 효과적이라면, 어떻게 그 결과를 알 수 있는가?*

그림 등급 척도 THE GRAPHIC RATING SCALE

그림 등급 척도는 VAS와 유사한 수평선으로 되어 있으며, 양 끝에 축점(anchor point)이 있고, 선을 따라 설명어가 나열되어 있다(그림 8.6). 이것은 VAS와 똑같이 점수를 매기게 된다. 어떤 사람들은 이것이 VAS 보다 더 좋다고 한다. 그 이유는 강도를 측정하는데 좀 더 민감하며,[69] 사용하기가 좀 더 쉽고,[70] 대상자내와 대상자간 신

그림 등급 척도
Graphic Pain Rating Scale

이름 ______________________ 검사 일자 __________

우리한 통증(dull pain)	움직일 때 약간 불편한 정도
약한 통증(slight pain)	장애없이 통증을 인지하는 정도
조금 강한 통증(more slight pain)	신체 움직임 시에 통증이 발생하는 상태
아픈 통증(painful)	글쓰기나 독서와 같은 일상적인 업무시에 통증이 유발되는 상태
매우 아픈 통증(very painful)	대부분의 활동시 통증을 인식할 수 있는 상태
참을 수 없는 통증(unbearable pain)	당신이 상상할 수 있는 그 이상의 통증

통증 없음 —————————————————— **참을 수 없는 통증**

우리한 통증 / 약한 통증 / 조금 강한 통증 / 아픈 통증 / 매우 아픈 통증

그림 8.6. 그림 등급 척도. (출처: Denegar and Perrin.69)

되도가 더 높기 때문이다.[71]

McGill의 통증질문지
THE MCGILL PAIN QUESTIONNAIRE

MaGill의 통증질문지는 가장 복잡한 통증 평가 도구이다. 이것은 그림, 척도(scale), 단어를 사용해서 환자들이 감각이나 감정적인 평가뿐만 아니라, 통증의 크기나 변화를 기록하기 쉽도록 되어있다. 질문지의 샘플이 그림 8.7에 제시되어 있다.

Part 1. 아픈 부위가 어디인가요? 통증이 가장 심한 부위를 체크하시오.

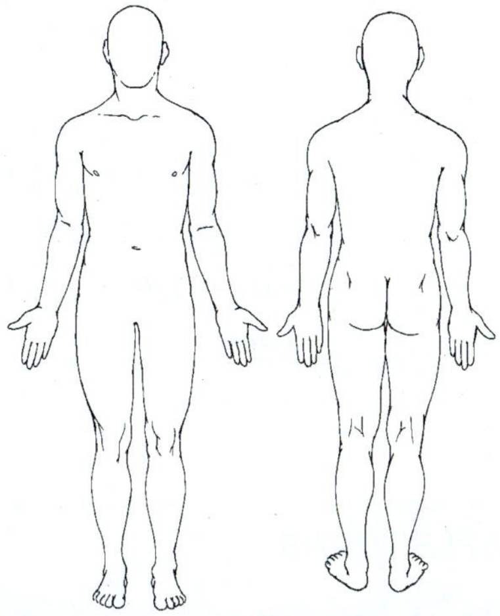

Part 2. 당신이 표현할 수 있는 통증이 아래에 언급되어 있다. 당신의 통증을 가장 잘 설명한 단어를 표시하시오. 적절한 단어가 없으면 다음으로 넘어가시오. 각각의 카테고리 내에서 적절한 단어 한 개만 선택하시오.

1. Flickering, Quivering, Pulsing, Throbbing, Beating, Pounding
2. Jumping, Flashing, Shooting
3. Pricking, Boring, Drilling, Stabbing
4. Sharp, Cutting, Lacerating
5. Pinching, Pressing, Gnawing, Cramping, Crushing
6. Tugging, Pulling, Wrenching
7. Hot, Burning, Scalding, Searing
8. Tingling, Itchy, Smarting, Stinging
9. Dull, Sore, Hurting, Aching, Heavy
10. Tender, Taut, Rasping
11. Tiring, Exhausting
12. Sickening, Suffocating
13. Fearful, Frightful, Terrifying
14. Punishing, Grueling, Cruel, Vicious, Killing
15. Wretched, Blinding
16. Annoying, Troublesome, Miserable, Intense, Unbearable
17. Spreading, Radiating, Penetatingr, Piercing
18. Tight, Numb, Drawing, Squeezing, Tearing
19. Cool, Cold, Freezing
20. Nagging, Nauseating, Agonizing, Dreadful, Torturing

Part 3. 검사하는 중에 통증이 어떻게 변화되었나요? 당신이 느끼는 통증의 패턴을 가장 잘 설명한 단어를 고르시오.

31. Continuous, Steady, Constant
32. Rhythmic, Periodic, Intermittent
33. Brief, Momentary, Transient

그림 8.7. McGill의 통증질문지. (Melzack.[71]에서 인용)

맺음말 CLOSING SCENE

머리말을 생각해 보자. 당신은 럭비팀에 등록된 선수를 트레이닝시키는 학생이다. 한 운동선수가 발목이 삐어서 절뚝거리면서 트레이너(AT)를 찾아왔다. 해당 선수의 코치는 해당 선수가 진짜 아파서 벤치에서 쉬게 해야할 지, 아니면 게임을 할 수 있을지 물었다. AT는 Jones 코치에게 말하기를 "추가적인 손상이 있는지 한번 점검해 봐야할 것입니다"라고 했다. 당신은 통증평가지를 이용하여 해당 선수가 느끼는 통증의 정도를 판단해서 연습을 계속할 수 있는지에 대해 조언해 주어라.

고찰 CHAPTER REFLECTIONS

1. 다음의 내용을 읽고 숙고하라. 각각의 개념을 명확하게 이해하였다고 느끼는가? 만약 그렇지 않다면 본문에 맞는 부분을 다시 읽어라.
   - 통증조절과 관련해서 약물, 심리적인 치료, 수술치료, 그리고 물리치료의 상대적인 효과에 대해 설명하라.
   - 통증과 통증완화와 관련된 철학적인 부분을 개발하는 것이 왜 중요한가?
   - 다음에 나오는 원리들이 어떻게 당신의 통증조절 철학에 관여하는지를 포함해서 통증완화와 관련된 다음의 각각의 원리를 설명하라:
     - 컨디셔닝과 재활
     - 통증: 지나친 요구를 하는 훈련자인가? 아니면 호의적인 존재인가?
     - 통증없이 얻는 것은 없다.
     - Dehne의 척수 적응 증후군
     - 재활에서 중추성 조절의 재설정
   - 환자를 치료할 때 이전의 통증 감소 원리와 연관 있는 예를 제시하라.
   - 위약효과가 무엇인가?
   - 긍정적인 태도가 통증조절에 어떤 효과가 있는가?
   - 정형외과적 손상으로 인해 통증이 발생하는 원인 4가지를 기술하고, 각각의 기전에 대해 간략히 서술하라.
   - 직접적인 통증감소와 간접적인 통증감소의 차이점에 대해 설명하라.
   - 통증완화를 목적으로 사용하는 다음의 치료도구의 사용에 대해 설명하라.
     - 치료적 운동
     - 반자극제
     - 열치료
     - 전기치료
     - 한랭치료
   - 통증평가와 통증완화의 정도를 정량화하는 개념에 대해 설명하라.
   - 다음의 통증평가지의 장점과 단점에 대해 설명하라: 숫자척도, 언어 등급 척도, 시각적 상사척도, 그림 등급 척도, McGill의 통증 질문지
2. 강사, 임상강사, 급우, 임상동료와 함께 토의할 수 있도록 3~5개의 질문을 쓰시오.
3. 급우와 함께 이 장의 개념에 대해 서로 질문하시오. 연습 1에 있는 요점을 사용하고, 연습 2를 위해 질문을 적으시오. 여러분이 이해한 것보다 더 깊은 이해가 필요하다면, 소리 내어 개념을 설명하시오.

비판적인 사고에 대한 답변 CRITICAL THINKING RESPONSES

비판적 사고 8.1

당신은 통증감소 정도를 측정하는데 있어서 시각적 상사척도(VAS)를 사용할 수 있다. 당신은 이전의 치료점수에서 현재 치료점수를 빼면 된다. 예를 들면, 치료전 환자가 선상에 기록한 지점이 왼쪽 축점(anchor point)에서 66 mm이고, 치료 후에는 22 mm였다.

$$66 - 22 = 44$$

결국 통증감소율은 67%가 된다.

참고문헌 REFERENCE

1. Svacina L. Pain Control #10. Longmont, CO: Staodynamics, 1977.
2. Dehne E. The spinal adaption syndrome (a theory based on the study of sprains). Clin Orthop 1955;5:211–220.
3. Dehne E, Torp RP. Treatment of joint injuries by immediate mobilization. Based upon the spinal adaptation concept. Clin Orthop 1971;77:218–232.
4. Dehne E. The rationale of early functional loading in the healing of fractures. Clin Orthop Relat Res 1979;146:18–27.
5. Dehne E. The rationale of early functional loading in the healing of fractures: A comprehensive gate control concept of repair. Clin Orthop Relat Res 1980;146:18–27.
6. Dehne E. Beurteilung und Behandlung der Verletzungen desBandapparates am Knie unter Zugrundelegung einer mechanistitischen oder einer physiologischen Betrachtungsweise [Physiological consideration in treatment of tears of ligaments of the knee]. Arch Orthop Unfallchir 1938;39:319.
7. Dehne E. Ein Fall von unvollstandiger Luxation des Talus als Folge wiederholter Verletzungen im oberen Sprunggelenk [Subluxation of the ankle]. Zentralbl Chir 1933;60:688.
8. Markey KL. Personal communication with KK, 1985.
9. Grant AE. Massage with ice (cryokinetics) in the treatment of painful conditions of the musculoskeletal system. Arch Phys Med Rehabil 1964;44:233–238.
10. Hayden CA. Cryokinetics in an early treatment program. J Am Phys Ther Assoc 1964;44:990–993.
11. Charlton JE. Core curriculum for professional education in pain. Seattle: International Association for the Study of Pain, 2005.
12. Wall PD. The placebo and the placebo response. In: Wall PD, Melzack R, eds. Textbook of Pain. Edinburgh, UK: Churchill Livingstone, 2003.
13. Kirsch I, Sapirstein G. Listening to Prozac but hearing placebo: A meta-analysis of antidepressant medication. Prev Treat [serial online]. 1998;Item 2A.
14. Kirsch I. Specifying nonspecifics: Psychological mechanisms of placebo effects. In: Harrington A, ed. The Placebo Effect: An Interdisciplinary Exploration. Cambridge, MA: Harvard University Press, 1999.
15. Voudouris N, Peck C, Coleman G. The role of conditioning and expectancy in the placebo response. Pain 1990;43:121–128.
16. Montgomery C, Kirsch I. Classical conditioning and the placebo effect. Pain 1997;72:107–113.
17. Villemure C, Bushnell M. Cognitive modulation of pain: How do attention and emotion influence pain processing. Pain 2002;95: 195–199.
18. Amanzio M, Benedetti F. Neuropharmacological dissection of placebo analgesia: Expectation-activated opioid systems versus conditioning-activated subsystems. J Neurosci 1999;19:484–494.
19. Gustafson D. Categorizing pain. In: Aydede M, ed. Pain: New Essays on Its Nature and the Methodology of Its Study. Cambridge, MA: MIT Press; 2005:219–241.
20. Wager T, Rilling J, Smith E, et al. Placebo-induced changes in FMRI in the anticipation and experience of pain. Science 2004;303: 1162–1167.
21. Wager TD, Nitschke JB. Placebo effects in the brain: Linking mental and physiological processes. Brain Behav Immun 2005;19:281–282.
22. Peppard A, Riegler H. Ankle reconditioning with TNS. Phys Sportsmed 1980;8:105–106.
23. Gammon GD, Starr I. Studies on the relief of pain by counterirritation. J Clin Invest 1941;20:13–20.
24. McKemy D, Neuhausser W, Julius D. Identification of a cold receptor reveals a general role for TRP channels in thermosensation. Nature 2002;416:52–57.
25. Ragan BG. Menthol based analgesic balm attenuates the pressor response evoked by muscle afferents. J Athl Train 2003;38:S34.
26. Draper D, Trowbridge C, Wells A, Egget D. The ThermaCare HeatWrap increases paraspinal muscle temperature greater than the IcyHot Patch and the Mentholatum Patch. J Athl Train 2003;38:S45.
27. Zucker C. A cool ion channel. Nature 2002;416:17–18.
28. Hill J, Sumida K. Acute effect of two topical counterirritant creams on pain induced by delayed-onset muscle soreness. J Sport Rehabil 2002;11:202–208.
29. Kuritzky L. Topical analgesics: Are they underused? Hosp Pract 1997;15:131–132.
30. Bell GW, Prentice WE. Infrared modalities (therapeutic heat and cold). In: Prentice WE, ed. Therapeutic Modalities in Sports Medicine. St. Louis: Mosby College, 1998.
31. Hawkes J, Care G, Dixon JS, et al. Comparison of three physiotherapy regimens for hands with rheumatoid arthritis. Br Med J (Clin Res Ed) 1985;291(6501):1016.
32. Ayling J, Marks R. Efficacy of paraffin wax baths for rheumatoid arthritic hands. Physiotherapy 2000;86:190–201.
33. Miller MD, Wirth MA, Rockwood CA Jr. Thawing the frozen shoulder: The "patient" patient. Orthopedics 1996;19:849–853.
34. McCray RE, Patton NJ. Pain relief at trigger points: Comparison of moist heat and shortwave diathermy. J Orthop Sports Phys Ther 1984;5:175–178.
35. Steiner D, Erasala GN, Hengehold DA, et al. Continuous low-level heat therapy for acute muscular low back pain. Paper presented at the 19th annual scientific meeting of the American Pain Society, Atlanta, GA, 2000.
36. Steiner D, Erasala GN, Hengehold DA, Goodale MB. Continuous low-level heat therapy for trapezius myalgia. Paper presented at the 19th annual scientific meeting of the American Pain Society, Atlanta, GA, 2000.
37. Abramson DI, Mitchell RE, Tuck S, et al. Changes in blood flow, oxygen uptake and tissue temperatures produced by the topical application of wet heat. Arch Phys Med Rehabil 1961;42:305–318.
38. Belanger AY. Evidence-Based Guide to Therapeutic Physical Agents. Baltimore: Lippincott Williams & Wilkins, 2002.
39. Erasala GN, Rubin JM, Tuthill TA, et al. The effect of topical heat

treatment on trapezius muscle blood flow using power Doppler ultrasound. Paper presented at the meetings of the American Physical Therapy Association, 2001, Anaheim, CA.

40. Lehmann JF, Masock AJ, Warren CG, Koblanski JN. Effect of therapeutic temperatures on tendon extensibility. Arch Phys Med Rehabil 1970;51:481–487.
41. Cordray YM, Krusen EM. Use of hydrocollator packs in the treatment of neck and shoulder pains. Arch Phys Med Rehabil 1959;40:105–108.
42. Fountain FP, Gersten JW, Sengir O. Decrease in muscle spasm produced by ultrasound, hot packs, and infrared radiation. Arch Phys Med Rehabil 1960;41:293–298.
43. Lehmann J, DeLateur BJ. Therapeutic heat. In: Lehman J, ed. Therapeutic Heat and Cold. 4th ed. Baltimore: Williams &d Wilkins, 1990.
44. Lehmann JF, Brunner GD, Stow RW. Pain threshold measurements after therapeutic application of ultrasound, microwaves and infrared. Arch Phys Med Rehabil 1958;39:560–565.
45. Taylor AG, West BA, Simon B, et al. How effective is TENS for acute pain? Am J Nurs 1983;83:1171–1174.
46. Zizic TM, Hoffman KC, Holt PA, et al. The treatment of osteoarthritis of the knee with pulsed electrical stimulation. J Rheumatol 1995;22:1757–1761.
47. Melzack R, Vetere P, Finch L. Transcutaneous electrical nerve stimulation for low back pain. A comparison of TENS and massage for pain and range of motion. Phys Ther 1983;63:489-493.
48. Cheing GL, Hui-Chan CW. Transcutaneous electrical nerve stimulation: Nonparallel antinociceptive effects on chronic clinical pain and acute experimental pain. Arch Phys Med Rehabil 1999;80: 305–312.
49. Nordemar R, Thorner C. Treatment of acute cervical pain—A comparative group study. Pain 1981;10:93–101.
50. Arvidsson J, Eriksson E. Postoperative TENS pain relief after knee surgery: Objective evaluation. Orthopedics 1986;9:1346–1351.
51. Jensen JE, Conn RR, Hazelrigg G, Hewett JE. The use of transcutaneous neural stimulation and isokinetic testing in arthroscopic knee surgery. Am J Sports Med 1985;13:27–33.
52. Cornell PE, Lopez AL, Malofsky H. Pain reduction with transcutaneous electrical nerve stimulation after foot surgery. J Foot Surg 1984;23:326–333.
53. Chapman CE. Can the use of physical modalities for pain control be rationalized by the research evidence? Can J Physiol Pharmacol 1991;69:704–712.
54. Knight KL. Cryotherapy in Sport Injury Management. Champaign, IL: Human Kinetics, 1995.
55. Allen FM. Reduced temperature in surgery, I: Surgery of limbs. Am J Surg 1941;52:225–237.
56. Crossman LW, Ruggiero WF, Hurley V, Allen FM. Reduced temperature in surgery, II: Amputation for peripheral vascular disease. Arch Surg 1942;44:139–156.
57. Schaubel HJ. The local use of ice after orthopedic procedures. Am J Surg 1946;72:711–714.
58. Carbajal FJ, Nelson DO. The effect of cold pack application on the recovery from pitching a baseball. Athl J 1967;47:8–11,85–86.
59. Kato D. Effect of static stretch and ice immersion on pitching performance after induced muscle performance. Master's thesis, Indiana State University, Terre Haute, 1985.
60. Juvenal JP. Cryokinetics, a new concept in the treatment of injuries. Scholast Coach 1966;35:40–42.
61. Hocutt JE Jr, Jaffe R, Rylander CR, Beebe JK. Cryotherapy in ankle sprains. Am J Sports Med 1982;10:316–319.
62. Behnke RS, Blackwell HJ, Nicolette RL, Moore RJ. Ice therapy. Paper presented at the meetings of the National Athletic Trainers' Association, June 1967.
63. Moore RJ, Nicolette RL, Behnke RS. The therapeutic use of cold (cryotherapy) in the care of athletic injuries. J Natl Athl Train Assoc 1967;2:6.
64. Borg GA. Psychophysical bases of perceived exertion. Med Sci Sports Exerc 1982;14:377–381.
65. Ohnhaus E, Adler R. Methodological problems in the measurement of pain: A comparison between the verbal rating scale and the visual analogue scale. Pain 1975;1:379.
66. Huskisson E. Pain Measurement and Assessment. New York: Raven, 1983.
67. Scott J, Huskisson E. Vertical and horizontal analogue scales. Ann Rheum Dis 1979;38:560.
68. Carlsson AM. Assessment of chronic pain. I. Aspects of the reliability and validity of the visual analogue scale. Pain 1983;16: 87–101.
69. Denegar CR, Perrin DH. Effect of transcutaneous electrical nerve stimulation, cold, and a combination treatment on pain, decreased range of motion, and strength loss associated with delayed onset muscle soreness. J Athl Train 1992;27:200–206.
70. Jensen MP, Karoly P, Braver S. The measurement of clinical pain intensity: A comparison of six methods. Pain 1986;27:117–126.
71. Melzack R. The McGill Pain Questionnaire: Major properties and scoring methods. Pain 1975;1:277–299.

복습문제 제 III 부

7장

1. Melzack과 Wall이 주장한 것이며, 척수의 배측뿔에서 작용하는 기전이면서 뇌로 감각을 전달한다는 이론은 어느 것인가?
   a. 중추성 조절이론
   b. 관문조절 이론
   c. 내분비성 아편제제 이론
   d. 패턴 이론
   e. 특이성 이론

2. 통증이 단순하며, 지속성이 짧고, 종종 빨리 시작되고, 통증의 강도가 높은 통증은 무엇인가?
   a. 만성통증
   b. 급성통증
   c. 방사통
   d. 연관통
   e. 환상통

3. 통증이 급성질환의 단계를 넘어서 한달 이상 지속되거나, 손상 후 치유 예상기간보다 더 길어지거나, 몇 개월 또는 몇 년에 걸쳐서 재발하는 통증은 무엇인가?
   a. 만성통증
   b. 급성통증
   c. 방사통
   d. 연관통
   e. 환상통

4. 통증이 외상이 발생한 실제적인 부위가 아닌 부위에서 느껴지며, 몸체의 바깥으로 전이되는 경향이 있으며, 사지의 원위로 진행하기도 하고, 병리적인 부위와 전혀 관련이 없는 부위에 발생하는 통증은 무엇인가?
   a. 만성통증
   b. 급성통증
   c. 방사통
   d. 연관통
   e. 이차통증

5. 이전의 경험, 정서적인 영향, 감각인지, 그리고 통증을 전달하는데 영향을 미쳐서 통증을 느끼게 된다는 이론은 무엇인가?
   a. 중추성 조절이론
   b. 관문조절 이론
   c. 내분비성 아편제제 이론
   d. 패턴 이론
   e. 특이성 이론

6. 인체 중에서 통증의 관문이 있는 부위는 어디인가?
   a. 대뇌겉질
   b. 뇌줄기
   c. 앞쪽 뿔
   d. 교양질
   e. 답이 없음

7. 수의적으로 조절되는 신경이며, 중추신경계에서 말초로 자극을 전달하며, 골격근에서 종지하는 신경은 무엇인가?
   a. 체성 운동신경
   b. 자율 운동신경
   c. 체성 감각 신경
   d. 자율 감각 신경
   e. 이상 모두

8. 몸에서 생성되는 통증억제제를 무엇이라 하는가?
   a. 내분비성 아편제제
   b. T 세포
   c. 유해수용기
   d. 도파민
   e. 몰핀

9. 다음 중 내분비성 아편제제가 아닌 것은?
   a. 엔케팔린
   b. 엔돌핀
   c. 세로토닌
   d. 브라디키닌
   e. 정답 없음

8장

1. 통증평가 도구 중에서 숫자표시는 없지만, 100 mm 실선으로 되어 있으면서 양 선의 끝 지점에 "통증 없음"과 "심한 통증" 등과 같은 대비되는 설명어가 있는 평가도구는 무엇인가?
   a. 숫자척도
   b. 언어 비율(등급) 척도
   c. 시각적 상사척도
   d. 그림 등급 척도
   e. McGill의 통증 질문지

2. 다음의 통증평가 도구 중에서 그림, 등급, 그리고 언어를 사용하여 환자들의 감각과 정서적인 것뿐만 아니라, 통증의 크기나 변화 정도를 기록할 수 있는 도구는 무엇인가?
   a. 숫자척도
   b. 언어 비율(등급) 척도
   c. 시각적 상사척도
   d. 그림 등급 척도
   e. McGill의 통증 질문지

3. 비약리성 물질이나 거짓 중재를 통해 환자로 하여금 원하는 반응을 이끌어 내거나 약물을 요구하는 환자들을 만족시키는 것을 무엇이라 하는가?
   a. 반자극제
   b. 위약
   c. 자극제
   d. 중추성 조절
   e. 설탕 덩어리

4. 다음 중 운동과 통증이라는 측면에서 거짓인 것은?
   a. 치료적 운동은 상대적으로 통증이 없어야 한다.
   b. 운동이 부종이 더 이상 증가되지 않는 정도로 중등도의 불편한 운동이라면 괜찮다.
   c. 재활시 치료적 운동이나 동작은 손상이 발생했을 때, 경험했던 통증과 같은 종류의 통증이 유발되면 안된다.
   d. 특정 동작시 통증이 유발되는 것은 해당 동작이 너무 강하거나, 복잡하다는 것을 의미한다.
   e. 특정 동작후 예리한 통증이 유발되면 해당 동작이 너무 강하거나 복잡하다는 것을 의미한다.

5. 재활시 통증이 발생되는 동작들은 어떠한 이유에 의해 재활과정이 방해를 받게 되는 것인가?
   a. 신경 억제
   b. 척수 적응 증후군
   c. 중추성 조절
   d. 고유수용기
   e. 부종

6. 다음 중 전기치료를 통해 통증이 감소하는 이유에 해당되지 않은 것은?
   a. 근경축이 감소되고, 그로 인해 근육이 이완되기 때문에
   b. 통증 수용기에 내분비성 아편제제가 방출되기 때문에
   c. 시상에서 몰핀과 같은 약물이 방출되기 때문에
   d. 아프지 않은 신경을 자극하기 때문에
   e. 신경억제를 조절하기 때문에

7. 급성 정형외과적 손상시 냉을 일반적으로 사용하는 이유는 무엇을 촉진시키기 위해 염좌, 좌상, 그리고 타박상으로 인한 통증을 조절하기 위해 사용하는가?
   a. 부종 감소
   b. 치유
   c. 치료적 운동
   d. 근경축 감소
   e. 엔돌핀 방출

제 IV 부

전기치료

ELECTROTHERAPY

대부분의 학생들과 많은 임상가들은 전기에 대해 이해를 하고, 전기를 치료적으로 어떻게 사용하는지에 대해 어려워하고 있다. 그 이유는 전기의 기초가 되는 화학과 물리학에 대한 배경지식이 해부학이나 생리학에 비해 약하기 때문일 것이다. 또한 모든 임상가들과 전기치료 기구를 제작하는 제작업체가 사용하는 여러 전기치료기구의 사용법에 대한 용어가 똑같지 않기 때문이기도 한다.

9장은 전기와 관련된 기초가 되는 과학에 대한 고찰이다. 우리는 기본적인 화학과 물리학에 대해 고찰할 것이며, 그 다음 전기치료를 이해하는데 필요한 전기의 원리와 특징에 대해 언급할 것이다. 또한 우리는 다양한 전류의 특징에 대해서도 논의할 것이다: 이러한 특징들이 서로 다른 출력을 내기 위해서는 어떻게 조절되는지와 어떻게 출력된 전류를 기구를 통해 환자에게 전달되는지에 대해서 설명할 것이다. 마지막으로 우리는 다양한 치료적 목표를 달성하기 위해 사용하는 전기치료의 적용에 관한 일반적인 원리에 대해 설명할 것이다. 10장에서는 가장 일반적인 전기치료의 목표를 달성하기 위해 필요한 특수한 적용기술에 대해 설명할 것이다.

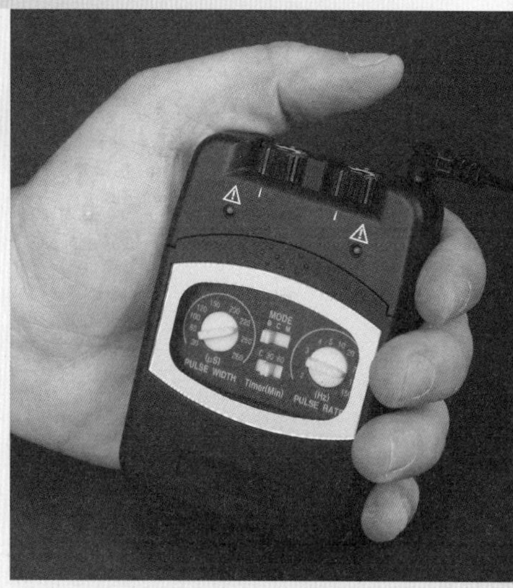

제 IV 부는 두 개의 장으로 구성되어 있다:

9장

전기치료를 위한 전기의 원리
Principles of Electricity for Electrotherapy

장 개요
CHAPTER OUTLINE

머리말 OPENING SCENE

도시에 살던 한 소년은 삼촌의 일일 농장을 방문한 적이 있었는데, 그때 이웃 농장의 아이들과 술래잡기 놀이를 하게 되었다. 이 아이가 다른 친구들을 찾아다니다가 농장 주변을 전선으로 울타리를 길게 쳐 놓은 것을 발견하게 되었다. 그는 지름길을 통해 다른 친구들을 따라 잡기 위해 전선으로 된 울타리를 잡았다. 아얏! 그 아이가 전선을 잡는 순간 온 몸이 흔들리는 것을 느꼈고, 그 순간 손을 뗐다. 다른 친구들도 그가 아파하던 소리를 들었고, 그 순간 도시 촌놈이라며 웃고 놀리기 시작했다. 사실은 그 아이의 삼촌이 소들이 도망가기 못하도록 농장 주변에 전기울타리를 설치해 놓은 것이다. 그날 그 아이는 전기에 대해 조금 알기 시작했고, 소중히 여기는 법에 대해서도 알게 되었다.

일반적인 언어
A Common Language

전기치료를 치료적으로 사용한 것은 수세기 전이다. 당신의 증조 할아버지들은 전기자극기를 Sears, Roebuck 카탈로그 또는 상인들한테서 구매할 수 있었다.[1] 하지만 이러한 기구들의 효과에 대해서는 매우 이상한 방향으로 전개되면서 전기치료기의 사용빈도는 감소하게 되었다. 실리콘 저항기와 미세회로의 개발로 인해 1980년대에 고전압 전류 자극기와 러시안 전류 자극기가 개발되면서 치료기구(modality)는 재탄생하게 되었다.

그 후 다양한 종류의 전기 자극기가 개발되었다. 제조업자들은 경쟁적으로 다양한 전류의 특성을 가미한 장비들을 개발했으며, 장비별 사용하는 용어를 임의로 마음대로 사용하였다.[1] 자신들의 제품을 판매하기 위해 혈안이던 제조업자들은 치료효과와 관련된 비판에 직면하게 된다. 다양한 전류의 특성과 일치되지 않은 용어가 혼용되면서 혼란을 야기시켰다. 이것은 제조업자들이 서로 다른 용어를 사용했기 때문이지 않을까 생각된다.

1990년대 미국 물리치료사 협회내 전기생리학회에서는 전기치료에 관한 공통의 용어를 출판하였다. 이러한 공통의 용어를 교육자들이나 임상가, 또는 제조업자들이 똑같이 사용하므로 인해 혼란을 최소화시키는데 도움이 되었다.

임상가들은 다음의 두 가지 중요한 이유로 인해 공통의 언어를 이해하고 사용해야 한다. 첫째, 이들은 전기자극을 지능적으로 사용할 수 있어야 한다. 전문가들은 전기자극을 사용하는 방법과 이유에 대해 알고 있어야만 가장 효율적으로 환자에게 적용할 수 있을 것이기 때문이다. 두 번째, 이들은 판매업자와 다양한 전기자극 기구의 특성에 대해 지능적으로 논의할 수 있어야 한다. 그래야만 장비구매가 필요할 경우, 구매의사를 결정할 수 있을 것이기 때문이다.

전기의 기본
The Basics of Electricity

전기와 관련된 정의는 수없이 많다. 그 중에서 전기의 서로 다른 특징 4가지에 관한 것은 다음과 같다:

- 모든 물질의 기본적인 입자들의 특징은 해당 입자들과 연관이 있는 힘이 미치는 영역 즉, 역장(force field)이 있으며, 이 힘은 원자를 구성하는 전자들의 누적(accumulation)에 의해 발생된다.[2]
- 에너지의 형태는 전자의 누적에 의해 발생되는 전하의 상호작용과 연관이 있다; 자력 (전자기력), 화학적 특성, 역학적인 특성(전기운동학적), 그리고 온열의 특징을 나타낸다.
- 에너지의 형태는 양전하와 음전하의 상호작용으로 인해 자력, 화학력, 역학적, 그리고 열효과를 낸다.[3]
- 물리적인 현상은 정전하(정전장) 또는 움직이는 전하(전류)와 같은 전하의 상호작용과 연관이 있다.[4]

정전기와 전류
STATIC AND CURRENT ELECTRICITY

전기는 두 종류가 있다: 정전기와 전류이다. **정전기**

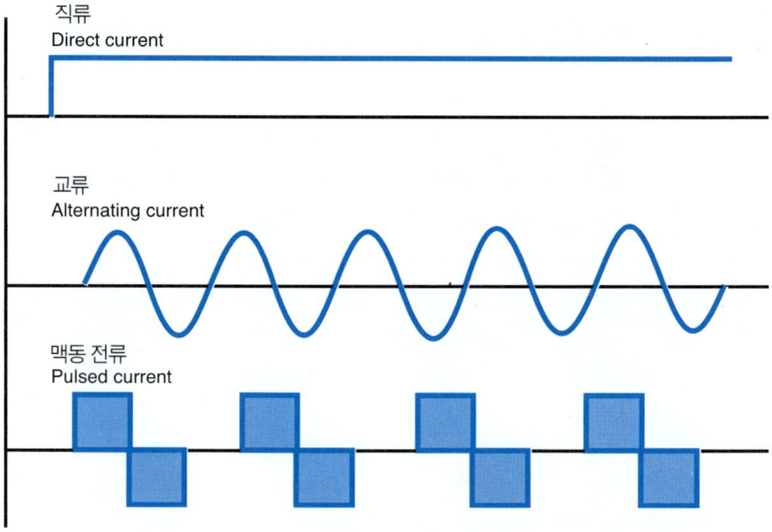

그림 9.1. 직류, 교류, 맥동전류의 모델.

(static electricity)는 주로 두 개의 물체를 함께 문지르면 발생하는 마찰력이다. 이러한 과정을 통해 하나의 물체는 전자를 받아들이게 되고, 다른 물체는 전자를 잃게 된다. 그 예로, 신발을 카페트에 문지르거나, 빗으로 마른 머리카락을 빗거나, 풍선으로 머리를 문지르는 것이다. 정전기는 긴장된 상태에 있는 전하를 절연된 전도체 안에 저장할 수 있다. 방전(discharge)은 지면이나, 어떤 물체를 따라 지면으로 방출되는 것을 말한다. 지구는 전기가 담겨있는 싱크대(sink)로 간주되는데, 이 말은 전기적인 특성을 변화시키지 않고, 필요한 양의 전하를 공급 또는 수용할 수 있다는 것을 의미한다.

전류(current electricity)는 떨어져 나온 전자가 전도체를 따라 흐르는 것을 말한다. 전류의 흐름은 두 가지 방식 중 하나의 방식을 따라 흐른다. 따라서 도체를 따라 흐르는 방법에 따라 명칭이 달라진다.

- **직류전류**(direct current, DC): 배터리의 양극과 음극 사이에서 지속적으로 한 방향으로만 전자가 흐르는 전류를 말한다; 또한 갈바닉 전류(galvanic current)라고도 한다(그림 9.1).
- **교류전류**(alternating current, AC): 전자의 지속적인 흐름이 교대로 방향을 바꾸면서 흐르는 전류를 말한다; 발전기(generator)의 양단자(terminal or pole) 사이에서 양극과 음극이 교대로 바뀌는 현상이 발생한다(그림 9.1).

전기치료는 종종 전류를 변조시켜서 사용한다. 가장 흔한 예가 **맥동전류**(pulsed current)이며, 반면에 교류전류는 단속(interrupted or discontinuous) 또는 멈추게 된다.

화학과 물리학에 관한 간략한 고찰
A BRIEF REVIEW OF CHEMISTRY AND PHYSICS

글상자 9.1에는 전기를 적용할 때 필요한 화학과 물리학에 관한 내용이 언급되어 있다. 전기의 정의, 개념, 그리고 원리를 이해하는 것은 전기치료를 이해하는데 필수적인 것들이다. 당신은 이러한 용어들에 대해 명확하게 이해해야 한다. 좀 더 자세한 내용을 알고 싶으면 화학이나 물리학 개론 책을 참고하기 바란다.

전류의 흐름과 옴의 법칙
CURRENT FLOW AND OHM' S LAW

전류의 흐름은 힘(볼트)과 저항(옴)의 상호작용에 의해 발행한다. 전류, 힘, 그리고 저항과의 관계는 **옴의 법칙**으로 설명할 수 있으며, 그 법칙은 다음과 같다;

$$전류 = 힘/저항$$

또는

$$암페어(A) = 볼트(V)/ohm(\Omega)$$

글상자 9.1 화학과 물리학의 기초에 관한 고찰

필수용어

- **물질**(matter): 무게가 있으며 공간을 차지하는 어떤 것
- **원소**(element): 물질의 1차적인 구성성분(예, 산소, 구리, 탄소)
- **원자**(atom): 원소의 하나의 단위; 양자, 전자, 중성자, 그 외 소립자들
- **분자**(molecule): 두 개 또는 그 이상의 원자가 화학적 결합에 의해 붙어 있는 것. 원자는 같거나(O_2) 다를 수도 있다(H_2O).
- **양자**(proton): 핵 안에 있는 원자의 하부 단위이며, 질량은 1이며, 전하도 1이다.
- **중성자**(neutron): 핵 안에 있는 원자의 하부단위이며, 질량은 1이며, 전하는 0이다.
- **전자**(electron): 핵 주위를 돌아다니는 원자의 하부단위이며, 무시해도 좋을 정도의 질량을 갖고 있으며, 전하는 -1이다.
- **전하**(electrical charge): 원자나 분자 내에 있는 전자와 양자의 전하량의 총합; 양자와 전자 수의 차이이다. 정상적으로 원자는 같은 수의 전자와 양자를 갖고 있으며, 따라서 전기적으로 중성상태이다. 하지만 화학적, 역학적, 태양, 또는 열적인 힘이 가해지면 원자에서 전자가 더해지거나, 제거되면서 양극이나 음극으로 하전된다.
- **이온**(ion): 원자 또는 분자가 하나 또는 그 이상의 전자를 잃거나 얻는 현상이며, 양극 또는 음극으로 하전된다.
- **전해질**(electrolyte): 이온이 녹아 있는 물질이며, 전기를 전도할 수 있는 물질이다.

전류(current flow)

- **전류**(current flow): 전하(전자)가 한 지점에서 다른 지점으로 흐르는 현상이며, 전자가 많은 곳(음극)에서 전자가 작은 곳(양극)으로 흐른다.
- **전류 흐름의 방향**(direction of current flow): 전자가 흐르는 방향이다. 하지만 전통적으로 전류는 양극에서 음극으로 흐른다고 알려져 있다. 한때 사람들은 양극의 입자들이 전류를 흐르게 하는 것으로 믿었다. 비록 지금 우리는 이것이 사실이 아니라는 것을 알지만, 전류의 흐름이 양극에서 음극으로 흐른다는 생각이 여전히 남아 있는 것이다.
- **도체**(conductor): 전하(또는 전류)가 한 지점에서 다른 지점으로 이동할 수 있는 물체를 말한다. 도체에 자유전자가 많을수록 이동이 쉽다. 따라서 금속은 가장 좋은 도체가 된다. 그 이유는 금속 내에 있는 원자는 외부 전자와 결합되어 있는 정도가 약하기 때문에 쉽게 전자가 떨어져 나올 수 있는 특징이 있다. 미네랄이나 전해질이 함유된 물도 좋은 전도체이다[예, 물속에 녹아 있는 소금(NaCl)은 Na^+와 Cl^-로 분리된다]. 전기의 좋은 도체는 항상 열에 대해서도 좋은 도체가 된다. 전기적인 전도체는 저항이 생기기 전까지 전기가 지속적으로 흐르게 된다.
- **절연체**(insulator): 부도체이다. 전자의 흐름을 방해하는 물체를 말하며, 그 예로 유리, 고무, 오일, 파라핀, 증류수 등이다. 절연체들은 자유전자가 하나도 없다.
- **반도체**(semiconductor): 낮은 온도에서는 전도성이 약하지만, 열, 빛, 또는 전압이 가해지거나, 특정한 다른 물질이 추가되면 전도성이 증가된다. 전기의 흐름을 조절하는데 주로 사용된다. 탄소, 실리콘, 게르마늄 등이 일반적인 반도체들이다.
- **부분 도체**(partial conductor): 특정한 상태하에서만 전류가 흐르는 물체이며, 그 예로, 마른 나무, 종이, 수돗물, 습한 공기, 등유(kerosene) 등이다.

전기의 단위

- **쿨롱**(coulomb): 전하의 기본단위이며, 6.28×10^{18}(6280천조[quadrillion])
- **볼트**(voltage): 회로의 한 지점에서 외부전자(전하)의 축적에 의해 발생되는 힘을 말하며, 일반적으로 회로의 다른 지점에서는 전하가 부족한 양과 같다. 두 지점이 도체로 연결되어 있다면, 전자가 밀집된 정도의 차이로 인해 전자밀도가 높은 지점에서 낮은 지점으로 전자가 이동하게 된다.
- **볼트**(volt): 1오옴의 저항을 통해 1 암페어(A)의 전류를 밀어내는데 필요한 힘의 단위. 볼트는 밧데리나 발전기를 통해 만들 수 있다. 발전기에서 발생하는 전압을 기전력(electromagnetic force, emf)이라고 한다. 상업용 기전력은 110볼트와 220볼트이다. 높은 힘을 전달하는 것은 220볼트이다. 폭풍우 구름은 수 맥반 볼트를 만들어 낸다.
- **암페어**[ampere(amp)]: 전류가 흐르는 단위이며, 초당 1 쿨롱이 통과하는 양과 같다(즉, 초당 6.28×10^{18}의 전자가 통과한다). 수백 암페어는 빛이나 자동차 등에 필요하다. 의용전기(electromedical)는 훨씬 적은 암페어가 필요하다. 어떤 치료 기구는 0.1~1밀리암페어(mA)를 사용하기도 하며, 500~1500 mA를 사용하는 기구도 있다.
- **옴**(ohm): 저항의 단위 또는 직류전류의 흐름에 반하는 요소이다; 1옴은 횡단면적 1 mm^2, 높이 106 cm, 온도 0° C(32° F)의 수은(mercury)을 교차하는 1 쿨롱의 전하에 의해 발생하는 저항과 같다. 또한 1 V/A와 같다.
- **저항**(resistance): 도체에서 발생하는 전류의 흐름에 반하는 요소이다. 저항은 도체의 종류, 단면적, 길이, 온도에 따라 다르다. 전기는 항상 저항이 가장 약한 부위를 따라 흐르게 된다.
- **임피던스**(impedance): 교류전류의 흐름에 반하는 요소 또는 저항을 말한다. 임피던스는 다양한 인자들의 결합에 의해 나타나는 것이지만, 단순히 저항(resistance)이라고 생각해도 무방하다.

표 9.1 물과 전기의 흐름

인자	물	전기
용적	갤런(gallons)	쿨롱
흐르게 하는 힘	중력과 물의 높이 차이에 의한 수압	자유전자의 차에 의한 전압
흐름을 조절하는 저항	관 내의 마찰력	도체 내의 저항
특정 지점을 통과한 유속	초당 갤런	초당 쿨롱 또는 암페어
흐름에 필요한 것	물의 갤런	전하의 쿨롱
	저항보다 더 큰 수압	저항보다 더 큰 전압
흐르는 방법	공기로 대체되면서 열린 공간을 통해 흐를 수 있다(하지만 조절하지는 못한다).	전자에 의해 대체되면서 흐르며, 회로가 단전되지 않아야 한다(전자는 땅으로 흐를 수 있으며, 조절하지는 못한다).
유속을 조절하는 방법	물이 이동하는 관의 폐쇄 시스템	도체의 폐쇄시스템(회로)
	다른 장소로 직접 흐르게 하는데 도움이 되는 밸브나 수도꼭지(수도꼭지가 열리면 물이 흐르게 된다)	스위치가 전류의 흐름에 직접적으로 영향을 미친다(스위치가 닫히면 전류가 흐른다)
	수도관의 크기를 다르게 하면, 저항과 수량의 용량을 조절하는데 도움이 된다.	저항기의 크기를 다르게 하면, 저항과 전류가 흐르는 양을 조절하는데 도움이 된다.

당신이 두 가지를 안다면, 세 번째 것은 계산할 수 있을 것이다. 예로, 힘이 6V이고, 저항이 6000 Ω이라면 암페어는 얼마인가? 전압과 옴의 값을 두 번째 공식에 적용하면: A = 6V/6000 Ω = 0.001A 또는 1 밀리암페어(mA)가 된다.

회로를 따라 흐르는 전류의 흐름과 도시를 따라 흐르는 수로가 좋은 예가 된다(표 9.1). 이 둘은 흐르는 물체의 용적, 흐르게 하는 힘, 흐름을 조절하는 인자들이 필요하다. 흐름에 반하는 저항과 각 요소들은 특정 지점을 통과한 속도로 정의내릴 수 있다.

비판적 사고 9.1 *(a) 100 V의 전기자극기로 근육을 자극할 때 저항이 20,000 Ω이라면, 얼마의 전류가 근육으로 흐르겠는가? (b) 만약 당신의 피부나 근육의 저항을 10,000 Ω으로 감소시키면, 전류는 얼마나 흐르겠는가?*

비판적 사고 9.2 *옴의 법칙은 회로내에서 전류의 흐름을 증가시킬 수 있는 두 가지 방법이 있다. 그 2가지는 무엇인가?*

정전기나 전류와 같은 전기가 발생하면 그 주위로 항상 자기장(magnetic field)이 형성된다. 같은 전하를 가진 입자들은 서로 밀어내고, 서로 다른 전하를 가진 입자들은 끌어당긴다. 이러한 관계가 교류전류를 만드는데도 필요하며, 상처치유나 이온도입법과 같이 치료적으로 사용할 때도 필요하다.

전기 장비 Electrical Equipment

이번 단락에서 우리는 인체에 전기를 치료적인 목적으로 사용하는 장비와 관련 있는 용어를 정의하고자 한다.

발전기 THE GENERATOR

발전기라는 용어는 두 가지 매우 다른 장비를 설명하기 위해 사용된다.

- 다른 종류의 에너지를 교류전류 전기로 변환시켜 주는 기구이다. 그 예로, 발전소(power plant)와 캠핑 여행시 가지고 다니는 작은 가스 발전기가 해당된다.

- 전기전류(교류 또는 직료)를 다양한 형태의 전류(교류, 직류 또는 맥동전류)로 변환시켜주는 의료적인 기구이다. 그 예로 전기적인 근육 자극기(electrical muscle stimulator)가 해당된다.

단자(terminal or pole)는 배터리나 발전기의 출력부분이다. 두 부위의 끝 지점이 회로를 이루기 위해서는 반드시 쌍으로 되어 있어야 한다. 단자는 일반적으로 몸에 부착하는 전극이며, 구리선에 의해 연결되어 있다. 단자는 두 가지 방법 중에서 한 가지로 정의된다:

- **양극 단자**(positive pole): 배터리나 발전기에서 발생한 전류가 몸으로 들어가는 단자
- **음극 단자**(negative pole): 몸에서 배터리나 발전기로 전류가 들어가는 단자.

전기회로(electrical circuit)는 발전기나 배터리의 두 단자 사이에서 전자가 움직이도록 하는 전도체 시스템이다. 전기 회로의 한 예는 배터리의 한쪽 끝은 전구와 전선으로 연결되어 있고, 전구의 반대편은 배터리의 두 번째 단자와 전선으로 연결되어 있는 배터리이다.

- **폐쇄 회로**(closed circuit): 회로상에 단전 없이 전류가 흐르는 완전한 회로를 말한다.
- **개방 회로**(open circuit): 움직임이 멈추는 회로 즉, 단속되거나 단전되는 회로를 말한다.

의료적인 기구 MEDICAL DEVICES

재활에서 사용되는 전기치료 기구는 두 종류가 있다: 하나는 근육을 자극하는 것이며, 또 다른 하나는 신경을 자극하는 기구이다. 근육 자극기 — **신경근 전기자극기**(neuromuscular electrical stimulator, NMES) — 는 감각신경이나 운동신경을 탈분극시키기 위해 몸에 전류를 흘려보내는 치료기구이다. 이 기구의 사용목적은 근수축이다.

신경자극기 — **경피신경전기자극기**(TENS) — 는 감각신경을 탈분극시키기 위해 몸에 전기를 흘려보내는 치료기구이다. 이 기구의 사용 목적은 통증을 조절하기 위해 감각신경을 자극하는 것이다. 몇몇 근육들이 수축하기도 하지만, TENS의 원래 목적은 아니다.

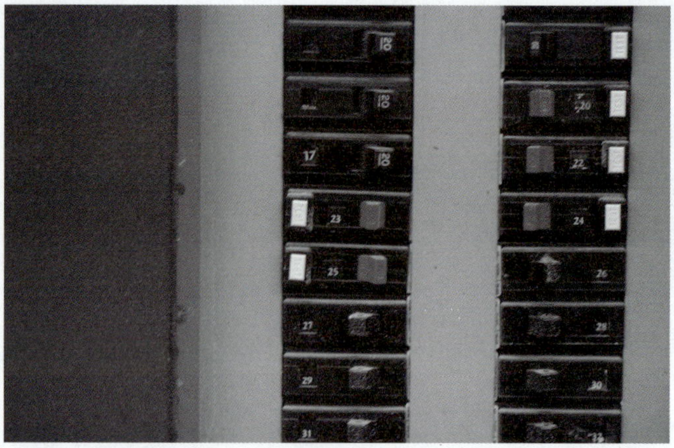

그림 9.2. 운동선수 트레이닝실에 있는 회로차단기의 패널. 각 차단기는 특정 전기 회로를 조절한다. 전류의 흐름이 회로차단기에 설정되어 있는 속도를 초과하면, 회로차단기는 개방된다. (고유권한은 Jody Brucker임).

안전기구 SAFETY DEVICES

회로차단기(circuit breaker)는 과부하 즉, 너무 많은 전류가 흐를 경우, 회로가 개방되면서 과도한 전류로 인해 손상될 수 있는 장비나 몸을 보호해 주는 안전기구이다(그림 9.2). 회로 차단기는 10 A나 30 A와 같이 전류의 특정 양을 감지하도록 제작된 기구이다. 전류가 회로 차단기에 설정된 특정 수치를 초과하면 회로가 개방되면서 전류의 흐름이 차단된다.

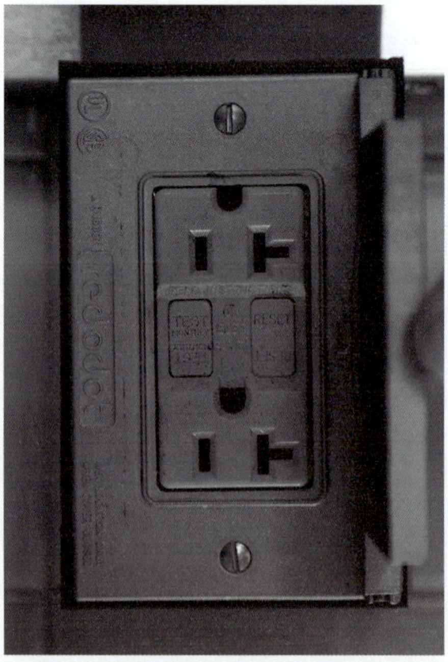

그림 9.3. 벽에 설치되어 있는 누전차단기(GFI).

누전차단기(ground-fault interrupter, GFI)는 전류의 흐름을 차단하는 회로 차단기와 유사하지만, 그 원리는 매우 다르다(그림 9.3). 회로 차단기가 총 전류량을 감지하는 것인 반면에, 누전차단기는 전류의 미세한 차이 또는 증가를 감지하는 것이다. 그 예로, 물기가 있는 지면에 선 채로 뜨거운 교류 전선을 만질 경우이다. 누전차단기는 누전차단기가 작동하는 것보다 0.025초 보다 짧다. 따라서 몸을 통과하는 총 에너지 흐름을 제한한다.

가정용 누전 차단기는 5 mA로 설정되어 있다. 200 mA의 작은 양의 전류가 심장을 통해 1~3초만 흘러도 감전사(electrocution)가 발생한다. 누전차단기는 벽에서 나오는 콘센트 회로에 위험한 가전제품의 플러그를 꽂아서 사용하면 된다. 누전차단기는 개개의 출구(outlet)가 있거나(그림 9.3), 또는 회로 차단기 내에 통합되어 있어야 전체 회로(그림 9.2의 회색의 회로 차단기)의 콘센트를 컨트롤할 수 있다. 큰 누전차단기는 발전기에서 사용되는 것이다.

전기의 발생
The Generation of Electricity

전기의 발생은 다른 형태의 에너지가 전기에너지로 전환되는 과정이다. 대부분의 전기는 열, 화학적, 역학적, 또는 태양 에너지에서 전환된 것이다. 화학적 에너지와 열에너지가 전기에너지로 전환되는 과정에 대해 이번 단락에서 설명하고자 한다. 이러한 과정을 이해하고 있는 것이 전류의 흐름과 전류의 의료적 사용에 도움이 될 것이다. 화학적 에너지 발생은 직류전류를 설명하는 것이며, 역학적 에너지 발생은 교류전류를 설명하는 것이다.

화학적 에너지 발생 CHEMICAL GENERATION

화학적으로 에너지가 발생하는 가장 흔한 것은 배터리이다. 두 개의 서로 다른 금속판이 용액 속에 위치하고 있으면 한쪽 판에는 전자가 떨어져 나가고, 다른 금속판에는 전자가 축적되면서 화학적 반응이 일어난다. 두 개의 금속판 사이가 전선으로 연결되어 있다면, 전자는 전자가 많은 금속판에 전선을 따라 전자가 없는 금속판으로 움직일 것이다.

비판적 사고 9.3 *위의 설명에서 보면 배터리는 어떤 종류의 전류가 만들어 지는가? 당신은 어떻게 알았는가?(전류 흐름의 정의 부분을 고찰하라)*

화학적으로 전기가 생성되는 과정은 그림 9.4에 설명이 되어있다. 어떤 물질을 용액속에 넣으면 이들 물질은 자유이온과 전하를 가진 이온으로 해리된다. 어떤 분자는 전자가 떨어지고, 또 다른 분자는 전자가 결합된다. 전자가 떨어지는 분자는 음으로 하전되고, 전자가 결합되는 분자는 양으로 하전된다. 예를 들면, 소금(NaCl)을 물에 녹이면 소금은 Na^{2+}와 Cl^{2-} 이온으로 해리된다(이렇게 해리된 이온을 전해질이라 한다).

1. 황산용액은 해리되면 수소와 황산이온으로 해리된다. 수소는 전자를 잃고 황산과 결합된다. $H_2SO_4 - 2H^+ + SO_4^{2-}$ (그림 9.4a).
2. 아연판과 동판(copper plate)을 용액에 넣으면, 아연 이온 (Zn^{2+})이 황산(SO_4^{2-})에 부착되면서 아연판은 음극으로 하전된다. 아연과 황산은 아연황산($ZnSO_4$)으로 결합되며, 이것이 배터리의 기초가 된다(그림 9.4b).
3. 두 개의 수소 이온(H^+)은 동판에서 떨어져 나온다. 그리고 두 분자의 수소이온은 구리의 전자를 끌어들여서 자유 수소가 되고, 거품이 일어나면서 공기가 된다. 동판은 양성으로 하전된다(Cu^{2+})(그림 9.4c).
4. 2, 3, 4단계가 계속될수록 음극으로 하전된 아연판과 양극으로 하전된 동판 사이에서 전위차(전하 또는 전압의 누적)가 생기게 된다.
5. 두 개의 하전된 금속판이 전선을 통해 연결되어 있다면, 누적된 전자는 아연판에서 동판으로 이동하게 되면서 전류가 발생한다(그림 9.4d). 그리고 전자는 항상 한쪽 단자에서 다른쪽 단자로 흐르며, 이것을 직류전류라 한다(전자는 아연판의 단자에서 동판의 단자로 흐르지만, 우리는 전류의 흐름이 동판의 단자에서 아연판의 단자로 흐른다고 한다는 것을 기억하라).

배터리의 종류(Types of batteries)

배터리의 종류는 두 가지이다: 습전지(wet cell)와 건전지(dry cell)이다. **습전지**는 *갈바닉 전지(galvanic cell)*라고도 하며, 두 개의 금속판과 전해질로 되어있다. 아연-구리 배터리의 초창기 모델이 습전지였다. **건전지**(dry cell)는 전해질 용액이 아니라, 전해질 반죽(electrolyte paste)을 사용한다. 그 예가 아연-탄소 배터리이며, 아연으로 된 튜브에 전해질 반죽과 탄소 막대가 가운데 들어있는 구조로 되어있다. 모든 배터리는 직류전류를 만든다.

축전지(storage battery)는 전류를 통해 화학적 작용을 반대로 일으켜서 황산(H_2SO_4)을 재저장하게 한다. 이렇게 배터리는 재충전된다. 축전지는 습전지나 건전지 형태로 만들 수 있다. 자동차 배터리나 재충전용 손전등 배터리가 축전지의 예이다.

역학적인 힘 발생
MECHANICAL POWER GENERATION

역학적인 힘 발생은 전기와 자력의 상호작용에 의해 발생한다. 대부분의 사람들은 자석이라는 측면에서 자력을 생각하기 때문에 이온이나 금속을 끌어당기거나 자력선을 따라 움직이는 것으로 생각한다. 따라서 자력을 북극점(North Pole)이라 여긴다. 자력은 이온화된 분자들이 갖는 극성이나 양극이 가리키는 방향 또는 음극이 가리키는 반대방향으로 형성된다(그림 9.5). 두 개의 극사이에서 생성되는 역장(force field)을 **자기장**(magnetic field)이라 한다.

같은 극끼리는 반발하고, 다른 극끼리는 당긴다. 지구는 거대한 자석이다. 지구를 주위로 형성되는 자기장은 더 작은 자석을 만들며, 자력선은 지구의 북극점과 남극점 사이에 형성되는 힘선과 평행하다.

전자장 유도 (Electromagnetic induction)

1831년 패러데이(Paraday)는 절연된 전선의 코일을 자석에서 멀어졌다가 가까워지는 동작을 반복하면 전선내에서 전기가 형성된다는 것을 발견했다. 반대로 전기가 전선을 통과해서 지나가면 자기장이 형성된다. 이 원리가 **전자장 유도**라고 한다. 이 원리가 기계적인 힘을 전기력(전기 발전기)으로 바꿔주고, 전기력을 기계적인 힘(전기모터)으로 전환시켜 주는 기본원리이다.

단순화시킨 교류전류 생성 (Generating alternating current, simplified)

가장 단순한 형태의 전기발생기는 다음과 같이 구성된다:

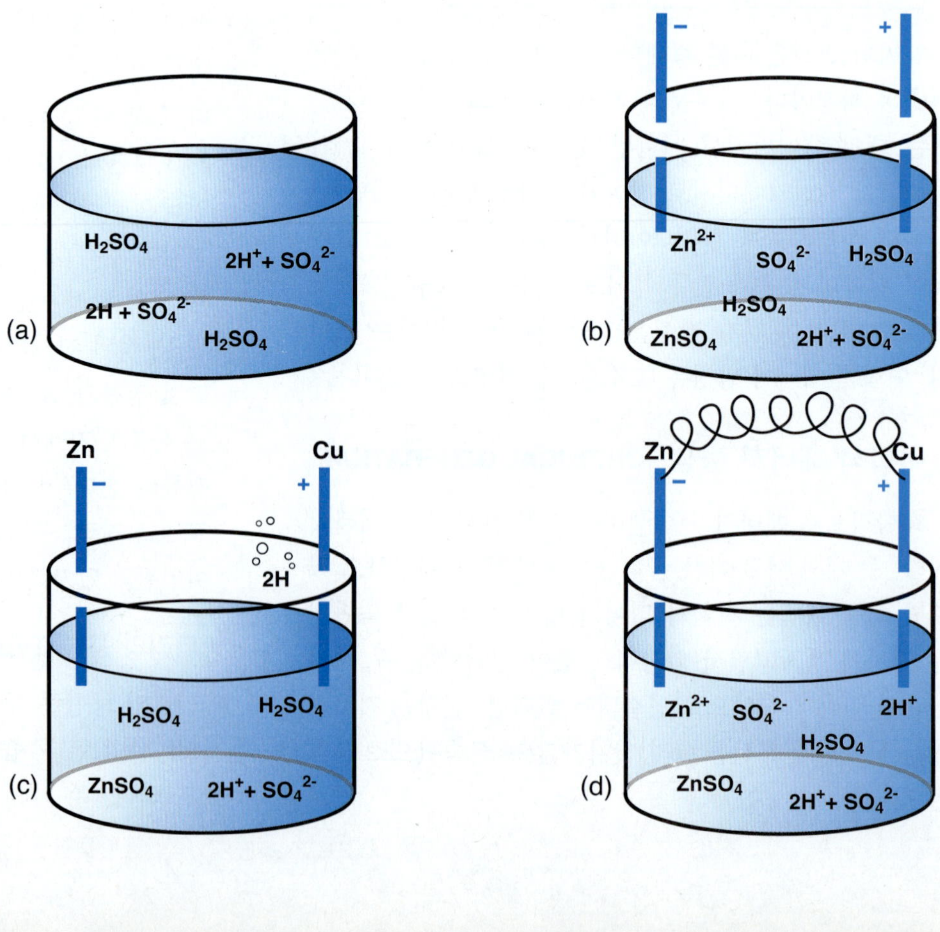

그림 9.4. 전기의 화학적 발생 원리

- 받침대 위에 올려진 막대자석은 막대자석이 회전하도록 한다(그림 9.6).
- 두 개의 금속판은 자석의 양 끝에 있으면서 굵은 전선으로 연결되어 있다.
- 기계적인 에너지는 막대자석이 회전성으로 빙빙 돌게 한다.

일반적인 기계적인 에너지의 원천은 댐에서 쏟아져 내리는 물에서 발생하는 수력과 석탄이 타거나, 핵 폭발시 발생하는 증기력이다.

자석이 시작점에 있으면 양극은 인접한 금속판의 전자를 끌어당기고, 음극점은 인접한 금속판의 전자를 밀어낸다. 두 개의 금속판은 서로 인접해 있기 때문에 금속판에서 떨어져 나온 전자는 자석의 음극으로 이동하게 되며, 그 다음 양극의 금속판으로 움직이게 된다. 자석이 180° 회전하면 전자는 다시 반대 방향으로 움직인다. 이처럼 자석과 전자가 지속적으로 회전하면 금속판과 전선 내에서 앞과 뒤로 움직이게 되는데, 이것이 교류전류이다. 기계적인 힘이 자석을 계속 회전시키는 한 교류전류는 계속 생성될 것이다.

전기모터와 전기 발전기 (An electrical motor vs. an electrical generator)

전기모터는 개념적으로는 발전기와 같다; 이 둘은 구성요소가 같다. 하지만 발생과정은 서로 반대이다. 발전기는 기계적인 힘을 전기력으로 바꾸어주는 것인 반면에, 전기모터는 전기력을 기계적인 힘으로 바꾸어 주는 것이다.

교류전류의 용어 (Alternating current terms)

교류전류의 그래프는 전류가 한 방향으로 흐른 다음 다른 방향으로 흐르는 정현파(sine wave)이다(그림 9.7). 다음은 치료에 사용되는 전류를 이해하는데 필요한 것들이다:

- **임펄스**(impulse): 한 방향으로 흐르는 교류전류의 흐름. 그림 9.7에서 보면 임펄스는 반원으로 나타난다(또는 달갈모양); 전류의 흐름을 의미하는 도식표 상에서 전류가 흐르는 지점은 기준선에서 최고점에 올라간 다음 다시 기준선으로 되돌아오는 것으로 표시되어 있다. 교류전류가 발생하는 예는 자석이 180°로 회전할 때 전자의 흐름을 의미한다.
- **주기**(cycle): 두 개의 임펄스가 합쳐진 것. 그래프 상에는 기준선에서 한 방향으로 최고점에 도달한 다음, 다시 기준선으로 되돌아 온 후, 반대방향으로의 최고점으로 표시되어 있다. 교류전류가 발생하는 예는 자석이 360°로 회전할 때 전자의 흐름으로 표현된다.
- **주파수**(frequency): 파형(wave form)의 능을 통과하는 속도이며, 초당 사이클수(cps) 또는 헤르쯔(Hz)로 표시한다. 미국은 60 cps를 사용하며, 유럽과 아시아의 여러 국가들은 50 cps를 사용한다. 저주파 전류는 1,000 cps 이하이며, 고주파 전류는 10,000 cps 이상이다. 전기를 측정하거나 조절하는 기구는 글상자 9.2에 설명되어 있다.

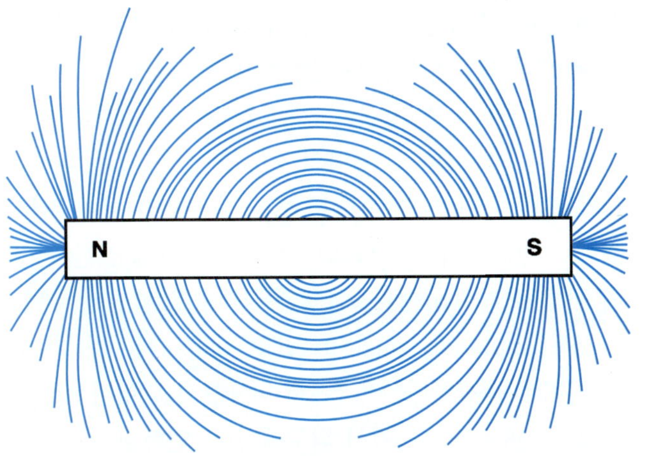

그림 9.5. 금속의 분자들이 극성을 갖거나, 양극의 끝지점에 배열하면 금속막대는 자석이 된다. 자석의 두 단자 사이에 힘선이 생성된다.

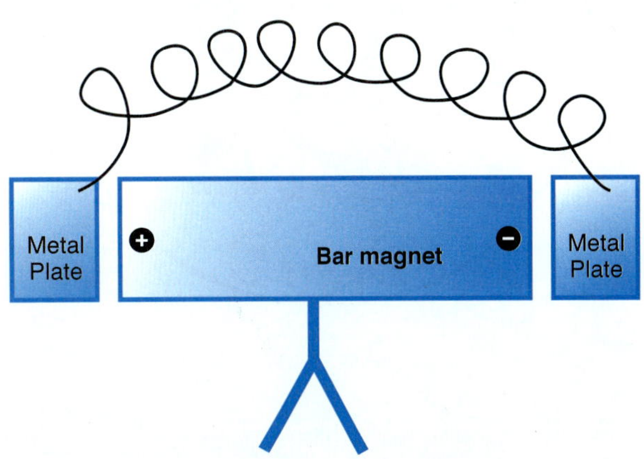

그림 9.6. 교류전류의 역학적인 발생.

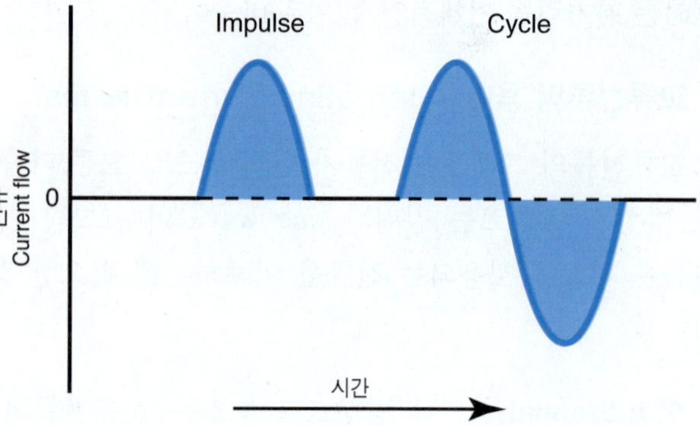

그림 9.7. 전류의 흐름과 시간에 대한 임펄스와 사이클의 도식도.

글상자 9.2 전기를 측정하거나 조절하기 위한 장비

측정기구는 전류의 전기장 효과에 기초한 것이다. 가장 간단한 장비는 영구자석과 회전이 되는 전기자석(electromagnet)을 이용하는 것이다. 전기자석이 전하를 받으면, 두 개의 자석은 서로 반발하기 때문에 전기자석은 회전하면서 영구자석으로부터 떨어지게 된다. 반발하는 정도는 전기자석의 힘에 비례하며, 영구자석을 통과하는 전류의 양에 비례한다. 여기에 디스플레이 기능과 측정기능이 추가되면 측정장비(measuring device)가 만들어진다. 이것을 **검류계**(galvanometer)라고 한다(그림 9.8). 여기에 회로(circuitry)가 추가되면 전류의 속도(대부분은 밀리암페어임)를 측정하는 **전류계**(ampere meter); 전압을 측정하는 **전압계**(voltmeter); 또는 전류의 저항을 측정하는 **오옴측정기**(ohmmeter)가 된다.

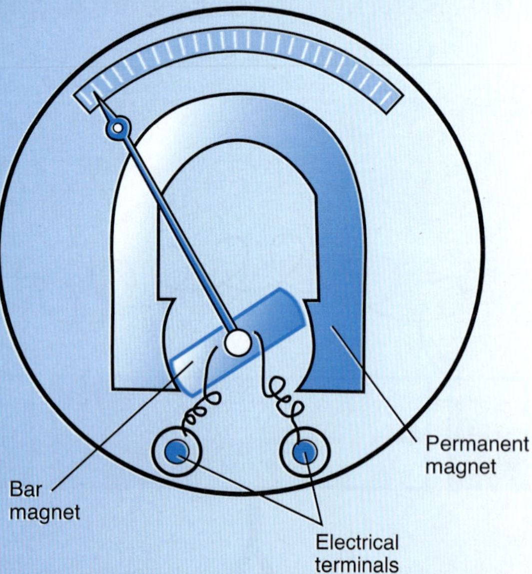

그림 9.8. 검류계 또는 멀티미터(multimeter)는 전류, 전압 또는 저항을 측정할 수 있다.

출력 전류의 특징
Output Current Characteristics

치료적 의료장비는 직류나 교류로 작동되며, 이것을 입력전류(input current)라 한다. 그 다음 장비는 순수한 전류 (직류 또는 교류)나 변조된 맥동 전류를 전송한다. 이러한 복잡성을 증가시키기 위한 출력전류의 3가지 기본적인 형태가 있다(그림 9.1 참조):

- *직류전류:* 단일 방향으로 전자가 지속적으로 흐르는 것
- *교류전류:* 전자의 지속적인 흐름이 차단되거나 돌발(burst)을 일으키기도 한다; 주파수나 초당 사이클 수로 표현한다.
- *맥동전류:* 전자의 흐름이 차단되는 현상

맥동전류가 단속되는 가장 단순한 형태는 스위치를 켰다가 껐다를 반복하는 것이다. 하지만 그 과정은 더 복잡하기 때문에 입력전류를 변조 또는 조절하거나, 출력전류의 형태를 다양한 방식으로 조절하는 것이다.

전류변조 CURRENT MODULATION

전류변조는 입력전류를 다양한 방식으로 조절 또는 변조시켜서 다양한 출력파형을 만들어 내는 모든 것이 해당된다. 대부분의 전기치료기는 맥동파로 출력된다. **맥동**(pulse)이란 전류가 흐르지 않을 때 또 다른 맥동으로부터 분리된 하전된 입자들이 움직이는 제한된 기간이다. 맥동은 한 개 또는 그 이상의 위상으로 형성되며, **위상**(phase)이란 하전된 입자들의 움직임(전류)이 한 방향으로 흐르는 주기를 말한다. 가장 흔히 사용되는 전기치료의 위상과 맥동의 특징은 글상자 9.3에 설명되어 있다.

입력 전류가 변조되는 두 번째 방식은 전류의 시간을 조절하는 것이다. 타이밍의 기본적인 단위는 **위상기간**(phase duration) 또는 맥동폭(pulse width)이며, 위상기간이란 전류가 단일방향으로 흐르는 시간을 말한다. 전류의 시간 조절은 글상자 9.4에 추가적으로 설명되어 있다.

진폭(amplitude, intensity 또는 output)은 두 가지 중 한 가지로 측정한다: 전극에서 나오는 전압이나 회로에서 나오는 전류이다. 여기서 회로라 함은 인체의 치료부위가 해당된다. 전류의 진폭 변조는 글상자 9.5에 언급되어 있다.

글상자 9.3 위상(phase)과 맥동(pulse)의 특성

위상과 맥동의 특성은 다음과 같다:

- **위상의 모양**(phase shape): 변조된 후 발생하는 출력전류의 모양. 치료적으로 가장 흔히 사용되는 위상의 모양은 직사각형, Spike, 삼각형, 또는 톱니바퀴형이다.
- 맥동은 위상의 수로 계산한다(그림 9.9).
  - **단상맥동**(monophase): 위상이 하나인 맥동 (전류는 오직 한 방향으로만 흐른다)
  - **이상맥동**(biphase): 위상이 두 개인 맥동 (전류는 양방향으로 흐른다)
  - **삼상맥동**(triphase): 위상이 세 개인 맥동
  - **다상맥동**(polyphase): 위상이 많은 맥동
- **위상전하**(phase charge): 하나의 위상에서 총 전기량은 쿨롱으로 표시한다(NMES는 마이크로 쿨롱임). 시간이 결합된 것(곡선 아래부분)이며; 진폭과 맥동기간의 합이다(그림 9.10).

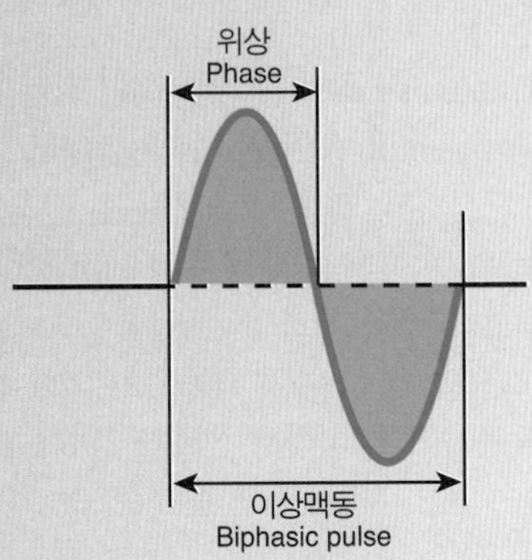

그림 9.9. 두 개의 연속적인 위상이 이상맥동을 형성한다.

- **맥동전하**(pulse charge): 단일 맥동의 전기량; 위상전하의 총합
- **맥동 대칭**(pulse symmetry): 이상성 맥동에서 두 개의 맥동 모양의 관련성(그림 9.10):
  - **대칭성 맥동**(symmetry pulse): 위상의 모양이 같은 맥동
  - **비대칭성 맥동**(asymmetry pulse): 위상이 서로 다른 맥동
- **맥동 전하 균형**(pulse charge balance): 위상의 대칭과는 상관없이 이상파 맥동에서 두 개의 위상의 전하량 사이의 관련성(그림 9.10):
  - **균형위상**(balanced phase): 똑같은 위상전하가 하나의 맥동을 형성한 것
  - **불균형위상**(unbalanced phase): 서로 다른 위상전하가 하나의 맥동을 형성한 것
- **교류렬**(AC train): 고정된 주파수에서 맥동이 연속적이고 반복적으로 계속되는 것[또는 교류전류의 분절(segment of AC)이라고도 함].
- **돌발**(burst): 전류의 흐름이 단절된 후 한정된 시간동안 맥동전류의 흐름이 짧게 연속되는 것(또는 특정주파수내에서 교류전류가 짧게 단속되는 것). 이것은 맥동렬 또는 교류전류가 통전(on)과 단속(off)이 반복되는 것이라 생각하면 된다(그림 9.11).
  - **돌발간격**(burst interval): 돌발이 발생되는 시간이며, 주로 밀리세컨드로 측정한다.
  - **돌발간 간격**(interburst interval): 돌발과 돌발 사이의 시간을 말하며, 밀리세컨드로 측정한다.

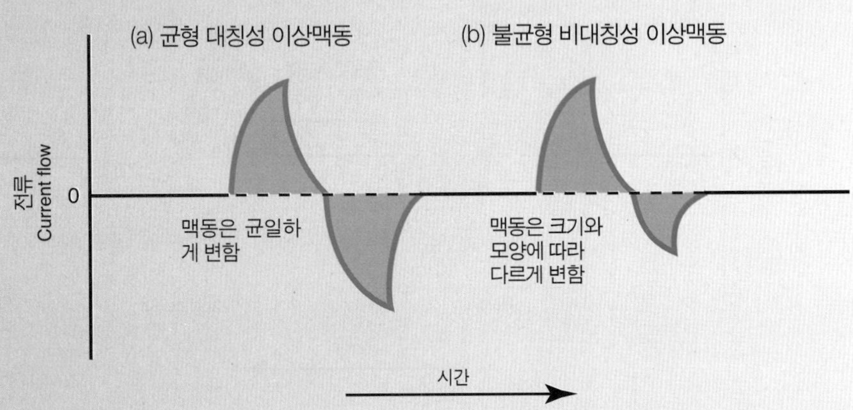

그림 9.10. 이상 맥동파의 두 가지 형태.

글상자 9.3 위상(phase)과 맥동(pulse)의 특성 (계속)

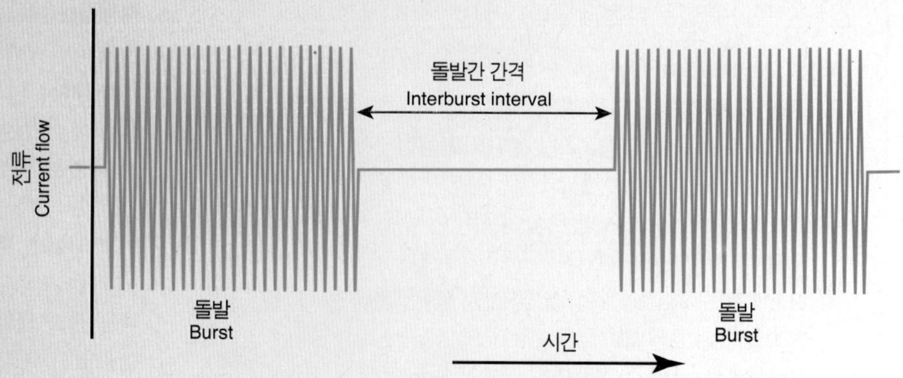

그림 9.11. 교류전류의 열(train)이 반복적으로 통전되고 단속되면 돌발간 간격이 있는 돌발이 만들어진다.

글상자 9.4 전류의 시간변조

전류의 위상기간과 시간은 다음과 같이 정의내릴 수 있다 (그림 9.12):

- **상승시간**(rising time): 위상이 시작되는 시간부터 최대 진폭에 도달하기까지의 시간.
- **감쇠시간**(decay time): 최대 진폭에서 위상이 끝나는 지점까지 시간.
- **맥동기간**(pulse duration) 또는 맥동폭(pulse width): 각 맥동이 한 사이클을 만드는데 필요한 시간이며, 마이크로세컨드나 미리세컨드로 표시한다.
    - *짧은 맥동기간(short pulse duration):* 맥동이 150 μsec 이하로 지속되는 것.
    - *긴 맥동기간(long pulse duration):* 맥동이 200 μsec 이상 지속되는 것.
- **맥동간 간격**(interpulse interval): 연속적인 맥동 사이의 시간.
- **맥동주기**(pulse period): 맥동의 시작지점에서 그 다음 맥동이 시작되는 지점까지; 맥동주기와 맥동간 간격을 합한 것.
- **맥동 속도**(pulse rate) 또는 맥동 주파수(pulse frequency): 초당 맥동 수 (pps 또는 Hz).
- **순환주기**(duty cycle): 하나의 맥동주기 이상 전류가 흐를 때 시간의 백분율이다. 따라서 전류가 10 msec 동안 통전되고, 40 msec 동안 차단된다면 순환주기는 20%가 된다.

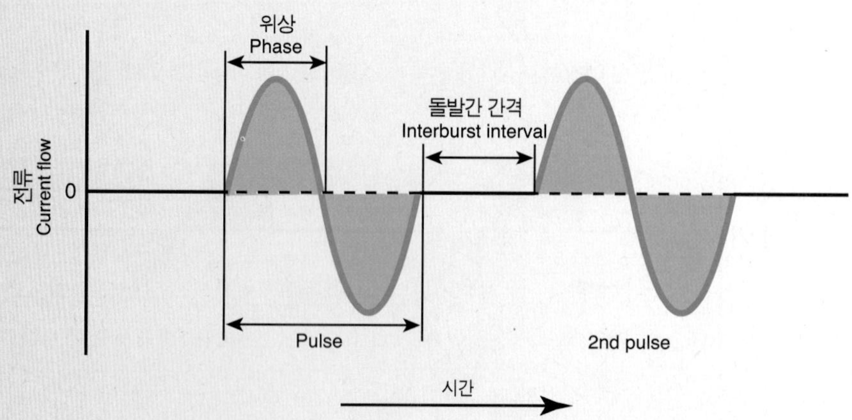

그림 9.12. 맥동과 위상기간의 특성.

글상자 9.5 전류의 진폭변조

전류의 진폭이 갖는 특징은 다음과 같다(그림 9.13):

- **정점전류**(peak amplitude): 맥동이 가장 높은 지점.
- **평균전류**(average current): 맥동의 평균크기. 평균전류는 맥동의 평균전류를 측정하기도 하고, 주기의 평균전류를 측정하기도 한다. 두 번째 방법은 맥동사이에 휴지기 시간이 포함된다.
- **자극패턴**(stimulation pattern): 전류에서 사용되는 맥동의 구조.
- **지속적인 자극 패턴**(constant stimulation pattern): 연속적인 맥동 (또는 사이클) 진폭이 같은 패턴으로 자극하는 것.
- **Surge 자극 패턴**(surged stimulation pattern): 연속적인 맥동 (또는 사이클) 진폭이 제로에서 최대로 설정된 강도까지 점진적으로 증가하면서 자극하는 패턴(그림 9.14).
- Surge 파의 특징
  - **경사상승**(ramp up): 전기의 강도가 증가되는 시간.
  - **정점**(plateau): 맥동이 처음 설정한 최대강도에 머무르는 시간.
  - **경사하강**(ramp down): 전기의 강도가 감소하는 시간.
  - **통전시간**(time on): Surge 파의 전류가 시작된 다음 끝날 때까지 걸리는 시간.
  - **단속시간**(time off): 전류가 흐르지 않는 시간; Surge 파와 파사이의 시간.

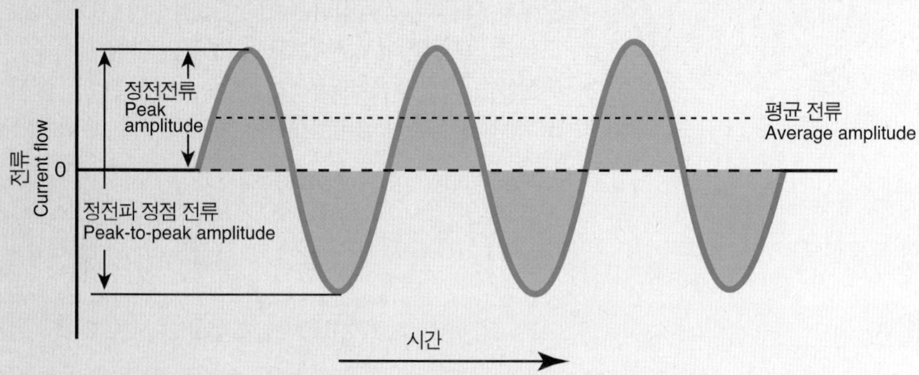

그림 9.13. 전류 진폭의 특성.

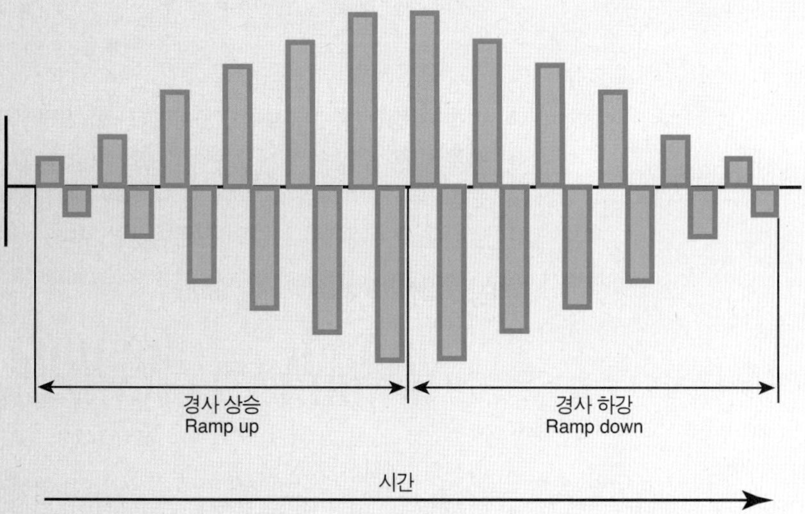

그림 9.14. Surge파 자극 특성.

파형(wave form)은 전류가 흐르는 모양이며, 수직축은 진폭이며, 수평축은 시간을 의미한다. 직류전류와 교류전류를 변조하면 다양한 형태의 출력을 만들 수 있다. 가장 일반적으로 사용되는 의료용 파형은 글상자 9.6에 설명되어 있다. 원래 전기자극기의 출력은 단일 파형이다. 제조업자들은 자신들이 개발한 특정파형의 장점에 대해 강조를 하면서 다른 파형보다 더 우수하다고 주장한다. 하지만 시간이 흘러 기술이 진보하게 되면 제조업자들은 다양한 형태의 파형이 나오는 출력 발생기를 다시 개발하게 된다.

글상자 9.6 일반적으로 사용되는 파형

다음에 나오는 9가지 주파수가 전기치료를 할 때 주로 사용하는 파형이다:

1. **직류(갈바닉) 파형**(direct or galvanic wave form): 이온 도입시 주로 직류전류를 사용한다.

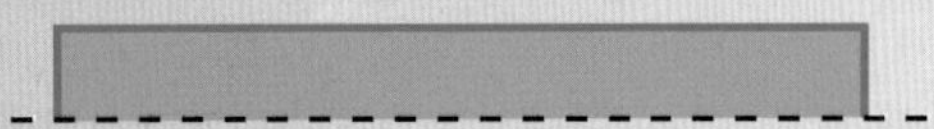

- 단상파, 직사각형
- 예전에는 정사각형파(square) 라고 했지만, 현재는 직사각형파(rectangular) 라고 한다.

2. **단속 직류 파형**(interrupted DC wave form): 전류가 빠르고 반복적으로 통전과 단속되는 단일방향의 흐름; 변조된 정사각형파와 유사함.

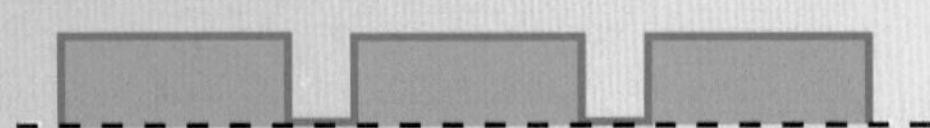

- 단상파, 직사각형파, 맥동파
- 통전과 단속시간은 같을 수도 있고, 다를 수도 있음

3. **정현파**(sinusoidal wave form): 순수한 교류전류

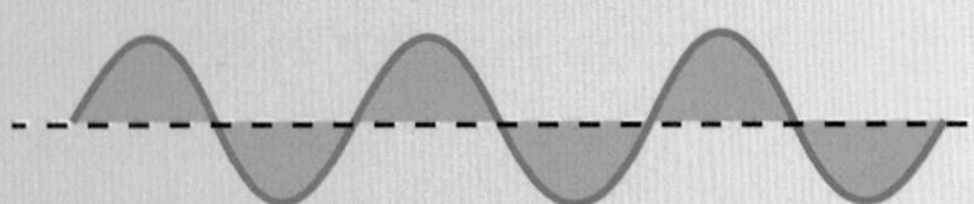

- 이상파, 대칭파, 균형파, 정현파임
- 제조회사에서 파형을 만듬
- 간섭전류와 러시안 전류의 기본 파형임

4. **감응 파형**(paradic wave form): 유도된 비대칭성 교류전류

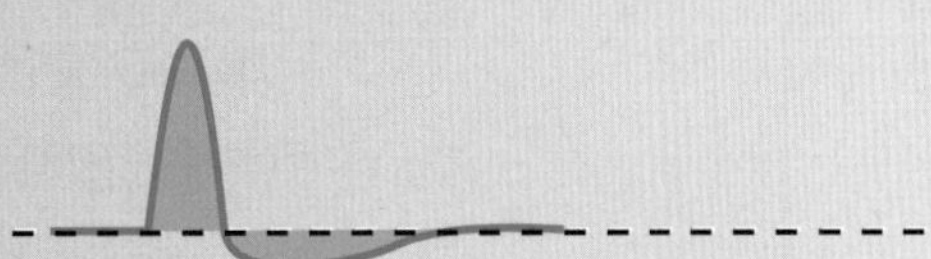

- 이상파, 비대칭파, 불균형파, Spike 파
- 양극지점 – 짧은 맥동기간, 높은 진폭, Spike 파형
- 음극지점 – 긴 맥동기간, 낮은 진폭, Curve 파형
- 예전에는 감응 파형은 교류전류에서 만들어지는 파형이라고 했지만, 요즘은 특수한 파형으로 알려져 있음.

5. **직사각형파**(rectangular): 단속직류와 유사하지만, 교류전류를 변조한 것임

- 단상파, 직사각형파, 맥동파

6. **이상파**(biphasic)

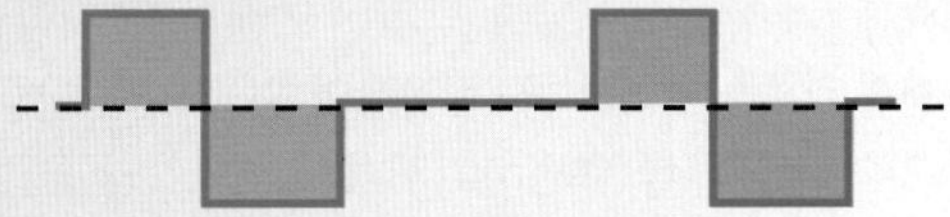

- 이상파, 대칭파, 균형파, 직사각형파, 맥동파

7. **쌍맥동파**(twin pulse wave form)

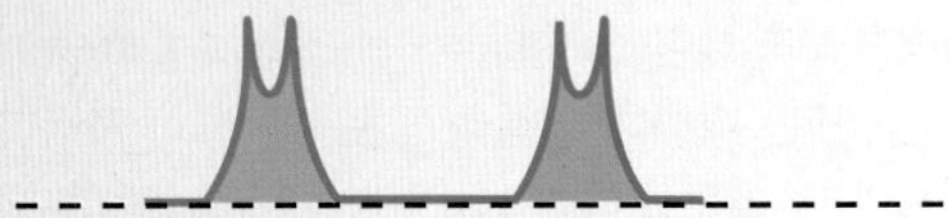

- 단상파, 맥동파, 쌍극점파(twin spike)
- 고전압 근자극기에서 사용하는 일반적인 파형
- 예전에는 고전압 갈바닉 또는 맥동 직류전류라고 했지만, 실제는 직류나 갈바닉전류가 아니다.

8. **간섭파형**(interferential wave form)

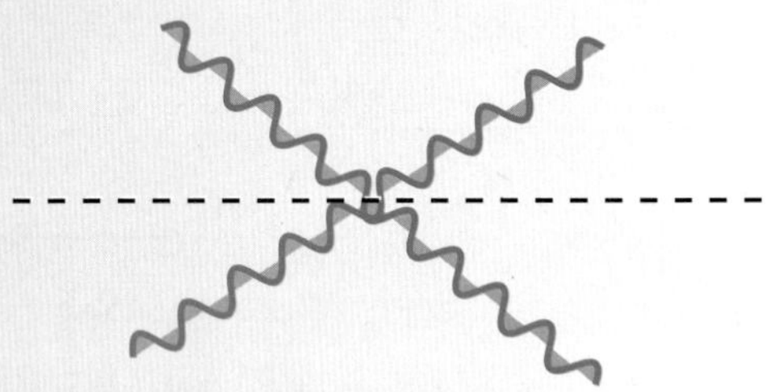

- 대칭파, 정현파, 고주파(2000-5000 Hz) 교류전류
- 서로 다른 주파수가 나오는 두 개의 채널을 동시에 사용함; 두 개의 서로 다른 전류 사이에서 발생하는 간섭현상은 조직내에서 전류의 진폭이 변조된다.

9. **러시안 파형**(russian wave form)

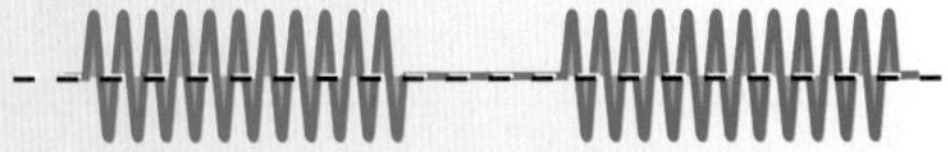

- 다상파, 대칭파, 정현파, 돌발파
- 초창기에는 매 10 msec (초당 50번 돌발) 마다 변조되는 2500 Hz의 교류 돌발파였음.
- 처음 개발한 사람이 러시아 과학자인 Kots이기 때문에 러시안 전류라고 명명함.

전기자극에 대한 조직의 반응
Tissue Responses to Electrical Stimulation

치료적인 목적으로 전기를 적용하면 조직내에서는 4가지 반응이 나타난다: 열효과, 화학적 효과, 자기효과, 운동효과. 온열효과는 16장에 설명할 것이다. 그 외 3가지는 이번 단락에서 설명할 것이다.

화학적 효과 CHEMICAL EFFECTS

전기자극의 화학적 효과는 약물의 이온을 몸 속으로 주입하는 것이다. 직류전류가 용액을 통과할 때 이온이 이동한다:

- 양극으로 하전된 이온은 음극으로 이동한다.
- 음극으로 하전된 이온은 양극으로 이동한다.

이 효과는 1890년대 LeDuc이 수행한 간단한 실험을 통해 재현할 수 있다.[5]

LeDuc의 실험(LeDuc's experiments)

첫 번째 실험에서 LeDuc는 감자에 구멍을 낸 다음, 양극의 칼륨이온과 음극의 요오드 이온으로 해리되는 포타슘 요오드(potassium iodine)를 채웠다(그림 9.15). 그 다음 감자의 양 끝에 전선을 이식한 다음 배터리와 연결했다. 직류전류가 감자를 통과할 때 이온들은 양 끝지점으로 끌려가게 된다: 양극의 포타슘 이온은 음극으로 끌려가고, 음극의 요오드 이온은 양극으로 끌려간다.

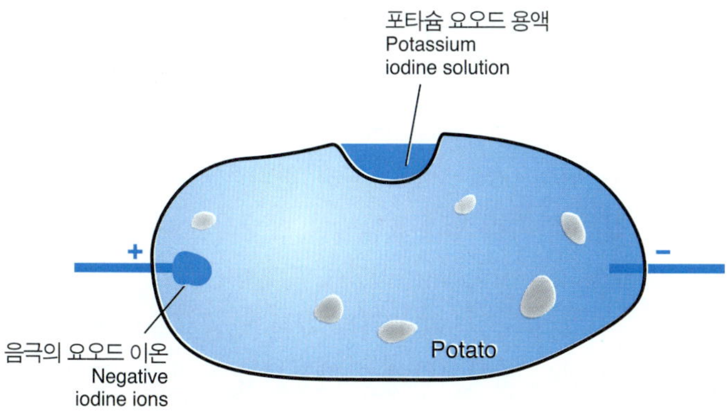

그림 9.15. 전기자극의 화학적 효과: LeDuc의 감자 실험. 포타슘 요오드 용액이 들어있는 감자에 직류전류를 통전시키면, 음극의 요오드 이온은 양극의 감자 끝 지점으로 이동한다. 분석은 쉽다. 요오드는 양극 근처에서 푸른색으로 변하게 되는 것을 눈으로 확인할 수 있다.

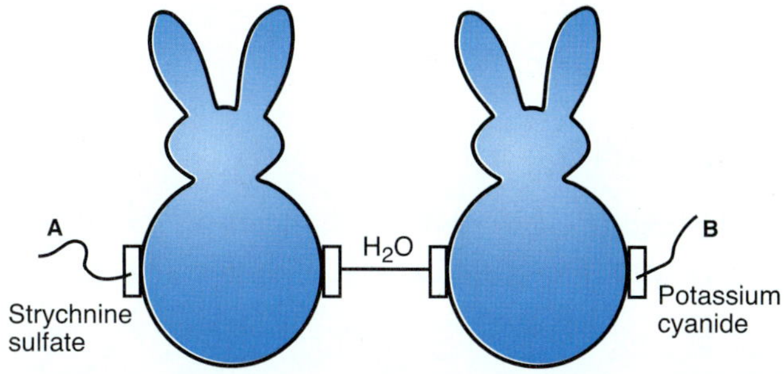

그림 9.16. 전기자극의 화학적 효과: LeDuc의 토끼실험. 두 마리의 토끼에게 전기회로를 연결한 다음, 한 마리의 토끼는 strychnine sulfate의 용액에 적신 전극을 연결하고, 다른 토끼는 potassium cyanide를 적신 전극을 연결한다. 두 마리의 토끼 사이에 연결되어 있는 전극은 순수한 물에 적셨다. A 전극은 음극을, B 전극은 양극을 연결하여 토끼에게 전류를 통전시켰을 때는 두 마리의 토끼 모두 아무런 손상을 입지 않았다. 하지만 배터리의 극성이 바뀌는 순간 두 마리의 토끼 모두 죽었다. 그 이유는 처음 토끼는 strychine 약물에 의해 죽었고, 두 번째 토끼는 cyanide 약물에 의해 죽었다. 양극인 A 전극은 양극을 띄는 strychine을 반발하기 때문에 첫 번째 토끼의 몸 속으로 주입되었으며, 음극인 B 전극은 음극 약물인 cyanide를 반발하기 때문에 두 번째 토끼의 몸 속으로 주입되어 사망한 것이다.

LeDuc의 두 번째 실험은 두 마리의 토끼를 전기회로로 연결한 다음 전기를 통전시킨다. 이 실험은 그림 9.16에 설명되어 있다. LeDuc의 두 번째 실험은 직류전류는 이온화된 분자를 피부 속으로 이동시킬 수 있다는 것을 보여준다. 이 개념이 이온도입법의 기본원리이다(이번 장의 마지막에 다시 논의할 것이다).

이온 이동에 필요한 사항 (Requirements for ion migration)

지속 단상 직류전류(continuous monophasic DC)의 전자의 흐름이 약물 이동에 필요하다. 이 과정은 농도경사를 역행해서 전자를 수송하는 과정이기 때문에, 전자의 흐름이 지속적으로 흐르지 않으면, 전자는 "전자가 흐르지 않는 시간"에는 처음 위치로 되돌아 나오게 될 것이다. 이것은 마치 언덕으로 차를 밀어 올리는 것과 같다; 당신이 자동차를 밀다가 쉬면, 차는 처음 위치로 굴러 내려올 것이다.

1980년대에는 고전압 이중 맥동 장치(high-volt twin-pulsed simulator)가 화학적 효과가 있다고 잘못 알려져 있었다.[6,7] 사실 한때는 이 장치를 "고전압 직류 자극기(high-volt galvanic simulator)"라고 불려지기도 했었다. 이 장비는 단상파형이다; 하지만 맥동파이기 때문에 화학적인 효과를 내는데 필요한 것 즉, 지속적인 전자의 흐름을 만들지는 못한다.

이온도입법 (Iontophoresis)

이온도입법은 약한 직류전류를 이용하여 양극 또는 음극으로 하전된 약물이온을 환자의 피부나 피하조직으로 수송하는 것이다.[8-10] 따라서 순수한 직류전류가 장시간 동안(5~10분) 흐를 수 있어야 한다. 약물은 반드시 이온화되어야 하며, 전극에 적당하게 적용할 수 있어야 한다. 그래야만 활성이온(active ion)을 조직내로 이동시킬 수 있다.

비판적 사고 9.4 *LeDuc의 토끼실험에서 전극 A는 음극이고 전극 B는 양극일 때 두 마리의 토끼 모두 정상이었지만, 전극을 바꾸었을 때 두 마리의 토끼 모두 죽었다. 한 마리는 strychnine 독성에 의해 죽었고, 다른 한 마리는 cyanide 독성에 의해 죽었다. 그 이유는 무엇일까?*

자기효과 MAGNETIC EFFECTS

언제든지 전도체를 통해 전류가 흐르기만 하면 도체 주변으로 형성되는 자기장이 발생한다. 이러한 자기장으로 인해 조직내에서는 어떤 반응이 일어나는지는 명확히 이해되고 있지는 않다. 하지만 이러한 반응들은 뼈와 상처 치유와 관련이 있는 것으로 여겨진다.[11,12]

운동효과 KINETIC EFFECTS

운동효과는 감각자극과 근수축이며, 이러한 작용은 감각신경과 운동신경이 각각 자극을 받기 때문에 발생한다. 근수축은 단일 수축, 즉 연축(twitch)이나 지속적인 수축이 동시에 발생하는 강축(tetanus)이 발생하기도 한다.

분극현상과 활동전위 (Polarization and Action Potentials)

아무런 중재가 없으면 세포막은 분극되지 않는다. 즉, 이 말은 많은 양극 이온들은 세포막의 양 쪽에 같은 정도로 배열되어 있고, 다수의 음극이온도 같은 정도로 양쪽에 배치되어 있다(그림 9.17a). 신경자극이 가해지면 신경막이 분극되면서 세포막의 안과 밖에 이온분포가 다르게 된다. 즉, 세포막의 바깥에는 음극이온보다 양극 이온들이 더 많이 배치되고, 세포막의 내부는 양극이온보다

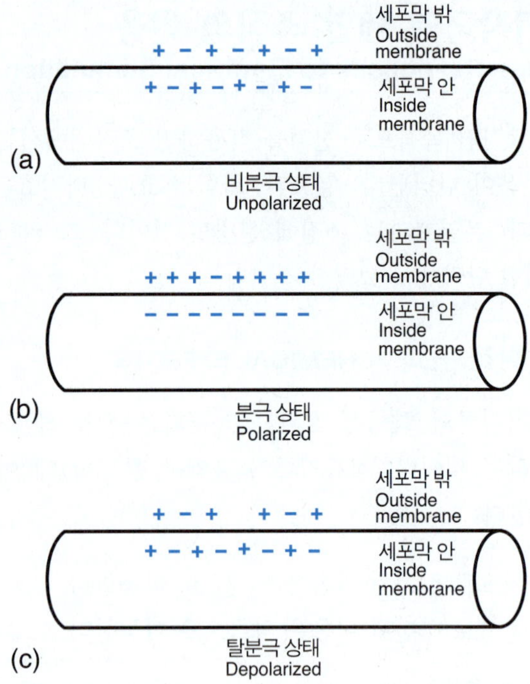

그림 9.17. 양극이온과 음극이온은 세 가지 상태를 거치면서 신경원의 세포막의 안과 밖에 배치한다: **(a)**는 세포막이 비분극된 상태이며, **(b)**는 분극된 상태이며, **(c)**는 탈분극된 상태이다.

음극이온이 더 많이 배치된다(그림 9.17b).

분극(polarization)이란 소디움 펌프에 의해 세포막을 지나가는 소디움 이온의 능동수송에 의해 발생한다(그림 4.6 참조). 세포막이 분극되면 세포막 내외의 전기적인 전위차가 −70~−90 mV정도 발생한다.

세포막을 자극하면 자극받은 부위는 탈분극(depolarization)된다. 양극이온은 신경내부로 유입되고, 음극이온은 밖으로 나오게 된다(그림 9.17c). 전기적인 전위차의 변화는 인접한 세포막을 탈분극시키고, 다시 인접한 조직을 탈분극시키는 과정이 되풀이된다. 이러한 탈분극현상은 신경세포(신경원)의 축삭을 따라 내려가는데, 이것을 활동전위(action potential)라 한다. 활동전위를 다른 말로 신경을 따라 탈분극현상이 발생하는 파동(wave of depolarization sweeping)이라고도 한다.

하나의 신경섬유에서 발생하는 활동전위는 똑같다. 자극강도나 시간이 달라지더라도 활동전위가 발생하는 진폭이나 속도에는 아무런 영향을 미치지 않는다. 자극이 역치에 도달하면 똑같은 활동전위가 발생한다. 활동전위는 신경세포와 근육세포에서 모두 발생한다. 이들 각각을

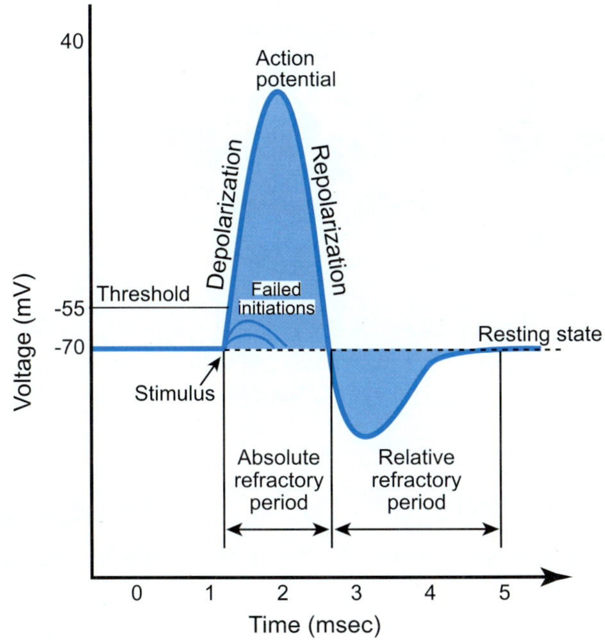

그림 9.18. 절대적 불응기와 상대적 불응기. 역치하 자극으로는 흥분이 발생되지 않는 두 자극을 주시하라.

신경의 활동전위와 근육의 활동전위라 부른다.

일단 활동전위가 축삭종말에 도달하면(그림 7.2 참조), 활동전위는 연접부위를 넘어 연접 후 신경이나 근세포를 자극한다. 하나의 운동신경섬유의 축삭가지는 여러 개의 근세포와 연접을 이룬다(어떤 근육은 수천 개 이상 연접함). 운동신경과 모든 근육세포가 연접을 이루고 있는 것을 운동단위(motor unit)라 한다.

운동단위를 구성하는 모든 근섬유들은 해당 근육으로 연결되어 있는 신경에서 발생한 하나의 활동전위에 대한 반응으로 수축을 하는데, 이것을 실무율의 법칙(all-or-none-law)이라 한다. 수축의 변화는 운동단위가 자극받는 수에 의해 발생하는 것이지, 개개의 운동단위에 가해지는 자극강도에 의해 발생하는 것이 아니다. 자극이 활동전위를 일으킬 정도로 충분하다면, 관련된 모든 근섬유들이 수축을 할 것이다.

일단 활동전위가 세포막을 따라 내려가면 신경은 재분극(repolarization)될 때까지는 추가적인 자극이 오더라도 흥분하지 않는다. 세포막이 재분극되기까지 걸리는 시간이 **불응기**(refractory period)이다(그림 9.18). 불응기는 두 단계로 나누어진다: 상대적인 불응기와 절대적인 불응기이다. 절대적인 불응기 동안에는 그 어떤 자극도 세포막을 탈분극(활동전위 발생)시키지 못한다. 하지만 상대적인 불응기 동안에는 더 큰 자극이 들어오면 세포막은 탈분극된다.

신경조직은 빠르게 탈분극된다.[4,13] 절대적인 불응기는 활동전위가 발생하는 시간과 거의 같다; 절대적인 불응기와 활동전위가 발생하는 시간은 신경에 따라 0.4~2 msec 정도로 다양하다.

혼합신경(Mixed nerves)

전기자극의 운동효과에 대한 추가적인 논의는 개개별 하나하나의 신경섬유를 자극하는 것에 초점을 맞출 것이다. 하지만 몸에 치료적으로 전기를 자극하면 혼합신경이 자극을 받는다. 혼합신경(mixed nerve)은 당신이 해부학에서 배운 신경들이며, 정중신경이나 궁둥신경과 같은 것들이다; 이들 신경들은 크기와 기능이 다양한 다수의 신경섬유들로 이루어져 있다. 비록 이들 신경들을 말초신경이라고 하지만, 간단히 언급하고자 한다.

신경은 세 가지 종류로 구분할 수 있다: A, B, C 섬유이다(표 7.1 참조):

- **A 섬유**는 직경이 가장 크고 (1~22㎛), 활동전위의 전도속도 또한 가장 빠르다(5~120m/sec). A 섬유 중 몇 개는 감각신경이지만, 그 외에는 모두 운동기능을 하는 운동신경들이다.
- **B 섬유**는 크기와 전도속도 모두 A와 C섬유의 중간크기이며, 크기는 1~3 ㎛이며, 전도속도는 3~14 m/sec 정도이다. 이들은 자율신경계의 운동신경들이다.
- **C 섬유**는 직경이 가장 작고(< 1 ㎛), 전도속도는 가장 느리다(< 2 m/sec). 이 신경은 감각신경이다.

일반적으로 흥분에 대한 신경의 반응은 크기(직경)에 따라 달라진다. 직경이 큰 신경섬유는 다음과 같은 특징이 있다:

- 좀 더 빠르게 활동전위를 전도한다.
- 전기적인 반응을 좀 더 많이 기록한다.
- 전기자극에 대한 흥분역치가 낮다.
- 반응시간이 짧다.
- 불응기가 짧다.

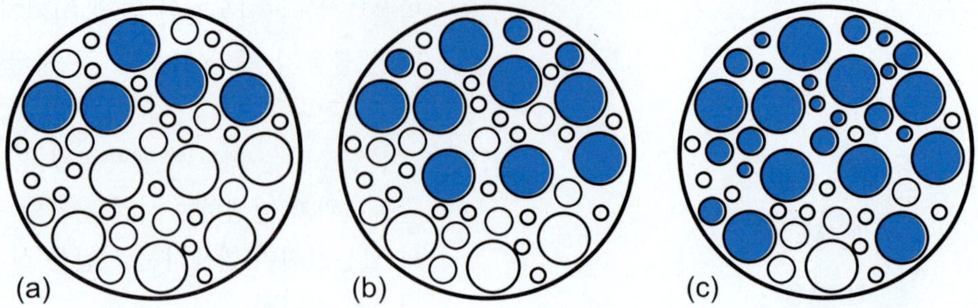

그림 9.19. 신경흥분성에 영향을 미치는 신경의 크기와 깊이. 동그란 원이 자극받은 신경들임. **(a)** 역치에 도달할 정도의 전류는 혼합신경 중에서 가장 직경이 크고, 가장 표층에 있는 신경섬유들이 자극을 받을 것이다. **(b)** 좀 더 강한 전류는 중간 크기의 표층 섬유와 중간 크기의 신경섬유를 자극할 것이다. **(c)** (b)보다 더 강한 전류는 직경이 작은 표층섬유와 조직의 가운데 위치한 중간크기의 섬유, 그리고 심부에 있는 직경이 큰 섬유들도 자극을 할 것이다.

신경흥분성과 자극변수 (Nerve excitability and stimulation parameters)

실험실에서 하나의 신경을 분리시켜 자극하면, 몸에 있는 혼합신경을 자극하는 것과는 매우 다른 반응이 나타난다. 두 경우 모두 일단 자극이 역치에 도달하면 활동전위가 발생하고, 그 다음 신경을 따라 계속 내려간다. 특정 신경이 활동전위를 유발할 정도로 필요한 전기자극의 양을 **신경흥분성**(nerve excitability)이라 한다. 다음에 나오는 인자들이 신경의 흥분성에 영향을 미치는 것이다.

신경의 크기와 깊이 Nerve size and depth

공통적으로 적용되는 사항으로, 직경이 큰 신경일수록 더 쉽게 자극이 되며, 좀 더 표층에 위치한 신경일수록 더 쉽게 자극을 받는다(그림 9.19). 임상적인 경험으로 보면 이 말은 직경이 큰 감각신경(A 섬유)이 운동신경보다 더 쉽게 흥분이 되며, 운동신경은 통증을 전달하는 신경보다 더 쉽게 흥분이 된다는 말이다.

조직의 저항 Tissue resistance

조직의 저항에 따라 전기자극에 의해 신경이 자극을 받을 수도 있고, 받지 않을 수도 있다. 저항(resistance)은 저항(resistance), 정전용량(capacitance), 유도용량(inductance)의 합인 조직의 저항(impedance)에 따라 달라진다. 피부의 바깥층(각질층, stratum corium 또는 horny layer)은 대부분 죽은 세포들(dead or peeling cell)이기 때문에 좋은 절연체이다. 털이나 기름도 절연체로 작용한다. 전극과 환자의 피부사이에 적용하는 Electrosonic 젤이나 물과 같은 **접촉매질**(coupling medium *or couplant*)은 피부의 저항을 감소시키고, 전도성은 증가시킨다. 근전도(electromyography, EMG)나 심전도(electrocardiography, EKG)를 할 때 가능한 한 피부에서 발생하는 저항을 최소화시켜야 한다. 이 과정은 정형외과적인 손상으로 인해 재활을 할 때는 전혀 필요하지 않다.

전류 밀도 Current Density

전류밀도는 전극과 전극 아래 피부의 횡단면을 통과하는 하전된 이온의 양을 측정하는 것이다(그림 9.20). 예를 들면, 25 cm^2의 전극으로 500 mA의 전류를 흘려보내면 전류밀도는 20 mA/cm^2가 된다. 전류가 흐르는 전극의 크기가 동일할 경우, 전류의 밀도도 똑같을 것이다. 하지만 하나의 전극이 다른 전극보다 더 크다면 전류밀도는 더 감소할 것이다.

비판적 사고 9.5 *(a) 2 ×2 cm의 전극 밑에서 발생하는 전류밀도가 80 mA/cm^2 라면, 크기가 두 배인 전극, 즉, 8×8 cm일 경우 전류밀도는 얼마인가? (b) 전극이 2 × 2 cm의 전극 밑에서 발생하는 전류밀도는 얼마인가?*

전류의 진폭과 맥동기간의 상관성 Interaction of Current Amplitude and Pulse Duration

전류강도는 전류의 진폭과 맥동기간이다(그림 9.21). 따라서 평균전류(섬유의 동원)는 전류의 진폭을 증가시키거나, 맥동기간을 증가시키면 증가된다. 이러한 상관성은 왜 저전압 자극기가 고전압 자극기보다 더 많은 근육을 수축시키는지에 대한 설명이 가능하다. 전압은 고전압 자극기가 5배나 더 높지만, 맥동기간은 더 짧다. 따라서

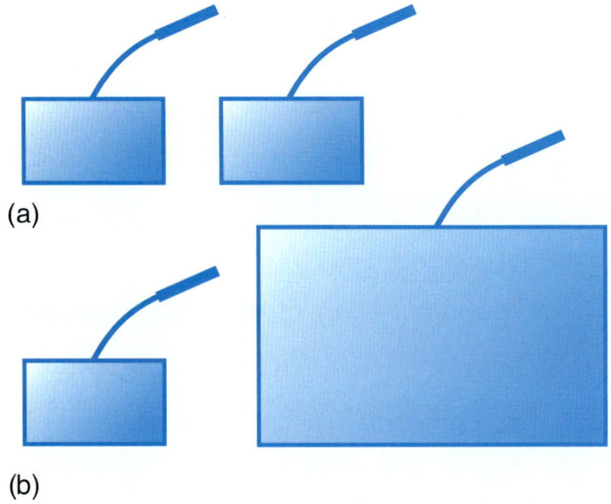

그림 9.20. 전류밀도는 하전된 이온이 전극의 횡단면을 통과하는 양을 측정하는 것이다. **(a)** 전류가 흐르는 전극의 크기가 같다면, 전극 아래에서 발생하는 전류밀도는 똑같을 것이다. **(b)** 하나의 전극이 다른 전극보다 더 크다면, 큰 전극은 전류밀도가 감소할 것이다.

평균전류는 더 낮다.

자극 주파수 Frequency of stimulation

자극 주파수는 개개 근섬유의 자극 역치에는 영향을 미치지 않는다. 하지만 총 근수축력과 근 피로는 증가시킨다. 자극 주파수가 증가할수록 근섬유들은 자극(활동전위) 중간에 쉴 수 있는 시간이 없어진다. 따라서 개개별로 연축이 연속적으로 발생하는 것과는 반대로 근수축은 지속적으로 일어난다. 이것이 **강축**(tetany)이며, **강직성 근경련**(tetanic contraction)이 시작되는 시점이다. 강축은 자극주파수가 20~30 pps를 초과할 때 발생한다.

전극 부착점 Electrode orientation

근육은 전기를 횡으로 전도하는 것보다 종으로 전도하는 것이 4배 정도 더 빠르다.[4] 따라서 전극은 근섬유에 수직으로 부착하는 것보다 근섬유의 주행방향대로 부착해야 한다.

운동점 Motor point

운동점은 전류가 가장 강한 근수축을 일으키는 부위이다. 이 지점은 운동신경이 근육으로 들어가는 지점이며, 주로 근복의 시작점에 있다. 임상가들은 다음에 대해 알고 있어야 한다:

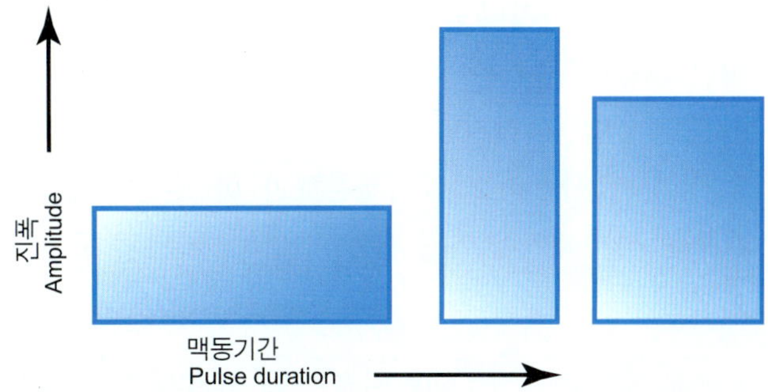

그림 9.21. 전류강도는 진폭과 맥동기간이다. 이 그림에서 볼 수 있는 3개의 파형 각각의 전류강도는 같다.

- 운동점은 변하기 때문에 근육을 따라 전극을 움직여 가면서 가장 예민하게 수축하는 지점을 찾아야 한다.
- 챠트는 운동점을 찾는데 도움이 되기도 한다. 하지만 해부학적 위치는 변수가 있다.
- 운동점과 발통점(trigger point)을 혼동해서는 안된다. 발통점은 몸의 국소부위에 한정되어 있고, 촉진, 전기자극 또는 초음파에 매우 민감하게 반응하는 부위이다.

전극 ELECTRODES

전극은 몸으로 전류가 들어가고 나가는 발전기나 전기자극기의 끝지점에 연결된 기구이다. 전극은 크기, 모양, 재질이 다양하고, 기능에 따라 명명되는 경향이 있다. 다음은 가장 흔한 3가지 전극의 종류이다:

- *금속-스펀지 전극(metal-sponge electrode):* 전선에 연결된 얇은 금속판 전극이다. 젖은 스펀지를 금속판과 피부 사이에 적용하여 피부와 전극의 전도성을 증가시켜준다. 늘어나는 고무벨트로 고정하거나 모래주머니를 올려두면 된다.
- *스펀지, 종이타월, 또는 전도성 겔 인터페이스가 있는 탄소 또는 실리콘이 들어간 고무전극:* 탄소 또는 실리콘이 고무에 첨가되어 있는 전극이다. 젖은 스펀지, 젖은 종이타월, 또는 전도겔을 고무판과 피부 사이에 적용하여 피부와 전극 사이의 전도성을 증가시킨다. 이것 또한 탄력성의 고무벨트나 모래주머니를 이용하면 된다.
- *접착성 탄소 또는 실리콘이 들어있는 고무전극:* 접착

성 전극은 스펀지나 종이타월 또는 고무벨트나 모래주머니를 올려두는 부위에 사용한다. 이 전극은 빠르고 쉽게 적용할 수 있지만 다른 전극들보다 약간 비싸다. 또한 한번 사용하고 폐기처분해야 하는 전극이지만, 대부분 접착성이 없어질 때까지 약 8~10번 정도 재사용한다.

최근에 값이 저렴한 1회용 전극을 개발했다(그림 9.22). 이런 전극들은 스티커와 비슷하게 생겼다. 치료부위에 전극을 쉽게 부착할 수 있을 뿐만 아니라, 제거하는 것도 쉽다. 치료가 끝나면 전극은 쓰레기통에 버리면 된다. 제조업자들은 이 전극이 재사용이 가능한 접착성 전극만큼 효과적으로 전류를 흘려보낼 수 있다고 한다.

물리적인 특성 (Physical characteristics)

전극의 모양은 중요하지 않다. 대부분의 전극은 동그랗거나, 정사각형 또는 직사각형 모양이다. 하지만 전극의 크기나 재질이 중요한 요소이다.

- *크기(size)*: 전극의 크기와 적용은 자극하고자 하는 운동단위의 수에 따라 결정된다. 작은 전극은 단일 근육을 자극할 목적으로 사용하며, 직경이 큰 전극은 대단위 근육을 자극할 때 사용한다. 전극의 크기는 또한 전극아래에서 발생하는 전류밀도를 견딜 수 있어야 한다. 작은 전극은 전류밀도가 증가하기 때문에 가능한 한 전류의 출력을 견딜 수 있는 정도는 되어야 한다.
- *재질(materials)*: 재질의 전도성은 전류가 흐르는 양에 영향을 미친다. 탄소 또는 실리콘이 들어있는 고무전극은 금속-스펀지 전극보다는 전도성이 더 우수하다. 하지만 사용기간이 더 짧다. 탄소 또는 실리콘은 사용 시 누설전류가 발생할 가능성이 있기 때문에 전도도가 감소할 가능성도 있다.

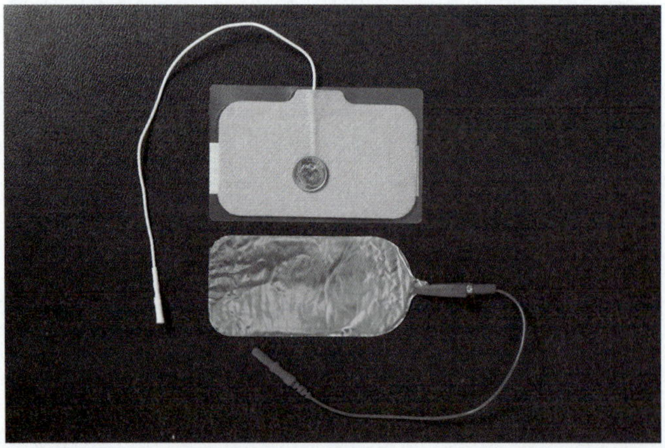

그림 9.22. 1회용 전극(아래 부분)은 값이 저렴하며, 한번 사용 후 버리는 전극이다. 주: 여러 번 사용하는 전극 위에 있는 동전의 크기를 한번 보라.

재사용 전극의 교차감염 (Cross-contamination of reusable electrodes)

스스로 부착하는 전극은 동일한 환자에 한해서만 재사용해야 한다. 다른 환자에게 재사용할 경우, 박테리아 감염을 전이시킬 수 있다. 그림 9.23은 배양 접시에 박테리아 균이 서식하고 있는 것을 보여주는 것이다. 이 배양균은 스포츠 의학실이나 물리치료실에서 사용하는 전극에서 무작위로 선별한 것이다. 따라서 치료 전에 치료부위를 청결히 함과 동시에 동일한 전극을 여러 사람에게 사용하지 않는 것이 중요하다. 이러한 습관은 교차감염을 예방하는 것뿐만 아니라, 세균이 다른 환자들에게 전파되는 것을 예방하는데도 도움이 된다. 또한 1회용 전극이나 스스로 붙이는 전극을 사용 후 버림으로서 교차감염의 위험을 예방할 수도 있다.

전극의 기능 (Electrode function)

전극의 기능 — 전기자극 시 자극받는 조직에는 어떤

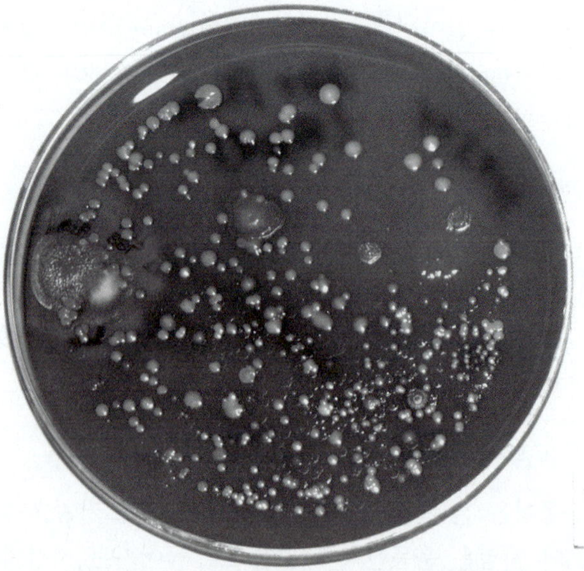

그림 9.23. 여러 사람들에게 사용하는 전극에서 추출한 박테리아 배양균. 전극에서 박테리아가 자라고 있는 것을 보라. (고유권한은 Alex Pinto 임.)

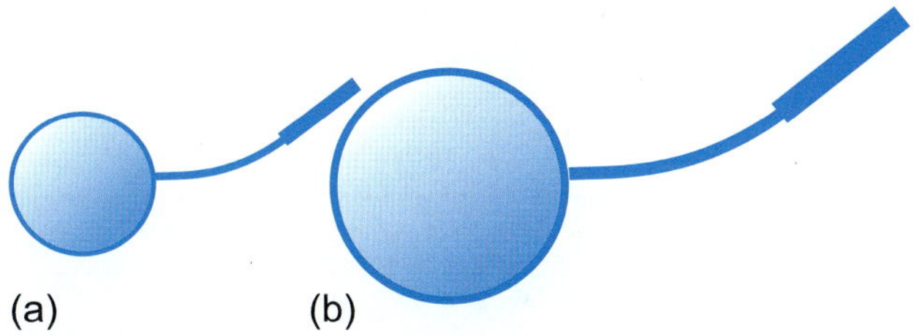

그림 9.24. 전극은 전극의 크기에 따라 활성전극과 분산전극이 된다. **(a)**는 활성전극이며, **(b)**의 분산전극보다 항상 작다. 따라서 전류밀도는 더 높다.

일이 벌어질까 — 은 쌍으로 된 전극의 크기에 따라 다르다. 전극은 활성전극과 분산전극으로 세분된다.

- **활성전극**(active electrode): 원하는 반응을 더 쉽게 유도할 수 있다(그림 9.24).
- **분산전극**(dispersive electrode)(전극의 크기가 다름): 원하는 반응을 일으키기는 충분치 않다. 분산전극은 전극의 크기가 반대편 전극보다 더 크다. 이 전극은 회로를 연결하기 위해 주로 사용하며, 주로 치료 부위보다 먼 곳에 부착한다.

적용기술 (Placement techniques)

전극을 부착하는 기술은 3가지이다(그림 9.25). 이들 기술은 서로 다른 반응을 일으킨다:

- **2극성 배치법**(bipolar technique): 두 개의 전극의 크기가 같고, 전류밀도도 같다(하지만 두 전극이 적용되는 피부저항에 따라 전류밀도가 약간 차이가 날 수도 있다). 따라서 두 개의 전극 모두 활성전극이다. 전극은 치료부위에 부착하기도 하고, 관련부위에 부착하기도 한다.
- **단극성 배치법**(unipolar technique): 두 개의 전극의 크기가 다르며, 하나는 활성전극이고, 나머지 하나는 분산전극이 된다. 활성전극의 종류는 다양하지만 분산전극보다 크기가 작다. 활성전극은 치료부위에 부착하고, 분산전극은 원위부에 부착한다.
- **사극성 배치법**(quadripolar technique): 동일한 크기의 4개의 전극을 사용하며, 두 개의 채널에서 쌍으로 나온다. 일반적으로 목표조직에 교차해서 적용한다. 가장 흔한 방법은 서로 다른 두 개의 주파수를 적용하는 간섭 자극을 할 때 사용한다.

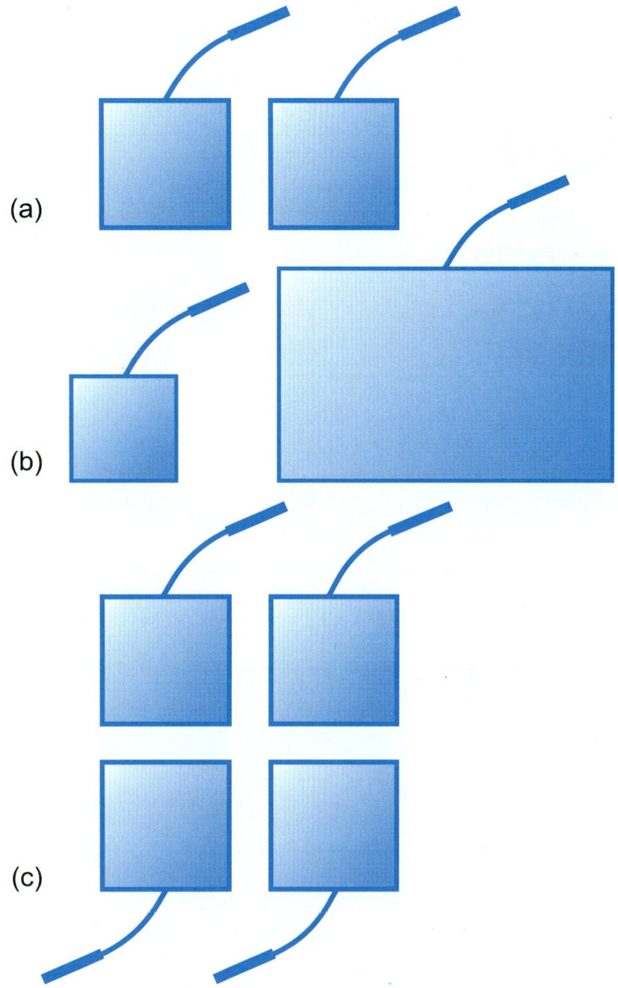

그림 9.25. 3가지 전극 배치법 **(a)** 2극성 배치법이며, 크기가 같은 두 개의 전극을 사용함; **(b)** 단극성 배치법이며, 크기가 다른 두 개의 전극을 사용함; **(c)** 4극성 배치법이며, 같은 크기 4개의 전극을 사용함.

극성 (Polarity)

극성은 분산전극의 전압과 비교해서 활성전극의 전압이 양극 또는 음극으로 되는 것을 말한다. 극성은 단극성이나 양극성 배치를 할 때 혼동하면 안된다. 극성은 단극성 배치시에만 사용된다. 극성은 신경흥분성에는 영향을 미치는데, 어떤 사람들은 음극에 더 쉽게 반응하기도 하고, 어떤 사람들은 양극에 더 쉽게 반응하기도 한다.

전기자극의 치료적 사용 Therapeutic Uses of Electrical Stimulation

전기자극에 의한 조직의 반응 5가지 중에서 4가지는 치료적 자극에 의해서도 유발된다(표 9.2). 5가지 반응은

표 9.2 전기자극에 대한 조직의 반응과 자극기의 종류

조직의 반응	전류의 특성 진폭	주파수	치료목적	파형
직류전류 자극기				
이온 이동	중등도	없음	이온도입	직류전류
교류전류 자극기				
감각신경 연축	낮음	낮음	알려진바 없음	직류를 제외한 나머지 전류
감각신경 강축	낮음	높음	통증 감소	간섭파
			상처치유	쌍극 맥동(twin pulse)
			부종감소	쌍극 맥동
연축(맥동) 수축	중등도	낮음	근재교육	이상파, 러시안 전류
			건염치료를 위한 초음파의 한 부분	쌍극맥동, 이상파, 러시안 전류
강축 수축(Surge)	높음	높음	근력향상	이상파, 러시안 전류
			경직감소	이상파, 러시안 전류

다음과 같다;

- ***이온 이동***(ion migration): 이온은 연속 직류전류의 자극에 의해 조직을 통과해서 이동한다.
- ***감각신경 연축***(sensory twitch): 중등도의 진폭, 낮은 주파수의 맥동자극으로 인해 감각신경이 반복적으로 자극을 받는다. 이러한 반응은 치료적으로는 사용하지 않는다.
- ***연합반응***(fused response): 중등도의 진폭, 고빈도의 맥동전류 또는 교류전류의 자극에 의해 핀이나 바늘로 찌르는 듯한 느낌이 발생한다.
- ***연축 수축***(twitch contraction); 저빈도, 높은 진폭의 맥동자극에 의해 짧은 근수축과 이완이 반복되는 현상. 연축은 개개별 근섬유나 전체 근군에서 발생한다.
- ***강축 수축***(tetanic contraction): 최소한 20~30 pps의 고빈도, 높은 진폭의 맥동 또는 교류전류로 반복해서 자극하면 강축이 발생한다. 강축은 개개의 근섬유나 전체 근군에서 발생한다.

감각신경 연축을 제외한 이러한 반응과 관련해서는 10장에 언급되어 있다.

맺음말 CLOSING SCENE

머리말을 한번 생각해보자. 한 아이가 삼촌의 일일 농장에 설치되어 있던 전기 펜스를 잡는 순간 쇼크를 당했다(이 이야기는 DD에서 발생한 실제 이야기이다). 이 장을 읽고 난 후 당신은 만약 그 아이가 물속에 서 있었다면 전기 충격이 더 증가했을 것이라는 것을 이제야 알았을 것이며, 반대로 고무글러브를 낀 상태에서 펜스를 잡았다면 아무런 일이 일어나지 않았을 것이란 것도 알았을 것이다. 또한 전기의 힘은 이용할 수도 있고, 통증을 감소시키는데 사용할 수도 있고, 또는 근육을 수축시키는데도 사용할 수 있다는 것도 알았을 것이다. 이번 장을 통해 우리가 원하는 것은 전기에 대한 기본적인 지식을 전달하는 것이었으며, 어떻게 전기가 치료기구가 될 수 있는지, 그리고 임상에서 전기치료기를 사용할 때 감사하는 마음을 갖게 하는 것이었다.

고찰 CHAPTER REFLECTIONS

1. 다음의 내용을 읽고 숙고하라. 각각의 개념을 명확하게 이해하였다고 느끼는가? 만약 그렇지 않다면 본문에 맞는 부분을 다시 읽어라.
   - 전기의 치료적 사용과 관련해서 혼동이 생기는 이유는 무엇인가?
   - NMES의 용어가 의미하는 바가 무엇인가? 왜 이 개념이 임상가, 과학자들, 그리고 제조업자들에게 중요한가?
   - 전기란 무엇인가?
   - 전하란 무엇인가?
   - 정전기와 전류의 차이점은 무엇인가?
   - 화학과 물리학이 전기를 이해하는데 필요한 이유에 대해 3가지만 예로 들어보라.
   - 직류, 교류, 그리고 맥동전류의 차이점은 무엇인가? 각 전류는 어떻게 만들어 지는가?
   - 옴의 법칙이 무엇인가?
   - 전기와 자기의 관련성에 대해 설명하라.
   - 도체, 부도체, 반도체, 그리고 부분도체의 차이점은 무엇인가?
   - 전기를 정량화할 수 있는 다음의 내용에 대해 설명하라: 쿨롱, 전압, 암페어, 옴
   - 전류와 수로의 차이점을 필요한 사항과 함께 비교 설명하라.
   - 다음에 나오는 전기장비의 구성요소에 대해 설명하라: 발전기, 단자, 전기회로, 근자극기, 신경자극기, 회로차단기, GFI.
   - 전기는 어떻게 발생되며, 어떻게 전환되는지 각 사례를 들어 설명하라.
   - 전기모터와 전기발전기의 차이점을 설명하라.
   - 전기자극과 관련있는 다음의 내용에 대해 설명하라: 임펄스, 사이클, 주파수, 맥동전류, 전류변조, 위상, 위상기간, 위상의 모양, 맥동, 단상파 맥동, 이상파 맥동, 다상파 맥동, 위상전하, 맥동전하, 대칭성 맥동, 균형맥동, 돌발, 맥동기간 또는 맥동폭, 맥동간 간격, 주기, 맥동률, 순환주기, 진폭, 정점전류, 평균전류.
   - 지속적인 자극과 Surge 자극의 차이점에 대해 설명하라. 각각은 언제 사용하는가?
   - 다음의 용어를 정의하라; 경사증가, 정점, 경사하강, 통전시간, 단속시간.
   - 파형이 무엇인가? 가장 흔히 사용되는 전기치료 파형은 무엇인가?
   - LeDuc의 실험에 대해 설명하고, 전기자극과의 관련성에 대해 설명하라.
   - 조직의 재활에 미치는 자기효과는 무엇인가?
   - NMES와 관련있는 다음의 용어를 정의하라: 신경막의 분극, 활동전위, 신경의 흥분성
   - 혼합신경이란 무엇인가?
   - A, B, C 섬유의 크기, 속도, 그리고 기능의 차이점에 대해 설명하라.
   - 신경흥분성에 영향을 미치는 다음의 효과들에 대해 설명하라: 신경의 크기, 신경의 깊이, 조직의 저항.
   - 전류밀도가 무엇인가? NMES에 미치는 역할을 무엇인가?
   - 맥동기간, 전류의 진폭, 그리고 주파수가 근섬유의 동원에 미치는 연관성에 대해 설명하라.
   - 통증점과 운동점의 차이점은 무엇인가? NMES에서 역할은 무엇인가?
   - NMES에 적용하는 전극의 물리적 특성, 기능, 부착기술에 대해 설명하라.
   - NMES에 대한 조직의 반응에 대해 설명하라: 화학적, 열적, 자기, 그리고 운동효과에 대해 설명하라.
   - 전기자극에 대한 조직의 반응 5가지를 설명하라. 각 반응의 특성, 해당 반응을 유발하는데 필요한 발전기의 설정, 그리고 사용하는 이유에 대해 설명하라.
2. 강사, 임상강사, 급우, 임상동료와 함께 토의할 수 있도록 3~5개의 질문을 쓰시오.
3. 급우와 함께 이 장의 개념에 대해 서로 질문하시오. 연습 1에 있는 요점을 사용하고, 연습 2를 위해 질문을 적으시오. 여러분이 이해한 것보다 더 깊은 이해가 필요하다면, 소리 내어 개념을 설명하시오.

비판적인 사고에 대한 답변 CRITICAL THINKING RESPONSES

비판적 사고 9.1

a. 0.005 amp 또는 5 mA; 100V/20,000 Ω

b. 0.01 amp 또는 10 mA; 100V/10,000 Ω

비판적 사고 9.2

전압은 증가시키고, 저항은 감소시킨다. 예, 세척용 오일은 피부의 저항을 감소시키고, 전류의 흐름은 증가시킬 것이다.

비판적 사고 9.3

배터리는 직류전류를 만들며, 우리는 전자는 한 곳에서 다른 곳으로 이동하기 때문이라는 것을 알고 있다.

비판적 사고 9.4

A 전극은 음극에 연결하고, B 전극은 양극에 연결하면 음극인 A 전극은 양극인 strychnine을 끌어당기고, 음극인 sulfate는 반발한다. 동시에 양극인 B 전극은 음극인 cyanide를 끌어당기고, 양극인 potassium 이온은 반발한다. 따라서 전류가 토끼를 관통하더라도 독성은 발생하지 않는 것이다.

하지만 전극 A는 양극에 연결하고, 전극 B는 음극에 연결하면 양극인 A 전극은 음극인 sulfate를 끌어당기고, 양극인 strychnine은 반발한다. 또한 동시에 음극인 B 전극은 양극인 potassium 이온은 끌어당기고, 음극인 cyanide는 반발한다. 따라서 전류가 토끼를 관통하면 독성이 몸 안으로 들어가게 된다 — 첫 번째 토끼는 strychnine이 주입되었고, 두 번째 토끼는 cyanide가 주입되었다.

비판적 사고 9.5

a. 5 mA/cm^2. 두 번째 전극은 큰 전극보다 16배 높다; $2 \times 2 = 4$; $8 \times 8 = 64$; $64 \div 4 = 16$. 혹시 큰 전극보다 4배 높다고 오해를 하지는 않았나요? 8은 2의 4배이지만, 여기서 이야기 하고자 하는 것은 선형적인 지수(linear dimension)를 말하는 것이 아니다.

b. 80 mA/cm^2. 두 개의 전극의 크기는 같다.

참고문헌 REFERENCE

1. Behray J. The Turn of the Century Electrotherapy Museum: Tesla Library. Available at: www.electrotherapymuseum.com/Library/index.htm. Accessed April 2006.
2. Merriam-Webster's Collegiate Dictionary. 11 ed. Springfield, MA: Merriam-Webster, 2003.
3. Tabers Cyclopedic Medical Dictionary. 20th ed. Philadelphia: FA Davis Co, 2004.
4. Benton LA, Baker LL, Bowman BR, Walters RL. Functional Electrical Stimulation: A Practical Clinical Guide. 2nd ed. Downey, CA: Rancho Los Amigos Rehabilitation Engineering Center, Rancho Los Amigos Hospital, 1981.
5. Shriber WJ. A Manual of Electrotherapy. 4th ed. Philadelphia: Lea & Fibiger, 1975.
6. Ralston DJ. High voltage galvanic stimulation: Can there be a "state of the art?" Athl Train 1985;20:291–293.
7. Voight M. Reduction of post traumatic ankle edema with high voltage pulsed galvanic stimulation. Athl Train 1984;19:278–279, 311.
8. Hasson SM, Wible CL, Barnes WS, Williams JH. Dexamethasone iontophoresis: Effect on delayed muscle soreness and muscle function. Can J Sport Sci 1992;17:8–13.
9. Kahn J. Iontophoresis and ultrasound for postsurgical temporomandibular trismus and paresthesia. Phys Ther 1980;60:307–308.
10. Kahn J. Iontophoresis dissected. Biomechanics 1996;3:81–83.
11. Lunt MJ. Magnetic and electric fields produced during pulsed-magnetic-field therapy for non-union of the tibia. Med Biol Eng Comput 1982;20:501–511.
12. Brighton CT, Pollack SR. Treatment of recalcitrant non-union with a capacitively coupled electrical field. A preliminary report. J Bone Joint Surg Am 1985;67:577–585.
13. Guyton A. Textbook of Medical Physiology. Vol. 18. 8th ed. Philadelphia: Saunders, 1991.

10 장

적용 절차(과정) : 전기치료
Application Procedures: Electrotherapy

장 개요
CHAPTER OUTLINE

머리말 OPENING SCENE

Jose 원장은 유달리 바쁜 날이 지나면 그 날의 치료 처방을 검토한다. 환자들은 급성 또는 만성 통증, 근경축(muscle spasm), 급성 또는 만성 부종의 치료나 수술 뒤 근위축을 예방하려고 찾아온다. 사실 어느 축구선수는 경기 도중에 잔디에 미끄러져서 넙다리(대퇴부, thigh)에 딸기 모양으로 찰과상이 생겼는데 상처가 잘 치유되지 않아서 치료를 받으려고 오기도 했다. Jose 원장은 의료진이 그런 증상들에 전기치료를 활용할 때 매개변수(parameter)를 잘못 선택할 때가 많다는 점을 알고 있었다. 그래서 전기치료 기구의 표준 조작(사용) 절차에 관하여 재교육이 필요한 시기라고 판단을 내렸다.

전기치료의 적용 : 개관
Electrotherapy Applications: An Overview

전기치료 기기에는 여러 가지가 있는데 각각 전류 특성이 달라서 반응도 조금씩 다르게 나타난다. 또한 여러 제조사들의 주장이 대립하고 있어서 혼란이 커지고 있다. 이러한 상황을 자동차에 비유해 보면, 그 혼란을 헤쳐 나가는데 도움이 된다. 소형 승용차는 한두 사람이 출퇴근하거나 한 가족의 욕구를 충족시키는데 적합하다. 미니밴이라면 가족에게는 더 낫겠지만 출퇴근하기에는 소형 승용차만큼 경제적이지는 않다. 뜰이 넓고 나무가 많으며 채소밭이 넓고 겨울철 레크리에이션용으로 스노모빌이 있는 가족에게는 픽업트럭이 아주 유용할 것이다. 미니밴도 스노모빌을 끌고 다닐 수 있으며 비료라든지 정원이나 과수원에서 나오는 쓰레기를 운반할 수 있겠지만, 픽업트럭만큼 효율이 있지는 않다.

전기치료 기구도 위의 자동차와 비슷하다. 어느 전기치료 기구의 유형이 어떤 적응증에는 최상의 도구가 될 수 있고 그 밖에도 여러 목적에 적합할 수 있겠지만, 다른 전기치료 기구만큼 효율이 높지 않을 수도 있다. 즉, 여러 전기치료 기구들이 근육에 수축을 일으킬 수 있다고 하더라도, 그 가운데 몇 가지 기구는 다른 기구들보다 더 우수하다. 전기치료 기구를 한 가지만 보유하고 있다면, 통증 감소, 부종 감소, 근경축 감소, 근강도 및 근육의 운동범위를 증가시키는데 그 기구만을 활용할 것이다. 그러나 최선의 치료를 제공하려면 여러 가지 전기치료 기구를 확보하고 각각 가장 효과적인 증상에만 적용해야 한다. 현대 기술 수준에 따라 다양한 치료기를 보유할 수 있게 되었기 때문이다.

여러 해 동안 제조사들은 저마다 특정 자사 치료기의 전류 특성에 따른 장점을 주장해 왔다. 기술적 발전과 임상 결과 및 연구 결과 덕분에 제조사들은 이제 다양한 전류 형태의 전기치료 기구를 생산하고 있다. 따라서 경피신경전기자극(TENS), 간섭전류, 신경근전기자극(NMES), 고전압맥동전류 그리고 미세전류가 초음파나 광선치료와 함께 한 대의 기기에 포함되어 있는 것을 흔히 볼 수 있다. 계속해서 자동차에 비유하자면, 일반 자동차를 소형 승용자, 미니밴, 픽업트럭, 스포츠유틸리티차량(SUV)으로 전환시킬 수 있도록 버튼 컨트롤이 있는 것과 같다.

다전류(multicurrent) 전기치료 기구들이 생겨나 우리의 어휘가 거기에 따라가지 못하고 있다. 15년 전에 4-6대에 분산되어 있던 기능들이 이제는 기구 한 대에 포함되어 있다. 혼란을 피할 수 있도록 여러 전류 유형을 각각 별개의 전기치료 기구로 논의하고자 한다. 그 밖에 이 책에서 제시한 기구들과 관련해서는 각 기구(또는 전류 유형)의 장점과 단점을 알고 있어야 최상의 도구를 선택해서 특정 치료 목적에 달성할 수 있다.

표준 조작(사용) 절차
STANDARD OPERATING PROCEDURES

이 장에서는 가장 일반적으로 사용되는 전기치료 기구 5가지에 대하여 표준 조작(사용) 절차(SOPs)를 제시하였다. 그 5가지는 다음과 같다.

- 통증 완화를 위한 경피신경전기자극
- 통증 완화를 위한 간섭전류치료
- 근 재교육, 무용성 위축 예방, 근경축 감소, 부종 감소를 위한 신경근전기자극

표 10.1 전기치료 기구의 매개변수

매개변수	TENS	IFC 치료	NMES	이온도입법	HVPC 자극
전류 유형	AC	두 직류의 교차에 의해 하나의 간섭 전류 형성	AC	DC	AC(단상)
파형	양상(biphasic)	사인(sine)	러시안 또는 양상	사각	이중맥동(twin pulse)
총전류량	1–100 mA	1–100 mA	0–200 mA	1–5 mA	0–500 mA
주파수	1–150 pps	반송: 2500–5000 진동: 0–299 pps	1–200 pps	—	1–120 pps
맥동폭	10–500 msec	NA	20–300 msec	—	13–100 msec
전극 배치	통증, 피부 분절, 운동점, 통증유발점, 침점(경혈), 신경근, 인접, 반대쪽 부위	영역 교차로 X자형 중심에서 자극	운동점과 근육 힘살(muscle belly)에 양극(bipolar)	치료 부위에 약물 전달 전극이 있는 단극	단극, 치료 부위에 활성 전극
일차적 적응증	급만성 통증	급만성 통증, 근경축	무용성 위축, 근재교육, 근경축, 후급성기(postacute) 부종	급만성 통증, 염증성 관절염	급만성 부종, 상처 치유

**AC: 교류, DC: 직류, TENS: 경피신경전기자극.*

- 경피 약물 전달을 위한 이온도입법
- 상처 치유와 부종 관리를 위한 고전압맥동전류자극

이상의 치료기구들의 주요 매개변수는 표 10.1에 요약되어 있다.

표준 조작(사용) 절차(SOPs)를 로드맵으로 생각하라. 예를 들면, 도로 여행에서는 어느 지점에서 다른 지점까지 여러 가지 경로를 선택할 수 있다. 그러나 어떤 상황에서 어떤 경로가 최선이고 가장 효율이 높은지 결정을 내려야 한다. 이 장을 읽어보면서 전기치료 기구를 어떻게 활용하여 치료 목적에 도달할 수 있을지 생각해 보라. 표준 조작(사용) 절차(SOPs)를 무심코 사용하는 습관에 빠져서는 안된다. 그러면 막다른 지경(예상하지 못한 상황)에 이를 수 있기 때문이다.

통증 완화를 위한 경피신경전기자극
Transcutaneous Electrical Nerve Stimulation for Pain Relief

경피신경전기자극(TENS)은 표면 전극을 사용하여 피부를 통해 맥동 전류를 전달하여 경피신경을 자극하여 통증 조절 및 완화를 목적으로 활용되는 기구이다(그림 10.1). '경피'란 '피부를 거친다(통과한다)'는 뜻이고, '신경자극'이란 '강도가 충분한 전류로 감각 신경을 탈분극 시키는 것'을 의미한다.

경피신경전기자극(TENS)의 간략한 역사
A SHORT HISTORY OF TENS

통증 완화를 위한 TENS는 1970년대 초에 주로 캐나다 심리학자 Ronald Melzack과 영국 신경해부학자 Patrick Wall의 연구 결과에 바탕을 두고 시작되었다.[1] 1965년에 위 두 학자는 통증의 관문조절이론에 대한 고전적인 논문 발표를 통하여(제7장 참조) 구심성신경(오름신경) 자극이 어떻게 척수의 관문을 닫아서 다른 신경에서 오는 통증 신호를 차단하는지 제시해 주었다.[2] 이 논문 발표 후 여러 회사에서 경피신경전기자극 치료를 판매하기 시작하였다. 나중에 Melzack와 Wall은 그들의 이론을 수정하여 인지(cognition)가 어떻게 통증에 영향을 미치는지에 대한 내용을 포함시켰다.[3,4]

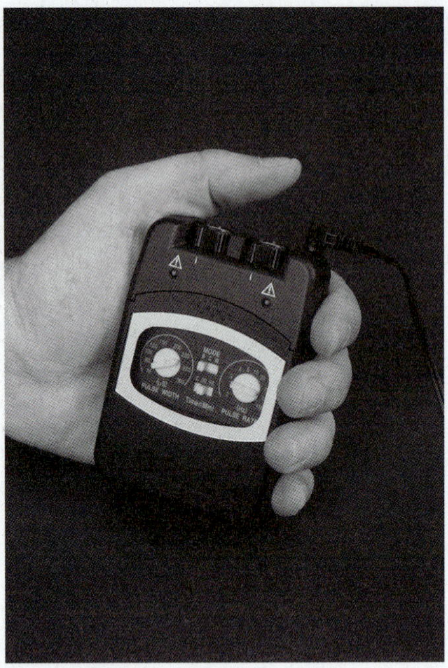

그림 10.1. 휴대용 TENS 치료기.

TENS의 생리학적 효과 THE PHYSIOLOGICAL EFFECT OF TENS

TENS의 생리학적 효과는 구심성신경(오름신경)의 선택적 탈분극(depolarization)이다. 전극은 일반적으로 통증 부위의 피부에 배치한다. TENS 기구에서 다른 매개변수들의 변조를 통하여 임상 치료사는 환자의 급성, 만성 통증의 지각을 변화시킬 수 있다.

TENS 모드 TENS MODES

TENS의 주요 모드는 3가지가 있으며 각각 강도와 맥동 빈도의 조절로 적용된다[조정 가능 pps(1초당 맥동 수)].

- **감각 TENS**: 직경이 큰 감각 신경을 자극하여 급성 통증을 치료하는데 활용된다. 맥동 주파수가 높으며 (80~200 pps) 강도는 환자가 윙윙거리거나 아린감(tingling)을 얘기하는 점에 맞추어 조절된다. 이것은 재래식 또는 전통적인 TENS이다.
- **운동 TENS**: 직경이 작은 구심성신경(오름신경)을 자극해서 만성 통증을 치료하는 데 활용된다. 맥동 주파수가 낮으며(1~5 pps) 강도는 감각 TENS보다 높다(환자의 인내력 정도에 따라 조절). 환자는 작열감, 찌르는 듯한 느낌, 가벼운 근육 단일 수축(twitch)을 느낀다.
- **고빈도-고강도 TENS**: C섬유를 자극해서 재활에 앞서 만성 통증을 치료하는데 활용된다. 맥동 주파수는 저빈도와 고빈도 사이에서 주기적으로 변화한다. 강도도 감각 TENS보다 높다(환자의 인내력 정도에 따라 조절). 환자는 작열감, 찌르는 듯한 느낌, 연축성 근수축 또는 강축성 근수축을 느낀다.

TENS의 작용 기전 HOW TENS WORKS

TENS의 작용 기전을 놓고 여러 가지 이론이 있다. TENS 적용 도중과 적용 후의 통증 조절이 관문 조절 시스템이나 아편유도 시스템(opiate system)에 따라 이루어진다고 믿는 학자들이 많다(제7장 참조). 관문 조절 시스템은 전형적으로 감각 TENS 모드에 따라 활성화되는 반면에 아편유도 시스템은 운동 TENS와 고빈도-고강도 TENS 모드에 의해 활성화된다.

운동 TENS나 고빈도-고강도 TENS와 같이 특정 TENS 모드가 활용될 때 통증 조절에 아편유도 시스템이 작동함이 증거로 뒷받침된다. 통증이 TENS 치료로 완화되고 있는 환자에게 외인성 아편제와 내인성 아편제의 억제제인 날록손(naloxone)을 투여하면, 통증이 급속히 원상으로 회복된다.[4,5]

TENS에 관한 연구 RESEARCH ON TENS

TENS는 주로 통증 관리에 활용되기 때문에 이 분야의 연구를 수행하기 어려울 때가 많다. 제7장에서 통증은 환자에 따라 차이가 나기 때문에 통증과 통증 완화의 측정이 어렵다고 한 점을 상기시켜봐야 한다.

TENS는 골관절염,[6] 류머티스성 관절염,[7] 생리통,[8,9] 허리 통증과[10,11] 관련된 통증을 완화시켜 준다. TENS의 수술 뒤 통증 완화 효과에 대한 보고에는 무릎관절전치환술(total knee-replacement surgery, TKR)과[12,13] 어깨관절 수술을[14] 비롯해 그 밖의 정형외과 증상들이 포함된다.[15-17] TENS가 수술 뒤 진통작용을 유도하는 효과에 관한 연구결과는 아직까지 견해가 엇갈리고 있다. TENS는 근막 통증 완화에는 효과가 없었다.[18]

비판적 사고 10.1 *TENS를 수술 뒤에 활용하는 이점은 무엇인가?*

TENS 치료의 효과적인 활용
MAKING TENS THERAPY MORE EFFECTIVE

TENS 활용에 성공하려면 다음 사항을 고려해야 한다:

- *어느 환자에게나 동일한 치료를 적용하지 않아야 한다(즉, 누구에게나 포괄적 프로토콜을 적용하지는 말라):* 환자들이 모두 같지는 않다. 그러므로 개별적인 환자의 필요에 맞게 매개변수, 전극 배치(위치), 치료 프로토콜을 수정해야 한다.
- *유연한(flexible) 사고를 가져야 한다:* 과학자들은(연구자들은) 어떤 상황에서 어떤 TENS 모드가 더 효과적인지 자세히는 모른다. 감각 TENS 모드로 시작하는 것이 최선이다. 왜냐하면 환자들이 자극을 쉽게 잘 견디기 때문이다. 만약 환자가 반응하지 않으면, 운동 TENS나 고빈도-고강도 TENS 모드로 전환한다.
- *TENS 그 자체가 통증을 치료해 주지는 않는다:* 그러나 환자가 운동 과정을 완료하거나 밤에 잠을 잘 잘 수 있도록 도움을 줄 만큼 통증을 완화시켜 줄 수는 있다.

이제 배경 지식이 어느 정도 있으니 TENS 치료의 5단계 적용 절차를 알아보자.

TENS의 적용

1단계: 기초

A. 정의. TENS는 표면 전극을 사용하여 피부를 통하여 맥동 전류를 전달해서 신경을 자극하는 치료기구이다.

B. 효과
1. 구심성신경(오름신경) 자극
2. 통증 완화
3. 높은 진폭에서 일부 운동 신경 자극(관련 근수축 포함)

C. 장점
1. 휴대성; 운동할 때나 작업(일)할 때 활용할 수 있음.
2. 자가 치료
3. 한랭 운동(cryokinetics) 시 한랭 대체
4. 진통 약물 치료 대체

D. 단점
1. 통증 제거: 통증의 원인을 치료하지는 않음
2. 더 심각한 문제점을 간과할 수 있음
3. 연구 결과에 정확한 결론이 없음
4. 때로는 만병통치제가 될 수 있음

E. 적응증
1. 말초성 통증
2. 급성 통증
3. 만성 통증

F. 금기증
1. 다음에 해당하는 사람에게는 적용하지 않는다.
   a. 심장박동기를 이식한 사람
   b. 심장병 병력이 있는 사람
2. 가슴(흉부) 통과 부위에는 적용하지 않는다.
3. 피부 염증이 발생하면 사용을 중단한다.

G. 주의사항
1. 다음과 같은 부위에 TENS를 활용할 때에는 주의한다.
   a. 감각이 손상된 부위
   b. 피부 병변 부위〔예, 베인 곳, 찰과상, 새로 형성된 피부, 최근 형성된 흉터 조직(scar tissue) 등〕
2. 운전하거나 무거운 기계를 작동하면서 TENS를 사용할 때에는 반응 시간이 방해받을 수 있기 때문에 주의해야 한다.
3. 통증이 일시적으로 감소한다고 해서 통증의 원인이 사라진 것은 아니라는 점을 알고 있어야 한다(그 원인이 해소된 뒤에도 통증이 때로는 오래 지속된다).
4. TENS 기기는 정교하므로 환자에게 조심스럽게 다루도록 지시해 주어야 한다.

2단계: 적용 전 과제

A. TENS가 이 증상에 적절한 치료기구인지 확인한다.
1. 손상이나 문제점을 다시 평가한다. 환자의 증상을 분명하게 이해한다.
2. TENS가 이전에 적용되었다면, 그 치료에 환자가 어떻게 반응했는지 다시 살펴본다.
3. 치료 목적을 마련한다(또는 확립한다).
4. 치료 목표(목적)가 TENS와 부합하는지 확인한다.
5. TENS가 이 증상에 금기증이 되지 않는지 확인한다.

B. 환자를 심리적으로 준비시킨다.
1. 환자가 처음 치료를 받거나 또는 치료가 변경될 때에는 그 진행과정을 설명해 준다.
   a. 예상 반응을 설명해 준다(예를 들면, 핀이나 바늘로 찌르는 느낌과 같은).
   b. 전류를 아주 적은 양으로 사용한다.
   c. TENS는 감전사(electrocution)를 일으키지 않는다.
   d. TENS 치료는 고통스럽지 않다. 고통스럽다면 환자에게 얘기하게 하여 강도를 낮춘다.
2. 환자가 걱정한다면, 자신이 시범을 보인다.
3. 주의사항에 대해 경고한다.

C. 환자를 신체적으로 준비시킨다.
1. 전극 접촉 부위에서 옷이나 테이프 등을 제거한다. 배치된 두 전극 사이 부위에서는 제거할 필요가 없다.
2. 환자에게 편안한 자세로 취하게 한다.

D. 치료장비를 준비한다.
1. 출력이 최소로 설정되었는지 확인한다.
2. 전극 준비

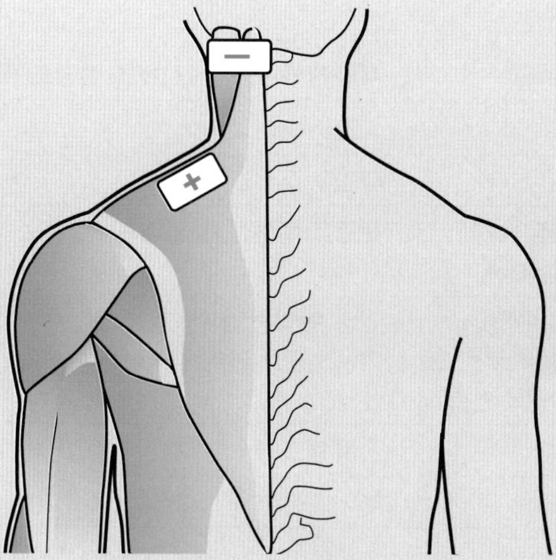

그림 10.2. 손상 부위의 원위부-근위부에 배치한 전극.

a. 전극을 리드 코드에 연결하고 리드 코드를 TENS 기기에 연결한다.
b. 전도 매질(전극 겔)를 전극 표면에 바른다(접착성 전극을 사용하지 않는 경우).

3. 전극 배치가 매우 중요하다. 대부분의 임상치료사들은 시행착오를 거쳐 최선의 위치를 결정하게 된다. 다음과 같은 시스템이 권장된다.
   a. 침침
   b. 통증 부위
   c. 통증 부위의 근위-원위지점(그림 10.2)
   d. 통증발생 부위의 교차점(두 개의 채널이 있는 치료기구가 필요함)
   e. 운동점
   f. 피부 분절(dermatome) 배치
4. 장비(치료기구)와 전극 작동을 점검한다.
   a. 비접착성 전극을 활용할 때에는 탁자 위에 놓고 전극 위에 손을 얹는다(그림 10.3). 전기자극이 느껴질 때까지 강도를 높인다.
   b. 전기자극이 없거나 감소했다면 연결선을 점검하고 특히, 전극 텁이(연결부위가) 헐거워졌는지 확인한다.
5. 전극을 환자 피부에 배치시킨다.
   a. 전극을 신체 부위에 견고하게 부착시켜야하며, 전극 부착부위가 움직일 수 있도록 한다(무엇보다도 운동이나 작업을 할 때 적용한다면 더욱더 중요하다).
   b. 전극이 잘 접촉되어야 하지만 잘 접촉시키기 어려울 때도 있다.
   c. 비접착성 전극을 활용할 때에는 피부 위에 놓고 테이프로 고정하거나, 탄력 스트랩이나 벨크로 스트랩을 사용하여 고정하기도 한다.

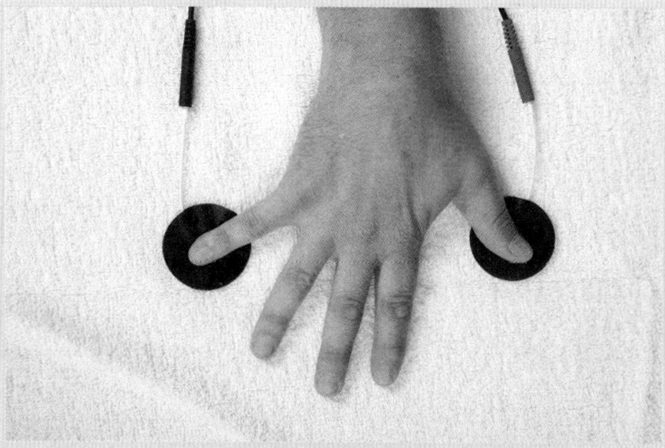

그림 10.3. 전극의 적절한 작용(기능) 여부를 확인하기위한 전극 테스트.

3단계: 적용 변수

A. 절차(과정). 다음은 TENS의 일반적인 적용 절차이다. 특정 증상의 치료를 위한 매개변수는 표 10.2에 제시되어 있다. 또한 여러분의 클리닉에서 활용하고 있는 치료기구에 관한 제조사의 특정 지시 사항에 대한 사용설명서를 확인해야 한다.
   1. 제조사의 지침에 따라 맥동폭과 맥동수를 선택한다.
   2. 치료기구를 켠다.
   3. 환자에게 치료를 시작하겠다고 말한다.
   4. 전류 강도를 서서히 증가한다.
      a. 환자에게 따끔따끔한 느낌이 있으면 얘기하도록 요청한다.
      b. 환자가 가장 편안하게 느낄 때까지 전류를 증가한다(감각 TENS).
      c. 근수축이 유발되지 않도록 한다(감각 TENS).
   5. 맥동폭과 맥동수를 조절한다. 이때 두 가지 옵션이 있다:
      a. 전체 범위 중 가장 편안한 설정(setting)을 선택

표 10.2 다양한 증상에 대한 TENS 치료의 주요 매개변수.

매개변수	급성 통증(감각 TENS)	만성 통증(운동 TENS)	재활 전의 통증 감소(고빈도 고강도 TENS)
맥동 지속시간	60–100 μsec	150–250 μsec	> 250 μsec
맥동수	80–200 pps	1–5 pps	다양함
전극 배치	통증 부위에 직접 배치,	운동점, 발통점, 침점 배치 신경근과 피부 분절 배치	운동점, 발통점, 침점 배치
출력 강도	근수축 없이 기분 좋게 찌릿찌릿한 느낌	견딜 수 있는 범위(허용량) 내; 후끈거리고(작열감), 찌르는 듯한 느낌; 가벼운 근육 연축	견딜 수 있는 범위(허용량) 내, 가시성 근육 연축, 강직성 근수축
변조	주파수 변조	돌발 변조	진폭 변조
치료 시간과 빈도	15–30분, 1일 1–2회	15–30분, 1일 1-2회	10–20분, 1일 1–2회
통증 감소 시작 시간	< 10분	20–40분	< 15분
통증 감소 지속 시간	30분–2시간	6–7시간	< 30분
아편성 펩티드	다이돌핀(dynorphin)	β-엔돌핀	엔케팔린
신경섬유 활성	A-β	A-δ, C	A-β, A-δ, C

**TENS: 경피신경전기자극*

한다.

b. 특정 문제에 특정 설정을 활용한다.

i. 급성 통증 치료에서는 좁은 맥동폭(75 μsec)과 80~200 pps의 높은 맥동수를 설정한다(통증 감소는 거의 즉시 나타나지만, 효과는 수 분에서 1시간 정도까지 지속된다).

ii. 만성 통증 치료에서는 넓은 맥동폭(200 μsec)과 1~5 pps의 낮은 맥동수를 선택한다(통증 완화에는 30분 정도가 소요되지만, 효과는 6~7시간 동안 지속된다).

6. 환자에게 자극 강도와 맥동수가 어떻게 증가하는지 보여준다(TENS는 대체로 집으로 가져가 사용하는 치료기구이다. 따라서 환자가 사용 방법을 알고 있어야 한다).

B. 용량

1. 환자가 편안할 수 있는 범위 내에서 최대 전류를 활용한다.
2. 신체가 자극에 적응할 수 있기 때문에 10분마다 자극 강도를 증가시켜야 한다.

C. 적용 시간. 30~60분에서 몇 시간까지 매우 다양하다.

D. 적용 빈도. 통증의 정도에 따라 하루에 3-4차례 사용한다.

E. 치료 기간. TENS가 더 이상 효과가 없을 때까지 사용한다.

4 4단계: 적용 후 과제

A. 장비 제거; 세척 작업

1. 전원을 끈다.
2. 조절된 값을 모두 'off' 상태 또는 최소 설정으로 되돌린다.
3. 전극을 제거하고 세척한다.
4. 전극과 TENS 치료기를 적절한 위치에 보관하고, 가능하면 잠가두는 것이 좋다.

B. 환자에 대한 지시 사항

1. 다음 치료 계획을 알려준다.
2. 환자에게 활동 수준과 다음 공식 치료 이전의 자가 치료 방법을 알려 준다.

C. 독특한 환자 반응을 포함한 치료 과정을 기록한다.

D. 배터리를 충전한다(충전용 치료기구를 사용한 경우).

5단계: 유지

A. 배터리(전지)
1. 여분의 배터리(전지)를 준비해둔다.
2. 배터리를 충전시킨다(충전용 치료기구를 사용할 경우).

B. 전극
1. 전극을 세척한다. 신체의 기름이(피지가) 묻어 축적될 수 있다.
2. 전극을 세척할 때에는 따뜻한 물과 순한 세제를 사용한다.
3. 접착성 전극은 세척하지 않는다. 세척하면 접착제와 연결매질이 용해되기 때문이다.
4. 전선이 전극 포스트에 잘 부착되었는지 확인한다.

통증 완화를 위한 간섭전류 치료
Interferential Current Therapy for Pain Relief

간섭전류(IFC)치료는 주파수가 다른 두 개의 분리된 중주파 정현파 전류를 동일한 부위에 적용하는 방식이다.[1,19] 두 전류는 서로 간섭을 일으켜 각각 개별적인 효과가 증가되거나 감소되거나 중화되도록 한다(그림 10.4). 이러한 결과로 만들어진 전류는 처음 두 전류와 다른 형태의 전류가 된다. 달리는 모터보트에 있다면 보트가 만들어내는 물결을 보게 된다. 그때 다른 보트가 90°로 그 물결을 가로질러 가면, 보트는 물고기 꼬리처럼 조금 흔들리며 두 갈래진(또는 간섭하는) 물결의 상호 작용에 따라 고르지 않게 휘저어진 물결이 생겨나며 때로는 더 커지기도 한다(그림 10.5).

IFC 치료의 사용은 1950년대에 유럽에서 시작되었으며 1980년대 초에 미국과 캐나다에 도입되었다. 그 도입 시기는 간섭전류치료에 관한 여러 텍스트가 출판된 시기와 거의 같다.[20-22] 1999년에는 아일랜드와 오스트레일리아에서 물리치료사가 가장 자주 활용하는 치료기구 50위 안에 들 정도가 되었다.

간섭전류 치료의 이론
THE THEORY OF IFC THERAPY

IFC치료의 지지자들은 저주파(< 250 pps) 전기 자극으로 근육과 신경 조직에 더 강한 생리적효과를 주면서도 그 자극과 관련된 통증이나 불쾌한 부작용은 없다는 점이 장점이라고 주장한다.[26] 그리고 충분한 강도와 깊이에서 저주파 효과를 내려면, 환자들이 대부분 상당한 불쾌함을 겪는다고 주장한다. 이러한 이유는 피부의 저항이 자극의 주파수에 반비례하기 때문이다. 자극 주파수가 낮을수록 전류가 피부를 통과하는데 발생하는 저항이 더 커진다. 따라서 자극 시 더 큰 불쾌감을 느끼게 된다. 저주파일 때(50 Hz) 피부 임피던스는 ~3,200 Ω이지만, 중파일 때(4,000 Hz)에는 ~40 Ω으로 감소된다. 따라서 중주파 전류는 피부를 보다 쉽게 통과하며 더 깊은 조직에 도달하는데 전기 에너지가 덜 소모되어 불쾌감이 줄어든다. 이러한 이론을 모든 학자들이 지지하지는 않으며, 일부 학자는 중주파가 저주파보다 더 환자에게 편안함을 주지는 않는다고 믿는다.

이러한 이론을 지지하거나 반박하기 위한 과학적인 증거는 없는 실정이다. 우리의 NMES(저주파 자극) 경험에 의하면 통증보다는 근수축 강도가 환자가 견딜 수 있는 전류량을 결정하는 제한 요인임을 알 수 있었다. 또한 임상치료사들은 일반적으로 NMES를 활용해서 고강도 근수축을 만들어낸다.

간섭전류 치료의 사용 USING IFC THERAPY

IFC는 주로 통증 완화를 위해 사용되고 있지만 부종 조절, 근재교육, 뼈 자극을 위해서도 사용된다.[19] 아마도 전통적인 TENS치료와 비교하여 가장 큰 장점은 넓은 부위의 자극이 가능하고, 조직 속으로 더 깊이 침투시킬 수 있다는 것이다.[19]

IFC를 전달하기 위해서는 두 채널(또는 네 개의 전극)이 활용된다. 한 채널은 고정된 주파수로서 반송 주파수(carrier frequency)라고 한다. 또 다른 한 채널은 조절 가

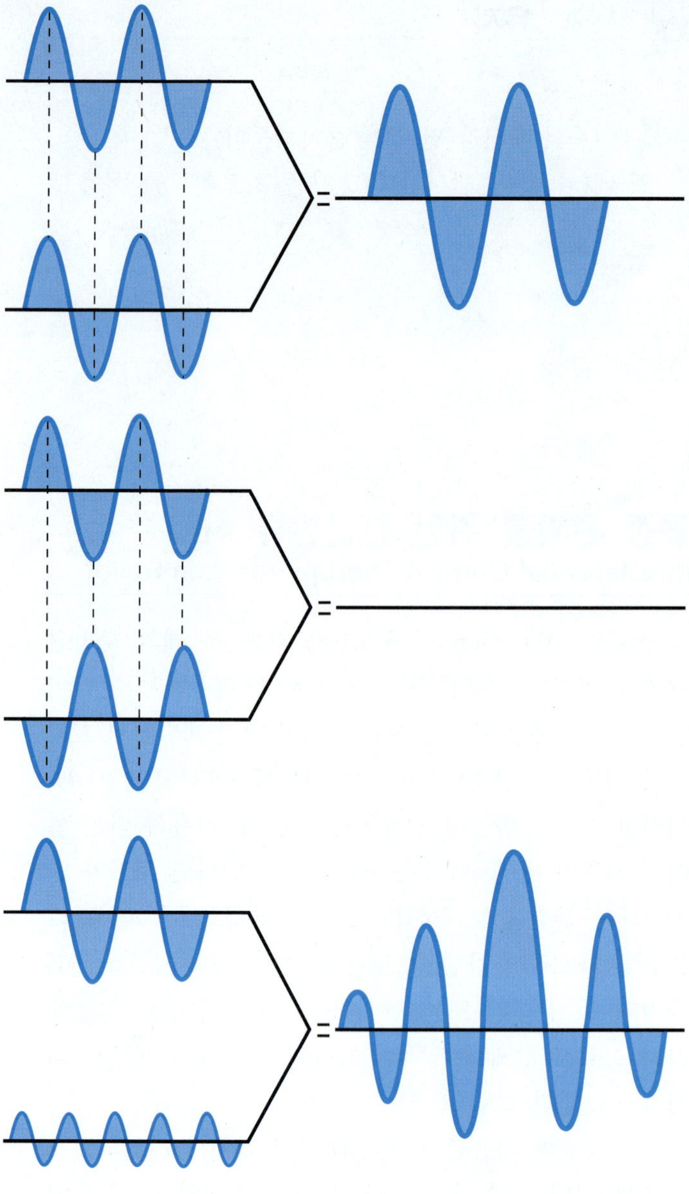

그림 10.4. IFC 치료는 두 개의 정현파 전류(왼쪽)가 서로 상호작용해서 제3의 전류(오른쪽)를 만들어낸다는 개념에 바탕을 두고 있다. **(a)** 주파수가 같은 두 전류와 진폭이 두 배로 보강(증가)된 위상을 나타냄. **(b)** 주파수가 같은 두 전류와 서로 180° 상쇄된 위상을 나타냄. **(c)** 주파수가 다른 두 전류가 다양한 진폭의 전류를 만들어냄.

능한 주파수로서 두 주파수 사이의 차이만큼 맥놀이 주파수(beat frequency)를 만들어 내는데 활용된다. 예를 들면, 반송 주파수가 5,000 Hz이고, 이차 주파수가 5,200 Hz라면, 맥놀이 주파수는 200 Hz가 된다.

네 개의 전극은 교차 패턴에 활용되며 각 채널은 "X"의 다리 가운데 하나를 형성한다. 두 전류가 교차하거나 간섭하는 위치를 벡터라고 한다. 벡터에는 정적 벡터와 동적 벡터 두개의 형태가 있다. 정적 벡터는 이동하지 않고 전류가 교차하는 중심에 형성된다. 동적 벡터는 네 개의 전극 사이의 치료 부위 전체를 따라 이동한다. 이러한 이동은 맥놀이 주파수의 변화(이차 전류의 주파수 변화), 즉 '스윕(sweep)' 또는 '스캔(scan)'이라는 특성에 의해 나타난다. 벡터 패턴의 장점은 정적 벡터를 이용하여 국소 통증을 치료하고(그림 10.6), 동적 벡터를 이용하여 제대로 정의되지 않은 통증 부위(통증 부위가 불명확한 넓은 부위) 치료, 이 두 부위를 모두 치료할 수 있다는데 있다(그림 10.7).

환자의 허리통증 부위가 정확하지 않을 때, 그 허리통증을 감소시키려 한다고 가정해 보자. 반송 주파수는 5,000 Hz이고 맥놀이 주파수(조정할 수 있는 주파수)를 100 Hz로 선택하기로 한다. 환자가 통증이 가장 심한 부위를 짐작해 내면, 통증 부위가 가운데 위치하도록 4개의

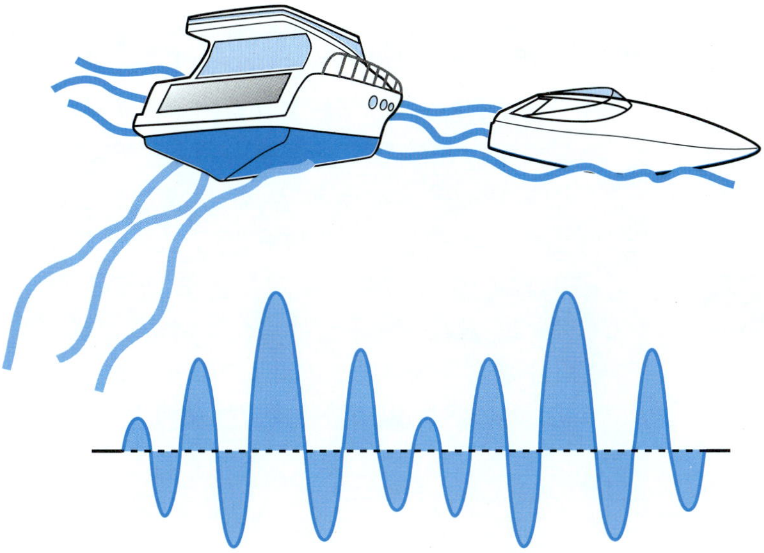

그림 10.5. 간섭파 또는 간섭전류. 달리는 모터보트가 크게 만들어낸 물결을 주의 깊게 보아야 한다. 다른 보트가 그 물결을 90° 로 가로지를 때 그 보트는 물고기 꼬리처럼 조금 흔들리고, 두 갈래진(또는 간섭하는) 물결의 상호 작용에 따라, 고르지 않게 휘저어진 물결이 생겨나며 때로는 더 커지기도 한다. IFC 치료 시에 전류가 교차할 때 바로 이러한 현상이 나타나게 된다.

전극을 교차시켜 배치시킨다. 전극 2개를 한 채널에 연결하고 나머지 2개는 다른 채널에 연결한 다음 강도를 서서히 높여서 환자가 근수축없이 찌릿찌릿한 느낌이 드는 점까지 이르도록 한다. 한 채널에는 5,000 Hz의 전류가 흐르며 다른 채널에서는 5,100 Hz의 전류가 흐르도록 한다. 통증 부위가 정확하지 않기 때문에 동적 벡터를 활용할 수 있다(또는 제조사의 사용설명에 따라 '스윕' 이나 '스캔' 을 활용한다). 벡터가 허리 부위를 이동하면서 보다 더 넓은 부위가 자극되어 전극이 배치된 대부분의 부위를 치료할 수 있게 된다(그림 10.7).

대부분의 치료기에는 'premodulated' 라는 라벨이 붙은 IFC 설정이 있다. 주로 4개의 전극을 효과적으로 배치할 수 없는 세로 부위(길게 형성된 통증부위)를 치료하는데 사용된다. 이러한 2개의 전극을 이용한 자극은 몸속에서 간섭이 일어나는 것이 아니라 치료기 내에서 간섭이 만들어져 치료에 이용되게 된다.

간섭전류(IFC) 치료의 효과
THE EFFECTIVENESS OF IFC THERAPY

Palmer는[27] IFC는 TENS 치료기와 구별되는 생리적

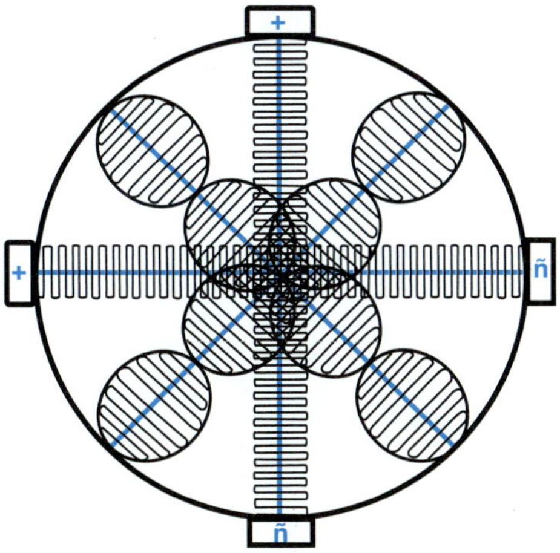

그림 10.6. IFC 치료에서 정적 벡터는 통증을 쉽게 알아낼 수 있는 부위에 배치한다[Castel D.의 '국제 물리치료 아카데미(클립아트)' 에서 허락을 받아 인용].

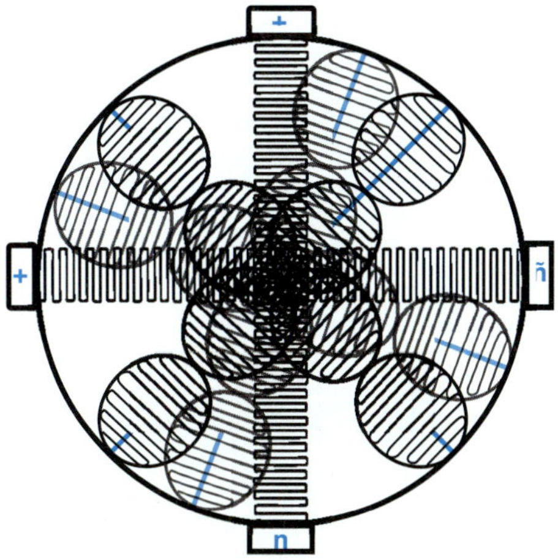

그림 10.7. IFC 치료에서 동적 벡터는 더 넓은 부위를 이동하기 때문에 찾아내기 어려운 부위의 통증을 치료할 수 있게 된다[Castel D.의 '국제 물리치료 아카데미(클립아트)' 에서 허락을 받아 인용].

효과나 치료적 효과를 내지 못한다는 견해를 주장하였다. Alon은[28] IFC가 맥동기간이 짧은 맥동 전류 파형을 만들어낼 수 있는 다른 전기 자극기와 동일한 효과를 낼 뿐이며 다만 약간의 차이는 그 접근법이 다르고 더 값비싸다고 주장하였다.

모달리티 MODALITY MYTH

IFC는 기본적으로 값비싼 TENS 기기이다

IFC의 맥놀이 주파수는 TENS 치료기와 비슷한 반응을 일으킨다. 그러나 IFC의 중주파 발생과 낮은 피부 저항 때문에 IFC는 TENS보다 총전류량이 70~100 mA 더 큰 상태에서 조직에 전달할 수 있다.[29]

IFC 효과와 관련된 견해의 차이는 아마도 임상 연구의 결여나 상충되는 결과에서 비롯되는 것으로 생각된다. 어느 학자 그룹에서는[30] IFC 치료가 혈류량을 증가시키는데 효과가 있는 반면에 다른 치료 방법은 IFC와 같은 효과를 나타내지 못했다고 보고하였다.[31-33] 한 연구에서는 IFC 치료가 골관절염에 의한 통증에는 효과가 있었으나[34] 다른 증상에는 효과가 미비하거나 거의 효과가 없었다고 보고하였다.[35,36] 만성적인 외상 후 부종은 IFC를 이용한 전기 자극 근수축을 통해 정맥과 림프순환계에 'milking effect'를 유도하여 감소시킬 수 있었다.[37]

적용 팁 APPLICATION TIP

통증 감소를 원할 때에 IFC는 넓고 깊은 부위에 사용하고 TENS는 표면 작은 부위에 활용한다. *핵심은 IFC가 넓은 부위와 조직 깊은 곳까지 자극시킬 수 있다는 점이다. 벡터 필드는 더 깊은 조직에 더 큰 전류 밀도와 통증 완화를 제공해 주는 지점에서 교차될 수 있도록 한다. TENS는 발통점처럼 통증 있는 증상을 치료하는데 이상적이다. 발통점은 대부분 표피에 있으며 저주파 전류(즉, TENS)로 치료할 수 있을 만큼 적절한 범위 안에 분포해 있다.*

IFC 활용에 성공하려면, 이 장 앞부분에서 TENS 치료를 더욱 효과 있게 만드는 방법에 관해서 제공한 정보를 다시 살펴보아야 한다. 또한 IFC를 이용하여 성공적으로 치료한 사람들은 다음과 같은 요소를 고려한다는 점도 참고해야 한다.[19]

- 벡터가 표적 조직을 자극시킬 수 있도록 정확하게 배치시킨다.
- 적절한 크기와 위치에 전극을 배치하여 표적 조직을 자극시킨다.
- 정확하게 감각 섬유를 활성화시킬 수 있도록 적절한 자극 매개변수(주파수, 진폭)를 활용한다.
- 통증 완화를 즉시 달성하지 못했을 때에는 인내심을 가져야 한다.

IFC 치료의 적용

1단계: 기초

A. 정의. IFC 치료는 서로 다른 중주파와 정현파 전류를 최소한 두 가지 이상 서로 간섭시키거나 중첩시키는 방식이다.

B. 효과
1. 통증 완화
2. 높은 진폭에서 일부 운동 신경 자극(근수축 유발)
3. 근경축(muscle spasm) 감소
4. 부종 조절(추정)

C. 장점
1. TENS 치료기보다 더 깊은 조직을 자극시킬 수 있다(중주파 반송주파수에 의해).
2. 통증 부위 주변을 둘러싼 4개의 전극이 교차하는 형태로 적용되기 때문에 TENS보다 더 넓은 부위를 치료할 수 있다.
3. 맥동기간이 좁고 피부 저항이 낮기 때문에 TENS 치료기보다 자극이 더 안락함. 중주파 전류(IFC)는 저주파 전류(TENS)보다 피부 저항이 적다.

D. 단점
1. 통증 제거; 통증의 원인을 치료하지는 못함
2. 더 심각한 문제점을 간과할 수 있음
3. 휴대용 치료기를 거의 활용할 수 없음
4. 때로는 만병통치제가 될 수 있음

E. 적응증
1. 급성 통증
2. 만성 통증
3. 넓은 부위에 걸친 통증
4. 근육 경축(통증 완화에 의한)

F. 금기증
1. 다음과 같은 사람은 IFC를 사용하지 않는다.
   a. 심장 박동기를 이식받은 사람
   b. 심장병 병력이 있는 사람
2. 가슴(흉부) 통과 부위에는 적용하지 않는다.
3. 피부 염증이 발생하면 사용을 중단한다.

G. 주의사항
1. 다음과 같은 부위에 IFC를 활용할 때에는 주의한다.
   a. 감각이 손상된 부위
   b. 피부 병변 부위〔예, 베인곳, 찰과상, 새로 형성된 피부, 최근 형성된 흉터 조직(scar tissue) 등〕
2. 운전하거나 무거운 기계를 작동하면서 IFC를 사용할 때에는 주의해야 한다.
3. 통증이 일시적으로 감소한다고 해서 통증의 원인이 사라진 것은 아니라는 점을 알고 있어야 한다(그 원인이 해소된 뒤에도 통증이 때로는 오래 지속된다).

2단계: 적용 전 과제

A. IFC가 이 증상에 적절한 치료기인지 확인한다.
1. 손상이나 문제점을 다시 평가한다. 환자의 증상을 분명하게 이해한다.
2. IFC가 이전에 적용되었다면, 그 치료에 환자가 어떻게 반응했는지 다시 살펴본다.
3. 치료 목적이 IFC와 부합하는지 확인한다.
4. IFC가 이 증상에 금기증이 되지 않는지 확인한다.

B. 환자를 심리적으로 준비시킨다.
1. 환자가 처음 치료를 받거나 치료가 변경될 때에는 그 진행과정을 설명해 준다.
   a. 예상 반응을 설명해 준다(예를 들면, 핀이나 바늘로 찌르는 느낌과 같은).
   b. 전류를 아주 적은 양으로 사용한다.
   c. IFC는 감전사(electrocution)를 일으키지 않는다.
   d. IFC 치료는 고통스럽지 않다. 고통스럽다면 환자에게 얘기하게 하여 강도를 낮춘다.
2. 환자가 유달리 걱정스러워한다면 치료사가 치료과정을 시연해 보인다.
3. 주의사항을 점검해서 환자에게 알려준다.

C. 환자를 신체적으로 준비시킨다.
1. 전극 접촉 부위에서 옷이나 테이프 등을 제거한다. 배치된 두 전극 사이 부위에는 제거할 필요가 없다.
2. 앉거나 눕는 등 환자에게 편안한 자세를 취하게 한다.

D. 치료 장비(기구)를 준비한다.
1. 출력이 최소로 설정되었는지 확인한다.

2. 전극 준비
   a. 네 개의 전극을 리드 코드에 연결하고 리드 코드를 IFC 치료기에 연결한다.
   b. 전도 매질(전극 겔)를 전극 표면에 바른다 (접착성 전극을 사용하지 않는 경우).
3. 장비(치료기구)와 전극 작동을 점검한다.
   a. 비접착성 전극을 활용할 때에는 탁자 위에 놓고 전극 위에 손을 얹는다. 전기자극이 느껴질 때까지 강도를 높인다.
   b. 전기자극이 없거나 감소했다면 연결선을 점검하고, 특히 전극 팁이(연결부위가) 헐거워졌는지 확인한다.
4. 환자의 통증이 어디에 있는지 알아내고 지울 수 있는 마커로 그 부위에 작게 표시한다. 전극으로 통증 부위를 둘러싸듯 배치한다.

적용 팁 APPLICATION TIP

***통증 부위를 중앙에 위치시킨다.** 통증이 시계 앞면의 중심에 위치한 시계를 상상해 보자. 채널 1의 전극 2개는 9시 방향과 3시 방향에 배치하고, 채널 2의 전극 2개는 12시 방향과 6시 방향에 배치한다. 이렇게 하면 전극이 교차되고 통증 부위는 중앙에 위치하게 된다(그림 10.8).*

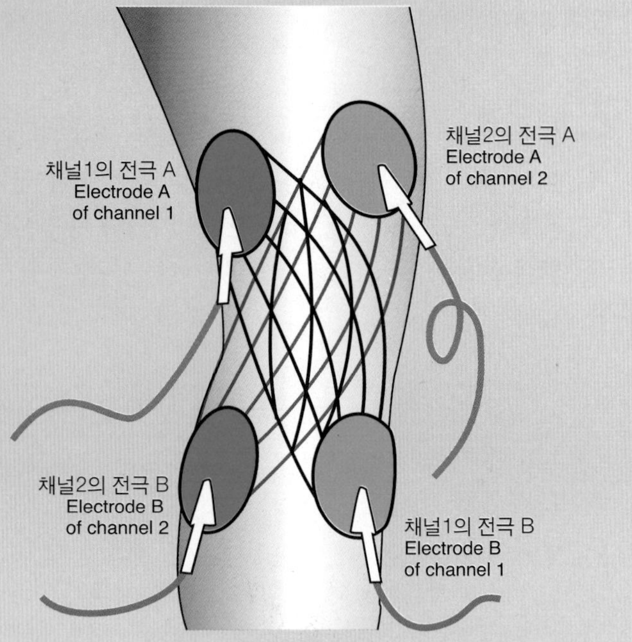

그림 10.8. IFC 치료와 통증 부위 위에서의 전극 교차. 환자의 통증이 어디에 있는지 알아내서 지울 수 있는 마커로 그 부위에 작게 표시한다. 전극으로 통증 부위를 둘러싸듯 배치한다.

5. 전극을 환자 피부에 배치시킨다.
   a. 전극을 신체 부위에 견고하게 부착시켜야하며, 전극 부착부위가 움직일 수 있도록 한다(무엇보다도 운동이나 작업을 할 때 적용한다면 더욱더 중요하다).
   b. 전극이 잘 접촉되어야 하지만, 잘 접촉시키기 어려울 때도 있다.
   c. 비접착성 전극을 활용할 때에는 피부 위에 놓고 테이프로 고정하거나, 탄력 스트랩이나 벨크로 스트랩을 사용하여 고정하기도 한다.

3단계: 적용 변수

A. 절차(과정). 다음은 IFC 치료를 활용하여 통증을 감소시키기 위한 일반적인 절차이다. 다른 증상의 치료를 위한 매개변수는 표 10.3에 제시되어 있다. 또한 여러분의 클리닉에서 활용하고 있는 치료기구에 관한 제조사의 특정 지시 사항에 대한 사용설명서를 확인해야 한다.

1. 치료기구를 켠다.
2. 환자에게 치료를 시작하겠다고 말한다.
3. 전류 강도를 서서히 증가시킨다(그림 10.9).
   a. 환자에게 따끔따끔한 느낌이 있으면, 얘기하도록 요청한다.

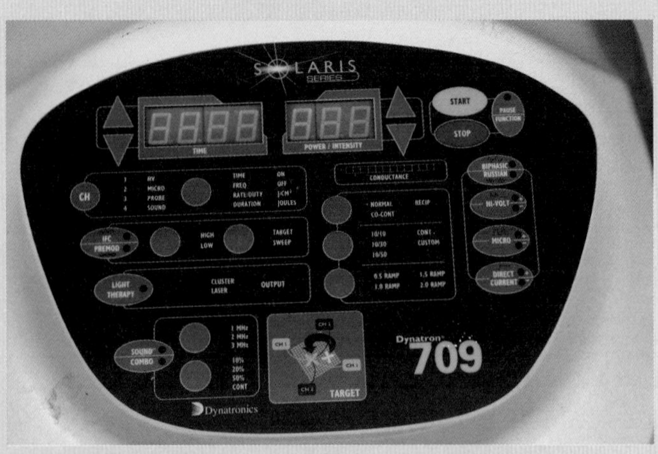

그림 10.9. 복합치료기(multimodality)에서의 전형적인 IFC 조절 패널.

표 10.3 다양한 증상에 대한 IFC 치료의 주요 매개변수.

증상	반송 주파수(Hz)	맥동률(pps)	전극 배치	출력 강도	벡터	치료 빈도
급성통증	4000–5000	80–150	통증 부위 교차, 통증이 있는 조직의 피부 분절	근수축 없이 기분 좋게 찌릿찌릿한 느낌	표적(특정 통증) 또는 스윕으로 치료 부위 증가	10–30분, 3–4회/1일
만성통증	2500	1–10	통증 부위 교차, 통증이 있는 조직의 피부 분절	가벼운 연축성 수축이 있거나 없는 상태에서 기분 좋게 찌릿찌릿한 느낌	표적(특정 통증) 또는 스윕으로 치료 부위 증가	10–30분, 1–2회/1일
근육경축	2500	4 pps	국소 발통점 부위 교차	중등도 가시적 근수축	표적(특정 통증) 또는 스윕으로 치료 부위 증가	10–30분, 1–2회/1일
신경차단	4000–5000	연속	국소 말초신경 위, 통증 부위 지배신경	근수축 없이 기분 좋게 찌릿찌릿한 느낌	특정 통증부위	10분, 1–2회/1일
골절치유	4000–5000	100	골절부위 교차	근수축 없이 기분 좋게 찌릿찌릿한 느낌	특정 통증부위	10분, 매일
부종조절	4000–5000	50	부종 부위 교차	강하지만, 편안한 근수축	스윕에 의한 펌프 작용 유발	10–30분, 3–4회/1일

**IFC : 간섭전류*

b. 환자가 가장 편안하게 느낄 때까지 전류를 증가시킨다.

c. 근수축이 일어나지 않도록 한다.

4. 맥동률을 특정 문제에 맞추어 조절한다.

a. 급성 통증 치료에는 80~200 pps의 높은 맥동률을 활용한다(통증 감소가 거의 즉시 나타나지만, 통증 감소 효과는 몇 분에서 1시간까지만 지속된다).

b. 만성 통증 치료에는 1~5 pps의 낮은 맥동률을 활용한다(통증 감소까지는 30분이 소요되지만, 통증 감소 효과는 6~7시간 동안 지속된다).

c. 표적 또는 벡터: 통증의 위치를 쉽고 정확하게 확인할 수 있는 통증에는 표적 또는 벡터 버튼을 활용해서 전류가 직접 통증이 있는 부위에서 교차되도록 전극의 위치를 이동한다. 통증의 위치를 정확하게 확인하기 어려운 통증에는 동적 벡터를 활용한다(전류 교차점이 통증이 있는 부위를 전체적으로 끊임없이 이동해서 더 넓은 통증 영역을 치료하게 된다).

B. 용량

1. 환자가 편안할 수 있는 범위 내에서 최대 전류를 활용한다.

2. 신체가 자극에 적응할 수 있기 때문에 10분마다 자극 강도를 증가시켜야 한다.

C. 적용 시간. 20~30분

D. 적용 빈도. 통증 정도에 따라 하루에 1-2차례 사용한다(표 10.3).

E. 치료 기간. IFC가 더 이상 효과가 없을 때까지 사용한다.

4단계: 적용 후 과제

A. 장비 제거 : 세척 작업

1. 전원을 끈다.

2. 조절된 값을 모두 'off' 상태 또는 최소 설정으로

되돌린다.

3. 전극을 제거하고 세척한다.
4. 전극과 연결선(leads)을 치료기 위가 아닌 적절한 곳에 싸서 보관한다.

B. 환자에 대한 지시 사항

1. 다음 치료 계획을 알려준다.
2. 환자에게 활동 수준과 다음 공식 치료 이전의 자가 치료 방법을 알려 준다.

C. 독특한 환자 반응을 포함한 치료 과정을 기록한다.

D. 치료기 카트(generator cart)를 적절한 곳으로 옮긴다; 세척 및 정리

5단계: 유지

A. 치료기가 켜지지 않으면 뒤쪽의 퓨즈를 점검한다(또한 정확하게 꽂혀 있는지도 확인한다).

B. 전극

1. 청결을 유지해야 한다. 신체의 기름이(피지가) 묻어 축적될 수 있다.
2. 전극을 세척할 때에는 따뜻한 물과 순한 세제를 사용한다.
3. 접착성 전극은 세척하지 않는다. 세척하면 접착제와 연결매질이 용해되기 때문이다.
4. 전선이 전극 포스트에 잘 부착되었는지 확인한다.

비판적 사고 10.2 *IFC의 반송주파수를 2,500Hz로 사용한다고 가정하자. 치료목적은 만성 통증 환자에 있어서 오래 지속되어 온 통증을 완화시키는데 있다.*
(a) 맥놀이 주파수로 적절한 범위는 무엇인가?
(b) 반송 주파수로 적절한 범위는 무엇인가?

비판적 사고 10.3 *여러분은 허리 통증이 있는 환자를 치료하고 있다. 환자들은 가정에서 통증 조절용 전기자극치료를 사용하여 효과를 얻을 수 있으리라고 생각한다. 그러나 IFC 치료기는 크기가 너무 크다. 여러분은 어떤 옵션을 선택해야 하나요?*

비판적 사고 10.4 *여러분은 엉덩이에 통증이 있는 환자를 치료하고 있다. 여러분이 환자에게 통증 부위를 얘기해 달라고 환자에게 요청했을 때 환자는 '정확하게 말하기가 어려우며 그 부위가 돌아다니는 듯하다'고 대답하였다. 이러한 상황에서는 어떤 치료기가 가장 적합하며, 그 이유는 무엇인가?*

신경근전기자극
Neuromuscular Electrical Stimulation

신경근전기자극(NMES)이란 전기자극을 이용하여 근수축을 유발해 내는 것을 말한다. 정형외과와 재활의학과에서 NMES 치료를 통한 근수축은 다음과 같은 사항에 적응증이 된다.

- 근재교육 — 근수축의 회복 또는 강화
- 무용성 위축 방지
- 근경축 감소
- 부종 감소

신경근전기자극의 역사
A BRIEF HISTORY OF NMES

NMES는 수십 년 동안 활용되고 있다. 처음에는 초음파와 병행하여 환자가 초음파치료 시에 무엇을 얻고 있다는 느낌이 들도록 하는 목적으로 사용되었다. 그러나

1950년대에는 유도전류(교류) 자극이 고통스러움을 너무 많이 준다는 공통적인 견해 때문에 적극적으로 활용되지는 않았다.

러시아에서는 1970년대에 NMES를 활용해서 훈련받은 운동선수들의 근강도를 증가시키기 시작했다. 1977년 러시아 생리학자 Yakov Kots는[38] 캐나다와 소련 학자들의 학회에서 놀라운 주장을 하면서 시연을 펼쳤다.[1] Kots는 자신의 '러시안 전류' 활용으로 다음과 같은 결과를 만들어 낼 수 있었다고 주장하였다.

- 최대 수의적 수축보다 30% 더 큰 근력
- 건강한 운동선수에서 지속적인 근강도 40% 증가
- 치료 시 불편한 감각이 없음; 통증 없는 치료

1980년에 한 캐나다 기업은 그 이른바 러시아 전류 자극 기기를 제조하기 시작했다. 지금까지 북아메리카 학자들은 어느 누구도 통증 없는 전기자극을 통하여 높은 수준의 근수축을 만들 수 있다고 주장한 Kots의 이론을 재현해 낼 수 없었다. 사실 대부분의 연구에 참여한 대상자들은 전류 진폭을 이용하여 수의적인 근수축력을 복제해 내려고 할 때 큰 통증으로 인한 불만을 호소하였다.[1] 확실히 NMES는 근강도를 증가시키기는 한다. 그러나 수의적인 훈련에는 탁월한 효과는 없는 것으로 여겨진다.[39-46]

1970년대에는 고전압맥동전류(HVPC)가 도입되었다. 고전압맥동전류 치료의 지지자들은 전통적인 저전압 자극보다 더 편안하고 더 깊이 침투되어 저전압의 변형 직사각형파(modified square wave)를 이용한 치료기보다 근수축을 더 크게 일으킨다고 주장하였다. 그러나 연구결과에 의해 근수축을 더 크게 일으키지는 않는다는 것이 증명되었다.[47] 러시안 치료기와 HVPC 치료기에 의해 흥미가 유발되어 다시 저전압맥동전류 치료기에 관심을 돌리게 되었다.

근재교육 및 무용성 위축의 예방을 위한 신경근전기자극
NMES FOR MUSCLE REEDUCATION AND PREVENTION OF DISUSE ATROPHY

건강한 운동선수가 전기적인 자극으로 유도된 근수축보다 더 강한 수의적 근수축을 만들어 낼 수 있다면, 왜 NMES를 사용하는가? 대답은 간단하다. 수의적인 근수축을 수행하지 못하는 환자에게는 신경근육전기자극을 활용하기 때문이다. 말초신경 지배는 정상이지만 지속적인 고정, 수술 후 또는 통증 등에 의해 정상적인 수의적 근수축의 약화나 제한이 있는 환자가 있을 수 있다. 연구자들은 NMES가 근육의 통합성 유지나 무용성 위축 예방뿐만 아니라, 수술 후 또는 고정된 사지의 조기 능동 관절가동범위를 증진시키는 데에도 효과가 있음을 밝혀냈다.[48-51]

손상된 근육에 대한 신경근전기자극의 효과 (The effect of NMES on injured muscle)

환자가 근골격계에 부상을 당하거나 수술을 받으면 일부 근육을 완전히 수축시킬 능력을 잃을 때가 많다. NMES는 근육 기능을 회복시키는데 도움이 될 수 있으며 그 과정은 다음과 같다.

- 환자를 NMES 기기와 연결시킨다.
- NMES는 α-운동 신경원을 탈분극시켜 근육이 수의적으로 수축하도록 한다.
- 여러 차례 반복 수축한 뒤에 중추신경계(CNS)는 근육으로부터 구심성 피드백을 받아 처리한다.
- 그러면 환자의 운동에 대한 고유수용성 감각과 시각이 개선된다.
- 환자는 운동을 다시 배우기 시작한다.
- 환자는 근력이 더 강해질수록 자극을 받는 동안에 가능하면 자신의 근육을 등척성으로 수축시킬 필요가 있다.[52]

NMES를 근력이 저하된 근육에 활용하면 환자에게 고유수용성 감각, 운동 감각, 감각 입력을 제공하여 환자의 수축성 운동 인식(awareness)이 증가하게 된다. 치료 목적에서는 능동적인 운동 프로그램이 가능하면 일찍 시작될 수 있도록 운동의 보조와 근육의 정상 운동 재교육에 초점을 맞춘다.[52] 근 재교육과 무용성 위축 방지를 위한 주요 매개변수는 표 10.4에 제시되어 있다.

NMES를 이용하여 근력 훈련을 대체하지 않는다 (Avoiding replacing strength training with NMES)

환자는 NMES에 너무 의존해서는 안된다. 전기 자극에 의한 근수축에서는 수적인의 근수축의 반대 순서로 근섬유들을 동원한다. 예를 들면, NMES를 환자에게 적용

표 10.4 다양한 증상에 대한 NMES의 주요 매개변수

매개변수(무용성 위축)	급성기 뒤의 부종	근육 경축	근재교육
반송주파수	5,000 Hz	5,000 Hz	2,500–5,000 Hz
맥동률	30–50 pps	50–70 pps	50–70 pps
전극 배치	부종 근위 근육군에 쌍극	운동점과 근육 경련에 쌍극	운동점과 적정 수축 힘살에 쌍극
출력 강도	가시성 근수축	가시성 근수축	가시성 근수축
순환주기(duty cycle)	5–10초 on, 5–10초 off	10초 on; 10초 off	10초 on, 50초 off, 다음으로 10초 on, 30초 off (나중에 재활 과정)
램프(ramp)	최소(0.5초 on, 0.5초 off)에서 없음으로	1–2초 on, 1–2초 off	2–3초 on, 2–3초 off
환자의 활동	치료부위 거상	이완시키려고 하기	활동주기에 따라 수축하기
치료 빈도	10–20분, 1일 2차례	10–20분, 날마다	1일 20분

** NMES : 신경근육전기자극*

한 후 치료기에 의해서 수동적인 근수축을 유발시키면, 큰 신경섬유들이 먼저 흥분되고 이어서 작은 신경섬유들이 흥분된다. 그러나 환자가 능동적으로 수의적 근수축을 수행할 때에는 작은 신경섬유들이 먼저 흥분되고, 이어서 큰 신경섬유들이 흥분된다. 따라서 환자는 가능하면 일찍 전통적인 웨이트트레이닝으로 운동을 전환하여 근력을 적절하게 발달시킬 필요가 있다.

모달리티 MODALITY MYTH

NMES를 사용하여 힘을 들이지 않고 운동을 해도 빨래판 복근이 만들어진다?

복부 근육을 자극하면 그 부위의 근긴장(muscle tone)과 근력이 개선된다는 광고를 본 적이 있을 것이다. 그것은 완전히 잘못된 얘기이다. 그 근거로 3가지 주요 이유를 들 수 있다.

- 근육에 대한 전기자극은 수의적인 근수축만큼 강한 근수축을 일으키지는 못한다. 또한 치료기구로 식스팩 또는 빨래판 복근를 만들 수 있을 만큼 충분한 근수축을 만들어 낼 수 있다고 해도 자극 강도가 너무 높아서 견디지 못한다.
- 근섬유 자극 순서가 생리적인 근수축의 역순이다. 따라서 큰 섬유가 먼저 자극된다. 그러나 수의적인 근수축에서는 작은 섬유가 먼저 자극된다.
- 운동은 힘을 들이지 않고 할 수 없다. 수의적이지는 않지만 힘이 들지 않는다고도 얘기 할 수 없다. 근육이 수축할 때에는 ATP라든지 그 밖의 다른 대사 요소와 메커니즘이 사용된다.

근경축 감소를 위한 신경근전기자극
NMES FOR DECREASING MUSCLE SPASM

근육 경축의 정확한 원인과 메커니즘이 정확히 밝혀지지는 않았다. 우리가 '경축(spasm)'이라고 할 때에는 전체적이고 광범위하며 갑자기 일어나는 근수축인 '근경련(muscle cramp)'과 비교하여 그 정도가 낮은 수축 또는 긴장을 뜻한다. 근경축은 미세외상, 거대외상, 화학적 자극물질 축적, 근육 약화 및 통증 등에 의해 일어날 수 있다. 근본적인 원인과 관계 없이 통증과 불편함이 더 큰 통증과 보호성 근육 경축으로 이어진다. 근경축에 의해 감각 신경 종말에 압박이 가해지면 통증이 더 커지면서 통증-근경축-통증의 악순환이 일어나게 된다.

무엇이 근육 경축을 유발하는지 찾아내기 위해 너무 관심을 둘 필요는 없다. 환자는 경축에 의해서 통증이 유발되어 의사를 찾기 때문이다. 치료 목적은 통증-근경축-통증이라는 악순환을 깨뜨리면서 통증 부위에 정상적인 운동 범위를 제공해 주는데 있다.

강축성 수축 자극(Tetanic contraction stumulation)

강축성 수축 자극의 목적은 다음과 같다.

- 국소 순환 증진
- 대사 산물의 제거

- 근섬유에 대한 전기적 자극
- 약간의 근경축성 피로 유도

근경축 감소를 위한 주요 매개변수들은 표 10.4에 제시되어 있다.

부종감소를 위한 신경근전기자극
NMES FOR EDCREASING EDEMA

신경근전기자극은 주기적인 근수축(단일수축)을 만들어 부종이 발생한 부위에서 자유 단백의 제거를 도와주며, 림프 순환을 자극한다. 환자가 신경근전기자극이 이루어지는 동안 근수축이 가능하다면, 이 각각의 자극은 부종을 제거하는데 도움이 될 것이다.

5 STEPS 신경근전기자극(NMES)의 적용

1단계: 기초

A. 정의. NMES는 전류로 근수축을 유도하는 치료법이다.

B. 효과
   1. 근수축으로:
      a. 혈류량을 증가시킨다.
      b. 위축 발생을 지연시킨다.
      c. 신경근 억제를 감소시키거나 지연시킨다.
      d. 근육 이완을 증가시키고 근경축을 감소시킨다.
   2. 근경축 감소에 의한 통증 완화

C. 장점
   1. 고정된 신체 부위에 적용할 수 있다.
   2. 수의적인 근수축을 보완할 수 있다.

D. 단점: 때로는 만병통치제가 될 수 있다.

E. 적응증
   1. 잔존(residual) 또는 만성 근경축
   2. 신경근 기능이 정상이 아닐 때
   3. 근육 염좌
   4. 석고붕대 고정 기간 또는 무용성 위축
   5. 통증(근경축에 의한)

F. 금기증: 다음과 같은 경우에는 사용이 제한된다.
   1. 심박동기를 이식받은 사람
   2. 심장이나 뇌 부위
   3. 최근 발생한 골절 또는 불유합 상태의 골절
   4. 악성 종양이 의심되는 경우

G. 주의사항: 다음과 같은 부위에 NMES를 사용할 때에는 주의해야 한다.
   1. 감각이 손상된 부위
   2. 피부 병변 부위(예, 베인 곳, 찰과상, 새로 형성된 피부, 최근 형성된 흉터 조직 등)
   3. 관절 가동 범위 감소 부위
   4. 넓게 찢긴 조직

2단계: 적용 전 과제

A. NMES가 이 증상에 적절한 치료기인지 확인한다.
   1. 손상이나 문제점을 다시 평가한다. 환자의 증상을 분명하게 이해한다.
   2. NMES가 이전에 적용되었다면 그 치료에 환자가 어떻게 반응했는지 다시 살펴본다.
   3. 치료 목적이 NMES와 부합하는지 확인한다.
   4. NMES 치료기의 전류 특성을 선택하거나 검토한다.
   5. NMES가 이 증상에 금기증이 되지 않는지 확인한다.

B. 환자를 심리적으로 준비시킨다.
   1. 환자가 처음 치료를 받거나 또는 치료가 변경될 때에는 그 진행과정을 설명해 준다.
      a. 예상 반응을 설명해 준다(예를 들면, 핀이나 바늘로 찌르는 느낌에서 강한 근수축 등의 과정).
      b. 다음과 같은 사실을 설명해 준다.
         i. 전기자극이 근육의 수축을 일으킨다('수축 정도'를 설명)
         ii. 전류를 아주 적은 양으로 사용한다.
         iii. NMES는 감전사를 일으키지 않는다.
         iv. NMES 치료는 고통스럽지 않다.하지만 고통스럽다면, 환자에게 얘기하게 하여 강도를 낮춘다.
   2. 환자가 유달리 걱정스러워한다면 치료사가 치료과정을 시연해 보인다.
   3. 주의사항을 점검해서 환자에게 알려준다.
      a. 피부의 베인 곳, 찰과상, 새로 형성된 피부 등을 살펴보아야 하며, 깨끗하고 기름기가 있지 않은지 확인한다.
      b. 치료 받을 부위에 털이 많으면 면도를 해야 전극의 전도성이 좋아진다.
      c. 피부를 가볍게 두드리거나 문질러서 피부 감각의 손상 여부를 확인한다.
      d. 완전한 관절가동범위 전체에 걸쳐 움직여 본 후 관절가동범위의 제한 여부를 확인한다.

C. 환자를 신체적으로 준비시킨다.
   1. 전극 접촉 부위에서 옷이나 테이프 등을 제거한다. 배치된 두 전극 사이 부위에는 제거할 필요가 없다.
   2. 환자가 편안한 자세로 취하게 한다.

D. 치료 장비를 준비한다.

1. 치료기를 켜서 예열시킨다(구형치료기에서만 필요).
   a. 출력이 최소로 설정되었는지 확인한다.
   b. 맥동률(적어도 30 Hz)이 출력 창에 표시되어야 한다.
2. 전극을 준비한다.
   a. 전극을 리드에 연결하고 리드를 제너레이터(generator)에 연결한다.
   b. 접착성 전극을 사용할 때에는 준비가 필요하지 않다.
   c. 적절한 매질이 있는 탄소 고무 전극을 준비한다.
      i. 탄소 고무 전극에는 물이나 겔과 같은 매질이 필요하다.
      ii. 겔과 같은 매질은 전극에 직접 적용하며 피부와 전극 사이에 위치한다.
      iii. 물을 매질로 사용할 때는 피부와 전극 사이의 작은 스펀지에 적용된다. 이러한 경우에는 스펀지를 적신 후 여분의 물을 제거하되 바싹 마르도록 하지는 않는다.
3. 치료기와 전극 작동을 점검한다.
   a. 비접착성 전극을 활용할 때에는 탁자 위에 놓고 전극 위에 손을 얹는다. 전기 자극이 느껴질 때까지 강도를 높인다.
   b. 전기자극이 없거나 감소했다면 연결선을 점검하고, 특히 전극 팁이(연결부위가) 헐거워졌는지 확인한다. 전류를 0으로 감소시키고, 다음 단계로 넘어간다.
4. 두 개의 전극을 환자 피부에 밀착시킨다. 하나는 근복(힘살)의 중앙에 배치하고, 다른 하나는 근육 몸쪽 끝(근위 단) 또는 먼쪽 끝(원위 단)에 배치한다(그림 10.10).
   a. 전극의 접촉이 잘 이루어져야 한다.
   b. 접착성 전극에서는 접착성 배킹(backing)을 제거한다.
   c. 비접착성 전극을 활용할 때에는 전극과 피부 사이에 젖은 스펀지나 젖은 종이 타월 조각을 놓고, 탄력 벨트, 스트랩, 체중, 모래주머니 등을 이용하여 전극을 제 위치에 배치한다.

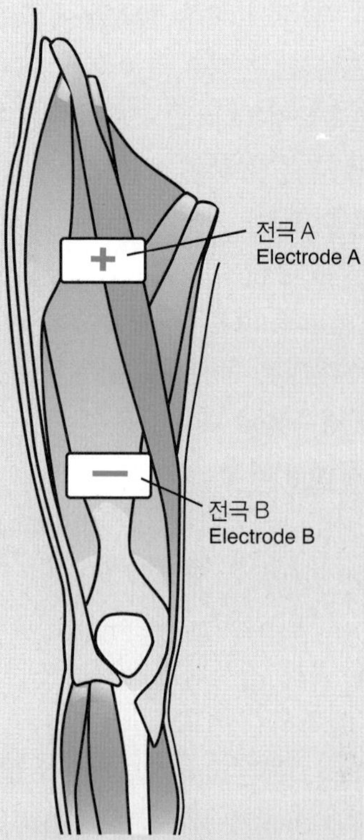

그림 10.10. NMES 치료에서 강한 근수축을 만들기 위해서는 전극 하나는 힘살(근복, muscle belly)에 배치하고 몸쪽 끝(근위 단) 또는 먼쪽 끝(원위 단)에 배치한다.

3단계: 적용 변수

A. 절차. 다음은 근수축이 필요한 증상에 대한 일반 절차이다. 특정 증상의 치료를 위한 매개변수는 표 10.4에 제시되어 있다. 또한 여러분의 클리닉에서 활용하고 있는 치료기구에 관한 제조사의 특정 지시사항에 대한 사용설명서를 확인해야 한다. NMES 조절 패널은 그림 10.11에 제시되어 있으며, NMES 치료기의 다

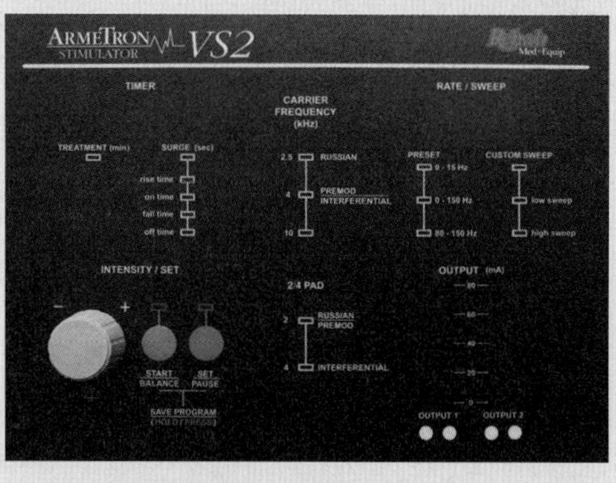

그림 10.11. 일반적인 NMES 조절 패널

양한 스위치와 조절버튼에 대한 예를 참조하시오.

1. 맥동률을 설정한다.
   a. 단일수축성(twitch) 근수축에는 <10 pps가 사용되며, 다음과 같은 목적으로 활용된다.
      i. 부종 조절
      ii. 만성 통증
   b. 강축성(tetanic) 근수축에는 >30 pps가 사용되며, 다음과 같은 목적으로 활용된다.
      i. 근경축 감소
      ii. 무용성 위축
2. 활동주기〔전류의 단락시간(off time)과 비교한 통전시간(on time)〕를 설정한다.
3. 타이머를 설정한다.
4. 필요에 따라 경사시간(surge 또는 ramp)을 조절한다. 강축성 근수축을 유도하기 위해서는 경사변조(surge 또는 ramp)를 활용해야 한다.
5. 환자에게 치료가 시작된다고 말해 주고, 불편하면 알려 달라고 요청한다.
6. 환자가 반응할 때까지 전류 강도를 서서히 증가시킨다.
   b. 강도를 조금 감소시킨다.
   c. 전류 강도는 근수축을 일으킬 만큼 충분해야 한다.
7. 5~10초가 경과한 뒤에 피부 저항이 감소하기 때문에 그 이후에 강도를 증가시킨다.
8. 운동점을 치료할 때에는 전극을 움직여서 그 운동점을 찾아낸다.
   a. 최대 근수축을 일으키는 부위를 찾아낸다.
   b. 각 부위마다 5~10초 동안 자극을 잠시 멈춰서 피부 저항을 극복한다.
9. 환자가 불편함을 호소하면, 다음과 같은 원인이 있기 때문이다.
   a. 전류량이 너무 큰 경우(가장 많은 원인이 됨)
   b. 전극 스펀지의 수분 부족
   c. 피부가 벗겨진 부위(긁힘, 베임, 찰과상 등)
   d. 환자의 과민
   e. 부적합한 전극의 사용
10. 환자의 근력이 보다 강해지게 되면 근육이 수축하는 동안 저항을 적용할 수 있다(그림 10.12).

B. 용량. 환자가 편안하게 느낄 수 있는 최대 전류를 활용한다.

C. 적용 시간
   1. 10~30분
   2. 개별적인 제조사의 지시사항을 참조한다.

4 4단계: 적용 후 과제

A. 장비 제거: 세척 작업
   1. 전원을 끈다.
   2. 조절된 값을 모두 'off' 상태 또는 최소 설정으로 되돌린다.
   3. 전극을 제거한다.
   4. 전극과 벨트를 치료기 위가 아닌 적절한 곳에 보관한다.

B. 환자에 대한 지시 사항
   1. 다음 치료 계획을 알려준다.
   2. 환자에게 활동 수준과 다음 공식 치료 이전의 자가 치료 방법을 알려준다.

C. 독특한 환자 반응을 포함한 치료 과정을 기록한다.

D. 치료기 카트(generator cart)를 적절한 곳에 옮긴다; 세척 및 정리

5 5단계: 유지

A. 치료기가 켜지지 않으면 뒤쪽의 퓨즈를 점검한다(또한 정확하게 꽂혀 있는지도 확인한다).

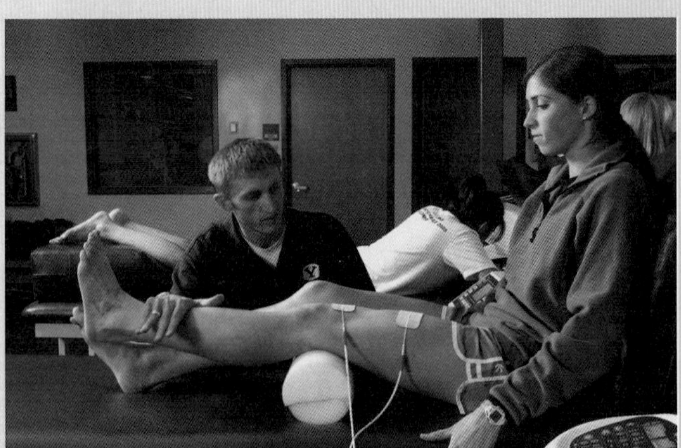

그림 10.12. NMES 치료에서는 환자의 근력이 보다 강해지게 되면 근육이 수축하는 동안 저항을 적용할 수 있다.

B. 전극
1. 청결을 유지해야 한다. 신체의 기름이(피지가) 묻어 축적될 수 있다.
2. 스폰지 또는 탄소고무전극을 따뜻한 물과 순한 세제를 사용하여 세척한다.
3. 접착성 전극은 세척하지 않는다. 세척하면 접착제와 연결매질이 용해되기 때문이다.
4. 전선이 전극 포스트에 잘 부착되었는지 확인한다.
5. 시간이 지나게 되면 전극으로부터 탄소입자가 소실된다. 전류를 점검하고 필요하다면, 새로운 전극으로 교체한다.

비판적 사고 10.5 *NMES 치료를 통해서 수의적인 근수축 정도의 강한 근수축을 제공하지 못한다면, 왜 임상치료사들은 NMES 치료를 수술 후에 사용하는가?*

피부를 통한(경피) 약물 투여를 위한 이온도입치료
Iontophoresis for Transcutaneous Drug Delivery

이온도입치료(iontophoresis)는 약물 용액 속에 음극(-) 또는 양극(+)으로 하전된 이온을 약한 직류(DC)를 사용하여 환자의 피부와 피하조직 속으로 전달하는 치료법이다.[53-55] 대부분의 이온도입치료기는 크기가 작으며, (TENS 치료기 정도의 크기), 채널이 하나 또는 두 개이고, 휴대가 가능하며 배터리로 작동 방식으로 되어 있다(그림 10.13).

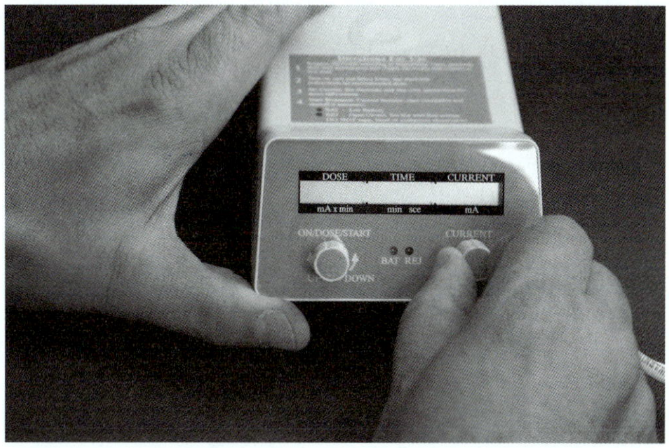

그림 10.13. 이온도입치료기는 약한 직류(DC)를 활용하여 약물 용액 속에 음극 또는 양극으로 하전된 이온들을 환자의 피부와 피하조직 속으로 전달한다.

이온도입치료의 작용 기전
HOW IONTOPHORESIS WORKS

이온도입치료의 기본 원리는 전하가 서로 밀어내듯이 약물 이온도 직류에 의해 서로 밀어내거나 밀리면서 피부와 그 주위 조직 속으로 침투되는 것이다. 두 전극(약물 전달 전극 하나와 더 큰 분산전극 하나)을 환자의 피부에 적어도 6인치(15 cm) 정도 떨어뜨려 배치시킨다. 약물 전달 전극은 투여할 약물 이온의 전하에 따라 양극(+) 또는 음극(-)으로 하전될 수 있다. 이온화된 약물은 활성전극 아래에 놓고 극성은 약물의 이온과 같은 극성으로 선택한다(그림 10.14).

직류(DC)는 다음과 같이 적용한다.

- 양극으로 하전된 전극이 양극으로 하전된 약물 이온을 피부와 그 주위 조직으로 전달한다(밀어내거나 밀린다).
- 음극으로 하전된 전극이 음극으로 하전된 약물 이온을 피부와 그 주위 조직으로 전달한다(밀어내거나 밀린다).

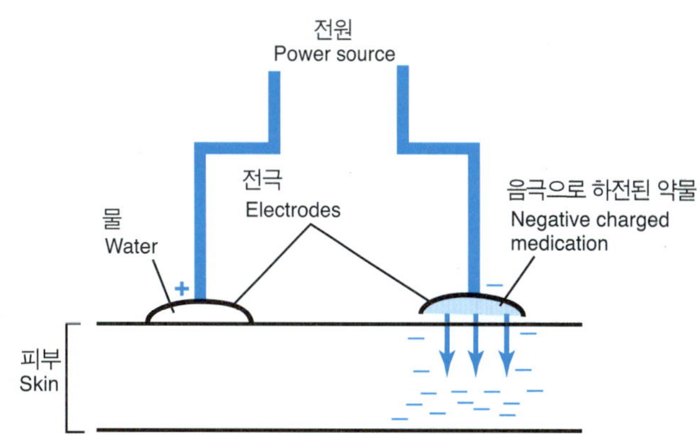

그림 10.14. 이온도입치료에서 약물 이온은 서로 밀어내거나 밀리면서 피부와 그 주위 조직으로 침투된다. 양극으로 하전된 전극은 양극으로 하전된 약물 이온을 전달하고(밀어내거나 밀리고) (이 그림에서와 같이) 음극으로 하전된 전극은 음극으로 하전된 약물 이온을 전달한다(밀어내거나 밀린다).

이온도입치료의 이점(장점) THE BENEFITS OF IONTOPHORESIS

이온도입치료는 소염제(항염증제)나 진통제와 같은 약물을 다음과 같은 단점 없이 직접 해당 부위로 안전하게 전달하는 이점이 있다.

- 주사(injection)에서 나타날 수 있는 통증
- 소독되지 않은 주사 바늘 사용에 따른 감염 위험
- 위장장애와 같은 약품 복용 시 유발되는 전신 효과

환자들은 TENS 치료에서 유발되는 감각과 같이 치료받는 동안 약간 따끔거리거나 따뜻해지는 느낌을 느끼게 된다.

이온도입치료가 실제로 이온을 피부로 침투시키는지에 대한 문제는 지금도 논란이 계속되고 있으나 연구에서는 약물을 피부 6~20 mm 아래까지 전달한다고 보고되었다.[56,57] 이온도입치료는 덱사메타존(dexamethasone), 리도카인, 살리실산나트륨이 사용되는 발바닥 근막염(plantar fasciitis),[58] 턱관절(TMJ) 장애,[59] 팔꿉관절 위관절융기염(상과염, epicondylitis)[60]과 관련된 염증과 통증을 감소시키는데 효과가 있다. 하지만 유감스럽게도 실제로 조직으로 들어가서 치료 부위로 전달되는 약물이 어느 정도인지에 대한 연구가 거의 이루어지지 않았다.

정형외과에 활용되는 상용 약물 이온 COMMON DRUG IONS USED IN ORTHOPEDIC MEDICINE

정형외과에서의 이온도입치료에 흔히 활용되는 약물 이온과 극성, 그 작용은 다음과 같다.

- *덱사메타존(−):* 프로스타글란딘을 비롯한 그 밖의 여러 염증성 물질의 생합성(biosynthesis)을 억제하여 염증을 감소시키는데 효과가 있다.
- *아세트산염(−):* 근육, 힘줄과 같은 물렁조직(연부조직, soft tissue)에 침착된 칼슘의 용해와 흉터 조직(scar tissue) 형성을 감소시키는데 효과가 있다.
- *하이드로코르티손(+):* 프로스타글란딘을 비롯한 그 밖의 여러 염증성 물질의 생합성을 억제하여 조직의 염증을 감소시키는데 효과가 있다.
- *리도카인(+):* 신경 흥분 전달을 차단하여 국소 통증을 감소시키는데 효과가 있다.

소아과 의사들은 아이에게 주사를 놓기 전에 이온도입치료를 활용하여 리도카인을 전달하여 주사할 부위를 마취시킨다. 이와 같은 일은 아이가 결국 주사를 맞아야 하기 때문에 비생산적인 것처럼 보일 수 있다. 그러나 아이는 질병에 대비해 백신 접종을 받아야 하고, 그 부위가 마취되어 주사로 인한 통증을 경감시킬 수 있다면 왜 그렇게 하지 않겠는가? 피부가 50% 리도카인에 마취되려면 적어도 10분 동안 전류 자극을 주어야 한다.[61]

이온도입치료의 부작용 NEGATIVE EFFECTS OF USING IONTOPHORESIS

이온도입치료가 적은 용량(< 5 mA)으로 적용된다고 하더라도 직류를 사용함으로 인해 피부 자극이 일어날 수 있다. 전극 아래의 피부는 피부 속 작은 혈관들의 확장으로 약간 붉게 변할 수 있다. 또한 직류는 히스타민을 합성하고 저장하는 비만세포로부터 히스타민을 분비시켜 전극 배치 부위에 작은 멍(bump) 또는 붉은 점들을 형성시킬 수 있다. 환자들은 가끔 건조한 피부 또는 가려움(itching)을 호소하기도 한다. 피부 반응을 증가시키는 요인들은 다음과 같다.

- *피부 유형:* 피부가 하얀 사람들은 피부 자극이 잘 발생하는 경향이 있다.
- *피부 색소(pigmentation):* 피부가 검은 환자들은 피부가 하얀 사람들에 비해 흔히 피부가 붉어진 정도가 더 적어 보인다.

어떤 환자들은 그들 자신이 직류자극에 민감하다는 사실을 알게 된다. 직류자극의 민감성에 대한 전형적인 증상들은 피부 발적과 작은 흰색 멍과 유사한 두드러기(hives)이다.

피부 자극의 위험 요소 경감을 위한 방법은 다음과 같다.

- 치료를 시작하기 전에 알콜을 사용하여 피부의 피지와 오염물질을 닦아낸다.
- 치료가 끝난 후에 알로에 겔(aloe vera gel)이 함유된 로션을 바른다.
- 전류 강도를 줄여주기 위해 양극 또는 음극 전극의 크기를 크게 한다.
- 전류 강도를 줄여주기 위해 전극 사이의 간격을 크게 한다.

5 STEPS 피부를 통한(경피) 약물 투여를 위한 이온도입치료의 적용

1단계: 기초

A. 정의. 이온도입치료는 직류를 사용하여 피부를 통해 약물 이온을 전달하는 능동적인 경피 약물 전달 과정이다.

B. 효과. 전달되는 약물 이온에 따라 다르다.
1. 진통 효과
2. 마취
3. 염증 감소
4. 칼슘 침전물 크기 감소

C. 장점
1. 약물 치료 시 주사에 의한 통증 및 피부손상 예방
2. 임상 의사들의 주사 과실(accidental) 방지
3. 국소 약물 전달〔알약처럼 계통(system) 전체를 돌아다니도록 할 필요가 없음〕
4. 비스테로이드성항염증제(NSAIDs)와 사이클로옥시제나아제2(COX-2) 억제제 복용에 의한 위장관(GI) 부작용 예방
5. 휴대성: 환자가 휴대하고 다닐 수 있다.

D. 단점
1. 통증 또는 염증 제거: 통증이나 염증의 원인을 치료하지는 못한다.
2. 직류 사용에 의한 전극 화상 위험이 조금 있다.
3. 경피 약물 전달이 가능하지 않다고 믿는 사람들이 일부 있다.

E. 적응증
1. '효과'를 참조하시오.
2. 주사를 놓거나 알약을 복용하는 대신에 용해성 염(soluble salts)과 약물 이온을 의료적인 목적으로 체내에 투여한다.

F. 금기증
1. 다음과 같은 사람에게는 사용하지 않는다.
   a. 심장 박동기를 이식받은 사람
   b. 치료할 부위의 피부가 손상되었거나 벗겨진 사람
   c. 경피를 통한 약물 투여에 알레르기 반응이 있는 사람
   d. 치료 부위에 최근에 열상(laceration)이 생긴 사람
2. 경두개(transcranial) 부위는 치료하지 않는다.
3. 눈확(orbital) 부위는 치료하지 않는다.

G. 주의사항. 이온도입치료를 다음과 부위에 적용할 때에는 주의해야 한다.
1. 감각이 손상된 부위
2. 최근 발생한 흉터 조직
3. 노출된 금속〔인체에 삽입된(implant) 외과용 금속, 나사못, 금속판 등〕

2단계: 적용 전 과제

A. 이온도입치료가 이 증상에 적절한 치료기인지 확인한다.
1. 손상이나 문제를 다시 평가한다. 환자의 증상을 분명하게 이해한다.
2. 이온도입치료가 이전에 적용되었다면, 그 치료에 환자가 어떻게 반응했는지 다시 살펴본다.
3. 치료 목적이 이온도입치료와 부합하는지 확인한다.
4. 이온도입치료가 이 증상에 금기증이 아닌지 확인한다.
5. 무엇보다도 의사의 약물 투여 처방이 있는지 확인한다.

B. 환자를 심리적으로 준비시킨다.
1. 환자가 처음 치료를 받거나, 치료가 변경될 때에는 그 진행과정을 설명해 준다.
   a. 예상 반응을 설명해 준다(예를 들면, 약간 따끔거리거나 따뜻해지는 느낌).
   b. 전기자극이 근수축을 일으키지는 않는다.
   c. 전류는 적은 양으로만 사용한다.
   d. 이온도입치료는 감전사를 일으키지 않는다.
   e. 이온도입치료는 고통스럽지 않다. 고통스럽다면 환자에게 얘기하게 하여 강도를 낮춘다(강도를 낮추게 되면, 치료시간은 몇 분 더 길게 걸린다).
2. 환자가 유달리 걱정스러워한다면, 치료사가 치료과정을 시연해 보인다. 약물과 전극 패키지를 열지 않은 상태에서 모의 연습(dry run)을 시행한다.
3. 주의사항을 점검해서 환자에게 알려준다.

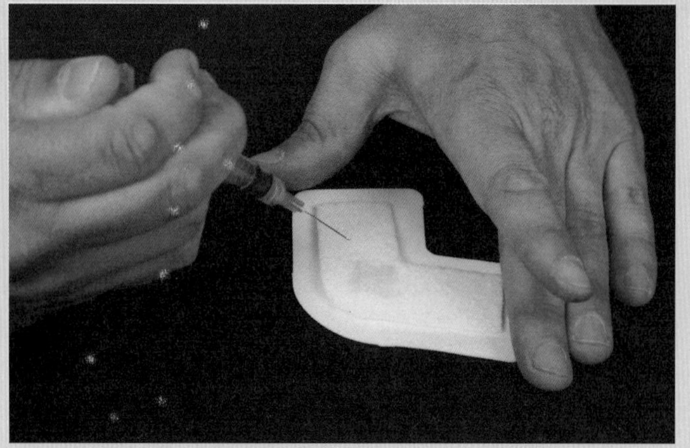

그림 10.15. 이온도입치료에서 용액에 이온화된 약물을 적절한 전극에 배치시켜 활성화된 이온이 조직 속으로 투여되도록 한다.

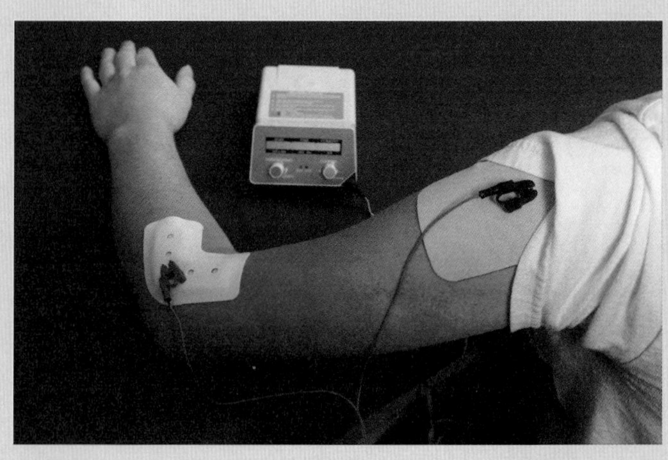

그림 10.16. 이온도입치료의 전극 적용. 자세한 사항은 본문을 참조하시오.

C. 환자를 신체적으로 준비시킨다.
  1. 환자에게 편안한 자세를 취하게 한다.
  2. 알코올을 준비해서 전극이 적용될 부위를 세척한다.

D. 치료 장비를 준비한다.
  1. 전극보관용 주머니나 용기에서 전극을 꺼낸다. 활성전극과 분산전극이 적용할 준비가 되었는지 확인한다.
  2. 약물을 준비한다. 이온도입치료에 전형적으로 사용되는 약물을 주사기나 점안기(eyedropper)에 적절한 양으로 채운다.
  3. 활성(약물 전달) 전극을 다음과 같이 준비한다.
    a. 전극의 배킹(backing)을 떼어낸다.
    b. 전극을 탁자 위에 놓고 스펀지 부분을 약물로 적신다(그림 10.15). 약물을 너무 많이 채워서는 안된다. 즉, 약물이 뒤쪽 접착면으로 스며 나와서는 안된다.
  4. 전극 적용
    a. 분산전극의 배킹(backing)을 떼어내고 활성전극 부위에서 최소한 6인치(15 cm) 정도 떨어진 근육의 큰 힘살에 부착한다.
    b. 약물이 잘 적셔진(saturate) 활성전극을 약물 이온을 전달하고자 하는 부위에 적용한다(그림 10.16).
  5. 전극을 적절한 코드(cord)나 리드 클립(lead clip)에 부착한다. 전달하려는 약물 극성에 리드가 적합하게 연결되었는지 확인한다(제조사 매뉴얼을 참조하시오).

3단계: 적용 변수

A. 절차. 다음은 이온도입치료의 일반적인 절차이다. 여러분의 클리닉에서 활용하고 있는 치료기구에 관한 제조사의 특정 지시 사항에 대한 사용설명서를 확인해야 한다.
  1. 치료기를 켠다.
  2. 환자에게 치료가 시작된다고 얘기한다.
  3. 치료기에 자동화된 경사증가(ramp) 프로그램이 있으면, 전류 진폭이 천천히 증가되어 환자의 편안함을 극대화한다.
  4. 치료기에 자동화된 경사증가 프로그램이 없으면 다음과 같은 방법으로 환자의 편안함을 극대화 할 수 있다.
    a. 전류 강도를 천천히 증가시킨다.
    b. 환자에게 활성(약물 전달) 전극 아래서 약간 따끔거리거나 따뜻해지는 느낌이 시작되면 얘기해 달라고 요청한다.
  5. 환자가 견딜 수 있는 범위와 치료용량을 고려하여 강도를 조절한다. 음극이 활성전극으로 사용될 때에는 최대 총 전달 용량은 80 mA/min까지 또 양극이 활성전극으로 사용될 때에는 40 mA/min까지 작동되는 전극이 많다.

B. 용량
  1. 권장된 약물 용량이 전달되도록 치료기를 설정한다

(표 10.5).

C. 적용 시간. 치료 용량에 따라 다르다(표 10.5를 참조하시오).

D. 적용 빈도. 2일에 1회.

E. 치료 기간: 3주 이내.

4단계: 적용 후 과제

A. 장비 제거: 세척 작업
1. 전원을 끈다.
2. 조절된 값을 모두 'off' 상태 또는 최소 설정으로 되돌린다.
3. 전극을 제거하고 정돈한다(분산전극은 세척한 뒤 다시 사용할 수 있다).
4. 치료기를 적절한 위치에 배치하고, 가능하면 잠가 두는 것이 좋다.

B. 필요한 경우 배터리를 충전한다.

C. 환자에 대한 지시 사항
1. 다음 치료 계획을 알려준다.
2. 환자에게 활동 수준과 다음 공식 치료 이전의 자가 치료 방법을 알려 준다.

D. 독특한 환자 반응을 포함한 치료 과정을 기록한다
1. 직류에서 일어나는 전형적인 피부 반응은 다음과 같다.
   a. 전극의 한쪽 또는 양쪽의 홍반(발적)
   b. 작은 혹(bumps)
2. 어느 쪽도 그다지 중요하지는 않으며 몇 시간 지나면 대체로 사라진다.

표 10.5 이온도입치료의 치료 용량 견본

총 전하	전류	시간
40 mA/min	2 mA	20 분
40 mA/min	3 mA	13.5 분
40 mA/min	4 mA	10 분

5단계: 유지

A. 배터리(전지)
1. 여분의 배터리(전지)를 준비해둔다.
2. 배터리를 충전시킨다(충전용 치료기구를 사용할 경우).

B. 전극
1. 특정 이온도입치료 전극 주머니(pouch)를 가까이 준비해 둔다.
2. 전선이 전극 포스트에 잘 부착되었는지 확인한다.

비판적 사고 10.6 피부 상태가 좋은 환자가 이온도입치료를 받았다. 그리고 다음날 치료가 불편했다고 얘기하였다. 치료받은 피부에 홍반이 있었다. 다음 치료에서 그러한 자극이 발생하지 않도록 하려면 어떻게 해야 하는가?

상처 치료를 위한 고전압맥동전류자극
High-Volt Pulsed Current Stimulation for Wound Healing

고전압동전류(HVPC)는 특성상 높은 기전력(electromotive force) 또는 전압에 의해 공급되는 짝정점(twin-peak), 단상형 맥동전류이다. 고전압자극기가 있으면 임상가는 양극이나 음극을 활용할 수 있으나, 평균 전류와 활동주기가 낮아서 피부 pH 변화에 의해 생기는 피부 손상이 발생하기 때문에 잘 사용하지 않는다.[62] HVPC 자극기는 용도가 다양하여 다음과 같은 여러가지 치료에 활용된다.

- 상처 관리
- 부종 관리
- 근육 재교육과 경련 감소
- 통증 조절

그러나 가장 큰 장점은 상처 치유를 촉진한다는데 있다. 다른 기능들은 다른 형태의 전기 자극을 이용하여 효과적으로 수행할 수 있다.

모달리티 MODALITY MYTH

고전압맥동전류(HVPC)는 위험하다

어떤 사람들은 고전압맥동전류가 다른 전기 치료기보다 더 높은 전압을 활용하기 때문에 위험하다는 생각을 가지고 있다. 그러나 그것은 사실이 아니다. 맥동폭이 다른 치료기보다 훨씬 작아서 평균 전류가 다른 치료기보다 더 적다. 그래서 전류량도 더 적다.

고전압 자극기의 특성
CHARACTERISTICS OF HIGH-VOLT STIMULATORS

150 V 미만의 전압을 발생시키는 전기자극기를 저전압 치료기라고 한다. 그리고 150 V 이상의 전압을 발생시킬 수 있는 전기자극기를 고전압 치료기라고 한다. 고전압맥동전류자극기는 150~500 V를 사용한다. 그래서 고전압맥동전류의 주요 특징은 정점(최고) 전압이 높고 평균 전류가 낮다는데 있다. 고전압맥동전류는 짝정점 단상파를 활용하는데 급속히 감소했다가 급속히 상승하는 이중 스파이크형(dual spike)과 비슷하다(글상자 9.6 참조). 맥동폭은 짧아서 μsec 범위(65~200 μsec)이고, 맥동률은 1~200 Hz이다. 글상자 10.1에는 고전압맥동전류자극기의 전형적인 특징들이 나와 있다.

고전압맥동전류와 전극 극성 (HVPC and electrode polarity)

고전압맥동전류 자극기에는 극성(음극 또는 양극) 선택 옵션이 포함되어 있는 경우가 많다. 이에 따라 고전압맥동전류가 직류를 발생시킨다는 초기의 오해에서 벗어나게 된다. 그렇지 않기 때문에 우리는 극성 변화가 무엇인지 의문을 품게 된다. 우리가 관찰해 볼 때 손상당하지 않은 대상자들은 최대 강축성 수축의 자극을 받았을 때 어느 한 쪽을 분명히 더 선호하게 된다. 하지만 그 선택에 따라 근수축의 강도가 바뀌지는 않는다. 또한 우리는 상처 복구 프로토콜에는 극성을 며칠마다 바꾸어야 한다는 제안이 포함되어 있음을 알고 있다.[63,64]

모달리티 MODALITY MYTH

고전압맥동전류 자극은 이온의 이동을 일으킨다

1980년대에는 고전압 짝정점 맥동 자극기가 화학적 효과를 일으킨다는 오해가 있었다. 사실 그런 치료기를 한때 '고전압 직류 자극기' 라고도 했다. 그런 치료기가 단상인 것은 사실이지만 맥동이 있어서 화학적 효과를 일으키는데 필요한 지속적인 전자의 흐름을 이끌어내지는 않는다. 지속적인 단상성 직류의 전자 흐름은 이온 이동에 필요하다. 그 과정은 전자를 경사진 곳에서 이동시키는 것과 같다. 그래서 전자의 흐름이 지속되지 못하게 되면 전자는 흐름이 없던 시간의 출발점으로 다시 분산된다. 즉, 자동차를 언덕으로 밀어 올리는 것과 같다. 잠시 밀다가 쉬면, 자동차는 출발점으로 다시 굴러 내려간다(제9장 참조).

상처 관리를 위한 고전압맥동전류
HVPC FOR WOUND MANAGEMENT

고전압맥동전류를 이용한 상처 관리에서는 높은 주파수, 낮은 진폭의 자극으로 핀 또는 바늘로 쑤시는 듯한 느낌이 있다는 많은 보고대로 지속적인 감각 반응을 이끌어 낸다. 고전압맥동전류에 관한 연구는 대부분 욕창(궤양)의

글상자 10.1 고전압맥동전류 자극의 전형적인 특징

- 전류
  - 짝정점, 한방향의 맥동
  - 정점마다 65-200 μsec의 맥동폭
- 조절
  - 전류량 또는 진폭; 출력 조절 손잡이로 조절
  - 500 V까지 연속적인 변화
  - 맥동률: 맥동률 조절 손잡이로 조절
  - 1-120 pps
  - 경사 변조
- 적용방법
  - 단극 또는 양극배치법을 활용할 수 있다. 상처 치유 또는 넓은 부위에 대한 치료 시에는(부종 감소, 급성 통증 조절) 단극을 활용한다. 근수축 또는 만성 통증에는 양극배치법을 활용한다.
- 치료 시간
  - 맥동이 있거나 또는 환자가 치료 뒤에 격렬한 활동에 참가하려고 할 때 : 15분
  - 경사 변조 모드를 활용하거나 환자가 치료 뒤에 격렬한 활동에 참가하지 않을 때 : 15~30분

상처 관리를 대상으로 이루어졌다. 그 연구 결과는 다음과 같다.

- 고전압맥동전류는 소용돌이욕(와류욕, whirlpool)과 고전압맥동전류 치료를 병행한 경우보다도 욕창 치료에 효과가 더 컸다.[65]
- 고전압맥동전류로 하루에 45분씩 1주일에 5일 욕창을 치료를 시행한 결과 7.3주 안에 완전히 치유되었다. 같은 연구에서 고전압맥동전류로 치료하지 않은 궤양은 크기가 29% 증가하였다.[64]
- 학자들은 하루에 1시간씩 20일 동안 고전압맥동전류(200 V, 100 Hz)로 치료한 대상의 욕창이 대조군의 52%에 비해 80% 감소했다고 보고하였다.[66]

고전압맥동전류 자극의 상처 회복 기전 (How HVPC stimulates wound repair)

인체의 혈관과 사이질 조직에는 생체전기 전류가 존재한다. 혈관 벽, 절연 조직 바탕질, 세포바깥액, 혈관내 혈장과 같은 구조는 생체전기를 전달할 수 있다.[67] 조직이 손상되면, 손상된 조직과 정상 조직 사이에 전위(electrical potential)가 형성된다. 피부, 피부밑조직, 혈관의 직류 전위는 손상되었을 때, 세포 활동을 자극해서 조직 재상과 조직 재형성을 자극할 수 있다. 고전압맥동전류를 활용하면 자연 치유 과정을 촉진하여 치유 속도가 빨라지도록 할 수 있다. 그 과정에는 전위차의 발생도 포함되는데 이것을 '손상전위(injury potential)' 라고 하며, 손상당한 부위와 주변의 건강한 조직 사이의 전위차를 뜻한다. 손상전위는 대체로 손상 후 24~48시간에는 (+)였다가 손상 후 8~9일 경에는 (-)로 바뀐다. 손상이 치유되면 전위차가 서서히 기준선으로 되돌아온다.[68,69] 따라서 고전압맥동전류 자극은 조직 회복과 치유의 자연 과정을 향상시키는데 활용될 수 있다.[52]

여러 임상가들은 고전압맥동전류가 직류를 출력하기 때문에 고전압맥동전류에 대한 조직의 반응은 직류에 대한 반응과 비슷하다고 잘못 알고 있다.[70] 고전압맥동전류가 상처 치유를 자극한다는 데에는 의문이 없으며, 회의적인 사람이 있다면 근거가 없다고 할 수 있다. 이 점을 명심하고 다음 세 단락을 읽어보기 바란다.

각각의 세포는 직류 전극 쪽으로 이동한다. 이동 방향과 속도는 전계의 강도와 전극의 극성에 따라 영향을 받는다.[71] 음극은 혈관분포를 증가시키고 섬유모세포 성장, 아교질 생산, 표피세포의 이동을 자극한다. 또한 음극은 박테리아 성장을 억제한다고 보고되고 있다. 양극은 큰포식세포를 끌어당기고 상피 성장을 촉진한다.[72,73]

치료는 대부분 음극으로 시작한다. 음극은 피덩이(blood clot)의 용해를 촉진하고, 염증성 산물을 증가시켜 손상된 조직이 치유되도록 한다.[63] 양극은 상처 주위와 새살 조직(granulation tissue)의 피덩이 형성을 촉진한다.[63]

며칠 동안 치료한 뒤에도 증상이 개선되지 않으면 전극의 극성을 바꾼다. 예를 들면, Kloth와 Feedar가[64] 욕창 상처 치유에 고전압맥동전류를 활용할 때에 양극을 사용하여 연구를 시작하였다. 환자가 치유 정점지속기(healing plateau; 치료효과의 변화가 없는 기간)에 이르면, 전극의 극성을 음극으로 전환하였다. 이차 정점지속기에 도달하면 전극의 극성을 다시 한 번 전환하였다. 이러한 기법은 상처의 크기를 줄이고 치유를 완성하는데 효과가 있는 듯했다. 동물 연구 3건에서 상피화에 대한 최고의 치유 결과는 음극을 3일 동안 적용한 이후 양극으로 전환했을 때 나타났다.[74-76]

부종 관리를 위한 고전압맥동전류 HVPC FOR EDEMA MANAGEMENT

고전압맥동전류 자극은 부종 관리에서 두 가지 목적으로 활용된다. 하나는 부종 형성을 억제하는 것이고, 또 하나는 일단 형성된 부종을 해소하는 것이다. 다만 부종을 해소하는데는 신경근전기자극(NMSE)이 더 나은 선택 방안이라고 할 수 있다.

부종은 조직 속 혈액의 체액 부분이 축적된 산물이다(제4장 참조). 부종이 어떻게 축적되는지 알아보려면 먼저 정상 체액의 동역학(dynamics), 모세혈관 사이 체액의 이동, 정상적인 손상 조직을 이해해야 한다. 이러한 체액의 균형적인 이동이 잘못되게 되면 체액이 흡수되는 양보다 더 많은 양이 조직 속으로 흘러들어가게 된다. 이러한 과도한 체액을 부종이라고 한다. 따라서 부종은 약간 균형이 깨진 정상 과정의 산물일 뿐이다. 이러한 불균형 상태가 오랫동안 유지될수록 부종 축적물이 많아지고 더 많이 부어오르게 된다.

실험적인 결과는 고전압맥동전류가 부종 관리에 주는 효과란 관점에서 혼합되어 있다. Michlovitz 등[77]의 연구에서는 급성 발목 삠(염좌)에 대한 치료에서 고전압맥동전류 자극은 얼음, 압박, 다리 올리기 등과 비교해 볼 때 부종 조절에 차이를 보이지 않았다고 보고하였다. Cosgrove 등[78]의 쥐에게 둔기 외상(blunt trauma)을 입히고, 부종 감소에 대해 고전압맥동전류와 대칭성, 양상성 맥동전류의 효과 그리고 플라세보 전류의 효과를 비교해 보았다. 이 연구에서는 각각의 그룹 사이에 부종 감소 수준 차이가 없었다.

고전압맥동전류의 적용은 외상 후 부종을 4시간 동안 억제하는데는 효과가 있었지만, 장기 부종은 유의성 있게 감소하지는 않았다.[79,80] Taylor 등[81]은 고전압맥동전류에서 양극 또는 음극 모두에서 히스타민 치료 뒤 햄스터의 볼주머니 혈관에서 고분자 유출을 감소시키는데 효과가 있었다고 보고하였다. Dolan 등[82]은 3시간 동안 고전압맥동전류 치료 또는 고전압맥동전류와 한냉침수법(cold water immersion)을 병행한 치료가 쥐의 부종 형성을 50% 억제시키는데 효과가 있었다고 보고하였다. 이상적인 방법으로는 치료를 손상 후 가능하면 빨리 적용해야 하며 부종이 형성되는 기간 내내 지속해야 한다.[82]

고전압맥동전류는 가끔 직류와 혼동되며, 음극이 혈장 단백을 밀어내어 모세혈관에서 세포바깥공간으로 이동하지 못하도록 막아 부종 형성을 억제한다는 생각과도 혼동된다. 고전압맥동전류는 직류가 아니며, 활동주기가 짧기 때문에(1~2%) 부종 형성을 그와 같은 방식으로 억제하지는 않는다. 부종 형성 억제의 생리학적인 기전은 고전압맥동전류가 혈관 투과성을 감소시키는 능력에 집중되어 있는 듯하다. Reed[83]와 Taylor 등[81]은 고전압맥동전류가 혈관의 유출을 감소시킴에 따라 혈관을 떠나 세포바깥 공간으로 들어가는 체액 양과 혈장단백의 수를 감소시킨다고 제안하였다.

동물 연구에 근거하여 고전압맥동전류에 의한 부종 형성 억제 프로토콜 두 가지가 제시되었다. 첫 번째는 '수중치료법'[84]으로서 고전압맥동전류에 음극, 120 pps, 가시적 운동 문턱값(visible motor threshold)의 90%를 4시간 마다 30분씩 적용한다(그림 10.17). 이 기법의 옹호자들은 치료가 손상 후 가능한 일찍 시작되어야 하고, 부종이 형성되고 있는 한 계속 적용해야 한다고 조언하고 있다.

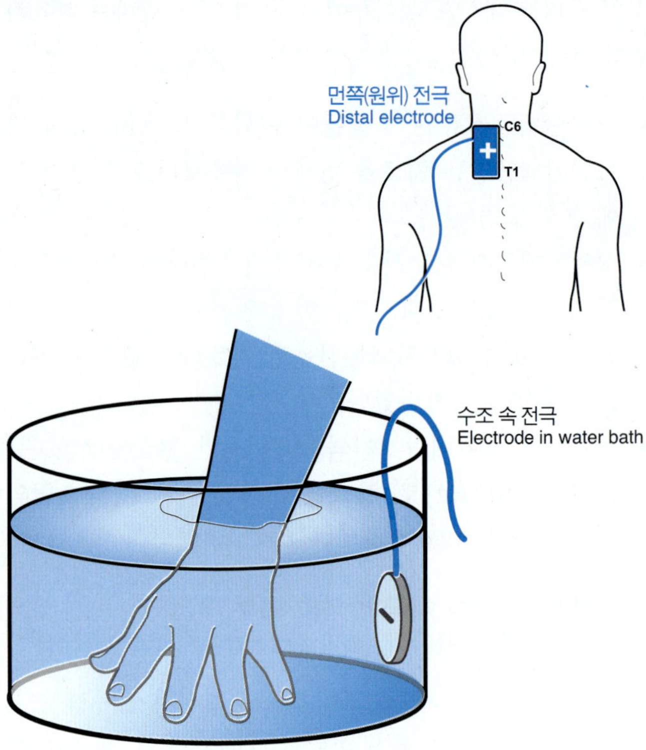

그림 10.17. 고전압맥동전류를 활용한 수중치료법(water-immersion technique).

두 번째 프로토콜은 첫 번째와 비슷하기는 하지만 휴식, 얼음, 압박, 다리 올리기, 안정(RICES)과 함께 거의 지속적인 형식으로 적용된다.[62] 고전압맥동전류는 이와 같이 적용되는 동안에만 효과적이며, 그것은 이러한 접근법에 근거를 두고 있다.[82]

신경근전기자극과 마찬가지로 고전압맥동전류 자극은 일단 형성된 부종을 제거하려는 근육 펌프 작용에 활용된다. 이러한 경우에 강도는 강한 근수축이 있을 때까지 증가시킨다. 그러나 우리는 신경근전기자극이 근수축을 보다 강하게 생성시킬 수 있기 때문에 더 선호한다.[85] 그리고 가능하면 능동 운동을 하는 편이 더 좋다.

근 재교육과 경축 감소를 위한 고전압맥동전류
HVPC FOR MUSCLE REEDUCATION AND SPASM REDUCTION

재교육을 위한 근수축에는 강축성 수축을 유발할 수 있도록 높은 주파수, 높은 진폭, 경사 변조 자극이 포함되어야 한다. 고전압맥동전류는 이러한 목적에 신경근전기자극만큼 효과적이지는 못하다. 평균 전류가 저전압 자극기만큼 높지는 않아 강한 수축을 발생시키지 못하기 때문이다.[85] 우리는 신경근전기자극을 활용할 수 없을 경우에만 고전압맥동전류를 활용하도록 권장한다.

통증 조절을 위한 고전압맥동전류
HVPC FOR PAIN MODULATION

고전압맥동전류는 지연성 근육통의 통증을 감소시키는 데에는 효과가 없다.[86,87] 그러나 고전압맥동전류 자극은 근경축에 의한 통증을 완화시키는 데는 도움이 되는 것으로 나타났다.[88]

고전압맥동전류(HVPC) 자극의 적용

1단계: 기초

A. 정의. 고전압맥동전류 자극은 큰 기전력에 의해 짝정점 단상성 맥동전류가 생성된다.

B. 효과
   1. 상처 치유
   2. 통증 완화
      a. 감각 수준(급성 통증)
      b. 운동 수준(만성 통증)
   3. 근수축
      a. 무용성 위축
      b. 경축 감소
      c. 부종 감소
   4. 부종 조절(추정)

C. 장점
   1. 상처 치유를 촉진시킨다고 유일하게 증명된 전기자극기
   2. 고정된 신체 부위에 적용할 수 있다.
   3. 기능이 아주 다양하다.

D. 단점
   1. 저전압 자극기만큼 강한 수축을 만들어내지는 못한다(신경근전기자극).
   2. 휴대할 수 없는 치료기들이 많다.
   3. 상처 치유를 위해 적절한 전극을 결정할 때 때로는 시행착오가 필요하다.

E. 적응증
   1. 상처 부위(욕창, 절개에 의한 흉터)
   2. 통증
   3. 잔존(residual) 또는 만성 근경축(저전압 치료기를 활용할 수 없을 때 사용)

F. 금기증
   1. 심장박동기를 이식받은 사람에게는 적용하지 않는다.
   2. 다음과 같은 부위에는 적용하지 않는다.
      a. 심장이나 뇌 부위
      b. 임산부의 허리 또는 배 부위
      c. 악성 종양이 의심되는 부위
      d. 목의 앞쪽 부위

G. 주의사항
   1. 다음과 같은 부위에 고전압맥동전류를 사용할 때에는 주의해야 한다.
      a. 감각 손상 부위
      b. 넓게 찢긴 조직
      c. 출혈
   2. 간질이 있는 환자는 치료하는 동안 관찰이 필요하다.

2단계: 적용 전 과제

A. 고전압맥동전류가 이 증상에 적절한 치료기인지 확인한다.
   1. 손상이나 문제를 다시 평가한다. 환자의 증상을 분명하게 이해한다.
   2. 고전압맥동전류가 이전에 적용되었다면 그 치료에 환자가 어떻게 반응했는지 다시 살펴본다.
   3. 치료 목적이 고전압맥동전류와 부합하는지 확인한다.
   4. 전류의 특성을 선택하거나 검토한다.
   5. 고전압맥동전류가 이 증상에 금기증이 아닌지 확인한다.

B. 환자를 심리적으로 준비시킨다.
   1. 환자가 처음 치료를 받거나 또는 치료가 변경될 때에는 그 진행과정을 설명해 준다.
      a. 치료 목표에 근거하여 예상 반응을 설명해 준다.
         i. 상처 회복 또는 급성 부종 감소: 작은 전극 부위에 바늘이나 핀으로 중간 정도로 찌르는 느낌; 큰 분산성 전극 부위는 감각이 거의 없음
         ii. 감각 수준 통증(급성 통증 감소): 바늘이나 핀으로 중간 정도로 찌르는 느낌
         iii. 근수축에 따른 반응: 핀이나 바늘로 찌르는 듯한 느낌에서 강한 근수축으로 진행하는 과정
      b. 전기는 근육을 수축시키거나 신체의 정상 치유를 도와준다.
      c. 전류를 아주 적은 양으로만 사용한다.
      d. 고전압맥동전류 자극은 감전사를 일으키지 않는다.

e. 고통스럽지 않아야 한다; 고통스럽다면 환자에게 얘기하도록 한다.

2. 환자가 유달리 걱정스러워한다면, 치료사가 치료 과정을 시연해 보인다.
3. 주의사항을 점검해서 환자에게 알려준다.
   a. 피부의 베인 곳, 찰과상, 새로 형성된 피부 등을 살펴보아야 하며, 새살 따위를 살펴보고 깨끗하고 기름기가 있지 않은지 확인한다.
   b. 치료할 부위에 털이 많으면 면도를 해야 전극 전도성이 좋아진다.
   c. 피부 감각이나 관절가동범위가 손상되지 않았는지 확인한다. 환자가 감각이 떨어진 부위가 있으면, 전류 강도가 통증을 주더라도 알아차리지 못한다.

C. 환자를 신체적으로 준비시킨다.

1. 전극 접촉 부위에서 옷이나 테이프 등을 제거한다. 배치된 두 전극 사이 부위에는 제거할 필요가 없다.
2. 환자에게 편안한 자세를 취하게 한다.

D. 치료장비를 준비한다.

1. 치료기를 켠다.
   a. 출력이 최소로 설정되었는지 확인한다.
   b. 맥동률을 설정한다.
2. 전극을 준비한다.
   a. 전극을 리드에 연결하고 리드를 제너레이터(generator)에 연결한다.
   b. 접착성 전극을 사용할 때에는 준비가 필요하지 않다.
   c. 적절한 매질이 있는 탄소 고무 전극을 준비한다.
      i. 탄소 고무 전극에는 물이나 겔과 같은 매질이 필요하다.
      ii. 겔과 같은 매질은 전극에 직접 적용하며 피부와 전극 사이에 위치한다.
      iii. 물을 매질로 사용할 때는 피부와 전극 사이의 작은 스펀지에 적용된다. 이러한 경우에는 스펀지를 적신 후 여분의 물을 제거하되 바싹 마르도록 하지는 않는다.
3. 치료기와 전극 작동을 점검한다.
   a. 비접착성 전극을 활용할 때에는 탁자 위에 놓고 전극 위에 손을 얹는다. 전기 자극이 느껴질 때까지 강도를 높인다.
   b. 전기자극이 없거나 감소했다면 연결선을 점검하고, 특히 전극 팁이(연결부위가) 헐거워졌는지 확인한다. 전류를 0으로 감소시키고 다음 단계로 넘어간다.
4. 전극을 환자 피부에 견고하게 부착한다.
   a. 단극: 손상 부위 위에는 활성 전극을, 등, 복부 또는 허벅지와 같이 먼 부위에는 분산전극을 배치한다.
   b. 양극: 근육 힘살의 몸쪽과 먼쪽에 전극을 배치한다.
   c. 전극의 접촉이 잘 이루어져야 한다.
   d. 접착성 전극에서는 접착성 배킹(backing)을 제거한다.
   e. 비접착성 전극을 활용할 때에는 전극과 피부 사이에 젖은 스펀지나 젖은 종이 타월 조각을 놓고 탄력 벨트, 스트랩, 체중, 모래주머니 등을 이용하여 전극을 제위치에 배치한다.

3 3단계: 적용 변수

A. 절차. 다음은 고전압맥동전류 자극의 일반적인 절차이다. 특정 증상을 치료하기 위한 매개변수는 표 10.6에 제시되어 있다. 또한 여러분의 클리닉에서 활용하고 있는 치료기구에 관한 제조사의 특정 지시 사항에 대한 사용설명서를 확인해야 한다.

1. 맥동률을 설정한다.
   a. 개별 수축 또는 단일수축성 수축 : < 15 pps
   b. 중간 정도 강축성 수축 : > 50 pps
2. 극성 설정. 운동점에는 음극(단극)
3. 활동주기 설정
4. 타이머 설정
5. 환자에게 치료가 시작된다고 얘기한다.
6. 전류 강도를 천천히 증가시킨다.
   a. 환자에게 불편하면 얘기해달라고 요청한다.
   b. 강도를 조금 감소시킨다.
   c. 강도는 근수축을 일으킬 만큼 충분해야 한다.
7. 5~10초가 지나면, 피부 저항이 감소하기 때문에

표 10.6 다양한 증상에 대한 고전압맥동전류 자극의 주요 매개변수

증상	극성	맥동 설정	전극 배치	출력
부종 조절	음극	120 pps	물 또는 넓은 표면 아래	가시성 운동 문턱값의 90%
상처 관리	섬유모세포를 유도할 때에는 음극, 큰포식세포를 유도할 때에는 양극	100 pps	상처 부위 또는 상처 인접한 곳에 활성 전극	핀과 바늘; 찌릿찌릿한 느낌

** HVPC: 고전압맥동전류*

그 이후에 강도를 증가시킨다.

8. 운동점을 치료할 때에는 전극을 움직여서 그 운동점을 찾아낸다.
   a. 최대 근수축을 일으키는 부위를 찾아낸다.
   b. 각 부위마다 5~10초 동안 자극을 잠시 멈춰서 피부 저항을 극복한다.
9. 환자가 불편함을 호소하면 다음과 같은 원인이 있기 때문이다.
   a. 전류량이 너무 큰 경우
   b. 전극 스펀지의 수분 부족
   c. 피부가 벗겨진 부위(긁힘, 베임, 찰과상 등)
   d. 환자의 과민

B. 용량. 환자가 편안하게 느낄 수 있는 최대 전류를 활용한다.

C. 적용 시간
   1. 맥동이 있거나, 환자가 치료 뒤에 격렬한 활동에 참가하려고 할 때 : 15분
   2. 경사 변조 모드를 활용하거나 환자가 치료 뒤에 격렬한 활동에 참가하지 않을 때 : 15~30분
   3. 개별적인 제조사의 지시 사항을 참조 한다.

D. 적용 빈도. 3~4시간 간격으로 하루에 3차례

E. 치료 기간. 목표가 달성될 때까지 지속적으로 치료한다.

4단계: 적용 후 과제

A. 장비 제거 : 세척 작업
   1. 타이머를 이용하여 전류 중지시킨다.
   2. 조절된 값을 모두 'off' 상태 또는 최소 설정으로 되돌린다.
   3. 전극을 제거한다.
   4. 전극과 벨트를 치료기 위가 아닌 적절한 곳에 싸서 보관한다.

B. 환자에 대한 지시 사항
   1. 다음 치료 계획을 알려준다.
   2. 환자에게 활동 수준과 다음 공식 치료 이전의 자가 치료 방법을 알려 준다.

C. 독특한 환자 반응을 포함한 치료 과정을 기록한다.

D. 치료기 카트(generator cart)를 적절한 곳으로 옮긴다.

5단계: 유지

A. 치료기가 켜지지 않으면 퓨즈를 점검한다(또한 플러그가 연결되어 있는지 확인한다).

B. 전극
   1. 깨끗이 유지한다; 신체의 기름이(피지가) 묻어 축적될 수 있다.
   2. 스펀지나 탄소 고무 전극을 미지근한 물과 순한 세제로 세척한다.
   3. 접착성 전극은 세척하지 않는다. 세척하면 접착제와 연결매질이 용해되기 때문이다.
   4. 전선이 전극 포스트에 잘 부착되었는지 확인한다.
   5. 전극의 탄소는 시간이 지남에 따라 떨어져 나간다. 전류를 점검해 보고, 새 전극이 필요한지 확인한다.

극저전류(미세전류) 전기신경자극
Microcurrent Electrical Nerve Stimulation

극저전류 전기신경자극(MENS)은 자극 진폭이 μA(1/1,000,000 A) 범위에 있는 지속적이고(직류), 맥동이 있는(단속된) 전류를 사용하는 치료법이다. 극저전류는 다양한 신체 기능을 조절하는 주요 요인이기 때문에 극저전류 전기신경자극 치료가 효과적이라는 것은 타당성이 있는 듯하다. 그러나 이 기구를 치료적으로 활용하는 근거는 뒷받침되지 않고 있다. 이렇듯 증거가 부족함에도 불구하고, 극저전류 전기신경자극 치료의 열렬한 지지자는 많다.

MENS의 여러 가지 이름들
THE MANY NAMES FOR MENS

'극저전류 전기신경자극' 이란 용어로는 이 치료기를 정확하게 설명하지 못한다. 전류 강도가 너무 낮아서 (< 1 mA) 신경의 탈분극을 일으키지 못하기 때문이다.[89] 아마도 그래서 미국물리치료협회에서는 1990년에 '저강도 직류(LIDC)' 라는 이름표를 붙인 것으로 생각된다.[90]

'극저전류 전기신경자극' 이외에 이 치료기에는 다음과 같은 이름들이 있다.[91]

- 저강도 직류(LIDC)
- 저전압 맥동 마이크로암페어 자극
- 생체자극
- 생체전기 치료
- 저강도 전기 자극
- 극저전류

이렇게 이름이 많음에도 불구하고 사람들은 대체로 '극저전류 전기신경자극' 라는 용어를 계속 사용하기 때문에 우리도 이 용어를 사용하기로 한다.

극저전류 전기신경자극(MENS)의 이론
THE THEORY BEHIND MENS

극저전류 전기신경자극은 1960년대에 Becker의[69] 동물의 물렁조직 치유와 사지 재생에 관한 연구에 의해서 시작되었다. Becker에 따르면 손상이나 질병 뒤에는 피부, 신경, 근육의 손상된 세포가 μA 수준의 자체적인 손상전류를 보유하여 손상 치유 역할을 수행하도록 한다고 하였다. 따라서 인간의 조직 회복의 일부는 전기적 신호를 매개로 하기 때문에 손상 부위에 전류를 적용할 경우에 손상 치유과정이 향상될 수도 있다고 한다.

예를 들면, 중성구, 큰포식세포, 섬유모세포(상처 치유에 관여하는 주요 세포)는 양전하 또는 음전하를 운반한다. 상처 부위에 양극 또는 음극을 적용하면 이러한 세포들의 전기적 인력(galvanic attraction)에 의한 극저전류가 도움을 주어 상처 치유를 촉진시킨다.[1]

극저전류 전기신경자극 치료기는 특정 전류 강도를 낮게 이끌어내도록 설계되어 있어서 환자가 전류를 느끼지 못할 때가 많다. 극저전류 치료기 제조사에서는 피부 저항 변화를 해석하여 전압을 조정함으로써 고정된 전류를 발생시키는 능력에 일차적인 특징이 있다고 말한다. 일부 학자들은 μA 수준의 전류가 피부 속으로 침투할 수 있는지에 대한 의문을 가지고 있다.[92] 이와 관계없이 많은 기업에서는 극저전류 전기신경자극을 자사의 다기능치료기에 포함시키고 있다.

극저전류 전기신경자극의 효과
(The effectiveness of MENS)

극저전류 전기신경자극의 치료적 활용을 뒷받침해 줄 만큼 명확한 연구 결과는 없다. 학자들은 다음과 같은 증상의 치료에 긍정적인 효과가 있음을 발견하였다.

- 욕창[93]
- 당뇨병성 궤양[94]
- 턱관절 장애[95]

그러나 다른 학자들은 다음과 같은 증상의 치료에 효과가 없다고 보고하였다.

- 욕창[96]
- 턱관절 통증[97]
- 지연성 근육통[87,98-100]
- 부리어깨봉우리(오훼견봉, coracoacromial) 활 통증[101]
- 수술에 의한 상처[102]

극저전류 전기신경자극이 긍정적인 역할을 수행할 수 있다고 한 사례는 대부분 상처 치유로서 운동처방사(athletic trainer)의 업무 범위 밖에 있다. 이 치료기가 정형외과 손상을 치료하는데 적절한가에 대한 점은 더 연구해 보아야 한다.

극저전류 전기신경자극을 치료기로 활용하려는 사람은 제조사의 지시사항을 따라야 한다. 극저전류 전기신경자극은 안전하다. 그러나 TENS에 적용되는 주의사항이 똑같이 이 치료기에도 적용된다.

맺음말 CLOSING SCENE

임상 스태프(clinic staff)들이 전기치료에 대한 재교육 과정을 시작한지 2주일이 지났다. 스태프들은 치료 관찰과 치료 형태 검토에 입각하여 전기치료의 개선된 활용을 보여주고 있다. 스태프들은 올바른 치료기와 적절한 매개변수를 활용하여 치료 목표에 도달하고 있으며, 환자들은 치료에 적극 반응하고 있어서 Jose 원장은 만족스러워한다.

고찰 CHAPTER REFLECTIONS

1. 다음의 내용을 읽고 숙고하라. 각각의 개념을 명확하게 이해하였다고 느끼는가? 만약 그렇지 않다면 본문에 맞는 부분을 다시 읽어라.
   - TENS의 정의.
   - TENS 치료의 이론 근거를 설명하시오.
   - TENS 사용의 적응증과 금기증은 무엇인가?
   - TENS 치료의 적용 방법을 설명하시오.
   - 간섭전류치료(IFC)의 정의.
   - IFC 치료의 이론적 근거를 설명하시오.
   - IFC 치료를 활용할 때 적응증과 금기증은 무엇인가?
   - IFC 치료의 적용 방법을 설명하시오.
   - 신경근전기자극(NMES)의 정의는?.
   - NMES 치료의 이론적 근거를 설명하시오.
   - NMES를 활용할 때 적응증과 금기증은 무엇인가?
   - NMES 치료의 적용 방법을 설명하시오.
   - 이온도입치료의 정의는?
   - 이온도입치료의 이론적 근거를 설명하시오.
   - 이온도입치료를 활용할 때 적응증과 금기증은 무엇인가?
   - 이온도입치료의 적용 방법을 설명하시오.
   - 고전압맥동전류 자극의 정의는?
   - 고전압맥동전류 치료의 이론 근거를 설명하시오.
   - 고전압맥동전류 자극의 적응증과 금기증은 무엇인가?
   - 고전압맥동전류 치료의 적용 방법을 설명하시오.
   - 극저전류 전기신경자극(MENS)의 정의는?
   - MENS 치료의 이론적 근거를 설명하시오.
   - MENS를 활용할 때 적응증과 금기증은 무엇인가?
2. 강사, 임상강사, 급우, 임상동료와 함께 토의할 수 있도록 3~5개의 질문을 쓰시오.
3. 급우와 함께 이 장의 개념에 대해 서로 질문하시오. 연습 1에 있는 요점을 사용하고, 연습 2를 위해 질문을 적으시오. 여러분이 이해한 것보다 더 깊은 이해가 필요하다면, 소리 내어 개념을 설명하시오.
4. TENS, 간섭전류치료, 신경근전기자극, 이온도입치료, 고전압맥동전류 치료의 적용 원리를 이해하고 있다고 생각하면, 학급 동료나 임상 동료와 함께 5단계 접근법을 활용해서 적용하는 연습을 한다. 서로 교대로 모달리티 적용을 실시하고 당신에게 적용되었을 때 동료가 적절하게 적용을 하는지 알아보기 위해 주의깊게 살펴보아라. 당신에게 모달리티가 적용되었을 때 노트를 참조한 후, 처음 몇 분을 다른 사람에게 적용한다. 노트 사용없이 살 수 있을 때까지 적용 연습을 계속하도록 한다.

비판적인 사고에 대한 답변 CRITICAL THINKING RESPONSES

비판적 사고 10.1

TENS를 수술 뒤에 활용할 경우의 장점은 환자에게 진통제가 적게 필요해서 약물 의존 가능성을 줄일 수 있다는데 있다.

비판적 사고 10.2

오래 지속되는 진통작용을 위한 설정

a. 1~5 Hz(pps)

b. 2,501~2,505 Hz

비판적 사고 10.3

여러분의 IFC 치료기가 너무 크기 때문에 운동선수에게 휴대용 TENS 치료기를 빌려 주거나 의사에게 TENS 처방을 내려 달라고 요청한다(일부 보험회사에서는 TENS 치료기에 보험금을 지불해 준다).

비판적 사고 10.4

환자에게 부위를 정확하게는 알 수 없는 엉덩이 부위 통증이 있기 때문에 최선의 치료기는 간섭전류치료이다. 왜냐하면 간섭전류치료에는 동적벡터가 있어서 부위를 정확히 파악할 수 없는 넓은 부위에 대한 치료가 가능하도록 전류를 이동시킬 수 있기 때문이다.

비판적 사고 10.5

신경근전기자극은 수술 뒤에 자주 활용된다. 왜냐하면 근육이 약해져 강한 수축을 이끌어내지 못하는 경우가 많기 때문이다. 신경근전기자극은 환자가 손상된 근육을 수축시킬 수 있도록 도와주는데 활용된다.

비판적 사고 10.6

다음은 항목들은 피부가 건강한 환자에게 이온도입치료를 시행하는 동안에 전극에 의한 자극을 예방하는데 도움이 된다.

- 치료에 앞서 알코올로 피부를 문질러서 기름기나 먼지를 닦아낸다.
  - 양극이나 음극의 크기를 증가시켜서 전류 밀도를 감소시킨다.
  - 전극 사이의 간격을 증가시켜서 전류의 강도를 감소시킨다.
  - 치료 후에는 알로에 베라 겔이 포함되어 있는 로션을 발라준다.

참고문헌 REFERENCE

1. Belanger AY. Evidence-Based Guide to Therapeutic Physical Agents. Baltimore: Lippincott Williams & Wilkins, 2002.
2. Melzack R, Wall PD. Pain mechanisms: A new theory. Science 1965; 150:971–979.
3. Wall PD. The gate control theory of pain mechanisms. A re-examination and re-statement. Brain. 1978;101:1–18.
4. Wall PD. Textbook of Pain. 3rd ed. London: Churchill Livingstone, 1994.
5. Mannheimer JS, Lampe GN. Clinical Transcutaneous Electrical Nerve Stimulation. Philadelphia: Davis, 1984.
6. Fargas-Babjak A, Rooney P, Gerecz E. Randomized trial of Codetron for pain control in osteoarthritis of the hip/knee. Clin J Pain 1989;5: 137–141.
7. Abelson K, Langley GB, Sheppeard H, et al. Transcutaneous electrical nerve stimulation in rheumatoid arthritis. N Z Med J. 1983; 96:156–158.
8. Dawood MY, Ramos J. Transcutaneous electrical nerve stimulation (TENS) for the treatment of primary dysmenorrhea: A randomized crossover comparison with placebo TENS and ibuprofen. Obstet Gynecol 1990;75:656–660.
9. Lundeberg T, Bondesson L, Lundstrom V. Relief of primary dysmenorrhea by transcutaneous electrical nerve stimulation. Acta Obstet Gynecol Scand 1985;64:491–497.
10. Melzack R, Vetere P, Finch L. Transcutaneous electrical nerve stimulation for low back pain. A comparison of TENS and massage for pain and range of motion. Phys Ther 1983;63:489–493.
11. Cheing GL, Hui-Chan CW. Transcutaneous electrical nerve stimulation: Nonparallel antinociceptive effects on chronic clinical pain and acute experimental pain. Arch Phys Med Rehabil 1999;80: 305–312.
12. Walker RH, Morris BA, Angulo DL, et al. Postoperative use of continuous passive motion, transcutaneous electrical nerve stimulation, and continuous cooling pad following total knee arthroplasty. J Arthroplasty 1991;6:151–156.
13. Angulo DL, Colwell CW. Use of postoperative TENS and continuous passive motion following total knee replacement. J Orthop Sports Phys Ther 1990;11:599–604.
14. Morgan B, Jones AR, Mulcahy KA, et al. Transcutaneous electric nerve stimulation (TENS) during distension shoulder arthrography: A controlled trial. Pain 1995;64:265–267.
15. Arvidsson J, Eriksson E. Postoperative TENS pain relief after knee surgery: Objective evaluation. Orthopedics 1986;9:1346–1351.
16. Jensen JE, Conn RR, Hazelrigg G, Hewett JE. The use of transcutaneous neural stimulation and isokinetic testing in arthroscopic knee surgery. Am J Sports Med. 1985;13:27–33.
17. Cornell PE, Lopez AL, Malofsky H. Pain reduction with transcuta-

neous electrical nerve stimulation after foot surgery. J Foot Surg 1984;23:326–333.
18. Kruger LR, van der Linden WJ, Cleaton-Jones PE. Transcutaneous electrical nerve stimulation in the treatment of myofascial pain dysfunction. S Afr J Surg 1998;36:35–38.
19. Castel D. Electrotherapy and Ultrasound Update. 2nd ed. Reno, NV: International Academy of Physio Therapeutics, 1996.
20. de Domenico G. Basic Guidelines for Interferential Therapy. Sydney, Australia: Theramed Boors, 1981.
21. de Domenico G. New Dimensions in Interferential Therapy. A Theoretical and Clinical Guide. Lindfield: Reid Medical Books, 1987.
22. Savage B. Interferential Therapy. London: Faber & Faber, 1984.
23. Foster NE, Thompson KA, Baxter GD, Allen JM. Management of nonspecific low back pain by physiotherapists in Britain and Ireland. A descriptive questionnaire of current clinical practice. Spine 1999; 24:1332–1342.
24. Lindsay DM, Dearness J, Richardson C, et al. A survey of electromodality usage in private physiotherapy practices. Aust J Physiother 1990;36:249–256.
25. Lindsay DM, Dearness J, McGinley CC. Electrotherapy usage trends in private physiotherapy practice in Alberta. Physiother Can 1995; 47:30–34.
26. Watson T. Electrotherapy on the Web. Available at: www.Electrotherapy.org. Accessed April 2007.
27. Palmer ST, Martin DJ, Steedman WM, Ravey J. Alteration of interferential current and transcutaneous electrical nerve stimulation frequency: Effects on nerve excitation. Arch Phys Med Rehabil 1999;80: 1065–1071.
28. Alon G. Principles of electrical stimulation. In: Nelson RM, Hayes KW, Currier DP, eds. Clinical Electrotherapy. 3rd ed. Stamford, CT: Appleton & Lange, 1999.
29. Kloth LC, Cummings JP, Section on Clinical Electrophysiology and the American Physical Therapy Association. Electrotherapeutic Terminology in Physical Therapy. Alexandria, VA: American Physical Therapy Association, 1990.
30. Noble JG, Henderson G, Cramp AF, Walsh DM, Lowe AS. The effect of interferential therapy upon cutaneous blood flow in humans. Clin Physiol 2000;20:2–7.
31. Nussbaum EL, Rush P, Disenhaus L. The effects of interferential therapy on peripheral blood flow. Physiotherapy 1990;76:803–807.
32. Indergand NJ, Morgan BJ. Effect of interference current on forearm vascular resistance in asymptomatic humans. Phys Ther 1995;75: 306–312.
33. Olson SL, Perez JV, Stacks LN, Walsh MH. The effects of TENS and interferential current on cutaneous blood flow in healthy subjects. Physiother Can 1999;51:27–31.
34. Shafshak TS, el-Sheshai AM, Soltan HE. Personality traits in the mechanisms of interferential therapy for osteoarthritic knee pain. Arch Phys Med Rehabil 1991;72:579–581.
35. Quirk A, Newham RJ, Newham KJ. An evaluation of interferential therapy, shortwave diathermy, and exercise in the treatment of osteoarthrosis of the knee. Physiotherapy 1985;71:55–57.
36. Hurley DA, Minder PM, McDonough SM, et al. Interferential therapy electrode placement technique in acute low back pain: A preliminary investigation. Arch Phys Med Rehabil 2001;82:485–493.
37. Hobler C. Case study: Reduction of chronic posttraumatic knee edema using interferential stimulation. Athl Train 1991;26:364.
38. Kots YM. Electrostimulation. Paper presented at the Canadian-Soviet Exchange Symposium on Electrostimulation of Skeletal Muscles. Concordia University, Montreal, Dec 6–15, 1977.
39. Currier DP, Mann R. Muscular strength development by electrical stimulation in healthy individuals. Phys Ther 1983;63:915–921.
40. Wolf SL, Ariel GB, Saar D, et al. The effect of muscle stimulation during resistive training on performance parameters. Am J Sports Med 1986;14:18–23.
41. Selkowitz DM. Improvement in isometric strength of the quadriceps femoris muscle after training with electrical stimulation. Phys Ther. 1985;65:186–195.
42. Laughman RK, Youdas JW, Garrett TR, Chao EY. Strength changes in the normal quadriceps femoris muscle as a result of electrical stimulation. Phys Ther 1983;63:494–499.
43. McMiken DF, Todd-Smith M, Thompson C. Strengthening of human quadriceps muscles by cutaneous electrical stimulation. Scand J Rehabil Med 1983;15:25–28.
44. Wadey VMR. The effects of daily adjustable progressive resistive exercise and electrical stimulation on strength [master's thesis]. Terre Haute: Indiana State University, Department of Physical Education, 1988.
45. Massey BH, Nelson RC, Sharkey BC, et al. Effects of high frequency electrical stimulation on the size and strength of skeletal muscle. J Sports Med Phys Fitness 1965;5:136–144.
46. Mohr T, Carlson B, Sulentic C, Landry R. Comparison of isometric exercise and high volt galvanic stimulation on quadriceps femoris muscle strength. Phys Ther 1985;65:606–612.
47. Wadey VM, Knight KL. Four week training of quadriceps strength with electrical muscle stimulation and the isotonic DAPRE technique. J Can Athl Ther Assoc 1989;16:14–20.
48. Knight KL. Electrical muscle stimulation during immobilization. Physician Sportsmedi 1980;8:147.
49. Eriksson E, Haggmark T. Comparison of isometric muscle training and electrical stimulation supplementing isometric muscle training in the recovery after major knee ligament surgery. A preliminary report. Am J Sports Med 1979;7:169–171.
50. Godfrey CM, Jayawardena H. Comparison of electro-stimulation and isometric exercise in strengthening the quadriceps muscle. Physiother Can 1979;31:265–267.
51. Gould N, Donnermeyer D, Gammon GG, et al. Transcutaneous muscle stimulation to retard disuse atrophy after open meniscectomy. Clin Orthop 1983:190–197.
52. Hecox B, Mehreteax TA, Weisberg J. Physical Agents. Norwalk, CT: Appleton & Lange, 1994.
53. Hasson SM, Wible CL, Barnes WS, Williams JH. Dexamethasone iontophoresis: Effect on delayed muscle soreness and muscle function. 1992;17(1):8–13.
54. Kahn J. Iontophoresis and ultrasound for postsurgical temporomandibular trismus and paresthesia. Phys Ther 1980;60:307–308.
55. Kahn J. Iontophoresis Dissected. Biomechanics 1996;3:81–83.
56. Hasson SH. Exercise training and dexamethasone iontophoresis in rheumatoid arthritis: A case study. Physiother Can 1991;43:11–29.
57. Glass JM, Stephen RL, Jacobson SC. The quantity and distribution of radiolabeled dexamethasone delivered to tissue by iontophoresis. Int J Dermatol 1980;19:519–525.
58. Gudeman SD, Eisele SA, Heidt RS Jr, et al. Treatment of plantar fasciitis by iontophoresis of 0.4% dexamethasone. A randomized, double-blind, placebo-controlled study. Am J Sports Med 1997;25: 312–316.
59. Schiffman EL, Braun BL, Lindgren BR. Temporomandibular joint iontophoresis: A double-blind randomized clinical trial. J Orofac Pain 1996;10:157–165.
60. Demirtas RN, Oner C. The treatment of lateral epicondylitis by iontophoresis of sodium salicylate and sodium diclofenac. Clin Rehabil 1998;12:23–29.
61. Oshima T, Kashiki K, Toyooka H, et al. Cutaneous iontophoretic application of condensed lidocaine. Can J Anaesth 1994;41:677–679.
62. Dolan MG, Mendel FC. Clinical application of electrotherapy. Athl Ther Today 2004 2004;9:11–16.

63. Feedar JA, Kloth LC, Gentzkow GD. Chronic dermal ulcer healing enhanced with monophasic pulsed electrical stimulation. Phys Ther 1991;71:639–649.
64. Kloth LC, Feedar JA. Acceleration of wound healing with high voltage, monophasic, pulsed current. Physl Ther 1988;68:503–508.
65. Akers TK, Gabrielson AL. The effect of high voltage galvanic stimulation on the rate of healing of decubitus ulcers. Biomed Sci Instrum 1984;20:99–100.
66. Griffin JW, Tooms RE, Mendius RA, et al. Efficacy of high voltage pulsed current for healing of pressure ulcers in patients with spinal cord injury. Phys Ther 1991;71:433–442; discussion 442–434.
67. Nordenstrom BE. Biologically Closed Electric Circuits: Clinical, Experimental and Theoretical Evidence for an Additional Circulatory System. Stockholm: Nordic Medical, 1983.
68. Burr H, Taffel M, Harvey S. An electrometric study of the healing wound in man. Yale J Biol Med 1940;12:483–485.
69. Becker RO, Murray DG. Method of producing cellular dedifferentiation by means of very small electrical current. Trans NY Acad Sci 1967;29:606–615.
70. Ralston DJ. High voltage galvanic stimulation: Can there be a "state of the art"? Athl Train 1985:291–293.
71. Mustoe TA, Pierce GF, Thomason A, et al. Accelerated healing of incisional wounds in rats induced by transforming growth factor-beta. Science 1987;237:1333–1336.
72. Gentzkow GD, Miller KH. Electrical stimulation for dermal wound healing. Clin Podiatr Med Surg 1991;8:827–841.
73. Reich JD, Tarjan PP. Electrical stimulation of skin. Int J Dermatol 1990;29:395–400.
74. Fakhri O, Amin MA. The effect of low-voltage electric therapy on the healing of resistant skin burns. J Burn Care Rehabil 1987;8: 15–18.
75. Brown M, McDonnell MK, Menton DN. Electrical stimulation effects on cutaneous wound healing in rabbits. A follow-up study. Phys Ther 1988;68:955–960.
76. Brown M, McDonnell MK, Menton DN. Polarity effects on wound healing using electric stimulation in rabbits. Arch Phys Med Rehabil 1989;70:624–627.
77. Michlovitz S, Smith W, Watkins M. Ice and high voltage pulsed stimulation in treatment of acute lateral ankle sprains. J Orthop Sports Phys Ther 1988;9:301–304.
78. Cosgrove KA, Alon G, Bell SF, et al. The electrical effect of two commonly used clinical stimulators on traumatic edema in rats. Phys Ther 1992;72:227–233.
79. Taylor K, Fish DR, Mendel FC, Burton HW. Effect of electrically induced muscle contractions on posttraumatic edema formation in frog hind limbs. Phys Ther 1992;72:127–132.
80. Mohr TM, Akers TK, Landry RG. Effect of high voltage stimulation on edema reduction in the rat hind limb. Phys Ther 1987;67:1703–1707.
81. Taylor K, Mendel FC, Fish DR, et al. Effect of high-voltage pulsed current and alternating current on macromolecular leakage in hamster cheek pouch microcirculation. Phys Ther 1997;77:1729–1740.
82. Dolan MG, Mychaskiw AM, Mattacola CG, Mendel FC. Effects of Cool-Water immersion and high-voltage electric stimulation for 3 continuous hours on acute edema in rats. J Athl Train 2003;38:325–329.
83. Reed BV. Effect of high voltage pulsed electrical stimulation on microvascular permeability to plasma proteins. A possible mechanism in minimizing edema. Phys Ther 1988;68:491–495.
84. Mendel FC, Fish DR. New perspectives in edema control via electrical stimulation. J Athl Train 1993;28:63.
85. Rauh JG. Comparison of muscular force production as a result of voluntary contraction and three electrical stimulators. Terre Haute, IN: Indiana State University, Physical Education, 1982.
86. Butterfield DL. The effects of high-volt pulsed current electrical stimulation on delayed-onset muscle soreness. J Athl Train 1997; 32:15.
87. Wolcot C. A comparison of the effects of high volt and microcurrent stimulation on delayed onset muscle soreness. Phys Ther 1991; 71:S117.
88. Morris L, Newton RA. Use of high voltage pulsed galvanic stimulation for patients with levator ani syndrome. Phys Ther 1987;67: 1522–1525.
89. Picker RI. Current trends: Low-volt pulsed microamp stimulation, Part 1. Clin Manag 1989;9:10–14.
90. American Physical Therapy Association, Section on Clinical Electrophysiology. Electrotherapeutic Terminology in Physical Therapy. Alexandria, VA, American Physical Therapy Association, 1990.
91. Driban JB. Bone stimulators and microcurrent: clinical bioelectrics. Athl Ther Today 2004;9:22–27.
92. Merrick MA. Unconventional modalities: Microcurrent. Athl Ther Today 1999;4(5):53–54.
93. Wood JM, Evans PE, 3rd, Schallreuter KU, et al. A multicenter study on the use of pulsed low-intensity direct current for healing chronic stage II and stage III decubitus ulcers. Arch Dermatol 1993; 129:999–1009.
94. Baker LL, Chambers R, DeMuth SK, Villar F. Effects of electrical stimulation on wound healing in patients with diabetic ulcers. Diabetes Care 1997;20:405–412.
95. Bertolucci LE, Grey T. Clinical comparative study of microcurrent electrical stimulation to mid-laser and placebo treatment in degenerative joint disease of the temporomandibular joint. Craniology 1995;13:116–120.
96. Baker LL, Rubayi S, Villar F, DeMuth SK. Effect of electrical stimulation waveform on healing of ulcers in human beings with spinal cord injury. Wound Repair Regen 1996;4:21–28.
97. Zuim PRJ, Garcia AR, Turcio KHL, Hamata MM. Evaluation of microcurrent electrical nerve stimulation (MENS) effectiveness on muscle pain in temporomandibular disorders patients. J Appl Oral Sci 2006;14:61–66.
98. Allen JD, Mattacola CG, Perrin DH. Effect of microcurrent stimulation on delayed-onset muscle soreness: A double-blind comparison. J Athl Train 1999;34:334–337.
99. Weber MD, Servedio FJ, Woodall WR. The effects of three modalities on delayed onset muscle soreness. J Orthop Sports Phys Ther 1994;20:236–242.
100. Denegar C. The effects of low-volt microamperage on delayed onset muscle soreness. J Sport Rehab 1992;1:95.
101. Sinnreich MJ. Microcurrent electrical nerve stimulation (MENS) and coracoacromial arch pain: The effects after one treatment. Phys Ther 1992;72:S68.
102. Byl NN, McKenzie AL, West JM, et al. Pulsed microamperage stimulation: A controlled study of healing of surgically induced wounds in Yucatan pigs. Phys Ther 1994;74:201–213; discussion 213–218.

복습문제 제Ⅳ부

9장

1. 40 V의 전압이 걸려 있는 회로에 10 A의 전류가 흐르고 있다. 이 회로에 발생되는 저항은 얼마인가?
   a. 4 Ω
   b. 400 Ω
   c. 0.25 Ω
   d. 30 Ω
   e. 10 Ω

2. 단극자극(monopolar stimulation)은 활동전극과 분산전극의 사용과 관계가 있다. 사용하는 패드가 활성화되기 위한 매개변수는 무엇인가?
   a. 극성적응(polarity adjustment)
   b. 평균전류(average current)
   c. 맥동기간(pulse duration)
   d. 전류밀도(current density)
   e. 전극물질(electrode material)

3. 신경근전기자극 시 A전극은 10×5 인치이고, B 전극은 7×7 인치이다. 이러한 자극의 형태는 무엇으로 분류할 수 있는가?
   a. 단극(monopolar)
   b. 양극(bipolar)
   c. 사극(quadripolar)
   d. 다극(polypolar)
   e. 일극(unipolar)

4. 근수축에 필요한 에너지의 양은 얼마인가?
   a. <10 mA
   b. 11-20 mA
   c. > 30 mA
   d. 1-15 μA
   e. 15-30 μA

5. 다음 중 전류의 흐름에 가장 많은 저항을 제공하는 것은 무엇인가?
   a. 많은 자유전자를 포함한 소재
   b. 길이가 짧은 소재
   c. 단면크기가 넓은 소재
   d. 온도가 낮은 소재
   e. a와 b

6. 다음 중 가장 일반적인 교류(AC) 전류의 파형은 ?
   a. 사각형(square)
   b. 삼각형(triangular)
   c. 사인형(sine)
   d. 직사각형(rectangular)
   e. 톱니형(sawtooth)

7. 인체 조직내에서 폐쇄 회로(close circuit)를 형성하려고 하면, 각 발생기(generator)의 출력부분에서 적어도 하나 이상의 전극은 반드시 어떻게 연결되어야 하는가?
   a. 피부와 접촉되어 있어야 한다.
   b. 다른 전극보다 커야 한다.
   c. 물에 젖어 있어야 한다.
   d. 다른 전극보다 작아야 한다.
   e. 절연물질로 만들어져 있어야 한다.

8. 단일수축성 근수축(twitch contraction)의 수가 초당 두 번 상승한다면 어떤 효과가 나타나는가?
   a. 림프 배액(lymphatic drainage)의 향상
   b. 이완(relaxation)
   c. 강축(tetany)
   d. 통증 감소(pain reduction)
   e. 위에 있는 모두

9. 동일한 크기의 두 전극을 치료부위에 배치하고, 같은 자극의 양을 각각의 전극으로 적용한다. 이것을 무엇이라 하는가?
   a. 단극배치법(bipolar placement)
   b. 일극배치법(monopolar placement)
   c. 사극배치법(quadripolar placement)
   d. 이중배치법(dual-polar placement)
   e. 위에 있는 모두

10. 큰 전극을 사용하여 단극기법으로 사용하였다. 이러한 기법을 무엇이라고 하는가?
   a. 교차(alternating)
   b. 암페어(an ampere)
   c. 회로(the circuit)
   d. 분산(dispersive)
   e. 음극(the cathode)

11. 전기자극을 시행하는 동안 자극의 크기 또는 자극시간에서의 한 변수를 변화시켰다. 이것을 무엇이라고 하는가?
   a. 빈도수(frequency)
   b. 변조(modulation)
   c. 옴(ohm)
   d. 적응(adaptation)
   e. 단락 비율(on-off ratio)

12. 전류 흐름의 비율을 측정한 단위는 무엇인가?
   a. volt
   b. ampere
   c. ohm
   d. watt
   e. joule

10장

1. 반송주파수와 같은 중주파 대역을 사용하는 치료기 종류는 무엇인가?
   a. TENS
   b. MENS
   c. iontophoresis
   d. IFC
   e. HVPC

2. 직류를 사용하는 치료기 종류는 무엇인가?
   a. TENS
   b. MENS
   c. iontophoresis
   d. IFC
   e. b와 c

3. 저주파 교류를 사용하는 치료기 종류는 무엇인가?
   a. TENS
   b. MENS
   c. iontophoresis
   d. IFC
   e. HVPC

4. 러시안 자극(Russian stimulation)을 사용하는 재활초기 기간 동안 가장 근 위축을 잘 예방할 수 있는 단락 주기 비율은?
   a. 10/10
   b. 20/20
   c. 30/10
   d. 10/30
   e. 10/50

5. 신경근전기자극 사용 시 근 경축을 가장 잘 감소시킬 수 있는 단락 주기 비율은?
   a. 10/10
   b. 20/20
   c. 30/10
   d. 10/30
   e. 10/50

6. TENS의 종류 중 하나로 급성기에 직경이 큰 감각신경을 자극하는 방법으로 80~200 pps의 주파수를 사용하고, 전류의 강도는 환자들이 저린느낌 또는 따끔거림 정도에 따라 조절하는 방법은 다음 중 무엇인가?
   a. 감각(sensory) TENS
   b. 운동(motor) TENS
   c. 고빈도-고강도(brief-intense) TENS
   d. 아편제제(opiate) TENS
   e. 유해성(noxious) TENS

7. TENS의 종류 중 하나로 작은 직경의 들신경(afferent nerve)을 자극하여 만성통증에 사용하는 방법으로 1-5 pps의 낮은 주파수를 사용하고, 연축이 나타나는 것에 따라서 강도를 조절하는 방법은 다음 중 무엇인가?
   a. 감각 TENS
   b. 운동 TENS
   c. 고빈도-고강도 TENS
   d. 아편제제 TENS
   e. 위에 있는 모두

8. 높은 기전력에 의해 생성되는 짝정점 단상형 맥동전류를 사용하는 치료기는 무엇인가?
   a. TENS
   b. MENS
   c. iontophoresis
   d. IFC
   e. HVPC

9. 주로 통증을 조절하는 것을 목적으로 하는 치료기는 무엇인가?
   a. TENS
   b. MENS
   c. IFC
   d. HVPC
   e. a와 c

10. 직류를 사용하고 감지하기 어려운 자극 진폭을 가지고 있는 맥동전류를 사용하는 치료기는 무엇인가?
   a. TENS
   b. MENS
   c. iontophoresis
   d. IFC
   e. HVPC

제 V 부

치료적 열과 한랭

THERAPEUTIC HEAT AND COLD

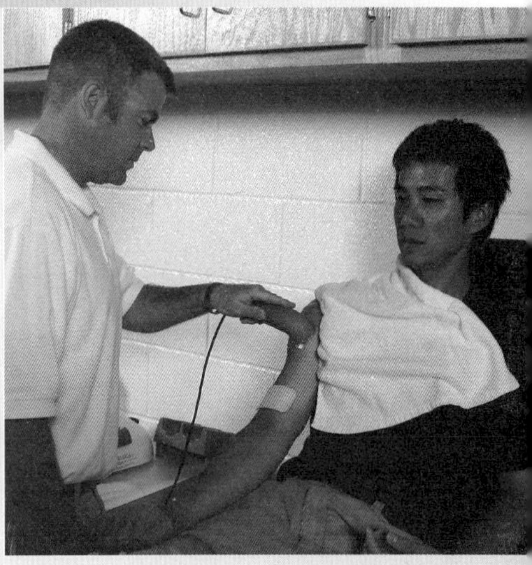

치료적 열과 한랭은 전통적인 치료 기구에서 많은 부분을 차지한다. 열 치료기는 역사적으로 재활의 일꾼(workhorse) 역할을 해왔다. 몇 십 년 동안 임상의사들은 열을 적용하면 혈류가 증가하여 손상 노폐물을 운반하고, 손상된 조직에 영양물질을 공급하여 조직을 재건시킨다고 생각했다. 실제로 그러한 작용이 일어난다. 그러나 치료적 열을 적용하는 것에 대한 더욱 강력한 이유가 생겼다. 이제는 열 적용의 일차적인 목적을 운동치료(특히, 신장운동)를 촉진시키고 전반적인 통증을 감소시키는데 두고 있다.

냉동요법(cryotherapy)도 강력한 재활 도구로 떠올랐다. 다만 아직도 한랭(cold)은 응급 처치에서 부기(swelling)를 예방하는데만 사용된다고 생각하는 사람들이 많다. 한랭은 능동적인 운동을 촉진시킨다. 특히 급성 정형외과 손상 재활의 초기 단계에서는 더욱 그렇다. 따라서 운동치료를 더 일찍 시작하고 더 신속하게 진전시킬 수 있다.

제5부의 여러 장에서는 지나간 역사를 충분히 살펴본다. 과거는 현재와 미래의 기초가 되기 때문이다. 또한 우리 연구의 여러 참고문헌도 들어 있다. 임상 경험 30년과 연구 경력으로 50년 이상을 보내고 난 후, 임상적인 문제 수천 건을 탐구한 끝에 우리는 치료적 열과 한랭의 적절한 적용을 아주 열정적으로 이해하고 설명하려고 한다. 여러분이 이론적인 이해와 실무 기술을 넓혀 여러분 환자들의 건강을 개선시킬 수 있도록 우리는 우리들의 열정 가운데 일부를 여러분에게 나누어주고 싶다.

제5부는 제11장 열 요법에 적용되는 열의 원리로 시작된다. 열 요법이 무엇이고 왜 치료에 활용되는지도 설명해 놓았다. 이 기초는 치료적 열과 한랭을 적절히 활용하는 방법을 이해하는데 꼭 필요하다. 또 그러한 치료기구의 활용을 발전시키려면 이와 같은 기초 지식이 필요하다. 이 11장에서는 기초 물리학 수업에서 가르치는 개념을 많이 검토한다.

제12장에서는 여러 가지 표면 열 치료기구의 적용을 망라하고 있다. 제15장과 제16장에서는 두 가지 가장 효과적인 심부 열 치료기(초음파와 심부투열치료)의 이론 근거와 적용에 대하여 제시한다.

제13장에서는 응급 처치를 넘어선 냉동요법의 활용을 놓고 그 이론 근거를 논의하면서 냉동요법의 활용과 관련된 신화(오해)들을 불식시키고자 한다. 또한 열과 한랭을 언제 치료에 활용하는지에 대한 원칙에 관한 항목을 간결하게 제시하고 있다. 제14장에서는 응급 처치를 넘어 급성 정형외과 손상 재활에 가장 흔히 활용되는 냉동요법을 놓고 적용 기법을 제시해 놓았다.

제 V부는 여섯 개의 장으로 구성되어 있다:

11장

열요법을 위한 열의 원리

Principles of Heat for Thermotherapy

장 개요
CHAPTER OUTLINE

열요법의 정의
- 표면 열과 심부 열

열의 신체 전달
- 전도
- 대류
- 복사
- 전환

열의 치료적 이용
- 열의 생리학적 효과
- 열 싱크
- 열의 일반적인 금기증

복사와 전자기파
- 복사 형태에 따른 유사점과 차이점
- 전자기파
- 전자기파의 분류
- 전자기파의 특성

전자기파의 열 효과
- 조직 저항의 영향

복사의 적용

음파

머리말 OPENING SCENE

여러분은 운동처방 클리닉에서 운동선수의 발목에 테이핑을 하고 있다. 운동처방사(AT)인 Andrew가 어느 야구 선수에게 하는 말을 우연히 듣게 되었다. Andrew는 그 선수의 만성적인 질환인 가시위근 힘줄염(어깨)에 대해 열요법 처방을 하였다. 그 선수는 이렇게 묻는다. "어떤 열 치료를 받나요? 소용돌이욕, 온습포, 초음파 사이에 차이가 있나요?" 여러분은 그 질문에 어떻게 대답하겠는가?

열요법의 정의
Defining Thermotherapy

열요법(thermotherapy)은 열을 치료적으로 활용하는 것이다: 체온보다 온도가 더 높은 기기나 물질을 적용하여 열이 열요법 기구에서 신체를 통과하도록 한다. **냉치료**(cryotherapy)는 한랭을 치료에 활용하는 것이다. 체온보다 온도가 더 낮은 기기나 물질을 적용하여 열이 신체에서 냉동요법 기구로 지나가도록 한다.

열(heat)은 원자와 분자의 운동에 의해서 생산된 에너지 형태이다. 모든 물질은 온도가 *절대 0°*(-450°F, -273°C)보다 높으면 열을 보유하고 있다. 엄밀히 말하면, 한랭이란 것은 없다; 한랭은 열이 없음을 의미하거나 요구하는 수준보다 열이 더 적음을 뜻하기 때문이다.

온도(temperature)는 물체가 자발적으로 에너지를 양도(give up)하는 능력에 대한 측정값이다. 온도는 열과 관련된 분자 운동 수준을 나타내는데 활용된다.

비판적 사고 11.1 *제5장의 사례를 검토해 보자. 열인가 한랭인가? 가을에 온도가 40°F(4.5°C)로 떨어지면 밖이 춥다고 생각하면서 재킷을 입는다. 봄에 온도가 40°F(4.5°F)로 올라가면 따뜻해졌다고 생각하면서 코트를 벗는다. 왜 온도는 같은데도 온도에 지각은 다를까?*

표면 열과 심부 열
SUPERFICIAL AND DEEP HEAT

열요법에는 두 가지 분류가 있다: 표면과 심부이다. **표면 열요법**은 주로 신체 표면 조직(< 1 cm)을 가열하도록 치료기를 신체 표면에 적용하는 방식이다(표 11.1). 그러나 표면 열 치료기에서는 1 cm보다 더 깊은 부위의 조직을 가열하더라도, 바라는 치료 효과를 이끌어낼 만큼 열량이 충분하지는 못하다는 점을 알고 있어야 한다. 온습포, 소용돌이욕, 파라핀이 표면 열치료기의 사례이다. 이러한 치료기에서는 주로 전도와 적외선 복사에 의해 열을 발생시킨다.

심부 열요법은 깊은 조직(3~4 cm)에서 조직 온도 상승(tissue temperature rise, TTR)을 일으키도록 치료기를 적용하는 것이다. 초음파와 심부투열치료는 심부열 치료기로서 전환(conversion)과 복사에 의해 열을 발생시킨다. 심부투열치료의 복사는 적외선 복사와 특성이 다르기에 때문에 생리적인 효과도 다르게 나타난다.

열의 신체 전달
Transferring Heat to and from the Body

열치료와 한랭치료의 적용에서는 열 치료기와 신체 사이의 3가지 열 전달 형태 즉, 전도, 대류, 복사 가운데 하나를 활용한다. 전환도 때로는 열 전달 유형으로 간주된다. 그러나 이것은 이 장에서 나중에 설명하겠지만, 적절하지 못한 표현이다. 열은 항상 온도가 높은 물체에서 온도가 낮은 물체로 전달된다.

전도 CONDUCTION

전도는 온도 차이가 나는 두 물체가 서로 접촉한 뒤에 일어나는 열의 전달이다. 인체에서는 세포 수준에서 전도가 일어난다. 뜨거워져서 급속히 움직이거나 진동하는 원자와 분자가 가까이 있는 차가운 원자와 분자가 서로 작용해서 에너지(열) 가운데 일부를 차가운 원자 쪽으로 전달한다. 시간이 충분이 주어졌을 때 그 과정은 물체들이 열 평형에 이를 때까지 계속된다. 전도에 의해 열을 전달하는 치료기의 예로는 온습포, 소용돌이욕, 얼음찜질(ice

표 11.1 다양한 열 치료기의 적용에 따른 온도 변화

치료기	매개변수	깊이(cm)	조직	적용시간(분)	온도변화(°C)	참조
온습포		1	종아리세갈래근	15	3.6	1
		2	넙다리네갈래근	10	0.8	2
		2	넙다리네갈래근	20	2.0	2
		2	넙다리네갈래근	30	3.0	2
		3	종아리세갈래근	15	0.8	1
소용돌이욕	40.6°C	1.5	종아리세갈래근	20	2.8	3
대조욕	40.6°F/15.6°C	1.5	종아리세갈래근	20	0.4	3
	41°F/10°C	1.5	종아리세갈래근	20	0.44	4
국소 발열랩 (heat wrap)	무릎 랩	5	무릎관절주머니	120	2.6	5
	허리 랩	1.5	척추옆	120	2.7	6
	허리 랩	1.5	척추옆	150	1.8	7
	허리 랩	2	척추옆	120	1.1	8
	무릎 랩	1.5	안쪽넓은근	120	3.2	5
단파 투열치료	48W(맥동)	2	위엉덩뼈 지방	20	7.2	9
	48W(맥동)	3	종아리세갈래근	20	4	10
	48W(맥동)	3	종아리세갈래근	20	4.6	11
	48W(맥동)	5	무릎관절주머니	20	3.2	12
초음파, 1Mz	1 W/cm^2	2.5	종아리세갈래근	10	2	13
		5	종아리세갈래근	10	2	13
	1.2 W/cm^2	4	종아리세갈래근	10	2.5	14
	1.5 W/cm^2	2.5	종아리세갈래근	10	3	13
		5	종아리세갈래근	10	3	13
		2.5	종아리세갈래근	12.5	4	15
		3과 5	종아리세갈래근	10	3.2	16
		5	종아리세갈래근	12.5	3.5	15
		5	종아리세갈래근	10	4	17
	1.5 W/cm^2, 겔	3	종아리세갈래근	10	4.8	18
	1.5 W/cm^2, 수조	3	종아리세갈래근	10	2.1	18
	1.5 W/cm^2, 2 ERA	4	종아리세갈래근	10	3.5	19
	1.5 W/cm^2, 6 ERA	4	종아리세갈래근	10	1.3	19
	1.5 W/cm^2, 얼음	3	종아리세갈래근	15(얼음), 10(초음파)	0.6	20
		5	종아리세갈래근	5(얼음), 10(초음파)	1.8	17
	1.6 W/cm^2, BNR 2.3:1	3	종아리세갈래근	10	3	21
	1.6 W/cm^2, BNR 2.4:1	3	종아리세갈래근	9	4.5	21
	1.6 W/cm^2, BNR 7.7:1	3	종아리세갈래근	8.8	4.2	21

(계속)

표 11.1 다양한 열 치료기의 적용에 따른 온도 변화 (계속)

치료기	매개변수	깊이(cm)	조직	적용시간(분)	온도변화(°C)	참조
초음파, 3 MHz	0.5 W/cm²	0.8	종아리세갈래근	10	3	13
		1.6	종아리세갈래근	10	3	13
	1 W/cm²	1	지방(세갈래근)	10	8.4	22
		1	무릎힘줄	4	8.3	23
		0.8	종아리세갈래근	10	6	13
		1.6	종아리세갈래근	10	6	13
	1 W/cm², 겔	1	가쪽 발목	10	7.7	24
	1 W/cm², 겔, 패드	1	가쪽 발목	10	6.7	24
	1.2 W/cm²	1과 2.5	종아리세갈래근	5.5	4.4	25
	1.4 W/cm²	2	종아리세갈래근	5	3.3	14
	1.5 W/cm²	1.2	종아리세갈래근	6	5.3	26

** BNR : 빔불균등율, ERA : 유효조사면적*

pack), 슬러쉬 버킷(slush bucket)이 있다. 전도는 물리의학에서 가장 자주 활용되는 열 전달 방식이다.

열이 전도에 의해서 전달될 때에는 항상 **온도 경사**(thermal gradient)가 발생한다. 이것은 한 물체의 내부에서부터 다른 물체의 내부까지 점진적인 온도 변화가 있다는 뜻이다(그림 11.1). 경사도는 시간이 흐를수록 작아진다. 따뜻한 물체의 깊은 곳에서는 열이 줄어들고 차가운 물체의 깊은 곳에서는 열이 증가하기 때문이다. 우리의 온습포에 대한 연구 중 하나의 결과로서 조직에서 열 경사가 일어나는 것이 증명되었다. 온습포를 20분 동안 넙다리네갈래근(대퇴사두근, quadriceps)에 적용한 후에 온도 변화를 측정한 결과 1 cm 깊이에서는 6.5°F(3.6°C) 올랐지만 3 cm 깊이에서는 1.4°F (0.8°F) 올랐다(표 11.1을 참조).

다양한 치료기와 환자 사이의 열전도율에 영향을 주는 요인은 많다. 이 점은 제5장에서 한랭과 관련해서 설명하였으며, 항목을 열거하면 다음과 같다.

- 신체와 치료기 사이의 온도차
- 조직 열의 분산과 치료기의 열 발생
- 치료기의 열 저장 용량(heat storage capacity)
- 치료기의 크기

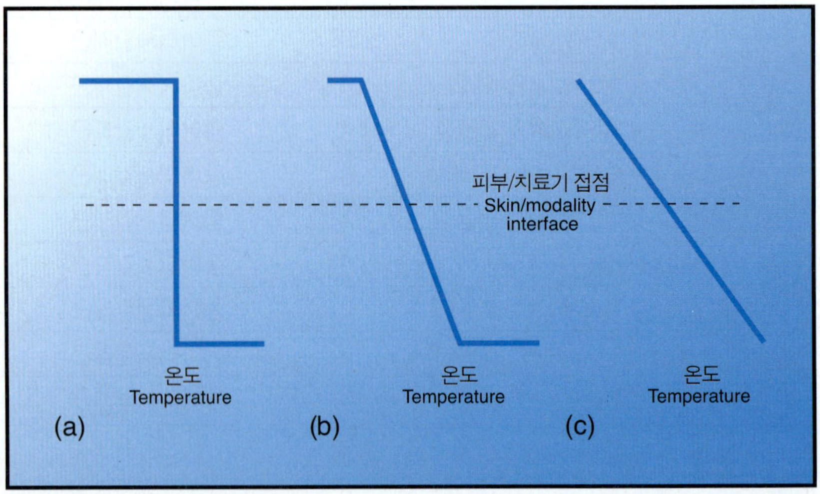

그림 11.1. 온도차가 서로 다른 두 물체가 서로 접촉하면, 두 물체 사이에 열이 전달되는 동안 시간이 흐를수록 열 경사가 발달한다. 점선은 두 물체 사이의 경계선이고 실선은 접촉하고 있는 물체들의 온도이다. **(a)** 접촉 직후, **(b)** 시간이 흐른 뒤, **(c)** 추가 시간이 흐른 뒤.

- 치료기와 접촉하는 조직의 양(크기)
- 적용 시간
- 개별적인 환자의 다양성(variability)

대류 CONVECTION

대류는 물체의 표면을 스쳐가는 액체나 공기의 통과에 의해 물체로 열이 전달되는 것을 말한다. 집이나 건물의 중앙난방 또는 냉방이 대류에 의한 열 전달 방식의 사례이다. 대류로 열을 전달하는 치료기의 예에는 소용돌이욕(whirlpool)과 유동치료(fluidotherapy)가 있다. 소용돌이욕은 전도와 대류 두 가지 방식으로 열을 전달한다.

복사 RADIATION

복사는 '복사 에너지' 라고도 하며 대체로 중앙 열원에 있는 에너지를 광선, 파, 입자 형태로 전달하는 방식이다. 온도가 절대 0° 보다 높은 물체는 모두 적외선을 통해 온도가 더 낮은 물체로 열을 방출한다. 태양은 부분적으로 적외선 복사를 활용해서 지구에 열을 전달한다. 뜨거운 여름에 아스팔트 도로에서 전달되는 열도 적외선 복사에 따라 발생한다. 심부투열치료, 레이저, 적외선(열), 자외선 램프는 열을 전달할 때 복사를 활용하는 가장 흔한 치료 기구들이다. 복사와 전자기파에 관해서는 이 장에서 나중에 설명한다.

전환 CONVERSION

전환(conversion)이 또 다른 열 전달 형태라고 간주하고, 열이 아닌 에너지 형태(전기적, 화학적, 기계적 에너지 등)가 체내에서 열로 전환될 때 일어나는 과정으로 정의하는 사람들이 많다. 전환은 심부 조직을 가열하는 과정이고 열 요법의 필수적인 부분이기는 하지만, 열이 아닌 다른 에너지 형태로 외부에서 체내로 전달된다. 전환의 형태로 가열하는 치료기에는 초음파와 심부투열치료가 있다.

전환만이 유일하게 심부 조직의 온도를 치료적 수준으로 올릴 수 있는 방법이다. 전도와 대류는 열이 신체 표면으로 전달되었다가 그 열이 다시 체내로 전도된다. 그러나 열은 대부분 심부 조직의 온도를 실질적으로 증가시키기에 전에 피부밑 혈액순환에 의해서 분산된다. 심부열의 침투 깊이는 치료기에 따라 다르며 또한 개별적인 신체 부위의 생리학적 특성과 해부학적 특성에 따라 다르게 나타난다.

> **모달리티 MODALITY MYTH**
>
> **열은 혈액 흐름을 증가시키고 치유를 촉진하기 때문에 재활에 필요하다!**
>
> 치유 과정에서 혈류의 증가는 유익하며, 국소에 열을 적용하면 혈류가 증가된다. 그러나 운동치료가 열적용보다 몇 배 더 많은 혈류량을 증가시킨다. 따라서 재활 기간에는 운동치료가 열적용보다 더 중요하다.

열의 치료적 이용
The Therapeutic Use of Heat

전통적으로 열을 치료제로 활용했는데 그 첫번째 이유는 신체 손상부위의 혈류를 증가시키는데 있었다. 열을 운반하는 과정에서 혈액도 영양물을 손상부위에 전달하고 대사산물과 그 밖의 노폐물을 제거시킨다. 이 두 가지 작용에 따라 손상의 치유율이 높아진다고 가정되어 있다. 하지만 이 이론은 한 번도 검증을 받지 못했다. 또 열요법의 적용에 관한 전통적인 이유에 대한 반박은 능동적인 운동이 열치료보다 혈액 흐름을 훨씬 더 많이 증가시킨다는 주장에서도 비롯된다.

그러나 열치료 기기는 그 밖의 이유에서도 꼭 필요하다. 열치료는 이완을 촉진시키고 일반적인 근육통을 완화시키며 결합조직의 신장을 촉진시키기 때문이다. 또한 열 치료기를 사용하여 환자의 무릎과 같이 통증이 너무 크게 뒤따라서 트레드밀과 같은 운동기구에서는 워밍업을 할 수가 없는 특정 부위의 혈류량을 증가시키는데 목적을 두기도 한다.

열의 생리학적 효과
PHYSIOLOGICAL EFFECTS OF HEAT

치료기를 활용하는 주요 이유는 정상 기능의 증가율을 활성화시키는데 있다. 조직 온도 상승(TTR)은 다음과 같은 열요법 결과에 따라 발생한다.

- *순환 증가:* 정상 안정 시 혈류량의 1.5 ~ 2배

- *대사 증가:* 상처치유 기간에는 유익하지만 응급처치 시에는 이차적인 대사손상(secondary metabolic injury)을 일으킬 수 있기 때문에 손상이 증가될 수 있다. 따라서 급성 손상 후 2-3일이 경과할 때까지는 열을 적용해서는 안된다.
- *염증 증가:* 포식작용 증가와 상처 치유 .
- *통증 감소(진통):* 이완을 촉진시키는 전신 진정 효과; 일반적인 근육통, 아픔, 통증에는 효과적이지만, 급성 손상 시 통증을 제거하는 데는 한랭을 적용하는 것만큼 효과적이지는 않다. 따라서 능동적인 운동을 촉진시키는 데는 냉동요법 만큼 효과가 있지는 않다(13장 참조).
- *근육 경축(spasm) 감소.*
- *조직의 뻣뻣함(stiffness) 감소:* 열요법은 체액의 점성을 감소시켜 관절과 근육의 경직을 감소시켜주고, 아교질의 교차결합 섬유(cross-linked fiber)를 유리시켜 결합조직의 신장을 촉진한다(그림 6.6 참조).

적용 팁 APPLICATION TIP

열과 한냉을 사용할 때. *열치료는 일반적인 근육통을 감소시키고, 물렁조직(soft tissue)의 신장과 관절 가동을 준비시키는데 가장 효과적이다. 한랭치료는 급성 손상 물렁조직에서 통증과 억제를 완화시켜서 운동치료를 용이하도록 하는데 가장 효과가 크다.*

열 싱크 HEAT SINKS

국소 조직 온도 상승의 원인과 관계없이 온도가 상승한 부위에 대한 혈액순환은 열을 제거하여 국소 열 손상(조직의 파괴)을 예방한다. 열은 혈액에 의해 **열 싱크**(heat sink)로 운반된다. 열 싱크는 열을 대량으로 받아들여 소멸시키는 부위이다. 인체의 두 가지 주요 열 싱크는 허파와 피부이다. 허파는 호흡을 통하여 열을 소멸시키고, 피부는 발한과 복사를 통하여 열을 소멸시킨다. 치료기에 의해 열을 신체에 더해 주는 만큼 신속하게 열 싱크가 열을 소멸시키는 한 열의 적용은 안전하다. 그러나 열이 소멸되는 것보다 더 빠르게 신체에 더해진다면, 그 신체 부위는 점차 온도가 높아져서 국소 열 손상이 일어날 수 있다. 따라서 당뇨병 환자의 발과 같이 혈액순환이 저하된 부위에는 열 적용이 금기증으로 되어 있다. 열 적용으로 너무 온도가 높아지면 불충분한 혈류가 그 부위를 냉각시키게 되어 과열을 비롯해 그와 관련된 조직 파괴가 발생한다.

적용 팁 APPLICATION TIP

소용돌이욕의 온도는 열 싱크에 따라 달라진다. *소용돌이욕의 최대 온도는 욕조에 침수된 신체의 양에 따라 결정된다(제12장 참조). 열 싱크의 개념이 그 이유를 설명해 줄 수 있다. 발이나 팔만 욕조에 있다면 신체 표면의 약 5%가 열을 받고 있으며, 95%는 열 싱크로 작용한다(허파와 함께). 한편으로 환자가 목까지 잠겨 있다면 신체 표면의 95%가 열을 받고 있으며 5%가 열 싱크로 작용한다. 후자의 경우에는 신체에 많이 더해지는 열량을 작은 부위가 소멸시켜야 한다. 따라서 다음과 같은 원리가 성립된다. 소용돌이욕 욕조에 더 많은 신체 부위가 있을 수록 온도는 낮아야 한다.*

열의 일반적인 금기증
GENERAL HEAT CONTRAINDICATIONS

대부분의 국소적인 열 적용은 안전하다. 그러나 열 적용 형식 전반에 대한 3가지 일반적인 열 금기증이 있다. 또한 특정 열 치료기에는 특정 금기증이 있다. 일반적인 금기증은 다음과 같다.

- 손상당한 후 48~72시간 안에 있는 급성 손상에는 어떤 형태로든 열을 적용해서는 안된다. 급성 손상에 열을 너무 일찍 적용하면, 대사작용 증가가 이차적인 대사손상의 증가를 일으킬 수 있기 때문이다.
- 혈액순환이 저하된 부위에는 어떤 형태로든 열을 적용해서는 안된다. 불충분한 혈류가 냉각을 방해하여 조직에 열 손상이 발생할 수 있기 때문이다.
- 감각이 저하된 부위에는 어떤 형태로든 열을 적용해서는 안된다. 혈액순환이 저하된 경우와 동일한 문제점이 존재할 수 있기 때문이다. 신체가 적용된 열의 온도를 감지하지 못하면, 그 부위에 대한 혈액순환 증가에 반응하지 않을 수도 있다.

복사와 전자기파
Radiation and Electromagnetic Waves

이 단원의 많은 부분에서는 기초 물리학 수업에서 배운 원리들을 검토해 보고자한다. 이 자료는 여러분이 초음파, 심부투열치료, 레이저, 적외선 등, 자외선 등의 기본이 되는 원리를 이해하고 어떻게 치료에서 활용되는지 알아보는데 도움이 될 것이다. 이 정보가 있으면 시행착오를 겪지 않아도 된다(제1장 참조). 복사, 복사에너지, 전자기파, 전자기 복사는 유사하며, 이 용어들은 호환되어 사용될 때가 많다.

과학적인 개념과 미터법을 이해하면 복사를 이해하는데 도움이 된다. 검토가 필요하면 글상자 11.1과 11.2에서 기초를 알아보고, 비판적 사고 11.2에서 지식을 점검해본다.

비판적 사고 11.2 *23×10^2과 3×10^3 가운데 어느 쪽이 더 큰가?*

복사 형태에 따른 유사점과 차이점
SIMILARITIES AND DIFFERENCES AMONG FORMS OF RADIATION

앞서 언급했듯이 복사에서는 **전자기파**로서 빈 공간을 통해 에너지를 전파하며 그 파는 열, 빛, 전기, 엑스레이, 우주선(cosmic ray)을 포함해서 여러 형태가 있다(그림 11.2). 복사 형태의 공통점은 다음과 같다.

- 모두 공간을 이동하는 작은 입자가 일으킨다.
- 모두 전자기파라는 이름이 붙는다.
- 모두 동일한 선형 속도로 공간을 이동한다. 즉, 186,000 mi./sec 또는 3×10^8 m/sec이다.

다양한 복사 형태의 주요 차이점은 다음과 같다.

- 어떤 형태는 눈으로 볼 수 있다(예, 빛).
- 어떤 형태는 들을 수 있다(예, 라디오파).
- 어떤 형태는 느낄 수 있다(예, 전기나 적외선).
- 어떤 형태는 여러분을 통과하여 지나간다(예, X-ray).
- 각 형태마다 에너지가 다르다.

다양한 복사 형태의 차이는 에너지 수준의 차이에서 비롯되며 에너지 수준의 차이는 특정한 파장과 주파수에서 비롯된다(그림 11.2 참조).

글상자 11.1 과학적인 개념

과학적인 개념은 6.98×10^4과 같이 아주 큰 수를 표현하는 방법이다. 이 식은 계수(6.98)에 10의 네제곱을 곱한 것이다. 이를 더 익숙한 수로 전환하려면 10을 지수 만큼 곱해서 $6.98 \times 10 \times 10 \times 10 \times 10 = 69,800$을 얻는다. 10으로 곱하는 단순한 방식은 소수점을 오른쪽으로 옮기고, 필요한 대로 여분의 0을 더하는 것이다. 지수가 음수(10^{-4})라면, 소수점을 왼쪽으로 옮긴다. 보기를 3가지 더 들어 보겠다.

- $3 \times 10^8 = 300,000,000$
- $1 \times 10^2 = 100$
- $10^3 = 1 \times 10^3 = 1,000$

글상자 11.2 미터법의 약어

약어	의미	값
K	kilo	10^3 또는 1,000
M	mega	10^6 또는 1,000,000
c	centa	10^{-2} 또는 1/100
m	milli	10^{-3} 또는 1/1000
μ	micro	10^{-6} 또는 1/1,000,000
μm	millimicro	10^{-9} 또는 1/1,000,000,000
n	nano	10^{-9} 또는 1/1,000,000,000
A	angstrom	10^{-10} 또는 1/10,000,000,000

전자기파 ELECTROMAGNETIC WAVES

전자기파는 서로 직각으로 또 전파 방향으로 진동하는 전기장과 자기장으로 구성되어 있다(그림 11.3). 개별 전자기파는 본래 이중이지만 단일파처럼 행위하며 그렇게 나타나 보일 때가 많다. 각각 독특한 파장과 주파수가 있다.

파장(wavelength)은 파형이 한 번 반복되는 거리의 미터 또는 센티미터로 표현한다(그림 11.4). 주파수는 파형의 마루가 통과하는 비율로서 1초당 주기(cps) 또는 헤르츠(Hz)로 표현한다. 전자기파는 모두 선형 속도가 동일한 정현파(사인파)이지만 이동은 서로 다르다. 하나가 변

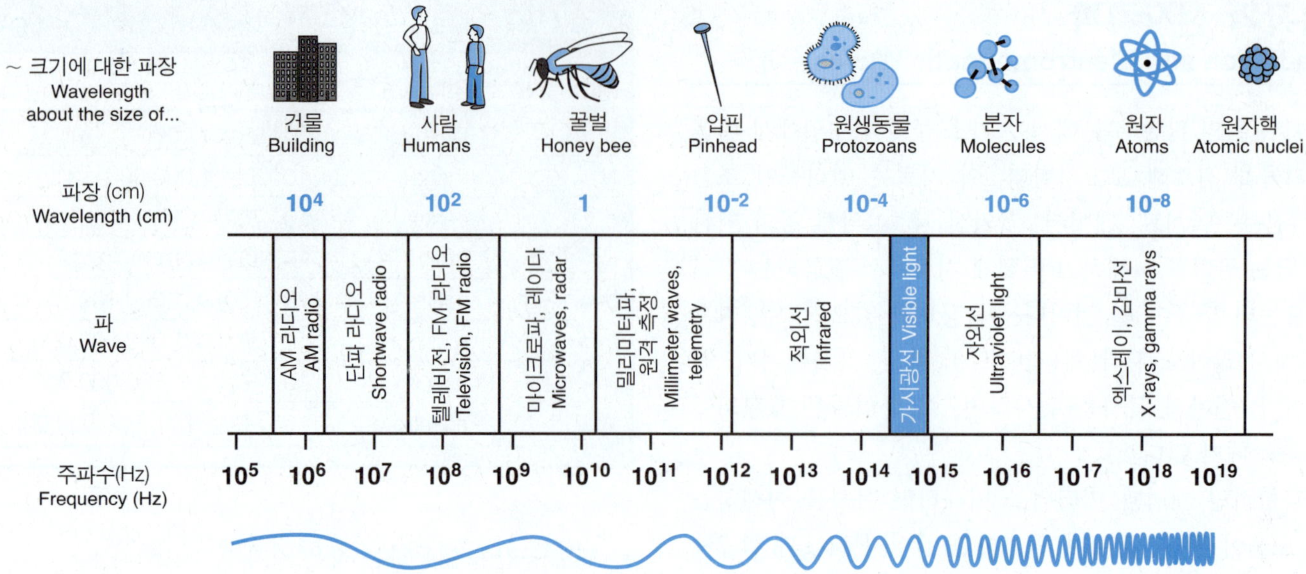

그림 11.2. 이 전자기 스펙트럼은 각각의 파장과 주파수가 독특한 전자기파의 다양성을 나타낸다.

화하면 다른 하나가 반대 방향에서 그에 비례해서 변화한다. 즉, 하나가 증가하면 다른 하나는 감소한다. 이는 선형 속도가 일정하기 때문이다. 그러므로 파장에 주파수를 곱하면 언제나 186,000 mi./sec 또는 3×10^8 m/sec가 된다. 글상자 11.3에서 제시한 거인과 난장이의 비유는 이 원리를 이해하는데 도움이 된다.

따라서 파장이나 주파수 가운데 어느 하나를 알고 있으면 그 상대쪽을 계산해 낼 수 있다. 예를 들면, 특정 전자기파의 파장이 186,000 mi.라면, 주파수는 1 cps 또는 1 Hz이다. 또한 파장이 1mi.라면 주파수는 186,000 Hz이다.

비판적 사고 11.3 *(a) 전자기파가 6,200 mi. 길이라면 주파수는 얼마인가? (b) 다른 파의 주파수가 2,000 Hz라면 파장은 얼마인가?*

전자기파의 분류
CLASSIFICATION OF ELECTROMAGNETIC WAVES

전자기파형마다 독특한 파장과 주파수가 있기 때문에 전자기파를 파장 또는 주파수에 따라 분류할 수 있다. 둘

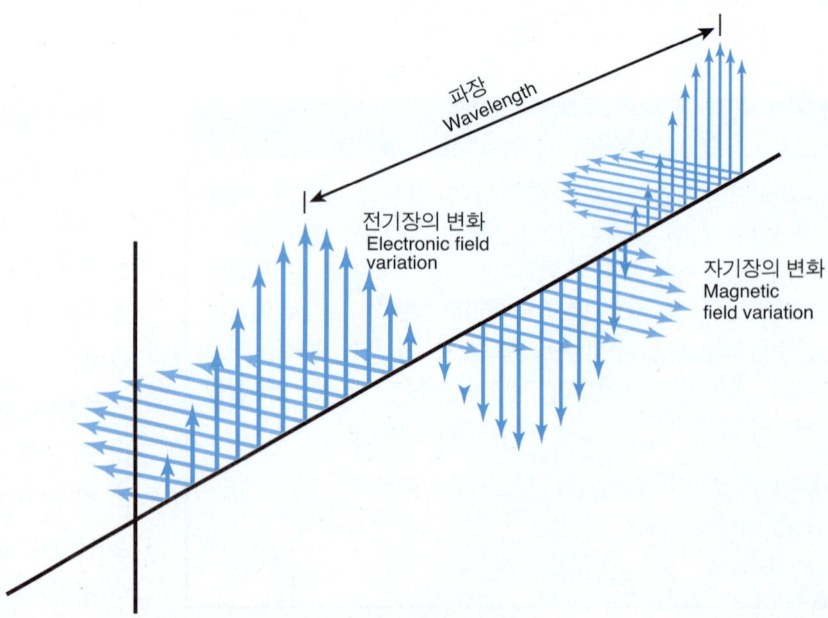

그림 11.3. 전자기파는 서로 직각으로 되어 있으며, 전파 방향으로 진동하는 전기장과 자기장으로 구성되어 있다.

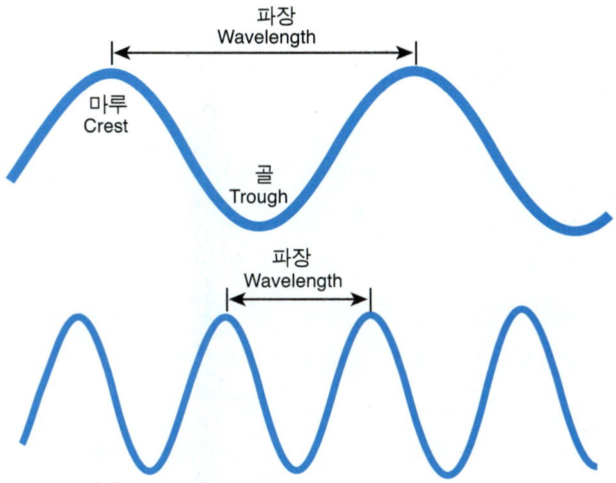

그림 11.4. 파장이 서로 다른 두 사인꼴 파.

가운데 어떤 쪽을 활용할지 하는 점에는 관례가 없다. 어떤 사람들은 파장에 따라 분류하고, 또 어떤 사람들은 주파수에 따라 분류하며, 또 어떤 사람들은 두 가지 모두 활용한다. 전기와 라디오파는 주파수에 따라 분류된 전자기파의 사례이다. 레이저는 파장에 따라 분류된다. 심부투열치료는 파장에 따라 명명되었지만('단파'), 주파수에 따라 분류되기도 해서 때로는 혼동이 생기기도 한다(제16장 참조).

글상자 11.3 거인과 난장이의 비유

파장과 주파수의 관계는 거인과 난장이의 도보 경기(foot race)로 비유해 볼 수 있다. NBA의 최장신 센터(아마도 225 cm)와 최단신 가드(예를 들면, 160 cm)가 농구 경기장 기준선에서 기준선까지 달리기 경기를 벌였다고 생각해 보자. 그 둘이 비긴다고 가정하자. 센터의 큰걸음(한걸음, stride length)이 180 cm라면 16걸음에 그 거리를 이동한다. 가드의 큰걸음이 120 cm라면 24걸음으로 동일한 거리에 도달할 수 있다. 전자기파도 마찬가지이다. 파장이 짧을수록 주파수는 커진다.

적용 팁 *APPLICATION TIP*

레이저의 치료 효과는 파장에 따라 다르다! *신체는 파장이 다른 전자기파에 다르게 반응하기 때문에 한 가지 레이저가 어느 목적에나 적합하다고는 할 수는 없다(19장 참조). TV 리모컨으로 정형외과 손상을 치료할 수 없는 것과 마찬가지이다.*

전자기파의 특성
PROPERTIES OF ELECTROMAGNETIC WAVES

치료기와 관련해서 전자기파의 가장 중요한 특성 두 가지는 에너지와 관성이다. 두 가지 모두 분자 운동으로 생성된 입자인 광자(photon)의 기능이다.

광자 (Photons)

광자는 복사에너지의 기초 단위이다. 광자의 에너지 양은 생산해내는 전자기파 주파수의 함수이기 때문에 주파수가 일정한 광자는 언제나 에너지 양이 동일하다. 광자의 에너지가 절반인 경우는 없다. 주파수가 일정한 광자는 언제나 에너지 덩어리의 크기가 정확하게 동일하다.

그러나 광자가 보유하는 에너지 양은 상이하다. 광자의 에너지는 전자기파 주파수의 함수이기 때문에 주파수가 높을수록(또는 파장이 짧을수록) 에너지가 커진다. 그래서 엑스레이는 라디오파보다 에너지가 훨씬 더 크다. 주파수가 낮은 에너지는 너무 작아서 치료적인 가치가 없다.

반사, 굴절, 전달, 흡수
(Reflection, refraction, transmission, absorption)

광자에는 관성이 있어서 어떤 물체 또는 물질에 부딪히는(strike) 압력을 가한다. 전자기파는 모두 직선으로 이동해서 마침내 다른 물체와 접촉하게 된다. 전자기파가 다른 물체와 접촉했을 때, 다음과 같은 4가지 결과 가운데 하나 또는 그 이상이 일어난다(그림 11.5).

- **반사**(reflection): 파가 물질에 부딪히면 되돌아오게 된다; 물질의 흡수는 없다. 반사 각도는 부딪힌 각도에 따라 결정된다.
- **굴절**(refraction): 파가 물질을 통과하면서 휘어진다; 예를 들면, 프리즘을 통과하는 빛이 있다. 휘어지는 양은 파의 주파수에 따라 달라진다.
- **전달**(transmission): 물질을 통해 파가 전달된다. 전달은 문을 통과하는 감마선과 같이 완전할 수도 있고, 팔을 통과하는 X-ray처럼 부분적일 수도 있다. 투과 깊이는 파 에너지의 함수관계에 있다.
- **흡수**(absorption): 부분적으로 전달된 파는 조직에 흡수되어 열로 전환된다.

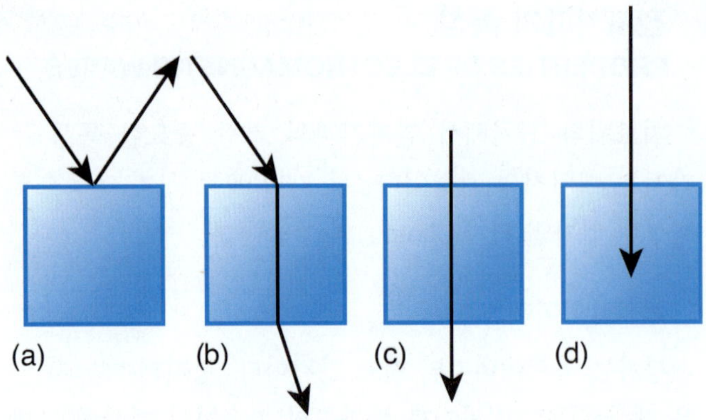

그림 11.5. 전자기 에너지가 물체와 접촉할 때 생길 수 있는 반응. 화살표는 광자의 움직임이다. **(a)** 반사, **(b)** 굴절, **(c)** 전달, **(d)** 흡수. 자세한 사항은 본문을 참조.

전자기파의 열 효과
Thermal Effects of Electromagnetic Waves

전류는 모두 물질을 통과하면서 물질의 온도 상승을 일으킨다. 전기가 열로 전환되기 때문이다. 생산된 열의 양은 다음과 같이 주울의 법칙(Joule's law)에 의해 결정된다.

- 생산된 열은 전류 강도의 제곱에 정비례한다.
- 생산된 열은 전도체의 저항에 정비례한다.
- 생산된 열은 통전 시간에 정비례한다.

두 가지 예를 들면, 전구와 전기 퓨즈이다. 전구에서 탄소 또는 텅스텐 필라멘트는 저항이 커서 전기가 필라멘트를 통과할 때에는 열이 난다. 전류가 퓨즈를 통과하면 가운데의 금속 막대가 열을 받는다. 전류가 너무 강하면, 그 금속 막대가 열을 받아 녹게 되며 회로가 차단된다.

조직 저항의 영향
THE INFLUENCE OF TISSUE RESISTANCE

신체의 조직은 저항을 여러 형태로 나타낼 수 있다. 저항이 높은 조직이 더 많이 열을 받을 것으로 생각되지만 그렇지는 않다. 전기는 저항이 가장 적은 경로를 따라 흐르기 때문이다.

복사의 적용
Applying Radiation

다음의 법칙과 원리는 어떤 복사 형태의 적용과도 관련된다.

- **제곱반비례 법칙**(inverse sqare law): $I = 1/d^2$. 복사의 강도(I)는 거리 제곱(d^2)에 반비례한다. 그래서 복사체(radiation source)와 환자 사이의 거리가 감소하면 강도가 훨씬 더 커진다. 예를 들면, 거리를 절반으로 감소시키면 강도는 4배가 된다. 적외선등(제12장)과 극초단파투열치료(제16장)가 위험한 이유가 바로 여기에 있다. 복사체를 신체 쪽으로 더 가까이 이동시키면 신체로 전달되는 복사량이 훨씬 더 강해진다.
- **코사인 또는 직각 법칙**(cosine or right-angle law): 최적의 복사는 복사체가 그 복사를 받는 부위 표면 중심에 수직으로 있을 때 나온다. 복사체가 직각에서 벗어나면 그 가운데 일부가 조직 속으로 들어가지 않고, 옆으로 굴절된다(그림 11.6). 전달되는 양은 적용 각도의 함수로서 완전한 효과는 90°일 때 달성되고, 60°일 때에는 86%, 30°일 때에는 50%만 얻을 수 있다.
- **그로투스-드레이퍼의 법칙**(law of Grotthuss-Draper): 파는 흡수되어야 효과가 발생한다. 이 법칙은 '광화학 활성화 원리' 또는 '드레이퍼의 법칙'이라고도 하는데 광자가 물체의 광화학 반응을 자극하는 효과를 정의할 수 있도록 19세기에 제안되었다. 이 법칙은 열과는 관련이 없다. 그러나 흡수된 빛이 모두 화학 반응을 일으키지는 않기 때문에 '초과' 흡수 에너지는 열에너지로 전환된다. 그래서 이 법칙은 간접적으로 열에도 적용된다. 또 한 가지 이 법칙을 열 치료기에 합리성 있게 적용할 수 있는 근거는 에너지 흡수량과 에너지 침투 깊이 사이에는 반비례 관계가 있다는 점에 있다. 표면

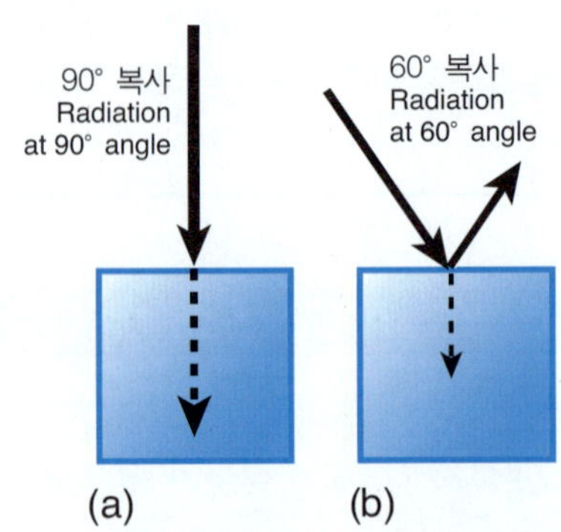

그림 11.6. 코사인 또는 직각 법칙의 효과. **(a)** 복사가 90° 각도 즉, 표면에 수직이면 모두 전달된다. **(b)** 복사가 다른 각도로 적용되면 일부는 굴절된다.

층에서 흡수된 에너지는 깊은 곳에 있는 조직에는 더 이상 활용되지 못한다. 따라서 이 법칙은 레이저와 적외선 복사가 왜 표면에만 효과적일 뿐인지에 대한 설명을 해준다.

- **안트-슐츠의 원리**(Arndt-Schultz principle): 단위 시간당 유익한 적정 에너지 흡수량이 있다. 이 양보다 적으면 반응을 일으키지 않으며, 이 양보다 많으면 해롭다. 옛 격언에 '많을수록 좋다'는 말은 치료기에 관한한 어느 선까지만 적용된다.

음파
Acoustic Waves

음파(소리, 초음파)는 전자기파가 아니다. 전자기파와 다른 것에는 다음과 같은 2가지 극적인 이유가 있다.

- 음파는 고체를 통해 가장 잘 전달되며, 진공일 때는 전혀 전달되지 않는다. 전자기파는 진공을 가장 잘 통과하며, 고체는 잘 통과하지 못한다. 전자기파는 충돌하면 속도가 떨어진다. 음파는 충돌로 전달된다. 밀도가 증가해서 전달이 일어나기 때문이다. 예를 들면, 초음파는 대기(atmosphere)에서는 0.3 mm로 전달되고, 물렁조직(soft tissue)에서는 1.5 mm로 전달되며, 겉질뼈(피질골, cortical bone)에서는 3.5 mm로 전달된다.
- 음파는 전자기파만큼 빠르게 이동하지는 못한다. 사실은 훨씬 더 느려서 전자기파는 10^8 m/sec인데 비해 음파는 수십만 m/sec(10^5) 속도이다. 전자기파에서와 마찬가지로 선형 속도는 파장과 주파수를 곱한 값이다.

***비판적 사고 11.4** 초음파 치료기의 조사도자 부분은 왜 신체와 잘 접촉해야 하나?*

맺음말 CLOSING SCENE

이 장의 머리말에서 운동처방사인 Andrew가 어느 야구 선수의 만성 가시위근 힘줄염을 놓고 열요법 처방을 제안한 사실을 기억해 보자. 그 선수는 소용돌이욕, 온습포, 초음파로 만들어내는 열 효과에 어떤 차이가 있는지 궁금해 했다. 여러분은 이제 소용돌이욕과 온습포가 표면 조직에서 적당한 열을 만들어내며, 초음파는 심부 조직에서 훨씬 더 많은 양의 열을 만들어낸다는 사실을 알게 되었다. 가시위근(극상근, supraspinatus)은 어깨세모근(삼각근, deltoids) 아래쪽에 아주 깊이 있는 근육이기 때문에 초음파가 그 깊은 부위에 열 효과를 주기 위한 치료기로 선택될 수 있다고 결론이 나게 된다.

고찰 CHAPTER REFLECTIONS

1. 다음의 내용을 읽고 숙고하라. 각각의 개념을 명확하게 이해하였다고 느끼는가? 그렇지 않다면, 본문에 맞는 부분을 다시 읽어라.
   - 열이란 무엇인가?
   - 왜 열을 치료적으로 사용하는지 설명하시오.
   - 치료에 열을 사용하는데 있어서 일반적인 적응증과 금기증은 무엇입니까?
   - 전도(conduction), 대류(convection), 복사(radiation), 전환(conversion)에 대한 개념과 이러한 성질들이 어떻게 열의 전달과 관련되는지 설명하시오.
   - 복사에너지(radiant energy)의 사례를 들어 보시오.
   - 일반적인 전자기파의 특성에는 어떤 것이 있는가?
   - 언제 열치료를 사용하는 것이 가장 적절한가?
2. 강사, 임상강사, 급우, 임상동료와 함께 토의할 수 있도록 3~5개의 질문을 쓰시오.
3. 급우와 함께 이 장의 개념에 대해 서로 질문하시오. 연습 1에 있는 요점을 사용하고, 연습 2를 위해 질문을 적으시오. 여러분이 이해한 것보다 더 깊은 이해가 필요하다면, 소리 내어 개념을 설명하시오.

비판적인 사고에 대한 답변 CRITICAL THINKING RESPONSES

비판적 사고 11.1

뜨겁거나 차가운 감각은 상대적이다. 여름에 우리는 뜨거운 감각에 익숙해져 40°F(4.5°C)의 기온은 당신이 알고 있는 것보다 더욱 더 차갑게 인식될 것이다. 하지만 겨울에는 반대 현상이 나타날 것이다. 당신은 추위에 익숙해져 있어 40°F(4.5°C)의 기온을 당신이 알고 있는 것보다 훨씬 더 따뜻하게 느껴진다.

비판적 사고 11.2

23×10^2=2,300. 3×10^3=3,000. 따라서, 3×10^3이 23×10^2 보다 더 크다.

비판적 사고 11.3

파장과 주파수를 곱한 값은 186,000 mi./sec.라는 것을 기억하자. 따라서;

a. 주파수 = 30 Hz (186,000 mi./sec. ÷ 6,200 mi. = 30 Hz)

b. 파장 = 93 mi. (186,000 mi./sec. ÷ 2,000 Hz = 93 mi.)

비판적 사고 11.4

초음파는 공기를 통하여 전달될 수 없는 기계적인 파이다. 따라서 초음파 변환기(조사도자)가 피부나 결합매질과 완전하게 접촉되지 않으면, 초음파 에너지는 전달되지 않을 것이다.

참고문헌 REFERENCE

1. Draper DO, Harris ST, Schulthies SS, et al. Hotpack and 1 MHz ultrasound treatments have an additive effect on muscle temperature increase. J Athl Train 1998;33:21–24.
2. Morris AK. Moist Heat Pack Re-Warming Following 10, 20, 30 min Application. Master's thesis, Brigham Young University, 2003.
3. Myrer JW, Draper DO, Durrant E. Contrast therapy and intramuscular temperature in the human leg. J Athl Train 1994;29:318–322.
4. Wertz AS, et al. Intramuscular and subcutaneous temperature changes in the human leg due to contrast therapy. J Athl Train 1997; 32:S33.
5. Mitra A, Draper DO, Hopkins T, Anderson MA. Application of the ThermaCare knee wrap results in significant increases in muscle and intracapsular temperature. J Athl Train 2005;40:S88–S89.
6. Draper DO, Trowbridge CA. Continuous low-level heat therapy: What works, what doesn't. Athl Ther Today 2003;8:46–48.
7. Draper D, Trowbridge CA. The ThermaCare HeatWrap increases skin and paraspinal muscle temperature greater than the CuraHeat Patch. J Athl Train 2004;39:S93.
8. Trowbridge C, Draper DO, Feland JB, Eggett D. The ThermaCare air-activated heat wrap heats paraspinal muscles greater than two menthol-based pain patches. J Orthop Sports Phys Ther 2004;34: 549–558.
9. Draper DO, Castel C. The effect of pulsed shortwave diathermy on temperature elevation in adipose tissue. J Athl Train 1998;33:S70.
10. Draper DO, Knight KL, Fujiwara T, Castel JC. Temperature change in human muscle during and after pulsed short-wave diathermy. J Orthop Sports Phys Ther 1999;29:13–18; discussion 19–22.
11. Garrett CL, Draper DO, Knight KL. Heat distribution in the lower leg from pulsed short-wave diathermy and ultrasound treatments. J Athl Train 2000;35:13–22.
12. Draper DO, Anderson M. An explanation of knee joint intracapsular temperature rise following pulsed shortwave diathermy, in vivo. J Athl Train 2005;40(2):S43.
13. Draper DO, Castel JC, Castel D. Rate of temperature increase in human muscle during 1 MHz and 3 MHz continuous ultrasound. J Orthop Sports Phys Ther 1995;22:142–150.
14. Anderson M, Eggett D, Draper D. Combining topical analgesics and ultrasound, Part 2. Athl Ther Today 2005;10:45–47.
15. Rose S, Draper DO, Schulthies SS, Durrant E. The stretching window, Part two: Rate of thermal decay in deep muscle following 1-MHz ultrasound. J Athl Train 1996;31:139–143.
16. Ashton DF, Draper DO, Myrer JW. Temperature rise in human muscle during ultrasound treatments using flex-all as a coupling agent. J Athl Train 1998;33:136–140.
17. Draper DO, Schulthies S, Sorvisto P, Hautala A-M. Temperature changes in deep muscles of humans during ice and ultrasound therapies: An in vivo study. J Orthop Sports Phys Ther 1995;21:153–157.
18. Draper D, Sunderland S. Examination of the law of Grotthus-Draper: Does ultrasound penetrate subcutaneous fat in humans? J Athl Train 1993;28:246–250.
19. Chudleigh D, Schulthies S, Draper D, Myrer J. Muscle temperature rise during 1 MHz ultrasound treatments of two and six times the effective radiating areas of the transducer. J Athl Train 1998;33:S11.
20. Rimington SJ, Draper DO, Durrant E, Fellingham G. Temperature changes during therapeutic ultrasound in the precooled human gastrocnemius muscle. J Athl Train 1994;29:325–327.
presented at the annual symposium of the National Athletic Trainer's Association, Kansas City, MO, 1999.
22. Draper D, Abergel P, Castel J. Rate of temperature change in human fat during external ultrasound: Implications for liposuction. Am J Cosmet Surg 1998;15:361–367.
23. Chan AK, Myrer JW, Measom GJ, Draper DO. Temperature changes in human patellar tendon in response to therapeutic ultrasound. J Athl Train 1998;33:130–135.
24. Bishop S, Draper DO, Knight KL, et al. Human-tissue temperature rise during ultrasound treatments with the Aquaflex gel pad. J Athl Train 2004;39:25–30.
25. Wells A, Draper D, Vincent W. The regression equation of the Omnisound 3000P is valid: Ultrasound treatments should be temperature dependent not time dependent. J Athl Train 2004;39:S24.
26. Draper DO, Ricard MD. Rate of temperature decay in human muscle following 3 MHz ultrasound: The stretching window revealed. J Athl Train 1995;30:304–307.
27. Fang H-Y., ed. Environmental Geothechnology Dictionary Available at: www.iseg.giees.uncc.edu/dictionary.cfm. Accessed Apr 2007.

12장

적용 과정 : 표면 열요법
Application Procedures: Superficial Thermotherapy

장 개요
CHAPTER OUTLINE

머리말 OPENING SCENE

치료적으로 열을 적용하는 데에는 몇 가지 방법이 있다. 여러분의 할아버지는 당신에게 매일 아침 자신의 무릎 관절염부위에 온열연고(heating ointment)를 적용하고 있다는 것을 말할 것이다. 그는 비록 연고가 도움이 될 것이라고 얘기하지만, 통증이 심한 무릎에 열을 적용하는 다른 방법이 있지 않을까 하고 생각해 볼 것이다. 또한, 여러분은 할아버지에게 몇가지 열 치료기에 대해서 말하겠지만, 자신도 왜 이렇게 많은 치료기구들이 있을까 하는 의문이 들 것이다. 각각의 열 치료를 활용하는데는 장 · 단점이 있다. 특정 상황에서 사용하기에 가장 적합한 열치료기는 어떤 것일까? 여러분의 할아버지가 무릎에 사용하는 연고가 실제적으로 열을 발생시키는 것일까?

표면 열요법
Superficial Thermotherapy

표면 열요법 치료기는 단지 표면 조직에서 1 cm 정도의 깊이까지만 효과가 있다. 가장 일반적으로 사용하는 치료기에는 소용돌이욕, 온습포, 파라핀욕, 전기가열패드(electrical heating pads) 등이 있다. 적외선등도 가끔 열 치료기로 사용되지만, 우리는 화상의 위험 때문에 사용을 하지 않는다. 이러한 치료기에 대한 대부분의 연구들이 1970년 이전에 실시된 것들이지만, 그 이후에 이루어진 연구들도 적절하게 이 장에 포함시켰다.

일반적으로, 이러한 열치료기를 적용하면 표면에서 6-8° F(3-5° C)정도의 온도변화가 나타나고, 근육에서는 3-5° F(2-3° C)정도의 변화가 나타나고, 침투 깊이는 2 cm 보다 작다(표 11.1 참조). 열치료기를 적용하면 혈액의 흐름은 두 배 정도 빨라지고, 대사작용이 증가한다. 표면 열요법은 통증을 감소시키지만, 능동적인 운동을 촉진할 만큼 충분하지는 않다. 그러나 근육통은 휴식할 때 또는 활동 시에 감소한다.

5 STEPS **소용돌이욕의 적용**

1단계: 기초

A. 정의. **소용돌이욕**(whirlpool)은 많은 양의 뜨거운 물 또는 찬물을 이용하여 강제로 순환되거나 용기 속에서 "소용돌이"가 일어난다(그림 12.1).

B. 효과

1. *수치료(hydrotherapy):* 물의 부력이 신체나 신체 일부분을 뒷받침해 주어서 무기력한 상태(가사상태, suspended animation)가 되어 운동이 쉽게 일어난다.
2. 물리적 마사지, 소용돌이 치는 물이나 공기에 의해서 일어난다.
3. 소용돌이치는 물이 대류성 열이나 한랭을 제공해 준다.
4. 온도 효과
   a. 뜨거운 물에 의한 작용은 다음과 같다.
      i. 대류성 가열, 표면 온도 증가
      ii. 표면 혈류량 증가
      iii. 진통작용에 의한 근경축(spasm) 감소
      iv. 진통작용에 의한 전신 이완(전신을 치료할 때)
      v. 대사 증가
   b. 찬물에 의한 작용은 다음과 같다.
      i. 대류성 냉각, 가열의 경우보다 훨씬 더 깊은 곳의 온도 감소
      ii. 혈류량 감소
      iii. 근육과 관절 주위 결합조직의 수축 또는 긴장
5. 통증 감소
6. 대사 감소

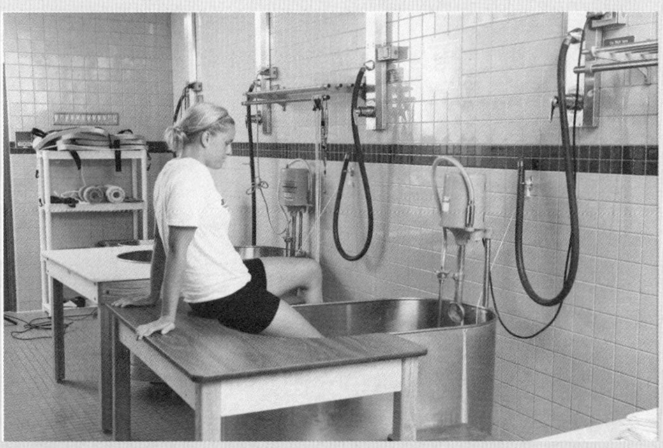

그림 12.1. 전형적인 소용돌이욕(whirlpool)

C. 장점

1. 전신을 치료할 수 있다.
2. 불규칙한 표면 전체가 접촉되도록 해 준다.
3. 물의 온도 안정성. 열을 아주 서서히 잃거나 얻는다.
4. 치료에 팔다리(사지)가 포함되어 있을 때에 복합적인 치료를 동시에 수행할 수 있다(예, 환자 2~4명이 동시에 소용돌이 욕조에 발을 담글 수 있다).
5. 아주 격결한 상태에서 아주 부드러운 상태까지 물에 힘에 의해 마사지가 조절된다.
6. 치료하는 동안에 관절가동운동이 가능하다.

D. 단점

1. 사람이 힘이 없거나 무기력해지는(weak or lethargic) 느낌이 든다(신체 대부분에 열을 적용할 때).
2. 팔다리 가운데 하나가 종속 위치(나머지 신체보다 낮은 위치)에 있을 때 부종이 증가한다(뜨거운 물을 사용할 때).
3. 감염 가능성이 있다.
4. 지저분하고(messy) 시끄럽다.
5. 휴대할 수 없다.

E. 적응증

1. 사지통, 전신의 뻣뻣함 또는 근육통(스포츠 시즌 초기에 하루에 2-3차례 연습하거나 익숙하지 않은 활동을 3-4일 동안 수행할 때).
2. 표면 가열이 필요할 때
3. 다른 치료의 보완

F. 금기증

1. 일반적인 열의 금기증. 다음과 같은 경우에는 열 적용을 피해야 한다.
   a. 급성 손상 후 24~48시간 이내
   b. 혈액순환 장애
   c. 감각 장애
2. 열이 높은 사람(>101°F: 38.3°C)에게는 적용하지 않는다.

G. 주의사항

1. 지켜보는 사람이 없는 상태에서 환자를 소용돌이 욕조에 그대로 두지 말아야 한다. 무기력해져서 실신할 수 있기 때문이다.
2. 환자가 욕조 속에서 소용돌이욕을 켜거나 끄도록 허용해서는 안된다.
3. 감염성 상처가 있는 사람이 사용한 뒤에는 욕조를 깨끗하게 청소해야 한다.
4. 옷이나 밴드 등이 욕조에 들어가지 않도록 한다.
5. 소용돌이욕 치료가 더 유익한 치료(예, 운동치료)를 대체하지 않도록 한다.

2단계: 적용 전 과제

A. 소용돌이욕이 이 증상에 적절한 치료기인지 확인한다.

1. 손상이나 문제점을 다시 평가한다. 환자의 증상을 분명하게 이해한다.
2. 소용돌이욕이 이전에 적용되었다면, 그 치료에 환자가 어떻게 반응했는지 다시 살펴본다.
3. 치료 목적이 소용돌이욕과 부합하는지 확인한다.
4. 소용돌이욕이 이 증상에 금기증인지 아닌지 확인한다.

B. 치료 장비를 준비한다. 환자를 준비시키기에 앞서 장비를 준비한다.

1. 배수구를 막는다.
2. 온도를 선택한다.
   a. 한랭요법: 50–60° F (10–15.5° C).
   b. 열요법: 전신 100–108° F (37.7–42.2° C); 팔다리 105–112° F (40.5–44.4° C).
3. 소용돌이 욕조에 물을 약 2/3 정도 채운다. 물높이는 치료할 신체 부위에 따라 달라진다.
   a. 휘젓개(agitator) 흡입구를 물로 적어도 5 cm (2 inch) 정도 잠기도록 한다.
   b. 미리 계획을 세운다; 누군가 욕조에 앉게 되면 물 높이가 올라간다. 물을 넘칠 정도로 채워서는 안된다.
   c. 휘젓개 압력은 물 수위를 높여준다.
   d. 물을 채우면서 온도를 점검하고 필요에 따라 찬물과 더운물을 조절한다.
4. 욕조가 이미 채워져 있으면 온도를 점검하고 필요한 대로 조절한다.
5. 소용돌이욕 전기 시스템을 점검한다(글상자 12.1).
   a. 누전 차단기(GFI: ground-fault interrupter)로 접지시켜야 한다(글상자 12.2).
   b. 전기 코드에 손상이 없어야 한다. 갈라지거나 헤진 부분이 있으면 안된다.
   c. 전기 코드가 바닥에서 떨어져 있어야 한다.
   d. On-off 스위치가 절연되어 있고, 욕조 속 환자의 손이 닿지 않는 곳에 있는지 확인한다.
6. 필요하면 소독제를 넣는다.
   a. 특히 개방성 상처가 있는 사람을 치료할 때
   b. 이전에 소용돌이욕을 사용한 환자로부터 감염을 걱정하는 사람에게는 심리적인 도움이 될 수 있다. 주의: 소독제는 센물(hard water)에 매우 잘 반응해서 거품 덩어리를 형성한다. 거품은 위생적이기는 하더라도, 비위생적인 듯한 인상을 준다. 이때에는 물에 제산제를 넣으면 거품을 제거할 수 있다.
7. 환자가 욕조에 들어가기에 앞서 장비 작동을 점검한다(다른 환자를 치료하기 위하여 금방 장비를 사용한 뒤가 아닌 경우).
   a. 터빈(turbine)을 켠다.
      i. 물 흡입구가 잘 잠겨 있는지 확인한다.

글상자 12.1 소용돌이욕의 전기 시스템

소용돌이 욕은 전기 공급을 위해 고정배선(hard-wired)을 써야 한다. 다음의 지침을 따른다.

- 전원 스위치는 환자가 욕조에서 손이 닿지 않도록 욕조에서 멀리 떨어져 벽에서 조절되어야 한다.
- 전기 공급과 소용돌이욕을 연결하는 전기 코드는 콘센트에 꼽는 것보다는 전원에 연결되는 고정배선(hard-wired)을 사용한다.
- 소용돌이욕과 전원 사이의 전선은 전선관(conduit) 안에 위치하여야 한다.

이와 같은 방법은 환자를 사망에 이르게 하는 전기적 과실을 발생시키는 전기 시스템의 손상을 최소화한다. 이와 같은 방법과 GFI가 충분히 사용된다면, 전기와 물을 사용하는 것은 안정성이 높다.

글상자 12.2 감전사 예방을 위한 누전 차단기

전기와 물을 포함하는 치료기는 모두 누전 차단기에 의해서 보호된 콘센트에 연결해야 한다(그림 9.3과 그림 9.4 참조). 9장에서 설명한 대로 누전 차단기는 접지 이상을 탐지해서 전류의 흐름을 차단시킨다. 소용돌이욕 치료 중에 여러 환자들이 감전사를 당하였다(대체로 환자가 물속에 있을 때 소용돌이욕을 켠 경우이다). 소용돌이욕 치료기를 누전 차단기에 연결하지 않은 상태에서 소용돌이욕을 해서는 안된다(누전 차단기 작동 방식을 살펴보려면 9장을 참조한다).

ii. 수압을 조절하여 공기 방울이 부드럽게 흐르도록 한다.

iii. 모터의 공기 흡입구가 잠겨 있지 않은지 확인한다.

b. 터빈을 끈다.

C. 환자를 심리적으로 준비시킨다.

1. 다음과 같은 사항을 포함하여 환자에게 절차를 설명해 준다.
   a. 물과 마사지 작용의 병행 효과
   b. 열과 한랭의 생리학적 효과
   c. 물이 따뜻해 질 것이다(또는 차가워질 것이다).
   d. 물을 편안하게 느껴야 한다(아주 차갑지 않은 한).
   e. 마사지는 편안하게 느껴져야 한다.
   f. 터빈의 작용은 물에 공기를 섞어주고 물이 욕조 속에서 이동하도록(소용돌이 치도록) 하는데 있다.
2. 주의사항을 점검하여 환자에게 알려준다.

D. 환자를 신체적으로 준비시킨다.

1. 필요하면 환자가 옷을 벗도록 한다.
   a. 셔츠 소매나 바지를 걷어 올리면 젖게 되는 수가 많다.
   b. 운동복 반바지, 티셔츠, 수영복이 가장 좋다.
2. 밴드, 테이프, 보조기 등을 제거한다.
3. 환자를 소용돌이 욕조에 위치시킨다.
   a. 의자를 활용할 때에는 의자가 안전한지 확인한다.
   b. 환자가 욕조 밖에 앉아 있을 때에는 팔이나 다리 부위의 혈액순환 차단을 방지할 수 있는 욕조 가장자리에 패딩이 되어 있는지 확인한다.
   c. 환자가 편안함을 느껴야 한다.

3단계: 적용 변수

A. 절차

1. 환자가 물에 들어가기에 앞서 터빈을 켠다.
2. 필요하면 환자가 욕조에 들어가도록 도와준다.
3. 터빈 높이를 조절하고 환자의 자세를 다시 조절한다(그림 12.2).
4. 물의 흐름을 조절한다(그림 12.2).
   a. 최대 강도로 적용할 때는 터빈에서 30 cm 떨어진 곳에 신체 부위를 직접 일치시킨다.
   b. 최소 강도로 적용할 때는 치료받을 신체 부위 반대쪽 욕조 측면으로 터빈을 향하게 한다.
   c. 수압을 조절한다.
   d. 공기 흐름을 조절한다.
5. 지켜보는 사람이 없는 상태에서 환자를 내버려 두어서는 안된다. 환자 2명 이상이 욕조를 동시에 사용할 때에는 무기력 증상이 없는지 서로 지켜볼 수 있다.
6. 환자가 물에서 나오기에 앞서 터빈을 끈다. 환자가 나오면 물 수위가 흡입구보다 낮아질 수 있다.

B. 용량. 제2단계의 온도 선택을 참조.

C. 적용 시간

1. 치료는 대체로 10~20분 지속한다.

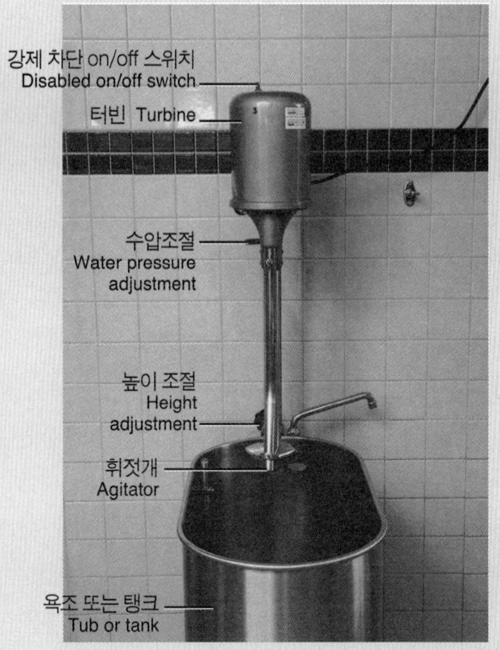

그림 12.2. 소용돌이욕 휘젓개(교반기, agitator)의 구성 요소

2. 환자에게 어지러움, 피곤함, 구역, 과열이 생기면 치료를 중단한다.

D. 적용 빈도: 매일 1-2회

E. 치료 기간: 손상단계와 기대하는 효과에 따라 다르다.

4단계: 적용 후 과제

A. 환자에 대한 지시 사항

1. 다음 치료 계획을 알려준다.
2. 환자에게 활동 수준과 다음 공식 치료 이전의 자가 치료 방법을 알려 준다.
3. 환자가 온수 전신 소용돌이욕을 지금 막 끝마친 상태라면, 수분을 공급해주어야 한다(rehydrate).

B. 독특한 환자 반응을 포함한 치료 과정을 기록한다.

C. 욕조와 치료공간을 청소한다.

1. 의자의 물기를 닦아내고 바닥을 청소한다.
2. 하루 일정이 끝나면, 터빈 축 안쪽을 세척한 후에 욕조를 비운다. 터빈 축을 가장 낮은 위치로 낮추고 물에 소독제를 넣어서 축 안쪽을 세척한 뒤에 5분 동안 모터를 작동시켜서 소독물이 축 안쪽으로 흐르도록 한다.
3. 욕조를 날마다 또는 자주 사용하지 않는다면, 5~8회 사용한 뒤에 세척하고 소독해 준다.

5단계: 유지

A. 장비를 세척하고 잘 닦는다. 욕조에 문질러 닦는 세척제를 사용해서는 안된다. 스테인리스 스틸에 긁힌 자국이 형성되면, 포도상구균(박테리아)이 자랄 수 있는 작은 홈이 만들어지기 때문이다.

B. 전기 코드가 손상되지 않았는지 점검한다.

5 STEPS 온습포의 적용

1단계: 기초

A. 정의. 온습포는 다음 내용 가운데 한 가지로 적용되는 습한 표면열 형태이다(그림 12.3).

1. 뜨거운 물병: 수세기 동안 사용되었지만 장시간 동안 보온이 유지되지는 않는다(<5분).
2. 케니팩(Kenny pack): 증기(steam)로 데웠다가 원심 탈수시킨(spun dry) 모직 습포이다. 케니팩은 초기 열은 강하지만 급속하게 식는다(5분).
3. 뜨거운 수건(hot towel): 뜨거운 물에 담갔다가 꺼내서 짠 수건이다. 5~10분 동안 지속된다. 전기 패드(플라스틱 코팅)나 열등(heat lamp)과 같은 열원을 적용해 줄 때 효과 시간이 증가한다. 주의: 이 방법은 권장하지 않는다. 자칫하면 화상을 입을 수 있기 때문이다.
4. 흡수포(hydrocollator pack): 규산 겔이 들어 있는 캔버스 팩(canvas pack).
   a. 겔이 물을 많이 흡수해서 오랫동안 열을 유지시킨다(그림 12.4).
   b. 140~160° F (60-70° C)로 가열하면 30분까지 열을 유지시킬 수 있다.

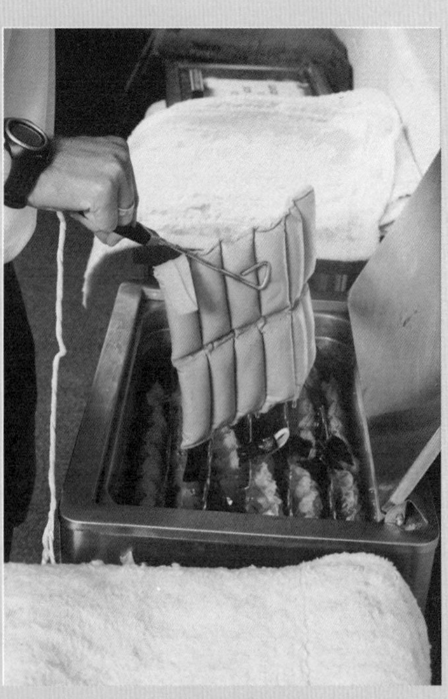

그림 12.3. 가열기에서 온습포를 꺼내는 장면.

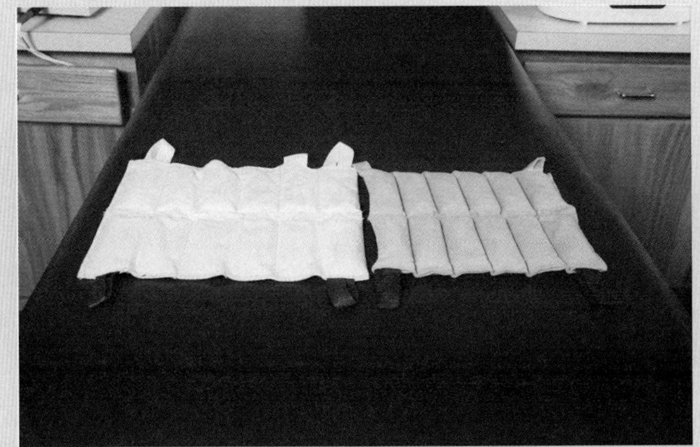

그림 12.4. 물에 담그기(hydration) 전의 온습포(왼쪽)와 물에 담근 뒤의 온습포(오른쪽). 부피의 차이에 주목해서 보아야 한다. 규산이 흡수한 물의 양을 말해준다.

c. 수건으로 감싸면 약 115° F(45° C) 온도가 피부에 적용된다.

d. 습포가 식으면 수건을 제거한다. 이렇게 해서 피부에 적용되는 온도가 약 115° F(45° C)로 지속된다.

B. 효과. 전도 열 적용의 효과:

1. 표면 혈액순환 증가(100%)
2. 대사 증가
3. 진통작용에 의한 근육 이완

C. 장점

1. 적용이 용이함
2. 전신 가열 없이 국소적인 열 적용 가능
3. 복합 치료(multiple treatment)를 제공할 수 있음
4. 상대적으로 경제적임(비용이 저렴하다)
5. 다른 사람에게 세균 전염의 우려 없이 개방성 상처를 치료할 수 있음
6. 내구성이 있음
7. 휴대성: 환자가 휴대하고 이동할 수 있음
8. 파라핀보다 표면과 근육 속 조직에 열이 더 많이 전달됨[1]

D. 단점

1. 특정 상황에서는 습포의 무게가 불편할 수 있다.
2. 시간 소요: 사용할 때마다 습포를 다시 가열해야 한다.
3. 특정 신체 부위에는 습포를 밀착시키기가 어렵다.
4. 오직 표면열 효과: 1 cm 깊이에서는 조직 온도가 6.5° F(3.6° C) 증가하고, 3 cm 깊이에서는 조직 온도가 1.4° F(0.8° C) 증가한다.
5. 신체에 습포를 적용한 상태에서 관절가동운동을 수행하기가 어렵다.
6. 열 효과의 지속시간이 짧으며, 조직이 급속하게 식는다.[1,3-5]

E. 적응증

1. 국소적인 열이 필요한 부위
2. 다른 치료의 보완

F. 금기증. 일반적인 열의 금기증

G. 주의사항

1. 수건으로 감싸지 않은 온습포를 환자에게 적용해서는 절대로 안된다.
2. 온습포를 환자에게 올려놓은 상태에서 준비해서는 안된다. 처음 수건 한 장은 충분히 열을 차단하지 못하여 환자에게 화상을 입힐 수 있기 때문이다.
3. 환자에게 온습포 위에 앉거나 눕도록 해서는 안된다. 열이 공기 중으로 분산되지 않아 온습포가 너무 뜨거워질 수 있기 때문이다. 그러면 환자가 화상을 입을 수 있다.
4. 환자에게 온습포가 너무 뜨겁지 않은지 계속 확인해 달라고 한다(온습포는 열이 침투해 들어갈 때까지는 차갑게 느껴진다).
5. 온습포가 식으면 수건을 제거한다.
6. 온습포는 편안할 정도로 따뜻해야 하지만, 뜨거워서는 안된다. 혈액이 열을 분산시키지 못하면, 화상을 입을 수 있기 때문이다.
7. 사람이 온기를 느끼는데는 대체로 몇 분이 걸린다.
8. 온습포가 너무 뜨거워지면, 즉시 보고한다.

2 2단계: 적용 전 과제

A. 온습포가 이 증상에 적절한 치료기구인지 확인한다.

1. 손상이나 문제를 다시 평가한다. 환자의 증상을 분명하게 이해한다.
2. 온습포가 이전에 적용되었다면, 그 치료에 환자가 어떻게 반응했는지 다시 살펴본다.
3. 치료 목적이 온습포와 부합하는지 확인한다.

4. 온습포가 이 증상에 금기증이 아닌지 확인한다.

B. 환자를 심리적으로 준비시킨다.
  1. 다음 사항을 포함해서 환자에게 과정을 설명해 준다.
    a. 열은 혈액순환을 증가시키고 근육을 이완시킨다.
    b. 편안해야 한다.
    c. 긴장을 풀고 치료를 즐긴다.
  2. 주의사항을 점검하여 환자에게 알려준다.

C. 환자를 신체적으로 준비시킨다.
  1. 옷은 벗을 필요는 없지만 온습포를 올려놓을 때 축축해질 수도 있다. 환자에게 결정하도록 한다.
  2. 환자가 15~20분 동안 그대로 있을 수 있도록 편안한 자세를 취한다. 보통 눕는 것이 가장 좋다.

D. 치료 장비를 준비한다.
  1. 가열기가 적당한 온도 140–160° F (60–70° C)로 설정되었는지 확인한다. 따뜻할수록 피부를 더 많이 가열시키지만 처음에는 수건을 여러 장 감싸주어야 접점 온도(interface temperature, 피부에 적용되는 온도)가 115° F (45° C)로 유지된다.
  2. 적절한 수건을 사용한다〔테리(terry) 직물 타월이나 테리 직물 온열팩 덮개〕(그림 12.5).
    a. 온습포 덮개는 수건보다 더 편리하다. 준비하는 데 시간이 많이 소모되지 않기 때문이다. 그러나 온습포가 식을 때 덮개를 제거할 수가 없기 때문에 치료가 오래가지 못한다.
    b. 수건을 한 장씩 겹쳐서 사용하면 온도를 조절하기가 쉽다. 온습포가 식을 때 수건을 제거하면 되기 때문이다. 그래서 접점 온도를 더 오랫동안 115° F (45° C)로 유지할 수 있다.
  3. 치료 전의 몇 시간:
    a. 새 온습포에 물이 충분히 흡수되도록 12~24시간 동안 준비한다.
    b. 온습포를 항상 물에 담가두면 안된다(가열할 때만 물을 넣는다. 하루 일과가 끝난 때나 아침에 처음 시작할 때가 편리한 때이다).
    c. 물이 차가우면 온습포를 2~3시간 동안 미리 가열하고, 물이 뜨거우면 30분 동안 가열한다.
  4. 치료에 직전:
    a. 수건을 사용할지 온습포 덮개를 사용할지 결정한다.
    b. 수건이나 온습포 덮개를 환자 위가 아니라, 탁자 위에 놓는다.
    c. 가열기에서 온습포를 꺼낸다.
      i. 물속에 손을 넣어서 꺼내려고 하지 말고, 집게나 갈고리를 사용해서 온습포를 들어올린다.
      ii. 여분의 물은 가열기 속으로 떨어지도록 한다.
      iii. 다른 온습포가 뜨겁게 유지될 수 있도록 가열기 뚜껑을 닫아둔다.
    d. 온습포를 탁자 위에 놓고 준비한다. 환자 위에 올려놓은 상태에서 준비해서는 안된다.
      i. 온습포를 덮개 한가운데에 놓고 옆쪽을 접어 올린 뒤에 벨크로 접착면을 붙인다.
      ii. 그렇지 않으면 온습포를 수건 끝 한가운데에 놓는다(그림 12.6a).
      iii. 수건 옆쪽을 길이로 방향으로 접어 온습포 위에 올려놓는다(그림 12.6b).
      iv. 수건 끝을 접어 온습포 위에 올려놓아 다발 형태로 만든다(그림 12.6c).

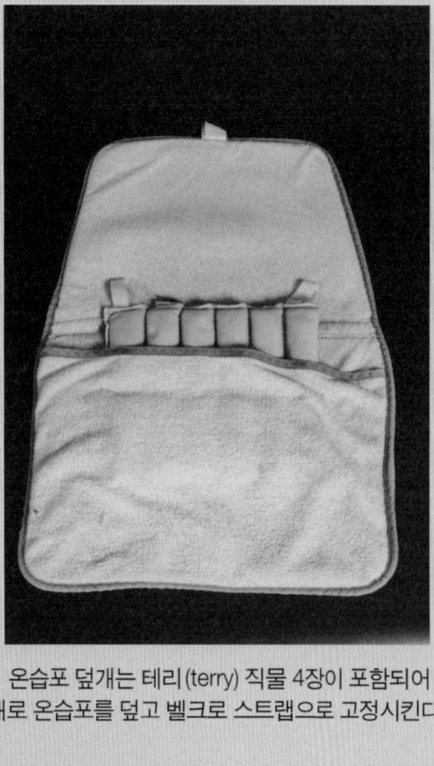

그림 12.5. 온습포 덮개는 테리(terry) 직물 4장이 포함되어 있다. 온습포 덮개로 온습포를 덮고 벨크로 스트랩으로 고정시킨다.

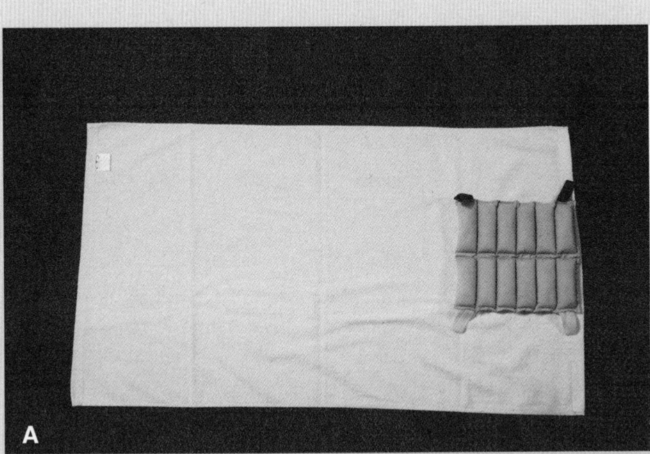

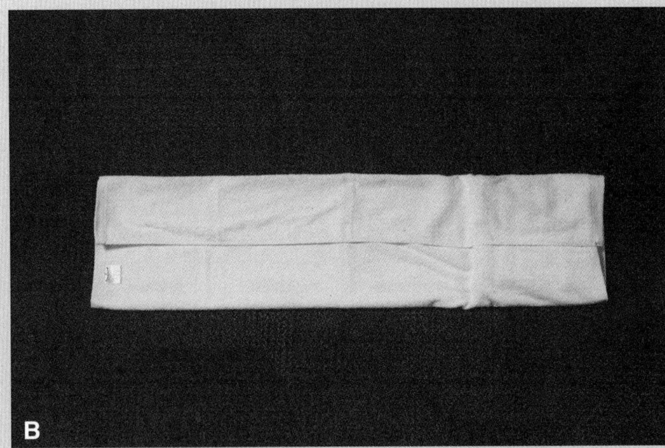

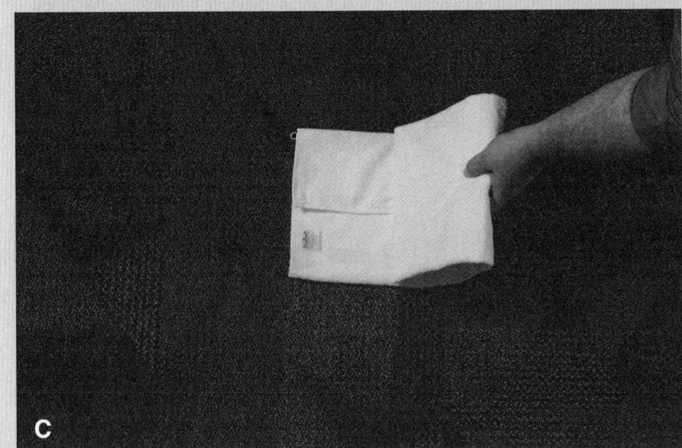

그림 12.6. 온습포 적용을 위한 준비. **(a)** 온습포를 수건 끝에 놓는다. **(b)** 수건 옆쪽을 길이 방향으로 접어서 온습포 위에 올려놓는다. **(c)** 수건 끝을 접어서 온습포 위에 올려놓아 다발 형태로 만든다.

3단계: 적용 변수

A. 절차

1. 접은 타월을 환자 위에 놓는다. 주의: 환자를 온습포 위에 앉거나 눕도록 해서는 안된다. 열이 분산되지 않아 화상을 입힐 수 있기 때문이다.
2. 다른 수건을 온습포 위에 놓아 열이 공기 중으로 소실되지 않도록 한다.
3. 환자를 4~5분마다 점검한다.
   a. 온습포가 너무 뜨거우면 온습포와 환자 사이에 수건을 한 장 더 놓는다.
   b. 온습포가 너무 차가우면, 수건을 한 장 제거한다. 온습포 덮개를 사용할 때에는 온습포를 교체한다.

B. 용량. 환자가 편안하게 느낄 수 있는 범위내에서 적용한다.

C. 적용 시간. 20~25분

D. 적용 빈도. 3~4시간 간격으로 하루에 2-3차례 적용한다.

E. 치료 기간. 손상 단계와 기대하는 효과에 따라 다르다.

4단계: 적용 후 과제

A. 환자에 대한 지시 사항

1. 다음 치료 계획을 알려준다.
2. 환자에게 활동 수준과 다음 공식 치료 이전의 자가 치료 방법을 알려 준다.

B. 독특한 환자 반응을 포함한 치료 과정을 기록한다.

C. 장비 교체와 세척

1. 치료 후에 곧바로 온습포를 가열기로 집어넣는다. 지연될수록 재가열 시간이 오래 걸린다. 특정 순환 시스템(specific rotation system)에 따라 온습포를 가열기로 되돌려 놓는다(글상자 12.3).
2. 수건(또는 덮개)을 제자리인 건조걸이에 놓는다. 이런 경우를 제외하고:
   a. 전염성 질환을 가진 환자를 치료했으면, 수건을

글상자 12.3 온습포 순환 시스템(hot pack rotation system)

온습포 사용 순환 시스템은 각 치료마다 가열된 습포 또는 가장 오래 가열된 습포가 사용될 수 있도록 하는데 아주 중요하다. 이 방식은 바쁜 클리닉에서 특히 중요하다. 이러한 시스템이 없으면, 하나의 온습포를 치료 과정 중간에 적절히 다시 가열하지 않은 채 반복해서 사용하면서도 최대 온도로 가열된 온습포는 사용되지 않은 채 그대로 남아 있게 될 수도 있다.

효율적인 시스템은 온습포 한쪽에 색깔 식별표(tab)를 부착해서 사용하는 방법이다[지워지지 않는 세탁 펜(laundry pen)으로 식별표에 색깔을 넣는다]. 다음 지시 사항은 4습포 가열기에 적용되지만 8습포 가열기에도 적용할 수 있다.

- 두 가지 원리를 기억한다.
  - 방향은 가열기의 전면에서 뒷면으로 향한다.
  - 첫 번째 색깔 변화를 살펴본다.
- 하루 일과를 시작할 때 동일한 색깔 식별표 쪽이 보이도록 하여 온습포 4개를 모두 가열기에 놓아두어야 한다.
- 치료할 때에는 색깔이 바뀐 첫 번째인 습포를 선택한다. 예를 들면, 하루의 첫 번째 치료에서는 식별표들이 모두 동일한 색깔이고 첫 번째 색깔을 꺼내게 된다. 그러나 나중에는 첫 번째 두 온습포가 검정이고, 세 번째와 네 번째가 흰색이라면 세 번째를 선택하게 된다. 검정색 온습포가 두 개라면(사용하고 있는 빈 슬롯과 슬롯 4의 흰색 습포), 흰색으로 표시된 온습포를 선택하게 된다(그림 12.7).
- 치료한 뒤에는 온습포를 첫 번째 빈 슬롯으로 되돌려 놓아서 위쪽에 있는 식별표들이 그 앞(전면 방향으로)의 온습포들과 색깔이 동일하고, 그 뒤의 온습포들과는 반대가 되도록 한다(그림 12.8).

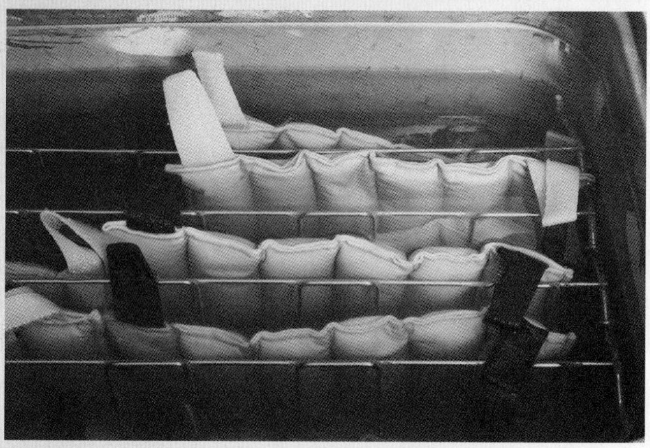

그림 12.7. 가열기 속의 온습포. 처음 두 개의 식별표와 마지막 두 개의 식별표의 색깔 차이에 확인한다.

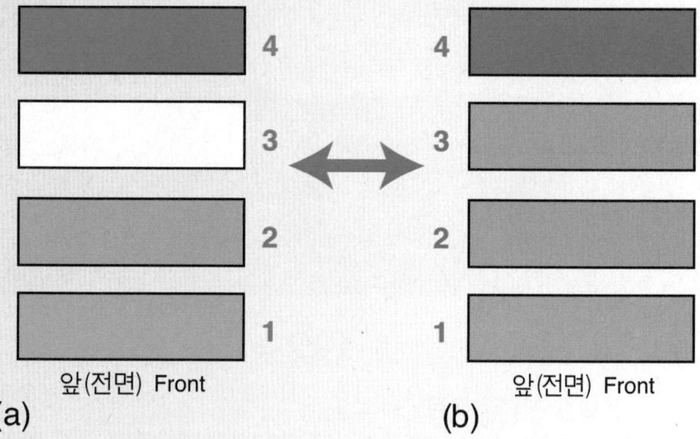

그림 12.8. 사용한 온습포를 가열기로 되돌려 놓을 때에는 앞에 있는 온습포들과 식별표 방향이 동일해지도록 한다. *주의:* 여기서는 4습포 가열기를 나타내고 있지만, 8습포 가열기에도 동일한 원리가 적용된다.

다른 사람에게 사용하기에 전에 세탁한다.

b. 하루 일과 끝 시간이라면, 수건을 모두 세탁한다.

5단계: 유지

A. 정기적인 장비 세척. 가열기를 적어도 한 달에 한 번은 세척한다.

1. 온습포와 걸이(rack)를 제거한다.
2. 물을 배수시킨다.
3. 순한 세제와 비누로 탱크를 세척한다. 문질러 닦는 세제는 사용하지 않는다.
4. 걸이와 온습포를 제자리에 놓고 물을 넣는다.

B. 일상 유지보수

1. 가열기 속의 수위를 습포 위쪽보다 높게 한다. 하루 일과가 끝나면, 언제나 물을 넣어서 온습포가 충분히 가열될 수 있도록 한다. 낮에 물을 넣으면, 가열기 탱크와 온습포의 온도가 내려갈 수 있다.
2. 온습포가 완전히 마르도록 해서는 안된다. 언제나 가열기로 되돌려 놓아야 한다.
3. 외부 자동 온도 조절 장치를 가열된 물속에 넣는 방법으로 가열기의 자동 온도 조절 장치를 해마다 점검한다.

C. 간단한 보수(repair). 온습포 안에 겔이 소실되었는지

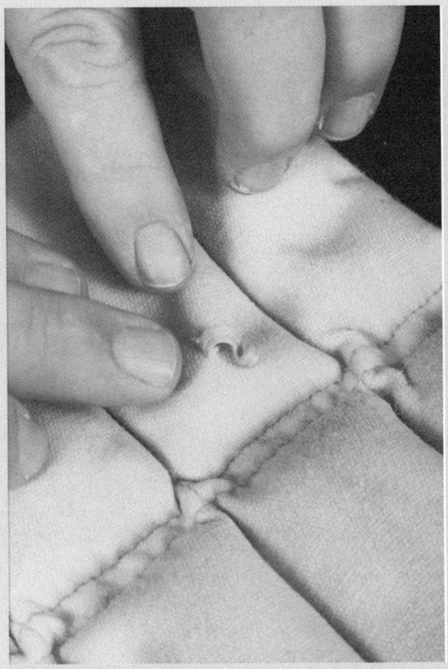

그림 12.9. 온습포의 직물 커버가 찢어진 곳으로 겔이 소실된다.

확인한다. 보통 온습포의 직물 커버가 마모되거나 찢기면서 발생한다.

1. 이런 문제가 발생하면, 손상된 부분의 셀(cell)에 조그만한 구멍을 만들어 안에 있는 겔을 완전하게 제거하고, 그 속을 물로 씻어내고 재가열하여 다시 팩을 사용한다.
2. 온습포는 3~4개의 셀(cell)이 없어도 계속해서 사용이 가능하다.

5 STEPS

파라핀욕의 적용

1단계: 기초

A. 정의. 파라핀욕은 신체의 일부분에 파라핀 글러브(glove)를 형성하여 표면에 습열 형태로 적용되는 치료법이다.

B. 효과. 이러한 전도열의 효과는 다음과 같다.
   1. 표면 혈액순환의 증진
   2. 대사 증진
   3. 진통작용에 의한 근육 이완

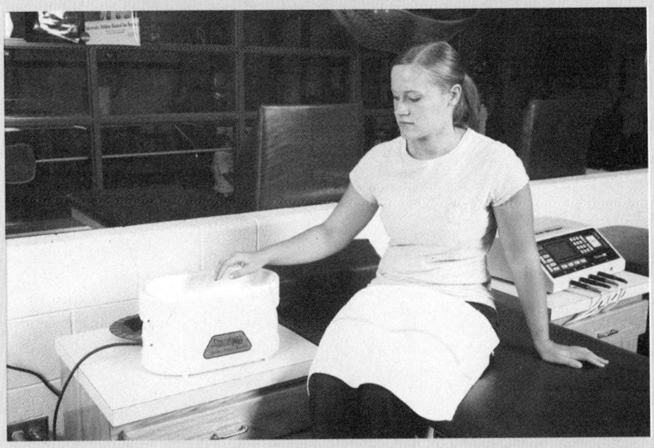

그림 12.10. 파라핀욕 치료.

C. 장점
   1. 적용이 용이함
   2. 전신 가열 없이 국소적인 열 적용 가능
   3. 피부를 부드럽게 해준다; 물은 피부를 건조하게 하는 경향이 있다.
   4. 균일한 가열; 치료가 적용된 모든 표면이 동시에 가열된다.
   5. 상대적으로 경제적이다.

D. 단점
   1. 손에 대한 가열은 온습포보다 효과가 적다. 또한 손가락 사이의 공간에서도 마찬가지다.
   2. 단지 손과 발 정도만 치료가 가능하다.
   3. 지저분하고 다소 불쾌한 냄새가 난다.
   4. 피부에서 먼지와 조직파편이 떨어져 축적된다.
   5. 치료하는 동안에 치료 부위를 관찰하기 어렵다.
   6. 효과가 오랫동안 지속되지 않는다.
   7. 치료하는 동안에 관절가동운동을 실시할 수 없다.

E. 적응증
   1. 손과 발에 대한 국소적인 열 적용
   2. 다른 치료에 대한 보완

F. 금기증
  1. 일반적인 열치료의 금기증
  2. 감염부위, 발진, 개방성 병변, 화상 또는 새로 형성된 상처조직에는 적용하지 않는다.

G. 주의사항
  1. 적용하기 전에 파라핀의 온도를 점검한다.
  2. 피부가 건조한 상태이어야 한다. 물기가 있다면 화상이 유발될 수 있다.
  3. 작은 찰과상이라 할지라도 덮어야 한다.
  4. 처음 적용한 파라핀 보다 온도가 낮은 파라핀의 적용은 피한다. 왜냐하면 다음과 같은 상황이 발생할 수 있기 때문이다.
    a. 첫 번째 파라핀을 적용하고 그 위에 이어서 파라핀을 적용한다.
    b. 일반적으로 파라핀을 적용하고 있는 신체 부위를 움직이게 되면, 파라핀 글러브가 갈라지는 원인이 된다.

2단계: 적용 전 과제

A. 파라핀욕이 이 증상에 적절한 치료기구인지 확인한다.
  1. 손상이나 문제를 다시 평가한다. 환자의 증상을 분명하게 이해한다.
  2. 파라핀욕이 이전에 적용되었다면, 그 치료에 환자가 어떻게 반응했는지 다시 살펴본다.
  3. 치료 목적이 파라핀욕과 부합하는지 확인한다.
  4. 파라핀욕이 이 증상에 금기증이 아닌지 확인한다.

B. 환자를 심리적으로 준비시킨다.
  1. 다음과 같은 사항을 포함하여 환자에게 과정을 설명해 준다.
    a. 파라핀은 뜨겁게 느껴지지만, 화상을 유발하지는 않는다.
    b. 편안해야 한다.
  2. 주의사항을 점검하여 환자에게 알려준다.

C. 환자를 신체적으로 준비시킨다.
  1. 치료할 부위의 장신구나 밴드 등을 모두 제거한다(반지가 잘 빠지지 않는다면, 거즈로 몇 겹 정도 감은 후 테이프로 고정한다).
  2. 피부가 깨끗하고 건조한 상태인지 확인한다.
  3. 모든 찰과상은 가리도록 한다.
  4. 옷들은 수건을 이용하여 가려주어 치료 중 파라핀이 묻어 딱딱해지지 않도록 한다.

D. 치료 장비를 준비한다.
  1. 치료 전의 몇 시간:
    a. 다음과 같은 두 가지 방법을 통해 파라핀을 준비한다:
      i. 파라핀과 미네랄 오일을 7 : 1의 비율로 혼합한다. 미네랄 오일은 파라핀의 녹는점을 약 126° F(52° F)로 낮춘다. 파라핀은 130° F(55.4° C) 이상에서 타게 된다.
      ii. 미리 혼합된 파라핀 구입. 파라핀은 블록(대략 우유 1갤런(미국기준 약 3.8 *l*) 정도의 크기) 또는 칩(대략 감자칩 정도의 크기)의 형태로 되어 있다. 가열기에 고체 파라핀을 넣고 천천히 녹인다.
    b. 온도계(candy thermometer)를 이용하여 모든 파라핀이 녹고 난 후 온도를 점검한다(그림 12.11).
    c. 너무 뜨겁거나(미네랄 오일을 더 첨가) 차가우면(파라핀을 더 첨가) 온도를 조절한다.
  2. 치료를 시작하기 바로 전에 온도를 점검한다.

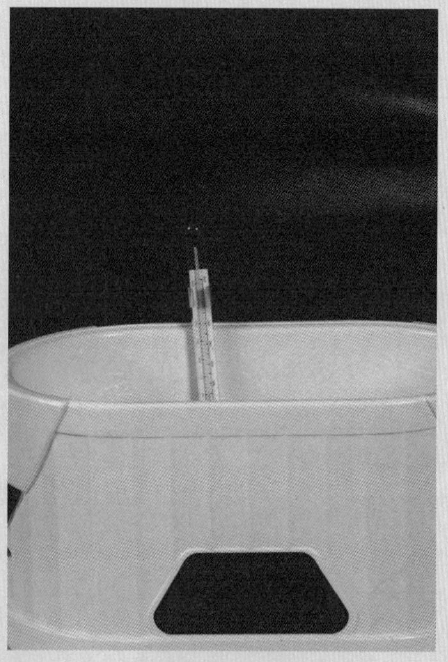

그림 12.11. 온도계(candy thermometer)를 이용한 파라핀욕의 온도 점검. 파라핀 위쪽의 약간의 거품(light scum)을 주의한다.

3단계: 적용 변수

A. 절차

1. 파라핀욕에 신체 일부분을 담근 후 신속하게 다시 꺼낸다.
2. 파라핀이 단단하게 될 때까지 식힌다(파라핀은 약 10초 이내에 우유색으로 바뀐다)(그림 12.12).
3. 파라핀이 7~12겹 정도가 될 때까지 1, 2단계를 반복한다.
4. 셀로판 랩이나 비닐 주머니로 감싼 후 수건을 사용하여 덮어준다.

B. 용량. 파라핀을 7-12겹 범위에서 적용한다.

C. 적용 시간. 20~25분

D. 적용 빈도. 3~4시간 간격으로 하루에 2-3차례 적용한다.

E. 치료 기간. 손상 단계와 기대하는 효과에 따라 다르다.

4단계: 적용 후 과제

A. 환자에 대한 지시 사항

1. 다음 치료 계획을 알려준다.

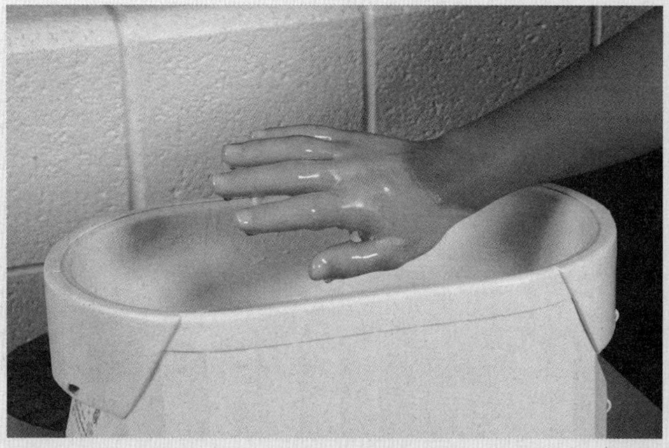

그림 12.12. 파라핀을 식힌 상태의 환자의 손.

2. 환자에게 활동 수준과 다음 공식 치료 이전의 자가 치료 방법을 알려 준다.

B. 독특한 환자 반응을 포함한 치료 과정을 기록한다

5단계: 유지

A. 정기적으로 파라핀욕 속의 거품 또는 이물질을 점검한다. 모든 이물질을 제거한다.

B. 사용한 파라핀은 되돌려 놓는다.

적외선 등의 적용

1단계: 기초

A. 정의. 적외선(IR) 등에서 발생한 열은 열등(heat lamp) 또는 적외선 등에서 조사된 표면열의 일종이다. 근적외선과 원적외선 두 가지 형태가 치료적으로 사용되고 있다.

B. 효과. 이러한 전도열의 효과는 다음과 같다:

1. 표면 혈액순환의 증진
2. 대사 증진
3. 진통작용에 의한 근육 이완

C. 장점

1. 적용이 용이함
2. 전신 가열 없이 국소적인 열 적용 가능
3. 비용이 매우 저렴하다. 적외선 전구는 모든 백화점에서 구입이 가능하다.

D. 단점

1. 화상. 적외선등을 사용할 때 화상이 매우 쉽게 발생한다.
2. 온습포나 파라핀욕보다 효과적이지 못하다.
3. 휴대가 불가능하다.

E. 적응증. 없음. 적외선은 화상이 너무 쉽게 발생한다.

F. 금기증. 쉽게 화상이 발생하는 환자에게 적용하는 것은 위험하며, 더 나은 형태의 표면열을 이용하는 것이 금기사항일 때 적외선을 사용한다.

G. 주의사항

1. 우리는 적외선등의 사용을 반대하는 것을 권장한다.
2. 적외선 등을 치료에 사용하기 위하여 선택하였다면, 제곱반비례 법칙과 코사인 법칙을 완전하게 이해해야 한다(제11장 참조).

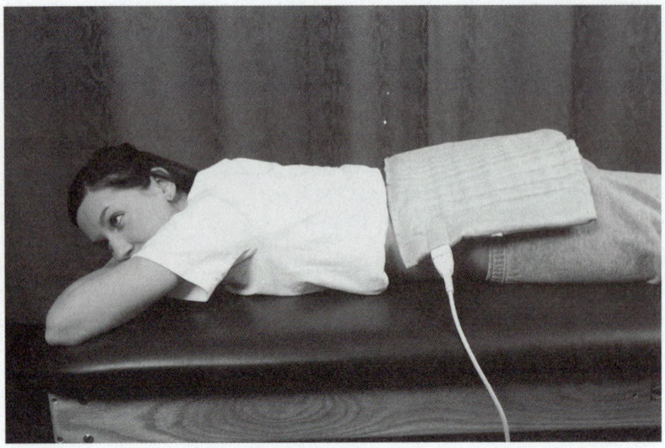

그림 12.13. 전기 가열 패드(electrical heating pad).

비판적 사고 12.1 *한 체조선수는 그녀의 어깨에 몇 가지 일반적인 근육통을 앓고 있으며, 그녀는 연습을 하기 전에 약간의 열치료를 원하고 있다. 가장 적절한 치료 기구는 어떤 것이며, 그 이유는 무엇인가?*

비판적 사고 12.2 *한 피아니스트는 그녀의 오른쪽 손에 몇가지 일반적인 근육통을 앓고 있으며, 그녀는 오늘밤 공연을 하기 전에 약간의 열치료를 원하고 있다. 가장 적절한 치료기구는 어떤 것이며, 그 이유는 무엇인가?*

기타 표면 가열 기구 Other Superficial Heating Devices

표면열을 적용하는 데는 많은 다른 유형의 기구가 있다. 정형의학 또는 스포츠의학에서 가장 현저하게 많이 사용하는 기구들에는 전기 가열 패드, 휴대용 가열 패드 그리고 진통제(analgesic balms)가 있다.

전기 가열 패드 ELECTRICAL HEATING PADS

전기 가열 패드는 경제적이며(~$30), 습식 온습포를 대체할 수 있다(그림 12.13). 한번 가열되면, 습식 온습포와 유사하게 조직에 열을 전달할 수 있다.[6] 그러나 전기 가열 패드를 적용하는데는 뜨거운 수조가 필요하지는 않으며, 사용한 후 재가열을 걱정할 필요도 없다. 또한 전기 가열 패드는 환자가 가정에서 추가적인 치료를 원할 때 보내기 좋은 훌륭한 기구이다.

습식 가열 기구가 건식 가열 기구 보다 더 가열이 잘 된다는 것이 일반적인 견해이다. 이것은 우리의 단일조사연구(single research study)에서는 일치하지 않았다.[6] 추가적인 연구는 이점을 명확하게 할 수 있을 것이다.

전기 가열 패드를 사용할 때 권고되는 주의사항이 있다. 미국 식품의약품안정청(FDA)과 제품 안전 위원회(product safety commission)에 의해 보고된 사망과 화상에 관한 다양한 사례가 있다.[7] 대부분의 문제는 다음과 같은 내용 중 하나에 의한 결과인 것으로 나타났다.

- 전기 코드의 균열 또는 마모
- 갈라지거나 낡은 패드
- 유아 또는 노인의 사용

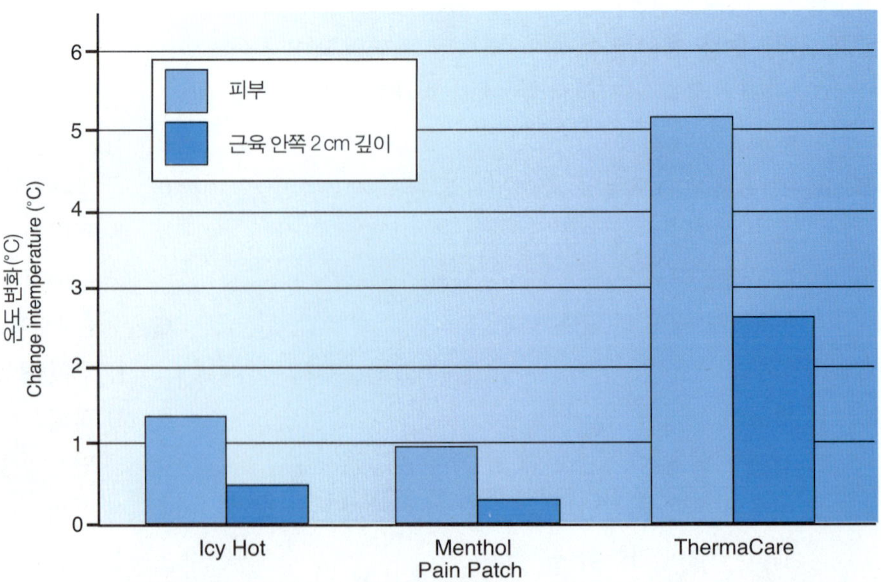

그림 12.14. 국소 진통패치를 이용하여 2시간 동안 치료한 후, 근육 가열과 휴대용 가열랩의 비교(Trowbridge 등[9]의 승인 하에 게재).

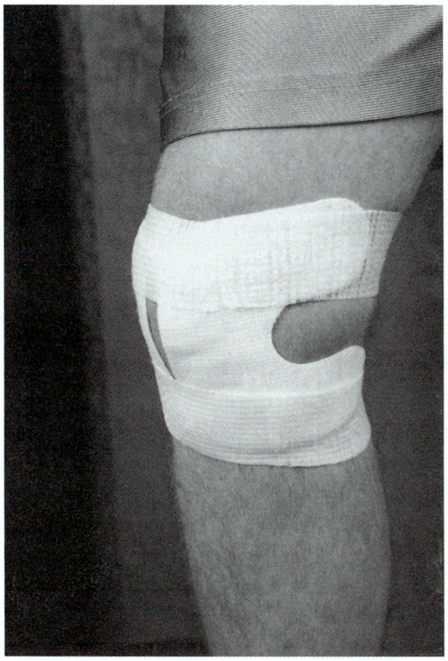

A

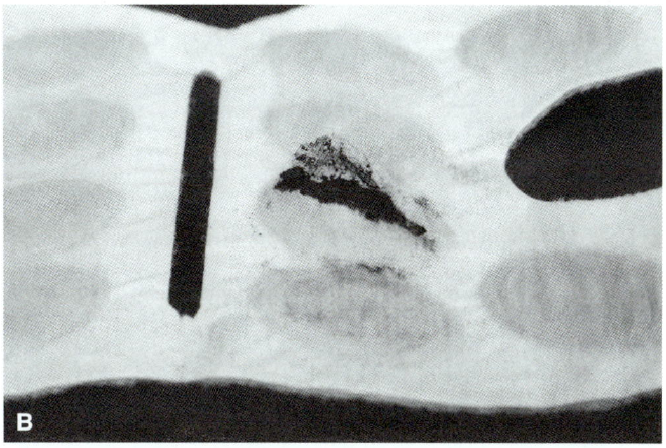

B

그림 12.15. (a) ThermaCare 휴대용 가열랩을 무릎에 적용한 모습 (b) ThermaCare 가열랩은 철로 된 디스크, 숯(charcoal) 그리고 종이랩으로 포장된 소금으로 구성되어 있다.

• 전기 가열 패드를 사용하는 동안 환자가 잠든 경우

휴대용 가열 용품 PORTABLE HEATING PRODUCTS

휴대용 가열 기구(예, ThermaCare)는 오래 지속될 수 있고, 낮은 수준의 가열을 일으키는 화학적 반응을 이용한다.[8] ThermaCare 가열랩(heating wrap)은 철로 된 디스크, 숯(charcoal) 그리고 종이랩으로 포장된 소금으로 구성되어 있다(그림 12.14). 랩이 공기 중의 산소에 노출될 때 발열반응이 일어나 낮은 수준의 열이 발생하고(104° F 또는 40° C), 피부에서 8시간 정도 지속된다(그림 12.15).[9]

국소 진통제 TOPICAL ANALGESICS

처방없이 살 수 있는(over-the-counter) 몇몇의 국소 진통제(예, Ben-Guy, Icy Hot)들은 근육에 열을 전달한다고 주장한다. 이러한 용품들은 멘톨 또는 고추추출물(캡사이신)을 함유하고 있으며, 이러한 물질들은 피부를 따뜻하게 하고 피부의 혈류량을 약간 증가시킨다. 그러나 이러한 용품들은 피부 또는 근육의 온도를 많이 증가시키지는 못한다(그림 12.14 참조). 2 cm 깊이의 근육 온도는 <1° F(<0.5° C), 피부온도는 <2.7° F(<1.5° C) 정도 상승한다.[9]

맺음말 CLOSING SCENE

이 장의 머리말에서 했던 여러분의 할아버지의 질문에 대한 답변으로 여러분은 그가 사용하는 국소 연고의 성분들이 실제로 근육에 열이나 냉을 발생시키지는 못하며, 단지 뜨겁거나 차가운 감각을 주는 것 뿐이라고 설명한다. 이러한 감각은 신경을 자극하여 느껴지는 것이며, 통증 신호를 차단하는데 도움을 준다. 여러분은 할아버지께 소용돌이욕, 온습포 또는 휴대용 가열랩과 같은 실제적으로 열을 발생시키는 온열인자에 대하여 얘기한다. 각 치료기구의 장 · 단점을 분석하여 할아버지의 무릎 관절염에 적합한 열치료를 시행할 수 있다.

고찰 CHAPTER REFLECTIONS

1. 다음의 내용을 읽고 숙고하라. 각각의 개념을 명확하게 이해하였다고 느끼는가? 만약 그렇지 않다면, 본문에 맞는 부분을 다시 읽어라.
   - 소용돌이욕의 기초적인 정보, 적용 전 과제, 적용 절차, 적용 후 과제 및 유지보수 등을 포함한 소용돌이욕의 적용에 관하여 토론한다.
   - 온습포의 기초적인 정보, 적용 전 과제, 적용 절차, 적용 후 과제 및 유지보수 등을 포함한 온습포의 적용에 관하여 토론한다.
   - 파라핀욕의 기초적인 정보, 적용 전 과제, 적용 절차, 적용 후 과제 및 유지보수 등을 포함한 파라핀욕의 적용에 관하여 토론한다.
   - 왜 적외선 등이 온열 치료기로서 금기사항에 해당하게 되는가?
   - 휴대용 가열 기구가 다른 표면열 치료기와 어떻게 다른 지에 대하여 토론한다.
   - 왜 국소 진통제를 온열 치료기로 분류하는 것이 옳지 않은지에 대하여 토론한다.
2. 강사, 임상강사, 급우, 임상동료와 함께 토의할 수 있도록 3~5개의 질문을 쓰시오.
3. 급우와 함께 이 장의 개념에 대해 서로 질문하시오. 연습 1에 있는 요점을 사용하고, 연습 2를 위해 질문을 적으시오. 여러분이 이해한 것보다 더 깊은 이해가 필요하다면, 소리 내어 개념을 설명하시오.
4. RICES 적용 원칙과 목발보행을 이해하였다고 느낀다면, RICES 적용을 5가지 절차에 따라 동료들과 임상강사와 함께 연습하여라. 또한 목발을 동료나 임상강사에게 맞추어 보고 적절한 사용을 교육하여라. 서로 교대로 모델리티 적용을 실시하고, 당신에게 적용되었을 때 동료가 적절하게 적용을 하는지 알아보기 위해 주의깊게 살펴보아라. 당신에게 모달리티가 적용되었을 때 노트를 참조한 후, 처음 몇 분을 다른 사람에게 적용한다. 노트 사용없이 살 수 있을 때까지 적용 연습을 계속하도록 한다.

비판적인 사고에 대한 답변 CRITICAL THINKING RESPONSES

비판적 사고 12.1

아마도 체조선수의 어깨를 가열하기 위한 최적의 치료형태는 온습포일 것이다. 파라핀욕을 어깨와 같은 부위에 적용하는 것은 매우 복잡하며, 소용돌이욕을 어깨에 적용하기 위해서는 환자의 전신을 물에 적셔야 한다.

비판적 사고 12.2

많은 사람들이 파라핀 글러브라고 답했을 것이다. 왜냐하면 파라핀은 손의 뾰족한 부위(손가락) 또는 움푹 들어간 부위(손바닥과 손가락 사이)에 대한 치료가 가능하기 때문이다. 또 다른 답으로는 소형 소용돌이욕을 들 수 있을 것이다. 왜냐하면 소용돌이욕도 손의 뾰족한 부위 또는 움푹 들어간 부위에 대한 치료가 가능하기 때문이다. 그러나 온습포가 가장 적합한 답이다. 온습포는 손의 뾰족한 부위 또는 움푹 들어간 부위에 대한 치료가 가능할 뿐만 아니라, 파라핀 글러브보다 사용이 훨씬 더 용이하기 때문이다.

참고문헌 REFERENCE

1. Wilson J, Knight KL. Hot packs heat hands more effectively than paraffin baths. Undergraduate research paper, Brigham Young University, 2006.
2. Draper DO, Harris ST, Schulthies SS, et al. Hotpack and 1 MHz ultrasound treatments have an additive effect on muscle temperature increase. J Athl Train 1998;33:21–24.
3. Morris AK. Moist heat pack re-warming following 10, 20, 30 min application Masters thesis, Brigham Young University, 2003.
4. Smith K. The effect of silicate gel hot packs on human muscle temperature. Masters thesis, Brigham Young University, 1994 .
5. Kaiser DA, Knight KL, Huff JM, et al. Hot-pack warming in 4- and 8-pack hydrocollator units. J Sports Rehabil 2004;13:103–113.
6. Wood C. Dry and moist heat application and the subsequent rise in tissue temperatures. Undergraduate research paper, Brigham Young University, 2004.
7. U.S. Consumer Product Safety Commission. Safety advisory—Hazards association with the use of electric heating pads [SA:020]. Rockville, MD: Federal Drug Administration, June 15, 1996.
8. Draper DO, Trowbridge CA. Continuous low-level heat therapy: What works, what doesn't. Athl Ther Today 2003;8:46–48.
9. Trowbridge C, Draper DO, Feland JB, Eggett D. Paraspinal musculature and skin temperature changes: Comparing the ThermaCare Heat Wrap, the Johnson & Johnson Back Plaster, and the ABC Warme-Pflaster. J Orthop Sports Phys Ther 2004;34: 549–558.

13장

응급처치 외의 냉동요법
Cryotherapy Beyond Immediate Care

장 개요
CHAPTER OUTLINE

머리말 OPENING SCENE

농구 경기를 위해 운동트레이너 감독과 함께 여행 중이다. 경기 중 발목의 염좌를 입었다. 평가를 통해 운동트레이너는 중등도 발목 염좌라고 진단하였다. 당신은 손상 부위에 냉팩을 적용하고 탄력 붕대를 감았다. 운동트레이너는 경기를 체크하는 동안 당신에게 선수와 함께 있어 달라고 부탁하였다. 15분 후에 주최팀으로부터 트레이너 학생은 방으로 들어왔고 도움이 필요한지 물어 보았다. 그리고 발목에 냉을 얼마나 오랫동안 계속해야 하는지 물었다. 당신은 30~45분이라고 대답하였다. 학생들의 눈은 놀라 휘둥그레졌고 "농담이시죠 혈관확장반응에 대하여 모르고 있나요?"하고 물었다. 당신은 모른다고 고개를 가로저었고, 그는 "냉 적용 후 15분 후에 혈관이 확장됩니다. 따라서 15분 이상 냉 적용시 혈관이 확장되기 때문에 길게 적용해서는 안된다"고 말했다. 당신은 머리를 긁적이며 "그 말이 사실인가요"하고 물었다.

냉치료: 즉각적인 치료만이 아닌
Cryotherapy: Not Just Immediate Care

손상 치료시 처음 24~72시간 동안 냉으로 치료하고 나서 열로 치료한다는 일반적인 오류는 사실이 아니다. 많은 손상에서 냉치료는 즉각적인 치료를 넘어선다. 냉 적용을 번갈아 사용할 때 치료적 운동이 더 빨리 시작되기 때문에 더 효과적이며 재활은 빠르게 진행된다. 또한 경직 감소, 외과적 합병증 감소 그리고 이식을 위하여 장기를 보존할 수 있다. 그러나 냉은 즉각적인 치료 RICES 보다 재활적인 냉치료 사용이 더 어렵다.

모달리티 MODALITY MYTH

냉요법 (cryotherapy)

냉요법의 사용에 대한 여러 다양한 의견들이 있다. 그 일부는 5장에 제시하였다. 그 외 추가적인 부분은 이 장에서 언급하였고, 다음과 같다.

- 냉치료의 주된 목적은 혈류량 감소이다.
- 급성 손상은 처음 24~72시간 이내에 냉으로 치료를 하고, 그 다음 열을 적용한다.
- 냉은 항상 ________에 적용한다.(빈칸 채우기)
- 냉치료 적용은 왜 적용되어야 하는 지에 관계없이 필수적이다.
- 15~20분 이상 냉을 적용한다면, 한랭유발성 혈관확장또는 난조작용(hunting reaction)을 통해, 냉은 순환을 증가시킨다.
- 운동선수 재활시 냉혈관확장이 유발된다는 연구가 있다.
- 대조욕치료는 혈관수축(냉으로부터)과 혈관확장(열로부터)의 교대 작용인 밀킹작용(milking action)*을 통해 부종을 감소시킨다.
- 열의 적용은 정형외과적 손상의 초기 급성 단계에서 통증을 감소시키고 능동적 운동을 가능하게 한다.

* 밀킹작용(milking action): 펌프작용. 근육 내 혈관 축소가 반복되어 혈관이 연속적으로 압박받아 혈액순환이 증가하는 반응

냉동요법의 혼동 CRYOTHERAPY CONFUSION

다양한 냉치료는 과학적이고 이론적인 근거에 대하여 부적절한 이해를 가지고 사용하는 사람들에게 많은 혼동을 야기하였다. 이러한 혼동은 확실한 냉치료 기술이 왜 사용되어야 하는지, 적절한 적용, 사용되었을 때 신체조직의 반응에 대한 많은 견해와 다양한 정의를 통해 해결되었다. 글상자 13.1은 한 예이다.

얼음을 얼마나 오랫동안 적용해야 하는지에 대한 논쟁은 부적절한 냉치료 사용으로 얼마나 혼동스러운지를 보여준다. 일부 임상가들은 냉치료를 20분만 적용해야 한다고 주장하고, 반면에 또다른 임상가는 냉치료를 30분 이상의 치료가 효과적이라고 주장한다. 둘 다 옳다고 볼 수 있으며, 다만 냉을 적용하는 시기와 이유에 따라 적용시간이 결정된다. 냉은 이차적인 손상을 예방하기 위해 즉각적인 치료 동안 사용된다(5장 참조). 따라서 30분이나 그 이상의 적용은 조직 아래에서 낮은 대사를 필요로 한다. 그러나 즉각적인 치료의 목적은 능동적 운동을 촉진하기 위해 통증을 감소시키는 것이며 국소적 둔감은 12~20분간 성취될 수 있다.

비판적 사고 13.1 *냉치료 혼동의 사례에서 부종 감소를 위해 어떻게 냉 치료를 사용할 것인가?*

모든 모달리티에서와 같이 치료의 목적, 냉 적용을 위한 신체의 생리학적 반응 차이를 명확하게 이해하고 냉치료를 시작하는 것은 필수적이다. 치료적 모달리티의 최대 효과를 얻기 위해 환자의 특정 요구와 특정 모달리티에 대한 생리학적 반응을 이해하여야 한다. 또한 냉치료는 냉 적용보다 더 많은 것을 포함하고 있으며 냉과 차갑지 않은 것은 치료가 다르며 치료적 목적에 따라 달라진다는 것을 이해해야 한다. 냉 적용의 국소생리학적 반응은 체온저하, 대사, 염증, 순환, 통증, 경련의 감소와 조직 경직 증가를 포함한다. 이들 반응 중 일부는 이롭고, 다른 일부는 손상 관리 기간에 따라 해로울 수 있다.

냉치료 모달리티는 다양한 대상자에게 사용되었고 냉치료의 개인적 특정 기술과 관련하여 혼동과 모호함을 야기하였다. 혼동을 피하기 위하여 각각의 개별적 기술에 관하여 이름을 붙였다. 특정한 기술에 관한 그룹을 덮는 우산과 같이 냉치료라는 용어를 넓은 의미로 생각하기 바란다.

글상자 13.1 열과 냉? 환자의 기대

"꽥,꽥,꽥." 내 직업에서 두 시기에 들었던 말이다. 이것은 내가 치료하는 동안 환자가 그들의 스포츠 손상 치료에 있어 불신감을 나타내는 것이다. 첫 번째는 1970년 초에 내가 관절 염좌를 치료하기 위해 냉 운동을 시작하였을 때 들을 수 있었다. Weber주의 많은 선수들은 "누구나 손상을 치료하기 위해 처음 24~72시간 후에는 열을 사용한다는 것을 알고 있다"고 말하였다. 그러나 비방하는 사람들 중 나의 냉 운동 환자는 없었다.

1980년 초반 냉치료 혁명 후 발목에 심한 통증을 가진 인디아나 주 환자에게 온습포를 적용하였을 때, 또다시 무능하다고 비난받았다. "냉으로 치료해야 하는 것을 알고 있는가?" 나는 모든 것은 순환된다고 대답하였다.

나의 철학은 지나온 세월동안 변하지 않았다. 그러나 내 철학은 선수 치료보다 더 종합적이 되었다. 따라서 때때로 내 활동은 환자의 기대를 충족시키지 못했다. 치료적 열과 냉의 사용은 상황에 따라 적용되어야 한다.

냉치료의 예 EXAMPLES OF CRYOTHERAPY

냉치료는 글자 뜻대로는 '한랭 치료'를 의미한다. 그러므로 치료 목적을 위한 얼음과 냉의 적용은 냉치료로 여겨질 수 있다. 명시된 또 다른 방법으로 냉치료는 열을 피하기 위하여 신체에 어떤 장치나 물질을 치료적으로 적용하여 조직 온도를 낮추는 것이다.

- 급성 손상의 즉각적인 처치를 위한 얼음이나 냉팩 적용
- 화상부위에 차가운 물의 적용
- 냉운동(능동운동과 냉치료의 교대)
- 냉신장(근육 신장과 함께 냉 적용의 교대)
- 냉수욕(냉 소용돌이욕이나 슬러시 통 안의 침수)
- 얼음 마사지
- 얼음 마사지와 함께 통증유발점 치료
- 정형외과적 수술 후에 얼음 또는 냉팩 적용
- 기관 이식 수술 전 저체온 상태를 위해 몸 전체의 온도를 낮춤.
- 냉수술[조직동결과 파괴를 위해 −76°F(−60°C)의 액체 질소 탐침 적용이나 스프레이 적용]

냉치료 기술 CRYOTHERAPEUTIC TECHNIQUES

냉치료 기술을 사용하는 목적에 따라 주요 5개의 범위로 분류될 수 있다.

- *즉각적인 처치:* 응급치료의 부분으로 손상 후 즉각적인 급성기 근골격계 조직의 냉각(4, 5장 참조).
- *즉각적인 처치 후:* 운동과 같은 다른 치료의 보조적인 방법으로 다양한 병리적인 근골격계 재활동안 조직을 냉각 시킴.
- *외과수술 보조:* 외과적 처치 전, 진행 중, 또는 이후에 조직 냉각.
- *냉수술:* 수술 목적을 위한 조직 동결.
- *기타:* 범위 중 한 가지에도 맞지 않는 기술.

즉각적인 냉치료 (Immediate care cryotherapy)

즉각적인 치료절차의 목적은 두 가지 부분이다. 손상의 원인을 제거하고 부정적인 후유증을 최소화하는 것이다. 후유증은 손상, 질병, 치료 후에 나타난다. 화상의 경우를

제외하면 냉 적용은 손상의 원인을 제거하는 효과는 없으며, 이차적 손상을 최소화하여 전체 손상을 감소시키는 효과가 크다(5장 참조).[1]

즉각적인 치료 후의 냉치료 (Post-immediate care cryotherapy)

즉각적인 치료 이후의 냉 적용의 주된 이점은 통증이나 근육 경련을 감소시켜 빠른 움직임을 유도하는 것이다. 빠른 치료적 운동을 시작하는 환자가 더 나은 이유는 3가지가 있다.

- 적당한 운동은 치유 과정을 촉진한다.[2-4]
- 재활 초기 단계 동안에 운동의 부족은 영구적인 장애를 가져올지 모른다.[5-6]
- 기능이 빨리 회복될수록 신체적 · 정신적으로 유익하다.

또한 너무 격렬한 운동도 영구적인 장애를 초래하기 때문에 주의깊게 관찰되어야 한다. 치료의 최적 조건은 가능한 빠른 정상 기능으로 완전히 회복하는 것과 과도한 스트레스와 재손상으로부터 손상을 보호하는 것이 얼마나 균형을 이루는지에 달려있다[6](그림 1-5 참조).

즉각적인 치료 후에 사용되는 주요 냉치료 기술은:

- 냉운동
- 냉신장
- 결합조직 신장
- 냉압 장치
- 대조욕

이들에 대한 내용은 이 장 이후에 더욱 자세하게 설명된다. 자세한 적용 과정은 14장에 기술되어 있다.

외과술의 보조 냉치료 (Surgical adjunct cryotherapy)

냉치료는 종종 수술전, 중, 후에 사용된다. 목적은 이차적인 손상을 최소화시키기 위하여 대사과정을 낮추는 급성기 손상의 즉각적인 치료 목적과 동일하다.

냉수술 (Cryosurgery)

냉수술은 조직을 얼리고 이것을 파괴시키기 위하여 초저온〔-4～-94° F(-20～-70° C)〕 탐침을 사용하는 외과적 기술이다. 이 책의 범위 이상에서 사용된다.

기타 기법 (Miscellaneous techniques)

월경통과 단순포진을 감소시키고 주사에 의한 심한 통증을 경감시키는 처치는 기타 냉치료의 예이다. 이 책의 범위에서 벗어나며 다른 곳에서 찾을 수 있다.[1]

냉 적용의 생리학적 효과 The Physiological Effects of Cold Application

냉의 생리학적 반응들은 9개의 항목으로 요약되거나 분류될 수 있다.[1]

- 온도 감소
- 조직 파괴
- 염증 증가 또는 감소
- 대사 감소
- 통증 감소 또는 증가
- 근육 경련 감소
- 조직 경직 증가
- 관절성 근육 억제 감소
- 순환 감소

온도 감소 DECREASED TEMPERATURE

냉 적용시 즉각적으로 열은 조직에서 냉 모달리티로 움직이기 시작하여 조직 온도를 감소시킨다. 냉수술과 같이 심한 냉각은〔-4～-94° F(-20～-70° C)〕 조직을 파괴시킨다. 정형외과적 손상을 치료기 위해 조직은 보통 표면 온도 33～50° F(1～10° C)로 냉각시킨다. 냉각 정도는 먼저 언급한 조직반응 때문이다. 조직파괴를 제외한 냉각 정도에 따른 조직 반응은 이전에 언급되었다.

온도 변화는 조직 전체에 동일한 것은 아니며 즉각적인 것도 아니다. 열은 전도에 의해 움직이고 이것은 처음 열이 표면에서 냉 모달리티로 움직이는 것을 의미한다(11장 참조). 표면 온도가 감소함에 따라 피하조직에서 열이 감소된다. 그리고 나서 중간 조직의 열이 감소되고 매우 깊은 조직의 열이 감소될 때까지 계속된다(냉 모달리티가 충분히 오랫동안 적용되고 너무 빨리 재가열되지 않는다면).

몇 분 후에 조직에서 열 경사가 나타날 수 있다(그림 11.1 참조). 이러한 변화는 냉 모달리티가 제거된 후에도 남아있다. 냉 침수에서 처럼 경사도와 열 전도때문에 모달리티가 제거된 후나 모달리티가 제거된 신체에서 심부 조직 온도가 계속 감소된다.

열 경사는 모달리티에서도 나타날 수 있다. 임상가는 경사를 막기 위해 5분마다 냉팩을 흔들어 주거나 얼음이 담겨있는 통의 물을 저어 주어야 한다. 환자는 이 차이를 알게 될 것이다.

비판적 사고 13.2 *왜 환자들은 냉수욕 치료 동안 발을 움직일 때마다 통증이 증가한다고 호소하는가?*

조직 파괴 TISSUE DESTRICTION

조직 파괴는 액체 질소와 같은 극한 온도〔-4～-94° F(-0～-70° C)〕에서 발생한다. 냉 적용은 사마귀와 같은 원하지 않는 조직을 제거할 때 사용한다.

염증 증가 또는 감소 INCREASED OR DECREASED INFLAMMATION

급성 손상 치료에서 냉치료 이점 중 하나로 흔히 여겨지는 것이 염증 감소이다. 이것에는 두 가지 이유가 있으며 사실이 아니다. (1) 염증은 손상의 해결을 위해 필요하다(5장 참조). (2) 급성 염증 반응에 관한 연구가 거의 없었다.

염증과 관련된 냉치료 연구는 관절염, 외과적 상처 치유, 피부 밑에 다양한 물질을 주사하여 염증을 감소시키는 것에 집중되어 왔다. 이 경우 염증은 감소되거나,[9-11] 지연되었고 냉 치료를 하는 동안 감소되었다. 그러나 그 후 재가열의 전체 과정이 진행되었다.[12-15] 하지만 이 경우는 급성기 손상의 염증 반응과는 많은 차이가 있다.

대사 감소 DECREASED METABOLISM

조직 온도와 대사는 직접적인 관련이 있다(그림 5.3 참조). 냉각이 많이 될수록 대사도 더욱 감소된다.[1]

통증 감소 또는 증가 DECREASED OR INCREASED PAIN

냉은 통증을 위해 가장 효과적이면서도 충분히 이용되지 않는 모달리티이다.[16] 특히 급성기 손상에서 냉이 통증을 감소시킨다는 분명한 실험적 근거가 있음에도 불구하고,[17] 많은 임상가들은 그 가치를 알지 못한다. 근육이나 관절의 감각을 둔화시켜 재활과정에서 능동 운동이 좀 더 일찍 시작될 수 있다.[18-21]

냉치료와 통증의 관계를 이해하기 위해 다음의 3가지에서 유발되는 통증을 이해하여야 한다.

- *냉 통증(cold pain):* 보통 냉 침수처럼 냉 적용에 의해 유발된다. 환자가 빠르게 적응하기 때문에 치료 첫 몇 분 동안만 문제가 된다. 냉 통증은 유익한 목적이 없이 방해가 된다.
- *잔여통(residual pain):* 손상에 의해 유발된다(조직 손상, 종창에 의한 신경 말단 압박, 브레디키닌 프로스타글리틴과 같은 화학적 염증 매개체). 잔여통은 운동을 어렵게 하고, 냉에 의한 무감각을 감소시킨다.
- *재손상 통증(reinjury pain):* 재손상된 부위의 조직 스트레스에 의해 유발된다. 재손상 통증은 둔감에 영향을 받지 않을 것이다. 이것은 안전 장치이다. 이것을 주의깊게 보고 대응한다. 재손상 통증을 느낄 때, 환자의 활동 강도는 감소된다.

냉통증은 59° F(15° C)보다 낮은 물 안에 담그고 있는 동안에는 거의 발생하지 않으며 얼음마사지나 냉팩 같은 냉 적용 동안에도 거의 발생하지 않는다. 32° F(0° C) 정도의 물 속 침수를 처음 시도하는 동안 통증이 매우 심하다. 그러나 환자는 빠르게 냉 통증에 익숙해지고 이 문제를 감당할 수 있게 된다. 냉 침수 동안 냉 통증을 최소화 시키기 위한 노력으로 적용에 대하여 다음과 같은 조절을 시행하였다.

- 네오프렌(neoprene) 발가락 덮개의 발달.[22] 발가락 덮개는 발가락과 앞발을 얼음에 담그는 동안 통증을 50% 이상 감소시킨다.[23] 우리는 이것의 사용을 권장한다.
- 냉 운동을 자제한다. 냉 운동은 강한 도구이고, 냉 통증은 일시적이기 때문에 이것은 유감스럽다. 강도는 처음 침수 후 드라마틱하게 감소하고, 이후 다음 침수에도 계속적으로 감소한다.
- 따뜻한 물 사용. 비록 따뜻한 물이 덜 아프더라도, 손상된 팔다리의 무감각에는 효과적이지 않고,[24] 따라서 치료 효과는 감소된다.

> **적용 팁 APPLICATION TIP**
>
> 얼음 물 침수기법은 32-33° F(0~1° C)의 물이어야 한다. 통증은 32-33° F(0~1° F) 얼음 물 침수기법에서 가장 효과적으로 감소한다. 환자들은 냉으로 발생하는 통증을 감소시키기 위해 발가락 캡을 신도록 한다.

근육 경직의 감소
DECREASED MUSCLE SPASM

근육 경축은 근육의 경련(cramping)이 아니다. **근육 경련**(muscle cramp)은 갑작스럽고, 격렬하며, 통증이 심하고, 근육의 강축이 일어나며 흔히 쥐라고 불린다. 이것은 짧고 대개 20초 정도 지속된다. 대조적으로 **근육 경직**(muscle spasm)도 빽빽하다. 점진적으로 발병하며 대개 통증이 없다. 근육 경직은 기본적으로 근육의 톤이 증가할 때(신경학적 활동) 발생한다.

근육 경직은 비록 특정기전이 알려지지는 않았지만 냉적용에 의해 감소한다.[1] 3개의 기전이 제시되었고, 아마도 각각의 역활은:

- 신경 전도 감소[1,25-27]
- 통증-강축-통증 순환고리를 끊음.[28-31] 이 기전은 확실히 효과적이며 다음 설명은 일부의 예이다. 경직의 원인을 제거하면 경직은 사라진다.
- 반사 기전: 이 가설은 다음 내용에 근거한다.
  - 긴장성 신장반사(tonic stretch reflex) 감소의 원인이 되는 근육의 냉각없이 피부판(신체에서 U자 모양으로 잘라 채취함)을 냉각시킨다.[32]
  - 냉 적용 후에 반사 반응이 빠르게 감소한다.[33,34]
  - 신장하는 동안 근방추(muscle spindle)의 오름 신경활동의 뚜렷한 감소로 인한 교감신경계 자극.[35]

어떠한 기전이든 냉은 대부분 급성 좌상과 염좌 시 동반되는 근육 경직을 줄이는 데에 효과적이다. 이러한 효과는 냉신장 기법과 같이 신장(stretching)을 병행할 때 증가한다.

조직의 뻣뻣함 증가
INCREASED TISSUE STIFFNESS

조직 냉각은 관절 윤활액의 점성이 증가되고 근육 힘이 감소[40,41]되기 때문에 더 뻣뻣해지고 움직임에 대한 저항이 많아진다.[41-43] 일부는 조직이 찢어지는 것을 걱정하여 운동을 금기로 느낀다. 우리는 이것에 동의하지 않는다. 미세운동 기술(fine motor skill)은 방해되지만, 대근육 운동기술(gross motor movement)은 그렇지 않다.[1,44]

관절성 근육 억제 감소
DECREASED ARTHROGENIC MUSCLE INHIBITION

관절성 근육 억제(AMI)는 관절의 손상이나 팽창에 의해 진행되는 관절 주위의 근육의 반사 억제이다.[45] 통증이 없는 무릎에 식염수를 주사하면 AMI가 발행하고, 경피신경자극치료(transcutaneous electrical nerve, TENS)나 냉치료에 의해 바뀌거나 감소된다.[46] 이 모델에서 냉치료는 운동신경원 군을 촉진하지만 TENS는 그렇지 않다.[46] 아마도 이 연구의 결과에서 가장 흥미로운 것 중의 하나는 냉치료 후 30분,[47,48] 60분 동안 냉각이 시행된다는 측정하에 냉치료는 쉬고 있는 운동신경원군(자극이 될 수 있는 운동신경원)을 자극한다는 것이다.[48]

이것은 냉치료의 손상에 대한 억제를 반전시키는 것 뿐만 아니라, 정상적 수준 이상의 근육도 활동을 촉진한다는 것을 나타낸다. 이 연구는 아직 초기에 있지만 근육 억제에 대한 냉치료의 효과와 관련된 많은 연구가 있으며 가능성도 충분하다.[49]

혈액순환의 감소 DECREASED CIRCULATION

일부 문헌에서 냉적용은 혈류를 증가시키거나 감소시킨다고 하였고, 혈류가 증가되었다고 제한한 사람들은 혈류가 증가하거나 감소하는 것에 대한 설명이 없거나 임의적이었다.

혼동스러운 냉의 순환에 대한 반응으로 **한랭유발성 혈관확장**(cold-induced vasodilation, CIVD)에 대한 개념의 부적절한 적용을 야기하였다. 정형외과적 손상 치료시 CIVD 지속된다는 개념, 즉 냉치료 사용에 대한 충분한 근거가 있음에도 불구하고 혈류가 증가된다고 하기 보다는 감소된다고 하였다. CIVD 개념을 새롭게 하기 위해 다음에 자세하게 설명하였다.

한랭유발성 혈관확장: 사실과 거짓
Cold-Induced Vasodilation: Facts and Fallacies

한랭유발성 혈관확장(CIVD)은 냉적용에 따른 혈관확장(둘레 증가)이다. 그러나 일반적인 생각으로는 냉 적용의 결과로 CIVD는 혈류를 증가시킨다는 것이다. CIVD가 열을 적용하는 것보다 혈류를 더 많이 증가시킨다는 일부의 주장에도 불구하고 이것은 사실이 아니다.

한랭유발성 혈관확장이라는 용어는 1930년 Lewis가 얼음물에 손가락을 담근 후에 온도의 변화를 설명하기 위해 만들어 냈다. 1960년대 중반 냉 적용과 능동운동을 교대로 적용한 냉운동(cryokinetics)의 성과로 두 가지 시간 중의 하나로 CIVD가 혈류를 증가시킨다는 주장을 이끌어냈다(그림 13.1):

- 적용하는 동안, 때로 **난조반응**(hunting response)이라고 불렸다.
- 적용 후, *반동 효과(rebound effect)*라고 부른다.

CIVD에 대한 혼동에도 불구하고 CIVD 개념은 많이 받아들여졌다.

손상 관리동안 CIVD가 발생하는 것에 대한 혼동도 있었다. 많은 임상가들은 즉각적인 치료동안의 냉 적용이 혈관수축을 일으켜 혈류를 감소시킨다는 것을 받아들였다. 그러나 일부는 급성기 후 냉 적용이 혈관 확장을 일으키고 혈류를 증가시킨다고 믿는다. 치료적 목표가 무엇인지 인체가 어떻게 알 수 있겠는가?

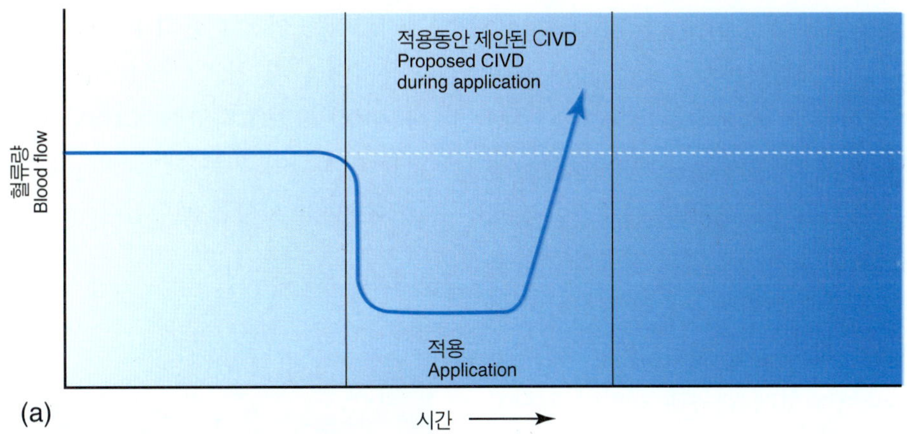

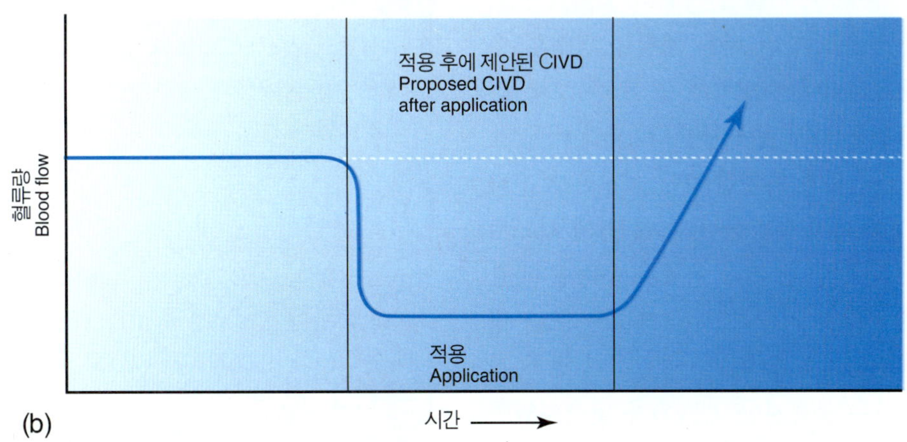

그림 13.1. 재활강화를 위한 설명으로써 CIVD의 제의자들은 냉 적용은, **(b)** 적용 후나 아니면, **(a)** 적용 동안에 혈류량을 증가시킨다고 제안하고 있다. 우리는 본문에 있는 설명처럼 두 가설을 동의하지 않는다 (Knight로부터 승인되었고, 변경됨). Kenneth L.Knight.에 의하면 1995. 인간공학으로부터 승인되어 재인쇄.

글상자 13.2 냉치료의 효과를 설명하기 위한 CIVD 개념의 연대표

1930년	Lewis는 차가운 물 침수 동안, 또는 그 이후 손가락 온도의 변화를 설명하기 위해 용어를 만들었다.
1965년	Grant와 Hayden은 냉 운동을 고안했지만, 왜 그렇게 작용하는지 설명하지 못했다.
1967년	Moore 등은 가능성으로 CIVD를 제안했지만, 제안을 지지할 근거가 없다고 설명하였다.
1960년대 후반	지나친 개념으로 생각됨
1970년대 중반	가능성을 무시하기에는 성공적인 냉 운동이 너무 많다.
1980년대 초반	절대적 냉치료는 선수 훈련 분야에 급속도로 퍼졌다. 그리고 물리치료 분야에서 대중적이 되었다.
1980년대 중반	불확실한 연구들은 개념을 지지하지 못했다. 하지만 운동이 핵심이라는 이론은 지지되었다.
1990년대 초반	사실과 같지 않은 CIVD에 반대하는 증거가 지속적으로 확립되었다.
최근	여전히 많은 사람들이 믿고 있다. 그들은 근거를 읽지 않거나 무시하는 것 같다.

한랭유발성 혈관 확장 개념의 역사와 발전
THE HISTORY AND DEVELOPMENT OF THE CIVD CONCEPT

한랭유발성 혈관 확장의 간단한 연대표는 글상자 13.2에 나타난다. 1965년 군대 재활의학전문의 Grant와 물리치료사 Hayden은 군대의 기초 훈련 동안 발생하는 급성 근골격계 손상 재활을 위한 냉 운동을 소개하였다. 그들의 논문은 눈에 띄는 CIVD의 성과에 대한 인상적인 통계를 포함하고 있다. Grant는 조기 움직임과 정상적 기능을 회복시키는 것은 증상을 줄이기 위한 중요한 핵심이며 얼음을 사용하는 것은 단순히 통증을 완화시키는 것 뿐만 아니라, 초기 움직임을 원할하게 하는데 목적이 있다고 하였다.[50]

운동선수 트레이너들은 이 기술을 사용하기 시작했고, 그들은 전통적인 열 적용보다 더 빠른 재활을 경험할 수 있었다.[52-54] 한 운동트레이너는 발목에 염좌 후 보통 선수는 2~3주 동안 출전을 하지 못하지만, 72시간 내에 움직임의 제한이 없이 완전하게 회복한 축구 선수를 보고하였다. 빠른 재활에 대한 기전 설명을 위한 첫 번째 시도로 Moore 등은 냉 운동의 성공을 위해 운동과 운동할 부분에 냉의 준비가 중요하다고 기술하였다. 그들은 또한 냉 운동에 대한 생리학적 근거로 CIVD을 입증하기 위한 적절한 근거를 제시하지는 못했지만, CIVD가 발생하였을지도 모른다는 개념을 소개하였다.[52]

이후 7년 동안 이 기술은 정형의학과 스포츠 의학의 기준이 되었다. 1970년 중반 CIVD 개념은 냉 운동 성과를 설명하기 위한 기준이 되었고, CIVD는 열적용이 치유되는 상처의 파편을 제거하고 영양 공급을 위해 혈류를 증가시킨다는 이전 이론과 매우 유사한 것이라고 여겨졌기 때문이다(11장 참조). 많은 임상가들은 CIVD가 입증된 사실이라고 보고하였다. 그러나 다른 사람의 견해나 연구를 인용하여 원본 데이터를 제시하지 않았다. 인용된 근거는 다음 사항을 포함한다.

- Lewis의 연구[51]

글상자 13.3 혈류량 측정을 위한 혈류량측정변형 게이지

혈류량측정변형게이지는 하지의 총 혈류량을 측정하기 위한 표준 기술이다. 혈류량 측정은 확장을 일으키는 팔다리의 정맥 순환(동맥 유입을 차단하지 않은 상태)을 차단시킨다. 확장 비율은 동맥 혈류 비율 기능이다. 변형게이지를 포함하여 확장 비율을 측정하기 위해 다양한 방법들이 사용되어져 왔다.

혈류량측정 변형게이지는 전기선과 수은으로 채워진 매우 얇은 고무 튜브를 사용한다. 변형게이지는 측정하기 위한 팔이나 다리의 둘레보다 5~10% 더 작아 팔과 다리에 놓았을 때 늘어난다. 변형게이지 내부로 작은 전류가 통과하여 지나간다. 그것이 늘어났을 때(팔, 다리가 확장 되었을 때), 저항이 변화되고 혈류는 팔과 다리의 체적 변화의 퍼센트에 따라 눈금이나 수학적 방법으로 계산된다.

- Clake 등의 연구[60]
- 냉수 침수 동안 발생하는 따뜻한 느낌
- 냉 적용은 조직을 붉게 변하게 한다.
- 열 요법보다 냉운동의 재활과정이 더 빠르다.

열치료는 혈류를 증가시켜 치유를 촉진하기 때문에 냉 운동도 또한 그렇다고 생각되었다.

냉 운동시 CIVD의 발생을 증명하기 위한 하나의 시도로 혈류량측정 변형게이지(strain-gauge plethysmography)를 이용하여 열, 냉, 운동을 6번 결합하여 발목의 혈류 측정을 실시하였다(글상자 13.3). CIVD는 없었으며 사실 25분 냉 팩 적용 동안 반대쪽의 혈류가 감소되었고, 적용 후 20분 동안 감소된 상태로 지속되었다(혈류는 적용 후 20분 동안 측정되었다)(그림 13.2). 냉과 운동을 결합(냉운동)하는 것이 냉을 단독으로 사용하거나 대조군(치료를 하지 않는) 또는 온습포를 적용하는 것보다 혈류가 더 증가하였다. 따라서 운동은 냉운동의 성공 요인이며 냉은 단지 운동을 촉진시키는 역할이라는 Grant의 가설이 지지되었다. 결과가 왜 다르게 나타나는지를 결정하기 위한 Lewis와 Clarke 등의 재검사 연구는 이 연구에 대한 자극

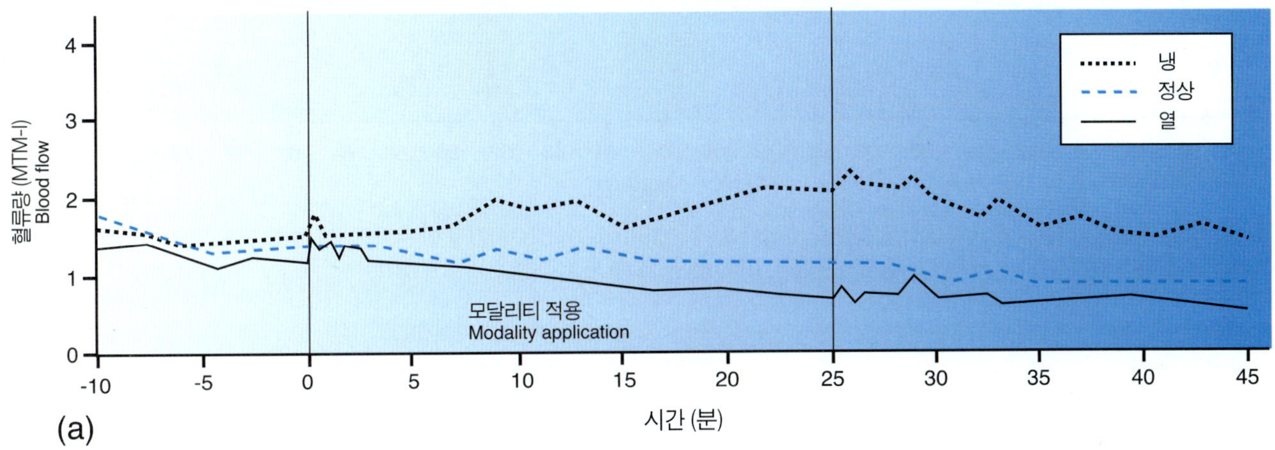

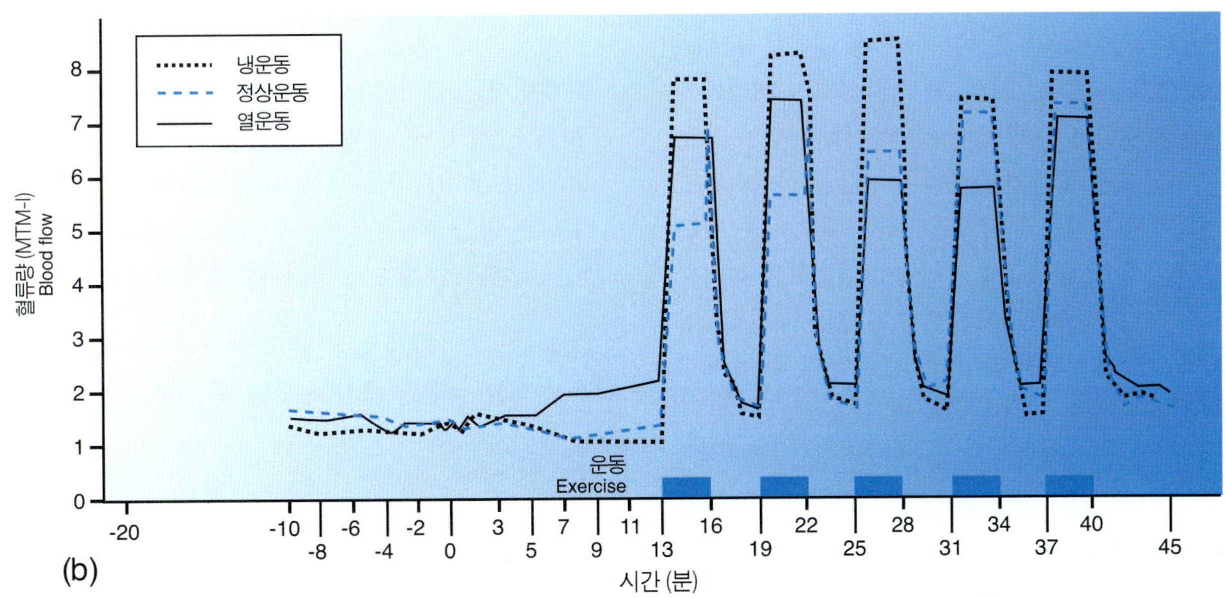

그림 13.2. 냉운동 동안 CIVD가 발생된다는 개념에 대한 첫번째 도전. **(a)** 25분 냉팩 적용 동안 감소되는 혈류와 적용 후 20분 동안 감소가 유지되는 것에 주목하라. **(b)** 운동 컨디션 동안 혈류량은 온습포 적용 후보다 더 많다. 측정의 특정 시간에서 MTM-I, 조직 100 mm당 혈류량(mm), (Knight와 Londeree로부터 승인되었고, 변경됨)

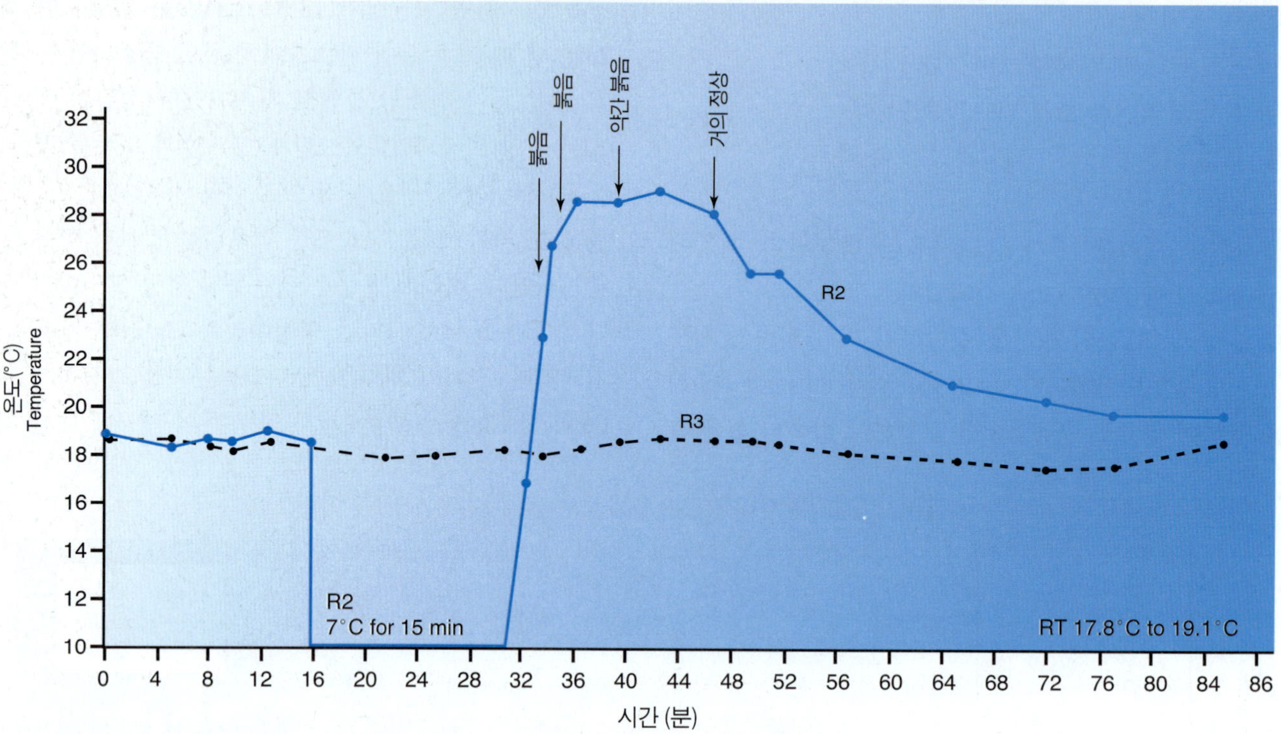

그림 13.3. 15분 동안 얼음물 44.6° F(7° C)의 얼음물을 비이커 안에 손가락(*R2*)을 침수시킨 동안 손가락, RT, 방의 온도. 통제 손가락(*R3*)은 비이커의 코크판 위에 위치시켰다(Lewis로부터 허가된 적용. BMJ출판 그룹에서 허가됨).

제가 되었다.

LEWIS CIVD 재시험
LEWIS CIVD REEXAMINED

언급했던 것처럼 Lewis[51]는 한랭유발성 혈관확장의 개념을 소개하였다. 1930년 그의 연구에서 개인 대상자에 있어 혈류흐름이 아닌 손가락 온도를 측정할 실험들을 보고하였다. 전형적인 실험은 하나의 손가락을 실험하였고 나머지 손가락은 통제하였다(그림 13.3). 손가락을 얼음물이 담긴 비이커 위 코르크에 올려놓고 실험하는 손가락은 코르크의 구멍을 통해 비이커 안으로 침수 시켰다. 결과는 통계적으로 유의하지 않았다. 이 논문의 주요 핵심은 다음과 같다.

- 44.6° F(7° C)의 온도 침수에서 6분과 15분 후 오른손 두 번째 손가락(R2)의 온도가 50° F(10° C)로 통제된 손가락(R3)보다 더 따뜻했다. 온도는 10분 동안 그대로 유지되었고 점차 통제된 손가락의 온도로 돌아갔다. 그러나 침수 1시간 후에도 35.6° F(2° C)로 통제된 손가락보다 온도가 더 높았다.
- 이 자료는 CIVD에 대한 확실한 근거를 제공한다. 데이터에 대한 확실한 평가는 이후 Knight에 의해 이루어졌고 통제된 손가락이 66.2° F(19° C)로 유지되었고, 이것은 실내 온도가 매우 낮았기 때문일 것이라고 추측하였다(그림 13.3의 오른쪽 아래). 실험 손가락은 84.2° F(29° C)로 상승되었다. 정상적인 손가락 온도는 86° F–93.2° F(30° C–34° C)이다. 따라서 실험군의 손가락은 정상 온도를 가까이 상승되었지만, 정상온도에 이르지 못하고 온도가 내려가기 시작했다.

Lewis는 손가락과 방의 온도가 정상적인 상태보다 더 낮은 온도인 적절한 초기 온도일 때 잔존 효과가 나타난다는 것을 알았다.

실내 온도를 제외하여 Lewis 방법을 사용한 3가지 연구 이후 손가락과 신체의 다른 부위에 다음과 같은 결론을 내렸다.

- 손가락은 10~20분 이내에 정상 수치로 되돌아 왔지만 발목의 온도는 장시간 동안 낮아진 채로 남아있었다

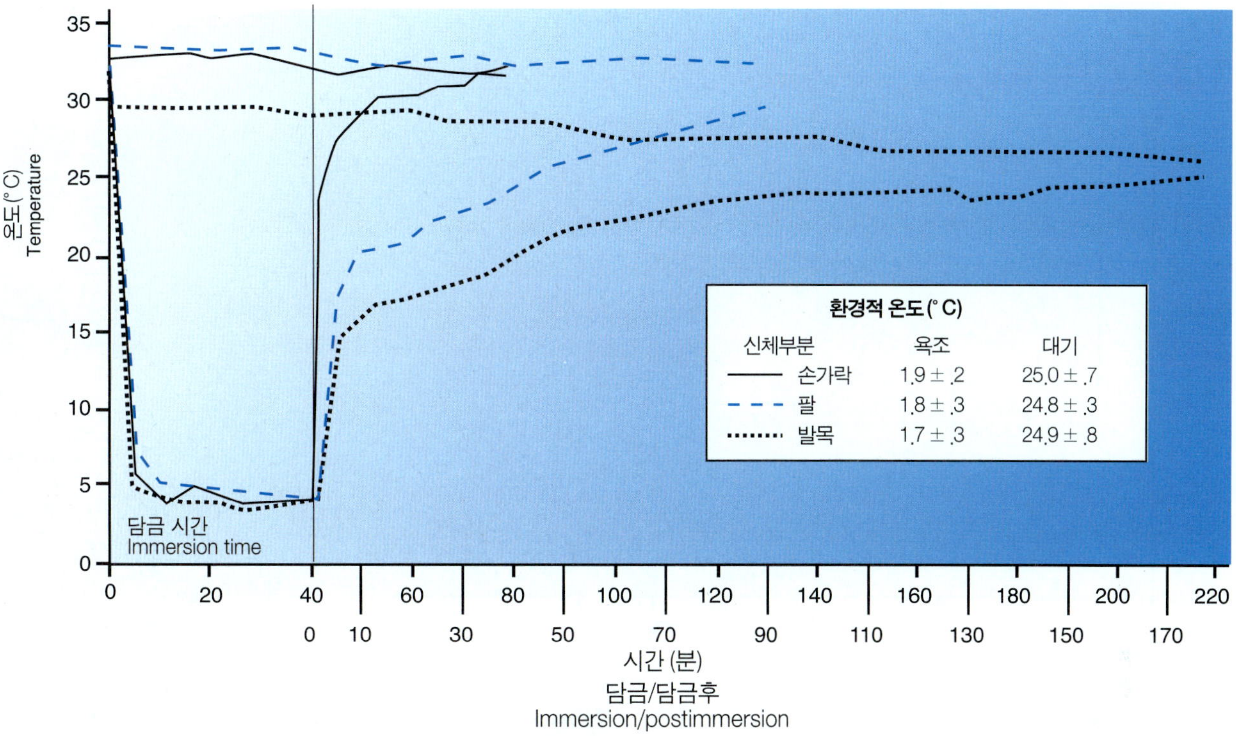

그림 13.4. 35.6° F(2° F)의 물에 40분 침수 후 손가락, 아래팔, 발목의 재가열, 대조군(반대쪽)이나 침수 전 온도 모두 초과된 온도 시간은 아니다. 아래팔 또는 발목 두 가지보다 빠르게(20분 이상) 재가열된 손가락을 주시하라. 통제(대조)군의 33.8° F(1° C) 이내로 되돌아가기 위해선 2.5배 시간보다 그 이상 시간이 필요하다.(Knight와 Elam으로부터 허가되어 사용함)

(평균 50° F 또는 10° C).[62]

- 침수 30분,[63] 40분[64] 후 아래팔(전완, forearm)과 발목은 반대쪽 통제된 팔과 다리의 1.8° F(1° C) 온도로 돌아오는데 2.5시간 이상이 걸렸다(그림 13.4).

Lewis는 냉수 침수가 길어지는 동안(2시간 정도), 손가락 온도가 오르내리는 이 현상을 난조작용(hunting reaction) 또는 난조반응(hunting response)라고 하였으며 동시에 6배가 증가한다고 보고하였다. 일부는 이것 때문에 냉이 열적용보다 혈류의 흐름이 증가된다는 결론을 내렸다. 데이터에 대한 면밀한 검사에서 이것이 잘못된 해석이라는 것을 지적하였다(그림 13.5). 6배의 진폭은 35.6~53.6° F(2~12° C)에서 까지이며 ~88° F(31° C)부터는 단지 초기 감소 이후에만 발생하였다. 게다가 대부분의 진폭은 35.6~ 42.8° F(2~6° C) 사이이다.

난조반응은 인위적으로 측정되었을 것이다. Knight 등[42]의 한 실험 과정에서 손가락의 온도가 Lewis가 나타낸 것처럼 내려갔지만, 손가락이 움직였을 때 빠르게 회복되었다. 우리는 대상자에게 발목을 20분 침수시키는 또 다른 실험을 실시하였다. 그리고 발목을 움직일 때(물 안에 있는 동안) 온도가 감소하였다(그림 13.6 발가락 캡 사용 그룹에서). 난조반응은 생리적인 반응이 아닌 물의 온도 변화의 결과이다. 그리고 침수된 신체 부분의 혈류를 증가시키지 못한다.

비판적 사고 13.3 *난조반응에 대한 동향을 제외하고, Lewis의 자료(그림 13.3과 13.5)가 Nimchick과 Knight의 자료보다 진폭이 큰 이유는 무엇인가(그림 13.6)? 둘 다 냉 침수욕 동안 말단 온도를 측정하였다. 이전의 온도는 위 아래로 흩어지는 반면 후에는 부드러운 곡선을 이루었다. 이유는 무엇인가?*

Lewis 정보의 오해 (Misinterpreting the Lewis data)

Lewis의 정보가 잘못되었는가? 아니다. 그는 과학적 연구 공동체를 속이려고 하였는가? 그의 방법과 결과는 확실하다. 정형외과적 손상 재활동안 혈류 흐름이 매우 증가된다는 CIVD개념에 대한 그의 결과를 지지하는 사람들의 오해 때문이다. 다음 사항을 고려해보자.

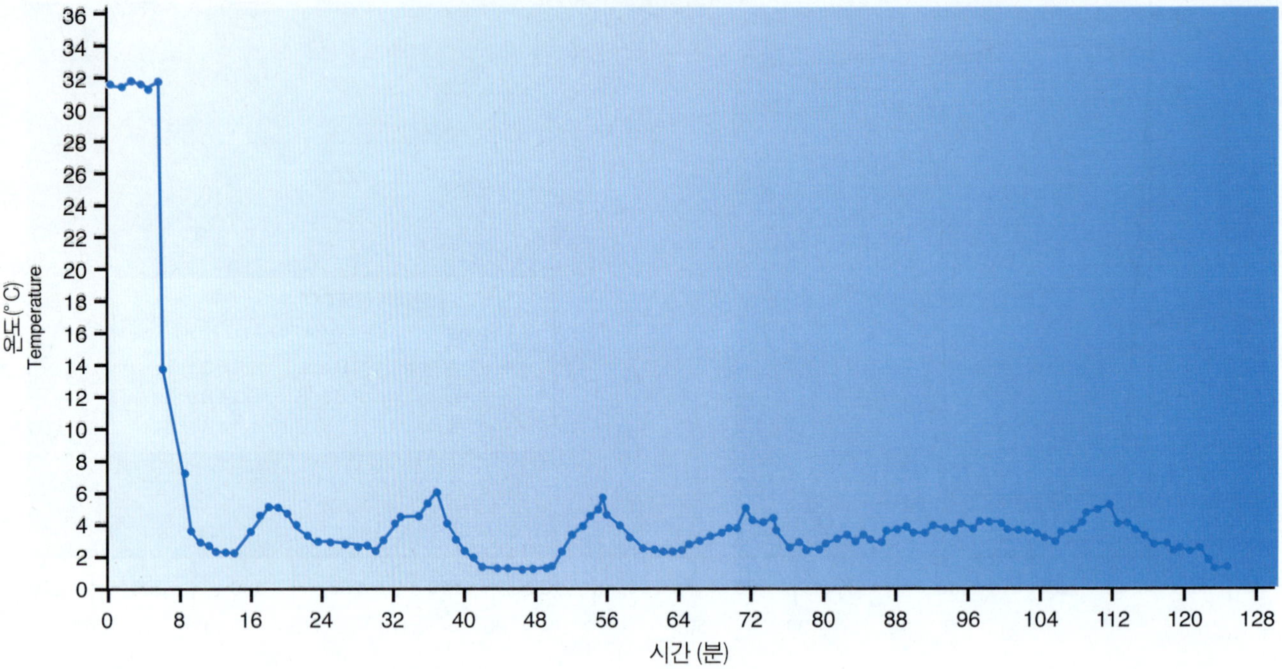

그림 13.5. 난조작용 또는 난조반응. 부숴진 얼음 덩어리 침수 동안 손가락 온도의 진폭. 진동은 저온에서 발생한다. 그리고 그 크기는 침수전 온도와 비교하였을 때보다 작다.(Lewis로부터 허가되어 적용. BMJ 출판그룹으로부터 허가되어 재생산)

- Lewis의 CIVD는 정상적인 온도[>90° F(>32° C)]로 여겨지는 손가락 즉, 따뜻한 손가락에서는 발생하지 않는다.
- 혈류와 손가락 온도 사이에 정확한 연관성이 없다.[65]
- 빠른 재활을 설명하고자 하는 열정을 재활은 혈류흐름의 결과라는 만연한 이론으로 설명하여 그의 연구의 세심한 실험을 무색하게 만들었다.
- 난조반응은 열 경사가 생길 때 발생하는 인위적 측정이며 그 후 중단된다.

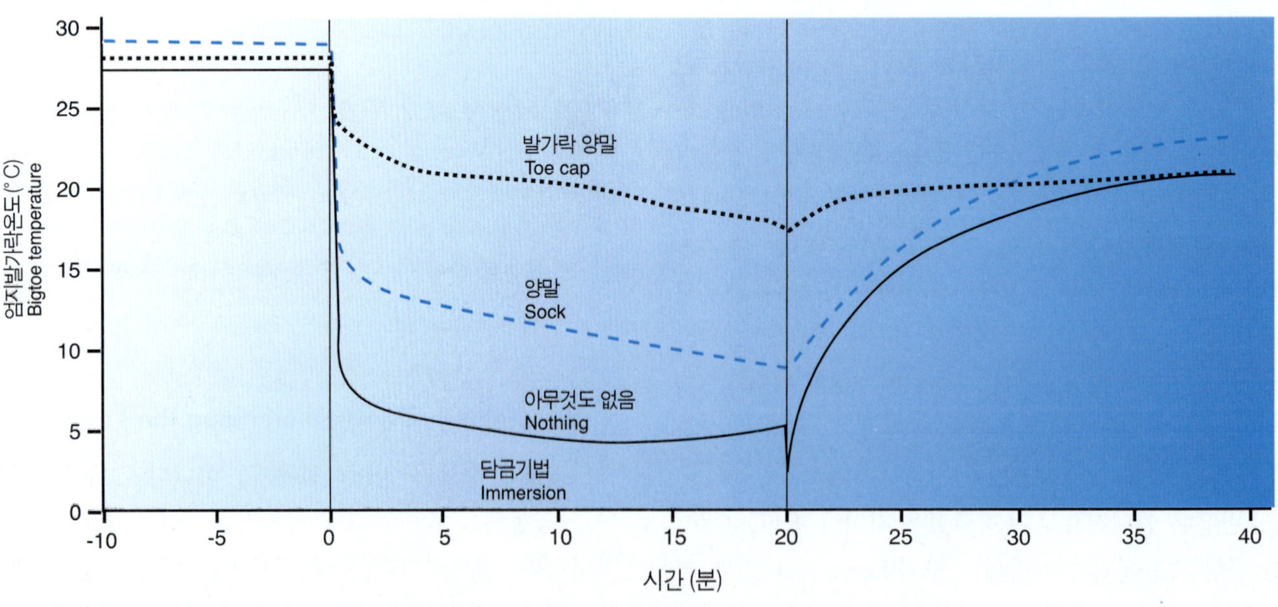

그림 13.6. 난조반응에 대한 가설은 현상에 대한 결과이다. 그리고 발가락 캡을 사용할 그룹에서 온도경사가 감소된다. 세부사항을 위한 자료를 보기 바람. (Nimchick과 Knight로부터 허가되어 적용.[23])

비판적 사고 13.4 *임상적 기술과 관련된 연구를 해석할 때 판단에 대한 실수를 하지 않기 위해 어떻게 할 것인가?*

확장: 결과가 아니라 과정이다
DILATION: A PROCESS, NOT A PRODUCT

확장(dilation)은 기관, 구멍, 또는 혈관이 확대되는 과정이며 수축과 반대 개념이다. 진행의 마지막 결과는 시각에 따라 다르다. 예를 들면, 둘레가 10(구성단위는 임의적이다)인 구조물을 생각해보자. 둘레가 10에서 2로 변한다면 이것은 수축이다. 그런데 만약 2에서 5로 진행된다면 250% 확장된 것이다. 또는 250% 확장된 후라 할지라도, 이것은 시작할 때보다 50%가 더 작기 때문에 원래 수축이 부분적으로 회복되는 두 번째 단계라고 주장할 수 있다(그림 13.7). 따라서 적용 동안 특정 부위가 확장되거나 수축하여 혈류 흐름이 증가되거나 감소된다는 것은 사실이 아니다.

Clarke 등의 재확인 CLARKE ET AL. REVISITED

Clarke 등은 33.8°F(1℃), 42.8°F(6℃), 50°F(10℃)의 냉수 침수 45분 후 체적변동기록 변형게이지를 이용하여 아래팔의 혈류를 기록하였다. 10℃ 물에 담그고 있는 동안 혈류는 이전 침수의 수준에서 조금 변화가 있다고 보고하였다. 그러나 42.8°F(6℃)의 침수에서는 이전 침수 수준보다 혈류가 점차 증가하였고 33.8°F(1℃) 침수 시에는 이전 침수 수준보다 매우 증가되었다.

Clarke 등의 결과는 다음과 같이 정상보다는 혈류량이 감소된다는 다른 연구자들과는 뚜렷한 대조를 이루었다.

- 39.2° F(4° C) 물에 192분 동안 아래팔을 침수시킴[66]
- 25분 동안 발목에 냉팩을 적용함[50](그림 13.2 참조)
- 45분 동안 33.8° F(1° C), 42.8° F(6° C), 50° F(10° C), 59° F(15° C) 물에 아래팔을 침수시킴(그림 13.9).
- 20분 동안 발목에 젤팩 적용[68]

Clarke 등의 자료의 주된 문제점은 다른 사람에 의해 보고 되었던 초기 혈관수축이 없었다는 것이다.[61,66,69-73] 차이가 나는 이유는 연구자들이 변형 게이지의 냉의 효과를 보상하기 위해 자료를 이동시켰기 때문이다(그림 13.10)

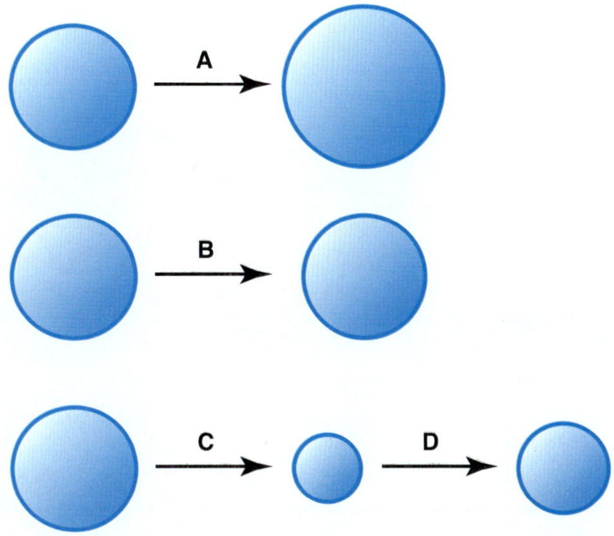

그림 13.7. 수축과 확장은 특정한 결과가 없는 과정이다. 각각이 독립적이라고 고려한다면, 이 그림의 A에서 B는 수축이며 B에서 C의 움직임은 확장이다. 하지만 B에서 C로 운짐임이 A와 관련이 있다면, 원래의 수축은 후반부에서 바뀌게 된다. 이 과정에 대한 혼동은 혈류가 증가된다는 CIVD의 잘못된 개념을 야기시켰다.

이것은 과학적 부도덕 행위는 비난의 대상이 아니며 정확히 말하면, 연구자들의 가능한 방법적 결정에 대한 부분으로 생각된다. 실험자들은 전기적 이점을 가지고 냉을 조절하기 위해 체적기변동기록 변형게이지를 사용한다. Clarke 등은 기준을 조정하여 냉을 조정하였을 것이다. 자료 이동의 가능성은 2가지 요소에 기초한다. 첫째 침수 첫 3분 동안 혈류를 기록하지 않았다. 둘째 이동 전 위치로 자료를 되돌린다면(그림 14.9와 13.10을 비교), Clarke 등의 자료와 매우 흡사한 유사한 조건을 사용하는 Knight 등의 실험에서 자료를 추출하였다(그림 13.9). 이 설명은 또한 초기혈관수축의 결여로 설명된다.

따뜻한 느낌 FEELING OF WARMTH

냉을 적용하는 동안 대부분의 사람들은 4가지의 감각을 경험한다. 통증, 따뜻하거나 타는 듯한 느낌, 쑤시거나 따끔거림 그리고 무딘 느낌이다. 따뜻한 감각은 CIVD 때문이라고 여겨진다.[57] 하지만 체표면이든지 아니면 피부 밑이든지 간에 온도 증가는 차가운 물에서 발목 담금기법을 하는 동안 감각에 변화를 동반하였다(그림 13.11).[74] 두 온도들은 대상자들이 따뜻한 감각을 느낄 때 전체 시간

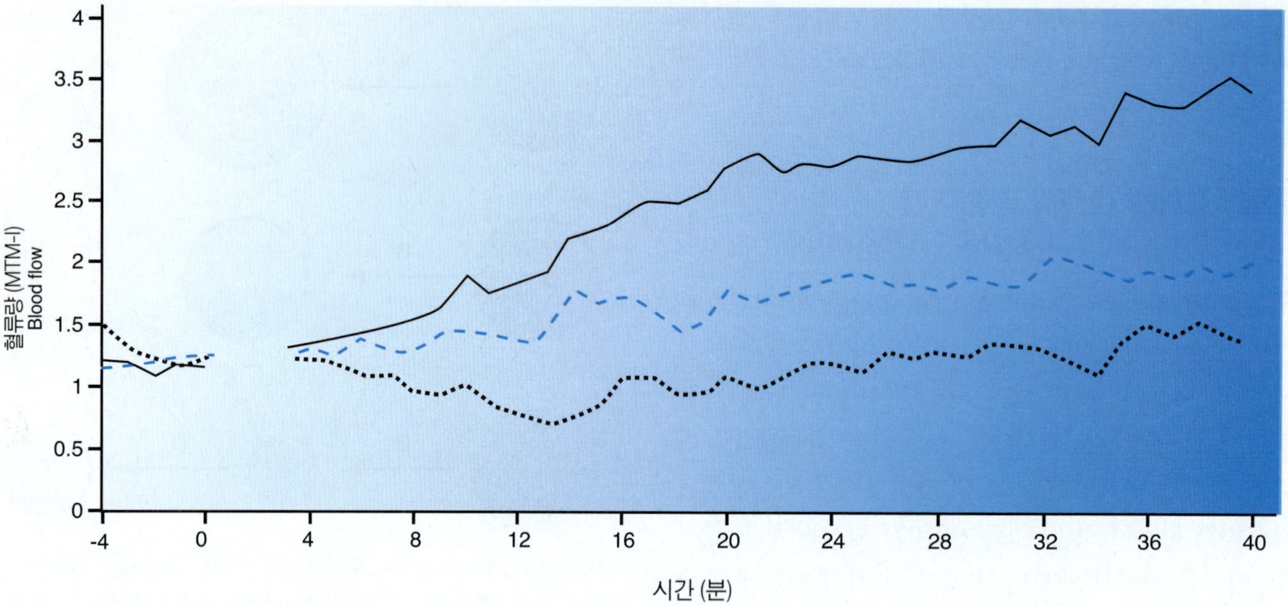

그림 13.8. 냉 욕족에서 40분 침수하는 동안 아래팔의 혈액흐름. 통제군이 없고, 침수시작 3분에 주목하라. 이 혼합 그래프는 각각 한 명의 대상자에 4개 각각의 그래프의 평균에 의해 그려졌다(각각 한명의 대상자들로 나타내짐). MTM-1, 측정의 특정 시간의 백분율 혈류량, 조직 10 mm 당 혈류량 (mm)[Knight에 의해 승인되었고, 변경됨. 1995 by Kenneth L. Knight. Reprinted with permission from Human Kinetics (Champaign, IL) and Blackwell Publishing].

은 감소했다. 분명히, 따뜻한 느낌은 신체적인 감각 보다 심리적인 감각이 더 작용하였다.

피부 발적 SKIN REDNESS

냉을 적용하는 동안 피부는 밝은 붉은색으로 변하고 일부에서는 CIVD로 간주한다. 이 현상은 조사되지 않았다. 따라서 설명이 불확실하다. 제안되는 설명 중의 하나는 냉을 적용하는 동안 조직대사가 감소하기 때문에 조직과 모세혈관 사이에서 산소 교환이 감소된다. 그 결과 피부의 정맥계는 더 많은 산소를 함유하는 혈액이 된다.[38]

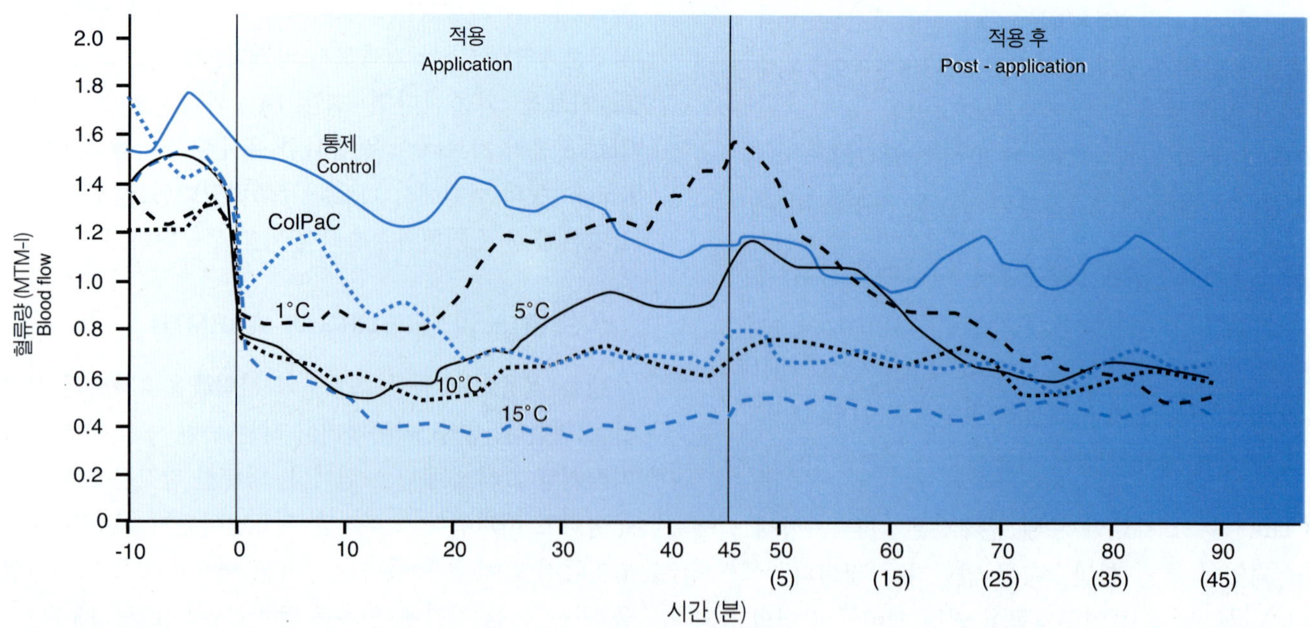

그림 13.9. 냉치료 45분 후에 아래팔의 혈액. 검정선, 33.8° F (1° C), 41° F (5° C), 그리고 50° F(10° C)에서의 물 침수; 파란색 선, 59° F(15° F) 침수, 젤팩, 그리고 통제; MTM-1, 측정의 특정 시간의 백분율 혈류량, 조직 100 mm 당 혈류량(mm) (Knight에 의해 승인되었고, 변경됨).

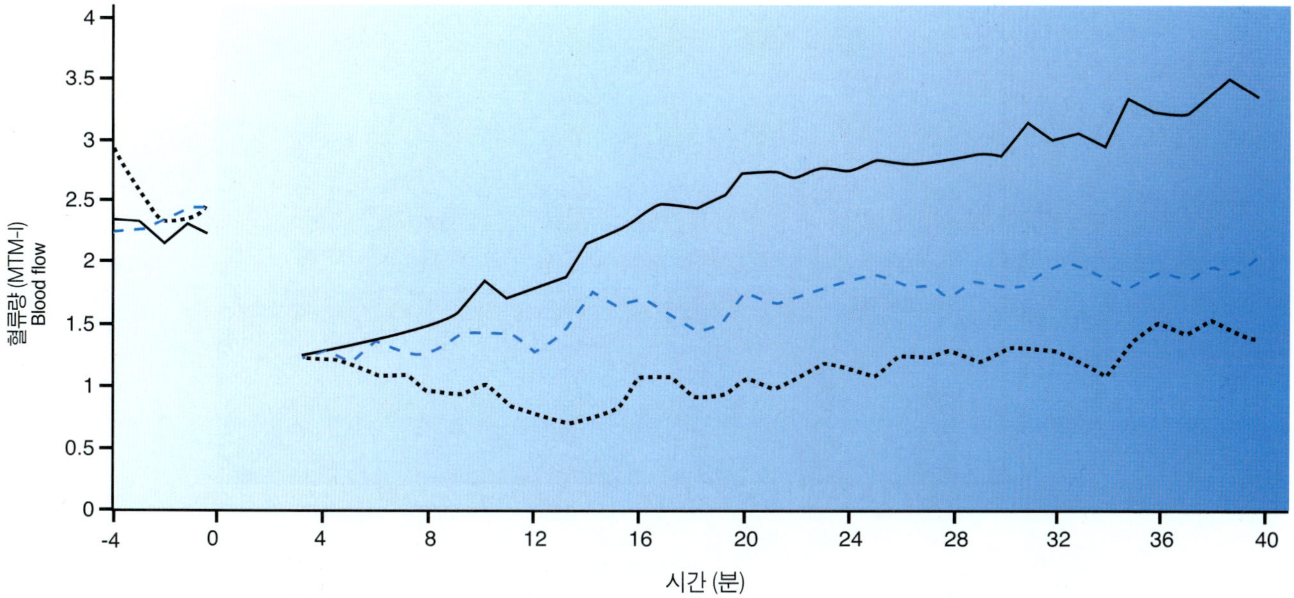

그림 13.10. Clarke 등의 데이터. 그들은 적용하기 전에 나타내었다. 세부적인 자료를 보아라. 이 데이터들과 그림 13.9 검정색 선 사이가 유사하다는 것에 주목하라. MTM-1, 측정 시간동안의 조직이나 백분율 혈액의 100 mm당 혈액(mm) (Knight로부터 승인되었고, 변경됨).

치유율 증가 INCREASED RATE OF HEALING

냉운동의 성공은 운동 때문이다. 운동은 열이나 냉을 적용한 것보다 혈류량을 더 증가시킨다(그림 13.12).[50] 하지만 추가적으로 혈류량이 증가하는 동안, 운동은 또한 다른 방식으로 치료를 촉진시킨다(6장 참조).

한랭유발성 혈관확장과 냉역학에 대한 결론 CONCLUSIONS ABOUT CIVD AND CRYOKINETICS

Knight와 공동 연구 후 CIVD와 관련된 문헌의 임상적 재검사를 기초로 하여 다음과 같은 결론을 얻었다:

- 한랭유발성 혈관확장(CIVD)은 치료적 냉적용 후에 또는 냉을 적용하는 동안 혈류량을 증가시키지는 않는

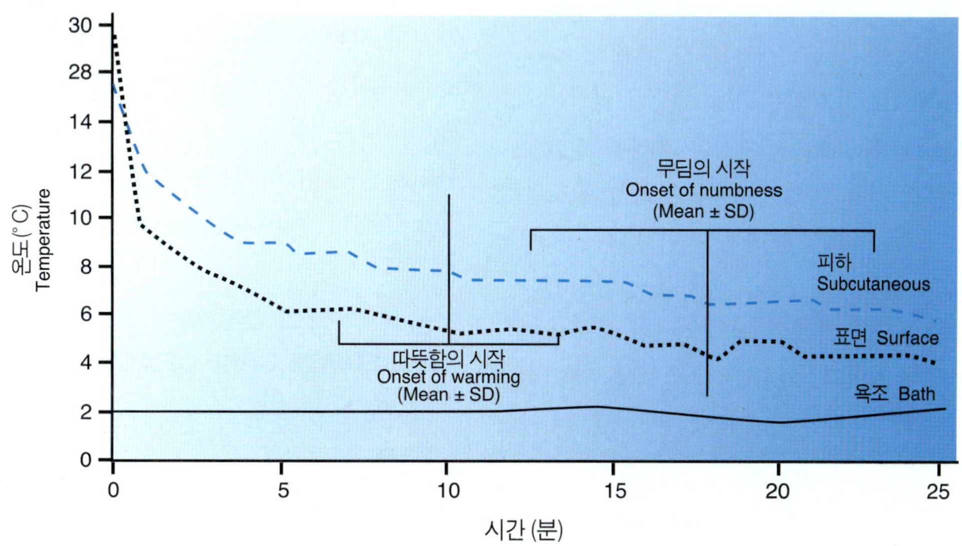

그림 13.11. 환자가 얼음 담금질을 하는 동안 따뜻한 감각을 호소할 지라도, 이 자료는 명확하게 따뜻한 감각을 적용하는 동안 조직 온도는 증가하지 않는다는 것을 나타낸다. SD, 표준편차(Johannes의 승인되었고, 변경됨).

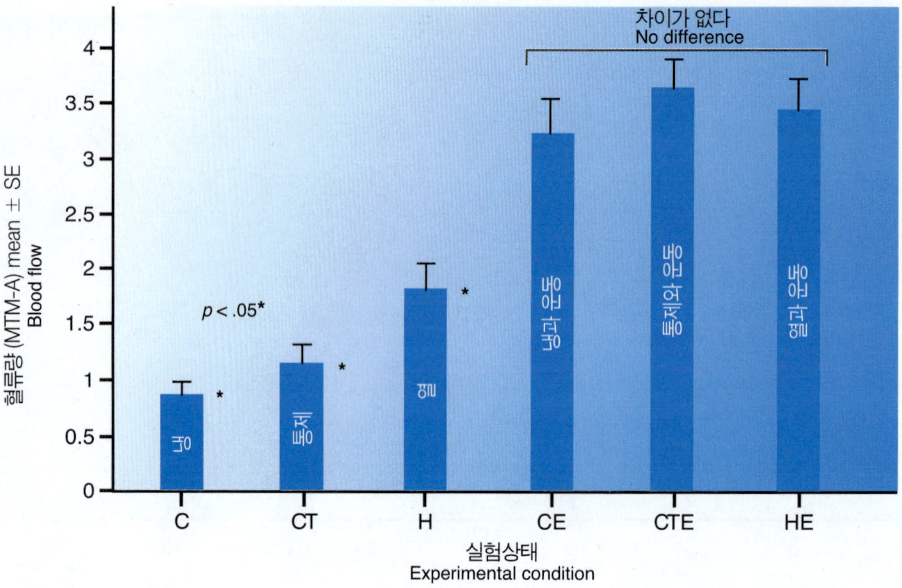

그림 13.12. 운동이 증가된 혈류에서 냉이나 따뜻함보다 더 효과적이다 라는 운동을 명확히 증명해주는 6가지의 치료동안의 평균 혈류량. 데이터는 각각의 양식을 가지고 25분을 포함한 평균 45분 치료이다. MTM-A,백분율 혈류나 조직의 100mm당 평균 혈류량(mm), SE, 평균의 표준 오류, 데이터는 그림 1.2와 같다. (Lond ree와 Knight의 승인되었고, 변경됨)

다. 냉 운동의 성공을 설명하려는 이론을 만들기 위해 그것을 주장하는 사람들이 너무 경솔했다.

- 치료 후 즉각적인 치료적 냉 적용의 목적은 통증없는 운동을 촉진하기 위한 것이다. 통증과 근 경련은 감소하며, 운동의 진행이 더 빠르고 쉽도록 한다.
- 운동은 재활을 위한 열쇠이다. 적절한 치료적 운동 실행 없이, 단순한 냉의 적용은 재활을 증진시키기 보다는 방해한다.
- Moore 등은 그들 연구의 목적 중의 하나는 냉운동을 포함한 생리적 기전의 계속적인 연구를 통하여 다른 연구자들을 지속적으로 격려하는 것이다.
- 관문조절설을 언급한 Nathan은, 이상은 결과를 필요로 한다고 주장하였다. 그러나 그것이 꼭 정확할 필요는 없다. 동시에 치료적 냉을 적용하는 동안 한랭유발성 혈관확장에 대하여 언급할 수 있다. 혈류를 증가시킨다는 CIVD에 대한 생각이 거짓이 되었음에도 불구하고 그것은 매우 성과가 있었다. 재활과 냉에 대한 생리학적 기초를 더 이해할 수 있었기 때문에 우리에게는 많은 도움이 되었다.

열 vs. 냉: 언제 그리고 왜 적용
Heat vs. Cold: When and Why

냉을 신체에 적용하였을 때 각각의 생리학적 반응이 어느 정도까지 발생하는지 논의되었다. 이전에 설명한 것처럼 모든 것이 유익한 것은 아니다. 하나의 치료적 목적에 도달하기 위해 도움을 주는 반응들은 도달하고자 하는 또 다른 목표에는 유익하거나 유익하지 않을 수도 있다. 특정 모달리티 사용과 적용 방법은 생리학적 반응이 차이를 가져와 치료적 효과를 나타낸다. 따라서 정형외과적 손상을 치료하는 다양한 시간에 따라 반응과 효과(바람직한)를 이해하는 것이 중요하다. 표 13.1은 정형외과적 손상 관리의 다양한 시기동안 열과 냉의 치료적 적용에 대한 국소 조직의 생리학적 반응과 효과를 나타내었다.

급성 손상의 즉각적인 치료
IMMEDIATE CARE OF ACUTE INJURIES

즉각적인 치료 과정 동안의 대사의 감소는 이차 손상을 제한하기 때문에 얼음에 대한 가장 중요한 생리학적 반응이다. 이 시기의 순환 감소는 사실상 유익하지 않다. 그 이유는 산소 운반을 감소시켜 이차 대사성 손상을 유발하기 때문이다. 그러나 대사 감소의 이점이 순환 감소로 인

표 13.1 정형외과 손상 관리를 하는 동안의 열과 냉 적용의 효능

생리학적 반응	급성 손상의 즉각적인 관리를 하는 동안의 효능	재활동안의 효능	
		급성 손상	만성 손상
냉			
순환감소	0	부정적	부정적
대사감소	매우 긍정적†	부정적	부정적
염증감소	부정적	부정적	긍정적
통증감소(무감각증)	긍정적	긍정적‡	긍정적
근경련 감소	긍정적	긍정적	0
조직딱딱함 감소	0	부정적	부정적
총	긍정적†	긍정적‡	?
열			
순환증가	0	긍정적	긍정적
대사증가	매우 부정적§	0	0
염증증가	긍정적	긍정적	부정적
통증감소(무감각증)	긍정적	0¶	긍정적
근경련 감소	긍정적	긍정적	0
조직딱딱함 감소	0	0	긍정적
총	부정적	0	?

**만성 손상에 즉각적인 치료는 없다.*
†이차 대사 손상 막음.
‡능동 운동 요구.
§이차 대사 손상 증진.
¶능동운동 촉진 안됨.

한 부정적 효과보다 더 크기 때문에 냉 적용의 결과는 전체적 관점에서는 긍정적이다. 또한 이러한 과정동안 근 경련과 통증을 감소시키기 때문에 유익하다.

즉각적인 치료 동안 열 적용은 대사를 증가시켜 이차 대사성 손상을 유발하기 전체 손상을 증가시키기 때문에 금기이다.

급성손상의 아급성 치료
SUBACUTE CARE OF ACUTE INJURIES

순환과 대사의 감소 그리고 염증과 조직 경직의 증가는 급성 손상 재활에 있어 유익하지 않다. 이 기간 동안 조직의 순환과 대사 증진이 필요하다. 물론 통증과 경련의 감소도 유익하다. 수학적 관점으로는(긍정 · 부정적 효과의 합) 재활기간 동안 냉 치료를 사용하는 이점은 없다. 이것은 일부 냉치료 기술에서는 사실이다. 하지만 냉 운동의 운동 구성은 순환과 대사 감소를 보상하기 보다는 더 큰 이점을 제공한다.

운동의 효과는 다음과 같다:

- 열 적용보다 혈류를 더 많이 증가시킨다.
- 유착 발달의 지연
- 신경 억제를 제한하여 활동성 촉진
- 손상으로부터 조직의 파편을 제거하는 일차적 시스템인 림프계 활성. 림프흐름은 체액을 펌프하기 위한 근육 활동을 필요로 하기 때문에 능동적 운동은 적절한 기능을 위해 필수적이다.

증가한 조직 경직
INCREASED TISSUE STIFFNESS

통증은 관절의 작은 염좌 후라고 할지라도, 수일 동안 능동적 움직임을 제한한다.[28,80,85] 따라서 냉을 이용한 통증 감소는 다른 가능한 방법 보다 더 먼저 능동적 운동 수행을 가능하게 한다.[28,86,87] 조직 경직의 증가는 능동운동을 방해하기 때문에 재활동안 부정적인 효과로 여겨진다.

급성기 정형외과적 손상 이후 운동을 촉진하는데 있어 열적용은 냉 적용만큼 효과적이지는 않다. 보통 열 적용 후의 운동은 이전에 나타났던 통증과 근 경련을 다시 발생시킨다. 만성 손상은 이와 같지는 않다. 또한 열은 일반적인 근육통 감소에 효과적이다.

냉운동(cryokinetics)은 열 적용보다 먼저 시작될 수 있다.[86,89,90] 열 치료는 추가적인 이차 대사성 손상을 예방하기 위해 순환이 회복될 때까지 기다릴 필요가 있다. 이것은 손상 후 보통 44~72시간이 걸리며 반면, 냉 운동은 손상 후 1~24시간에 시작할 수 있다.[89]

아급성 후반기 치료 LATE SUBACUTE CARE

급성 손상 후 10~15일 이내 통증은 날카롭게 찌르는 통증에서 조금 더 둔화되게 쑤시는 통증(soreness)으로 변화된다. 이 통증은 냉 보다는 열에 더 많이 반응한다. 근경련이나 결합조직 수축은 관절가동범위를 감소시킨다. 따라서 근 경련은 냉으로 치료하고 결합조직은 열, 신장, 냉을 결합하여 치료한다.

만성 또는 과사용 손상들
CHRONIC OR OVERUSE INJURIES

과사용 손상은 즉각적으로 치료할 수 없다. 왜냐하면 이러한 손상은 발병이 점진적이며 혈관 붕괴가 적어 이차 대사성 손상의 위험이 거의 없다.[91-93] 만성 손상의 재활을 둘러싼 논쟁은 혼란을 일으킨다. 일반적으로 근경련은 최소한이거나 아니면 없으며, 통증은 활동이 연장될 때만 나타난다. 과활동 염증 반응은 염증을 감소시키기 위해 냉을 적용한다는 것을 나타낸다. 그러나 냉이 유익하다는 근거는 없다.

힘줄염을 위한 일반적인 치료는 먼저 온습포 이후 냉팩 그리고 훈련이나 운동을 실시한다. 그러나 이것에 대한 근거는 명확하지 않아 지지를 받지 못한다. 초음파를 10일 동안 이틀마다 적용하여 효과가 있을지라도, 이 주장을 지지할 만한 근거는 되지 못한다. 정확하게 말하면, 이것은 농구선수나 체조 선수 치료 경험에 바탕을 둔 임상적 표현이다.

과도기와 아급성 치료를 위한 냉치료 기술
Cryotherapeutic Techniques for Transition and Subacute Care

급성 정형외과적 손상의 과도기와 아급성 치료에서 사용되는 가장 일반적인 치료 기술이 이 부분에서 다루어진다. 각각은 특정 적응증을 가지며 기술은 서로간의 호환성이 없다. 14장에서 4가지 기술의 특정 적용 절차를 나타내었다.

급성 관절 염좌 재활을 위한 냉운동
CRYOKINETICS FOR ACUTE JOINT SPRAIN REHABILITATION

냉운동(cryokinetics)은 손상된 신체 부위에 둔감을 위한 냉과, 점진적이고 등급화된 능동운동의 체계적인 결합이다. 냉 운동은 인대 염좌 재활에 가장 효과적인 냉치료이다. 특히 발목 관절 염좌에 효과적이며 이 기술은 다른 급성기 근골격계 관절 손상에도 사용될 수 있다. 냉 운동은 전통적인 열 치료보다 재활을 더 빠르게 하여 몇 일이나 몇 주 재활 기간을 단축시킨다.

통증이 없는 운동(Pain-free exercise)

냉 치료의 목적은 능동운동을 가능하게 하여 통증을 감소시키기 위한 것이다.

안전 장치(Safety valve)

통증을 감소시키는 프로카인(procain)과 같은 국소 마취제 주사와는 달리 냉은 신체의 통증 감각기전을 전체적으로 차단하지 않는다. 냉은 잔여통을 감소시켜(손상된 조직의 통증, 종창에 의한 신경 압박 등) 능동 운동을 촉진한다. 하지만 운동이 너무 격렬하다면, 손상이 심해질 수 있으며 신체는 통증으로 반응한다. 따라서 냉 운동에 대한 안전 장치로 둔한 감각과 함께 나타나는 통증은 운동이 너무 격렬하다는 것을 나타내며, 활동의 수준을 감소시켜야 한다(냉 적용으로 팔다리는 적절하게 무뎌져 있기 때문에).

생리학적 준비 (Psychological preparation)

첫 치료 단계에서 초기에 오는 무딤은 환자들에게는 보통 어렵게 느껴지고 신체 부위가 무뎌지기 전 강렬한 통증을 경험하게 될 것이다. 하지만 신체는 빠르게 적응하여 얼음 적용은 이 강한 느낌을 감소시킨다. 환자에게 초기의 강한 통증에 대하여 미리 알려주고 다음과 같은 사항을 이해시킨다:

- 통증은 단지 일시적이다. 그 후 냉을 적용하는 동안 발생하지 않을 것이다.
- 초기의 불편한 시간이 감소되면 일시적인 불편함 보다는 치료의 이점이 더 많다.
- 기능장애의 기간이 줄어드는 것은 냉의 주된 이점이다.

강력한 냉에 대하여 준비가 되지 않은 환자들은 첫 침수의 통증때문에 지속적으로 치료를 거부하기도 한다(14장에 냉 운동 적용 절차 참조).

급성 근육 손상을 위한 냉신장
CRYOSTRETCH FOR ACUTE MUSCLE INJURIES

냉운동이 급성 관절 염좌 치료에 특별히 효과적이라 할지라도, 급성 근육 염좌에 최상의 치료는 아니다. 근육 염좌는 수동적으로 신장(stretched)되어야 한다. 냉신장 기술은 냉과 수동적 신장을 결합한 것이다. 근육 염좌 재활의 초기 단계에서 사용되어여야 하며 이 장 후반의 설명과 같이 냉 운동 뒤에 온다.

냉 신장 기술은 낮은 등급의 근 경련과 대부분의 근육 손상(좌상과 타박상)으로 인한 근 경련이나 근육 긴장을 감소시키는 역할을 한다. 사실 "당긴다"라는 대부분의 근육은 근육 섬유의 긴장이라기 보다는 근육의 경련이다. 어떤 경우에도 재활의 첫 단계는 경련 감소와 통증이 없는 관절가동범위의 재확립이다.

냉신장(cryostretch)은 근 경련을 감소시키기 위하여 냉 적용, 정적 신장, 등척성 수축(PNF의 수축-이완 기술) 3가지를 결합한 기술이다. 냉 신장은 신체의 일부가 무뎌진 상태에서 운동을 수행하는 냉 운동과 유사하지만, 운동의 횟수가 차이가 난다(냉신장 3번, 냉 운동 5번). 냉신장 운동을 하는 동안 손상된 근육은 정적 신장과 등척성 수축이 교대로 이루어진다.

냉 신장은 냉 마사지, 냉팩, 좀 더 큰 냉팩의 냉 적용으로 시작된다. 감각이 둔해진 후 둔감 사이에 2.5분의 3가지 운동을 삽입한다. 각 운동은 65초 운동 2세트와 세트 사이의 20초 휴식으로 구성된다. 또 하나의 운동은 정적 신장과 3번의 등척성 수축(수축-이완)로 구성된다(14장의 적용 절차 참조).

결합조직 신장
CONNECTIVE TISSUE STRETCH

결합조직 신장은 열적용, 긴 시간의 수동 신장, 냉 적용으로 구성된다. 장기간의 고정 후 결합조직이 구축되는 동안 관절의 유연성을 증가시키기 위해 사용된다. 열은 콜라겐 섬유를 이완시키고 콜라겐 섬유 길이를 신장시키기 위해 사용하며 냉은 콜라겐 섬유가 신장된 자세에서 다시 부착되도록 한다. 14장의 적용 절차를 참조하라.

림프부종 펌프 LYMPHEDEMA PUMPS

림프부종 펌프는 이전에 간헐적 압박 펌프, 냉 압박 장치, 공기 압박 펌프, 간헐적 압박 도구 등으로 알려져 있으며 신체 부분에 간헐적인 압박을 제공한다. 장치는 팔이나 다리에 맞는 부츠나 슬리브, 펌프, 펌프와 슬리브를 연결하는 호스, 그리고 작은 얼음물 통으로 구성된다. 펌프는 차가운 공기나 물을 슬리브로 보내 관절에 압력을 가한다. 펌프는 켜지고 꺼지는 시간적 조절 기전에 따라 부츠나 슬리브가 부풀었다가 느슨해지도록 한다. 슬리브의 압력 변화는 림프나 정맥 배출을 일으켜 부종을 감소시킨다.

냉 운동은 부종 감소에 더 효과적이다. 그 이유는 림프부종 펌프는 부풀었다가 느슨해지는 속도가 냉 운동에 의한 근육 펌프보다 더 느리기 때문이다. 또한 냉 운동은 능동적 운동의 효과를 추가적으로 더 얻을 수 있다. 14장의 적용 절차를 참조하라.

대조욕 치료 CONTRAST BATH THERAPY

대조욕 치료는 손상된 신체 부위를 따뜻한 욕조의 물과 차가운 욕조의 물에 교대로 담그는 것을 의미한다. 전통적인 이론은 따뜻한 물과 차가운 물의 교대 적용은 혈관의 확장과 수축을 교대로 일으켜 조직으로부터 부종을 이동시킨다는 것이다. 적용시간은 매우 다양하다. 따뜻함과 차가움의 대다수의 비율은 4:1, 3:1, 3:2, 5:2, 5:5분으로 제안되어왔다.

부종을 제거하기 위한 대조욕 치료의 이론은 많은 함정을 가지고 있어 이 기법을 추천하지 않는다. 예를 들면:

- 부종은 조직으로부터 자유단백질(protein)을 제거하여 감소된다. 이것은 림프 시스템 경로로 이루어진다. 혈관 시스템은 아니다(5장 참조).
- 부종이 혈관 시스템 경로로 감소되었다 하더라도, 조직 온도는 중요한 혈관 반응을 일으키기에 충분하지 않다.[101-103]
- 온도 변화가 혈관 변화에 충분히 영향을 미친다 할지라도, 정맥이나 모세혈관이 아닌 근육 안의 림프 혈관은 온도 변화의 영향을 미치지는 않는다.
- 이 기술이 혈관과 림프 펌프 작용을 한다고 해도 냉 운동이 더 많은 펌프작용을 할 것이다. 3:1의 비율이라고 가정할 때, 한 시간 동안 4분이나 15분 펌프 작용이 발생한다. 한 시간의 냉 운동 동안 환자는 15분의 능동적 운동을 수행한다. 각 운동을 반복하는 동안 근육 수축은 정맥과 림프 시스템을 펌프할 것이다. 환자는 분당 20~30번의 펌프를 수행할 수 있고, 대조욕에서 발생하는 분당 펌프 횟수보다 20~30배 더 많을 것이다.

또다른 이유는 냉과 열을 교대 적용하는 동안 교대 감각으로 통증이 감소되고, 대조욕 이후 더 많은 활동이 가능하다는 것이다. 그러나 이 이론은 결함을 가지고 있다. 대조욕 치료를 사용하였을 때 손상당하지 않은 대상자는 무딘 감각이 변화되지는 않는다.[99]

재활을 위해 열과 냉 비교
Comparing Heat and Cold for Rehabilitation

일부 임상가들은 적용하는 동안의 온도변화는 열에 비해 냉이 크기 때문에 냉 치료가 재활동안 열 치료보다 더 효과적이라고 생각한다. 그러나 이것은 사실이 아니다. 이 오류는 변화를 계산하기 위하여 핵심온도를 사용했기 때문이다. 그러나 치료적 모달리티의 대부분은 팔과 다리에 적용된다. 따라서 온도 차이는 낮은 핵심 온도 보다는 팔과 다리의 온도에서 계산되어야 한다(표 13.2). 예를 들면, 차가운 소용돌이욕과 핵심 온도에서 절대적인 변화는 6.3배로 따뜻한 소용돌이욕과 핵심온도 66.2℉와 37.4℉(19℃와 3℃) 변화보다 더 크다. 따라서 팔과 다리의 온도와 따뜻한 소용돌이욕과 차가운 소용돌이욕의 차이를 계산할 때 변화는 42.8° F와 53.6° F(6° C와 12° C)로 단지 두 배 더 크다.

표 13.2 냉동요법과 열치료 동안의 온도 변화

치료적 방식	정상온도	온도변화 몸통(core)	 팔다리
몸통	98.6° F (37° C)		
팔다리	86～93° F (30~34° F)		
표면 열			
온습포	115° F (45° C)	+16.4° F (+8° C)	+22～29° F (+11～15° C)
소용돌이욕	105° F (40° C)	+6.4° F (+3° C)	+12～19° F (+6～10° C)
표면 냉			
담금	34° F (1° C)	−64.6° F (−36° C)	−52～59° F (−29～33° C)
콜드팩	41° F (5° C)	−57.6° F (−32° C)	−45～52° F (−25～29° C)
소용돌이욕	65° F (18° C)	−33.6° F (−19° C)	−21～28° F (−12～16° C)

적용 팁 APPLICATION TIP

냉치료: 즉각적인 치료를 넘어서는 강력한 치료. 냉치료는 즉각적인 처치 동안 매우 강력한 효과를 나타낸다. 하지만 우리는 모든 정형외과적 손상의 재활의 해답으로써 뚜렷한 인상을 주기를 원하지 않는다. 급성 염좌와 좌상 동안, 냉치료나 냉운동, 냉신장은 RICES 치료를 병행하여야 하며 재활의 급성 후 단계에서 계속 지속되어야 한다. 열은 일반적인 쓰라림을 감소시키고 관절가동성과 스트레칭을 위해 콜라겐 조직을 준비시키는데 사용되어져야 한다. 열치료와 광범위한 냉치료 모두 상황에 따라야 한다.

언제 냉을 사용하고 언제 열을 사용하는가 WHEN TO USE COLD AND WHEN TO USE HEAT

개인적 연구, 자료, 임상적 경험을 바탕으로 다음의 의견을 제시한다:

- 냉 적용은 항상 급성 손상의 즉각적인 치료로 사용되어야 한다.
- 냉 적용은 급성 정형외과 손상의 재활 동안 운동을 촉진하는데 더 효과적이다.
- 근 경련은 열과 신장의 사용하는 것보다 냉과 신장을 사용하는 것이 더 빨리 감소된다.
- 만성 염증은 초음파(하루에 2번)나 표면 열이나 냉에 잘 반응한다. 일부는 표면 냉에 더 잘 반응하며 반면 다른 사람은 표면 열에 더 잘 반응한다. 환자에게 가장 편안한 모달리티를 가지고 증상을 치료한다.
- 비가동성(2주나 그 이상)으로 인한 결합조직 구축은 열과 그 후 신장이나 가동술을 이용하여 치료해야 한다.
- 일반적인 쓰라린 통증은 따뜻한 소용돌이욕으로 치료하는 것이 가장 좋다
- 통증이 남아있고 운동이 필요한 아급성 관절 염좌(손상 후 4~14일)는 운동이나 훈련 전 열을 적용하고, 그 후 냉을 적용하여야 한다.

적용 팁 APPLICATION TIP

치료적 목표는 치료적 모달리티 선택을 결정한다. 냉이나 열의 사용에 대한 추천은 모달리티에 대한 신체의 반응이 치료적 목적과 일치하도록 치료적 모달리티를 선택하는 원리를 나타낸다. 1장에서의 SAID(요구에 따른 특정 적응) 원칙을 기억하라.

맺음말 CLOSING SCENE

머리말에서 AT 학생은 손상된 선수의 발목에 냉을 적용할 때 15분 이상 걸리지 않게 하라고 말한다. 그 이유는 15분 이후 한랭유발성 혈관확장이 발생하여 부종을 더 증가시킬 수 있기 때문이다. 당신은 그에게 CIVD 이론이 부정확한 이유를 확실하게 설명해야 한다. 하지만 즉각적인 치료를 넘어서는 냉치료의 사용이 부정적인 것은 아니다. 더욱이 혈류를 증가시키는 것 보다는 왜 치료적 운동을 촉진하는 것이 더 효과가 있는지 설명하여야 한다.

고찰 CHAPTER REFLECTIONS

1. 다음의 내용을 읽고 숙고하라. 각각의 개념을 명확하게 이해하였다고 느끼는가? 만약 그렇지 않다면 본문에 맞는 부분을 다시 읽어라.
   - 냉치료의 정의
   - 왜 냉치료와 관련하여 혼동을 겪는가?
   - 냉을 적용하는 동안 표면온도와 심부 온도의 차이, 조직과 모달리티의 열경사 등의 온도변화를 설명하시오.
   - 정형외과적 손상관리 동안 즉각적인 치료와 즉각적인 치료 후의 냉치료의 관계를 각 단계별로 이론, 목적, 냉치료 적용을 포함하여 설명하시오.
   - 정형외과적 손상의 즉각적인 치료와 즉각적인 치료 후의 냉치료에 대하여 혼란을 겪는 이유는 무엇인가?
   - 통증과 냉치료의 관련성을 고려하여 냉치료의 원인과 통증을 어떻게 감소시키는지 설명하라.
   - 냉치료의 9가지 주요 생리학적 반응을 열거하고 기전을 간략하게 설명하여라.
   - 냉치료 동안 통증을 최소화할 수 있는 전략을 토론하시오.
   - 냉치료로 유발되는 통증에 대하여 습관화 되는 것과 극복하는 것의 차이점은 무엇인가? 냉치료 동안 두 가지에 대한 전략을 논하여라.
   - CIVD를 설명하시오— 무엇인지, 언제 발생하는지, 그리고 왜 임상치료사들은 정형외과적 관리 법칙에 대해 혼동하는지 설명하시오.
   - 정형외과적 손상의 급성 관리와 즉각적인 치료동안 열과 냉 사용의 유용성을 설명하시오(각각의 생리학적 반응의 영향을 포함하여).
   - 치료적 모달리치를 사용하기 위한 선택의 기준은 무엇인가?
   - 냉운동, 냉신장, 결합조직 신장, 대조욕, 림프부종 펌프를 언제 어떻게 사용하는지 간략하게 설명하시오.
2. 강사, 임상강사, 급우, 임상동료와 함께 토의할 수 있도록 3~5개의 질문을 쓰시오.
3. 급우와 함께 이 장의 개념에 대해 서로 질문하시오. 연습 1에 있는 요점을 사용하고, 연습 2를 위해 질문을 적으시오. 여러분이 이해한 것보다 더 깊은 이해가 필요하다면, 소리 내어 개념을 설명하시오.

비판적인 사고에 대한 답변 CRITICAL THINKING RESPONSES

비판적 사고 13.1

냉(RICE)은 손상 후 즉시 그리고 2차 손상을 감소시키기 위해 10~24시간 동안 필수적이다. 부종을 감소시키기 위한 노력으로 손상 후 몇 일 동안 지속적으로 냉(RICE)을 사용한다. 나중 노력은 별 의미가 없다. 하지만 무엇보다도 중요한 것은 부종은 과정이라는 것이고, 스스로 해결되지는 않는다. 부종은 단백질이 자유롭게 세포 밖으로 나가는 모세혈관의 여과과정을 따라 이동한다. 부종을 감소시키기 위해 당신은 자유단백질을 세포 밖으로 과다하게 내보내어 제거시켜야 한다. 이것은 전기적 근육자극이나 림프부종 펌프, 마사지, 능동적 운동과 같이 간헐적 압박 시간을 통해 림프 시스템 자극을 필요로 한다.

비판적 사고 13.2

발이 계속 얼음물 욕조에 담겨져 있다면, 물에서는 온도 경사가 발행하여 아무것도 없는 물보다 신체 온도와 유사하게 변화될 것이다. 환자가 발을 움직인다면, 경사는 깨지고 발 주변의 물은 차가워질 것이다. 국소적 환경의 온도 감소는 통증 반응을 유발한다.

비판적 사고 13.3

그림 13.3과 13.4는 한 대상자로부터 추출된 데이터이다. 그림 13.6은 12명의 대상자에서 나타난 평균이다. 이후의 연구에서 각각의 대상자의 온도는 이전에 비해 더 진폭이 컸다. 하지만 파동은 다른 시간대에 발생했으며, 평균은 모두 부드러운 선이었다. 예를 들면, 3명의 대상

자들 각각에 3개의 연속적인 평가를 고려하자: 대상자 A = 2, 4, 2; 대상자 B=3, 3, 4; 그리고 대상자 C=4, 2, 3. 3명 대상자의 측정값은 각각 변화가 있었다. 사실 대상자 A의 두 번째는 첫 번째와 세 번째의 2배 정도 더 많다. 데이터가 평균화되었을 때 그들은 3,3,3의 직선 그래프로 나타난다. 두 번째의 중요한 고려사항은 환자는 평균화되지 않았고, 개인들의 환자는 정확히 평균처럼 반응하지 않는다는 것을 의미한다.

비판적 사고 13.4

당신은 능동적 사고에 의한 해석의 오류를 방지할 수 있다. 순진하거나 냉소하지 말라. 16세기의 철학자 Francis Bacon은 "반박이나 부인하지 말고, 당연히 받아들이거나 믿지 말고 읽어라... 하지만 심사숙고하라"고 말했다.

우리는 모두 개념에 대해 정의 내리기를 원하고, 왜 우리가 무언가를 해야 하는지 설명하기를 원한다. 우리 자신의 호기심뿐만 아니라, 우리 환자에게 무엇을 해야 하는지 설명해 주기를 원한다. 불행히도 많은 임상치료사들은 이론을 무시하거나 의심하는 주장을 한다. 이것은 특별히 사실이다. 대부분은 명예를 생각한다. 하지만 그들 사이에서는 허풍이고 진부한 이야기일 뿐이다.

저널의 기사를 읽을 때 참고문헌을 확실하게 확인하라. 참고문헌은 종종 잘못된 것을 그대로 사용한다. 예를 들면, McMaster[104]은 즉각적인 치료동안 20분의 냉적용을 인용한다. 하지만 그 근거는 냉 운동에 대한 Knight와 Londeree[50]의 연구이다. 따라서 통증을 조절하기 위한 냉치료가 대사감소를 목적으로 하는 즉각적인 치료의 냉치료를 참고로 하는 것은 부적절하며 원래의 참고문헌을 확인하지 않은 많은 사람들은 이것을 그대로 사용한다.

참고에 대한 또 다른 점은 그것의 내용이다. 견해가 유명한 과학자나 임상가의 견해라 하더라도, 견해보다는 주제에 대한 특정 연구를 참고하는 것이 더 좋다.

참고문헌 REFERENCE

1. Knight KL. Cryotherapy in Sport Injury Management. Champaign, IL: Human Kinetics; 1995.
2. Jarvinen M. Immobilization effect on the tensile properties of striated muscle: An experimental study in the rat. Arch Phys Med Rehabil. 1977;58:123–127.
3. Jarvinen M. Healing of a crush injury in rat striated muscle. 2. A histological study of the effect of early mobilization and immobilization on the repair processes. Acta Pathol Microbiol Scand [A] 1975;83: 269–282.
4. Hurme T, Kalimo H, Lehto M, Jarvinen M. Healing of skeletal muscle injury: An ultrastructural and immunohistochemical study. Med Sci Sports Exerc 1991;23:801–810.
5. Kvist H, Jarvinen M, Sorvari T. Effect of mobilization and immobilization on the healing of contusion injury in muscle. A preliminary report of a histological study in rats. Scand J Rehabil Med 1974;6: 134–140.
6. Dehne E. The rationale of early functional loading in the healing of fractures: A comprehensive gate control concept of repair. Clin Orthop 1980;146:18–27.
7. Buch B, Papert AI, Shear M. Microscopic changes in rat tongue following experimental cryosurgery. J Oral Pathol 1979;8:94–102.
8. Marcove RC, Weis LD, Vaghaiwalla MR, Pearson R. Cryosurgery in the treatment of giant cell tumors of bone: A report of 52 consecutive cases. Clin Orthop 1978;134:275–289.
9. Boykin JV Jr, Crute SL. Mechanisms of burn shock protection after severe scald injury by cold-water treatment. J Trauma 1982;22: 859–866.
10. Rippe B, Grega GJ. Effects of isoprenaline and cooling on histamine induced changes of capillary permeability in the rat hindquarter vascular bed. Acta Physiol Scand 1978;103:252–262.
11. Harris ED Jr, McCroskery PA. The influence of temperature and fibril stability on degradation of cartilage collagen by rheumatoid synovial collagenase. N Engl J Med 1974;290:1–6.
12. Svanes K. Studies in hypothermia I. The influence of deep hypothermia on the formation of cellular exudate in acute inflammation in mice. Acta Anaesth Scand 1964;8:143–156.
13. Svanes K. Studies in hypothermia II. The influence of deep hypothermia on the formation of fluid exudate in acute inflammation in mice. Acta Anaesth Scand 1964;8:157–166.
14. Dorwart BB, Hansell JR, Schumacher HR. Effects of heat, cold and mechanical agitation on crystal-induced synovitis in the dog. Arthritis Rheum 1974;17(5):563–571.
15. Abakumova E. Effect of hypothermia on wound healing. Stomatologiia 1978;57:19–21.
16. McCaffery M. Nursing Management of the Patient with Pain. Philadelphia: Lippincott, 1979.
17. Chapman CE. Can the use of physical modalities for pain control be rationalized by the research evidence? Can J Physiol Pharmacol 1991;69:704–712.
18. Grant AE. Massage with ice (cryokinetics) in the treatment of painful conditions of the musculoskeletal system. Arch Phys Med Rehabil 1964;44:233–238.
19. Hayden CA. Cryokinetics in an early treatment program. J Am Phys Ther Assoc 1964;44:990–993.
20. Knight KL. Ankle rehabilitation with cryokinetics. Physician Sportsmed 1979;7:113.
21. Knight KL. Cryokinetics in rehabilitation of joint sprains. J Can Athl Ther Assoc 1981;8:17–18.
22. Tovel J. Ice immersion toe cap. Athl Train 1980;15:33.
23. Nimchick PSR, Knight KL. Effects of wearing a toe cap or a sock on temperature and perceived pain during ice water immersion. Athl Train 1983;18:144–147.

24. Jutte LS, Konz S. A 15 min immersion in 1°C water produces greater numbness than immersion in 4°C or 10°C water. J Athl Train: In review.
25. Everall M. Cold therapy. Nursing Times 1976;70:144–145.
26. Haines J. A study into a report on cold therapy. Physiotherapy. 1970;56:501–502.
27. Raptou AD. Cryotherapy: A brief review. South Med J 1968;61: 625–627.
28. Kraus H. Prevention and treatment of skiing injuries. J Trauma 1961; 1:457–463.
29. Chu DA, Lutt CJ. The rationale of ice therapy. J Natl Athl Train Assoc 1969;4:8–9.
30. Travell J, Rinzler SH. The myofascial genesis of pain. Postgrad Med 1952;11:425–434.
31. Ashby EC. Abdominal pain of spinal origin. Ann R Coll Surg Engl 1977;59:242–246.
32. Wolf SL, Knutsson E. Effects of skin cooling on stretch reflex activity in triceps surae of the decebrate cat. Exp Neurol 1975;49: 22–35.
33. Lane L. Localized hypothermia for relief of pain in musculoskeletal injuries. Phys Ther 1971;51:182–183.
34. Wolf SL, Letbetter WD. Effect of skin cooling on spontaneous EMG activity in triceps surae of the decerebrate cat. Brain Res 1975;91: 151–155.
35. Hunt C. The effect of sympathetic stimulation on mammalian muscle spindles. J Physiol 1960;151:332–341.
36. Johns RJ, Wright V. Relative importance of various tissues in joint stiffness. J Appl Physiol 1962;17:824–828.
37. Fox W. Human performance in the cold. Hum Factors 1967;9: 203–220.
38. Licht S. History of therapeutic heat and cold. In: Lehman JF, ed. Therapeutic Heat and Cold. 3rd ed. Baltimore: Williams & Wilkins, 1982.
39. Giesbrecht G, Bristow G. Decrement in manual arm performance during whole body cooling. Aviat Space Environ Med 1992;63: 1077–1081.
40. LeBlanc JS. Impairment of manual dexterity in the cold. J Appl Physiol 1956;9:62–64.
41. Vincent M, Tipton M. The effects of cold immersion and hand protection on grip strength. Aviat Space Environ Med 1988;59:738–741.
42. Lehmann JF, Masock AJ, Warren CG, Koblanski JN. Effect of therapeutic temperatures on tendon extensibility. Arch Phys Med Rehabil 1970;51:481–487.
43. Warren CG, Lehman JF, Koblanski JN. Elongation of rat tail tendon: Effect of load and temperature. Arch Phys Med Rehabil 1971; 52:465–474.
44. Evans TA, Ingersoll CD, Knight KL, Worrell TW. The effects of cold application on functional agility. J Athl Train 1995;30:231–234.
45. Hopkins JT, Ingersoll CD. Arthrogenic muscle inhibition: A limiting factor in joint rehabilitation. J Sport Rehab 2000;9:135–159.
46. Hopkins J, Ingersoll CD, Edwards J, Klootwyk TE. Cryotherapy and transcutaneous electric neuromuscular stimulation decrease arthrogenic muscle inhibition of the vastus medialis after knee joint effusion. J Athl Train 2002;37:25–31.
47. Hopkins JT, Ingersoll CD, Krause BA, et al. Effect of knee joint effusion on quadriceps and soleus motoneuron pool excitability. Med Sci Sports Exerc 2001;33:123–126.
48. Hopkins JT, Stencil R. Ankle cryotherapy facilitates soleus function. J Orthop Sports Phys Ther 2002;32:622–627.
49. Ingersoll CD, Palmeiri RM, Hopkins JT. A joint dilemma. Rehabil Manag 2003;16(1):38–42.
50. Knight KL, Londeree BR. Comparison of blood flow in the ankle of uninjured subjects during therapeutic applications of heat, cold, and exercise. Med Sci Sports Exerc 1980;12:76–80.
51. Lewis T. Observations upon the reactions of the vessels of the human skin to cold. Heart 1930;15:177–208.
52. Moore RJ, Nicolette RL, Behnke RS. The therapeutic use of cold (cryotherapy) in the care of athletic injuries. J Natl Athl Train Assoc 1967;2:6.
53. Juvenal JP. Cryokinetics, a new concept in the treatment of injuries. Schol Coach 1966;35:40–42.
54. Behnke RS, Blackwell HJ, Nicolette RL, Moore RJ. Ice therapy. Paper presented at the convention of the National Athletic Trainers Association, June 1967, Columbus, OH.
55. Behnke R. Cryotherapy and vasodilation. Athl Train 1973;8:106.
56. Behnke R. Cold Vasodilatation. Athl J 1973;8:106,133–137.
57. Edwards AG. Increasing circulation with cold. J Natl Athl Train Assoc 1971;6:15–16.
58. Wise DD. Ice and the athlete. Physiother Can 1973;25:213–217.
59. Abraham WM. Heat vs. cold therapy for the treatment of muscle injuries. Athl Train 1974;9:177.
60. Clarke RSJ, Hellon RF, Lind AR. Vascular reactions of the human forearm to cold. Clin Sci 1958;17:165–179.
61. Knight K. Comparison of blood flow in normal subjects during therapeutic applications of heat, cold, and exercise of therapeutic levels. Doctoral dissertation, University of Missouri, 1977.
62. Knight KL, Aquino J, Johannes SM, Urban CD. A re-examination of Lewis' cold-induced vasodilatation in the finger and ankle. Athl Train 1980;15:248–250.
63. Knight K, Carmody LW. Rewarming of the ankle and forearm following 30 minutes of ice water immersion. Paper presented at the National Athletic Trainers Association Annual Meeting, June 1984, Nashville, TN.
64. Knight KL, Elam JE. Rewarming of the ankle, forearm, and finger after cryotherapy: Further re-examination of Lewis' cold-induced vasodilatation. J Can Athl Ther Assoc 1981;8:15–17.
65. Edwards M, Burton AC. Correlation of heat output and blood flow in the finger, especially in cold-induced vasodilation. J Appl Physiol 1960;15:201–208.
66. Abramson DI, Chu LSW, Tuck S, et al. Effect of tissue temperature and blood flow on motor nerve conduction velocity. JAMA 1966;198:1082–1088.
67. Knight KL, Bryan KS, Halvorsen JM. Circulatory changes in the forearm during and after cold pack application and immersion in 1 degree C, 5 degrees C, and 15 degrees C water [Abstract]. Int J Sports Med 1981;2:2.
68. Taber C, Countryman K, Fahrenbruck J, et al. Measurement of reactive vasodilation during cold gel pack application to nontraumatized ankles. Physical Ther 1992;72:294–299.
69. Aizawa Y, Shibata A, Tajiri M, Hirasawa Y. Reflex vasoconstriction to a cold stimulus for non-invasive evaluation of neurovascular function in man. Jpn Heart J 1979;20:301–305.
70. Barcroft H, Edholm OG. The effect of temperature on blood flow and deep temperature in the human forearm. J Physiol 1943; 102:5–20.
71. Bonney GLW, Hughes RA, Janus O. Blood flow through the normal human knee segment. Clin Sci 1952;11:167–181.
72. Folkow B, Fox RH, Krog J, et al. Studies on the reactions of the cutaneous vessels to cold exposure. Acta Physiol Scand 1963;58: 342–354.
73. Greenfield ADM, Shephard JT. A quantitative study of the response to cold of the circulation throughout the fingers of normal subjects. Clin Sci 1950;9:323–334.
74. Johannes SM. Temperature response during the warming phase of cryokinetics. Master's thesis, Indiana State University, 1979.
75. Nathan PW. The gate-control theory of pain. A critical review. Brain 1976;99:123–158.
76. Langohr JL, Rosenfield L, Owen CR, Cope O. Effect of therapeutic cold on the circulation of blood and lymph in thermal burns. Arch Surg 1949;59(5):1031–44.
77. Leadbetter WB. An introduction to sports-induced soft-tissue inflammation. In: Leadbetter WB, Buckwalter JA, Gordon SL, eds.

Sports-Induced Inflammation. Chicago: American Academy of Orthopaedic Surgeons, 1990.
78. Lundgren C, Muren A, Zederfeldt B. Effect of cold-vasoconstriction on wound healing in the rabbit. Acta Chir Scand 1959;118: 1–4.
79. Hill P. Effects of heat and cold on the perineum after episiotomy/laceration. J Obstet Gynecol Neonatal Nurs 1989;18: 124–129.
80. Dehne E, Torp RP. Treatment of joint injuries by immediate mobilization. Based upon the spinal adaptation concept. Clin Orthop 1971;77:218–232.
81. Bohlen HG. The microcirculation and the lymphatic system. In: Rhoades RA, Tanner GA, eds. Medical Physiology. 2nd ed. Baltimore: Lippincott Williams & Wilkins, 2003.
82. Havas E, Parviainen T, Vuorela J, et al. Lymph flow dynamics in exercising human skeletal muscle as detected by scintography. J Physiol 1997;504:233–239.
83. Porth CM. Pathophysiology. 7th ed. Baltimore: Lippincott Williams & Wilkins, 2004.
84. Johnson MG. Potential role of the lymphatic vessel in regulating inflammatory events. Surv Synth Pathol Res 1983;1:111–119.
85. Dehne E. The rationale of early functional loading in the healing of fractures. Clin Orthop 1979;146:18–27.
86. Handling KA. Rehabilitating athletic injuries with cryotherapy. JOPERD 1982;53:338–340.
87. Starkey JA. Treatment of ankle sprains by simultaneous use of intermittent compression and ice packs. Am J Sports Med 1976;4: 142–144.
88. Lehmann JF, deLateur BJ. Cryotherapy. In: Lehman JF, ed. Therapeutic Heat and Cold. 3rd ed. Baltimore: Williams & Wilkins. 1982:563–602.
89. Behnke RS. Cold therapy. Athl Train 1974;9:178–179.
90. Lehmann JF. Therapeutic Heat and Cold. 4th ed. Baltimore: Williams & Wilkins, 1990.
91. Stanish WD. Overuse injuries in athletes: a perspective. Med Sci Sports Exer 1983;16:1–7.
92. O'Connor FG, Sobel JR, Nirschl RP. Five-step treatment for overuse injuries. Physician Sportsmed 1992;20:128–130,135–142.
93. Puffer J, Zachazewski J. Management of overuse injuries. Am Fam Physician 1988;38:225–231.
94. Barnes L. Cryotherapy—Putting injury on ice. Physician Sportsmed 1979;7(Jun):130–134.
95. Hocutt JE Jr, Jaffe R, Rylander CR, Beebe JK. Cryotherapy in ankle sprains. Am J Sports Med 1982;10:316–319.
96. LeBlanc J, Potvin P. Studies on habituation to cold pain. Can J Physiol Pharmacol 1966;44:287–293.
97. Carman KW, Knight KL. Habituation to cold-pain during repeated cryokinetic sessions. J Athl Train 1992;27:223–230.
98. Peppard A. Myotonic muscle distress: A rationale for therapy. Athl Train 1974;8:166–169.
99. Knott M. Proprioceptive neuromuscular facilitation, patterns and techniques. 2nd ed. New York: Harper & Row, 1968.
100. Knight KL. Cryostretch for muscle injuries. Phys Sportsmed 1980; 8:126.
101. Cotts BE, Knight KL, Myrer JW, Schulthes S. Contrast-bath therapy and sensation over the anterior talofibular ligament. J Sports Rehabil 2004;13:114–121.
102. Myrer JW, Draper DO, Durrant E. Contrast therapy and intramuscular temperature in the human leg. J Athl Train 1994;29: 318–322.
103. Myrer JW, Measom G, Durrant E, Fellingham GW. Cold- and hot-pack contrast therapy: Subcutaneous and intramuscular temperature change. J Athl Train 1997;32:238–241.
104. McMaster WC. Cryotherapy. Physician Sportsmed 1982;10: 112–119.

14장

적용 과정: 즉각적인 치료 이후의 냉치료

Application Procedures: Post-Immediate Care Cryotherapy

장 개요
CHAPTER OUTLINE

머리말 OPENING SCENE

이전 장에서 냉운동을 읽은 후, 어제 2도 정도 발목 염좌로 고통받고 있는 Andrew에게 시도해 보기로 결정했다. 얼음물이 담긴 용기를 준비해 그의 발을 천천히 담근다. 너는 다음에 일어날 일이 무엇인지를 알 수 없다. 그는 그의 다리를 물에서 급하게 뺄 것이고 소리를 지른다. "너무 차가워!" 당신은 어떤 것이 효과적인 냉운동인지 알고 싶고, 지속적으로 치료하기를 원한다. 이 기간 동안 Andrew에게 효과적으로 도움을 줄 수 있는 것이 무엇인가?

아급성기 냉치료 기술로의 이행 Transition and Subacute Care Cryotherapy Techniques

5장과 13장에서 우리는 즉각적인 치료, 과도기, 즉각적인 치료 후 냉치료의 차이점을 논의하였다. 5장에서 즉각적인 치료를 위한 휴식, 압박, 냉찜질, 거상, 안정(RICES) 적용 기술을 토론했다. 이 장에서 우리는 과도기와 즉각적인 치료 후의 적용기술을 설명하고자 한다.

급성 과도기 치료는 이차손상이 멈췄을 때 시작된다. 목적은 신체의 감각을 무디게 만들어 통증이 없는 상태에서 운동을 진행시켜 치료적 운동을 촉진시키기 위한 것이다. 국소적으로 감각을 무뎌지게 하는 가장 일반적인 2가지 방법은 얼음물에 침수하는 것과 얼음 마사지를 하는 것이다. 때때로 얼음 주머니가 사용되기도 하며 5장에서 구조와 적용에 대하여 설명하였다.

얼음물 침수 기법 ICE WATER IMMERSION

얼음물 침수기법은 얼음욕조침수(*ice bath immersion*)라고 부르기도 하며 부적절하게 *냉수 잠수(ice water submersion)*라고도 한다. 얼음물 한 통에 신체를 담그는 것도 간단하지만은 않다. 기술 적용이 복잡하지는 않지만, 더 효과적으로 사용할 수 있는 몇 가지 방법이 있다:

- 팔이나 다리에 맞는 충분한 크기의 용기를 사용한다. 그러나 이것은 크기가 크거나 부피가 큰 것은 아니다. 또한 플라스틱이나 고무 용기는 금속 용기보다 더 좋다. 왜냐하면 금속용기는 매우 차갑기 때문에, 금속 용기의 가장자리에 접촉하여 통증이 있을 수 있기 때문이다.
- 얼음물을 먼저 채우고 물을 그 다음에 추가한다. 욕조 물의 온도를 32° ~34° F(0° ~1° C)로 만든다. 따뜻한 물은 초기 치료를 하는 동안은 통증을 감소시키지만 조직을 무뎌지게 하지는 않는다.
- 환자가 초기에 나타나는 통증에 적응되도록 돕는다. 만약 그렇게 하지 않는다면, 환자는 통증에 대하여 혼자 생각하며 치료에 대한 의욕을 잃을지도 모른다. 여기에 통증 감각을 감소시키는 전략이 있다.
- 치료를 시작하기 전에 환자에게 선택하게 한다. 예를 들면, "초기 침수를 사용하는 동안 매우 심한 통증이 있지만 2~4일 후면 정상으로 돌아올 것이다. 반면 전통적인 열 치료를 사용하게 되면 통증은 없지만, 2~3주 후에 정상으로 돌아올 것이다. 어떤 것을 더 선호하는가?

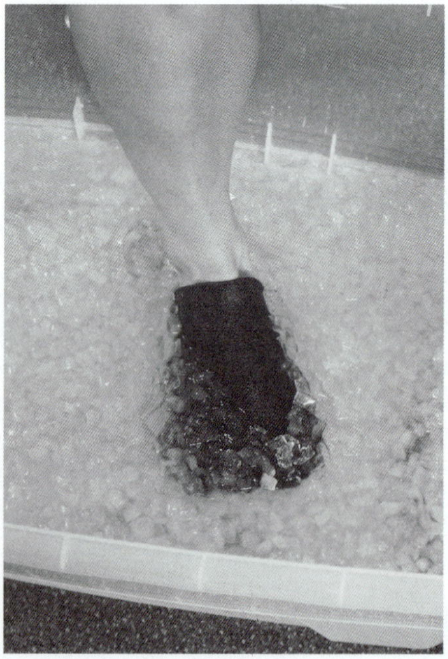

그림 14.1. 네오프렌 발가락 캡(neoprene toe cap)은 얼음물 담금 기법을 하는 동안 통증을 감소시켜 줄 수 있다.

- 그 다음 환자에게 통증이 덜 느껴질 것이라고 확신시켜 주어야 한다.[2] 몇일 뒤면 차가움으로부터 통증을 덜 느끼거나 느끼지 않을 것이라고 말해 준다.
- 발, 발목, 다리의 염좌를 치료할 때 발가락 캡을 사용한다(그림 14.1) 발목 침수시 대부분의 발가락은 통증이 발생한다.[3,4] 발가락 캡은 발가락을 따뜻하게 유지시켜 비교적 통증을 완화시키지만 발과 발가락을 덮지 않은 부분에는 영향을 미치지 않는다. 따라서 치료의 효과에는 방해되지 않는다.
- 초기 침수 동안 지속적으로 환자와 대화한다.[5] 환자에게 냉에 대한 생각에서 벗어나도록 하는 어떤 주제도 괜찮다. 잠재적인 통증을 과장하거나 대단하지않게 생각한다 해도 아무런 문제가 되지 않으며 단지 무언가에 대하여 이야기하도록 한다.[5]
- 첫 세션동안 여러번 이루어지는 침수를 통하여 환자에게 확인시켜라. 처음의 침수보다는 그 다음 치료에서 환자는 통증을 적게 느낄 것이다. 환자가 이것을 인식한 후에는 좀 더 지속적으로 치료하게 된다.

얼음 마사지 ICE MASSAGE

얼음 마사지는 얼음을 사용하는 마사지로 네모난 큰 얼음조각(ice cube)이나 얼음 막대(ice pop)를 사용하여 신체부위(보통 근육)를 문지르는 것이다. 여기에 얼음 마사지 사용하는 요령이 있다:

- 네모난 얼음이나 종이컵 안에 물을 넣어 얼음 막대를 준비한다. 두 가지의 차이점은 얼리기 전 막대를 넣는지에 대한 차이밖에 없다(그림 14.2).
  - 얼리기 전에 컵 안으로 비눗물을 몇 방울 떨어뜨린다.
  - 수건으로 각얼음을 감싸서 잡거나, 얼음막대기를 이용하여 근육을 천천히 마사지 하고 부드럽게 쓰다듬는다(그림 14.3a). 근육이 무뎌질 때(10~20분) 중단한다.
  - 마사지에 저항을 추가하면 둔한 느낌이 더 증가될 수 있다.[6] 5~10 lb 무게의 올림픽 투척판 위에 각얼음을 올려 놓는다. 근육 위에 얼음을 움직이도록 이 판을 사용한다(그림 14.3b).

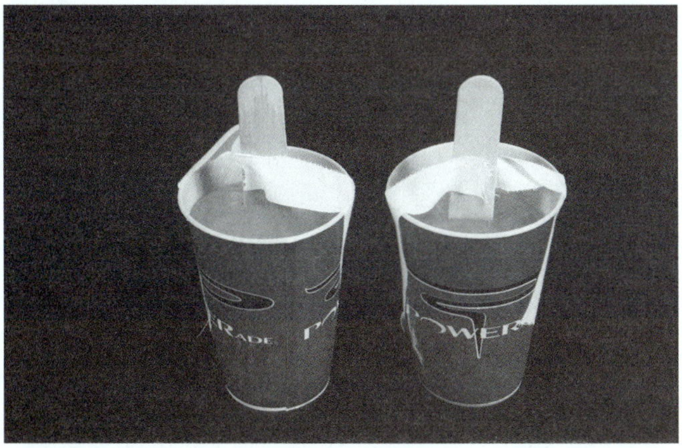

그림 14.2. 물이 얼기 전에 설압자를 얼음이 담긴 종이컵에 삽입하여 얼음마사지를 준비한다. 얼리는 동안 중심에 손잡이를 고정시키기 위해 테이프를 사용한 것을 주의깊게 보아라.

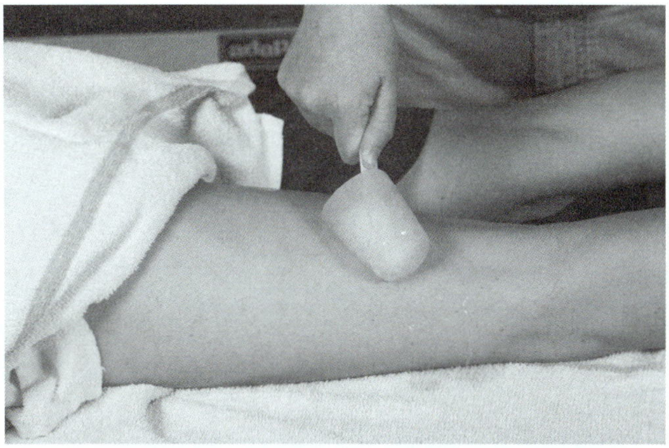

A

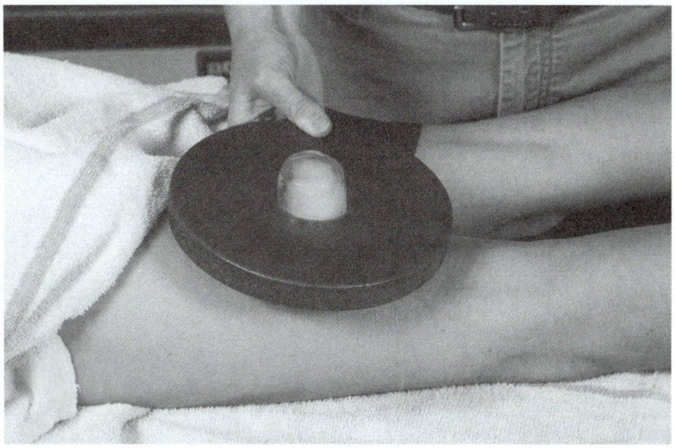

B

그림 14.3. **(a)** 얼음막대기(ice pop)로 얼음 마사지, **(b)** 빠르게 무딘 감각을 만들기 위해 압력을 추가하여 무게판과 얼음을 사용한 마사지.

5 STEPS 관절 염좌를 위한 냉운동의 적용

1단계: 기초

A. 정의. 냉운동은 능동 운동과 냉 적용의 결합이다(그림 14.4).[7]

B. 효과

1. 냉은 통증과 관절성 근육억제를 감소시켜 통증을 억제시켜, 운동이 이루어지도록 한다.
2. 냉은 관절근육 억제를 완화시킨다.
3. 운동은 혈류 증가를 촉진한다.
4. 운동은 신경근 기능을 재확립한다.
5. 운동에 의해 감소된 스트레스는 회복되는 동안 콜라겐 축적과 섬유세포의 방향에 영향을 미친다.

C. 장점

1. 운동은 정상적인 상황에서 보다 좀 더 빨리 돌아올 수 있게 도와준다.
2. 운동
   a. 근육 위축 지연
   b. 신경억제 지연
   c. 근육 밀킹 액션(milking action)을 통한 현저한 부종 감소
3. 얼음은 가격이 싸고, 운동도 자유롭다.

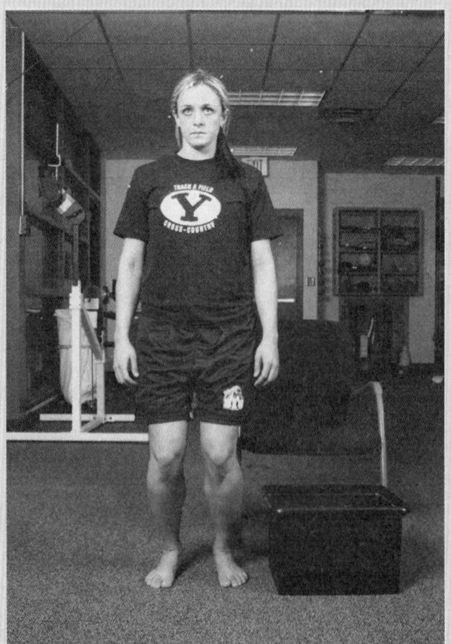

그림 14.4. 냉운동 치료, 냉으로 무감각을 유발한 뒤 환자는 능동적으로 운동한다.

D. 단점

1. 매우 차가운 냉은 첫 번째 세션에서, 초기 얼음 침수 기법을 하는 동안 심한 통증을 느낀다(평상 시 환자에게 적용될 때, 특별한 신체 부위의 침수 기법에서는 통증이 없다).
2. 얼음이 녹아 지저분해질 수 있다.

E. 적응증

1. 발목 염좌
   a. 냉운동은 다른 어떤 손상보다 발목염좌에서 더 효과적이다.
   b. 냉운동은 발목을 치료하기 위해 다른 어떤 기술보다 염좌에서 더 효과적이다.
2. 손가락 염좌
3. 어깨 염좌
4. 다른 관절 염좌

F. 금기증

1. 운동 또는 활동은 통증을 유발시킬 수 있다.
2. 냉에 과민한 사람들의 얼음 사용.

G. 주의사항

1. 통증은 신체방어작용의 가이드라인으로써 사용될 수 있다. 환자는 의식적으로나 통증을 일부러 참거나 극복하려 해서는 안된다.
2. 하지 손상을 치료할 때 절뚝거리지 말라고 규칙적으로 상기시키지 않는다면, 환자는 절뚝거리게 될 것이다. 절뚝거리는 것은 주변과 반대쪽 구조물의 과사용 손상을 야기한다.
3. 치료 후 4~8시간 동안 통증이 증가될 수 있다.

2단계: 적용 전 과제

A. 냉운동이 이 상황에 대해 적합한 모달리티라는 것을 확신한다.

1. 문제나 손상에 대해 재평가하라. 당신은 환자의 상태에 대해 이해한다고 확신한다.
2. 냉운동이 이전에 적용되었다면, 환자의 반응을 검토해 보아야 한다.
3. 치료의 대상자가 냉운동을 받아들일 수 있는지 확인한다.

4. 냉운동이 이 상태에 금기증이 아닌지 확인한다.

B. 환자를 심리적으로 준비시킨다.

1. 얼음 침수기법을 하는 동안 환자가 체험하게 되는 4가지 감각을 설명한다.
   a. 첫 번째로 적용하는 동안 통증은 극심하게 느낀다. 하지만 그 다음 치료에서는 상당히 줄어들게 된다.
   b. 따뜻함을 느낀다(몇몇 환자에게서).
   c. 통증 또는 따끔거림
   d. 무딤 또는 상대적인 마취 효과
2. 불편한 부분에 대해 치료적 보상의 이득을 설명한다(운동이 가능하고, 재활이 더 빨리 진행될 것이다).

C. 환자를 신체적으로 준비시킨다.

1. 필요하다면, 탈의시킨다(얼음 마사지를 하면, 얼음이 녹아 물이 고여서 젖게 될 것이다).
2. 환자를 편안한 자세로 위치시킨다.

D. 치료 장비를 준비한다.

1. 이용가능한 용기와 얼음 또는 얼음막대기가 있어야 한다.
2. 발가락 캡이 도움이 되지만, 필수적이지는 않다.
3. 얼음 마사지가 사용된다면, 녹은 얼음물을 흡수하거나 닦을 수 있는 타올을 준비한다.

3단계: 적용 변수

A. 절차

1. 손상된 부위에 얼음을 적용시켜 신체 부위를 무감각하게 한다.
   a. 얼음물 침수기법이 더 적절하다. 하지만 이 방법이 가능하지 않을 때 다음을 사용한다.
      i. 각얼음을 이용한 마사지(6-8 oz 종이컵으로 만든)
      ii. 얼음 가방(플라스틱 가방 안에 얼음)
      iii. 얼음 팩(타월 안에 감싸진 얼음)
   b. 냉은 4가지 감각동안 계속하여 10~20분 적용한다.
      i. 환자의 감각은 적용 시간보다 더 중요하다. 환자가 무감각할 때, 운동을 시작한다. 계속적인 얼음의 적용은 시간 낭비일 수 있다.
      ii. 몇몇의 환자들(10~20%)은 무뎌질 때가 언제인지 판단 내리기 어려울 것이다. 만약 환자가 20분 후에도 무감각하지 않다면 치료적 운동 단계를 진행하고 통증이 감소된다고 가정한다.
   c. 환자가 초기의 냉 통증을 견딜 수 있도록 돕는다. 만약 혼자 통증에 대하여 생각한다면, 의욕을 잃게 될지 모른다. 초기 침수 동안 지속적인 대화를 통하여 주의를 환기시킴으로 불편함을 느끼지 않도록 한다.
   d. 다리 손상을 치료할 때 발가락 캡을 사용해라. 통증은 상당히 감소될 것이다.
   e. 선택사항: 만약 냉 적용이 운동을 위한 통증 경감을 충분히 제공해 주지 않는다면, TENS나 NEMS를 적용시킨다.
2. 무감각이 남아있을 때(3분 정도)까지 운동한다. 이것은 후반에 설명된다.
3. 무딘 감각이 다시 도달할 때까지 얼음을 재적용한다(3~5분).
4. 손상된 부위를 운동시킨다. 치료하는 동안 적어도 5번은 냉침수와 무감각을 교대한다.
5. 얼음이 아닌 운동이 재활을 가능하게 한다. 주된 목적은 신체 부위의 능동적인 운동임을 기억하라.
6. 냉 운동의 원리
   a. 모든 운동은
      i. 능동적 — 환자에 의해 수행된다.
      ii. 점진적 — 복잡성과 강도 둘다 증가시킨다.
      iii. 통증이 없다 — 통증을 유발하는 움직임이나 운동을 결코 사용하지 마라. 만약 특별한 운동이 통증을 유발한다면, 이전의 활동적인 단계로 되돌아간다.
   b. 신체 부위가 무감각해질 동안의 운동은 2~3분이다. 무딘 감각이 점차 사라지면, 냉을 다시 재적용시킨다(3~5분 정도면 다시 무감각해질 것이다).
   c. 간단한 관절가동범위(ROM) 활동으로 시작하고, 전체 활동이나 특정 스포츠 기술로 진행한다.
   d. 운동은 통증없이 수행되어야 하고, 정상적이고,

율동적이며, 협응된 방식으로 수행되어야 한다.

e. 활동의 다음 단계로 진행하기 위해 환자를 끊임없이 격려한다(모든 운동이 적절하게 수행된 것만큼 오랫동안). 일부 손상은 단일 치료세션에서 전체 활동으로의 진행이 있을 것이다. 그러나 다른 것은 일주일이나 그 이상 걸린다.

f. 반복 또는 활동을 수행하는 시간은 중요하지 않다. 냉 운동의 핵심은 통증 없이 난이도가 증가하는 운동을 수행하는 능력이다.

7. 발목 염좌를 위한 운동 진행은 다른 관절을 위한 유사한 진행모델로 사용될 수 있다. 운동 진행은 기초 ROM 운동을 시작으로 전체 활동이 달성될 때까지 더 어려워진다. 운동선수들에서 이것은 제한없는 전체 스포츠 활동을 의미한다.

a. 체중을 부하하지 않는 ROM(그림 14.5a)

i. 통증이나 움직임의 제한이 있는 발목의 발바닥굽힘, 발등굽힘, 안쪽번짐, 가쪽번짐, 휘둘림을 수행한다(발가락을 바닥쪽, 코쪽, 오른쪽, 왼쪽, 원을 그린다). 엄지 발가락으로 알파벳 쓰기나 발가락으로 구슬잡기와 같은 운동은 능동적인 ROM이 필요한 또다른 방법이다.

ii. 모든 범위에서 통증없는 ROM이 수행될 때 다음 단계로 움직인다.

b. 체중 부하

i. 손상되지 않는 다리로 체중을 부하하여 선다. 점진적으로 손상된 다리 쪽으로 체중부하 하는 동안 손상된 다리와 손상되지 않는 다리의 앞과 뒤로 천천히 체중을 이동시킨다.

ii. 손상된 다리의 전체적인 체중부하가 가능하면, 다음 단계로 진행한다.

c. 체중 부하된 ROM

i. 두 다리 위에 체중을 싣는다(그림 14.5b). 발가락을 올리고 쭈그려 앉아 발바닥굽힘과 발등굽힘을 교대로 수행한다.

ii. 만약 발등굽힘이 극히 제한되거나, 어렵다면 아킬레스힘줄에 스트레칭을 실시한다(그림 14.6). 그리고 그 다음 치료 단계를 시행한다.[8]

d. 걷기

i. 짧은 스텝(뒷꿈치에서 발가락)으로 시작하고 직선으로 곧게 걷는다. 점진적으로 스텝 길이를 늘려라(그림 14.7). 정상적인 보폭이 달성된다면, 적당한 호나 큰 원 안에서 걷는다. 빠르게 돌아오도록 진행한다.

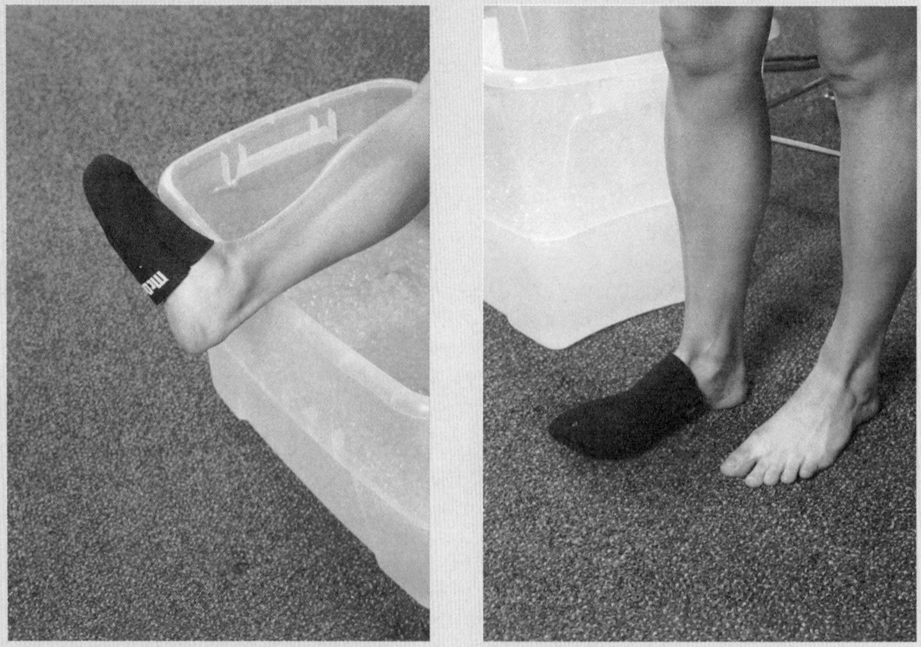

A B

그림 14.5. (a) 체중을 부하하지 않은 상태에서 능동적 ROM 운동으로 냉 운동 시작. (b) 체중부하 한 상태로 발가락 구부리기와 발가락 들어올려 ROM 운동 진행.

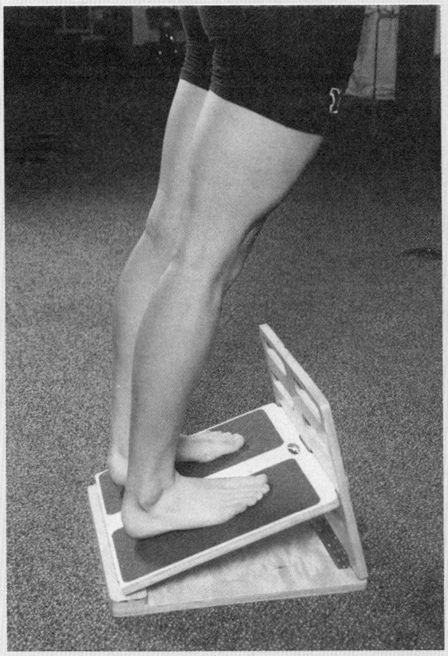

그림 14.6. 환자가 발등굽힘이 안된다면, 아킬레스 힘줄 신장을 시킨다.

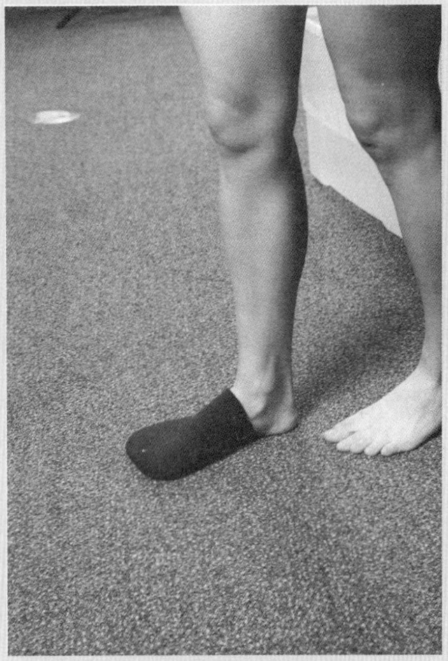

그림 14.7. 보행은 작은 걸음(발뒤꿈치에서 발가락까지)으로 시작하여 중간 길이 걸음에서 큰 걸음으로 진행한다.

ii. 절뚝거리며 걷지 않게 한다.

(a) 절뚝거리게 걷는 것은 잠재의식이 있기 때문에, 절뚝거리지 말라고 얘기하는 것은 도움이 되지 못한다. 걸을 때 끊임없이 관찰해야 한다(그리고 그 다음으로 돌아간다). 절뚝거림이나 자연스럽지 않은 다른 보행 패턴을 관찰한다. 만약 절뚝거림이 지속된다면, 절뚝거리지 않도록 한다.

(b) 다리로 걷거나 뛰는 동안 너무 무감각하여 통증을 경험한다면, 활동의 수준이 맞지 않는 것이며 이전 활동 단계로 돌아온다(짧은 스텝 걷기나 체중부하 ROM).

(c) 환자가 신발을 신고 있거나 한쪽만 신고 있다면, 절뚝거림이 발생할 수 있다. 환자가 걷기를 시작하기 전에 양쪽의 신발을 확인하거나 벗도록 한다.

e. 발목 근육 근력 강화

i. 발목 운동 장비나 무게감 있는 부츠, 매일 조절 가능한 점전적 저항운동기술을 사용하여 안쪽번짐, 가쪽번짐, 발등굽힘을 수행한다(그림 14.8). 무게가 실린 장비에서의 발바닥굽힘 운동은 필요하지 않다. 보행과 정상적인 발가락 올림은 발바닥굽힘 근력을 형성하는데 충분하다.

ii. 한번의 냉운동 세션 이후 하루에 한번 근력운동을 수행한다. 그 후 냉 치료를 1회 실시한다. 부하 운동 전이나 부하 운동 시 냉적용은 필요하지 않다.

f. 조깅(가벼운 달리기)

i. 환자는 절뚝거림이나 통증없이 활발하게 걸

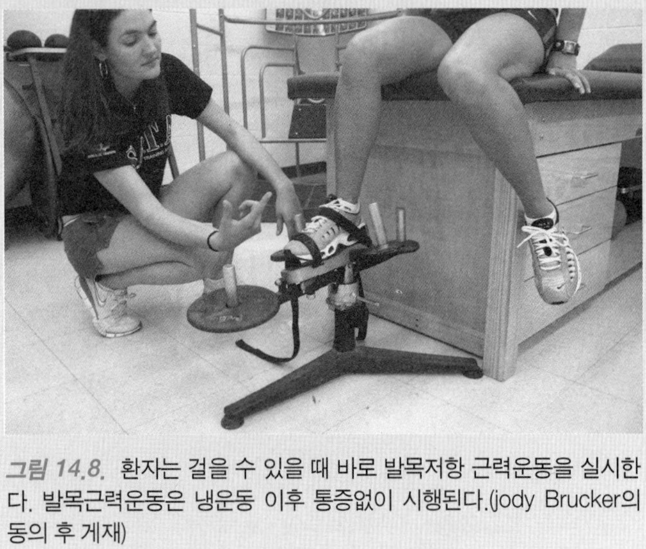

그림 14.8. 환자는 걸을 수 있을 때 바로 발목저항 근력운동을 실시한다. 발목근력운동은 냉운동 이후 통증없이 시행된다.(jody Brucker의 동의 후 게재)

을 수 있을 때, 점진적으로 속도를 증가시킨다. 초기 조깅은 천천히 하고 앞으로 곧게 나아간다. 인내가 증가됨에 따라 날카로운 Z자 보다는 완만한 8자 패턴이나 S자 형태를 따라 조깅한다.

ii. 복도는 조깅하기에 적당한 장소이다. 환자는 좌우로 크게 움직여 S자 패턴의 조깅을 시작할 수 있다(그림 14.9). 견딤(tolerance)이 증가됨에 따라 날카로운 Z자 보다는 완만한 8자 패턴이나 S자 형태를 따라 조깅한다.

g. 한발 뛰기(hopping)나 도약하기(jumping)(깡총깡총 뛰면서 동시에 수행된다).

i. 한발 뛰기와 도약하기는 통증이 없는 상태에서 가능하다. 우리는 4개 사각형 프로그램이 한발 뛰기와 도약하기를 난이도를 증가시켜 진행할 때 좋은 지침이 되기 때문에 선호한다(그림 14.10). 접착 테이프로 바닥에 큰 + 기호를 만들어라. 환자에게 한 칸에서 다른 칸으로 도약하도록 교육한다(만약 필요하다면 시범을 보여준다). 견딜 수 있다면, 두 발을 앞과 뒤로, 옆에서 옆으로 그리고 대각선으로 실시한다. 손상된 발을 앞 뒤로, 옆에서 옆으로 그리고 대각선으로 진행한다. 짧게 시작하여 길게 그리고 높게 진행시킨다.

ii. 환자가 4개의 사각형을 완전히 터득한 후, 손상된 발을 바닥의 테이프 선이나 가상의 선을 가로 질러 뒤에서 앞으로 뛰어 앞으로 진행한다(그림 14.11).

h. 단거리 뛰기(한발 뛰기와 도약하기의 동시 수행)

i. 짧은 거리(5-10 yd)로 시작하여 서서히 앞으로 달린다. 처음에는 천천히 출발하고 천천히 정지한다. 그리고 점진적으로 출발과 정지를 뚜렷하게 한다(폭발적인 발끝 떼기와 동전 위에서 정지하기 등)

ii. 날카로운 Z자 보다는 완만한 8자 패턴이나 S자 형태를 따라 뛴다.

i. 얼음의 무감각없이 깡총뛰기와 전력질주. 얼음에 의한 무감각이 없는 상태에서 한발 뛰기나 단거리 달리기를 한다. 무감각 없이 활동을 수행할 수 있을 때까지 무감각 시간을 넘어서 한발뛰기, 도약하기, 단거리 달리기 를 점차적으로 증가시킨다.

j. 발목 테이핑

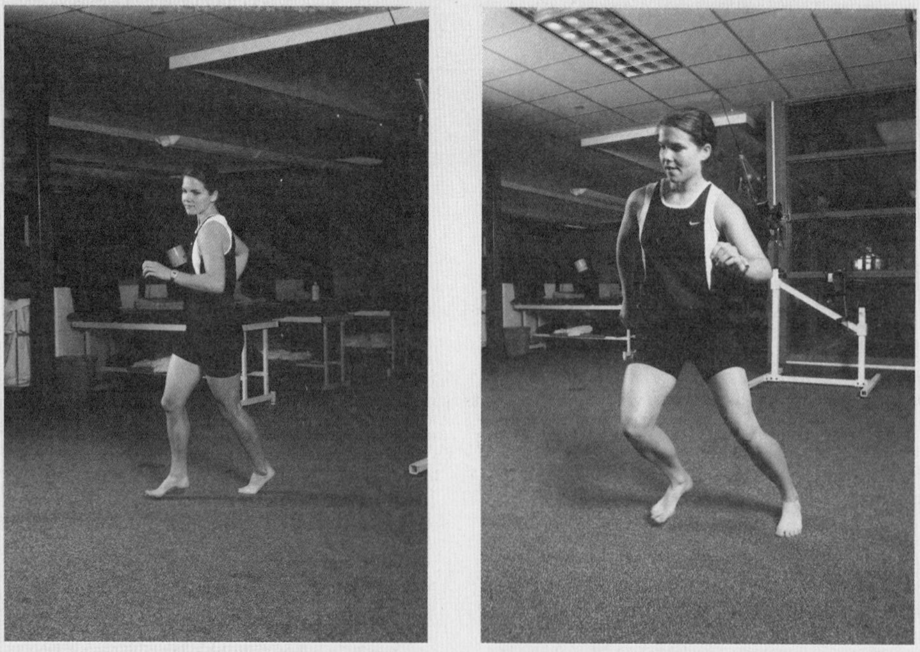

A B

그림 14.9. 조깅을 천천히 시작하고 앞으로 나간다. (a) 느린 S와 (b) 날카로운 Z패턴으로 진행한다. 속도는 환자가 조깅이 될 때까지 증가시킨다.

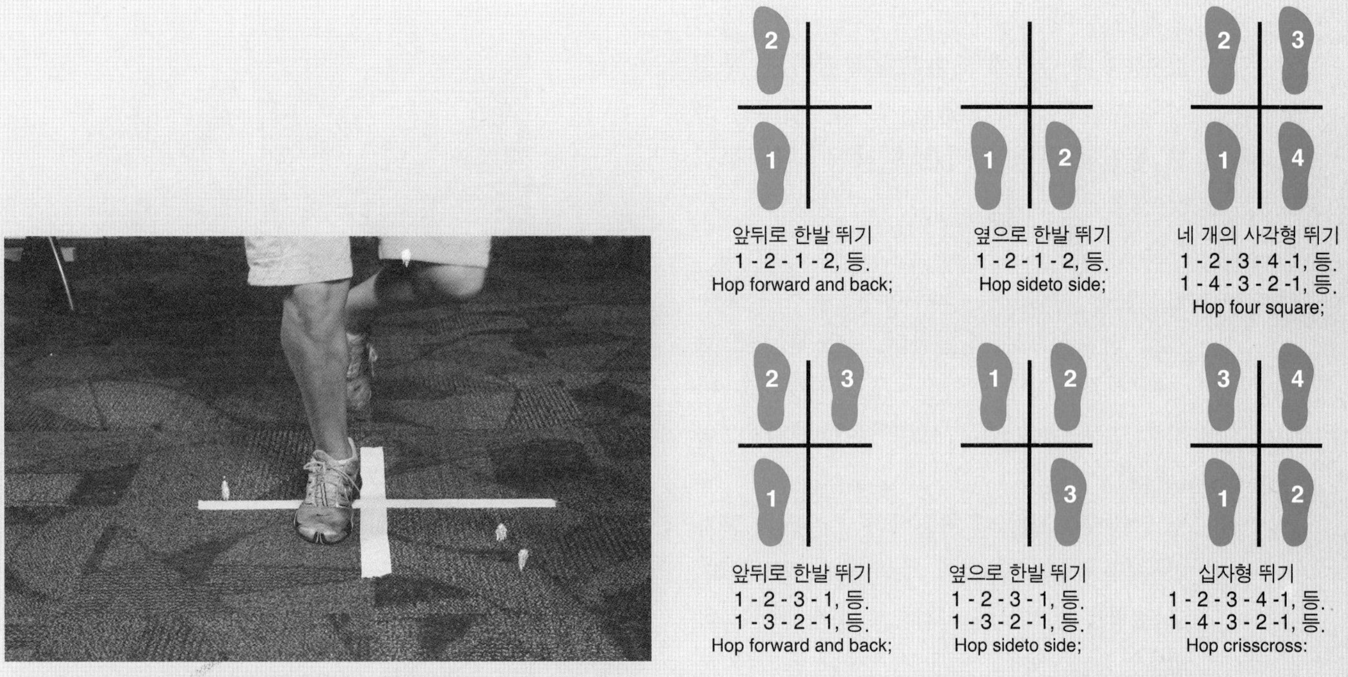

그림 14.10. 네 개의 사각형 한발 뛰기(square hopping) 운동은 앞과 뒤로, 옆에서 옆으로, 대각선으로 실시한다. 처음에는 두 발로 실시하고 이후에 손상된 발로 실시한다. 환자는 여기의 방법대로 운동을 시행하여야 하며 각 운동이 숙달된 이후, 다음 단계로 진행한다.

i. 발목은 팀 기술이나 팀 훈련동안 테이핑을 실시하여야 한다(그림 14.12). 냉 운동의 이전 단계 동안 발목은 사실상 필요하지 않고, 테이핑을 실시하면 안된다. 초기 운동은 재손상의 위험이 적은 부드러운 표면 (복도 바닥과 같은) 위의 실내에서 수행된다.

ii. 테이핑은 필요하지 않다. 치료에 도움이 되지 않는다. 당신이 무감각해 지기 전에 발목에 테이프를 붙였다면, 테이프는 발목을 보호해 줄 수 있지만, 이에 따라 얼음의 적용

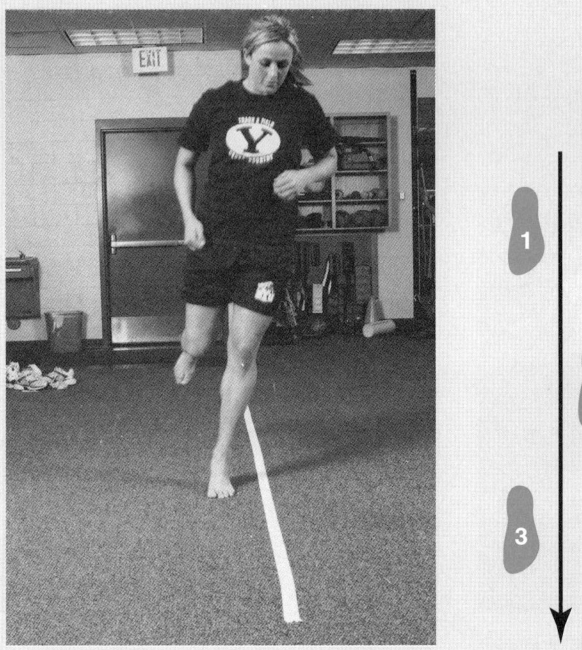

그림 14.11. 선따라 뛰기는 선을 가로질러 손상된 발로 앞, 뒤로 뛰어 앞으로 나아간다.

효과는 줄어들 것이다. 당신이 무감각해지고 난 후에 발목에 테이프를 붙였다면, 운동 적용 시간은 의미가 없을 것이다. 업무를 하는 동안에 무딘 감각은 단지 2~3분 걸릴 것이다.

k. 팀 기술

i. 팀기술은 한발뛰기, 도약하기, 단거리 달리기로 점차적으로 진행한다. 속도를 반으로 줄여 시작하고 속도의 3/4으로 진행하고 마지막으로 최고의 속도로 훈련한다(그림 14.13).

ii. 모든 냉치료처럼 팀 기술이나 훈련동안 환자가 어떻게 수행하는지 주의깊게 관찰한다. 모든 활동은 적절한 기전으로 수행되어야 한다. 통증과 주저하거나 불규칙한 동작은 복합적인 활동에 대한 준비가 되지 않았다는 것을 의미한다.

iii. 전체적인 재활이 완성되지 않은 환자들은 팀 기술동안 감소된 강도로 훈련하여 보호되어야 한다. 코치나 동료 선수들로부터 쉽게 구분이 될 수 있도록 색깔이 구분되는 옷을 입는 것도 한 방법이다(빨강이나 초록색 옷은 사용하기에 좋은 색깔이다). 이것은 코치나 동료 선수들에게 손상당한 선수가 조심스럽게 치료되고 있다는 것을 기억하게 한다. 동료선수나 회복 중인 선수 자신의 과도한 공격은 지나친 요구에 대한 반응으로 재손상을 야기할지 모른다.

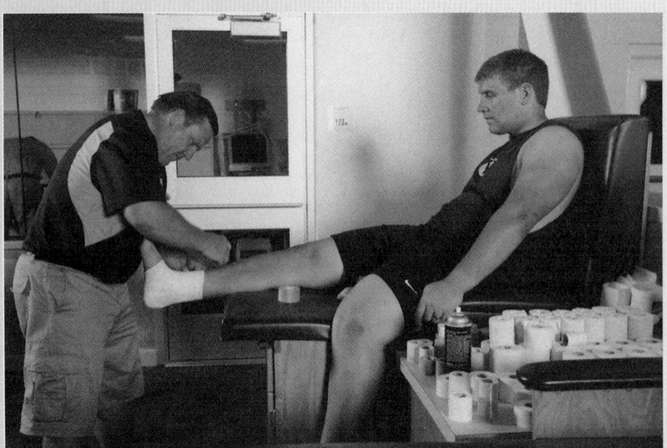

그림 14.12. 복도나 체육관에서 진행할 때 손상 받은 부위를 테이핑 한다.

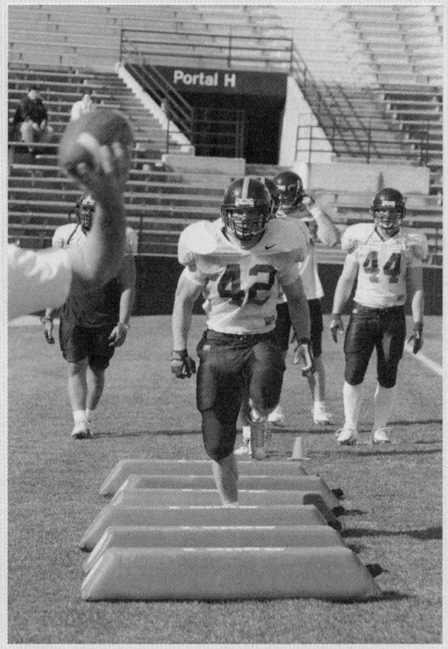

그림 14.13. 팀 훈련을 통한 개인 훈련은 환자의 진행을 돕고, 정신 상태를 향상시킨다.

l. 팀 훈련. 첫날 속도와 강도를 감소시켜 시작하고, 가능한 빨리 전체 속도, 난이도, 강도를 증가시켜 진행한다.

8. 완전한 냉 치료 세션 구성:

a. 초기의 무딘 감각을 위해 10~20분간 얼음을 적용한다.

b. 적용 사이에 감각이 무딘 상태에서 5차례 운동한다.

c. 각 운동은 무딘감각 동안(~3분) 능동운동으로 구성된다.

B. 용량

1. 통증이 나타나지 않는 범위 내에서 가능한 운동을 격렬하게 한다.

2. 대부분이 새로운 치료사들은 가능한 빠른 시간내에 환자를 격려해 주지 않을 것이다.

C. 적용 시간. 치료 세션당 5차례 운동.

D. 적용 빈도. 하루에 2번 또는 3번

E. 치료 기간. 활동에 방해가 되지 않는 전체 활동으로 되돌아 올 때까지.

4단계: 적용 후 과제

A. 환자에 대한 지시사항

1. 치료 전 사용하는 지지 도구가 무엇이든(탄력 랩, 목발, 슬링 등) 사용 방법을 환자에게 교육한다. 많은 환자들은 무딘감각 때문에 치료가 진행되고 있는 동안 일상생활에서도 통증이 없을 것이라고 생각하여 방심하게 된다. 그러나 관절이 재가열되면, 활동은 다시 통증을 유발한다. 중요한 것은 처음에 실시되었던 것과 동일한 방법으로 관절 지지를 한 후 돌아가야 한다. 몇시간 이후 지지가 필요하지 않다면, 환자는 이것에 대한 사용을 중지할 수 있다.
2. 환자에게 활동 수준과 다음 공식 치료 이전의 자가 치료 방법을 알려 준다.
3. 4~8시간 후에 환자에게서 통증이 발생할 수 있다고 설명하여라. 통증이 있을 경우에, 30분 정도 얼음팩을 적용한다.
4. 다음 치료 계획을 알려준다.

B. 독특한 환자 반응을 포함한 치료 과정을 기록한다.

C. 치료 부위를 닦아줌.

1. 얼음용기, 타월 등을 치운다.
2. 바닥에 있는 물을 닦는다.

5단계: 유지

A. 갈라진 용기가 있다면 교체한다.

B. 발가락 캡의 옆부분이 찢어졌다면, 꿰매어서 사용할 수 있다.

5 STEPS 근육 손상을 위한 냉 신장 적용

1단계: 기초

A. 정의. **냉 신장**은 냉적용, 정적 신장, PNF의 유지-이완(hold-relax)의 3가지 기술을 포함한다.[12] 이것은 근염좌 후에 근경련을 감소시켜 유연성을 증가시키기 위해 사용한다(그림 14.14).

B. 효과

1. 냉은 근경련과 통증을 감소시킨다.
2. 정적 신장은 신장반사를 사용한다. 이를 통해 근경련을 감소시킨다.
3. 근육 그룹은 수축 전에 이완된 상태보다 근육 수축 후 최대로 수축한 상태에서 더 많이 이완된다.

C. 장점

1. 하나의 과정으로 3개의 치료 기술(냉, 정적 신장, 수축 이완)을 혼합하여 사용하는 것은 각각을 개별적으로 사용하는 것보다 더 효과적이다.
2. 냉은 가격이 싸고, 운동도 자유롭다.

D. 단점

1. 때때로 냉은 일부 사람에게 통증을 유발한다. 하지만 냉 신장 기법(얼음 마사지와 얼음 주머니)은 냉 운동에서 시행되는 냉 침수 기법의 통증은 유발되지 않는다.
2. 얼음이 녹을 경우 지저분해질 수 있다.

E. 적응증

1. 후유증, 낮은 정도의 근경련이 남아있는 근육.
2. 1도의 근육 염좌
3. 오랫동안 쓰지 않아서(고정) 발생하는 근육의 뻣뻣함. ROM이 감소는 결합조직의 구축 때문이라는 혼동을 피하라. 냉 신장은 다음과 같은 경우 금기이다.

F. 금기증

1. 통증을 일으키는 활동이나 운동들
2. 냉에 대한 과민반응이 있는 사람의 냉 사용 (5장 참조).
3. 결합조직의 구축때문에 감소된 ROM

G. 주의사항

1. 통증은 가이드라인으로써 사용되어야 한다. 환자는 통증을 의식적으로 무시하거나 극복하려고 해서는 안된다.

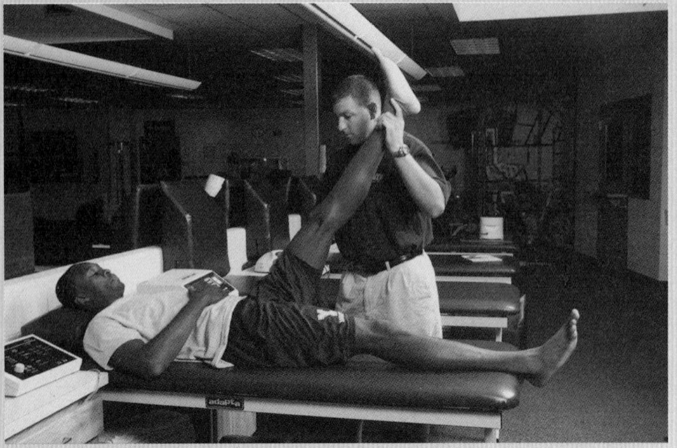

그림 14.14. 냉신장의 기술은 뒤넙다리근을 천천히 신장시킨다.

2. 치료 후 통증은 4~8시간 후에 증가할 수 있다.
3. 정적 운동이 너무 빠르거나 갑자기 시작된다면, 근육은 늘어나거나 찢어진다. 최대 근 수축은 천천히 시행되어야 한다.

2단계: 적용 전 과제

"관절 염좌를 위한 냉운동의 적용"의 2단계를 참조하라(이 장의 초반부).

3단계: 적용 변수

A. 절차

1. 손상된 근육에 냉을 적용한다:
   a. 얼음 마사지(6~8 oz의 각얼음이나 얼음막대기)(그림 14.2와 14.3)
   b. 얼음을 담는 주머니(플라스틱 주머니에 부서진 얼음을 넣는다).
   c. 얼음 팩(상업용 겔팩)
2. 신체 부위가 무감각해질 때까지 지속적으로 냉을 적용한다(10~20분).
   a. 사용 목적은 적용이 10~20분이 아닌 감각을 무디게 하기 위해서이다.
   b. 하지만 일부 사람들은 무감각해질 때를 판단하지 못한다. 따라서 환자들이 무뎌졌다고 하든 또는 하지 않던 간에 20분 후가 되면 적용을 멈춰라.
3. 이 장의 후반부에서 설명한 근 신장은 무딘 감각이 있는 동안(~3분) 실시한다.
4. 감각이 다시 무감각해질 때까지(3~5분) 냉을 다시 적용하라.
5. 완전한 치료는 얼음과 무딘 감각을 이용하여 교대로 하는 신장을 3차례 하는 것으로 구성된다. 각각의 신장은 2번에 걸쳐 60초 세트로 구성한다(글상자 14.1).
6. 신장과 냉은 근육 이완을 가져온다. 하지만 신장은 냉보다 더 중요하다.
7. 신장의 각 세트는 근육 이완을 필요로 하는 수동 신장과 정적 수축으로 이루어지며 다음과 같이 실시한다:
   a. (첫 차례에서만) 능동적인 수축과 가능한 최대 가동범위를 넘어서 관절을 움직여 손상된 근육을 사용하는 느낌을 가지도록 돕는다(그림 14. 15). 저항이 가해지지 않도록 하고, 이것은 시범을 보여준다. 2~3번 움직임을 반복한다. 손상된 근육에서 운동의 대부분이 수행되도록 확인한다.
   b. 환자는 손상된 쪽을 움직여 당기는 느낌이나 통증이 시작되는 순간까지 근육을 수동적으로 신장시킨다. 통증을 느낀다면, 조금 전 단계로 돌아간다.
   c. 20초 동안 자세를 유지한다.
   d. 근수축을 위해 몇 분 안에 환자에게 설명한다. 이 순간은:
      i. 환자는 이전에 연습한 동작을 수행하기 위해 노력한다.
      ii. 움직임이 일어나지 않을 수 있다고 설명한다. 이것은 움직임에 저항하기 위해 팔과 다리 또는 신체 부분이 고정되기 때문이다.

글상자 14.1 냉신장 운동 세트 요약

- 정적 신장: 20초
- 등척성 수축: 5초
- 정적 신장: 10초
- 등척성 수축: 5초
- 정적 신장: 10초
- 등척성 수축: 5초
- 정적 신장: 10초

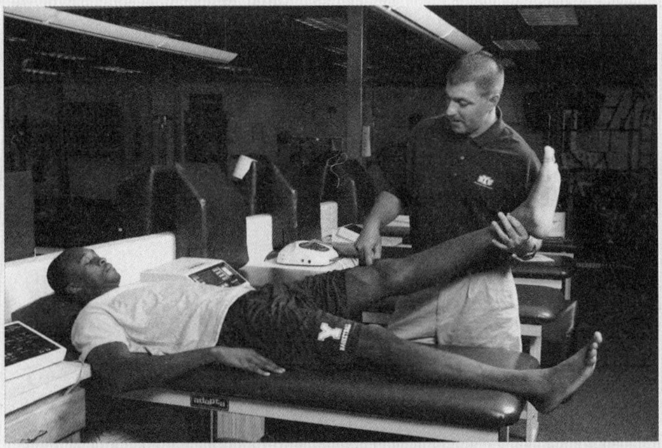

그림 14.15. 운동 전에 환자들은 적절한 근육 수축 방법을 익혀야 한다.

iii. 상태: "근육을 빠르고 급하게 수축시키지 마라" 수축은 천천히 시작하여 최대수축을 달성해야 한다는 것을 강조한다.

e. 움직임에 대하여 저항을 주는 동안 환자는 5초 동안 손상된 근육을 수축시킨다(이것은 등척성 수축이다).

f. 환자는 수축한 이후 이완한다. 그리고 당기는 느낌이나 통증이 나타나기 직전까지 팔다리를 움직인다(ROM은 b단계보다 커야 한다). 10초 동안 수동 신장을 유지한다.

g. d-f 단계를 2번 이상 반복한다.

h. 해부학적 자세로 돌아와 20초 동안 휴식한다.

i. b-g 단계를 반복하여 신장을 두 차례 실시한다.

8. 완전한 냉신장은 다음과 같이 구성된다:

a. 초기에 무딘 감각을 위해 10~20분간 냉을 적용한다.

b. 무딘 감각 사이에 3차례 운동을 실시한다(글상자 14.1 참조).

c. 각각의 운동은 65초 수동신장 두 세트와 20초의 등척성 수축, 세트 사이의 휴식으로 구성된다.

B. 용량. 통증이 없는 범위 안에서 가능한 많이 신장시킨다.

C. 적용 시간. 치료 세션당 3차례 운동한다.

D. 적용 빈도. 하루에 2~3번 실시한다.

E. 치료 기간. 근경련이나 격렬함이 사라질 때까지 실시한다. 이 시점에서는, 냉신장이나 냉운동을 결합하여 수행한다.

4단계: 적용 후 과제

A. 환자에 대한 지시사항

1. 치료 전 사용하는 지지 도구가 무엇이든(탄력 랩, 목발, 슬링 등) 사용 방법을 환자에게 교육한다. 많은 환자들은 무딘 감각 때문에 치료가 진행되고 있는 동안 일상생활에서도 통증이 없을 것이라고 생각하여 방심하게 된다. 그러나 관절이 재가열되면 활동은 다시 통증을 유발한다. 중요한 것은 처음에 실시되었던 것과 동일한 방법으로 관절 지지를 한 후 돌아가야 한다. 몇 시간 이후 지지가 필요하지 않다면, 환자는 이것에 대한 사용을 중지할 수 있다.
2. 환자에게 활동 수준과 다음 공식 치료 이전의 자가 치료 방법을 알려 준다.
3. 4~8시간 안에 환자에게 통증이 발생할 수 있다고 설명하여라. 통증이 있다면, 30분 정도 얼음팩을 적용한다.
4. 다음 치료 계획을 알려준다.

B. 독특한 환자 반응을 포함한 치료 과정을 기록한다.

C. 치료 부위를 닦아준다.

1. 얼음 용기와 타올 등을 치운다.
2. 바닥에 흘러내린 물을 닦아낸다.

5단계: 유지

없다.

5 STEPS 냉신장과 냉운동을 결합한 적용

A. 경축(spasm)이 이완되고 관절가동범위(ROM)가 정상적인 범위의 90% 내로 들어오며, 또한 근경련을 치료하기 위해 적용한다.

B. 냉신장과 동일하게 관리한다. 다음은 제외시킨다:

1. 처음 20초 신장 후에 첫 번째 운동을 2차례 실시하고, 환자들은 치료사의 도수 저항에 대항하여 전체 ROM 수축을 6~10번 반복한다.
2. 2번째와 3번째 운동을 실시하는 동안 환자는 한 세트의 신장을 수행한다. 이 세트는 2번째 세트와 같다 — 도수 저항에 대항하여 전체 관절가동범위를 6~10회 반복함으로써 20초 동안 수동적 스트레칭을 한다.

C. 관절가동범위 끝 범위에서 근 수축을 하는 동안 환자는 더 강한 힘을 내도록 한다.
D. 근력이 돌아오기 시작할 때(2~4일), 등장성 수축으로 체중을 들어올리도록 환자에게 유도한다. DAPRE 기술을 사용이 권장된다.[9-10]

결합조직 신장 적용

1단계: 기초

A. 정의. **결합조직 신장**은 열적용, 오랜 기간의 수동적인 신장, 냉적용의 결합이다(그림 14.16). 조직구축이 형성되고 움직임이 나타나지 않는 경우, 관절 유연성을 증가시키기 위해 사용한다.
B. 효과
1. 열은 콜라겐 섬유를 이완시킨다.
2. 신장은 콜라겐 섬유를 늘린다.
3. 냉은 신장되었을 때 늘어난 위치에서 콜라겐섬유를 다시 부착시킨다.
C. 장점
1. 열적용은 섬유 이완을 야기시킴으로써 콜라겐 파열을 최소화시킨다.
2. 냉 적용은 늘어난 위치에서 섬유가 재형성되도록 하여 신장되는 동안 획득한 것을 유지시킨다.
3. 최소한의 필요 장비
D. 단점. 30분간의 신장은 지루함을 유발한다.
E. 적응증. 고정으로 인한 관절 유연성 감소
F. 금기증
1. 통증을 유발하는 활동 또는 운동
2. 냉치료에 과민반응이 있는 사람
G. 주의사항. 신장하는 동안 통증이 일어나지 않게 한다. 보통 저항이 너무 심할 경우, 통증이 발생한다.
H. 선택사항. 열적 초음파나 단파투열, 그리고 관절가동술(15, 16장 참조)

2단계: 적용 전 과제

"관절 염좌를 위한 냉운동의 적용"의 2단계를 참조하라(이 장의 초반부).

3단계: 적용 변수

A. 절차
1. 모달리티를 사용하여 10~30분 동안 손상된 관절에 열을 적용한다.
   a. 단속 단파투열 적용은 넓은 부위에 열을 적용한다.
   b. 만약 투열이 이루어지지 않으면, 수분이 있는 온습포를 사용한다.
      i. 만약 큰 관절에 적용해야 한다면, 양쪽 모두에 온습포를 적용한다.

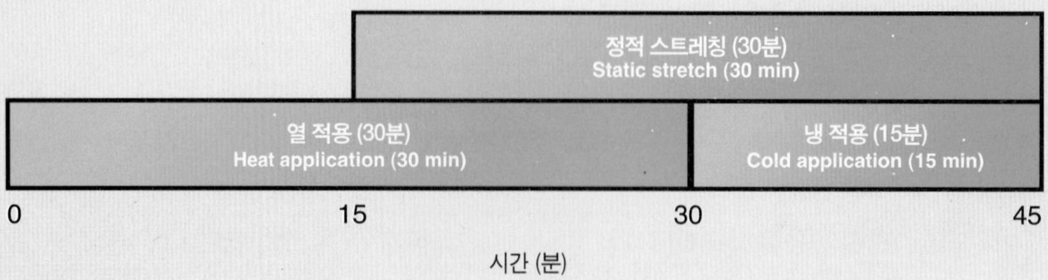

그림 14.16. 결합조직 스트레칭의 아웃라인. 시간 , 길이, 상호들의 3가지 요소을 체크해라: 열, 정적 스트레칭, 그리고 시원함.

ii. 온습포가 15분 이후 온도가 내려가기 때문에 교환한다.

2. 낮은 강도의 지속적이고 수동적인 힘으로 관절을 15분 동안 신장시킨다,
   a. 열을 15분 적용시킨 후 신장을 시작한다 (그림 14.17).
   b. 3~15 lb와 같은 무게를 이용한다. 손에 의한 저항은 적용시키지 않도록 한다. 왜냐하면 15분 동안 치료사들은 환자를 감독하고 무게 적용을 유지하여야 하기 때문에 치료사는 매우 피로해지고, 일정한 압력을 제공하기 어렵다.
   c. 저항을 주기 위해 특별한 방법은 사용하지 않도록 한다. 치료사의 응용기법을 활용한다. 무게의 끝 또는 팔다리 끝에 로프를 묶어 이용한다. 그러면 받침점에 로프가 내려가 무게는 아래로 내려가 눌리게 된다(그림14.17).
3. 지속적인 스트레칭을 하는 동안 열은 중단되고 냉각이 시작된다. 가열되는 동안 분리되었던 콜라겐 섬유는 냉각되는 동안 다시 부착된다. 재부착 하는 동안 관절이 늘어난 자세를 유지한다면, 콜라겐 섬유는 늘어난 상태로 재부착될 것이다.

B. 용량. 많은 저항이 불편하지 않도록 적용한다.

C. 적용 시간. 45분.

D. 적용 주기. 매일

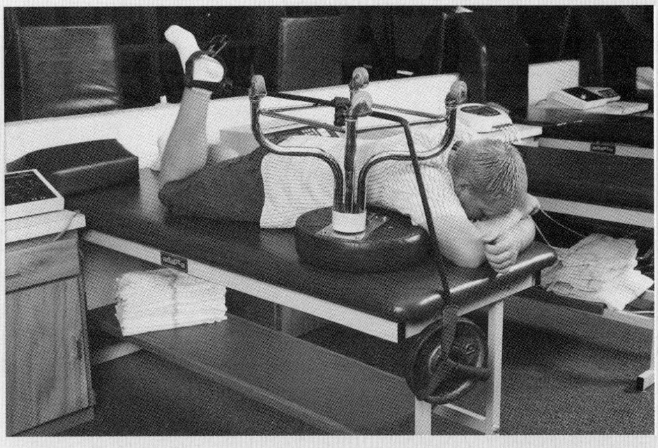

그림 14.17. 결합조직 스트레칭 치료하는 동안 넙다리네갈래근의 정적 신장.

E. 치료 기간. 1~2주 동안

4단계: 적용 후 과제

A. 환자에 대한 지시사항
   1. 다음 치료 계획을 알려준다.
   2. 환자에게 활동 수준과 다음 공식 치료 이전의 자가 치료 방법을 알려 준다.

B. 독특한 환자 반응을 포함한 치료 과정을 기록한다.

C. 장비 제거

5단계: 유지

없다.

림프부종 펌프의 적용

1단계: 기초

A. 정의. **림프부종 펌프**(*간헐적 압박 펌프, 냉 압박 장치,* 압축 공기를 넣은 *압박 장치*로 알려짐)는 부츠나 슬리브를 부착하여 공기나 물(보통 차가운 물)을 보낸다. 부츠나 슬리브는 관절에 꼭 맞아 부풀 때 관절에 압력을 제공한다(그림 14.18). 펌프가 켜지고 꺼지는 타이밍 기전에 따라 슬리브가 팽창되었다가 다시 수축되어 간헐적인 압력을 제공한다. 분류는 다음과 같다:
   1. 압축 공기
   2. 냉압박(차가운 물)
   3. 주변을 둘러싸서(모두 한번에 동시에 실시)
   4. 순차적(말단부에서 근위부로)

B. 효과
   1. 슬리브의 압박 변화는 정맥과 림프를 배출시킨다. 부종의 영구적인 감소는 조직에서 세포 파편의 자유단백질이 제거되어 모세혈관 압력이 정상화될 때 발생한다(4장 참조).
   2. 림프 시스템과 정맥 시스템은 한쪽 방향의 밸브를 가지고 있어 내용물이 말단으로 움직이지 않고 근위부로 움직이도록 한다.

C. 장점. 치료사 시간을 최소화시켜 준다.

D. 단점.

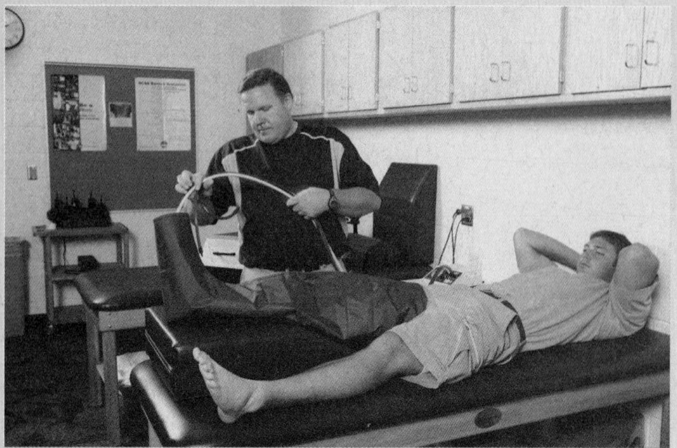

그림 14.18. 림프부종 펌프는 림프계를 통하여 손상 조직 파편을 제거하여 부종을 감소시키는데 도움이 된다.

1. 슬리브나 부츠의 팽창의 느린 비율.
2. 압박률은 능동적인 운동 또는 마사지보다 훨씬 더 빠르다.

E. 적응증
1. 외상 후 부종
2. 수술 후 부종
3. 만성 부종; 일차성, 이차성 림프부종
4. 정맥 정체성 궤양
5. 불충분한 정맥으로 지속적인 종창 발생

F. 금기증. 간헐적인 압박은 상태에 따라 통증을 느끼는 환자에게는 적용하지 않는다.
1. 구획증후군
2. 말초혈관 질환
3. 동맥경화
4. 심부정맥혈전
5. 국소 표층 감염
6. 울혈성 심부전의 이차 부종
7. 허혈성 혈관 질환.
8. 괴저
9. 피부염
10. 급성 폐 부종
11. 탈구를 동반한 골절

G. 주의사항. 통증은 가이드라인으로 사용해야 한다.

H. 선택사항
1. 능동근육 운동
2. 마사지

2단계: 적용 전 과제

"관절 염좌를 위한 냉운동의 적용"의 2단계를 참조하라 (이 장의 초반부).

3단계: 적용 변수

A. 절차
1. 팔과 다리에 부츠와 슬리브를 적용하여 맞도록 한다. 하지만 팔다리에는 압박을 적용시키지 않는다.
2. 슬리브 튜브를 펌프에 부착한다.
3. 수치료 장비를 사용한다면, 얼음과 물이 있는 용기에 물을 가득 채워 사용한다.
4. On/off할 시간을 선택한다.
5. 장비를 작동시킨다.

B. 용량
1. 압박팽창
   a. 팔에는 40과 60 mmHg 사이
   b. 다리는 60과 100 mmHg 사이, 하지만 환자의 이완기혈압보다 더 크면 안된다.
2. On-off시간 순서(45-15초; 3:1 주기)

C. 적용 시간. 20분

D. 적용 주기. 하루에 2~3번.

E. 치료 기간. 상태가 호전될 때까지

4단계: 적용 후 과제

A. 환자에 대한 지시사항
1. 다음 치료 계획을 알려준다.
2. 환자에게 활동 수준과 다음 공식 치료 이전의 자가 치료 방법을 알려 준다.

B. 특이한 환자 반응을 포함하여 치료 과정을 기록한다.

C. 치료 부위를 닦아줌.
   a. 장비 제거
   b. 림프부종 장비의 부츠나 슬리브 안을 살균소독으로 깨끗이 한다.

5단계: 유지

유지. 주기적으로 호스, 밸브, 부츠, 슬리브의 고장이 있는지 확인한다.

맺음말 CLOSING SCENE

당신은 발목 염좌 발생 45시간 후에 Andrew에게 냉운동을 시도하였다. 왜냐하면 얼음 침수기법을 적용받는 첫 번째 순서이기 때문이다. 물에 발목을 담그게 한다. 머리말에서 5초 만에 그는 물에서 다리를 빼고 소리를 질렀다. "너무 차가워!" 당신은 지금 완벽한 치료를 도와줄 몇가지의 전략을 알고 있다:

- *발가락 캡 사용*
- *2~4일(전통적인 열치료보다 몇일 더 빨리 가능)동안 사용할 냉운동에 대해 설명해라.*
- *다음 치료가 통증을 덜어줄 것이라는 것을 분명히 인식하게 한다.*
- *즉시 얼음을 적용할 것이라고 설명한다.*
- *그의 가족이나 동료들에게 부탁하는 것처럼, 통증이 유발될 수 있다는 것에 대해 얘기해라.*

Andrew는 얼음물 용기 안에 발목을 넣는다; 그리고 18분 정도후, 그는 당신에게 발목 감각이 무뎌진다고 알려주었다. 그리고 그는 체중을 싣는 몇 개의 세션을 경험한다. 신사처럼 걷고, 다시 무뎌짐을 느낀다. 그는 바구니에 공을 넣어 점수를 얻게 되는 농구게임에서 1주일에 하루 2번씩 냉운동을 한다. 그는 농구공을 너에게 주고 너의 지혜에 대해 감사한다.

고찰 CHAPTER REFLECTIONS

1. 다음의 내용을 읽고 숙고하라. 각각의 개념을 명확하게 이해하였다고 느끼는가? 만약 그렇지 않다면, 본문에 맞는 부분을 다시 읽어라.
   - 전통적인 급성 관리에서 얼음물 침수기법의 사용에 대해 토론한다. 재활과정에서 이것이 왜 중요한지와 얼음팩과 어떤 차이가 있는지 설명한다.
   - 전통적 급성 관리에서 얼음마사지가 언제 그리고 어떻게 사용되는지 설명한다.
   - 관절염좌에 관한 재활 과정 동안 냉운동의 이용에 대해 고민한다. 치료 시간과 어떻게 적용하고 왜 사용하고, 언제 시작해야 되는지에 대해 생각한다.
   - 치료방법에 대해 왜 사용하는지, 무엇을 이용하여 치료하는지와 근육 손상 재활에서 냉신장의 사용방법에 대해 토론한다.
   - 왜 그리고 언제 냉운동과 냉신장의 결합이 이루어져야 하는지 설명한다.
   - 어떤 종류의 손상에서, 당신이 사용하는 기법과 어떻게 적용할 것인지에 대해 재활을 하기 위한 신장 사용법에 대해 토론한다.
   - 왜, 언제 그리고 어떻게 당신은 재활 과정동안 간헐적 압박을 적용할지에 대해 토론한다.
2. 강사, 임상강사, 급우, 임상동료와 함께 토의할 수 있도록 3~5개의 질문을 쓰시오.
3. 급우와 함께 이 장의 개념에 대해 서로 질문하시오. 연습 1에 있는 요점을 사용하고, 연습 2를 위해 질문을 적으시오. 여러분이 이해한 것보다 더 깊은 이해가 필요하다면, 소리 내어 개념을 설명하시오.
4. 당신은 임상 동료 또는 동급생들과 함께 5단계를 사용해서 실제 적용하고, 간헐적인 압박 치료와 결합조직 신장, 냉신장, 냉운동의 적용원리를 이해시킨다. 각각 서로 다르게 교대로 치료적 모달리티를 적용한다. 당신이 적절하게 적용하였을 때 주의깊게 듣고 관찰하여 당신의 동료들이 적절하게 적용하는지 안하는지에 대해 결과를 결정한다. 치료적 모달리티를 적용하였을 때의 당신의 의견은 처음 몇 번동안 또다른 사람에게 적용한 치료적 모달리티를 위해 그리고 당신이 적용하였을 때의 결과를 기록한다. 당신은 기록을 작성하지 않고도, 이렇게 적용할 수 있을 때까지 계속해서 적용하여 연습한다.

참고문헌 REFERENCE

1. Jutte LS, Konz S. A 15 min immersion in 1°C water produces greater numbness than immersion in 4°C or 10°C water. J Athl Train: In review.
2. Carman KW, Knight KL. Habituation to cold-pain during repeated cryokinetic sessions. J Athl Train 1992;27:223–230.
3. Tovell J. Ice immersion toe cap. Athl Train 1980;15:33.
4. Nimchick PSR, Knight KL. Effects of wearing a toe cap or a sock on temperature and perceived pain during ice water immersion. Athl Train 1983;18:144–147.
5. Streator SS, Ingersoll CD, Knight KL. The effects of sensory information on the perception of cold-induced pain. J Athl Train 1995; 30:293–296.
6. Rogers J. Increased pressure of application during ice massage results in an increase in calf skin numbing. Master's thesis, Brigham Young University, 2000.
7. Knight KL. Ankle rehabilitation with cryotherapy. Physician Sportsmed 1979;7:133.
8. McCluskey GM, Blackburn TA Jr, Lewis T. A treatment for ankle sprains. Am J Sports Med 1976;4:158–161.
9. Knight KL. Knee rehabilitation by the daily adjustable progressive resistive exercise technique. Am J Sports Med 1979;7:336–337.
10. Knight KL. Quadriceps strengthening with the DAPRE technique: Case studies with neurological implications. Med Sci Sports Exerc 1985;17:646–650.
11. Toomey SJ. Four-square ankle rehabilitation exercises. Physician Sportsmed 1986;14(3):81.
12. Knight KL. Cryostretch for muscle injuries. Physician Sportsmed 1980;8:126.

15장

치료적 초음파

Therapeutic Ultrasound

장 개요
CHAPTER OUTLINE

머리말 OPENING SCENE

임상 로테이션 동안, 운동 트레이너로 훈련하는 학생인 Nancy는 몇몇 환자가 그들이 경험한 이전 초음파 치료에 대해 이야기 하는 것을 들었다. 한명이 말했다. "나는 초음파 치료의 효능을 믿지 않아 — 나는 어떤 느낌도 못느껴." 또 다른 사람은, "적어도 내가 듣기에도 초음파 치료할 때 어떤 느낌도 나면 안된다고 했어." 세 번째 사람이 말했다. "내 무릎 힘줄이 치료될 때 나는 열을 느껴. 하지만 내 허리가 치료될 때는 아니야". 그들은 Nancy에게 말했고, 그들의 질문은 그녀에게 직접 들어갔다. 그녀는 그들에게 뭐라 해야 할까?

치료적 초음파 소개
Introducing Therapeutic Ultrasound

전형적으로 초음파는 심부 열 제공에 있어서 카이로프랙터들과 작업치료사, 물리치료사, 운동 트레이너들 사이에서 가장 흔하게 사용되는 도구 중의 하나이다(그림 15.1). 가장 오해를 사기 쉬운 요소는 초음파가 남용되기 쉬운 도구라는 것이다. 하지만 유능한 치료사들이 이용했을 때 긍정적인 결과들을 얻을 수 있다. 하지만 부적절하게 사용했을 때는 이 도구를 이용함에 있어서 얻을 수 있는 이점은 거의 없다.

기원과 의료 업무에서 사용
ORIGINS AND USE IN MEDICAL PRACTICE

2차 세계 대전 전에, 독일 과학자들은 잠수함에서 수중음파 탐지기를 실험했다. 물 주위에 있는 사물들을 탐지하기 위해 선박에서 소리를 방출했다. 하지만 과학자들은 물고기들이 선박에서 내뿜는 소리들을 파괴시킨다는 것을 알게 되었다. 그래서 생물학 효과를 창출하는 초음파라는 정의가 탄생되었다. 건강과 관련있는 직업들 중에서 초음파는 조직파괴, 태아형성을 위한 진단, 치료적 작용제 등과 같이 많은 다른 목적하에 사용되었다. 초음파는 가슴, 간, 신장, 췌장, 복부, 골반, 자궁, 폐의 종양을 파괴시키기 위해 사용되고 있다(일부 치료는 초음파와 화학요법을 결합하여 사용한다). 초음파는 2002년 최근 수술시 구멍난 폐를 막고, 혈전을 파괴시키며, 신장 결석을 없애고, 혈관을 봉합하는데 사용되고 있다. 또한 남성 불임과 대뇌 기능장애 치료를 위해 초음파를 사용하기도 한다. 임신한 여성에게 진단전 초음파는 태아의 발달을 관찰하고 성을 구별하는데 사용될 수 있다. 또한 성형외과에서 지방흡입술 전 턱과 눈 아래의 지방 덩어리에 열을 가하여 부드럽게 하기 위해 사용한다. 초음파의 다양한 특징들은 다양하게 적용된다. 이 장은 근 골격 손상 치료를 위한 초음파를 설명하였다.

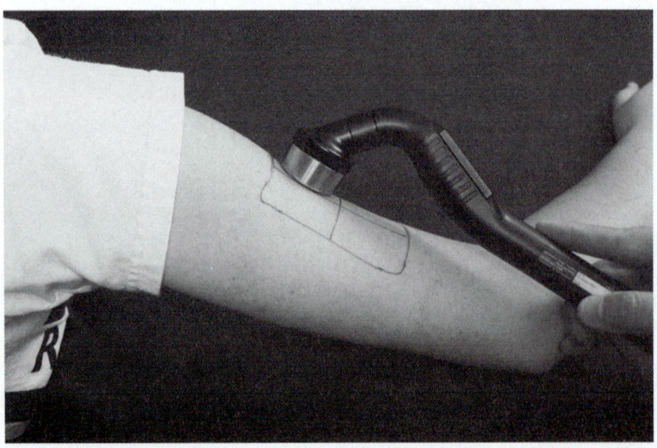

그림 15.1. 위팔두갈래근(상완이두근)의 초음파 치료.

임상의 치료적 초음파
Clinical Therapeutic Ultrasound

치료적인 **초음파**(ultrasound)는 소리가 들리지 않으며, 열이나 비열의 생리적 효과들을 발생시키는 고주파 음의 진동을 갖고 있다. 전자기 에너지를 형성하지는 않는다. 많은 손상의 재활을 위한 가치있는 도구로 연부조직 회복에 대한 자극, 통증 경감을 목적으로 주로 사용된다.[6]

초음파의 주요 장점은 비청각성 열모달리티로 콜라겐

이 많은 조직 ― 힘줄, 근육, 인대, 관절주머니, 관절반달연골, 근육내의 경계면, 신경원, 뼈막, 치밀골 ― 과 다른 심부조직의 지방이나 피부의 뚜렷한 조직 온도 증가없이 선택적으로 열을 발생시키는 것이다.[7,8]

모달리티 MODALITY MYTH

모달리티(신화) 소용돌이욕, 파라핀, 온습포는 초음파처럼 열치료에 효과적이다.

따뜻한 소용돌이욕, 파라핀, 그리고 실리카겔 온습포 모두 치료적 열을 생산한다. 하지만 이것의 깊이는 표면적이다 ― 단지 1-2 cm. 지방 표면아래 1 cm, 4분 따뜻한 월풀은 [105° F(40.6° C)] 온도가 2.0° F(1.1° C) 오른다. 이 같은 깊이에서, 3 MHz 초음파는 온도 > 10.8° F(6° C) 증가시킨다. 심부의 열을 위해 초음파 장비를 사용해라.

초음파 장비의 구성요소들
Components of an Ultrasound Device

초음파는 4개의 부분으로 구성된다. 음향 발생기(generator), 크리스탈(crystal), 초음파헤드(soundhead), 적용부(applicator).

음향 발생기 THE GENERATOR

초음파 장비의 가장 큰 부위는 음향발생기이다.

전형적으로 직사각형 상자로 구성되어 있는 고주파 전기적 음향 발생기는 발진기 회로와 변압기에 연결되어 있다. 발진기 회로는 크리스탈의 주파수 조건에서 특정한 주파수의 전기적 전류를 생산한다. 동축 케이블은 적용부 손잡이를 절연시켜 안전하도록 하며 음향발생기에서 크리스탈을 연결한다.

음향 발생기는 스위치나 버튼이 있는 제어판이 있어 온-오프(on-off), 전원, 시간, 강도, 주기, 지속 또는 단속 모드, 1 또는 3 MHz 주파수, 크리스탈이 과열될 때, 자동적으로 작동이 멈추게 되는 등 여러가지 변수를 조절한다.

크리스탈 THE CRYSTAL

크리스탈은 얇은(2~3mm) 합성세라믹이다. 보통 지르콘산염이나 티탄산염으로 만들어진다. 10년 전에 대부분의 초음파 크리스탈은 석영으로 만들어졌다; 하지만 석영은 비싸고, 균일한 빔을 생산하지 못한다. 따라서 지금은 세라믹을 사용한다.

따라서 **크리스탈**(crystal)은 크리스탈의 기계적 변형을 통해 전기적 에너지를 음향 에너지로 전환시키는 변환기 역할을 한다. 교류 전류가 크리스탈을 통과했을 때, 팽창과 수축을 하며 두 가지 형태의 압전효과를 나타낸다.

- *직접적인 압전 효과:* 압축되거나 확장됨으로써 크리스탈에 전압이 생성된다.
- *역 압전효과:* 교류전류가 크리스탈을 통과하여 발생되는 효과로 크리스탈의 압박과 팽창을 유발한다(그림 15.2).

크리스탈의 진동은 초음파헤드를 진동시키고 고주파의 음파를 기계적으로 생산한다.

초음파헤드 THE SOUNDHEAD

초음파헤드는 음향 에너지(음파)를 크리스탈에서 목표 조직들로 운반하여 조직을 진동시킨다(그림 15.3). 세라믹, 알루미늄, 또는 스테인리스판이 크리스탈에 부착되어 있다. 스테인리스 초음파헤드는 알루미늄이나 세라믹으로 만든 것보다 더 수명이 길어 품질이 좋은 초음파 장비 중의 하나이다. 1초에 1~300만번의 속도로 크리스탈을 수축과 팽창시킴으로써 초음파헤드를 두드린다.

초음파헤드와 크리스탈은 특정한 음향 발전기로 제조된다. 따라서 일반적으로 음향 발전기간에 서로 교체할 수 없다. 하지만 최근에 이중 주파수 크리스탈과 초음파헤드가 초음파 장비에서 표준장비가 되고 있다. 따라서 치료사들은 치료 변수의 선택이 더 좋아지고 있다.

모달리티 MODALITY MYTH

초음파헤드는 변환장치이다.

많은 임상가, 과학자들 그리고 마케팅을 담당하는 사람들은 초음파헤드가 변환장치라고 언급한다. 이건 정확하지 않다. 왜냐하면 **변환장치**(transducer)는 전기적 신호에서 물리적 특징(압박이나 밝기와 같은)에서 가변성을 변화시키는 장비이기 때문이다. 그래서 크리스탈은 청각 에너지가 전기적으로 변환되는 변환장치이고, 초음파헤드는 신체에 음향 에너지를 운반한다.

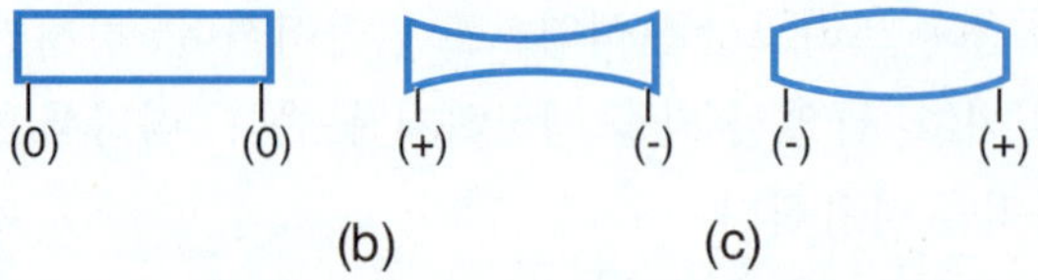

그림 15.2. 교류전류 통과에 의한 크리스탈의 수축과 팽창. **(a)** 전류가 흐르지 않는다. 크리스탈이 정상적인 모양, **(b)** 한 방향의 전류는 크리스탈을 오목하게 한다. **(c)** 반대 방향의 전류는 크리스탈을 볼록하게 한다.

적용부 THE APPLICATOR

크리스탈과 초음파헤드를 받치는 틀인 **적용부**는 환자에게 초음파의 적용을 촉진시키는 부분이다(그림 15.3 참조). 초음파헤드는 치료동안 일정한 움직임이 일어나야 한다. 그래서 적용부는 중요하게 디자인된다. 치료사들은 하루 몇 번씩의 초음파 치료를 하기 때문에 손목이나 손에 반복적인 스트레스 손상을 피하기 위해 중립자세에서 치료해야 한다(글상자 15.1).

적용부는 보통 딱딱하게 만들고 플라스틱으로 절연시킨다. 일부 새로운 적용부는 자체에서 조절이 가능하며, 임상가들은 치료하는 동안 치료 특성을 다양화시킬 수 있다.

> **글상자 15.1 친숙하게 적용기 사용자**
>
> 초음파는 10분 이상 치료를 한다. 당신 손이 편안하게 고정되는 것이 중요하다. 인체공학은 매우 중요하다. 그리고 초음파 장비의 제조자들은 치료사들을 위해 사용하기 쉽게 적용부를 만들도록 해야 한다. 중립자세에서 손목을 고정할 수 있게 하기 위해서 360° 회전하는 초음파헤드와 변환기가 있다. 그림 15.4는 초음파 적용부로 회전하는 초음파헤드와 손잡이의 조절버튼을 보여준다. 이것은 발생기의 스위치를 보지 않고 강도를 올리거나 내리도록 하여 치료부위에서 시선을 떼지 않도록 한다.

초음파의 물리학 The Physics of Ultrasound

지금부터 초음파 장비의 구성요소에 대해 소개한다. 어떻게 초음파를 사용할 지 숨어있는 물리학을 탐구해보자.

음파란 무엇인가? WHAT IS SOUND?

고체와 액체는 고무밴드처럼 서로 각각의 분자들이 결합 유지되어 구성되어 있다. 한 분자가 활동할 때, 처음

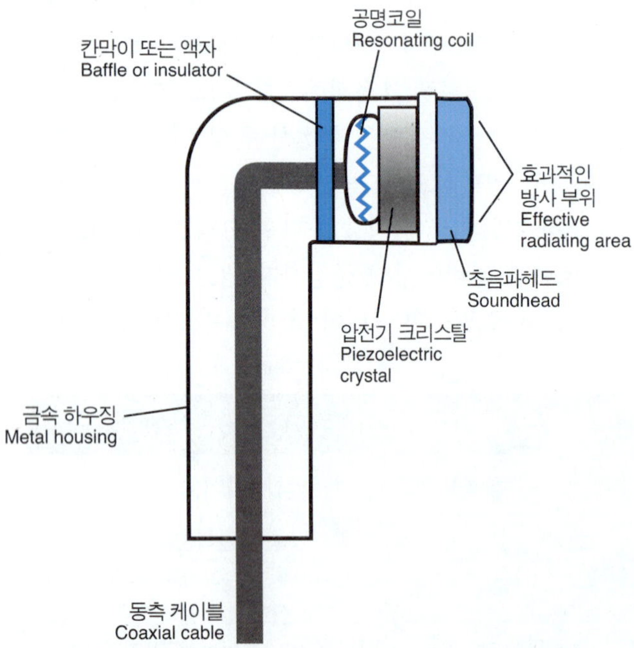

그림 15.3. 전형적인 초음파 적용기기(Prentice WE가 허가하여 적용. 스포츠 의학과 운동선수 훈련을 위한 치료적 모달리티. 5번째. McGraw Hill, 2003).

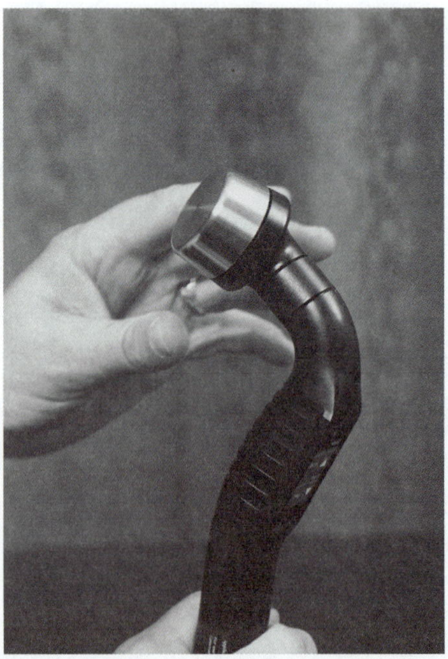

그림 15.4. 360° 회전 가능한 초음파헤드의 적용부는 치료사의 손목을 중립자세로 유지할 수 있게 한다. 손잡이에 위치한 조절 버튼의 편리한 위치를 확인하라.

위치에서 전 · 후방 짧은 거리는 진동을 유발한다. 이 움직임은 다른 물의 분자를 진동시키고, 결국 주변의 전체적인 움직임을 만들어낸다. 이 진동 에너지는 조직에서 수 백만 개의 분자 위로 이동한다. 이 진동 움직임이 퍼지거나 이동되는 것은 기본적으로 음파라 한다. 진공상태에서 가장 효율적으로 이동하는 전자기에너지와 다르게, 음향 에너지는 분자들이 서로 부딪혀 이동한다. 앞서 언급했듯이, 초음파는 파가 이동하여 생물학적 매체인 분자의 진동에 의해 에너지가 지나가는 기계적파이다.

인체 귀는 1초에 16,000~20,000번 진동하는 음파를 들을 수 있다. 인간의 귀로 들을 수 있는 것보다 더 빠르게 진동하는 음파를 초음파라 한다. 치료적 초음파는 1초에 750,000~3백만 진동범위를 갖는다(0.75~3.0 MHz). 생산된 근원보다 파장이 더 길다면, 소리는 모든 방향으로 퍼질 것이다. 들을 수 있는 소리와 같은 경우는 목소리를 뒤에 있는 사람이 어떻게 들을 수 있는 지를 설명할 수 있다. 치료적 초음파의 경우 음파의 발산이 적고 제한된 영역에 에너지가 집중된다.

파형의 종류 TYPES OF WAVES

당신이 해변에 있다고 상상하고 바다에서 수영을 하고자 한다. 해변에서 수영하여 나아갈 때 파도와 부딪혀 당신을 뒤로 밀어낸다. 초음파의 음파 이동은 조직에서 이와 유사한 효과를 가진다.

파는 횡파와 종파의 2가지 방식으로 고체를 통해 이동한다. **종파**(longitudinal wave)는 분자의 이동과 진동이 파의 이동방향을 따른다(다소 늘어난 번지 점프용 밧줄과 유사하다). **횡파**(transverse wave)는 수직으로 파가 이동하는 방향과 분자이동과 진동이 일어난다.

종파 통로 안에 다음과 같은 영역이 있다.

- **압축**(compressions): 분자들이 서로 압박하여 높은 분자 밀도와 높은 압력의 영역.
- **희박상태**(rarefactions): 분자들은 따로 밀어냄으로써 분자의 낮은 밀도 영역(그림 15.5).

고체나 액체에서 종파가 이동하며 횡파는 고체에서만 이동한다. 연부조직을 통과할 때도 종파로서 이동하며 뼈와 만날 때는 뒤로 도약하거나 넘어서 횡파가 된다. 압축이나 희박상태는 서로 압박하고 꽉 조여지는 장난감과 유사하다.

주파수 전파 WAVE TRANSMISSION FREQUENCY

소리로부터 발생되는 고주파 음파는 소리보다 퍼짐이 적어 집중된 빔을 생산한다. 치료적 초음파는 발산이 적은 레이저 빔 정도까지는 아니지만, 매우 집중적이고 **평행한 빔**(collimated beam)을 생산한다(19장 참조).

초음파가 부분적으로 흡수되거나 더 깊은 조직에 전달되는 것은 초음파 주파수의 기능이다. 인체 조직에서 초음파 에너지 흡수는 주파수가 증가함으로써 증가한다. 따

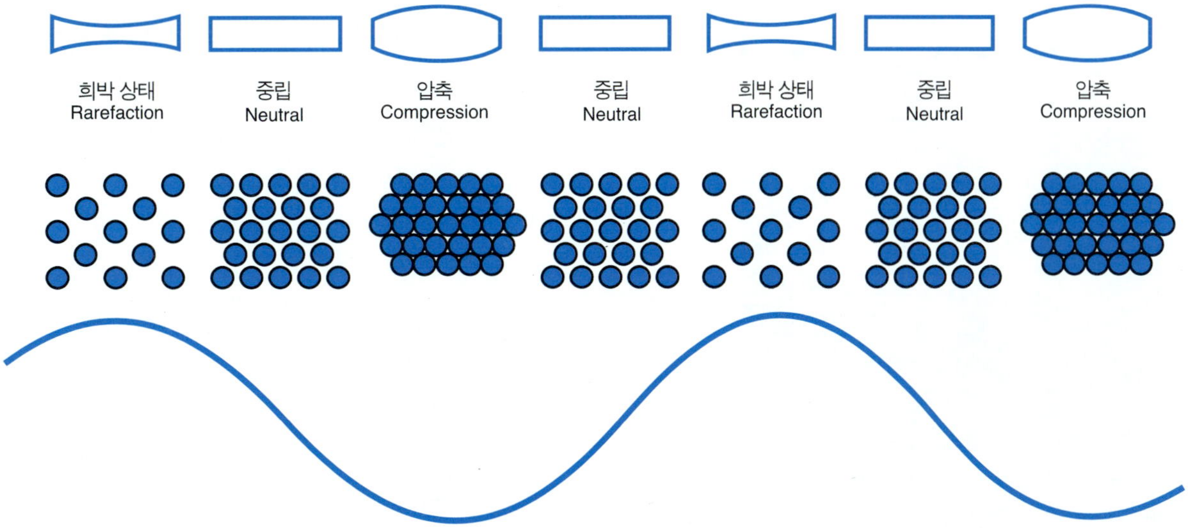

그림 15.5. 초음파는 고분자 밀집 부위인 압축과 저분자 밀집 부위인 희박이 교대로 발생하여 종파 형태로 연부조직을 통과한다.

라서 적은 에너지가 더 깊은 조직에 전달된다. 예를 들면, 3 MHz 초음파는 표면에 흡수되고 2~3 cm 깊이로 전달된다. 이 흡수의 양은 1 MHz 시간의 1/3에서 발생한다. 다른 반면, 1 MHz 초음파는 3 MHz보다 더 깊게 흡수되고, 6 cm 깊이로 전달된다.

치료적 초음파 장비의 대다수는 0.75와 3.0 MHz 사이의 주파수를 가지고 있다. 최근에 저주파나 장파 초음파(45 kHz와 90 kHz)가 소개되고 있으며, 심부 근육 가열과 음향에 사용된다(이 기술은 이장의 후반에서 논의된다). 이 주파수는 생물학적 조직에서 10 cm까지 가능한 가장 깊은 침투를 제공할 것이라 생각된다.

감쇠 ATTENUATION

초음파 변환기는 조절 주파수에서 음파를 생산한다. 이 음파가 다양한 조직을 통과할 때, 에너지의 **감쇠** 또는 감소가 일어나며 이것은 파의 흡수, 반사, 굴절의 결과로서 발생한다(그림15.6). 에너지의 일부는 조직에 흡수된다. 남는 에너지는 더 깊은 층이 조직을 통과하여 이후에 흡수되거나 조직에서 분산된다. 조직에서의 분산을 음파의 확산(dispersion) 또는 산란(scattering)이라 한다. 음파가 다른 두 조직의 경계나 한계선에서 충돌되었을 때(예, 근막), 에너지의 일부는 산란될 것이다. 부분적으로 더 깊은 조직으로 전달되거나 침투되는 음향에너지의 능력은 치료되는 조직의 형태에 따라 달라진다. 치료적 초음파 경우 조직 유형에 따른 반응은 다음과 같다:

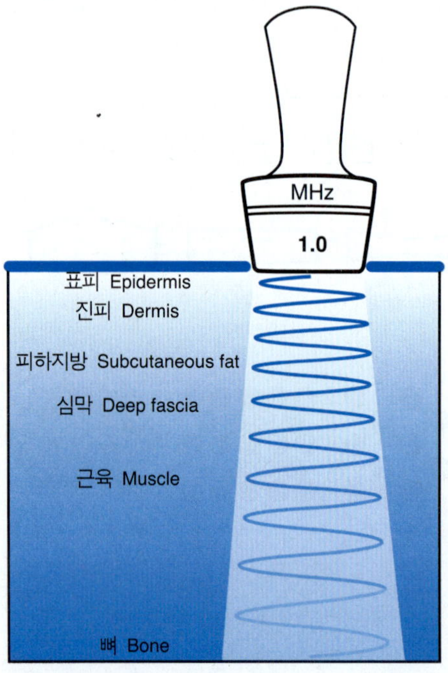

그림 15.6. 초음파가 조직을 통과할 때 흡수, 반사, 굴절을 일으켜 에너지가 감소되며 이것을 감쇠(attenuation)라 한다. (Castel D, 국제 물리치료 아카데미의 허가하에 적용)

- *물 함유량이 높은 조직:* 에너지가 쉽게 침투한다.
- *지방:* 에너지는 매우 적게 흡수되고 깊은 조직으로 전달된다.
- *단백질 함유량이 높은 치밀 조직:* 에너지는 잘 흡수된다.
- *근육:* 에너지의 많은 양이 흡수된다.
- *말초신경들:* 에너지는 근육에 비해 2배 정도 흡수된다.
- *표면의 뼈(superficial bone):* 에너지는 다른 유형의 조직보다 더 효율적으로 흡수된다.

크리스탈의 특징 CRYSTAL CHARACTERISTICS

초음파가 조직에 침투하는 방법을 결정하는 다른 방법은 크리스탈의 질이다. 일부 초음파 장비 생산업체는 수백 개의 크리스탈을 구분하여 각각을 조사하여 4개 중의 3개는 정확한 사양을 모르기 때문에 버린다. 크리스탈의 질은 효율적 방사 영역과 빔 불균등율에 의해 부분적으로 결정된다.

효율적 방사 영역(The effective radiating area)

초음파헤드의 **효율적 방사 영역**(ERA)은 크리스탈에서 조직으로 음파가 전달되는 표면부위다. 초음파헤드 표면에 기초하여 최대 출력의 5% 이상을 생산하는 모든 부위와 방사 표면에서부터 5 mm 거리의 크리스탈을 정밀하게 조사하여야 한다(그림 15.7).[3]

ERA는 크리스탈과 초음파헤드보다 작다. 일부는 초음파헤드보다 훨씬 작다. 제조자가 크리스탈이 5 cm^2이고, ERA도 또한 5 cm^2라고 했다면, 품질을 위해 각각의 크리스탈을 검사하지 않은 것이다. 100%인 크리스탈은 없다. 크리스탈과 초음파헤드의 상대적 크기가 큰 영향을 미치는 것은 아니다. 앞서 언급했듯이 초음파헤드의 크기가 실질적인 복사표면에 나타내는 것도 아니다. 일반적인 오류는 전체 표면에서 초음파 출력이 방사된다고 가정하는 것이다. 일반적으로 이것은 특히 더 큰 초음파헤드(10 cm^2, 문손잡이보다 조금 작은)에서 사실이 아니다. 작은 방사표면에 큰 초음파헤드를 갖는 것은 적절하지 않다. 왜냐하면 기계적으로 더 작은 부위를 치료하는 것은 제한되기 때문이다. ERA는 가장 효율적으로 접촉을 유지하기 위해 그리고 다양한 인체 표면을 위해 가능한 가까이 적용을 쉽게 하기 위해 초음파헤드 표면과 크리스탈의 전체 크기가 조화를 이루어야 한다(그림 15.8).

모달리티 MODALITY MYTH

초음파 장비의 생산정보는 초음파헤드의 표면 영역의 크기를 정확하게 나타내어 표시한다.

불행하게도 초음파로 나타내기 어중간한 영역이 있다. 초음파 장비의 다수는 5 cm^{2}의 초음파헤드를 가지고 있다고 표시한다. 그러나 이것은 초음파헤드 안의 크리스탈의 크기이다. 5 cm^{2}로 표시된 초음파헤드는 7-11 cm^{2}의 표면영역을 가지고 있다. 따라서 초음파헤드 표면이 크리스탈의 크기보다 크기 때문에 임상가들은 실제보다 더 큰 부위가 치료될 것이라고 생각한다. 앞으로 초음파 생산업체들은 크리스탈의 크기와 초음파헤드 표면 영역의 크기를 나타내는 것을 제안하는 바이다(그림 15.9).

빔 불균등율 (The beam nonuniformity ratio)

초음파 빔은 완전히 균일한 것은 아니며 높은 정점(peak)과 낮은 골(valley)이 있다. **빔 불균등율**(BNR)은 초음파 빔 안의 다양한 강도가 있다는 것을 나타낸다.

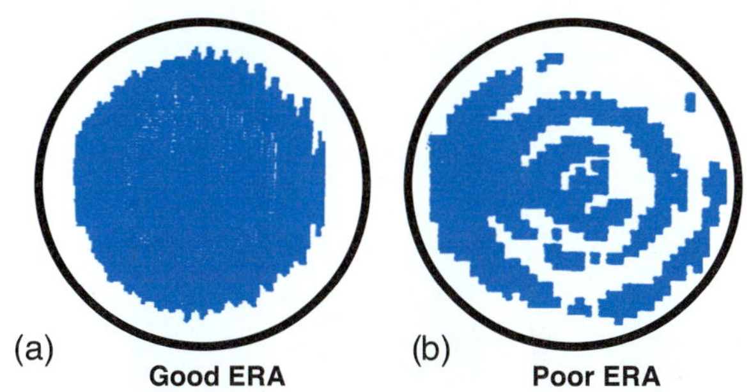

그림 15.7. 유효복사범위(ERA)는 음파를 운반하는 초음파헤드의 표면 부위이다. **(a)** ERA는 초음파헤드보다 작다. 왜냐하면 크리스탈은 초음파보다 더 작기 때문이다. **(b)** 좋지 않은 크리스탈은 죽은 점이 있어 음향이 전달되지 않는다. 따라서 ERA도 같은 크기의 좋은 크리스탈의 ERA보다 작은 경우가 많다. (Castle D 국제 물리치료 아카데미로부터 허가되어 적용)

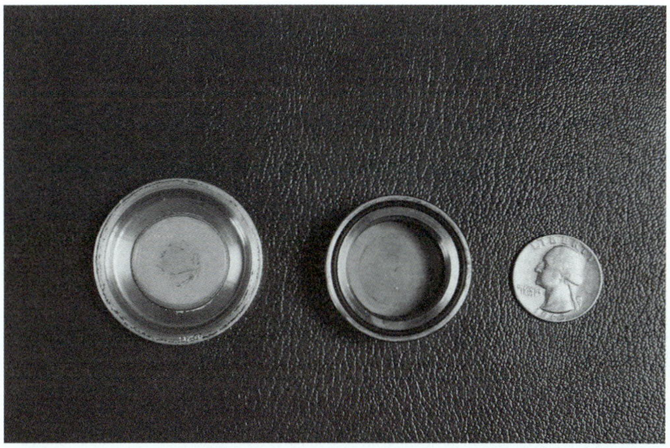

그림 15.8. 어떻게 초음파헤드 표면의 크기가 치료 크기를 결정하지 않는가를 주목하라. 왼쪽의 25센트 동전 크기의 크리스탈은 큰 초음파헤드안에 놓여진다. 중간의 25센트 동전 크기의 크리스탈은 중간크기의 초음파헤드 안에 위치하고 크리스탈과 헤드의 크기가 거의 유사하며 이것이 이상적이다.

BNR은 빔안이 강도가 최대인 **공간최대강도**(spacial peak intensity)와 빔을 횡단하는 평균 강도인 **공간평균강도**(spacial average intensity)의 비율로 수중에서 마이크로폰으로 측정한다. 예를 들면, BNR 5:1은 출력 강도가 1W/cm^{2}일 때 빔의 가장 높은 강도는 5 W라는 것을 의미한다. 그림 5.10은 BNR의 높고 낮은 빔을 촬영한 정점(peak)과 골(valley)로 나타낸다. 최적의 BNR은 1:1이다. 그러나 이것은 불가능하다. BNR은 2-5 사이보다 낮아야 한다. 낮은 BNR은 출력이 더 균일하여 온점(hot spot)의 발달이 감소된다. 온점은 한 부위에 너무 많은 에너지가 집중되어 과열이 되는 조직의 경계 부위이다. 온점은 종종 통증을 유발하고 조직을 손상시킬 수 있다. 낮은 BNR은 환자에게 불편함이 없는 상태에서 높은 에너지 수준의 초음파를 전달한다. 미국 식품 의약품(FDA)의 의료 용구 방사선 보건 센터는 모든 초음파 장비에 BNR을 나타내는 것이 필요하다고 지적한다. 그러나 제조업체들은 각각의 크리스탈에 BNR을 기록할 필요는 없다고 하여 아마도 초음파헤드의 BNR은 라벨에 표시된 것과는 다르게 사용되어 왔다. FDA는 각 회사의 크리스탈을 무작위 추출하여 최대 BNR을 나타내었다. 따라서 회사는 크리스탈의 최대 BNR이 6:1이라고 표시할지도 모른다. BNR이 6:1인 경우, 강도가 1.5W/cm^2 일 때 적어도 최대는 9W이고, 조직 손상이 발생될 수 있다. 왜냐하면 8W의 최대강도에서 조직 손상이 나타났기 때문이다. 높은

BNR과 관련있는 높은 정점 강도는 초음파 치료와 관련되어 불편함의 원인이 된다. 개인적인 경험에서, 이 느낌은 뼈의 바깥 경계면에서 무디게 쑤시는 느낌이다(골막 통증). 그래서 치료하는 동안 조직 손상의 부위와 민감한 부위를 피하기 위해 초음파헤드를 더 빠르게 움직이거나 낮은 강도로 사용하는 것이 중요하다.

모달리티 MODALITY MYTH

BNR은 초음파 장비에 대하여 특징이 과대평가된 것이다.

일부 임상가들은 BNR이 초음파 장비로 중요하지 않다고 믿고 있다. 아마도 크리스탈이 스캔된다는 방식이 너무 다양하기 때문이다. 사실 FDA는 BNR이 어떻게 결정되는지 많은 재량을 허용한다. 예를 들면, 0.1 w/cm^{2}와 같이 매우 낮은 강도에서 스캔되는 크리스탈인 이미지 기술은 저출력을 사용하는 진단 초음파에 적절하다. 낮은 출력에서, 크리스탈의 BNR은 낮게 나타날 것이다. 하지만 이것은 대부분의 임상적인 세팅에 사용되는 열적용을 위한 초음파의 치료적 용량은 아니다. 열적 초음파 장비의 BNR을 결정하는 더 적절한 방법은 초음파 출력의 50% 강도나 1.0 w/cm^{2}에서 크리스탈을 스캐닝하는 것이다.

THE PAMBNR

일부 초음파 제조자들은 BNR을 **최대 BNR의 정점부위**(peak area of the maximum BNR, PAMBNR)이라는 다른 방법으로 정의한다. 이 개념은 '동일한 BNR(7:1)을 가진 초음파 장비의 하나가 다른 하나보다 더 편안하다'고 하는 보고가 되면서 발달되었다. 이유는 무엇인가? 과학자들은 정점강도(peak intensity)가 오직 반만 필요하다고 결론을 내렸다. 다른 반은 정점강도를 생성하는 크리스탈의 부위나 빔의 윤곽이다. 따라서 1 mm 이상의 크리스탈 위의 7:1의 BNR은 5 mm 위의 크리스탈의 7:1 BNR보다 더 편하다. 이 결과가 PAMBNR의 개념을 만들었다(그림 15.11).[18]

다른 과학자들은 빔의 측면 윤곽을 설명한다. 지금까지, 낮은 BNR로 불균등한 열 비율은 존재한다고 믿고 있다.[19]

보는 바와 같이 크리스탈 질은 초음파의 중요한 요소이다. 최적의 초음파 장비의 구성요소를 글상자 15.2에서 목록화 했다. 크리스탈의 질은 단지 하나의 척도이다. 물

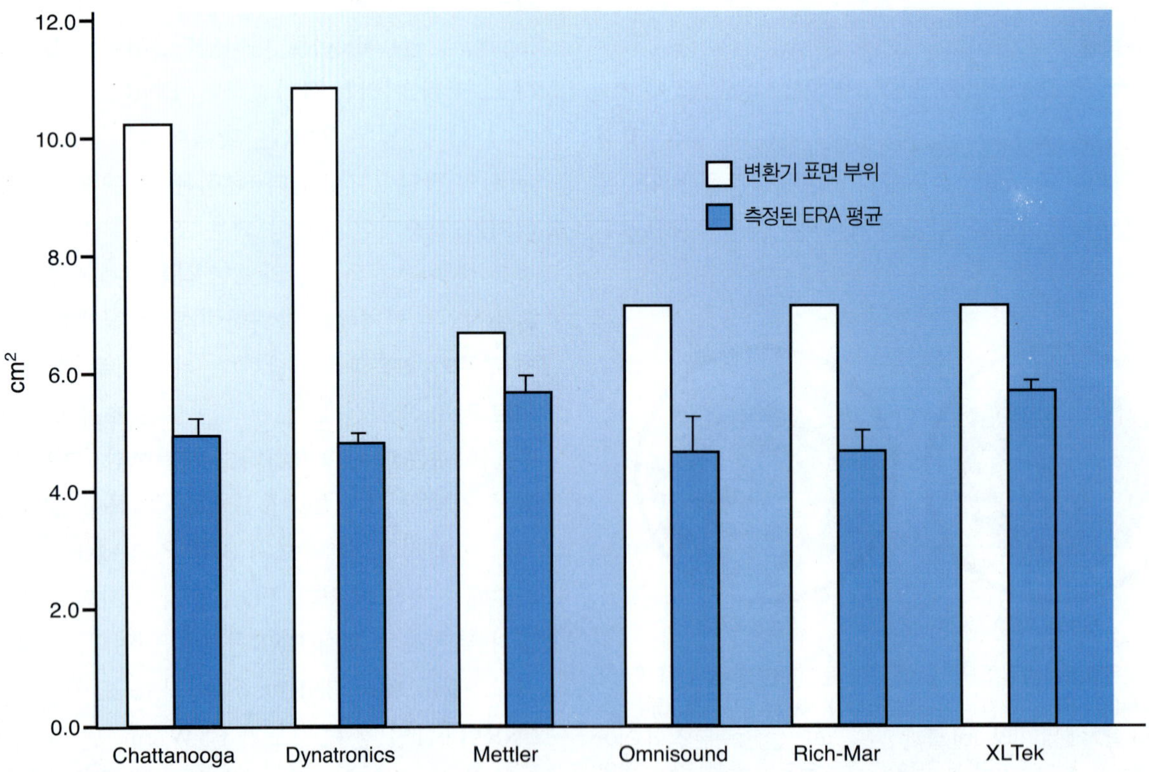

그림 15.9. 초음파 모델의 다양함을 주의하라. 처음 두 장비의 크리스탈의 ERA는 초음파헤드 포면의 50%이다. 오른쪽 4가지 장비에서처럼 ERA의 크기는 유사하여야 한다.

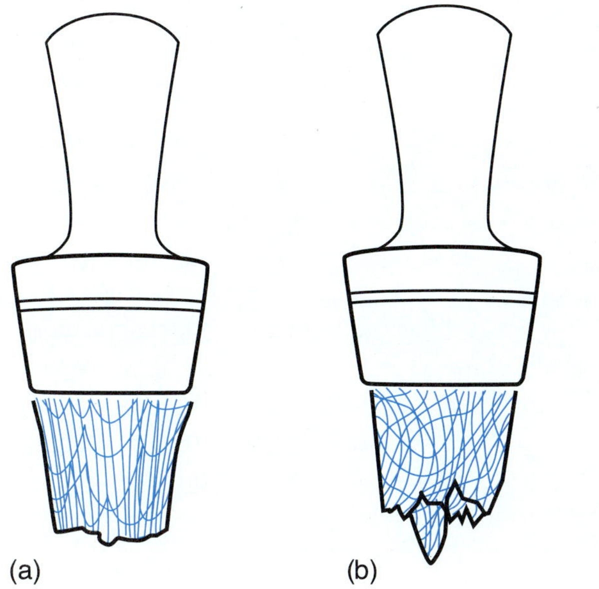

그림 15.10. 빔을 스캔하여 나타낸 BNR. BNR에 의한 초음파 빔 안의 강도가 매우 다양하다. **(a)** 2:1의 낮은 BNR, **(b)** 6:1의 높은 BNR (Castel D, 물리치료 아카데미에 의해 허가되어 적용)

론 좋은 초음파 장비도 당신이 적절히 사용하지 않으면 가치가 없다. 그래서 정확한 치료 변수들을 이해하는 것이 필요하다.

> **글상자 15.2 최고 수준의 초음파 장비의 10개 구성요소**
>
> 1. 높은 질의 합성 크리스탈:
>   a. 낮은 BNR ≤4:1; 작은 PAMBNR
>   b. 높은 ERA(초음파헤드의 크기와 거의 조화를 이룬다)
>   c. BNR과 ERA 스캔은 제조자나 개발자에 의해 제공되지만, 추정치는 아니다.
> 2. 다양한 주파수(1과 3 MHz; 가능한 90 kHz, 음향영동법을 위한 낮은 주파수)
> 3. 초음파헤드의 다양한 크기
> 4. 과열되었을 때 꺼지는 센서장비
> 5. 수중에서 사용하는 절연제
> 6. 결합치료를 위한 입력 잭
> 7. 다양한 맥동 순환 주기
> 8. 사용자의 손목은 중립, 편안한 자세를 유지
> 9. 떨어뜨려도 크리스탈을 보호하기 위한 견고한 초음파헤드
> 10. 강도가 맞춰졌을 때 치료시간을 맞추는 컴퓨터 조절 시간(치료 시간이 제공된 투과량에 따라 작동하는 이온토포레시스와 유사하다)

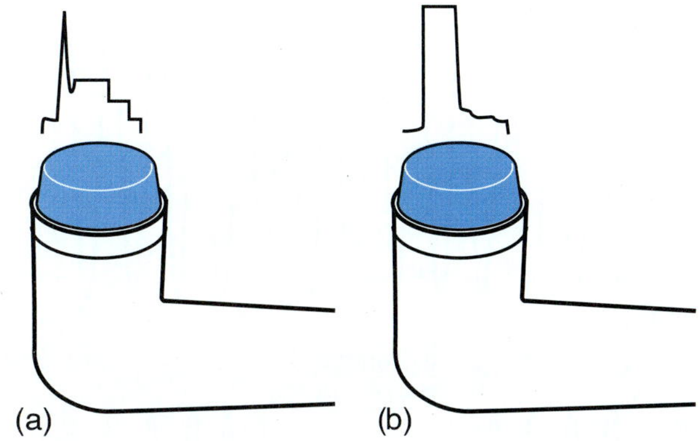

그림 15.11. PAMBNR은 가장 높은 강도의 크기를 보여준다. **(a)** 작은 PAMBNR은 어떤 지점에 온점이 발생하면, 그것이 작다는 것을 의미한다. **(b)** 큰 BNR은 큰 온점을 의미한다.

치료 변수들
Treatment Parameters

어떻게 냉팩 치료가 급성 손상 후 1~2분 동안 즉각적으로 적용하였을 때 효과가 없는지 상상할 수 있는가? 정확한 치료변수가 사용되지 않는다면, 치료요법이 아니다. 치료인 초음파의 필수적인 치료변수는 다음과 같다:

- 모드
- 주파수
- 강도
- 치료 기간
- 치료 부위 크기

모드 MODE

사실상 모든 치료적 초음파 장비는 지속 또는 맥동 초음파 둘 다 생산할 수 있다. **지속적 초음파**(continuous ultrasound)는 치료하는 동안 음향 에너지가 일정하게 남아있고 이 기간 동안 음파에너지는 100%가 생산된다(그림 15.12a). **맥동초음파**(pulsed ultrasound)는 에너지가 부분적으로 차단되어 단속되는 시간에는 초음파 에너지가 없다(그림 15.12b). 맥동 초음파는 초과되는 시간의 평균강도를 감소시킨다. 이것은 **공간평균강도**(temporal average intensity, TAI)의 의미가 초음파 에너지가 주어지는 시간 동안의 출력을 묘사하는데 사용된다는 의미이다. 맥동주기에 대한 맥동시간의 퍼센트는 **순환 주기**(duty cycle)로 나타낸다.

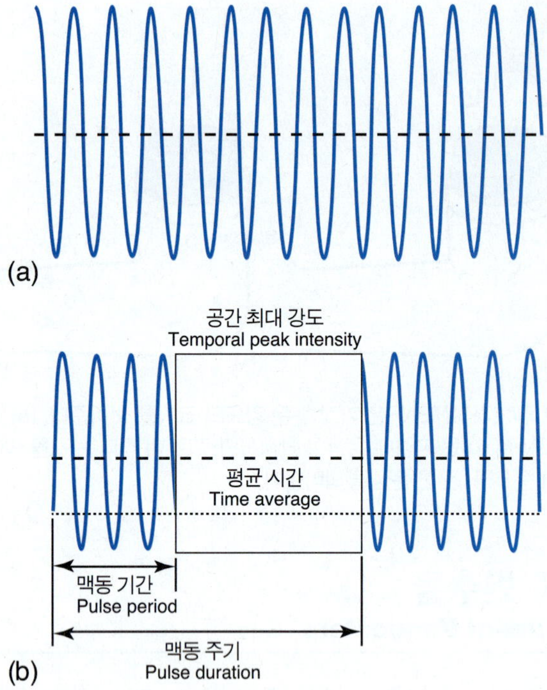

그림 15.12. 초음파는, **(a)** 지속적인 모드나 **(b)** 맥동 모드로 전달된다. 공간최대강도는 두 모드에서 같다. 하지만 평균 강도는 맥동모드가 더 작다. (Castel D와 물리치료 아카데미로부터 허가되어 적용).

$$\text{순환 주기(duty cycle)} = \frac{\text{맥동시간(on time)}}{\text{맥동주기(on time + off time)}}$$

예를 들면, 맥동시간은 10 msec이고, 맥동주기는 40 msec일 때, 순환 주기는 25%이다. 따라서 에너지의 전체 양은 만약 지속적인 파가 사용될 경우, 조직에 25%가 전달된다.

비판적 사고 15.1 *총 맥동기간이 40 msec와 펄스 시간이 40 msec라면 순환 주기는 얼마인가?*

많은 초음파 장비는 20%이나 50%의 순환 주기를 가지고 있다. 일부는 최적의 순환 주기를 제공한다. 지속적인 초음파는 온열효과가 필요할 때 가장 흔하게 사용된다. 반면에 맥동 초음파는 전형적으로 비열효과가 필요할 때 사용된다. 그래서 맥동 초음파는 전형적으로 조직의 평균 열을 감소시키는 결과를 나타낸다.

모달리티 MODALITY MYTH

맥동 초음파는 조직을 가열하지 않는다.

예를 들면, 초음파헤드 표면의 4배 되는 영역에 지속적인 초음파를 실시한 강도와 50%의 순환 주기로 맥동 초음파를 초음파헤드 2배 되는 영역에 실시하였을 때의 에너지는 동일하다. 또한 0.5 W/cm^{2}의 지속으로 적용한 치료부위와 1 W/cm^{2}의 50% 순환 주기로 초음파를 적용하였을 때 두 에너지는 같다. 최근 연구에 따르면, 우리는 3 MHz를 초음파헤드의 두 배 영역에 지속적으로 0.5 W/cm^{2}를 조절하였다. 그리고 1 W/cm^{2}에서 50% 맥동으로 50%를 적용하였다. 두 프로토콜을 5.4° F(3° C) 최대 온도가 발생되었다. 통계적으로 프로토콜들 사이에 차이점은 없다. 따라서 펄스 초음파는 평균 강도가 0.5 W/cm^{2}일 때 열을 생산할 수 있다.

주파수 FREQUENCY

치료적 초음파는 주파수 범위가 0.75~3 MHz이다. 1990년 전에 생산된 대부분의 초음파 장비는 주파수가 1 MHz로 고정되어 있다. 치료적 초음파 장비는 1990년 후에, 제조자들은 3 MHz 주파수를 추가하였다. 1~3 MHz 사이의 발생기는 조직침투 깊이와 조직 가열의 비율을 결정하기 때문에 치료에 있어 가장 다양하게 사용될 수 있다.

모달리티 MODALITY MYTH

초음파 출력의 증가는 조직 침투의 깊이를 증가시킨다.

초음파의 주파수는 신체 조직 안의 침투깊이로 결정한다. 강도를 올리면, 같은 깊이에서 에너지를 더 많이 보낸다.[14]

조직침투깊이 (Depth of tissue penetration)

조직침투깊이는 조직에서 흡수되는 초음파 빔이 50%가 되는 깊이, 즉 반가층(half-value layer)으로 표현된다. 온열효과는 반가층에서 가장 깊고, 더 깊은 곳에서는 감소할 것이라고 생각된다. 따라서, 1 MHz 초음파가 조직 안에 6 cm 깊이로 투과될 때, 반가층 원리에 따라 이론상으로 깊이의 반(3 cm)이 되는 부위의 온도가 더 높을 것이다.

높은 초음파 주파수(3 MHz)가 조직으로 들어갈 때, 일부는 표면에 흡수된다. 흡수되지 않거나 조직 표면에 사용된 에너지는 더 깊은 조직으로 침투된다. 과학자들은 인체 근육에서 2.5 cm에서 뚜렷하게 열이 증가하는 것을 측정하였다.[22] 따라서 3 MHz는 발바닥 근막염, 아킬레스 힘줄, 외과염(tennis elbow)처럼 표면 부위의 치료에 이상적이다.[23]

1 MHz에서 발생하는 초음파 에너지는 표면조직을 통해 운반되어 2~6 cm 깊이의 깊은 조직으로 흡수된다(그림 15.13).[8,11] 1 MHz 주파수는 인체 표면에 있는 지방의 비율이 높은 환자에게 대부분 사용되고, 가자미근, 궁둥구멍근(이상근, piriformis), 엉덩관절 모음근(내전근)과 같이 깊은 구조의 효과를 필요로 할 때 사용한다. 최근 저주파 초음파(45 kHz와 90 kHz)는 정형외과에서의 모달리티로 소개되어 왔다. 매우 낮은 저주파들은 심부뼈에 초음파 에너지를 발생시키고, 인체조직에 가장 깊게 침투된다.

비판적 사고 15.2 *환자는 무릎의 말단 힘줄에서 통증을 호소하고, 만성 무릎뼈 힘줄염을 진단받았다. 이 상태를 치료하기 위해 1 MHz, 3 MHz 중에 어떤 초음파 주파수를 사용할 것인가?*

열비율(Rate of heating)

3MHz 주파수는 표면에서 더 흡수될 뿐 아니라, 1 MHz 초음파보다 3배 더 빠르게 흡수된다. 이 빠른 흡수 비율은 조직에서 더 빠른 최대 열을 발생시킨다. 45 kHz와 90 kHz의 초음파는 열이 발생하지 않거나 적게 발생하여 매우 천천히 흡수된다. 따라서 이 저주파들은 비열효과를 위해 사용된다. 치료 부위의 크기는 열의 양에 영향을 미치고, 이 장 후반에서 다루어질 것이다.

강도 INTENSITY

출력(power)은 맥동넓이(pulse width)와 맥동 주파수(frequency)의 기능으로 와트(Watt)로 측정된다. **강도**(intensity)는 한 부위에 운반된 에너지의 비율이다. 초음파 출력과 강도는 단위면적(cm^2)에 대한 와트(W)로 표현된다. 강도는 공간상의 평균강도(spatial average intensity, SAI)로 초음파헤드 면적에 대한 초음파 빔의 평균

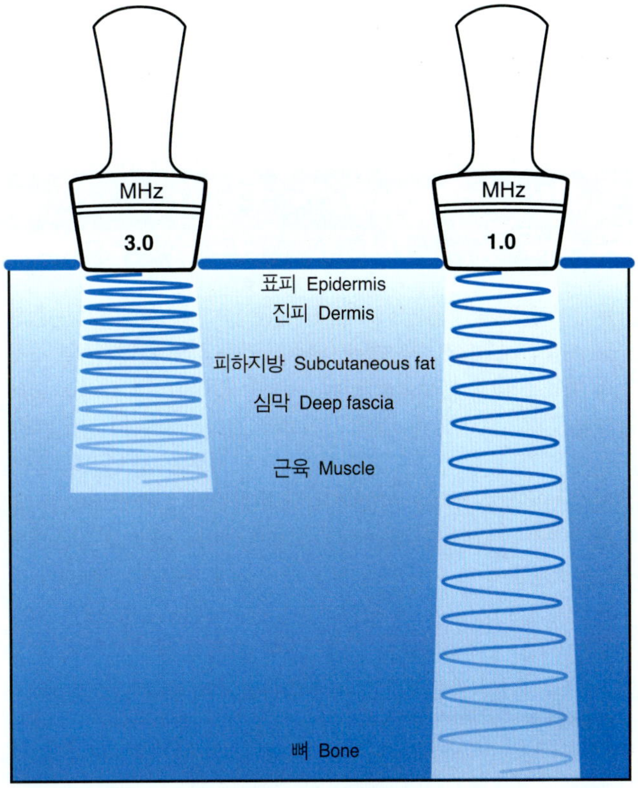

그림 15.13. 조직 침투의 깊이는 초음파 주파수에 의해 결정된다. 3 MHz (2.5 cm)는 1 MHz (6 cm)보다 더 표면적인 효과를 나타낸다.(Castel D와 물리치료 아카데미로부터 허가되어 적용).

강도이다. 이것은 보통 ERA이 세 번째 중심부에서 발생한다. SAI는 출력 강도(W)를 초음파헤드의 전체유효방사영역(cm^2)으로 나누어 계산한다.

$$\text{SAI} = \frac{\text{Total watts (W)}}{\text{Effective radiating area (cm}^2\text{)}}$$

초음파의 출력이 8W이고 초음파헤드의 ERA가 4 cm^2이라면, SAI는 2 W/cm^2이다. 대부분의 초음파 장비에서 증력(W)과 SAI(W/cm^2)는 표시되어 있다. 출력이 일정하다면, 초음파헤드의 표면 크기가 증가될 때, SAI는 감소될 것이다.

WHO에 따르면, 3W/cm^2의 SAI는 치료에 있어 안전성에 제한이 있다. 강도가 10 W/cm^2 이상은 외과적으로 조직을 파괴하기 위해 사용한다. 반면에 강도가 0.1 W/cm^2 이하는 진단을 목적으로 사용된다. 치료하는 동안 특정한 초음파 강도를 선택하기 위한 정의된 안내서는 없다. 그

러나 강도가 너무 높으면, 조직은 손상될 수 있다. 치료적 효과를 얻기 원한다면 가장 낮은 강도를 사용하라고 조언한다.

> **모달리티 MODALITY MYTH**
>
> **환자들은 치료하는 동안 아무것도 느끼지 못한다.**
>
> 무열 초음파가 사용될 때 저강도(낮은 SAI)나 낮은 주기 순환으로 사용되게 되면, 환자들은 아무 느낌이 없을 것이다. 열 초음파 치료는 살짝 따뜻함을 느낄 수 있을 것이다. 각 사람이 열에 대한 견딤이 다르다는 것을 기억하라. 그래서 초음파 강도는 항상 환자 견딤에 따라 적용되어야 한다. 치료를 시작할 때 환자는 심부온열을 느끼는 부분에 강도를 올린다. 그리고 알맞은 열을 느끼는 저강도를 적용한다. 치료를 하는 동안 적용 강도를 필수적으로 하고 피드백을 위해 환자에게 부탁한다. 환자가 피부표면이 초음파헤드가 뜨겁다고 불평한다면, 크리스탈은 손상된 것이다. 초음파헤드는 과열되거나 초음파 겔이 피부와 초음파헤드 사이에 충분하지 않다면 조직안으로 에너지가 접촉되기 위해 충분하지 않다.

지속적인 초음파 치료의 목적은 온도를 증가시켜야 한다. 열 초음파는 확실한 치료 효과를 가져오고,조직은 열의 양에 따라 반응한다. 따라서 강도의 확실한 조정은 치료시간 조절과 함께 고려되어야 한다. 앞으로의 초음파 치료는 치료시간이 전달용량(또는 조직에 의해 흡수되는 열의 양)에 영향을 미치는 이온도입치료기(iontophoresis)와 유사할 것이다. 초음파 장비의 한 제조업체가 작동자의 열 목표 1.8, 3.6, 7.2(1, 2 또는 4)에 따라 치료시간이 조절되는 발생기의 마이크로칩을 내장하여 강도가 증가될 때 치료시간이 줄어들고, 강도가 감소될 때 치료시간이 증가된다.[27] 표 15.1은 온도 증가에 기초를 둔 치료목표를 나타낸다.

치료기간 TREATMENT LENGTH

1980년대 교과서에서는 초음파 치료는 적어도 5~10분 동안 지속되어야 한다고 하였다. 2006년, 많은 보험회사들은 초음파 지속 시간이 8분 이하일 때 지불을 거절하였다. 초음파 치료를 위한 시간을 미리 결정하는 것은 오류이다. 열적 초음파에 치료 기간을 특정하게 정하는 것은 시카고에서 솔트레이크까지 가는데 정확히 3시간이 걸린다고 말하는 것처럼 말이 안된다. 도시에서 도시로 하는 여행 시간에는 몇 가지 요소에 영향을 받는다(속도, 바람, 루트, 항로, 비행기 크기). 초음파 치료기간은 몇몇의 요소에 의존한다.

치료기간은 치료부위의 크기, 초음파 주파수, 강도(W/cm^2), 원하는 온도 증가에 영향을 받는다. 우리는 ERA의 2-3배 부위(초음파헤드 표면 크기의 대략 2배)에 초음파를 시행할 것을 제안한다. 이것보다 더 큰 부위에 심부 열 효과를 원한다면, 확실히 치료시간을 증가시키거나 단파 투열 치료를 고려하여야 한다(16장 참고). 앞에 언급했듯이 높은 초음파 주파수는 낮은 주파수보다 치료시간이 더 짧다. 지속적인 3 MHz 초음파는 1 MHz보다 3배 더 빠르게 조직을 가열한다. 따라서 치료시간이 1/3로 감소한다. 더 낮은 강도, 더 긴 치료기간, 그리고 그 반대일 수도 있다. 1 W/cm^2로 치료하는 환자와 2 W/cm^2로 치료하는 환자 모두에게 강력한 가열 효과를 원할 때, 치료기간을 정의하는 것은 의미가 없다. 이 시나리오에서 두 번째 환자는 첫 번째 환자보다 2배의 조직온도 상승을 경험할 것이다.

온도 증가(Temperature increase)

원하는 온도 증가는 초음파 치료시간을 결정한다. 표 15.2는 다양한 강도와 주파수에서 근육 온도 상승의 비율 결과를 보여준다.[11] 초음파 장비의 유용성을 고려하여 최고의 장비를 사용하는 50명을 대상으로 하여 평균 조직온도 증가를 기록한 것이다. 이와 같은 데이터는 많은 초음파 장비를 가지고도 획득하기는 어렵다. 따라서 이 표는 대략의 추정치료로 사용되어야 한다.[30,31]

> **적용 팁 APPLICATION TIP**
>
> ***초음파 치료 기간을 결정하게 위한 이 두 가지 방법 중에 하나를 사용하라.***
>
> **방법 A**
>
> *표 15.2의 정보를 기초로 하여 초음파 치료의 적절한 기간을 추정할 수 있다. 예를 들면, 환자가 테니스 엘보우와 손목 폄에 통증이 있다면, 마사지나 신장하기 전에 열을 가하길 원한다. 알맞은 목적은 근육 힘줄-접합부(muscle-*

표 15.1 조직에서 요구된 효과들을 가져오는 온도 상승 이론

온도 증가	효과
1.8° F (1° C): 약한 열	대사 증가, 가벼운 염증 감소
3.6~5.4° F (2~3° C): 중등도 열	혈류 증가, 근경련과 통증 경감
7.2° F (4° C); 강한 열	ROM과 조직 신장 증가*

** 열과 움직임이 결합되었을 때 최고로 효과적이다.*
ROM, 관절운동범위

tendon junction)에 열을 가하는 것이다[7.2° F(4° C)의 증가]. 3 MHz 초음파로 1W/cm²가 사용된다면 7.2° F(4° C) 증가하는데 7분이 필요하다. (1 W= 0.6° C/min × 7분 = 7.6° F나 4.2° C). 치료 시 환자가 5분에서 너무 뜨겁다고 한다면, 편안할 때까지 강도를 줄인다. 왜냐하면 전체용량을 줄여야 하기 때문이다. 이에 대하여 가능하다면 치료 기간이나 시간을 늘려야 한다. 이제 근육 마사지나 수동 신장을 수행할 준비가 되었다. 이 방법이 당신의 장비에 적용되지 않는다 할지라도, 원하는 온도 증가와 치료 목표를 결정하기 위해 모든 치료에서 시간을 5분으로 사용하는 대신 추정치를 사용할 수는 있다.

방법 B

최대 가열을 환자에게 안내해 주고 환자의 가열 감각을 사용하라. 근육 내 온도가 40°에 이를 때 대상자들은 초음파에서 불편감을 경험한다. 따라서 이것은 치료의 끝이 되는 신호이다. 불량한 PAMBNR을 가진 장비는 최대 가열에 이르기 전에 불편함이 오래가는 것을 주의하도록 한다.

적용 팁 APPLICATION TIP

초음파가 효과가 없어 보이면, 그밖에 다른 것을 시도하라. *몇몇의 임상가들은 환자를 초음파 치료의 횟수를 제한하지 않는다. 일반적인 추천은 초음파를 14 치료로 제한한다. 왜냐하면 14 이상은 백혈세포와 적혈세포수를 감소시키기 때문이다. 14로 치료 후, 2주 동안 초음파 사용을 피해라. 4나 5로 치료 후에 개선이 없다면, 초음파를 중단하거나 다른 치료변수를 사용해라.*

치료부위크기 TREATMENT AREA SIZE

뒤넙다리근(슬괵근, hamstring)과 허리근육처럼 큰 부위에 초음파를 사용하는 것은 흔하다. 비열효과는 환자에게 유익할 지 모른다. 하지만 이 큰 부위에서는 열이 발생하지 않는다는 연구가 보고되었다. 과학자들은 초음파헤드의 4배, 6배 크기의 부위에 초음파의 가열 용량을 조사하였다. 온도는 2.3° F(1.3° C)와 3.6° F(2° F) 증가했지만, 이것은 약하거나 중등도의 가열이다. 초음파를 사용해 치료하는 적절한 부위의 크기는 크리스탈 ERA의 2~3배

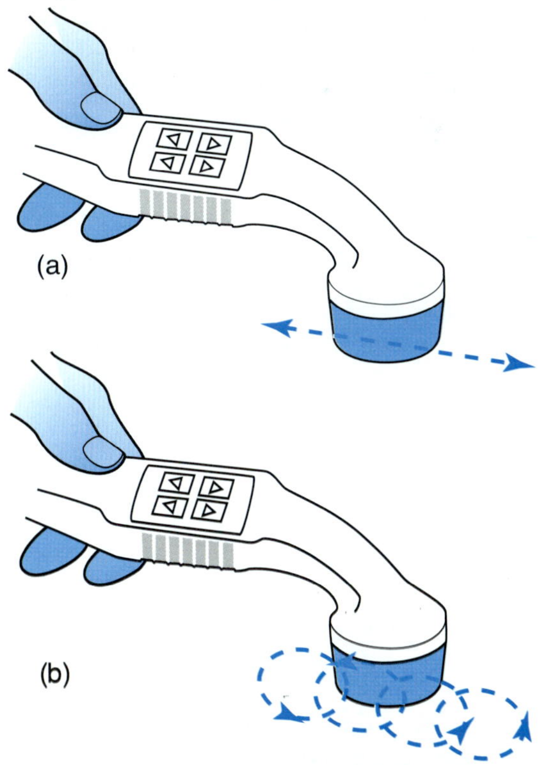

그림 15.14. 초음파는 **(a)** 수직이나 **(b)** 원 모양을 그리며 적용한다. 이 두 가지 경우, 가열은 원한다면 전체 면적이 초음파헤드의 2배 이상이 되지 않도록 한다.

표 15.2 초음파를 이용한 근육의 열 발생 비율(분당)

강도(W/cm²)	주파수 1 MHZ	3 MHZ
0.5	0.07° F(0.04° C)	0.54° F(0.3° C)
1.0	0.36° F(0.2° C)	1.08° F(0.6° C)
1.5	0.54° F(0.3° C)	1.62° F(0.9° C)
2.0	0.72° F(0.4° C)	2.52° F(1.4° C)

** Draper 등.,[11] 와 Wells and Draper,[27] 와 and Anderson[29] 등으로부터 얻는다. 데이터는 모든 초음파 장비들에서 얻는다.*

크기이다. 또는 초음파헤드 표면의 2배 크기이다(그림 15.14a). 그래서 초음파는 작은 부위에 치료하는 것이 가장 효과적이다. 온습포, 소용돌이욕, 단파 투열은 큰 부위에 열을 사용해야 하는 초음파를 대신하는 이점이 있다.[32,37]

적용 팁 APPLICATION TIP

***최적의 열을 위해 분리하여 사용하라.** 초음파헤드의 4배 되는 부위로 치료하고자 한다면, 첫 번째 부위의 반을 치료하라. 그리고 나서 두 번째 반을 치료하라(그림 15.15). 더 큰 부위에 가열하고자 한다면, 표면조직일 때 온습포나 소용돌이욕을 1~2 cm 보다 더 심부조직일 때는 단파투열치료 사용을 고려하여라.*

***비판적 사고 15.3** 다른 클리닉을 방문하였을 때 치료사가 만성 뒤넙다리근 염좌가 있는 환자들을 치료하는 것을 보았다. 그는 환자의 전체 다리에 초음파를 적용하고 있었다. 이것이 열을 위한 최고의 치료 선택인가?*

기술적 적용
Application Techniques

초음파 치료를 하는 동안 초음파헤드(soundhead)의 표면을 평행하게 유지하는 것이 중요하다. 초음파 에너지의 가장 큰 반사양은 공기-조직 경계에서 발생한다. 피부에서 초음파헤드를 15° 이상 각도를 올린다면, 더 큰 비율의 에너지가 반사될 것이고 치료 효과도 최소화 될 것이다.

접촉매질 COUPLING MEDIA

초음파 빔은 공기를 통해 전달되지 않는다. 환자에게 초음파헤드로부터 에너지를 전달하기 위해 매개체의 역할이 필요하다. 공기-피부 경계에서 저항을 감소시켜 초음파 에너지 전달을 촉진시키기 위한 물질을 접촉매질이라 한다. 초음파 **접촉매질**은 3가지 종류가 있다.

- 겔, 직접적으로 적용
- 물, 침수기법
- 뼈 돌기 위에 사용하기 위한 겔패드

접촉매질로 가장 흔하게 사용되는 것은 초음파 겔이다. 이것은 증류수와 혼합물의 점도를 증가시키는 반사되지

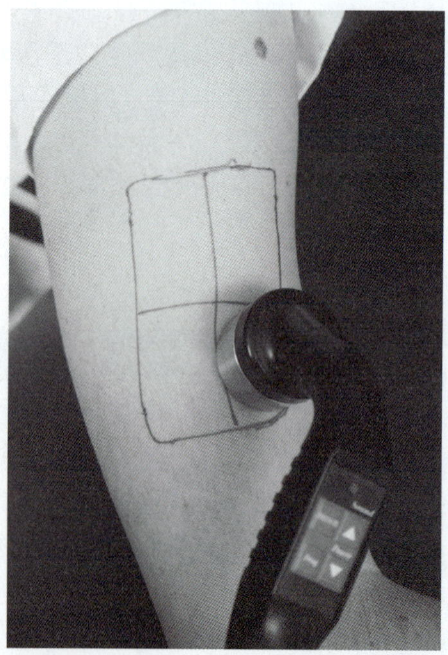

그림 15.15. 초음파헤드의 4배 크기의 부위를 치료하고자 한다면, 처음 반을 치료하고 나서 두 번째 반을 치료한다.

않는 불활성 물질로 구성되어 있다. 피부와 초음파헤드 사이에 얇은 층의 겔이나 접촉매질은 2가지 목적이 있다.

- 초음파헤드 표면과 조직 사이의 공기를 최소화시켜 원하는 강도로 목표 조직으로 에너지가 들어가도록 한다.
- 윤활제로서 작용한다.

초음파의 전달 매질을 사용하기 위해 무통성 크림을 섞어 사용하는 경우가 많다. 석유계 크림은 음향에너지를 감소시킬 수 있기 때문에 수성크림을 사용하는 것이 효과적이다. 1995년 접촉매질로 Flexall의 50/50 혼합물과 100%의 초음파 겔을 비교한 연구에서 초음파 겔이 최고의 전달매질이라고 보고하였다. 2004년 반복된 연구에서는 100%의 초음파 겔과 초음파 겔과 flexall을 25%, 75%로 혼합하여 비교하였으며 그 결과 치료하는 동안 근육 온도가 동일하게 올라갔다고 보고 하였다. 이것은 일반적으로 스포츠 크림을 사용할 때, 초음파 겔과 1:3의 비율로 혼합하는 것이 가장 유용하다는 것을 보여준다.

직접적인 접촉적용 DIRECT CONTACT APPLICATION

초음파 치료의 대부분은 초음파 헤드가 피부(사이에 얇은 막이 있다)에 바로 접촉하는 직접 적용 방법이다. 겔 층은 피부와 초음파 헤드 사이의 윤활작용과 올바른 접촉을 유지하기 위해 치료 부위에 충분하게 바른다. 그러나 초음파 헤드 움직임으로 인한 공기 방울이 형성될 정도로 많은 양을 사용해서는 안된다. 직접 적용 기술은 초음파 헤드의 직경보다 더 큰 표면을 치료할 때 사용한다. 만약 치료 표면이 작다면, 직접 적용을 위해서 더 작은 표면을 가진 초음파헤드를 사용하고, 더 작은 초음파 헤드가 없다면 침수기법을 사용한다.

침수기법 THE IMMERSION TECHNIQUE

물은 좋은 전달매질이다. 그러나 겔처럼 한 곳에 머무르지 않기 때문에 표면에 적용하기에는 적합하지 않다. 그러나 일부는 수중에서 사용하기를 원할지도 모른다. 침수기법은 초음파헤드의 직경보다 더 작은 부위를 치료하거나, 뼈가 불규칙하게 돌출된 부위를 치료할 때 사용한다(그림 15.16)

금속 용기나 소용돌이 욕조는 초음파를 반사하기 때문에 플라스틱, 세라믹, 고무 용기를 사용하며 용기 벽 근처에서 강도가 증가한다. 수돗물은 침수기법을 위한 전달매질로서 가스가 제거된 물과 같이 효과적이며 미네랄 오일이나 글리세린 보다는 표면 가열이 적다. 초음파 헤드는 치료되는 부위에서 0.5~1 cm 떨어져 평행하게 움직여야 한다.[23] 치료하는 동안 치료 부위나 초음파헤드에 공기방울이 발생된다면, 빨리 제거하여야 한다. 적절한 열을 위해 가능한 50%로 강도를 증가시킨다.[41,42]

> **적용 팁 APPLICATION TIP**
>
> ***물 속에서 초음파를 적용할 때 주의점***
>
> - *열 효과를 원한다면 실내 온도를 물 온도로 사용하지 않는다. 욕조 물은 적어도 신체의 핵심온도 98.6°F (37°F)만큼 따뜻하게 사용한다.*
> - *초음파 겔 패드를 사용하는 것이 더 좋은 방법인지를 생각한다.*

겔 패드 기술 THE GEL PAD TECHINIQUE

치료 부위가 불규칙하고 침수기법을 사용할 수 없다면

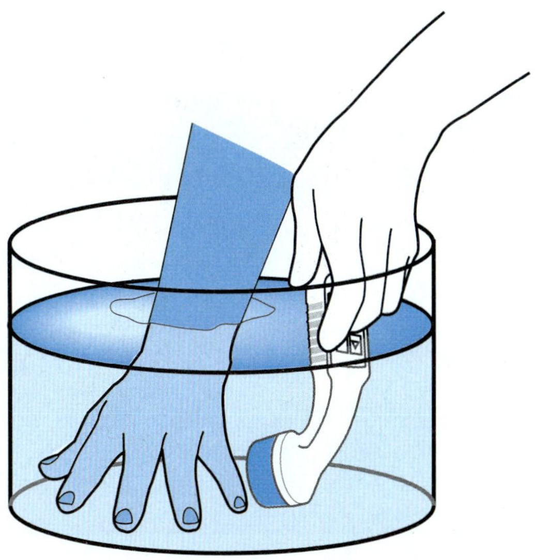

그림 15.16. 침수기법은 치료부위가 초음파헤드의 직경보다 작거나 뼈가 돌출되어 고르지 못한 부위를 치료할 때 추천된다.

전달 매질로서 겔 패드를 사용할 수 있다. 최근 한 회사는 얇은 플라스틱 덮개로 된 초음파 겔 팩이나 겔로 채워져 있는 투명한 하키퍽과 닮은 초음파 겔 패드를 제조하였다. 일부 연구를 통해 겔 패드의 효용성에 대해 연구가 이루어졌다.

한 연구에서 초음파 겔 패드는 초음파 겔만큼 효율적이라고 제안하였다. 손의 관절이나 발목의 외측 복사뼈와 같이 뼈가 돌출된 부위에 겔 패드를 사용할 때, 겔 패드의 양면에 얇게 초음파 겔을 바른다. 바닥면은 공기를 제거하여 뼈가 돌출된 부위와 겔 패드 사이를 고정하고, 윗면은 초음파 헤드가 겔 패드 위에서 부드럽게 움직이도록 한다(그림 15.17).

비판적 사고 15.4 *환자가 손의 캐스트 제거 후 5일간 초음파 치료를 하였다고 하였다. 당신은 손가락 관절에 초음파를 적용하고, 치료 부위에 직접 적용하는 것은 어려운 것 같다. 당신이 사용할 수 있는 대체 기술은 무엇인가?*

초음파헤드 움직임
SOUNDHEAD MOVEMENT

초음파 헤드는 피부 위에서 중첩되는 원을 그리거나 앞, 뒤로 문지르면서 조금씩 움직인다(그림 15.14 참조). 움직임은 초당 3~4 cm 정도로 천천히 움직인다. 환자가 치료 중에 통증을 호소한다면, 조직의 과열 또는 골막염증을 피하기 위해 초음파헤드를 빠르게 움직인다. 강도를 낮추고, 그리고 3~4 cm/sec의 속도로 다시 시작한다.

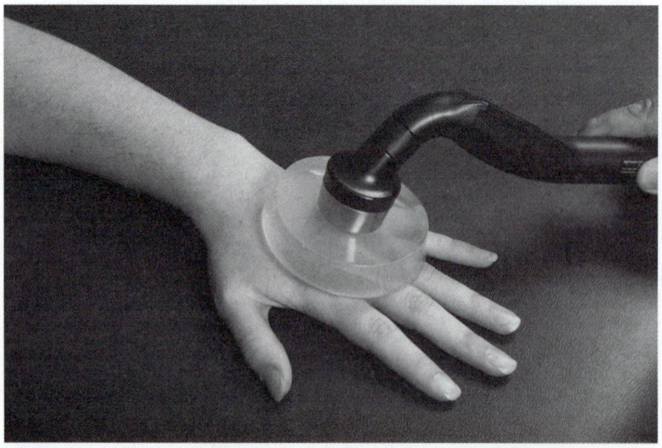

그림 15.17. 튀어나온 뼈에 대한 겔 패드의 사용은 초음파헤드의 윤활 작용과 공기의 차단을 막기 위해 패드의 양쪽면에 겔을 발라 적용한다.

모달리티 MODALITY MYTH

초음파헤드의 움직임 속도는 조직의 열과 관련이 없다.

치료 부위를 작게 한정시킬 수 있다면, 초음파 헤드의 움직임은 조직의 열에는 영향을 미치지 않는다. 예를 들면, ERA의 2~3배의 치료 부위일 때 초음파 헤드는 치료부위를 조절하기 위해 천천히 움직일 수 있다. 그러나 움직임이 너무 빠르면(>4 cm/sec), 큰 부위를 치료하게 되는(특히, 치료 중에 대화를 하고 있는 중이라면) 위험을 가질 수 있고, 원하는 온도를 획득하지 못한다.

치료매개변수들의 기록
Recording Treatment Parameters

초음파나 다른 치료적 모달리티를 사용할 때 특정 치료변수를 기록한다. 일부의 의료과실은 초음파의 남용을 주장한다(전문가 증인으로서의 개인적 경험). 사례에 대한 증거를 찾아내는 동안 임상가는 청구인의 치료 기록을 제공하도록 요청 받는다. 초음파 치료에 대한 기록이 "초음파 10분 적용"이 전부라면, 이것은 기록 유지에 대하여 무책임한 것이다. 다음과 같이 초음파를 사용할 때 특정 변수를 기록하거나 보고하도록 한다.

- 치료는 재연될 수 있어야 한다.
- 치료는 환자의 요구에 부합되어야 한다.
- 기록은 도전할 때 독립적일 수 있다.

매개변수는 빈도, 강도, 모드, 순환주기, 전달매질의 종류, 치료부위, 치료기간을 포함하여 기록한다. 예를 들면, 전형적인 치료는 "3 MHz, 1.2 W/cm², 지속적, 2~3 ERA (팔꿈치 측면), 초음파 겔, 6분"과 같이 기록한다.

열 효과
Thermal Effects

정형의학에서, 초음파는 조직 온도 증가에 사용된다. 초음파 열의 임상효과는 제한이 없다.[26]

- 힘줄과 관절주머니에서 콜라겐 섬유의 신장성 증가

- 조직에서 유동성 성분의 점성 감소
- 관절 경직도 감소
- 근경련 감소
- 통증에 대한 지각 감소
- 신진대사 증가
- 혈류량 증가

앞에서 설명한 것과 같이 비청각 열모달리티인 초음파의 일차적 이점은 힘줄, 근육, 관절주머니, 관절반달연골, 근육 내 경계선, 신경 뿌리, 뼈막과 같이 콜라겐이 풍부한 조직과 겉질 뼈, 다른 심부조직을 피부나 지방의 뚜렷한 조직 온도 증가 없이 치료적 범위에서 선택적으로 열을 발생시킬 수 있다는 것이다.[7] 초음파는 조금 감쇠된 상태로 피부와 지방을 통과한다.[41]

최적의 열 OPTIMAL HEATING

조직온도는 최상의 열 효과를 발생시키기 위해 최소 5분 동안 104-113° F(40~45° C) 정도 올라가야 한다. 113° F 이상(45° C) 온도는 조직 손상을 초래하고, 113° F(45° C)는 매우 높은 온도이다. 17년간 초음파에 대한 실험연구에서 인체 근육온도를 109.4° F(43° C)보다 높게 올리지 못했다. 연구대상자들은 낮은 수준에서 BNR을 사용한다 하여도 104~105.8° F(40~41° C) 이상의 온도에 경미한 통증을 경험하기 시작하였다. 이것은 Merrick 등의 연구와 일치한다.

절대온도에 대한 또 다른 견해는 기준선 위로 온도를 어떻게 더 올라가게 하는지는 중요하지 않다고 하였다. 그들은 조직 온도가 기준선 위로 1.8° F(1° C) 올라가는 것은 대사와 치유를 증가시키고 3.6~5.4° F(2~3° C) 증가는 통증과 근 경련을 감소시키며 7.2° F(4° C) 증가는 콜라겐의 신장을 증가시키고 관절 뻣뻣함을 감소시킨다고 하였다(표 15.1 참조).[26,35]

혈관이 많은 인체의 근육은 1 W/cm^2 1 MHz와 3 MHz에서 분당 0.36° F(0.2° C)와 1.08° F(0.6° C)의 온도를 증가시킨다. 강도가 0.2 W/cm^2 보다 낮다면, 조직 온도를 증가시키는 강도가 너무 낮아 비열 효과만 발생시킬 것이다.

조직의 혈액 공급이 부적절할 때 1 W/cm^{2}의 1 MHz 초음파는 연부 조직의 온도를 분당 1.5° F(0.86° C) 정도 올리는 것으로 보고되었다. 주의할 점은 무릎 힘줄 온도를 분당 0.36° F(0.2° C) 상승시킨다는 힘줄에 대한 연구(1 W/cm^2, 3 MHz의 초음파)의 결과를 평가하여 이용하여야 한다는 것이다. 이 온도는 정강뼈에서 반사되어 나오는 일부 초음파 에너지 때문에 증가될 수 있다. 힘줄에서 발생하는 열은 근육보다 빠르지만, 힘줄에 대한 초음파 가열의 비율을 설명하기 위해 심부의 힘줄에 대한 연구가 더 필요하다.

비열 효과
Nonthermal Effects

열 효과가 초음파에서 발생하는지 안하는지에 관계없이 비열효과는 나타날 수 있다.[48] 손상된 조직의 치료에서 치료적 초음파의 비열효과는 열 효과 보다는 덜 중요하다고 하더라도, 다음과 같은 중요한 요소가 있다.[49,50]

- 히스타민 방출 증가
- 칼슘이온 유입
- 큰포식세포의 식세포 활동 증가
- 단백질 합성 증가
- 허혈성 조직의 모세혈관 밀도 증가
- 조직 재형성
- 상처치유
- 세포막 변화
- 손상된 부위로 면역세포의 흡인
- 섬유모세포 증가
- 혈관 재형성

이러한 치료적 초음파의 비열 또는 기계적 효과는 세포막에서 발생된다고 생각된다. 초음파는 세포벽에 압력을 가하고 세포막은 약간 변형이 된다. *마이크로 마사지*로 언급되는 이 세포변형은 공동현상과 미세흐름(micro streaming)을 유발한다. **공동현상**(cavitation)은 초음파가 조직액에 압력을 줌으로써 확장과 수축을 야기하고 가스가 찬 공기방울을 형성하는 것이다.[46] 초음파는 매질을 통해 전달되고, 조직액의 수축과 확장으로 발생하는 미세 가스방울은 압축과 희박(rarefaction)을 특징으로 한다.

공동현상은 긍정적 효과와 부정적 면이 모두 발생한다. 긍정적인 효과는 공기 방울이 많은 음향 주기에 대하여 확장과 수축을 통해 규칙적이고 반복적인 압력을 일으키는 안정적인 공동현상을 발생시키는 것이다. 부정적인 효과는 안정되지 않은 공동현상이 일어날 때 발생한다. 불안정하거나 과도한 공동현상은 공기 방울의 양을 증가시키고 터지거나 붕괴되면서 조직을 손상시킨다. 세포 주변이나 안의 압력의 빠른 변화는 음파를 당기고 밀면서 세포를 손상시킨다. 세포 손상은 공기 방울이 확장되어 빠르게 터질 때 미세 파열로 발생한다. 가스 방울의 진동은 세포 활동을 방해하며 세포의 기능을 변화시킨다. 그러나 실제 미세 파열은 치료 수준에서는 발생하지 않는다.

음향 미세흐름(acoustic microstreaming)은 세포막의 경계면을 따라 액체가 한 방향으로 흐르는 것이다. 이것은 초음파의 압력에 의해 작은 분자가 이동하여 발생한다. 많은 세포나 세포 소기관, 분자의 무게가 다른 분자들이 고정되어 있는 동안 또 다른 일부는 고정된 조직 주변을 자유롭게 움직인다. 초음파의 기계적인 압박은 세포막의 주변이나 세포막을 따라 체액을 한 방향으로 움직인다. 미세 흐름은 세포막의 구조나 기능을 변화시키는 자극을 유발하며 이것은 치유과정에 영향을 미친다. 세포막은 손상되는 것이 아니며 음향 미세흐름은 치유를 촉진시키는데 치료적 가치가 있다.[46,49]

치료적 초음파의 임상적 적용
Clinical Applications of Therapeutic Ultrasound

많은 의료 장비처럼, 초음파 연구는 동물을 모델로 하여 연구가 시작되어 지금까지 연구가 이루어지고 있다. 초음파에 대한 동물 연구는 인체 적용을 가능하도록 하였다. 이 모달리티에 대한 유효성을 지적하기 위한 인체에 대한 사례 보고와 일부 연구가 있다. 우리는 앞으로의 초음파 치료를 나타내는 증거 기반 연구가 무엇인지를 예측할 수 없다. 그러나 우리가 지금 알고 있는 것을 설명하고 연구의 방향이 어떤 것인지를 나타낼 수 있다.

치료적 초음파 연구는 1960년대 이후 계속 진행 중이다. 비록 1970년과 1980년 동안 연구가 다소 적었더라도 1990년에 들어 많은 것이 발표되었다. 여기서 중요한 것은 1990년대에 제조된 초음파 장비는 이전 장비보다 더 좋은 질로 제작되었다. 우리는 지속적으로 초음파를 이용하기 위한 발열비율(heating rate)과 치료 매개변수에 관한 광대한 정보를 가지고 있다. 최근 초음파 연구는 치료효과에 관하여 무엇이 부족하고 어떻게 해야 할 것인가이다. 따라서 초음파를 어떻게 사용해야 하는지에 대한 많은 결정이 개인적인 경험과 견해를 바탕으로 이루어진다. 이 단락에서 우리는 치료적 초음파의 다양한 임상적 연구를 기초로 하여 다른 사람들이나 우리들이 연구한 자료를 가지고 치료적 초음파에 관해 요약하였다.

손상에 따른 염증반응 촉진
AIDING THE INFLAMMATORY RESPONSE TO INJURY

초음파에 대해 신비롭게 여길 필요는 없다. 더욱이 요술방망이가 아니다. 이것은 보다 나은 수행 활동을 위해 신체기능을 자극시킨다는 이론이다. 손상이 발생했을 때, 생물학적 기전이 멈췄을 때, 초음파는 정상 기능을 자극할 수 있다.[51,52]

과학자들은 초음파가 콜라겐 합성과 세포증식을 자극시킨다고 발표하였다.[52] 손상 후 4~5일이 지나면, 주된 세포 유형인 큰포식세포는 섬유모세포 증식을 자극하는 물질을 분비한다. Young과 Dyson[53]은 큰포식세포가 초음파를 치료받았을 때, 섬유모세포 증식에 긍정적인 효과가 있다고 제시하였다.

초음파는 비만세포에서 히스타민 분비를 촉진한다.[54] 히스타민은 염증을 일으키는 급성 반응의 초기증상의 하나이다. 히스타민은 손상된 부위에서 잔해를 깨끗하게 하기 위해 백혈구를 끌어당긴다. 히스타민은 새로운 결합조직의 형성을 위해 적절한 혈관조직(well-vascularized tissue), 풍부한 콜라겐 형성을 위한 내피세포와 섬유 모세포를 자극하는 작용물을 분비하기 위해 해당부위로 단핵세포(monocytes)를 끌어당긴다. 따라서 초음파는 치유와 염증을 위해 효율적으로 이용될 수 있다.[46,52,55] 과학자들은 최상의 매개변수를 5분 동안 0.5 W/cm²에서 20% 순환주기의 맥동 초음파나 5분 동안 0.1 W/cm²에서 지속적 초음파를 적용할 것을 제안하였다.[48]

적용 팁 APPLICATION TIP

손상 즉시 비열 초음파를 시작하라. *비열 모드에서 최대 효과로 치유과정을 촉진하기 위해 가능한 빨리 시작한다. 이상적인 것은 수시간 이내이며 늦어도 72시간 이내에 적용한다. 급성 상태는 통증이나 부종과 같은 급성 증후가 가라 앉을 때까지 하루에 1번이나 2번 비열초음파를 사용한다.*

John[49]은 1 MHz, 3 MHz 그리고 45 kHz의 초음파 자극은 치유와 염증 과정에서 중점적으로 분자들과 세포에 영향을 미친다고 하였다. 그러나 그는 치유동안 하는 관리에서 매개변수와 최적의 시간을 위해 남아있는 프로토콜은 확실하지 않다고 결론을 내렸다.

표면의 상처 치유
SUPERFICIAL WOUND HEALING

치유과정 동안 결합 조직 기질은 해로운 혈관이 자라 형성된다. 섬유모세포는 결합조직의 주된 형성 인자이다. 치료적 초음파에 노출된 섬유모세포는 더 많은 콜라겐이 생성되도록 자극되고, 이것은 대부분 결합조직의 강도를 결정한다. 절개된 실험용 쥐에서 초음파로 치료된 쥐가 치료되지 않은 쥐보다 새로운 혈관이 더 많이 나타났다.

초음파를 적용하였을 때 절개된 상처와 콜라겐 침착의 강도가 증가된다는 연구가 있었다. 초음파는 민무늬근 세포의 활동성을 증가시켜 상처 수축을 증가시킨다.

조직 회복에서 수축은 상처 틈을 채우기 위해 필요한 반흔 조직이 작다는 것을 의미하기 때문에 유익하다.

중심화(centralizing)는 병변 가장 자리의 건강한 콜라겐 섬유를 잡아당겨 상처를 당긴다. 이 과정은 근섬유모세포의 활동으로 이루어진다.

결합조직 치유 CONNECTIVE TISSUE HEALING

많은 연구에서처럼 결합조직 치유에 대한 초음파의 주된 연구는 동물을 대상으로 수행되었다. 동물의 관절염 치료를 위해 관절연골을 자극하기 위하여 저강도 초음파가 사용되었다. 근육 손상을 가진 실험용 쥐에서 초음파로 치료한 쥐는 치료되지 않은 쥐보다 더 많은 치유가 나타났으며 힘 생산이 더 많았다.

외과적으로 아킬레스 힘줄을 절개한 토끼와 쥐를 초음파로 치료했을 때, 치료하지 않은 대조군 보다 콜라겐 방향이 더 평행하게 나타났으며 근력도 강하게 나타났다. 아킬레스 힘줄이 파열된 강아지는 초음파로 치료하지 않은 강아지보다 정상 보행으로 돌아오는 시간이 더 빨랐다. Turner와 Powell은 닭의 찢어진 힘줄이 회복되는데 초음파 치료가 효과적이라고 하였다. 초음파로 치료한 그룹과 치료하지 않은 그룹 사이에 힘줄 세기는 차이가 없었다.

과학자들은 눌리거나 절단된 좌골신경의 초음파 치료 효과를 알아보기 위해 쥐를 이용하였다. 두 경우에서 초음파로 치료한 쥐는 대조군 그룹보다 치료가 향상되었다. 한 연구에서는 재생되고 있는 신경 섬유의 직경과 양이 증가되었고, 또 다른 연구에서는 좌골신경 치유에 의한 발기능이 향상되었다.

안쪽곁인대(내측측부인대, medial collateral ligament)가 찢어진 쥐에서 초음파를 사용하였을 때, 치유가 더 우수하게 나타났다. 불행히도 초음파를 신체의 발목 염좌에 적용하였을 때 치료 향상은 나타나지 않았다. 그러나 우리는 사람을 대상으로 하여 급성기 힘줄과 인대 손상시 저강도 초음파를 사용한 보고가 없음을 주목한다. 따라서 인체를 대상으로 한 증거기반 연구가 더 필요하다.

뼈 치유 BONE HEALING

뼈도 다른 연부조직처럼 기본적으로 같은 치유 단계를 거친다. 10년 이상, 정형의학에서는 저강도 맥동 초음파를 골절 치료를 증가시키기 위해 사용하였다. Da Cunha 등은 1 MHz의 치료적 초음파 장비가 치료사들과 임상가들에 의해 흔히 사용되어 왔다고 하였다. 맥동 모드를 사용(20% 순환 주기, 0.5 W/cm^2, 5분, 12일)하여, 아킬레스힘줄이 손상된 쥐를 치료하였고, 치유 효과가 높았다는 것을 보고하였다. 유사한 변수를 사용한 맥동 저강도 초음파는 불유합된 골절 환자부터 치료가 잘 되지 않았던 환자들에게까지 뼈의 치유 촉진을 돕는 것으로 밝혀졌다. 대조군과 비교했을 때 대퇴골절이 있는 쥐를 진단 초음파로 치료하여(7.5 MHz, 11.8 mW/cm^2, 10분), 매우 좋은 치료

양상을 나타냈다(3~8회 치료 사이).[60]

뼈 성장 자극 BONE GROWTH STIMULATORS

뼈 성장 자극제는 뼈의 치유 대부분에 관여하지만, 전형적인 초음파 장비는 그렇지 않다(그림 15.18). 외부 작용의 골절 치유 음파가속시스템(sonic accelerated fracture healing system, SAFHS)은 뼈 성장 자극을 위해 다음의 변수를 이용한다.

- 순환 주기(duty cycle): 20%
- 주파수(frequency): 1.5 MHz
- 강도(intensity): 30 mW/cm^2
- 시간(time): 20분

동물 연구(Animal studies)

일부의 동물 연구는 이 변수를 사용한 SAFHS에서 긍정적인 결과를 나타내었다. 사용하였을 때 몇몇의 동물연구에서 긍정적인 결과를 얻을 수 있었다. 과학자들은 외과적으로 대퇴골절을 야기시킨 쥐에게 SAFHS를 적용하여 반대쪽 다리와 비교했을 때, 빠른 치유와 뼈의 강화가 나타났다고 보고하였다. 토끼의 비골 골절에 SAFHS로 치료하였을 경우, 반대쪽 다리에 위약 치료를 적용하여 비교했을 때 SAFHS가 더 빠른 치유 효과가 나타났다.[77]

인체 연구(Human studies)

SAFHS는 인간인 환자에게 뼈 성장을 자극하는데 성공적이었다. 정강이뼈 몸통의 골절은 치유시간을 38% 감소시켰다.[79] SAFHS로 치료한 먼쪽 노뼈 골절은 정상보다 38% 더 빨리 치유되었다. 대조군 그룹과 비교했을 때, 손배뼈(주상골, scaphoid) 골절은 SAFHS로 치료했을 때 31% 치유를 촉진시킨다. 불유합 골절의 치유를 촉진시키는 뼈성장 자극에 대한 근거는 아직까지는 더 많은 연구가 필요하다. 임상에서의 뼈 성장 자극기는 전통적인 치료적 초음파 장비와 다르며, 뼈 치유에 주로 사용되는 치료기구이다. 일부 전통적 초음파는 매우 낮은 강도에서 단속되었을 때 골절 치유에 사용될 수 있다는 이론이 있다. 하지만 인간을 대상으로 한 연구는 너무 부족해 이 이론을 뒷받침할 수 없다(표 15.3).

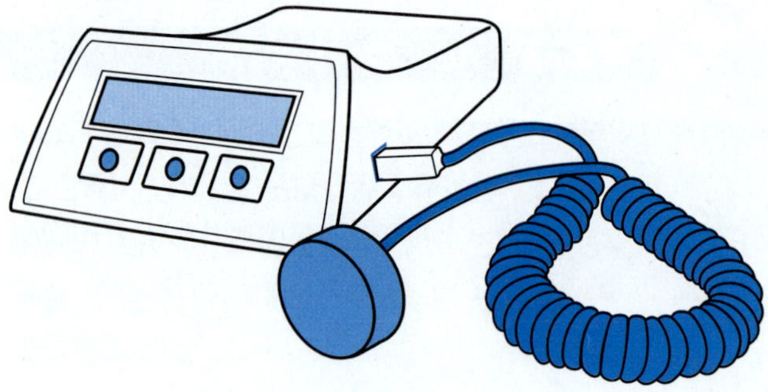

그림 15.18. 골절 치유를 가속시키기 위한 낮은 강도 펄스 초음파 자극기.

성장판(Growth plates)

뼈끝판에 대한 초음파의 사용이 안전한지 그렇지 않은지는 고려되어야 할 사항 중 하나이다. 1950년대 과학자들

표 15.3 전통적인 초음파 장비와 뼈 자극기의 변수 비교

변수	SAFHS(EXOGEN 2000)	OMNISOUND 3000C
순환 주기	20%	20%
빈도	1.5 MHz	1 MHz
BNR	3:1	3:1
ERA	3.88 cm^2	4.2 cm^2
강도	0.161 W/cm^2	0.15 W/cm^2
치료 길이	20분	20분

BNR, 빔균등율; ERA, 유효복사범위; SAFHS, 골절치유를 촉진시키는 초음파 계통.
Michlovitz and Nolan[81]에서 인용.

은 동물들에게 뼈끝 성장판의 초음파 사용에 대해 연구하였다. 치료는 뼈끝 연골이 너무 빨리 닫히게 만들었고, 뼈끝판의 변위와 뼈를 짧아지게 만들었다. 그러나 3 W/cm^{2}의 고강도로 적용되었다. 좀 더 최근에 일부 과학자는 초음파 사용에 관해, 임상적으로 뼈끝판의 적용이 더이상 금기증이 되지 않으며 주의해서 초음파를 사용할 수 있다고 제시하였다.[9,59]

초음파 치료는 칼슘침착을 재흡수시킨다는 근거는 어디에도 없다. 하지만 초음파가 칼슘이 침착되는 주위의 염증을 감소시키는데 도움이 된다고 제시한 결과가 있으며, 따라서 통증을 감소시키고 기능을 향상시킨다.

스트레스성 골절의 평가 ASSESSING STRESS FRACTURES

수 년 동안, 임상가들은 스트레스성 골절의 존재를 확인하기 위해 소리굽쇠를 사용하였다. 소리굽쇠가 초당 16,000번의 진동이 일어난다면, 초음파의 결정체가 뼈막에서 초당 1,000,000번 진동할 수 있는 것을 상상해보라. 초음파를 고주파성의 소리굽쇠로 생각할 수 있다. 스트레스 골절을 확인하기 위한 기법으로 초음파의 사용을 일부 권장한다.[82]

적용 팁 APPLICATION TIP

스트레스성 골절 평가를 위한 초음파 사용.

스트레스성 골절을 평가하기 위한 초음파의 사용 단계는 다음과 같다:

1. *압통 부위가 어디인지를 환자에게 물어본다.*
2. *반대편 팔다리와 같은 부위에 매질 겔을 적용한다.*
3. *1MHz, 지속모드로 초음파 기기를 설정한다.*
4. *(초음파 움직임 유지) 압통점 위의 국소 부위에 초음파를 적용한다.*
5. *불편한 지점에 서서히 강도를 증가시킨다.*
6. *W/cm^{2}로 최대강도를 기록한다.*
7. *손상된 팔다리와 압통점 위에서 이와 같은 순서를 반복한다.*
8. *W/cm^{2}로 최대강도를 기록한다.*
9. *손상된 팔다리의 강도가 비손상측 팔다리보다 더 낮다면, 스트레스성 골절을 의미한다(예를 들면, 0.8 W/cm^{2}을 1.5 W/cm^{2}와 비교).*
10. *다른 진단적 검사를 위해 의사에게 의뢰한다(예를 들어, X-ray).*

함요 부종 PITTING EDEMA

우리는 함요 부종의 흡수를 위한 가치있는 도구로서 초음파를 발견하였다. 이러한 상태는 1.0~1.5 W/cm^2 강도의 지속적인 3 MHz 초음파로 치료될 수 있다. 열이 겔과 같은 세포파편들을 융해시키는 것 같다. 그 후 팔다리를 거상하고, 마사지 하거나 펌프를 위한 전류를 적용하여 체액을 밀어내고 림프 배출을 촉진한다.

근경련 감소 Reducing muscle spasm

치료적 초음파의 주된 사용 목적 중의 하나는 통증 감소이다. 통증-경련-통증 순환은 10장에서 소개하였다. 초음파 치료에서 발생한 열은 손상 부위에 신선한 혈액을 가져오도록 돕는다. 이 새로운 혈류는 화학적 자극제를 깨끗이 씻어내는 것을 도와주고, 산소운반 능력을 증가시키며 신경 전도 속도를 변화시켜 근긴장을 편안하게 한다. 근육이 이완되면, 통증은 감소하고 근경련은 해결될 것이다.

통증 감소 Reducing pain

초음파는 통증 감소보다는 다른 목적으로 처방되는 경우가 많다. 그러나 많은 과학자들은 초음파 적용에서 통증 감소의 추가적 이익을 보고하였다. 왜 초음파는 통증을 감소시킬까? 이전에 초음파 적용은 혈액순환을 증가시켜 통증의 원인이 되고, 화학적 자극제를 제거하는 것으로 보았다. 관문조절설에 따르면, 초음파에 의한 직경이 큰 유수신경 α와 β 신경섬유의 열 발생은 통증을 감소시킬 것이다. 열 초음파는 정상 신경에서 신경 전도 속도를 증가시켜 반대 자극 효과를 일으킨다.[83]

반흔조직이나 관절 구축에 의한 감소된 관절가동범위 회복
RESTORING RANGE OF MOTION LOST FROM SCAR TISSUE AND/OR JOINT CONTRACTURE

치유과정의 재형성 단계 동안 콜라겐 섬유는 신장력과 당기는 힘의 선을 따라 재구성된다. 손상은 몇 개월에서 몇 년을 걸쳐 반흔을 형성한다. 반흔 조직의 콜라겐은 같은 형태로 발생하지 않으며 손상 전 정상 조직보다 약하고 탄성이 적다. 힘줄, 인대 관절 주머니의 반흔 조직은 관절운동범위를 제한하여 관절 구축을 유발한다. 우리를 포함한 일부 임상가들은 초음파에 의한 조직 열의 증가는 탄력성이 증가되는 동안 콜라겐 섬유의 점도를 낮추는 것으로 가정하였다. 이 경우 초음파는 치료 모달리티로 선택된다. ROM을 제한하는 관절을 주변의 깊은 조직은 콜라겐이 풍부하기 때문이다.

초음파는 성숙한 반흔의 가동성을 증가시킨다. 신장이나 가동술 전 초음파에 의한 예열은 잠재적인 손상 발생을 감소시켜 조직의 길이를 더 많이 유지되도록 한다.

지속적인 초음파를 고강도로 적용하였을 때 조직에 강력한 열이 발생하고, 조직의 신장성이 증가한다. 관절주위 구조물과 반흔 조직은 강도 1.2~2.0 W/cm^2의 열 효과를 나타내는 초음파 치료 후 신장성이 뚜렷하게 증가된다. 반흔 조직은 초음파를 좀 더 일찍 시작한다면, 부드러워 질 수 있다.[87]

적용 팁 APPLICATION TIP

ROM 회복을 위해 몇 가지의 기술 사용. *급성 손상의 치료를 위해 얼음만 적용하는 것은 적절하지 않으며, [휴식, 냉, 거상, 안정이 필요하다(RICES)]. ROM의 증가를 위해 초음파만 단독으로 사용하는 것도 충분하지 않다. 스트레칭(또는 스트레스)이 함께 요구된다.*

결합조직 신장
STRETCHING CONNECTIVE TISSUE

뜨거운 물에 플라스틱 숟가락을 담그면, 이내 부드러워진다. 끝을 당기고 플라스틱은 구부러져 늘어난다. 이후 플라스틱 숟가락이 차가워지면, 길게 늘어진 상태로 다시 딱딱해질 것이다. 플라스틱과 같이 콜라겐 조직은 장력을 가했을 때 다소 단단하지만, 열을 가하면 조금 부드러워진다.[84] 열과 임상가의 힘 적용에 의한 신장은 결합 조직의 잔여 길이를 늘인다.

운동, 준비운동, 신장이나 관절가동술 전 초음파를 적용하는 것은 좋은 방법이다. 안타깝게도 열 적용 이후의 신장은 팀 미팅이나 임상가의 조절을 넘어서는 다른 상황에 의해 자주 방해를 받는다. 조직이 따뜻할 때 신장시키는 것이 중요하다. 초음파 치료에 의한 근육 온도 증가는 최소 10분이나 그 이상 걸린다는 것은 잘못된 생각이다.

조직이 가장 많이 신장되고 늘어나는 동안 강력한 열이 발생되는 시간을 **스트레칭 윈도우**(stretching window)라 한다(그림 15.19). 조직에 강력한 열이 발생되면 더 유연해지고, 온도가 내려가면 더 이상 늘어나지 않으며 적용되는 힘이 많다면 손상될 수 있다. 지속적 초음파 적용 후, 조직 냉각비율은 1 MHz와 3 MHz 주파수 모두에서 연구되었다. 초음파 이후 스트레칭 윈도우는 단지 5~10

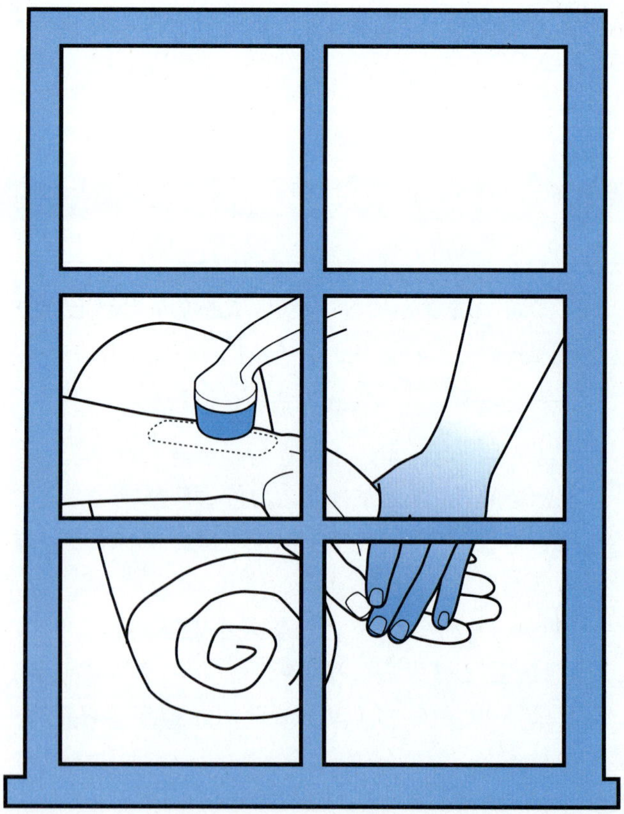

그림 15.19. 스트레칭 윈도우(stretching window). 조직이 최대로 신장되어 늘어났을 때 강력한 열이 발생하는 기간이다.

분 동안만 지속되기 때문에 초음파 이후 스트레칭, 마찰 마사지, 그리고 관절가동술은 초음파 적용 이후 즉시 시행되어야 한다. 스트레칭 윈도우 기간을 증가시키기 위해 초음파를 적용하는 동안 최소 2~3분 동안 스트레칭 된 관절 자세를 유지한다.

스트레칭 윈도우(stretching window)는 가열되는 조직의 형태와 깊이에 따라 다양하다. 힘줄은 근육보다 혈관이 훨씬 적고 초음파로 가열된 힘줄은 근육보다 천천히 냉각된다. 또한 심부 근육은 그 위를 덮고 있는 근육이 냉각에 대한 방해를 하기 때문에 표층 근육보다 더 천천히 냉각된다. 글상자 15.3은 관절가동술과 초음파로 치료받은 두 명의 환자의 결과를 기술하였다.[14,86]

비판적 사고 15.5 *환자는 무릎뼈가 완전하게 움직이지 않는 것을 제외하고, 무릎수술 후 성공적으로 회복하였다. 의사는 무릎뼈 가동술을 처방하였다. 무릎뼈의 정상적인 ROM을 획득하기 위해 초음파를 어떻게 사용할 것인가?*

글상자 15.3 심각한 손목 손상의 초음파 치료

사례 1

22세 축구 골키퍼는 3세 때 손배뼈의 무혈성 괴사의 병력을 가지고 있고, 이를 위해 뼈이식 수술을 받았다. Cast 상태로 12주를 움직이지 않은 후, 손목 ROM이 비교적 적다. 운동 트레이너는 몇 주 동안 수동적 스트레칭을 수행하여 약간의 향상을 보였다. 하지만 마지막 신전의 30°는 회복될 수 없었다(그림 15.20a).

손목의 관절가동술과 초음파 3 MHz 치료를 1주간 하루 걸러서 3번에 걸쳐 시행한 후, 정상적 손목 신전에 가깝게 회복되었다(그림 15.2b). 차후의 치료를 통해 ROM이 더 향상되었고, 그 상태를 유지할 수 있었다.

사례 2

19세 남자 환자의 결절종을 제거하려 할 때 외과의는 실수로 3개의 힘줄을 잘랐다. 다른 외과의에 의해 힘줄은 치료되었지만, 정상적인 손목 굽힘 범위는 못된다. 이 환자는 3년 후에 우리 임상센터에서 검사받게 되었다. 그는 손목굽힘이 31° 가 부족했다. 4~5분 동안 3 MHz 초음파를 1.5 W/cm^{2}에서 손목의 배부쪽과 앞쪽으로 적용하였고, 관절가동술을 같이 시행하였다. 3번의 치료(1간 하루 걸러서)로 손목굽힘이 정상에 가깝게 회복하였다.

만성염증치료
TREATING CHRONIC INFLAMMATION

물리치료사의 가장 커다란 도전 중의 하나는 사라지지 않는 만성손상을 치료하는 것이다. 만성 상태를 치료하는 두 가지 중요한 핵심은 지속적인 초음파로 통증 감소와 혈액 순환을 증가시키는 것이다.[23] 초음파 부위에 열 효과 장점을 만든 후 유착을 깨기 위한 마찰 마사지를 가로질러 실시하면, 구조물 주위에서 힘줄은 더욱 부드럽게 움직인다. 힘줄염, 윤활주머니염증, 위관절융기염등과 같은 만성염증에 대한 치료적 초음파의 효과가 일부 임상가나 학생들에 의해 논의되었고 그 결과는 다양하다. 초음파 치료는 위관절융기염증과 정강이뼈 뼈막염을 치료에 유용한 것으로 나타났다.[89]

음파영동법
Phonophoresis

음파영동법은 조직 안으로 국소 약물을 주입하기 위하여 초음파를 사용하는 것이다. 초음파는 모낭과 땀샘을 확장시키고, 국소 세포의 순환과 운동 에너지를 증가시켜 경피 약물의 전달을 증가시킨다.[90] 초음파가 조직 안으로 약물을 전달시킨다는 일반적인 생각은 정확한 표현이 아니다. 초음파는 세포막의 투과성이 증가되는 **음파처리**(sonoporation)를 발생시켜 신체의 정확한 부위에 분자의 운반을 촉진한다.[90,91] 약물 전달의 성공은 세포막과 같은 생물학적 장벽을 투과하는 분자의 능력에 영향을 받는다. 음향 영동법의 장점은 약물이 안전하며 통증이 없고, 비침습적 기술을 통해 전달될 수 있다는 것이다.

약물과 모드 결정
DRUG AND MODE DECISIONS

음파영동법을 실시하는 동안 약물의 작용은 다소 알려지지 않은 것이 있다. 연구자들은 다른 겔이나 크림이 초음파 전달에 효과적으로 작용하는 반면, 부신피질 호르몬 겔이나 많은 살리실산염제는 사실상 초음파 전달을 방해하는 것을 발견했다. 정형외과적 손상을 치료할 때 음파영동법에서 가장 흔하게 사용되는 약물은 코티졸, 살리실

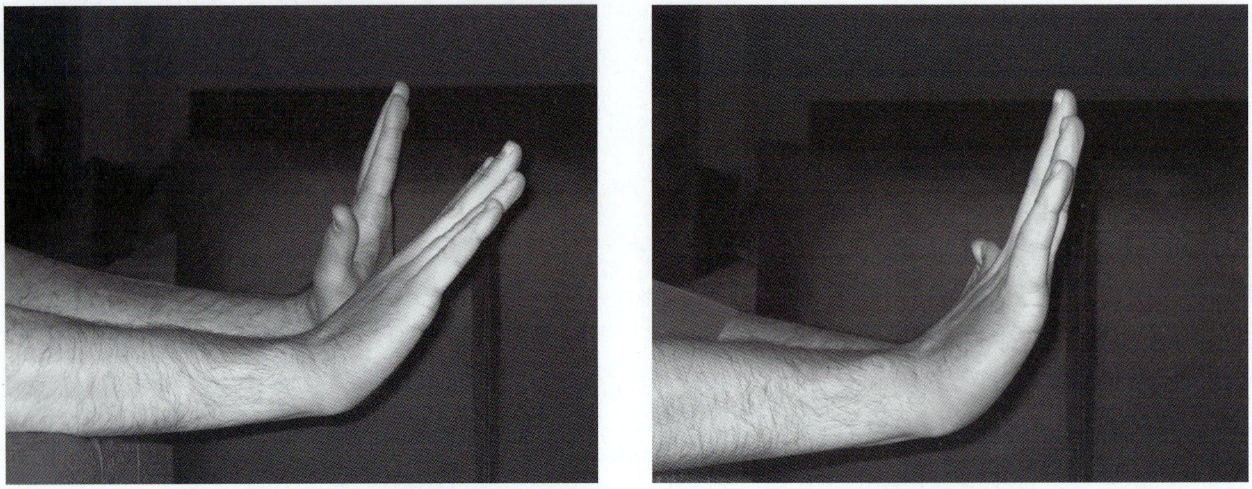

A B

그림 15.20 (a) 환자는 지속적인 고정으로 손목 신전의 30° 가 부족하다. (b) 손목 ROM은 초음파와 관절가동술 후 거의 정상적으로 회복되었다.

산염, 덱타메타손과 같은 항염증제와 진통제 성분인 리도카인이다. 음파영동법시 상태에 맞는 적절한 약물을 선택하는 것이 중요하다. 음파영동법은 약물의 투과성을 증가시키기 때문에 임상적 효과뿐만 아니라, 국소 약물 적용의 위험성도 함께 가지고 있다.

단속과 지속 초음파 모두 음파영동법에 사용된다. Stapp 등은[94] 지속적 초음파의 약물 적용이 혈류 안의 덱사메타손 나트륨 인산염의 수준이 더 높았다고 보고하였다. 그러나 강도가 높은 지속적 초음파는 열 효과를 발생시켜 염증 전 반응을 발생시킬 지도 모른다. 염증을 감소시키고자 한다면, 음파영동법은 강도가 낮은 단속 초음파를 실시하는 것이 좋은 선택이 될 수 있다.

국소 약제 TOPICAL PREPARATIONS

앞서, 피부장벽을 투과하기 위한 다양한 전달매질의 능력에 대해 언급하였다. 전달매질로 활발한 성분을 첨가하는 것은 흔한 일이다; 하지만 국소 약물은 초음파의 전달매질로서 적절한 효과를 나타내는 것은 아니다.[95] 예를 들면, 1% 또는 10% 하이드로콜티존은 두꺼운 하얀 크림으로, 초음파 전달매질로는 적절하지 않다. 임상가들은 전달능력의 향상없이 초음파 겔과 이 약물을 혼합하여 사용한다. 불충분한 전달 능력을 지닌 국소 약물의 사용은 초음파 치료의 효과를 감소시킨다. 불행히도 이용할 수 있는 적절한 약물이 적고, 이것은 겔을 만드는데 적절한 활동 재료로 필요하다. 왜냐하면 이러한 몇몇의 약제가 소리를 지연시키는 것으로 밝혀졌다. 우리는 약물과 겔을 따로따로 사용할 것을 권장한다. 이것은 약물을 피부 위에 문지르고 나서, 초음파 겔을 바르고 이후 초음파 치료를 실시하여 수행된다.

음파영동법의 효과 EFFECTIVENESS OF PHONOPHORESIS

일반적으로 정형의학에서 사용되는 주파수(1 MHz와 3 MHz)에 대한 음파영동법의 효과는 결론이 나지 않았다. 소량의 약물이 목표 조직에 도달한다는 근거가 있다. 소량의 약물이 목표조직에 도달한다는 근거가 있다. 물리치료사와 재활의학에서 근무하는 임상가들로부터의 결과는 아니지만, 화학공학에서 음파영동법은 동물과 인간에서 일부 긍정적인 결과를 갖는다고 하였다.

화학공학에서, 음파영동법에 의해 얻어진 긍정적인 결과는 45 kHz와 20 kHz와 같은 낮은 주파수에서 이다. 연구자들은 뷰타놀, 코르티코테론, 살리실산, 수크로오스의 전달을 촉진시키기 위해 1 MHz와 20 KHz 초음파의 효과를 사체 피부를 통해 측정하였다. 그 결과, 20 kHz는 1 MHz보다 1,000배의 피부 투과성을 증가시켰다. 또한 연구자들은 20 kHz의 초음파를 사용하여 코티코스테론, 인슐린, 인터페론을 피부를 통과하여 성공적으로 전달시켰다.[101] 이러한 결과는 정형외과적 치료에 저주파의 초음파가 효과적이라는 것을 나타낸다.

다른 모달리티와 결합한 초음파 사용
Using Ultrasound and Other Modalities Collectively

정형외과적으로, 특별한 치료목적을 달성하기 위해 치료기구를 결합시키는 것은 흔하지 않다. 무차별적인 접근을 원하지 않더라도, 초음파는 전기적 자극전류들과 온습포를 포함하는 다른 치료기구과 함께 수시로 사용한다. 안타깝게도, 초음파와 전류의 효율성을 구체화할만한 문헌이나 근거가 매우 미약하다; 그러나 초음파 적용 전에 열과 냉을 적용하는 부분에 대한 연구는 흥미로운 결과를 도출해 냈다.[103-105]

온습포 HOT PACK

지속적이거나 고강도의 초음파와 같이 온습포는 주로 열 효과를 위해 사용한다. 열은 근경련과 근보호를 줄이는데 효과적이고 통증을 줄이는데 유용하다. 이러한 이유로, 열과 초음파를 함께 쓰는 것은 치료 목표를 달성하는데 효과적일 수 있다. 한 연구에서, 초음파 적용 전에 15분 온습포 적용은 열 효과를 증가시켰다. 이 결과를 기초로 조직을 온습포로 미리 예열하면, 초음파 치료 기간을 3~5분으로 줄일 수 있어서 사용을 권장한다.

모달리티 MODALITY MYTH

초음파로 열을 강화하기 전에 냉의 적용

이론이 좋게 들릴지도 모르지만 이 접근은 사용이 쉽지 않다. 이 전제에 따르면 조직에 냉팩을 적용하면, 조직은 열이 발생하여 밀도가 증가된다. 왜냐하면 초음파 전달은 조직의 밀도와 관련이 있고, 심부 조직으로 전달을 촉진시키며 따라서 초음파의 열 효과가 증가된다. 그러나 일부 연구는 이와 같은 주장에 반대한다. 초음파 전 냉팩을 5분 동안 적용하면, 초음파로 근육 온도를 상승시키는 것이 어려워 초음파 치료 전 냉팩을 적용하지 않은 대상자의 50%로 온도를 떨어뜨렸다.[103] 초음파 전에 15분 동안 냉팩을 적용 시, 초음파로도 근육 온도를 올리는 것이 어려워 온도가 많이 떨어져 이전의 기본 온도로 되돌아갔다.

초음파와 전기치료
ULTRASOUND AND ELECTROTHERAPY

혼합 치료로 잘 알려진 초음파와 전기치료 기법은 자주 사용된다(그림 15.21). 초음파를 혼합 치료로 사용할 때, 초음파의 음파 헤드는 전극 역할을 한다. 근육이 수축하도록 활성화시켜서 초음파의 효과를 가져올 수 있다. 전기자극 전류는 진통과 근수축을 야기시킨다. 이러한 혼합 치료는 근막 발통점의 치료로 추천되어왔다. 우리는 혼합 치료로 엉덩정강근막띠(장경인대, iliotibial band)의 긴장을 치료하는데 성공하였다.[106] 두 치료 방법은 진통효과를 주고, 근본적인 방법이 명확하게 규정된 것은 아니었지만, 통증-경련-통증 주기(pain-spasm-pain cycle)를 감소시키는데 효과적이었다.

치료 예방과 주의
Treatment Precautions and Concerns

모든 치료적 모달리티를 시행할 때, 특히 초음파를 사용할 때 지켜야 하는 안전 예방조치는 다음과 같다:

- 조직 온도가 상승할 때마다 열 초음파 사용을 회피하지 않는다.
- 급성기와 아급성 상태에 고강도 지속 초음파는 열 효과를 발생시키기 때문에 사용하지 않는다.
- 치료 부위가 둔감할 때 특히, 환자가 통증과 온도감을 인식하기 어려울 때 주의해서 사용한다.
- 과도한 열 축적은 잠재적으로 조직에 손상을 줄 수 있기 때문에 감각이 저하된 부분에 주의하여 사용한다.
- 혈전성 정맥염과 같이 혈관 문제를 가진 대상자에게는

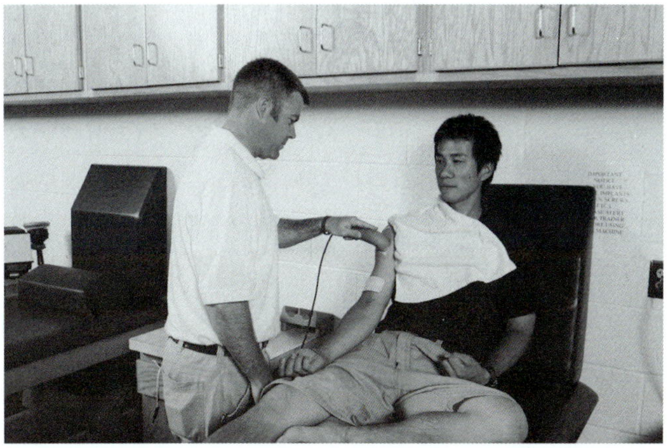

그림 15.21. 초음파는 자주 전기 치료와 결합하여 사용한다. 초음파헤드는 하나의 전극으로 사용된다. 위팔두갈래근(bicep)에 부착된 두 번째 전극을 확인하라.

혈전을 움직이고 색전을 유발할 수 있기 때문에 사용해서는 안된다.

- 열은 잘 흩어지지 않기 때문에 초음파를 눈 주위에 적용해서는 안된다. 렌즈와 망막이 손상될 수 있다.
- 생식기 주변에 초음파를 적용하지 않는다. 특히 고환은 일시적인 불임증이 올 수 있다. 난소는 꽤 깊은 곳에 있고 잘 보호되어 있지만, 월경 후 곧바로 또는 월경후 재생기 동안 여성 복부에 치료할 때는 주의해서 사용하라(낮은 강도와 3 MHz).
- 임신기간 동안은 태아에 손상을 주기 때문에 복부나 허리에 초음파를 적용하지 않는다. 태아의 발달을 확인하기 위한 진단용 초음파는 > 0.1 W/cm², 2.5 MHz로 사용해야 안전하다.
- 심전계(EKG) 활동에 잠재적 변화를 주어 심장 주변을 치료할 때 주의해서 사용한다.
- 초음파를 갈비뼈 아래, 심장을 직접적으로 향하여 사용하는 것은 피한다.
- 초음파는 심장박동조절장치의 정상적 기능을 간섭할 수 있기에 장비 위에 직접적으로 적용해서는 안된다.
- 악성 조직 위에 초음파를 사용하지 않도록 한다; 세포 분리와 전이를 야기시킬 수 있다.
- 활성 감염성이 존재할 때는 확산될 수 있기 때문에 초음파 사용을 금한다.
- 어린아이의 뼈끝 성장판 위에 초음파를 적용하는 것을 주의한다. 저강도치료(< 1 W/cm²)를 사용할 수 있지만 몇몇의 치료 세션에만 사용할 수 있다.[59]
- 초음파는 금속 임플란트 위에 비교적 안전하게 사용할 수 있다. 이론은 금속은 열 전도성이 높기 때문에 열이 흡수되는 것보다 더 빨리 제거되어 임플란트 주변의 조직 온도 증가가 적다. 하지만, 금속은 초음파 에너지의 약 90%를 반사시켜서, 반사된 파동의 일부가 인접한 조직에 흡수될 수 있다. 금속 임플란트를 한 부분(문제가 되는 어떤 부분)에 초음파를 적용할 때, 환자가 통증을 호소한다면 강도를 줄여야 한다. 관절전치환술인 경우에 접합제(메타크릴산 메틸)가 급속도로 열을 흡수하므로 과열은 주변 연부조직을 손상시킬 수 있다.

치료적 초음파의 효과에 대한 도전
Challenges to the Efficacy of Therapeutic Ultrasound

어떤 임상가들은 초음파는 치료적 가치가 없다고 생각한다. 최근 두 개의 연구 발행지에서 저자는 초음파에 대한 이전에 기록된 포괄적인 연구를 검토했고, 치료적 모달리티는 효과가 없다고 발표하였다.[107,108] 우리는 매우 심도높은 두 연구 기사에 대해 조사했다. 자료와 연구방법에 대한 체계적인 분석을 끝내고, 이 연구들은 믿을 만하지 못하고 정량화된 입증이 아니라는 결론을 도출하였다.

또 다른 자료에서 Robertson과 Baker[108]는 1975년과 1999년 사이에 발행된 초음파 발간지 35개를 검토하였다. 이 연구를 한 원래의 과학자들은 연구 설계에 철저한지 아닌지 알아내기 위해 하나 또는 그 이상의 요인을 분석하였다. 작은 표본 규모; 비임상적 상태; 불충분한 대조군; 위약(placebo)과 비교하지 않음; 관찰자와 대상자나 연구자 중의 비맹검성. 전체 중 25개는 이 사례에 일치하지 않았고, 나머지 10개는 실험 기준을 벗어나 있었다. 이 중 8개는 위약 초음파보다 능동초음파가 더 잘 작동되지 않았다. 이로부터, 저자는 능동초음파가 플라시보나 허위 초음파보다 더 효과적이지는 않다는 결론을 도출하였다.

8개의 기사를 심도있게 연구한 결과, 저자가 결론을 도출한 결과에서 몇 가지 연구 오류를 찾아냈다. 사실, 원래 많은 연구자들은 치료사가 몇 번이고 같은 실수를 범하고, 운동선수 트레이너는 이런 잘못 이해된 물리치료적 모달리티를 매일 사용한다.[113,114]

오류는 다음과 같다:

- 열 목적을 위해 너무 많은 부위를 치료한다(4개 사례).[111-114]
- 표층 조직에 자주 잘못 사용한다(1개 사례).[111]
- 불충분한 치료 기간(5개 사례).[113,114]

Robertson과 Baker[108]는 논문에서 결함있는 결론을 도출해냈다. 그들이 위약 초음파와 위약 초음파를 비교한 것은 잘못됐다. 또 다른 말로, 애초에 세계가 잘못되어 있었고 연구에서 정확한 치료 매개변수가 사용하지 않는다면, 시작부터 결함이 있게 된다. 초음파가 효과적이지 않다는 저자의 입장은 결코 충분하지 않은 연구를 바탕으로 이루어진 것이다.[109,110] 올바른 매개변수를 사용한 연구가 통제될 때까지 치료적 모달리티로써의 초음파를 배제할 수 없다. 모든 것이 그렇지는 않지만 바르게 사용될 때, 초음파는 치료사와 환자에게 가치있는 도구가 될 수 있다.

치료적 초음파의 적용

1단계: 기초

A. 정의. 치료적 초음파는 열 또는 비열의 생리적 효과를 나타내는 고주파의 음향 진동으로 들을 수 없다.

B. 효과
1. 열 효과는 다음과 같다:
   a. 통증에 대한 인지 감소
   b. 신진대사의 증가.
   c. 혈류 증가
2. 비열 효과는 다음과 같다:
   a. 조직 재생
   b. 상처치유
   c. 세포막대체

C. 장점
1. 표면에 과다한 열 발생없이 심부조직에 열 발생
2. 모든 모달리티 중에서 열이 가장 깊게 발생(투열치료 제외)

D. 단점
1. 국소 부위에 열발생: 대략 초음파헤드 표면의 2배 크기.
2. 초음파 장비의 질적 다양성

E. 적응증
1. 급성과 급성후 상태(비열효과의 초음파)
2. 치유되고 회복되는 연부조직
3. 반흔조직
4. 관절구축
5. 만성염증
6. 콜라겐 신장성 증가
7. 근경련 감소
8. 통증 조절
9. 혈류 증가
10. 연부조직 회복
11. 단백질합성 증가
12. 조직 재생
13. 뼈 치유
14. 불유합골절 치유
15. 골화성근육염(myositis ossificans)과 관련된 염증
16. 발바닥 사마귀(plantar warts)
17. 근막발통점

F. 금기증
1. 급성과 급성후 상태(열적 효과가 있는 초음파)
2. 기능부전 혈관
3. 혈전정맥염
4. 눈
5. 생식기관
6. 월경 후 바로 골반에 적용
7. 임신
8. 심장박동기
9. 악성종양
10. 감염

G. 주의사항
1. 어린 아이들의 뼈끝 성장판 부위
2. 금속 이식물
3. 온도 감각이 저하된 부위
4. 순환 감소 부위
5. 인공관절 삽입물

2단계: 적용 전 과제

A. 초음파가 이 상황에 적절한 모달리티인지 확인한다.
1. 손상 또는 문제를 재평가한다. 환자의 상태를 이해한다.
2. 이전에 초음파를 사용했었다면, 치료시 환자의 반응을 확인한다.
3. 초음파 치료의 목적에 맞는지 확인한다.
4. 초음파가 이 상황에 금기증이 아니라는 것을 확인한다.

B. 치료장비를 준비한다. 환자를 준비시키기 전에 장비를 먼저 준비한다.
1. 초음파헤드를 청결히 한다.
2. 치료를 위해 전달매질가 충분한지 검사한다.

C. 환자를 심리적으로 준비시킨다.
1. 절차를 설명한다.
   a. 초음파는 분자의 움직임을 증가시키거나 조직의 미세마사지(micromassage)의 형태로 신체에

들어가며 그 결과 열을 발생시킨다.

b. (비열치료가 아니라면) 치료하는 동안 따뜻함을 느낄 것이다.

c. 환자가 이해하지 못하고 있다면, 치료사가 직접 시범을 보인다.

2. 주의사항에 대해 환자에게 주의시키고 점검한다. 치료 시작 시에 느낌이 너무 뜨겁다면, 환자에게 알려달라고 말한다.

D. 환자를 신체적으로 준비시킨다.

1. 치료부위에서 보석이나 금속물을 제거한다.
2. 치료할 부위에 상처나 발진이 있는지 확인한다.
3. 초음파 장비에 접근할 수 있도록 환자의 자세를 편안하게 한다.

3단계: 적용 변수

A. 절차

1. 적절한 초음파헤드의 크기를 선택한다.
2. 치료 부위에 전달매질을 적용한다.

B. 용량

1. 적절한 주파수를 결정한다.
   a. 중간에서 심부는 1 MHz
   b. 표면에서 중간은 3 MHz
2. 순환 주기(duty cycle)를 설정한다(연속 또는 단속인지 선택한다).
3. 치료기간을 설정한다(강력한 열: 1 MHz에서 10~15분; 3 MHz에서 3~7분).
   a. 적용부(applicator)와 피부 사이의 접촉을 유지한다.
   b. 2~3 ERA에서 4 cm/sec의 비율로 움직인다.
4. 환자의 열 인지에 따라 강도를 조절한다. 너무 뜨겁다면, 강도를 낮춰 약간 더 빠르게 움직인다.
5. 치료목표가 관절 ROM 증가라면, 초음파 적용에서 마지막 2~3분 동안은 스트레칭을 하고, 초음파 적용 후에 스트레칭을 유지하거나 5분 동안 마찰 마사지를 한다.

C. 적용 시간. 치료목표에 따라 다양하다.

D. 적용 빈도. 하루 한 번 또는 두 번

E. 치료 기간. 14회 치료

4단계: 적용 후 과제

A. 장비제거; 환자 청결

1. 타이머가 꺼지거나 환자가 낮은 강도로도 치료를 더 이상 받을 수 없을 때, 초음파헤드를 치우고 닦는다.
2. 환자에게서 겔을 닦아낸다.

B. 환자에 대한 지시사항

1. 다음 치료 계획을 알려준다.
2. 환자에게 활동 수준과 다음 공식 치료 이전의 자가 치료 방법을 알려 준다.
3. 치료 후 느낀 점을 환자에게 설명한다.

C. 독특한 환자 반응을 포함한 치료 과정을 기록한다.

D. 장비대체

1. 타월
2. 전달매질

5단계: 유지

A. 장비를 정규적으로 깨끗하게 한다.

B. 매일 사용하는 초음파 장비는 6개월마다 조정한다.

맺음말 CLOSING SCENE

Nancy가 환자들은 초음파에 대한 몇몇의 어려운 질문들을 환자에게 질문한 머리말을 떠올린다. 그녀는 그들에게 초음파는 두 가지 타입이 있다고 말하였다: 열과 비열. 환자는 열적치료를 하는 동안 따뜻함을 느껴야 한다. 하지만 비열 치료하는 동안은 그렇지 않다. 그의 무릎뼈힘줄의 초음파 치료에 느낌이 있는 환자들을 위해서이다. 하지만 그의 등(back)은 아니다. Nancy는 초음파는 정확하게 열을 국소 부위에 사용해야 한다고 하였고, 그것은 무릎에 열을 느끼는 이유와 허리에는 느끼지 못하는 이유를 구분하여 설명하였다 — 단속된 단파 투열은 그의 허리에 열을 사용한다. Nancy는 초음파에 대해 충분하게 알고 있는 것 같다.

고찰 CHAPTER REFLECTIONS

1. 다음의 내용을 읽고 숙고하라. 각각의 개념을 명확하게 이해하였다고 느끼는가? 만약 그렇지 않다면 본문에 맞는 부분을 다시 읽어라.
   - 초음파 장비의 중요 구성요소의 이름을 확인한다.
   - 초음파가 신체 조직에 들어갔을 때 무슨 일이 일어나는가?
   - 치료적 초음파의 열 효과를 설명하라.
   - 치료적 초음파의 비열 효과를 설명하라.
   - 초음파 적용의 다양한 기술을 설명하라.
   - 초음파 사용과 관련된 몇몇의 변수를 나타내어라.
   - 치료적 초음파의 주의사항과 금기증을 항목별로 작성한다.
   - 초음파와 다른 열 모달리티를 비교하여 설명하라.
   - 스트레칭 윈도우는 무엇인가? 어떻게 초음파가 가장 효과적으로 사용될 수 있는지 설명한다.
2. 강사, 임상강사, 급우, 임상동료와 함께 토의할 수 있도록 3~5개의 질문을 쓰시오.
3. 급우와 함께 이 장의 개념에 대해 서로 질문하시오. 연습 1에 있는 요점을 사용하고, 연습 2를 위해 질문을 적으시오. 여러분이 이해한 것보다 더 깊은 이해가 필요하다면, 소리 내어 개념을 설명하시오.
4. 초음파의 적용절차를 이해하였다고 느낀다면 동료들과 임상감사와 함께 5가지 처차에 따라 연습하여라. 교대로 모달리티 적용을 실시하고, 당신에게 적용되었을 때 동료가 적절하게 적용을 하는지 알아보기 위해 주의깊게 살펴보아라. 당신에게 모달리티가 적용되었을 때 노트를 참조한 후, 처음 몇 분을 다른 사람에게 적용한다. 노트 사용없이 할 수 있을 때까지 적용 연습을 계속하도록 한다. 노트 사용없이 할 수 있을 때까지 적용 연습을 계속하도록 한다.

비판적인 사고에 대한 답변 CRITICAL THINKING RESPONSES

비판적 사고 15.1

순환 주기(duty cycle)는 50%가 된다.

비판적 사고 15.2

고주파, 더 많은 에너지는 표면 조직에 흡수된다. 3 MHz에서 발생되는 초음파의 대부분은 힘줄에 흡수되고, 반면에 1 MHz는 더 깊게 그리고 뼈에서 다시 되돌아오며, 이는 불편함의 원인이 된다.

비판적 사고 15.3

이 경우 최고의 치료선택은 결국 모든 경우에서 초음파를 사용하지 않는 것이다. 더 나은 결정은 흡수제(hydrocollator팩)나 단파투열을 사용하는 것이다. 이 둘은 가장 큰 부위를 치료할 때 더 많이 사용한다. 침투의 깊이와 관련이 있다면, 단파투열 치료가 치료적 모달리티의 좋은 선택이 될 수 있다.

비판적 사고 15.4

돌출된 뼈 위에서 더 큰 초음파헤드를 사용해야 한다면, 플라스틱이나 고무욕조에서의 침수기법이 효과적일 수 있다. 또한 겔 패드 기법은 초음파헤드와 전달매질 사이에 접촉을 유지시키는데 효율적이다. 양쪽 패드에 있는 겔의 양을 적게 해야 하는 것을 기억한다.

비판적 사고 15.5

가쪽에는 4~5분간, 3 MHz를 환자가 참을 수 있도록 적용하고, 안쪽도 4~5분 동안 적용시킨다. 즉시 무릎뼈의 모든 방향에서 미끄러지게 적용한다.

참고문헌 REFERENCE

1. Andrew MA, Crum LA, Vaezy S. 2nd International Symposium on Therapeutic Ultrasound. Vol 2. Seattle: Center for Industrial and Medical Ultrasound Applied Physics Laboratory, University of Washington, 2002.
2. Fried NM, Roberts WW, Wright EJ, Solomon SB. Noninvasive male sterilization: Thermal occlusion of the vas deferens and epididymis in a canine model using a therapeutic focused ultrasound clip. Paper presented at the second International Symposium on Therapeutic Ultrasound, Seattle, 2002.
3. Mourad PD, Nemecek A, Mesiwala A, et al. Ultrasound treatment of brain disorders. Paper presented at the second International Symposium on Therapeutic Ultrasound, Seattle, 2002.
4. Draper D, Abergel P, Castel J. Rate of temperature change in human fat during external ultrasound: Implications for liposuction. Am J Cosmet Surg 1998;15:361–367.
5. Dyson M. The use of ultrasound in sports physiotherapy. In: Grisogono V, ed. Sports Injuries (International Perspectives in Physiotherapy). Edinburgh, UK: Churchill Livingstone; 1989.
6. Dyson M, Luke DA. Induction of mast cell degranulation in skin by ultrasound. IEEE Trans UFFC 1986;33:194.
7. ter Haar G. Basic physics of therapeutic ultrasound. Physiotherapy 1987;64:100–103.
8. Draper D, Sunderland S. Examination of the law of Grotthus-Draper: Does ultrasound penetrate subcutaneous fat in humans? J Athl Train. 1993;28:246–250.
9. Michlovitz S. Thermal Agents in Rehabilitation. Philadelphia: Davis. 1996.
10. Myrer JW, Draper DO, Durrant E. Contrast therapy and intramuscular temperature in the human leg. J Athl Train 1994;29:318–322.
11. Draper DO, Castel JC, Castel D. Rate of temperature increase in human muscle during 1 MHz and 3 MHz continuous ultrasound. J Orthop Sports Phys Ther 1995;22:142–150.
12. Draper DO, Ricard MD. Rate of temperature decay in human muscle following 3 MHz ultrasound: The stretching window revealed. J Athl Train 1995;30:304–307.
13. Williams R. Production and transmission of ultrasound. Physiotherapy 1987;73:113–116.
14. Draper D. Ten mistakes commonly made with ultrasound use: Current research sheds light on myths. Athl Train Sports Health Care Perspect 1996;2:95–107.
15. Johns LD, Straub SJ, Howard SM. Variability in effective radiating area and power output of new ultrasound transducers at 3 MHz. J Athl Train 2007;42(3):22–28.
16. Ferguson BA. A practitioners' guide to ultrasonic therapy equipment standard. Washington DC: U.S. Department of Health and Human Service, U.S. Public Health Service, U.S. Food and Drug Administration, 1985.
17. Hecox B, Mehreteax TA, Weisberg J. Physical Agents. Norwalk, CT: Appleton & Lange, 1994.
18. Draper D. A breakthrough on comfortable ultrasound treatments: Beam non-uniformity ratio is only half of the equation. Paper presented at the annual symposium of the National Athletic Trainers' Association, Kansas City, MO, June 1999.
19. Johns LD, Straub SJ, LeDet EG. Ultrasound beam profiling: Comparative analysis of 4 new ultrasound heads a both 1 and 3.3 MHz variability within a manufacturer. J Athl Train 2004;39:S26.
20. Gallo JA, Draper DO, Thein-Body L, Fellingham GW. Continuous and pulsed ultrasound produce similar increases in human muscle temperature when equivalent temporal average intensities are used. J Orthop Sports Phys Ther 2004;34:339–401.
21. Stewart H. Ultrasound therapy. In: Repacholi M, Benwell D, eds. Essentials of Medical Ultrasound. Clifton, NJ: Humana Press, 1982.
22. Hayes BT, Merrick MA, Sandrey MA, Cordova ML. 3MHz ultrasound heats deeper into the tissues than originally theorized. J Athl Train 2004;39:230–234.
23. Ziskin M, McDiarmid T, Michlovitz S. Therapeutic ultrasound. In: Michlovitz S, ed. Thermal agents in rehabilitation. Philadelphia: Davis, 1996.
24. Gann N. Ultrasound: Current concepts. Clin Manage 1991;11: 64–69.
25. Kitchen S, Partridge C. A review of therapeutic ultrasound: Part 2, The efficacy of ultrasound. Physiotherapy 1990;79:595–599.
26. Lehmann JF. Therapeutic Heat and Cold. 4th ed. Baltimore: Williams & Wilkins, 1990.
27. Wells A, Draper D, Vincent W. The regression equation of the Omnisound 3000P is valid: Ultrasound treatments should be temperature dependent not time dependent. J Athl Train 2004;39: S24.
28. Draper DO. Current research on therapeutic ultrasound and pulsed short-wave diathermy. Paper presented at the Physio Therapy Research Seminars, Sendai, Japan, Nov 1996.
29. Anderson M, Eggett D, Draper D. Combining topical analgesics and ultrasound, Part 2. Athl Ther Today 2005;10:45–47.
30. Merrick MA, Bernard KD, Devor ST, Williams MJ. Identical 3-MHz ultrasound treatments with different devices produce different intramuscular temperatures. J Orthop Sports Phys Ther 2003; 33:379–385.
31. Holcomb WR, Joyce CJ. A Comparison of temperature increases produced by 2 commonly used ultrasound units. J Athl Train 2003;38:24–27.
32. Garrett CL, Draper DO, Knight KL. Heat distribution in the lower leg from pulsed short-wave diathermy and ultrasound treatments. J Athl Train 2000;35:13–22.
33. Chudleigh D, Schulthies S, Draper D, Myrer J. Muscle temperature rise during 1 MHz ultrasound treatments of two and six times the effective radiating areas of the transducer. J Athl Train 2006 1998; 33:S11.
34. Demchak T, Meyer L, Stemmans C, Brucker J. Therapeutic benefits of ultrasound can be achieved and maintained with a 20-minutes 1 MHz, 4-ERA ultrasound treatment. J Athl Train 2006;41:S42.
35. Castel D. Electrotherapy and Ultrasound Update. 2nd ed. Reno, NV: International Academy of Physio Therapeutics, 1996.
36. Reid DC, Cummings GE. Factors in selection the dosage of ultrasound with particular reference to the use of various coupling agents. Physiother Can 1973;63:255.
37. Draper DO, Harris ST, Schulthies SS, et al. Hotpack and 1 MHz ultrasound treatments have an additive effect on muscle temperature increase. J Athl Train 1998;33:21–24.
38. Ashton DF, Draper DO, Myrer JW. Temperature rise in human muscle during ultrasound treatments using flex-all as a coupling agent. J Athl Train 1998;33:136–140.
39. Draper D, Anderson M. Combining topical analgesics and ultrasound, Part 1. Athl Ther Today. 2005;10:26–27.
40. Fyfe MC, Chahl LA. The effect of single or repeated applications of "therapeutic" ultrasound on plasma extravasation during silver nitrate induced inflammation of the rat hindpaw ankle joint in vivo. Ultrasound Med Biol 1985;11:273–283.
41. Draper DO, Sunderland S, Kirkendall DT, Ricard MD. A comparison of temperature rise in the human calf muscles following applications of underwater and topical gel ultrasound. J Orthop Sports Phys Ther 1993;17:247–251.
42. Klucinec B, Scheidler M, Denegar C, et al. Transmissivity of common coupling agents used to deliver ultrasound through indirect methods. J Orthop Sports Phys Ther 2000;30:263–269.
43. Merrick MA, Mihalyov MR, Roethemeier JL, et al. A comparison of intramuscular temperatures during ultrasound treatments with cou-

pling gel or gel pads. J Orthop Sports Phys Ther 2002;32:216–220.
44. Bishop S, Draper DO, Knight KL, et al. Human-tissue temperature rise during ultrasound treatments with the Aquaflex gel pad. J Athl Train 2004;39:25–30.
45. Weaver SL, Demchak TJ, Stone MB, et al. Effect of transducer velocity on intramuscular temperature during a 1-MHz ultrasound treatment. J Orthop Sports Phys Ther 2006;36:320–325.
46. Dyson M. Mechanisms involved in therapeutic ultrasound. Physiotherapy 1987;73:116–120.
47. Chan AK, Myrer JW, Measom GJ, Draper DO. Temperature changes in human patellar tendon in response to therapeutic ultrasound. J Athl Train 1998;33:130–134.
48. Dyson M. Therapeutic application of ultrasound. In: Nyborg WL, Ziskin MC, eds. Biological Effects of Ultrasound. Edinburgh, UK: Churchill Livingstone, 1985.
49. Johns LD. Nonthermal effects of therapeutic ultrasound: The frequency resonance hypothesis. J Athl Train 2002;37:293–299.
50. Kimmel E, Dines M, Elad D, et al. Shear-like response of endothelial cells to therapeutic ultrasound. Paper presented at the second International Symposium on Therapeutic Ultrasound, Seattle, 2002.
51. Watson T. Therapeutic Ultrasound. Available at: www.electrotherapy.org. Accessed Apr 2007.
52. Ramirez A, Schwane JA, McFarland C, Starcher B. The effect of ultrasound on collagen synthesis and fibroblast proliferation in vitro. Med Sci Sports Exerc 1997;29:326–332.
53. Young S, Dyson M. Macrophage responsiveness to therapeutic ultrasound. Ultrasound Med Biol 1990;16:326–332.
54. Hashish I, Harvey W, Harris M. Anti-inflammatory effects of ultrasound therapy: Evidence for a major placebo effect. Br J Rheumatol 1986;25:77–81.
55. Draper DO, Karns PB, Sokolowski MS. Chronic ankle and foot injuries in professional ice hockey players: Jumpstarting inflammation to re-direct healing. J Athl Train 2001;2:S90.
56. Harvey W, Dyson M, Pond JB, Grahame R. The stimulation of protein synthesis in human fibroblasts by therapeutic ultrasound. Rheumatol Rehabil 1975;14:237.
57. Young S, Dyson M. The effect of therapeutic ultrasound on angiogenesis. Ultrasound Med Biol 1990;16:261–269.
58. Byl NN, McKenzie A, Wong T, et al. Incisional wound healing: A controlled study of low and high dose ultrasound. J Orthop Sports Phys Ther 1993;18:619–628.
59. Behrens BJ, Michlovitz SL. Physical Agents: Theory and Practice for the Physical Therapist Assistant. Philadelphia: Davis, 1996.
60. Heybeli N, Yesildag A, Oyar O, et al. Diagnostic ultrasound treatment increases the bone fracture-healing rate in an internally fixed rat femoral osteotomy model. J Ultrasound Med 2002;21:1357–1363.
61. Huang MH, Ding HJ, Chai CY, et al. Effects of sonication on articular cartilage in experimental osteoarthritis. J Rheumatol 1997;24: 1978–1984.
62. Rantanen J, Thorsson O, Wollmer P, et al. Effects of therapeutic ultrasound on the regeneration of skeletal myofibers after experimental injury. Am J Sports Med 1999;27:54–59.
63. Karnes J, Burton H. Continuous therapeutic ultrasound accelerates repair of contraction-induced skeletal muscle damage in rats. Arch Phys Med Rehabil 2002;83:1–4.
64. Jackson BA, Schwane JA, Starcher BC. Effect of ultrasound therapy on the repair of Achilles tendon injuries in rats. Med Sci Sports Exerc 1991;23:171–176.
65. Enwemeka CS, Rodriguez O, Mendosa S. The biomechanical effects of low-intensity ultrasound on healing tendons. Ultrasound Med Biol 1990;16:801–807.
66. Saini NS, Roy KS, Bansal PS, et al. A preliminary study on the effect of ultrasound therapy on the healing of surgically severed Achilles tendons in five dogs. J Vet Med A Physiol Pathol Clin Med 2002;49:321–328.
67. Turner SM, Powell ES, Ng CS. The effect of ultrasound on the healing of repaired cockerel tendon: Is collagen cross-linking a factor? J Hand Surg [Br] 1989;14:428–433.
68. Crisci A, Ferreira A. Low-intensity pulsed ultrasound accelerates the regeneration of the sciatic nerve after neurotomy in rats. Ultrasound Med Biol 2002;28:1335–1341.
69. Mourad P, Lazar D, Curra F, et al. Ultrasound accelerates functional recovery after peripheral nerve damage. Neurosurgery 2001;48:1136–1140.
70. Takakura Y, Matsui N, Yoshiya S, et al. Low-intensity pulsed ultrasound enhances early healing of medial collateral ligament injuries in rats. J Ultrasound Med 2002;21:283–288.
71. Van Der Windt DA, Van Der Heijden GJ, Van Den Berg SG, et al. Ultrasound therapy for acute ankle sprains. Cochrane Database Syst Rev 2002:CD001250.
72. da Cunha A, Parizotto NA, Vidal Bde C. The effect of therapeutic ultrasound on repair of the Achilles tendon (tendo calcaneus) of the rat. Ultrasound Med Biol 2001;27:1691–1696.
73. Nolte PA, van der Krans A, Patka P, et al. Low-intensity pulsed ultrasound in the treatment of nonunions. J Trauma 2001;51:693–702; discussion 702–693.
74. Mayr E, Frankel V, Ruter A. Ultrasound—An alternative healing method for nonunions? Arch Orthop Trauma Surg 2000;120:1–8.
75. Azuma Y, Ito M, Harada Y, et al. Low-intensity pulsed ultrasound accelerates rat femoral fracture healing by acting on the various cellular reactions in the fracture callus. J Bone Miner Res 2001;16: 671–680.
76. Wang SJ, Lewallen DG, Bolander ME, et al. Low intensity ultrasound treatment increases strength in a rat femoral fracture model. J Orthop Res 1994;12:40–47.
77. Pilla AA, Mont MA, Nasser PR, et al. Non-invasive low-intensity pulsed ultrasound accelerates bone healing in the rabbit. J Orthop Trauma 1990;4:246–253.
78. Heckman JD, Ryaby JP, McCabe J, et al. Acceleration of tibial fracture-healing by non-invasive, low-intensity pulsed ultrasound. J Bone Joint Surg Am 1994;76:26–34.
79. Kristiansen TK, Ryaby JP, McCabe J, et al. Accelerated healing of distal radial fractures with the use of specific, low-intensity ultrasound. A multicenter, prospective, randomized, double-blind, placebo-controlled study. J Bone Joint Surg Am 1997;79:961–973.
80. Mayr E, Rudzki MM, Rudzki M, et al. Does low intensity, pulsed ultrasound speed healing of scaphoid fractures? Handchir Mikrochir Plast Chir 2000;32:115–122.
81. Michlovitz SL, Nolan T. Modalities for Therapeutic Intervention. Philadelphia: Davis, 2005.
82. Lowden A. Application of ultrasound to assess stress fractures. Physiotherapy 1986;72:160–161.
83. Kitchen S, Partridge C. A review of therapeutic ultrasound: Part 1, Background and physiological effects. Physiotherapy 1990;79: 593–594.
84. Lehmann JF, Masock AJ, Warren CG, Koblanski JN. Effect of therapeutic temperatures on tendon extensibility. Arch Phys Med Rehabil 1970;51:481–487.
85. Rose S, Draper DO, Schulthies SS, Durrant E. The stretching window. Part two: Rate of thermal decay in deep muscle following 1-MHz ultrasound. J Athl Train 1996;31:139–143.
86. Oates D, Draper D. Restoring wrist range of motion using ultrasound and mobilization: A case study. Athl Ther Today 2006;11:57–59.
87. Patrick MK. Applications of therapeutic pulsed ultrasound. Physiotherapy 1978;64:103–104.
88. Smith W, Winn F, Parette R. Comparative study using four modalities in shinsplint treatments. J Orthop Sports Phys Ther 1986;8: 77–80.
89. Davidson JH, Vandervoort AA, Lessard LA, Miller L. The effect of acupuncture versus ultrasound on pain level, grip strength and disability in individuals with lateral epicondylitis: A pilot study. Physiother Can 2001;53:195–202.

90. Byl NN. The use of ultrasound as an enhancer for transcutaneous drug delivery: Phonophoresis. Phys Ther 1995;75:539–553.
91. van Wamel A, Bouakaz A, ten Cate F, et al. Effects of diagnostic ultrasound parameters on molecular uptake and cell viability. Paper presented at the second International Symposium on Therapeutic Ultrasound, Seattle, 2002.
92. Darrow H, Schulthies S, Draper D, et al. Serum dexamethasone levels after Decadron phonophoresis. J Athl Train 1999;34:338–341.
93. Cameron MH, Monroe LG. Relative transmission of ultrasound by media customarily used for phonophoresis. Phys Ther 1992;72: 142–148.
94. Strapp EJ, Guskiewicz KM, Hirth C, et al. The cumulative effect of multiple phonophoresis treatments on dexamethasone and cortisol concentrations in the blood. J Athl Train 2002;35:S47.
95. Benson HAE, McElnay IC. Transmission of ultrasound energy through topical pharmaceutical products. Physiotherapy 1988;74: 587.
96. Draper DO, Ashton DF, Cosgrove C, et al. Comparison of Flex-all 4554 and Biofreeze as ultrasound couplants. Paper presented at the annual symposium of the National Athletic Trainers' Association, Orlando, FL, June 1996.
97. Le L, Kost J, Mitragotri S. Combined effect of low-frequency ultrasound and iontophoresis: Applications for transdermal heparin delivery. Pharm Res 2000;17:1151–1154.
98. Tang H, Mitragotri S, Blankschtein D, Langer R. Theoretical description of transdermal transport of hydrophilic permeants: Application to low-frequency sonophoresis. J Pharm Sci 2001;90:545–568.
99. Tang H, Wang CC, Blankschtein D, Langer R. An investigation of the role of cavitation in low-frequency ultrasound-mediated transdermal drug transport. Pharm Res 2002;19:1160–1169.
100. Mitragotri S, Blankschtein D, Langer R. Transdermal drug delivery using low-frequency sonophoresis. Pharm Res 1996;13:411–420.
101. Mitragotri S, Blankschtein D, Langer R. Ultrasound-mediated transdermal protein delivery. Science 1995;269:850–853.
102. Mitragotri S, Kost J. Low-frequency sonophoresis: A review. Adv Drug Deliv Rev 2004;56:589–601.
103. Draper DO, Schulthies S, Sorvisto P, Hautala A-M. Temperature changes in deep muscles of humans during ice and ultrasound therapies: an in vivo study. J Orthop Sports Phys Ther 1995;21:153–157.
104. Rimington SJ, Draper DO, Durrant E, Fellingham G. Temperature changes during therapeutic ultrasound in the precooled human gastrocnemius muscle. J Athl Train 1994;29:325–327.
105. Smith K. The effect of silicate gel hot packs on human muscle temperature. Master's thesis, Brigham Young University, 1994.
106. Girardi CQ, Seaborne D, Savard-Goulet F. The analgesic effect of high voltage galvanic stimulation combined with ultrasound in the treatment of low back pain: a one group pretest/posttest study. Physiother Can 1984;36:327–333.
107. Baker KG, Robertson VJ, Duck FA. A review of therapeutic ultrasound: Biophysical effects. Phys Ther 2001;81:1351–1358.
108. Robertson VJ, Baker KG. A review of therapeutic ultrasound: Effectiveness studies. Phys Ther 2001;81:1339–1350.
109. Draper D. Facts first: Contrary to recent reports, ultrasound is an effective modality: Part I. Advr Directors Rehabil 2002(Feb): 75–87.
110. Draper D. Ultrasound is more than a placebo: Part II. Adv Directors Rehabil 2002(Mar):67–70.
111. Lundeberg T, Abrahamsson P, Haker E. A comparative study of continuous ultrasound, placebo ultrasound and rest in epicondylalgia. Scand J Rehabil Med 1988;20:99–101.
112. McLachlan Z. Ultrasound treatment for breast engorgement: A randomized double blind trial. Austral J Physiother 1991;37:23–28.
113. Falconer J, Hayes KW, Chang RW. Effect of ultrasound on mobility in osteoarthritis of the knee. A randomized clinical trial. Arthritis Care Res 1992;5:29–35.
114. ter Riet G, Kessels AG, Knipschild P. A randomized clinical trial of ultrasound in the treatment of pressure ulcers. Phys Ther 1996;76: 1301–1311.

16장

심부투열치료

Diathermy

장 개요
CHAPTER OUTLINE

머리말 OPENING SCENE

크로스 컨트리 스키선수인 Joel이 둔부의 통증을 당신에게 호소했다. 당신이 그에게 최근 스키 생활규제에 관해 질문했을 때, 그가 많은 일들에 노출되어 있는 상태였다. 당신이 엉덩관절(고관절, hip joint)의 바깥돌림근(외회전근, external rotator)에 활동적 스트레스의 형태와 측정의 평가를 통해 알고 있듯이 이는 궁둥구멍근(이상근, prirformis) 증후군이라 정할 수 있다. 치료요법으로 궁둥구멍근의 열과 신장이 기본적으로 수반된다. 궁둥구멍근의 신장 동안 또는 이 부위에 열적 적용의 최선에 치료 적용법이 어떠한 것인가? 그 이유는 무엇인가?

심부투열치료의 소개
Introducing Diathermy

심부투열치료의 용어는 "관통열"을 의미한다. **심부투열치료**는 심부 조직에 열투과를 위해 고주파 전자기적 에너지파의 사용을 적용하는 치료적 적용법을 말한다. 열이 에너지의 통과함에 있어서 조직의 저항에 의해 생성되어진다.

치료적 적용의 심부투열치료
DIATHERMY AS A THERAPEUTIC MIDALITY

심부투열치료가 영국에서 아주 빈번하게 사용되고 있다. 그러나 세계의 다른 지역에 많은 치료전문가들 사이에는 그렇지 않은 것이 사실이다. 오스트레일리아의 물리치료사와 최근 캐나다에서 초음파치료와 심부투열치료 사용에 관해 연구된 논문이 있다. 초음파치료가 93%, 94% 정도 매일 이용되어지는 반면, 심부투열치료는 아직 8%, 0.6% 정도 사용되어진다. 내가 여행하면서 운동트레이너와 물리치료사의 서로 다른 국가적, 지역적 전통에 대해 말한다. 나는 '심부투열치료에 대해 얼마나 많이 수용하는가' 하고 질문한다. 일반적으로 그들의 손에 의해 1% 또는 2% 정도인 반면에 초음파치료의 사용이 수반되어지는 것은 90% 이상이다.

심부투열치료가 몇몇 이유에 의해 미국에서 치료적 도구로 정착이 되지 않았다.

- 비싼 비용
- 유명하지 않은 민간전승 그리고 정보 부재
- 연구의 부족

단파투열치료 도구가 비용이 $3,000에서 $25,000 정도로 비싸다. 이러한 높은 비용이 특수한 고등학교, 대학 또는 대학교에서 제한된 예산과 같이 많은 상황이 금지하게 되는 것이다. 사적인 수행에 있어서, 스스로가 비용이 지불되어지는 것은 많은 위험이 있다. 많은 보험이 심부투열치료를 위한 청구서 코드를 포함시키는 것을 제약하고 있다.

적용 팁 APPLICATION TIP

TRY LEASING. 심부투열치료 장비가 당신이 생각하는 가격범위를 벗어난다면, 허위임을 고려할 지도 모른다. 어느 제조회사가 청구서 사용에 거짓을 제시하기도 한다. 타이머가 각 조건별로 사용되어지도록 장치화되어 있다.

심부투열치료 사용에 있어서 제한되어지는 다른 이유가 잠긴상태의 심부투열치료 장비 설치에 있어서 많은 임상가의 지도제시가 소문과 잘못된 계승에서 부여되어진다. 심부투열치료 사용시 제시되는 금기증에 대한 대부분이 실험이 안된 것과 추측 그리고 충분하지 않은 논문에 기인한 것이다. 예를 들면, 1993년 논문의 발표에 따르면 물리치료사가 심부투열치료를 치료한 환자에 대한 장비의 접근이 낙태의 가능성을 포함시켰다. 임신한 여성이 심부투열치료 장비가 조절되어지는 같은 방에 있었다면, 그녀는 아이를 잃어버릴 수 있는 위험에 있었다는 소문이 퍼져나갔다. 낙태를 경험한 사람들을 조사한 이러한 모든 사실이 극초단파의 사용이었고, 안전한 초단파는 아니었다. 또한 이러한 논문에 낙태 빈도가 국가적 차원에서의 관찰이 아니었던 것으로 포함된다. 심부투열치료의 사용시 전자기의 누출과 연관된 것이라 결론된 것 또한 이런 맥락이었다. 이것이 사실여부를 떠나 제조사가 1990년 이래 기구의 안정성과 디자인의 향상을 위해 대처했다. 이러한 것이 환자들 뿐만 아니라, 임상가까지도 안전하고 보호가 될 수 있도록 전자기파로부터 차단시킬 수 있는 차폐물을 적용시키는 향상을 가져왔다.[6,7]

심부투열치료에 관한 논문의 부족이 또한 이러한 장비에 관해 무지하도록 하는데 기여했다. 심부투열치료 연구의 많은 부분이 일반적으로 생산되어진 품질이 좋지 않은 도구로서 1970년 전에 수행되어진 것이다. 최근의 논문이 도구의 향상과 품질개선으로 보다 나아진 것으로 수행되어진 것이라 할 수 있다.

심부투열치료의 형태
Types of Diathermy

심부투열치료가 크게 두 가지로 분류되어진다: 치료적 목적을 위한 의학과 화상조직 또는 지짐술 목적의 외과로 나누어진다. 일반적으로 사용되어지는 대부분이 의학 또는 치료적 심부투열에 3가지 형태가 있다.

- *장파* (1 MHz; 300 m): 심부투열치료의 오래된 방법이나, 더이상 이용되지 않고 있다.
- *단파* (27.12 MHz; 11 m): 광대역 라디오파와 유사하다. 그러므로 특수한 주파수로 정부에서 규정하고 있다. 단파 심부투열치료가 조직에서 주요한 자기장을 형성한다.[2]
- *극초단파* (2450 MHz; 0.12 m): 레이다와 유사하며, 조직 내에 전기장을 형성한다.[2] 이것은 많은 금기증이 있기에 오늘날 미국에서 선택적으로 사용된다[5](그림 16.1).

극초단파 심부투열치료
MICROWAVE DIATHERMY

극초단파 심부투열치료(MWD)가 조직에 열을 가하기 위해 높은 주파수(300 MHz-300 GHz)의 전자기파를 사용하는 장비이다. 미국식약청에 의한 1984년 조사에서 보면 주당 6시간의 **단파 심부투열치료**(shortwave diathermy, SWD)의 사용이 임상에서 적응증으로 확인되었다. 그리고 극초단파는 그러하지 못했다. 여기에서의 몇가지 이유로 인해

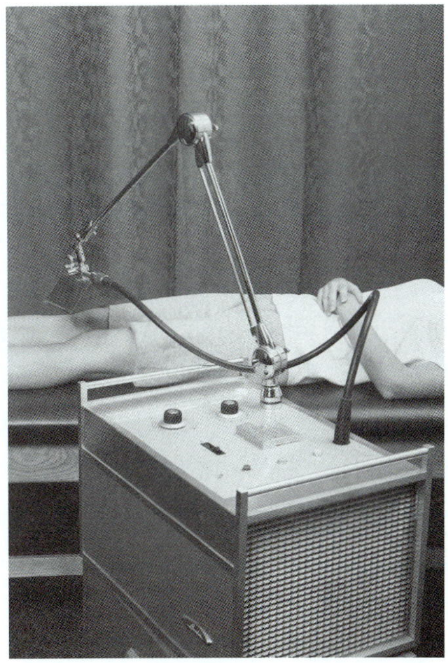

그림 16.1. 오늘날 미국에서 많이 사용되는 극초단파 심부투열치료.

극초단파의 사용이 드물게 이루어졌다.

- *부근의 금속:* 극초단파와 접촉된 대부분 금속이 광선을 반사한다. 이것이 인체의 외부로 발생되었을 때, 이러한 광선이 환자, 임상가, 치료사에게 광선이 반사될 수도 있다. 금속이 인체내에 있을 때, 반사된 광선이 인근 조직에 과열된다.
- *피부화상:* 높은 주파수의 극초단파 사용이 지방조직, 외피에 전자기적 에너지를 더 많이 흡수하는 결과를 초래한다.
- *표피조직의 과도한 열:* 일반적으로 대부분이 극초단파는 2450 MHz의 주파수를 사용한다. 더 높은 주파수는 지방과 피부에 열을 발생시킨다. 그러나 단파심부열치료는 온도 1/3에서 오직 근육에서 열을 발생한다. 극초단파의 다른 주파수가 연구되었다. 915 MHz 극초단파 치료가 더 깊은 열적용이 된다.
- *조직사이의 증가된 반사:* 극초단파에너지가 조직에 침투될 때, 에너지의 많은 부분들이 조직사이에서 반사되어진다. 에너지가 집중되어지는 부분은 열점과 화상이 발생되는 경우도 있다.
- *상실된 효과:* 2450 MHz 적용에 있어, 치료하는 인체로부터 멀리 떨어진 부위에서 이루어지면, 에너지가

주변환경으로 방출되어진다. 그러므로 치료적 효과가 상실된다. 조직에 열을 가하기 충분히 높고 반면에 낮은 경우에는 피부와 지방에 과열되어지지 않는다. 이러한 계산은 복잡해질 수 있다.

- *열점:* 작은 극초단파 에너지가 열점이 형성되어질 수 있는 뼈의 표면에 반사되어진다.

단파심부열치료가 하는 정도로 깊은 조직에 열을 발생하는 낮은 주파수(750 MHz)의 극초단파를 제작하고 있다. 아무리 단파심부열치료를 포함한 미국과 유럽의 주요 치료일지라도, 최근 연구의 대부분이 단파심부열치료에 비중을 주기 때문에 우리는 이번 장에서 주로 단파심부열치료에 대해 초점을 맞추고자 한다. 표 16.1은 극초단파와 단파심부열치료를 임상적으로 비교한 것이다.

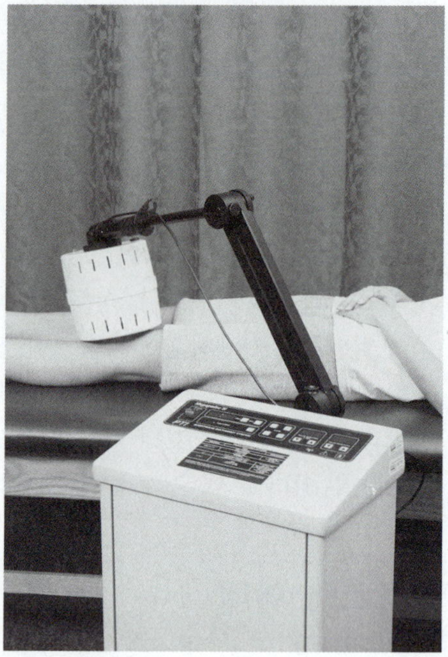

그림 16.2. 단파 심부투열치료 발전기와 드럼.

단파 심부투열치료 SHORTWAVE DIATHERMY

단파 심부투열치료가 심부조직에 열을 가하기 위한, 라디오파와 유사한 높은 주파수(10–100 MHz)의 전자기파를 사용한다. 단파심부투열 장비가 라디오 유전체에 기초를 두고 있다. 미국연방통신위원회에 의해 3가지의 주파수가 인정되어지고 있다: 13.56, 40.68 그리고 27.12 MHz: 이것이 가장 일반적이고 파장은 11 m를 가지고 있다.

단파 심부투열치료 장비의 구성 COMPONENTS OF A SHORTWAVE DIATHERMY DEVICE

단파 심부투열치료 장비가 두 가지 주요 부분으로 구성된다(그림 16.2):

- *발전기(generator):* 장비의 전기적 구성의 대부분을 차지하는 상자형태의 구성부분이다. 일반적으로 발전기의 첨부에는 장비를 조절하기 위한 스위치, 버튼, 손잡이 같은 조절부위가 있다.
- *드럼(drum):* 하나로 구성되거나, 나선형 구리코일이 견고한 플라스틱 외형에 의해 단단히 고정되어 있다(그림 16.3). 드럼의 표면적이 약 200 cm^2이다. 그러나 회사에 의해 다양한 사이즈가 제작되고 있다. 이러한 크기의 면적이 다루어진다면, 작은 편평한 부위에 하나의 드럼으로 적용된다. 또한 단파 심부투열치료의 드럼이 두개인 경우도 제작되어지는데, 윤곽이 있거나 치료부위가 큰 경우와 같은 팔의 접히는 곳에 시도되어진다(그림 16.4).

심부투열치료 드럼이 거대한 초음파전도 헤드와 같다. 초음파헤드가 조직에 에너지를 전도하는 것을 돕는 반면

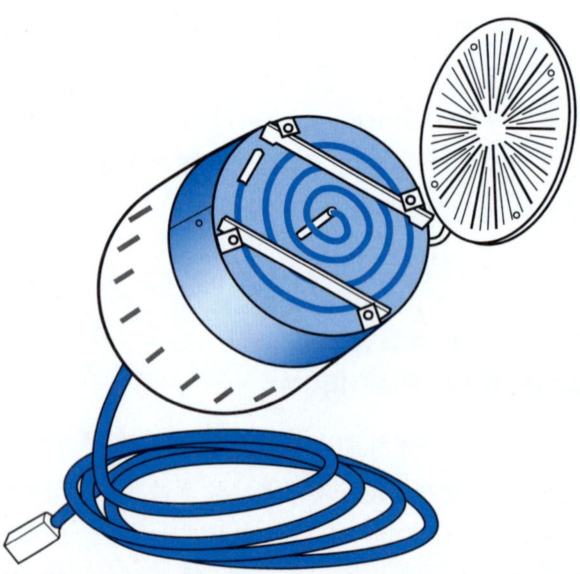

그림 16.3. 전류가 흐르는 강선코일로 특수하게 디자인된 단파심부투열기의 드럼이 자기장을 형성한다. (출처: Castel D. International Academy of Physio Therapeutics, clip art)

표 16.1 단파와 극초단파의 비교

단파(SWD)	극초단파(MWD)
10-50 MHz 주파수	2456-915 MHz 주파수
자기장을 통한 열 적용	전기장을 통한 열 적용
지방층을 쉽게 투과	지방층 투과 어려움(지방층이 0.5 cm 이상인 경우 단파 심부투열치료의 투과는 3분의 1 정도이다.)
열점 생성이 상이함	열점 생성 가능
피부에 직접 적용 가능	피부와 적용도구 사이에 공간이 요구
MWD와 같이 금속 부위에 열적용 금지	4 ft 이내에 금속 부위 열적용 금지
일반적으로 정형외과에서 사용	적절한 사용

에 심부투열치료 드럼은 조직에 에너지 전달이 전자기장을 통해 이루어진다.

과거에는 단파 심부투열치료 장비가 공기공간판, 패드전극, 케이블전극을 포함한 적용기의 여러 형태가 있었다. 오늘날 가장 일반적으로 사용되어지는 것이 드럼의 형태이다. 이는 이번 장에서 논의하도록 한다.

단파 심부투열치료 적용 방법 (How shortwave diathermy works)

단파심부투열 장비가 110 V 전기를 이용한다. 발전기가 직류전기이고 라디오 주파수의 전환장치이며, 일반적으로 27.12 MHz이다. 라디오 주파수가 유도기에서 판, 사선형 구리코일 또는 드럼에 통과한다. 라디오 주파수가 코일에 적용될 때, 변동되는 자기장이 코일 주변에서 발생되어진다. 라디오 주파수가 드럼에 존재할 때, 진동 자기장이 인체내에 생산된다. 자기장이 인체조직을 통과할 때 두 가지가 발생된다. 선택적 움직임과 원자, 이온, 그리고 분자 사이에 운동 에너지가 증가한다. 그리고 소용돌이 전류가 조직내에서 발생된다. 운동과 소용돌이 전류 에너지가 증가된 것은 단파 심부투열치료의 열과 역학적 효과에 대한 결과이다(그림 16.5).

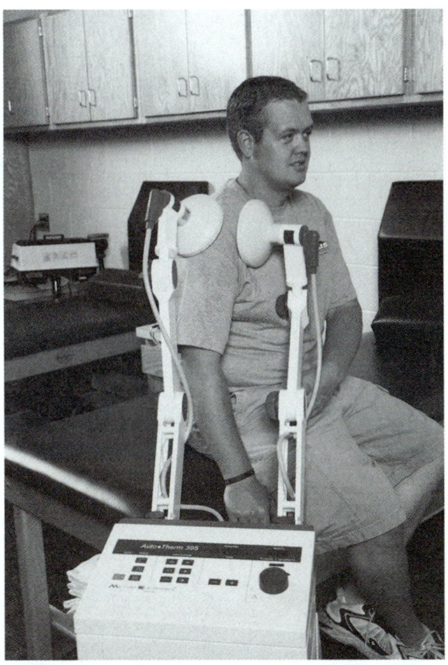

그림 16.4. 이중 드럼을 가진 단파심부투열 장비가 일반적인 한개 드럼을 가진 장비에 비해 보다 넓은 영역의 치료가 가능하다. 또한 동시에 두 명의 환자를 치료할 수 있는 이점이 있다.

전류 흐름 (Current flow)

거대한 전류 흐름이 적은 저항의 조직을 통과한다. 단

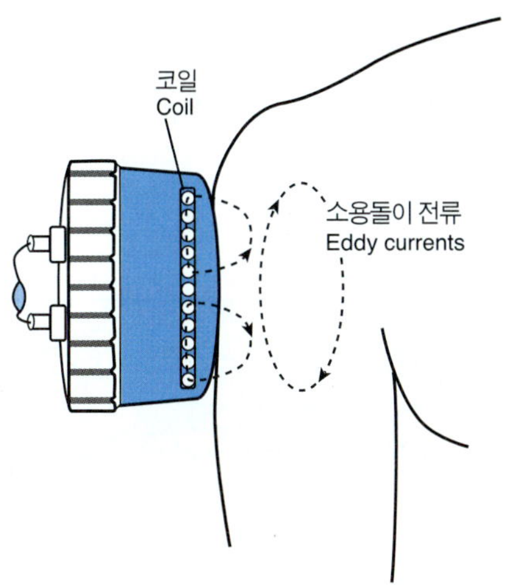

그림 16.5. 단파 심부투열치료에 의한 자기장의 생성이 인체조직 내에 작은 소용돌이 전류를 발생시킨다.

파 심부투열치료가 자기장을 생성할 때, 지방조직이 에너지의 흐름에 많은 저항을 부여하는 것이 아니고, 그것이 확장하기 위한 열발생인 것이다. 그러므로 근육과 혈액과 같은 전해질이 많은 조직이 자기장에 높은 반응을 하고, 열도 발생된다. 낮은 교류저항을 가진 조직에서 큰 양의 열이 발생하는데 특별히 근육에서 더하다[7](그림 16.6).

연속 그리고 맥동 단파심부열치료
Continuous and Pulsed Shortwave Diathermy

단파심부열치료가 연속 또는 맥동 모드가 적용되어질 수 있다. 연속적 전류가 발생되어지는 *연속 단파심부열치료(continuous shortwave diathermy, CSWD)*가 때때로 다양하게 사용되어왔다. 1930년에 미국에서 감염의 치료에 사용되어 왔다. 그러나 감염에 대한 항생물질의 소개와 장비의 안정성에 대해 연계되면서 1950년대에 기울게 되었다. 연속 단파심부열치료가 오늘날 너무나 빠르게 그리고 너무나 과한 열을 환자에게 제공되어지고 또한 불편함을 주기 때문에 드물게 사용된다. 그래서 현재는 맥동 단파 심부열치료로 대치되고 있다.

맥동 단파심부열치료(pulsed shortwave diathermy, PSWD)가 심부조직에 비열적 그리고 열적 효과를 발생하기 위해 맥동모드의 높은 주파수(10–100 MHz) 전자기파를 사용한다. 이 장비는 1940년에 먼저 발전되었다. 비록 사용에 있어 쇠퇴하고 있으나, 맥동 단파심부열치료가 최근에 관심을 기울이고, 임상적 효과가 기록과 논문을 통해 발전해나가고 있다.[6,8,9,14,16]

전자기파가 규칙적인 맥동의 정현파 전류로 이루어진다. 전기에 사용되어지는 맥동의 배열, 또는 맥동렬은 각

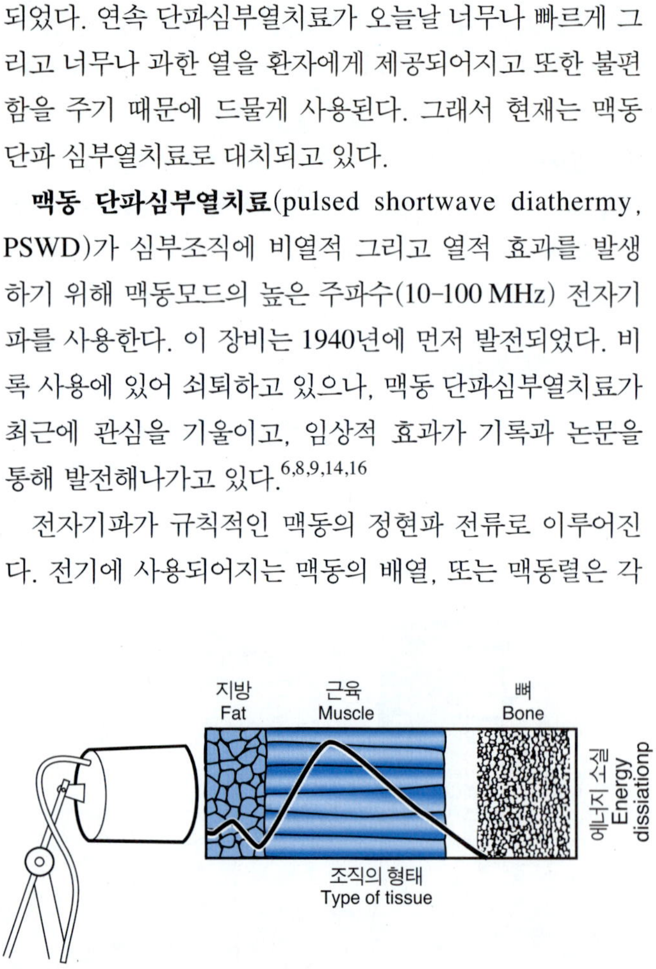

그림 16.6. 단파심부투열에 의한 열적용이 근육과 같은 적은 저항 조직에 많은 양의 열을 투사한다.

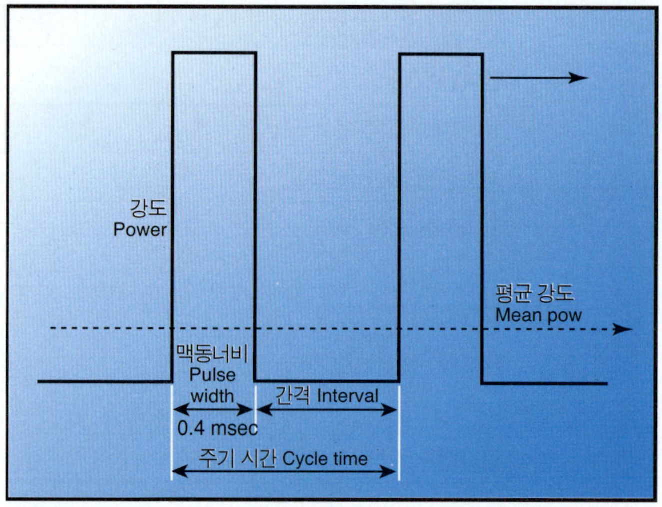

그림 16.7. 맥동단파심부열치료는 연속단파 심부투열치료의 단속된 출력이다.

기 조직에 의해 제공되어지는 열적 또는 비열적 효과의 주요점으로 조정될 수 있다. 이와 같은 방법의 많은 부분들이 맥동 전기적 전류가 연속 전류의 흐름을 시기적으로 단락하는 것이다. 맥동 단파심부열치료가 뚜렷한 통전과 비통전 시간을 가지고, 연속적 간격의 연속 단파 심부투열치료의 27.12 MHz의 맥동에 의해 이루어진다(그림 16.7).

맥동 단파심부열치료기가 발생하는 열의 양은 3가지 요인에 의해 결정된다: 맥동 너비, 맥동률, 그리고 강도.

- **맥동너비**(pulse width), 맥동기간이라 알려지기도 한 맥동너비가 완전한 주기에 각 맥동에 요구되어지는 시간이다. 맥동의 간격은 비통전 시간이다. 협소한 맥동보다 넓은 맥동주기가 조직에 더 많은 에너지를 발생시킨다. 맥동 기간은 매우 짧다. 20에서 400 μs까지의 범위를 가진 마이크로세컨드의 수치에서 측정가능하다. 각 제조회사별로 미리 세트된 추가 영역이 부여된다. 예를 들면, Megapulse II가 20, 40, 65, 100, 200 그리고 400 μs의 맥동기간이 제공되고, Curapulse 403은 65, 82, 110, 150, 200, 300, 그리고 400 μs의 맥동기간을 가지고 있다.
- **맥동률**(pulse rate), 또는 맥동반복률, 초당 인도되어지는 맥동의 수이다(pps, in Hz). 초당 인도되어지는 맥동의 수가 커질수록 생산되어지는 에너지도 커진다. 맥동률이 1에서 7000 Hz까지의 범위내에 있다. 각 제조회사들은 여러가지의 추가 구성이 되어있다. 예를

들면, Megapulse II가 100, 200, 400, 600, 그리고 800 pps의 맥동률이 있으며, Curapulse 403이 26, 35, 46, 62, 82, 110, 150, 200, 300, 그리고 400 pps의 맥동률이 제공된다.

- **강도**(power), watts에 의해 측정된다. 장비로 부터 인도되어지는 강도이고, 맥동 너비와 맥동 주파수 모두의 기능이다. 긴 맥동너비와 높은 맥동주파수를 가진 단파 심부투열치료가 짧은 맥동 너비와 낮은 맥동 주파수를 가진 것보다 더욱 강한 힘을 발생한다.

맥동단파치료가 사용되었을 때, 에너지가 높은 주파수 맥동렬에 의해 조직에 전도된다. 맥동 너비가 초당 1000 W로 상승되는 강도와 20에서 400μs의 범위에서는 짧게 발생된다. 예를 들면, 맥동단파치료가 400μs의 맥동기간에 400 Hz를 사용한다면, 그 장비가 시간의 16% 또는 초당 ~0.16μs에 있다.

맥동반복률이 발생조절판의 맥동 주파수 단추사용으로 선택된다. 전형적으로 비통전시간보다 통전시간이 더 짧다. 통전시간동안 생산된 열이 오랜 비통전시간 간격에 열을 분산시키기위한 혈류의 흐름이 허락되며, 조직온도를 증가시키는 유의한 가능성이 감소된다고 믿고 있다. 이러한 가정이 올바르지 않다, 왜냐하면 연구가들에 의해 맥동단파치료를 400이나 800 Hz에서 적용했을 때, 근육의 온도가 유의하게 증가됨을 발견했다.

맥동단파치료가 조직온도 증가하는 경우를 제외하고는 효과가 연속단파 심부투열치료와 별다른 차이가 없었다. 성공적 치료에 있어서 높은 강도의 적용과 긴 치료시간으로부터 결과가 컸다고 할 수 있다. 조직의 온도를 증가하기 위해 평균출력이 12 W 이상이 필요하다. 일반적으로 맥동단파치료가 연속단파 심부투열치료 보다도 낮은 강도를 생산한다(80–120 W).

표 16.2에서의 목록이 일반적 맥동 너비와 맥동률장착이 많은 맥동단파치료 장비에 유효한 것이다. 우리는 이번 장에서 평균 출력을 48 W로 제시하고 있다. 변수를 400μs 그리고 800μs의 사용과 15~20분의 반복되는 적용이 근육의 온도를 4° 증가하는 이유이다.

심부투열치료의 생리학적 효과
Physiological Effects of Diathermy

단파 심부투열치료는 열적, 비열적인 생리학적 효과가 제시된다. 심부투열치료가 적용될 때마다 비열적 효과가 발생하며, 충분한 에너지가 조직에 의해 흡수되면 열적, 비열적 효과가 발생한다.

Bricknell과 Watson에 따르면,[19] 따뜻한 열이 단지 10.88 W 정도의 평균 출력을 발생한다. 경험에 있어서, 12 W 맥동단파치료가 1°의 온도 증가를 발생시킨다. 비열적 효과를 위해서는 10 W 또는 그이하의 출력을 상용하는 것을 제안한다.[7,20]

비열 효과 NONTHERMAL EFFECTS

환자가 손상이 되었을 때, 세포들에 영향을 준다. "병든 세포"같이 정상적 기능이 형성될 수 없는 세포로 우리는 간주한다. 맥동단파치료로 부터의 전자기 에너지가 병든 세포에 도움이 되고, 정상적 기능으로 회복시킨다. 맥동단파치료의 비열효과가 세포막 수준에서 보여준다.

표 16.2 치료목표애 근거한 맥동단파 투열치료 변수

용량	온도 감각	적응증	맥동너비	맥동률	평균 와트
적용 안됨	비열	급성외상, 염증	65 μsec	100~200 pps	N/A
		부종, 세포치유			
1°C	약한 열감	아급성 염증	100 μsec 200 μsec	800 pps 또는 400 pps	12
2°C	중증도 열감	통증, 근경련, 만성 염증	200 μsec 400 μsec	800 pps 또는 400 pps	24
4°C	활성화된 열감	콜라겐 조직 신장	400 μsec	800 pps	48

N/A, not applicable.

전자기파에 의해 세포기능의 변화를 일으키고 세포막에 이온결합의 긍정적 변화를 야기한다.[21] 비열 효과는 다음과 같다:

- 손상세포의 재분극으로 정상기능으로 되돌릴 수 있다.[22] 비록 잘 알려져 있지 않은 기전이지만, 세포막 전위를 하는 것으로 추측된다.[23] 분화, 다양화 그리고 재발생을 위한 능력이 상실되어진 손상된 세포가 탈분극을 경험한다.
- 세포 성장을 가속한다. 그리고 너무나 느린 때는 분할하고, 너무나 빠를 때는 세포성장을 억제시킨다.[24]
- 소디움 펌프를 재확립할 때. 손상이 있을 때, 에너지 결핍이 세포내에서 발생되고, 소디움 펌프도 저하된다. 그러므로 소디움의 과잉인 경우, 부정적인 충전환경의 세포를 침전시킨다. 자기장이 감소될 때, 소디움 펌프가 빨라지고, 정상적 이온 수준을 환원되는 것이 허용된다.
- 미세혈관 관류를 증가시킨다.[26,27] 국소 순환의 증진이 국소 조직의 산소 요구기능을 증가하고, 영양능력이 좋아짐으로 인해 포식작용이 진전된다.
- 세포기능을 향상시킨다. 세포가 막전위의 감소로 인해 염증으로 진행된다. 그러므로 세포의 기능이 방해가 된다. 바뀌어지는 세포 삼투성압력의 이온 균형결과와 통증과 부종의 자주있는 결과로 인해 변경된 전위가 막을 통과하는 이온의 이동에 영향을 준다.
- 손상 부위에 백혈구 수를 증가시킨다.[19]

열 효과 THERMAL EFFECTS

맥동단파치료가 드럼이 피부에 직접적으로 위치했을 때 근육의 심부 약 4~5 cm 정도의 깊이에 유의한 온도 상승을 발생시킨다. 맥동단파치료의 생리학적 효과가 12 W 이하의 평균 강도에서 주요 열효과와 다음에 제시되는 효과가 포함된다.

- 조직온도 상승[8,6,14,28-31]
- 혈류 증가[28-31]
- 혈관 확장[32]
- 이완[32]
- 관절 경직 감소[33]
- 막 여과와 확산의 증가
- 조직 대사율 증가
- 효소 반응의 변화[34]
- 섬유조직의 물리적 성질의 변화[35,36](힘줄, 관절, 그리고 반흔)
- 근 이완[35]
- 통증 감소[28,29,31,33,35,37]
- 관절인성 환자의 무릎 활막염 감소[28]
- 염증 진행의 감소[19]
- 초기의 교원질 층의 장려[19]
- 혈종의 흡수[19]

적정 조직 온도
Optimal Tissue Temperatures

다양한 생리학적 영향에 관해 요구되어지는 온도가 여러가지가 제시된다. 한 견해에 있어서 적정 열 효과를 발생하기 위한 기반이 약 4°가 증가되야 한다고 한다(표 15.1). 다른 견해는 적어도 38~40° 온도에 도달해야 한다는 주장도 있다. 37° 정도의 심부조직온도를 믿는 대부분의 연구자가 적정한 치료적 효과를 도달하기 위해서는 심부투열치료를 가능한 40° 정도로 해 주어야 한다고 한다.[8,38,39] 너무나 빠르거나 너무나 빨리 온도가 증가하는 것이 유해하다. 과거에 45° 올리는 것이, 조직이 화상당했을 때 발생하는 것과 같이 단백질의 구조적 특성을 변화시킨다.[1]

모든 장비에 있어서, 당신이 맥동단파치료의 열적, 비열적 효과에 대해 경험해 봐야 한다. 온습포, 소용돌이욕, 초음파, 그리고 파라핀욕과 같은 다른 열장비의 감각과 비교해야 한다.

치료 시간
Treatment Time

하지의 3~5 cm 깊이의 강력한 열 적용이 48 W 평균출력의 맥동단파치료로 치료했을 때 적어도 15~20분 정도에 도달할 수 있다. 인체에 20분 정도의 치료가 아마도 최대의 생리학적 효과에 도달하기 위해 필수적이다. 사실 두 개의 연구에 있어서 실제로 20분 치료의 마지막 5분 동안 온도가 약간 떨어지기 시작했다. 명백하게, 조직온도가 40-41°C 도달할 때, 대뇌피질의 체온조절 양상이 높게 위치된 온도로 응답되어진다. 그리고 조직의 냉한 부위에 적용된 지역의 혈류흐름이 증가된다. 혈류흐름의 증가가 여느 온열 장비사용의 이점 중에 하나이다.[40,41]

특정 치료목적에 도달하기 위한 시간과 맥동 주파수, 그리고 기간과 같은 올바른 변수를 정하는 것이 압도적이라 할 수 있다. 글상자 16.1이 맥동단파치료를 친숙하게 사용할 수 있도록 제시된다.

단파심부열치료의 임상적 적용
Clinical Applications of Shortwave Diathermy

여기에서는 맥동단파치료가 충당하고 또는 어느 조건, 적정한 부분에 대한 고려해야 될 여러가지 상황에 대해 서술한다.

- 열적용이 수동 신장 또는 손목관절보다 큰 관절의 가동술 전에 요구된다.
- 비열 효과가 큰 영역을 넘어 깊은 조직에 적용된다.
- 피부, 또는 연부조직 아래에서 매부 민감하기 때문에 습열팩과 소용돌이욕의 분사 압력을 참기 힘들다.
- 조직온도의 상승이 피부 아래 1-2 cm보다 더 깊은 조직에 요구된다.
- 비열 효과가 피부아래 1-2 cm보다 더 깊은 조직에 요구된다.
- 치료의 목표가 팔이음뼈(견갑대, shoulder girdle), 허리, 또는 뒤넙다리근(슬괵근, hamstring) 또는 종아리세갈래근복(하퇴삼두근복, triceps surae muscle belly)과 같이 큰 영역의 깊은 조직 온도 증가에 있다.
- 열 적용이 깊은 근육과 보통의 피하 지방에 적용되어 진다.
- 치료가 손 또는 발과 같이, 불규칙하고 또는 표면이 고르지 못한 곳에 적용된다.

비판적 사고 16.1 *몸이 약한 환자가 넓은 부위의 근육성 허리통증으로 당신에게 방문했다. 그는 두세 군데 은화 크기의 통증 부위를 호소하고, 그의 허리부위는 궤양이 존재한다. 불행하게도, 당신이 맥동심부투열치료기를 가지고 있지 않다. 당신은 열치료로 무엇을 할 수 있는가?*

신장 또는 가동술 전에 관절주머니 열적용
HEATING JOINT CAPSULES BEFORE STRETCHING OR MOBILIZATIONS

맥동단파치료의 대부분의 사용에 있어 관절가동범위 증가를 위해 관절가동술 또는 신장기법과 함께 적용된다(ROM).[11,15,16,33,42] 맥동단파치료사용의 열과 신장적용이 단축된 뒤넙다리근과 발등굽힘의 관절가동범위의 유연성을 증가시킨다.

- 근육 보호와 통증 감소에 의한 국소적 이완[39]
- 조직의 경직 감소[23]
- 콜라겐 섬유의 신장력 증가와 단축된 연부조직의 회복[23,33,39]

글상자 16.1 맥동단파치료 장비의 사용

15장에서 치료시간을 측정하는 대신 치료사가 사용하기 쉽도록 치료적 목적에 따라 온도가 증가되는 초음파 장비에 대하여 설명하였다. PSDW 장비는 이와 같은 방법으로 고안되었다. 맥동률과 맥동폭을 결정하기 위해 50명이 넘는 대상자의 다리 근육 온도를 측정한 한 연구에서 근육의 온도를 1.8°F(1°C) 올리기 위해서는 약한 열, 3.6°F(2°C)는 중간 열, 7.2°F(4°C) 올리기 위해서는 강한 열이 필요하였다. 이 연구는 열 수준이 세 가지로 조절되는 키패드를 가진 심부투열기를 사용하였다(그림 16.8). 임상가는 치료 부위에 장비를 위치하게 한 후 치료 목표를 성취하기 위한 열 수준을 선택한다.

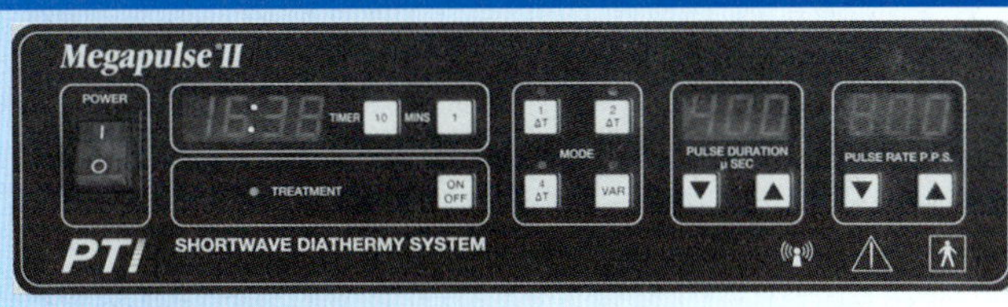

그림 16.8. 전형적인 맥동단파치료기의 조절판.

기구는 목표를 위해 미리 프로그램화되어(맥동폭, 맥동률) 자동적으로 작동한다. 이론적으로 희망하는 원도에 도달되면(기구는 환자의 온도를 측정할 수 없고 연구대상자의 평균값을 근거로 하기 때문에 이론적이다) 장비가 정지된다.

적용 팁 APPLICATION TIP

신장 전에 맥동단파치료를 사용해라. *정상적 관절가동범위를 허락하지 않는 유착된 관절낭을 가진 환자라면, 신장 전에 맥동단파치료를 사용해야 한다. 글상자 16.2에 적용시키는 방법에 대한 예시를 제시하고 있다.*

Kaltenborn에 의하면,[43] 관절 가동술이 항상 열적용의 형태가 선행되어야 한다고 했다. 맥동단파치료의 선행이 관절가동술에 있어서 관절가동범위의 회복뿐만 아니라, 환자를 위한 더욱 더 큰 안락함을 제공한다. 글상자 16.2-16.5는 동결된 관절을 가진 환자의 관절가동범위의 회복을 위해 관절 가동술과 같이 맥동단파치료를 사용한 성공적인 경우를 볼 수 있다.

적용 팁 APPLICATION TIP

관절 가동술전에 맥동단파치료를 사용해라. *관절가동술에 전문가인 Kaltenborn이 동의했다. 관절가동술에 있어서 열적용이 선행되어야 한다. 왜 목표하고자하는 곳에 심부열치료를 하지 않는가? 관절가동술 전에 15~20분의 맥동단파치료가 스트레스 받은 조직에 열적용뿐만 아니라, 가동술 동안 종종 경험되어지는 환자의 불안감을 감소시켜 주기도 한다.*

심부열 치료의 금기증과 사전주의사항
Diathermy Treatment Contraindications and Precautions

단파심부열치료 보다도 극초단파심부열치료 사용에 대한 금기증과 사전주의사항이 제시된다. 게다가, 임상적으로 사용되는 다른 물리적 장비보다 맥동단파치료의 사용에 대한 사전주의사항과 금기증이 명백히 제시된다. 아무리 그것의 사용으로부터 실망할 지라도 그렇다.

조직에 흡수되는 에너지의 양이 정확히 적용되기에는 심부투열치료가 어렵다는 것을 기억해라. 환자의 인내 정도가 경고를 위한 통증의 감각에 의존해야 한다.

글상자 16.2 맥동단파치료 요법과 발목관절 가동범위 회복을 위한 신장

1995년, 34세 Brian의 지프차가 굴렀다. 그래서 그의 기어 손잡이에 의해 정강뼈(경골, tibia)의 골절과 근육 손상으로 종아리부위가 중상을 입었다. 수술 이후에 물리치료가 이루어졌다. 관절가동범위가 발목관절(족관절, ankle joint) 발등굽힘(배측굴곡, dorsi flexion)이 0°였다. 4년 후인 1999년, 맥동폭이 400㎲이고(평균출력 48 W), 800 Hz에 맥동단파치료를 20분씩 치료했다. 10분은 열적용, 10분은 신장운동을 실시했다. Brian이 7번의 치료로 발목관절 발등굽힘의 각도가 16°로 증가하였다(정상은 20°이다). 또한 7년 이후(2006)에는 심부투열치료와 신장운동으로부터 정상적 관절가동범위를 가질수 있었다(그림 16.9).

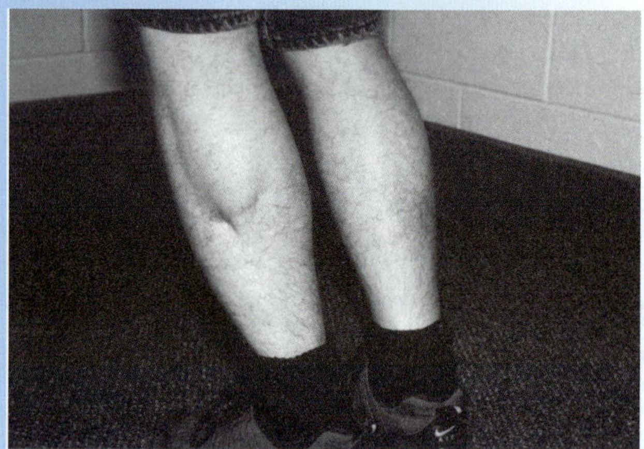

그림 16.9. 근육의 손상과 정강뼈 골절 발생 사고 후 4년 동안 맥동단파치료와 신장으로 왼쪽 발목에 발등굽힘이 회복되었다. (주의: 사고의 결과로 종아리 근육의 분리).

금기증 CONTRAINDICATIONS

맥동단파치료의 금기증이 다음과 같다:

- *심장박동조절장치, 신경자극기, 또는 체내삽입형제세동기:*[44] 철선이 있는 조직에 집중적으로 열 투과가 되며, 이는 손상이나 사망에 이르기까지 조직 손상에 유의한 상해를 야기시킨다. 맥동단파치료의 직접 근접한 부위에 심장박동조절 장치가 있어서는 안된다.
- *수술적 금속삽입처치:* 맥동단파치료가 외과적 골절 손상의 금속판과 고정하기 위한 막대 사용을 철선과 루프 형태의 금속삽입물에 사용해선 안된다.[2]
- *임신:* 배아조직과 태반에 영향을 주는 복부, 골반 또는 허리부위의 맥동단파치료를 피해야 한다.[39]

글상자 16.3 맥동단파치료 그리고 팔꿈치의 관절 가동범위 회복을 위한 관절 가동술

Erin이 12살 되던 해, 8피트 높이에서 떨어져서 팔꿉관절에 골절을 입었다. 그녀는 수술을 했고, 3개월 이상 석고고정을 하였다. 20세가 되어서 대학 시절, 교수가 그녀의 팔이 폄(신전, extension)될 수 없음을 알았다(완전 폄에 23° 부족하였다). 그는 하루 건너 맥동단파치료(48 W)와 관절가동술을 실시하였다(그림 16.10). 그녀는 처음 치료로 8°의 폄 증가를 보였고, 이후 5번의 치료를 받고 완전 폄에 2° 모자라는 효과를 보았다.

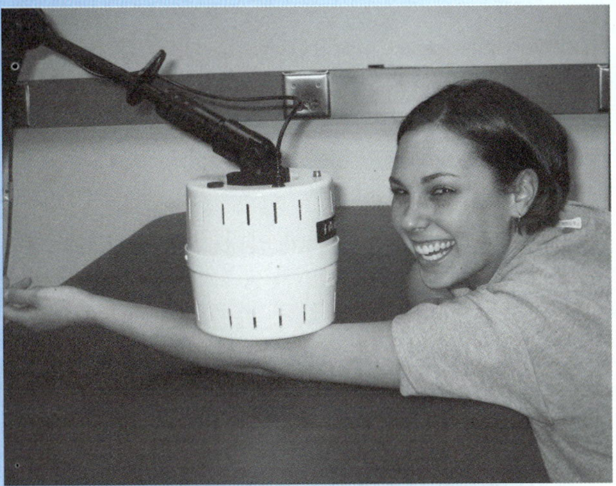

그림 16.10. 팔 부위의 유착성 관절주머니염 치료를 위한 관절 가동술전 맥동단파치료.

- *악성종양:* 몇몇 임상가들이 암세포의 파괴를 위해 높은 강도의 맥동단파치료를 사용한다. 그러나 맥동단파치료가 암 세포의 활동을 증가시킬 가능성이 있다. 이는 운동 트레이너 또는 치료사의 범위에 미치지 않는다.[39,45]
- *열:* 맥동단파치료가 열 증가를 야기시킬 수 있다.[45]
- *감염:* 맥동단파치료가 대사를 증가시키기에 감염부위를 확장시킬 수 있다.
- *성장판:* 비록 이는 실험되진 않았어도, 우리가 골단판 손상이 온도 상승으로 빠르게 증가될 수 있다고 본다.
- *고환:* 불임의 원인이 온도 증가에 있다고 할 수 있다.
- *눈:* 치료 진행 시간에 콘택트레즈나 눈 근처에 사용하면 안된다.
- *관절 삼출액*
- *수핵 탈출증(protruded nucleus pulposus)*[45]

모달리티 MODALITY MYTH

맥동단파치료가 금속 부위에 사용할 수 없다.

전기적 전류가 적용될 때 금속이 높은 전도도를 가진다. 그리고 심부투열치료가 적용될 때 매우 뜨거운 열이 발생되어진다고 생각된다. 이것은 극초단파 심부투열치료나 연속단파치료에 관한 사실이고, 맥동단파치료는 해당이 되지 않는다. 다만, 맥동단파의 사전주의가 요구된다. 과거에서 보면, 나무 책상이나 플라스틱 의자가 만약에 금속 나사로 구성되어 있다면, 맥동단파를 환자에게 적용시키는 것이 안전하지 못한다고 생각했다. 그러나 안전하다. 에너지가 나사의 열을 상승시키지 않고, 환자에게 전도되지도 않는다.

사전주의사항 PRECAUTIONS

맥동단파치료 사용시의 주의사항을 명심한다.

- 원하지 않는 온도의 증가 상태
- 급성 출혈의 외상성 근골격계 손상
- 급성 염증상태[39]
- 혈액의 흐름이 감소된 영역
- 온도감 또는 통증에 감각이 감소된 부위[23]
- 체액이 과도하게 차있는 부위와 기관
- 월경기간에 맥동단파치료가 복부, 골반, 또는 요부에 적용 시 출혈이 증가된다.[39]
- 상처 소독 시 상처가 건조하거나 감염이 없다면, 맥동단파치료가 안전하다.
- 금속삽입처치 경우,[46] 맥동단파치료가 루프형태가 아닌 대부분 금속삽입물에 인접한 연부조직에 금속의 온도 증가없이 치료되어 질 수 있다. 너무 많은 열 발생 시 환자의 호소에 의한 경우에는 장비의 작동을 중지한다.
- 다른 도구 근처, 새로운 맥동단파장비의 어떤 것은 빗나간 전자기파의 방출로부터 보호가 된다. 그래서 아마도 다른 도구 주위에 사용한다 해도 안전하다. 당신의 장비가 1993년 이전에 제작되었다면, 의학 전기 장비 또는 트랜지스터에 의한 장비의 다른 형태로 부터 안전한 거리를 유지하며 사용하여야한다. 경피신경자극치료기와 다른 저주파 전류는 종종 트랜지스터 형태의 회로를 가진다. 그리고 이러한 것이 맥동단파치료기에 의해 발생되어지는 반사 또는 탈선된 방사선에

의해 손상되어질 수 있다.

모달리티 MODALITY MYTH

맥동단파치료가 금속에 사용되어질 수 없다.

'맥동단파치료가 그녀 입에 장착된 교정기에 적용할 수 없다' 라는 견해가 많다. 얼굴에만 치료하지 않는다면 안전하다. 턱관절(측두하악관절, temporomandibular joint)에 치료하는 경우, 초음파치료를 제안한다. 여러 저널과 교과서가 관절의 나사, 선, 핀들의 외과적 금속삽입물이 있는 환자에 맥동단파치료가 금기로 제시된다. 48 W 출력의 어느 장비는 금속삽입물이 순환선 또는 루프가 아닌 경우 안전하고 효과적이라고 증명되었다. 본 장에서 제시되는 것은 오직 Me-gapulse II에 의한 실험이다(Acclerated Care Plus, Reno, NV).

맥동단파치료가 외과적 금속삽입술이 적용된 환자에게 사용한다.
PSWD USE ON PATIENTS WITH SURGICALLY IMPLANTED METAL

심부투열치료의 사용에 가장 큰 논쟁이 되는 것이 외과적으로 치료된 부위에 있는 금속판, 나사, 그리고 핀과 같은 삽입물이다. 아일랜드의 물리치료사의 최근 실험에서 금속삽입물이 있는 환자에 적용에 있어 항상 금기 시 했던 것에 대한 맥동단파치료의 고민이 49%나 되었다. 삽입물 주위의 전류밀도가 증가하는 금속을 통해 라디오 주파수 영역이 분리되어진다고 생각된다. 그리고 국소적 온도가 더욱 상승하게 된다. 여기에는 극초단파 심부투열치료에 뚜렷한 금기이다. 연속 단파심부투열에 열발생과 전자기 에너지가 집중되어진다. 그러므로, 모든 금속(핀, 나사, 등)이 연속 단파심부투열에 금기가 된다. 그러나 관절의 핀, 선, 또는 나사들이 낮은 출력의 맥동단파가 치료적 적용이 가능할까? 우리는 관절가동술에 의한 관절가동범위 회복의 목적을 위한 48 W의 맥동단파의 환자적용에 성공적이었다. 글상자 16.4 그리고 16.5에 우리의 실험의 치료에서 많은 환자의 두 가지 사례가 제시된다.

초음파치료에 대한 맥동단파치료의 이점
The Advantages of PSWD Over Ultrasound

여기에서는 초음파치료 대신에 맥동단파치료의 사용으로 제시되는 몇 가지의 장점이 있다(그림 16.15):

- *넓은 부위에 열효과가 있다:* 심부투열치료 드럼의 표면이 작은 샐러드 접시 크기인데 비해, 초음파 치료기의 크기는 식탁스푼의 크기이다. 그러므로 초음파치료의 치료면적보다도 25~30배 정도의 더 큰 치료부위를 가진다(두 개의 드럼이 사용된다면, 50~60배의 크기이다).
- *치료하는 동안 심부투열치료의 드럼 위치가 유지된다:* 그러므로 조직에 열점이 없다. 초음파 적용기가 연속적으로 움직여야 하기에 열점과 균일하지 않은 열발생

모달리티 MODALITY MYTH

접힌 수건이 심부투열치료 드럼과 환자 사이에 위치해야 한다.

과거에 임상가가 땀 흡수를 위해 피부와 드럼 사이에 한겹의 수건을 놓았다. 맥동단파치료의 새로운 발전과 더불어 이러한 행위가 오직 습기있는 기후에서 또는 조직 온도가 환자에게 안락함이 부여되지 않을 때 필요했다. 또한 수건적용이 습기가 쌓인 부위의 인체에 사용됐다. 그 결과가 피부에 드럼이 직접 위치에 있을 때 최상이었다. 그러나 그 영역이 건조된 채로 남아있었다. 임상가들이 치료부위로부터 옷을 제거하는 것이 중요하다고 생각한다. 비록 이것이 증발되어지는 습기를 허락하지 않는 종합적인 구성일지라도, 단파 심부투열치료가 옷 위에 적용이 안전하게 이루어질 수 있다. 이것이 조심성있는 환자를 위한 큰 장점이다.

글상자 16.4 Laurel의 치료를 위한 긴 행로

2002년, Laurel이 자동차 사고로 인해 팔꿈치에 심한 골절상이 발생했다.[12] 두 번의 수술, 임상가가 금속판, 핀, 나사로 그녀의 팔을 처치했다(그림 16.11). 고정기간 10주 후에 물리치료가 시작했다. 몇달간 관절가동범위가 좋아졌다. 그 후 2달 동안 진전이 거의 없었다. 그녀는 마지막 굽힘이 12°, 폄이 28° 부족했다. 그녀는 우리의 연구실에 보고 되었다. 맥동단파치료와 관절 가동술이 그녀에 팔꿈치에 적용되었다. 그녀가 처음 방문했을 때보다 굽힘 5°와 폄 7°의 증가 효과가 있었다. 그녀가 5번의 방문 후에는 대부분 좋아졌지만, 폄에서는 3°만 증가하였다(그림 16.12). 몇달 후 측정 결과 그녀는 팔꿈치 신전이 완전해졌고, 3년이 지난 2006년에 그녀는 여전히 정상 관절가동범위를 가지고 있다.

글상자 16.4 (계속)

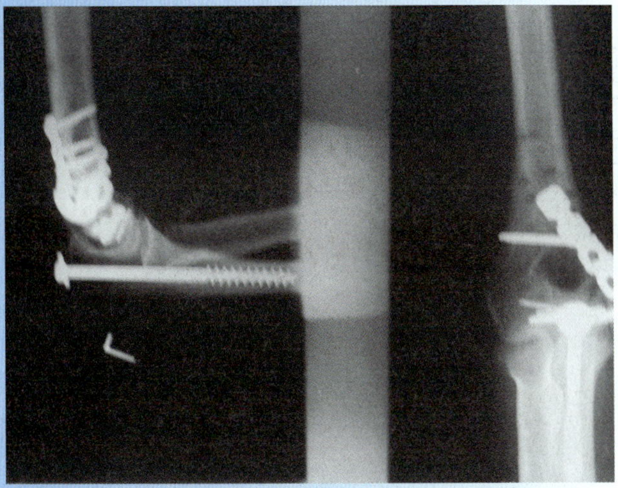

그림 16.11. Laurel의 팔에 있는 금속판, 핀, 그리고 나사의 기록.

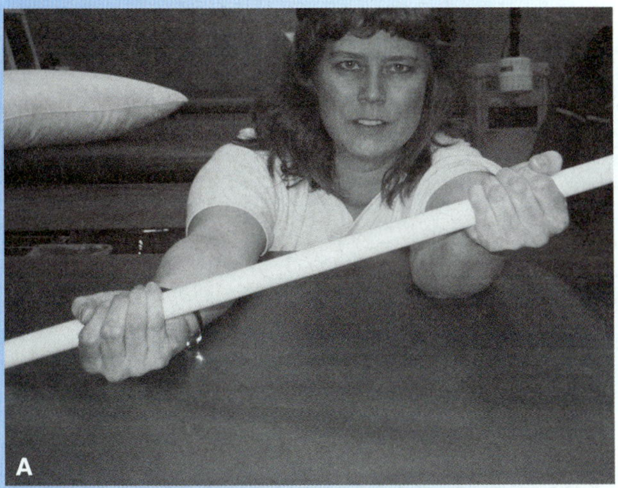

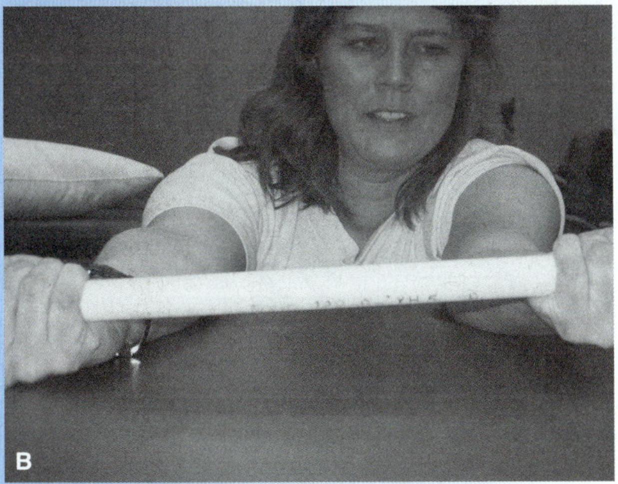

그림 16.12. **(a)** Laurel이 맥동단파치료와 관절가동술 전에 팔꿉관절(주관절, elbow joint) 폄이 28° 부족하다. **(b)** 그녀가 격일로 6회 방문하여, 팔꿉관절 폄이 25° 가 되었다.

글상자 16.5 맥동단파치료 그리고 발목관절 가동범위 회복을 위한 관절가동술

그림 16.13이 심한 자동차 사고로 고통을 겪은 48세의 여성 다리 방사선 사진이다. 손상이 너무 심해서 임상가들이 절단을 제안했다. 대신에 확장금속판, 핀 그리고 나사 등을 이용하여 다리를 수술했다. 1년 이후에 그녀는 우리 연구실에 발목관절 각도가 거의 나오지 않는 상태에서 보고되었다. 몇 번의 맥동단파치료와 관절가동술로 그녀가 발목 발등굽힘(배측굴곡, dorsiflexion) 15° 의 향상과 통증에서 자유로운 보행이 이루어졌다(그림 16.14).

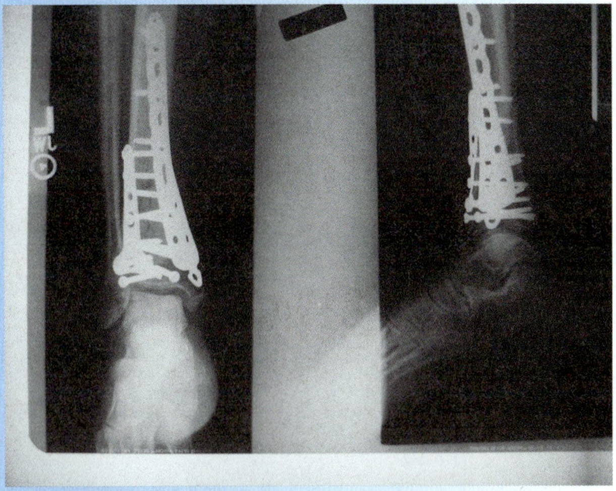

그림 16.13. 금속판과 핀, 그리고 나사가 요구되어질 정도의 심각한 다리 손상에 대한 외과적 처치의 기록.

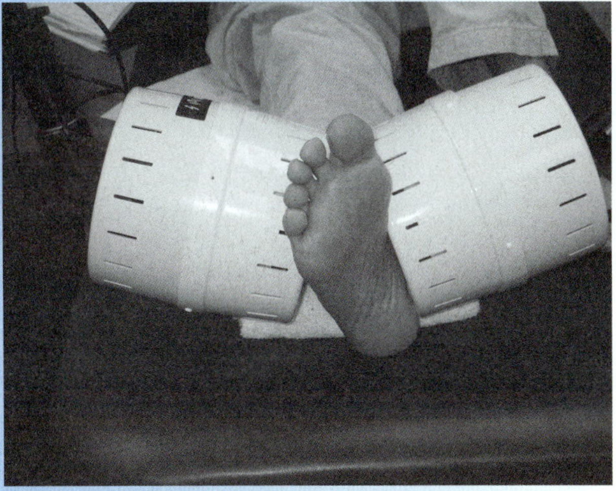

그림 16.14. 관절가동술 전에 2개 맥동심부투열치료기의 드럼으로 환부적용.

을 할 수 있다.

- *초음파치료에 의해 공급되는 것보다 두 배 내지 세 배 정도 긴 시간을 심부투열치료에 의해 열 적용이 가능하다:* 조직이 여전히 온열되어 있기에 10~15분 동안 낮은 부하, 긴 시간 신장수행이 임상가에 의해 가능하다.
- 번잡한 겔이나 전도체가 요구되지 않는다.
- 치료적용이 옷입은 상태에서도 적용가능하다.
- 초음파치료의 적용은 임상가 또는 보조자가 치료 전반에 걸쳐 요구되어진다: 맥동단파치료가 오직 임상가와 보조자에 의해 간헐적으로 관찰이 이루어지기에 임상가가 시간적으로 복합적인 환자의 치료와 업무를 수행하는 시간적 여유가 있다.

비판적 사고 16.2 *초음파와 심부투열에 관한 부분을 당신은 공부했다. 그리고 맥동단파투열치료가 초음파보다 여러 이점을 알수 있었다. 당신을 초음파치료가 맥동단파투열치료보다 어떤 이점이 있는지 생각할 수 있는가?*

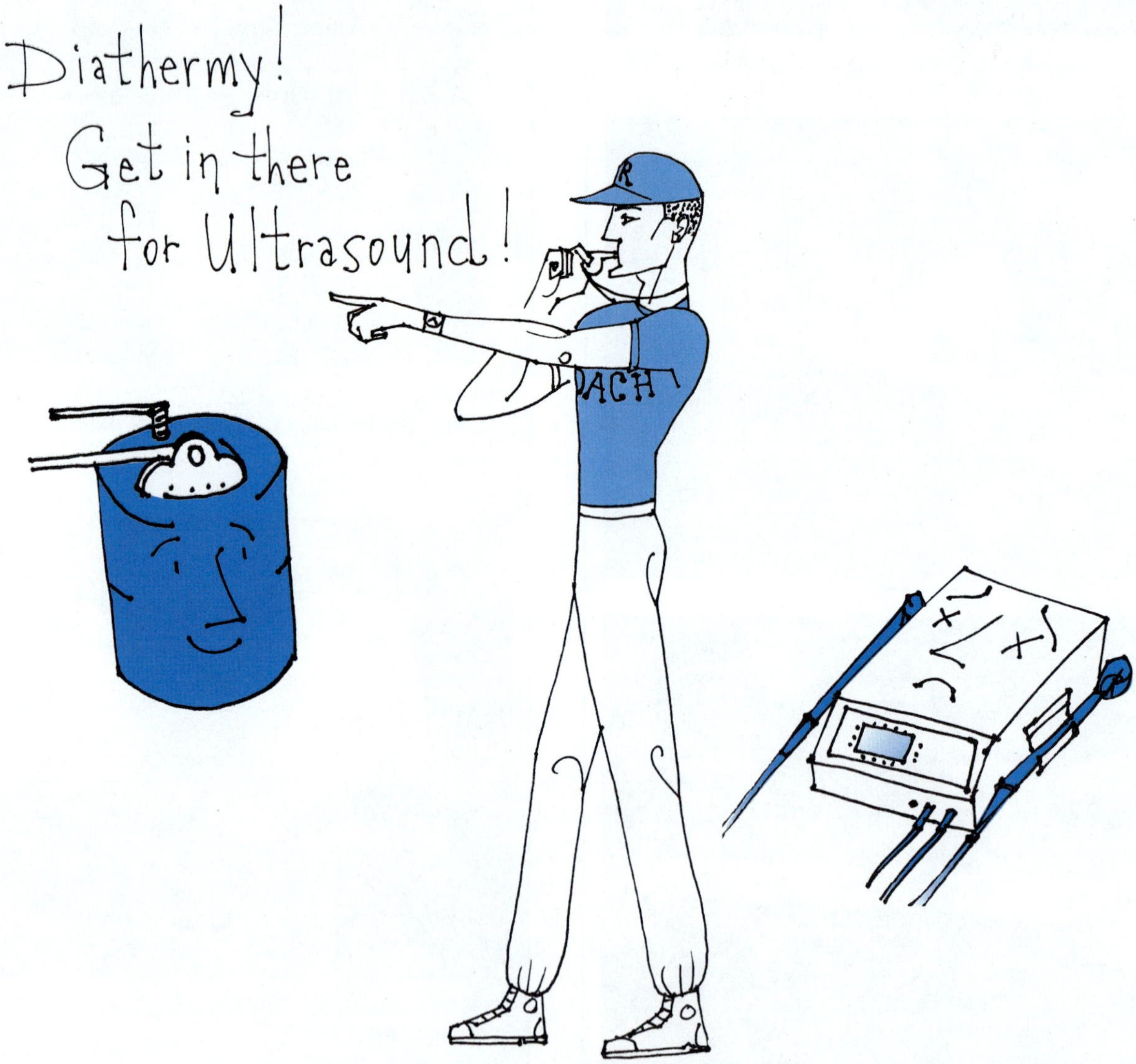

그림 16.15. 단파 심부투열치료가 초음파치료에 비해 많은 이점이 있다. 예를 들면, 초음파 치료헤드의 크기보다 약 2배 이상의 열적용이 가능하다.

5 STEPS 심부투열치료의 적용

1단계: 기초

A. 정의. 맥동단파치료가 심부조직에 열적 비열적 효과를 제공하기 위해 맥동모드의 높은 주파수(10-100 MHz) 전자기파를 사용한다.

B. 효과

1. 열적 효과에 포함된 사항
   a. 대사를 증진한다.
   b. 혈류 흐름을 증진한다.
   c. 조직의 온도를 높인다.
   d. 통증을 감소시킨다.
   e. 근육을 이완시킨다.
2. 연부조직의 회복을 포함한 비열적 효과

C. 장점

1. 다른 기구보다도 심부에 열적용이 된다(1 MHz 초음파 제외).
2. 초음파치료보다 25~30배 더 큰 부위에 열 적용이 가능하다.

D. 단점

1. 비용이 비싸다($3,000-$25,000).
2. 크고, 다루기 어렵고, 무겁다; 휴대가 안된다.

E. 적응증

1. 근육 좌상
2. 염좌
3. 타박상
4. 힘줄염(건염, tendinitis)
5. 힘줄윤활막염(건초염, tenosynovitis)
6. 주머니염(윤활낭염, bursitis)
7. 근막 발통점(myofascial trigger point)
8. 통증
9. 염증과정의 부작용 제거
10. 관절 구축

F. 금기증

1. 심장박동조율기
2. 임신
3. 악성 종양
4. 열
5. 허혈부위
6. 말초혈관질환
7. 결핵
8. 감염부위
9. 눈
10. 생식기
11. 어린이의 성장판
12. 수핵탈출증

G. 주의사항

1. 외과적 금속삽입물
2. 월경기간에 골반 또는 허리 노출
3. 동맥 그리고 정맥 순환장애
4. 골다공증
5. 상처 소독
6. 높은 삼출량을 가진 조직 또는 기관
7. 급성 염증
8. 급성 출혈
9. 감각 손상

2단계: 적용 전 과제

A. 다음 상황에 적정한 장비가 맥동단파치료인지 아닌지 확인한다.

1. 손상과 문제점을 재평가한다. 환자의 상태를 이해한다.
2. 맥동단파를 사전 적용한다면, 치료에 대한 환자의 반응을 재검토한다.
3. 맥동단파의 사용이 적합한지를 객관적으로 확인한다.

B. 치료 장비를 준비한다. 환자가 준비하기 전에 장비를 준비한다. 드럼이 깨끗한지 건조되어 있는지 확인한다.

C. 환자를 심리적으로 준비시킨다.

1. 순서를 설명한다.
   a. 안전한 전자기장 에너지가 인체 조직에 침투하고, 열적용 결과로 분자들의 움직임을 유발한다.
   b. 치료하는 동안 부드러운 온열감을 느낄수 있다(만약 비열적 효과가 아니라면).
   c. 환자가 염려하는 경향이 있다면, 당신이 스스로

진행과정에 대해 시범을 보인다.

D. 환자를 신체적으로 준비시킨다.
   1. 치료하는 부위로부터 금속 또는 악세사리를 제거한다.
   2. 치료하는 부위에 문제가 있는 종합적인 구성물을 제거한다.
   3. 심부투열치료의 접근성이 허락하는 한 조심스럽고 안락하게 환자의 자세를 취하도록 한다.
   4. 치료부위를 관찰한다. 발진 또는 습기있는 상처부위가 있다면, 진행해서는 안된다.

3단계: 적용 변수

A. 절차
   1. 치료부위에 드럼을 위치한다(가능하다면, 드럼과 피부 사이에 수건을 놓는다).
   2. 장치의 전원을 켠다.

B. 용량
   1. 맥동기간을 정한다(급성이나 비열적 적용에는 낮게, 열적 적용에는 높게).
   2. 맥동 주파수를 정한다(급성이나 비열적 적용에는 낮게, 열적 적용에는 높게).
   3. 치료 시간을 정한다(15~30분).
   4. 시작 버튼을 누른다.
   5. 환자에게 알맞는 강도를 조절한다. 조직에 열 상승에 4-5분에 재설정을 한다.

C. 적용 시간(15~30분)

D. 적용 빈도(하루 1-2번씩)

E. 치료 기간. 치료적 목적에 도달할 때까지 한다.

4단계: 적용 후 과제

A. 도구를 제거하고 탈착시킨다. 시간이 종료될 때, 치료의 마침 신호가 울린다. 손잡이와 버튼을 0으로 돌린다.

B. 환자에 대한 지시 사항
   1. 다음 치료 계획을 알려준다.
   2. 환자에게 활동 수준과 다음 공식 치료 이전의 자가 치료 방법을 알려 준다.
   3. 치료 후 느낀 점을 환자에게 설명한다.

C. 독특한 환자 반응을 포함한 치료 과정을 기록한다.

D. 도구를 청결하게 하고 재위치시킨다.
   1. 땀이나 습기를 제거하고, 책상을 깨끗이 한다.
   2. 수건을 사용했다면, 깨끗한 것으로 재위치한다.

5단계: 유지

A. 도구는 항상 청결하게 정리한다.

B. 모든 선과 연결 장비가 수리되어져야 한다.

맺음말 CLOSING SCENE

이상근 증후군(piriformis syndrome)의 크로스컨트리 스키선수인 Joel을 상기하자. 일반적 틀의 열과 신장기법을 적용함에 있어서, 당신이 치료부위에 최적의 열적용을 할 수 있는 도구를 요청했다. 이번 장과 이전 장에서 온습포, 소용돌이욕 등이 1~2 cm 깊이로 부터 표층구조물에만 열 적용이 가능하다. 엉덩이 근육을 관통하기 위해 그리고 문제부분(이상근)에 투여하기 위해서는 심부열 도구를 이용해야 한다. 비록 초음파치료가 심부열 도구이긴 하지만, 적은 부위에 가능한 도구이기 때문에 이러한 상황에서는 적당하지가 않다.[14] 심부투열치료가 심부조직에 열적용이 가능하고, 적용드럼이 보다 큰 영역에 투여할 수 있다. 또한 맥동단파심부투열기가 이러한 상황에서 선택되어지기도 한다.[10,14]

고찰 CHAPTER REFLECTIONS

1. 다음의 내용을 읽고 숙고하라. 각각의 개념을 명확하게 이해하였다고 느끼는가? 만약 그렇지 않다면 본문에 맞는 부분을 다시 읽어라.
   - 심부투열치료가 무엇인가?
   - 심부투열치료의 두가지 형태의 이름은?
   - 미국에서 심부투열치료의 형태 중 널리 이용되는 것은 어느 형태인가 그리고 그 이유를 설명하라.
   - 심부투열치료의 효과 목록은?
   - 심부투열치료의 적응증을 설명하라.
   - 심부투열치료의 심각한 금기증을 설명하라.
   - 심부투열치료와 초음파치료를 비교하라.
   - 심부투열치료에 대해 견해를 논의하라.
2. 강사, 임상강사, 급우, 임상동료와 함께 토의할 수 있도록 3~5개의 질문을 쓰시오.
3. 급우와 함께 이 장의 개념에 대해 서로 질문하시오. 연습 1에 있는 요점을 사용하고, 연습 2를 위해 질문을 적으시오. 여러분이 이해한 것보다 더 깊은 이해가 필요하다면, 소리 내어 개념을 설명하시오.
4. 당신이 맥동단파치료 적용 원리에 대해 이해한다면 PSWD 적용을 5가지 절차에 따라 동료들과 임상강사와 함께 연습하여라. 서로 교대로 모달리티 적용을 실시하고 당신에게 적용되었을 때, 동료가 적절하게 적용을 하는지 알아보기 위해 주의깊게 살펴보아라. 당신에게 모달리티가 적용되었을 때 노트를 참조한 후 처음 몇 분을 다른 사람에게 적용한다. 노트 사용없이 살 수 있을 때까지 적용 연습을 계속하도록 한다.

비판적인 사고에 대한 답변 CRITICAL THINKING RESPONSES

비판적 사고 16.1

여기서 주요 요점은 일반적 병변부위에 온습포를 적용할 수 있다. 은화 크기의 통증 부위에서는 초음파 치료를 고려한다. 치료 부위가 명확하다면, 1 MHz를 이용하여 문제 부위를 해결할 수 있다.

비판적 사고 16.2

치료적으로 초음파 사용시 단파심부투열에 비해 다음과 같은 이점이 있다.

- 경제성이 있다.
- 금기증이 거의 없다.
- 장비가 작아 이동성이 우수하다.
- 조직의 깊이에 따라 다양한 주파수 조정이 용이하다.
- 수중에서 사용이 가능하다.
- 음파영동법 적용이 가능하다.
- 사후 관리가 비교적 용이하다.

참고문헌 REFERENCE

1. Michlovitz S. Thermal Agents in Rehabilitation. Philadelphia: Davis, 1996.
2. Cameron M. Physical Agents in Rehabilitation: From Research to Practice. St. Louis: Saunders, 2003.
3. Lindsay DM, Dearness J, Richardson C, et al. A survey of electromodality usage in private physiotherapy practices. Aust J Physiother 1990;36:249–256.
4. Lindsay DM, Dearness J, McGinley CC. Electrotherapy usage trends in private physiotherapy practice in Alberta. Physiother Can 1995;47:30–34.
5. Hellstrom RO, Stewart WF. Miscarriages among female physical therapists who report using radio- and microwave-frequency electromagnetic fields. Am J Epidemiol 1993;138:775–785.
6. Draper DO. Interest in diathermy heats up again. Biomechanics 2001;8:77–83.
7. Kitchen S, Partridge C. Review of shortwave diathermy continuous and pulsed patterns. Physiotherapy 1992;78:243–252.
8. Draper DO, Knight KL, Fujiwara T, Castel JC. Temperature change in human muscle during and after pulsed short-wave diathermy. J Orthop Sports Phys Ther 1999;29:13–18; discussion 19–22.
9. Draper DO, Abergel PA, Castel JC, Schlaak C. Pulsed shortwave diathermy restricts swelling and bruising of liposuction patients. Am J Cosmet Surg 2000;17:17–22.
10. Draper DO, Garrett C. Pulsed shortwave diathermy heats a considerably larger area than 1 MHz ultrasound treatments. J Athl Train 1999;34:S23.
11. Draper DO, Castro J, Feland JB, et al. Shortwave diathermy and prolonged stretching increase flexibility more than prolonged stretching

alone. J Ortho Sports Phys Ther 2003;34:13–20.
12. Draper DO, Castel JC, Castel D. Low-watt pulsed shortwave diathermy and metal-plate fixation of the elbow. Athl Ther Today 2004;9:27–31.
13. Draper DO. Shortwave diathermy in the athletic training room. Paper presented at the annual symposium of the National Athletic Trainers' Association, Los Angeles, June 2001.
14. Garrett CL, Draper DO, Knight KL. Heat distribution in the lower leg from pulsed short-wave diathermy and ultrasound treatments. J Athl Train 2000;35:13–22.
15. Peres SE, Draper DO, Knight KL, Ricard MD. Pulsed shortwave diathermy and prolonged long-duration stretching increase dorsiflexion range of motion more than identical stretching without diathermy. J Athl Train 2002;37:43–50.
16. Seiger C, Draper DO. Pulsed shortwave diathermy and joint mobilizations increase range of motion to normal in fractured ankles with surgical implanted metal: A case series. J Orthop Sports Phys Ther 2006;36:669–677.
17. Van der Esch M, Hoogland R. Pulsed Shortwave Diathermy with the Curapuls 419. Delft, The Netherlands: Delft Instruments Physical Medicine, 1990.
18. Castel D. Electrotherapy and Ultrasound Update. 2nd ed. Reno, NV: International Academy of Physio Therapeutics, 1996.
19. Bricknell R, Watson T. The thermal effects of pulsed shortwave therapy. Br J Ther Rehabil 1995;2:430–434.
20. Brown M, Baker RD. Effect of pulsed short wave diathermy on skeletal muscle injury in rabbits. Phys Ther 1987;67:208–214.
21. Pilla AA, Markov MS. Bioeffects of weak electromagnetic fields. Rev Environ Health 1994;10:155–169.
22. Low JL. Dosage of some pulsed shortwave clinical trial. Physiotherapy 1995;81:611–616.
23. Kloth L, Ziskin M. Diathermy and pulsed electromagnetic fields. In: Michlovitz SL, ed. Thermal Agents in Rehabilitation. 2nd ed. Philadelphia: Davis, 1990.
24. Canaday D, Lee R. Scientific basis for clinical application of electric fields in soft tissue repair. In: Brighton C, Pollack S, eds. Electromagnetics in Biology Medicine. San Francisco: San Francisco Press, 1991.
25. Sanseverino EG. Membrane phenomena and cellular processes under the action of pulsating magnetic fields. Presented at the 2nd International Congress of Magneto Medicine. Rome, Italy, 1980.
26. Mayrovitz H, Larsen P. A preliminary study to evaluate the effect of pulsed radio frequency field treatment on lower extremity peri-ulcer skin microcirculation of diabetic patients. Wounds 1995;7:90–93.
27. Mayrovitz H, Larsen P. Effects of pulsed electro-magnetic fields on skin microvascular blood perfusion. Wounds 1992;4:197–202.
28. Jan M, Chai H, Wang C, et al. Effects of repetitive shortwave diathermy for reducing synovitis in patients with knee osteoarthritis: An ultrasonographic study. Phys Ther 2006;86:236–244.
29. Jan M, Yip P, Lin K. Change of arterial blood flow and skin temperature after direct and indirect shortwave heating on knee. Formosan J Phys Ther 1993;18:64–71.
30. Jan M, Lin Y. Clinical heat effect of shortwave diathermy on knee joint. Formosan J Phys Ther 1990;15:7–13.
31. Svarcova J, Trnavsky K, Zvarova J. The influence of ultrasound, galvanic currents and shortwave diathermy on pain intensity in patients with osteoarthritis. Scand J Rheumatol 1987;67:83–85.
32. McMeeken JM, Bell C. Effects of selective blood and tissue heating on blood flow in the dog hindlimb. Exp Physiol 1990;75:359–366.
33. Goats GC. Continuous short-wave (radio-frequency) diathermy. Br J Sports Med 1989;23:123–127.
34. Hansen TI, Kristensen JH. Effect of massage, shortwave diathermy and ultrasound upon 133Xe disappearance rate from muscle and subcutaneous tissue in the human calf. Scand J Rehabil Med 1973;5: 179–182.
35. Behrens BJ, Michlovitz SL. Physical Agents: Theory and Practice for the Physical Therapist Assistant. Philadelphia: Davis, 1996.
36. Wright GG. Treatment of soft-tissue and ligamentous injuries in professional footballers. Physiotherapy 1973;59:385–387.
37. McCray RE, Patton NJ. Pain relief at trigger points: Comparison of moist heat and shortwave diathermy. J Orthop Sports Phys Ther 1984;5:175–178.
38. Draper DO, Castel JC, Castel D. Rate of temperature increase in human muscle during 1 MHz and 3 MHz continuous ultrasound. J Orthop Sports Phys Ther 1995;22:142–150.
39. Lehmann JF. Therapeutic Heat and Cold. 4th ed. Baltimore: Williams & Wilkins, 1990.
40. Berne R, Levy MN. Cardiovascular Physiology. 3rd ed. St. Louis: Mosby, 1993.
41. Low J, Reed A. Electrotherapy explained: Principles and practice. London: Butterworth-Heinemann, 1990.
42. Draper DO, Miner L, Knight KL, Ricard MD. The carry-over effects of diathermy and stretching in developing hamstring flexibility. J Athl Train 2002;37:37–42.
43. Kaltenborn FM. Manual Mobilization of the Joints. Minneapolis: Orthopedic Physical Therapy Products, 2002.
44. Smyth H. The pacemaker patient and the electromagnetic environment. JAMA 1974;227:1412.
45. van den Bouwhuijsen F, Maassen V, Meijer M, van Zutphen H. Pulsed and continuous short-wave diathermy. Delft, The Netherlands: Enraf-Nonius, 1985.
46. Chartered Society of Physiotherapy. Guidelines for Safe Use of Microwave Therapy Equipment. London: Chartered Society of Physiotherapy, 1994.
47. Draper D, Castel C, Castel D. Low-watt pulsed shortwave diathermy and metal-plate fixation of the elbow. Athl Ther Today 2004;9: 28–32.
48. Shields N, Gormley J, O'Hare N. Short-wave diathermy: Current clinical and safety practices. Physiother Res Int 2002;7:191–202.

복습문제 제 V 부

11장

1. 고르지 않은 온도의 두 개 물체가 접촉되어져서 발생되는 과정은 ________이다.
   a. 전도
   b. 대류
   c. 변조
   d. 방사
   e. 증발

2. 인체에서 적용되는 열보다 다른 에너지형태로 발생되는 과정은 ________이다.
   a. 전도
   b. 대류
   c. 변조
   d. 증발
   e. 모두 틀림

3. 표면에서 유체 또는 공기를 통과하여 열이 전달되는 것은 ________이다.
   a. 전도
   b. 대류
   c. 변조
   d. 방사
   e. 증발

4. 물리의학에서 분포되어지는 열 적용 형태로 일반적으로 사용되는 것은 ________이다.
   a. 전도
   b. 대류
   c. 변조
   d. 방사
   e. 증발

5. 대류에 의한 열적용 형태의 예는 ____________이다.
   a. 소용돌이욕
   b. 온습포
   c. 초음파
   d. 파라핀 욕
   e. 진통치유

6. 전도에 의한 열적용 형태의 예는 ____________이다.
   a. 심부투열치료
   b. 온습포
   c. 초음파
   d. 파라핀 욕
   e. b와 d

7. 변조에 의한 열적용 형태의 예는 ____________이다.
   a. 소용돌이욕
   b. 온습포
   c. 초음파
   d. 파라핀 욕
   e. 진통치유

8. 온도를 가진 모든 물질이 낮은 온도의 물질로 열이 흡수되는 것이 ________이다.
   a. 전도
   b. 대류
   c. 변조
   d. 방사
   e. 증발

9. __________를 제외한 모든 것이 열 적용의 생리학적 효과라 할 수 있다.
   a. 순환 증가
   b. 대사 증가
   c. 통증 감소
   d. 근 경축 감소
   e. 조직 뻣뻣함 감소

10. ___________를 제외한 모든 것이 열적용의 일반적 금기이다.
   a. 손상 후 12~72시간
   b. 순환의 변화가 있는 부위
   c. 감각의 변화가 있는 부위
   d. 척추 부위
   e. 모두 정답 아님

12장

1. 운동치료 크리닉에서 사용되는 표층열 치료로 일반적으로 사용되어지는 것은 어느 것인가?
   a. 소용돌이욕
   b. 온습포
   c. 파라핀 욕
   d. 적외선
   e. 자외선

2. 파라핀욕의 장점이 아닌 것은 무엇인가?
   a. 치료 중 관절가동범위를 허용하지 않는다.
   b. 너무 뜨거운 느낌이다.
   c. 미네랄 오일이 피부를 자극할 수 있다.
   d. 지저분하다.
   e. a와 b

3. 소용돌이욕의 장점이 아닌 것은 무엇인가?
   a. 신체 전체를 치료할 수 있다.
   b. 불규칙한 표면에 대한 전체적 접근이 가능하다.
   c. 매우 천천히 열이 방출된다.
   d. 다양한 치료 자극이 이루어진다.
   e. 치료부위에 청결과 위생이 지속되기 어렵다.

4. 소용돌이욕이 사용될 때 본질적으로 중요한 것은 다음 중 무엇인가?
   a. IFC
   b. GFI
   c. RICES
   d. DC
   e. rubber duck

5. 온습포의 이점이 아닌 것은?
   a. 적용이 쉽다.
   b. 비교적 경제적이다.
   c. 세균 증식의 두려움 없이 개방 상처에 치료가 가능하다.
   d. 내구성이 좋다.
   e. 휴대가 가능하다.

6. 열치료 랩에서와 같이 국소성 열 랩의 적용 장점은 다음 중 무엇인가?
   a. 적용이 쉽다
   b. 치료 부위의 청결과 위생의 유지가 어렵다
   c. 오직 15분 정도의 열 적용
   d. 휴대가 가능하다.
   e. a와 b

7. 소용돌이욕의 사지에 대한 적용시 적당한 온도는?
   a. 100-108°F (37.7-42.2°C)
   b. 105-112°F (40.5-44.4°C)
   c. 95-100°F (35-38°C)
   d. 112-117°F (44.4-47.2°C)
   e. 모두 아님

8. 소용돌이욕의 인체 전체 적용시 적당한 온도는?
   a. 100-108°F (37.7-42.2°C)
   b. 105-112°F (40.5-44.4°C)
   c. 95-100°F (35-38°C)
   d. 112-117°F (44.4-47.2°C)
   e. 모두 아님

13장

1. 냉 적용의 생리학적 효과가 아닌 것은?
   a. 온도 감소
   b. 대사 증가
   c. 통증의 증가 또는 감소
   d. 근 경축 감소
   e. 조직 뻣뻣함의 증가

2. 대조욕 치료를 위한 냉온 비율의 올바르지 않는 것은?
   a. 4:1
   b. 3:1
   c. 3:2
   d. 5:5
   e. 전체 모두

3. 갑작스런 긴장, 통증, 강한 근육 구축이 20초 이내에서 지속되는 것을 ________라 한다.
   a. 경축
   b. 경련
   c. 찰리호스
   d. 근 좌상
   e. 위 2개

4. 부분적인 통증이 없으며, 점점 근육의 타이트함이 발생되어지는 것을 __________라 한다.
   a. 경축
   b. 경련
   c. 찰리호스
   d. 근 좌상
   e. 위 2개

5. 냉적용의 결과로 혈관의 순환 증진을 가져오는 것을 __________(이)라 한다.
   a. 냉 신장
   b. 냉치료
   c. 냉 유발 혈관확장
   d. 냉 유발 혈관수축
   e. 루위스 효과

6. 냉운동은 __________이다.
   a. 감각을 잃은 부위에 냉적용이 능동적 수준의 운동을 따른다
   b. 근 경축 감소를 위한 3가지의 기술: 냉적용, 정적 신장, 그리고 등척성 수축 (고유수용성신경근촉진법의 수축-이완 기법)
   c. 열적용, 장시간 능동 신장, 그리고 냉적용의 결합이 연장된 불가동성후 관절의 유연성을 증가하기 위해 이용된다.
   d. 림프부종을 감소시키기 위해 장화붕대, 단속적 힘의 공기 적용 등의 치료적 인자가 적용된다.
   e. 손상부위의 교대 침수욕을 냉과 온을 적용한다.

7. 조직 구축으로 관절 불가동성이 야기된 후 관절의 유연성을 증가하기 위해 사용될 수 있는 최선의 방법은 무엇인가?
   a. 냉신장
   b. 결합조직 신장
   c. 림프부종 펌프
   d. 대조욕 신장
   e. 냉운동

8. 급성 근 좌상으로 관절의 유연성을 증가하기 위한 최선의 방법은 무엇인가?
   a. 냉신장
   b. 결합조직 신장
   c. 림프부종 펌프
   d. 대조욕 신장
   e. 냉운동

14장

1. 냉마사지 동안, 저림이 __________에 의해 발생할 수 있다.
   a. 냉과 함께 압박을 많이 적용하는 경우
   b. 냉을 빠르게 이동하는 경우
   c. 냉주머니를 사용하는 경우
   d. 냉적용 전에 초음파로 열적용하는 경우
   e. 압박 붕대 적용하는 경우

2. 발 캡을 사용하는 경우는 어떤 도구를 적용할 때인가?
   a. RICES
   b. 냉 주머니
   c. 냉 마사지
   d. 냉 침수 적용
   e. 뜨거운 소용돌이욕

3. 한랭운동의 효과로 볼 수 없는 것은?
   a. 운동과 동시에 통증감소
   b. 혈류를 증가하는 운동
   c. 신경근 기능의 재건 운동
   d. 대사의 감소
   e. 모두가 아님, 모두 효과적이다.

4. 간헐적 압박 적용의 금기가 아닌 것은?
   a. 구획 신드롬
   b. 말초 혈관 장애
   c. 동맥경화증
   d. 림프부종
   e. 국소표피감염

5. 조직 신장 후 사용되는 냉 주머니를 사용하는 이유는 어느 것인가?
   a. 냉이 콜라겐 섬유를 이완한다.
   b. 냉이 콜라겐 섬유를 길게한다.
   c. 냉이 콜라겐 섬유의 신장된 위치에서 재부착한다.
   d. 냉이 신장된 부분의 가소성을 발생한다.
   e. 위의 두가지 이유이다.

6. 운동의 5가지에 포함되는 것은 무엇인가?
   a. 냉신장
   b. 냉운동
   c. 림프부종 펌프
   d. 냉 마사지
   e. 위의 두가지 답

15장

1. 초음파에서 높은 분자 농도를 보이는 부위를 ______라 하고, 낮은 분자 농도를 보이는 부위를 _____라 한다.
   a. 압축: 반사
   b. 압축: 굴절
   c. 굴절: 밀
   d. 흡수: 전도
   e. 위의 모두가 아님

2. 다음 중 가장 적합한 크리스탈 BNR은 무엇인가?
   a. 3:1
   b. 1:3
   c. 4:1
   d. 1:4
   e. 6:1

3. 공간 평균 강도가 초음파 전도 헤드에서 표층을 투과하는 에너지의 양이다. 만약 8 W에 5 cm의 초음파헤드를 적용할 경우, SAI가 ___________이다.
   a. 2 W/cm^2
   b. 1.8 W/cm^2
   c. 1.6 W/cm^2
   d. 1.4 W/cm^2
   e. 0.62 W/cm^2

4. 다음 중 시간적 평균강도를 대표할 수 있는 것은?
   a. 표층을 통과하는 에너지의 양
   b. 시간 기간에 주어지는 초음파 에너지의 힘
   c. 연속 초음파의 적용
   d. 위 중 두 개
   e. 모두

5. 낮은 PAMBNR는 __________를 위해 규정되어진다.
   a. 더욱더 안락한 치료
   b. 조직층의 더한 열적용
   c. 투과의 큰 깊이
   d. 모두
   e. 위 중 두 개

6. 초음파 적용시 불안정한 공동현상이 ________로부터 발생되어진다.
   a. 너무나 느린 초음파 헤드의 움직임
   b. 너무나 빠른 초음파 헤드의 움직임
   c. 고강도의 사용
   d. a와 c
   e. b와 d

7. 초음파 변수를 파악할 때, 맥동모드 동안 1:5 순환 주기를 가진다. 이는 전류가 ______를 의미하는 것이다.
   a. 시간의 80% 단전
   b. 시간의 75% 단전
   c. 시간의 30% 통전
   d. 시간의 25% 통전
   e. 모두 아님

8. 다음 중 초음파치료의 매질로 최소한의 효과가 있는 것은?
   a. 물
   b. 초음파 겔 패드
   c. 초음파 겔
   d. 마사지 로션
   e. 자연유 젤

9. 약어 W가 ________를 의미한다.
   a. 치료의 강도나 파워
   b. 맥동 기간
   c. 초당 맥동 빈도의 수
   d. 전류의 형태
   e. 신장

10. 조직을 통해 이동하면서 초음파의 에너지가 감소되는 것은 ___________이다.
   a. 안트-슐츠 원리
   b. 그로투스-드래퍼의 원칙
   c. 감쇄
   d. 압전기 효과
   e. 투명화(rarefaction, 입자농도의 감소)

11. 책에 의하면, 초음파 도구가 포함하고 있는 것은?
   a. 높은 질의 천연크리스탈
   b. 잠시 멈춤 보턴
   c. 고 BNR
   d. 고 ERA
   e. 따스한 겔

12. 초음파 치료의 금기에 해당되는 것은 무엇인가?
   a. 통증
   b. 피부 무감각
   c. 근 경축
   d. 신장전 열적용
   e. 금속 이식

16장

1. 다음 중 극초단파 심부투열치료에 대한 설명 중 맞는 것은?
   a. 지방이 1 cm 이하면, 5 cm 이상 관통할 수 있다.
   b. 국소기구(applicator)와 피부 사이의 공간을 요구한다.
   c. 전자장에 의해 열이 생성된다
   d. 모두 정답
   e. a와 b

2. 다음 중 단파 심부투열치료에 대한 설명 중 맞는 것은?
   a. 근육보다 지방에서 더 많은 열 발생
   b. 국소기구와 피부 사이의 공간을 요구한다.
   c. 전자장에 의해 열이 생성된다.
   d. 모두 정답
   e. a와 b

3. 단파 심부투열치료의 구성요소가 아닌 것은?
   a. 발전기
   b. 구리 코일
   c. 드럼
   d. 전원 스위치
   e. 변환기

4. 심부투열치료는 ___________를(을) 의미한다.
   a. 세포내 체액의 과잉
   b. 다른 형태의 에너지로 부터의 변환
   c. 감각 상실
   d. 직접 접촉을 통해 열 상실 또는 열 발생
   e. 열을 투과하기 위한 것

5. 다음 중 가장 일반적인 심부투열치료 적용기의 형태는?
   a. 유도 코일
   b. 드럼
   c. 패드
   d. 팬케익 케이블
   e. 공기 공간판

6. 맥동단판심부투열치료의 금기증은 어느 것인가?
   a. 근막 동통점
   b. 통증
   c. 염증과정의 부산물 제거
   d. 관절 구축
   e. 심박 조율기

7. 다음중 맥동단파심부열치료가 습열을 발생시키기 위한 조건은?
   a. pps=400; μsec=200
   b. pps=200; μsec=400
   c. pps=600; μsec=200
   d. pps=800; μsec=100
   e. 위 모두가 같은 양의 열 적용이 된다.

8. 다음 중 구축된 관절의 가동범위증가에 가장 큰 효과를 가지는 것은?
   a. 심부투열치료
   b. 초음파치료
   c. 심부투열치료와 수동신장
   d. 초음파치료와 수동신장
   e. 심부투열치료와 관절가동술

9. 다음 중 가장 일반적으로 사용되어지는 극초단파 심부투열치료 주파수는?
   a. 2450 MHz
   b. 27.12 MHz
   c. 915 MHz
   d. 40.68 MHz
   e. 11 m

10. 다음 중 가장 일반적으로 사용되어지는 단파 심부투열치료 주파수는?
   a. 2450 MHz
   b. 27.12 MHz
   c. 915 MHz
   d. 40.68 MHz
   e. 11 m

제 VI 부

다른 치료법들

OTHER MODALITIES

본 VI장에서는 우리는 어디에든 적용할 수 있는 3가지 물리요법에 대해서 논의해보고자 한다. 몇몇 저자는 기계적 물리요법으로서 간헐적인 압박에 따라 마사지와 견인으로 분류한다. 즉각적인 치료와 관계되어 부종을 제거하는 것이 주된 목적이기 때문에 우리는 즉각적인 치료를 동반한 간헐적 압박을 선택(분류)해 보고자 했다. 레이저와 광선치료는 자체적인 부류에 속한다.

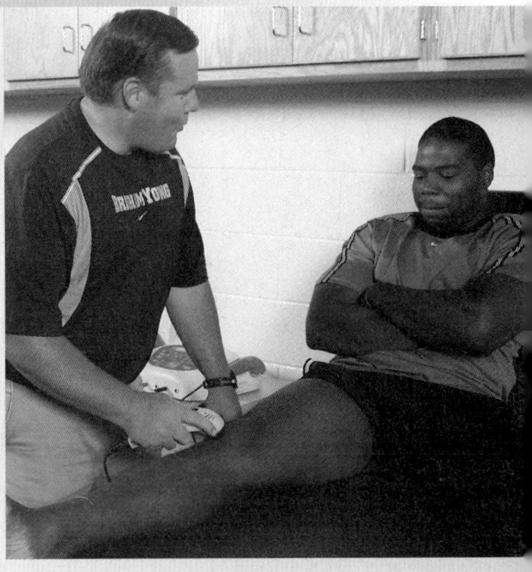

제 VI부는 3개의 장으로 구성되어 있다:

17장

치료적 마사지

Therapeutic Massage

장 개요
CHAPTER OUTLINE

머리말 OPENING SCENE

당신은 학기동안 트랙과 필드에서 할당되어진 운동 훈련을 해야 할 학생들이 있다. 그리고 그에게 트랙과 필드에서의 작업에 있어서 수반되어지는 것이 무엇인지 요청하고 임상 지도자에게 접근해야 한다. 그는 적은 미소를 띄우고 "우리는 많은 마사지를 하는데 그 이유는 코치와 선수 그것을 주장한다. 그러나 나는 그들이 필요하든 그러하지 않든간에 마사지의 적절한 교육을 시도해야 한다." 고 말한다. 당신이 자신을 생각해 봐라. "나는 교과서적인 마사지 이론을 가지고 있다. 그러나 나는 결코 진정한 스포츠 마사지에 대해 부족하다. 그리고 나는 시작을 어디서 부터 해야 하는지 알 수가 없다. 운동선수의 다리에 부여되는 신체마찰 마사지보다도 필요한 것이 수반되어야만 한다." 이 장에서는 치료적 스포츠 마사지를 어느 시기에 어떻게 이해할 것인지에 대해 도움을 줄 것이다.

치료적 모달리티로서의 마사지
Massage as a Therapeutic Modality

많은 사람들은 치료적 모달리티가 벽에 끼워넣는 블랙박스라고 생각한다. 이 치료적 모달리티는 사람들이 현대의학으로 보여지나, 이것은 몇몇 책들에서 치료양식이 마사지에 포함되지 않은지에 대한 이유이다. 우리는 이 마사지가 적절히 사용된다면, 마사지는 중요한 방법이라고 생각한다. 그러나 그 안에는 장애 및 문제점이 있다. 얼마나 자주 스포츠의학환경에서 마사지를 적절히 사용하는가? 우리는 많은 환경에서 운동트레이너로서 일을 해왔다. 몇몇은 마사지를 거의 사용하지 않고, 어떤이들은 적절히 사용하며 다른 이들은 너무 과하게 사용했다. 따지고 보면 마사지는 기분을 좋게 하고 정신적으로 안락함을 준다. 당신이 30분 또는 매일 편안한 테이블에 누울 수 있고, 당신이 아프고 지친 근육을 만져주고 스트레스를 풀어줄 숙련된 손을 가진 누군가가 있다면, 당신은 마사지를 하지 않을 것인가? 대부분의 사람들은 하게 될 것이다. 사실 많은 사람들은 마사지를 30분에 \$40 ~ \$50 정도를 지불한다.

치료적 마사지(therapeutic massage)는 몸의 조직을 정상적인 기능으로 회복시켜 주는 체계적인 수기조작이다. 현재 북미에서 마사지는 보조적인 치료로서 보편적인 의학기술로 여겨지고 있다. 세계어디든 의학역사를 통해 마사지는 주된 건강 관리의 중요한 부분으로서 간주되어 있다. 사실 Cyriax Mennell, Travell과 Hippocrates처럼 존경받는 의사들은 임상적으로 마사지의 임상적 사용 옹호자들이 논쟁은 있을지라도, 모두 그들은 손으로 치료를 했었다.[1] 마사지는 가장 오래되고 널리 알려진 치료방법중의 하나이다. 그것은 여러 문화에서 사용되고 있고 많은 사용방법이 있다. 그것은 기술을 기초로 한 방법이고 많은 나라에서 허가되고 있다.

마사지에 관한 사실과 오해
Facts and Misconceptions About Massage

수 년 동안 마사지의 생리학적인 효과에 대해 몇몇 논쟁이 있어왔다. 손상의 치료에 있어서 과거의 치료양식의 사용에 몇 가지 문제점이 있다. 기억할 것은 치료양식의 목적 중의 하나는 몸의 회복을 돕는 것이다. 그러므로 치료적 마사지는 양식으로 결정짓는 규칙을 가지고 있다. 올바르게 적용할 때 긍정적인 효과를 발생시킬 수 있다.[1]

마사지의 치료적 효과
THE THERAPEUTIC EFFECTS OF MASSAGE

마사지할 때 주무르는 유형 속도 압력에 의존하여 마사지의 이점을 다음과 같이 묘사할 수 있다.

- 운동경기 전에 몸에 활기를 넣어 준다.[1]
- 운동 전후에 긴장을 촉진시켜 준다.[1]
- 피부 안에 혈류를 촉진시켜준다.[2]
- 근육의 경련을 막고, 부종을 줄이고, 세포부산물의 조직을 없애기 위해 혈액흐름과 림프액 흐름을 증가시키고 통증을 유발시키는 게이트를 막기 위해 표재수용채를 활성화시킨다[1] (7장 참조).
- 림프액의 흐름을 약간 촉진시키지만, 사지의 능동적 수동적 움직임 때보다 흐름이 크지는 않다.[3]

- 일반적인 쓰다듬기, 원형마찰, 횡적마찰 등으로 인해 근육의 유연성을 증가시킨다. 마사지는 단기간의 유연성에 도움을 주고 특히, 운동범위가 없는 반흔조직이 모여있는 곳에 시행하면 유용하다.
- 힘줄염에서 반흔조직을 감소시킨다.[4,5] 마찰마사지는 계속 진행중인 미세손상과 낮은 단계의 염증 그리고 통증이 있는 힘줄염과 같은 반복적인 압박손상에 수기치료로 주로 사용된다.

적용 팁 APPLICATION TIP

치유를 증가시키는 마찰 마사지 사용. *마찰 마사지를 인체의 치유 컴퓨터를 재부팅하는 것으로 생각하라. 기계가 적당한 작업을 할 수 있도록 컴퓨터를 재부팅하는 방법은 매우 많다. 마찰 마사지는 염증 과정을 다시 시작하도록 하여 조직이 정상적 치유 단계를 진행할 수 있게 영향을 미친다.*

마사지에 관한 오해
MISCONEPTIONS ABOUT MASSAGE

오랫동안 많은 치료자들은 마사지가 과하게 적용한 근육으로부터 유즙산을 제거할 수 있다고 생각해왔었다. 그러나 우리는 이 전제가 거짓임을 안다.[2,6,7] 마사지 역시 혈류가 증가하도록 사용되어졌으며, 이것은 오직 이 부분만이 옳았다. 마사지는 피가 몸속으로 흐르는 것을 증가시켜 주지만, 동맥으로는 아니다.[2,8,9] 한 차례의 운동 후 근육의 회복에 있어서 마사지는 다소 의문점을 가질 수 있다. 마사지는 피부혈액 흐름을 증가시키지만, 동맥혈액 흐름을 증가시키지 않기 때문에 혈액은 골격근에서 피부로 옮겨지고 그것으로 인해서 회복과정을 저해시킨다.

마사지는 또한 커다란 위약효과를 가지고 있다. 그래서 그것은 생리학적이고, 정신적인 효과 사이에서의 차이점을 두기에 어렵다. 여기에 조사를 통하여 나타난 마사지가 몸에서 나타나지 않는 다른 효과에 관한 목록이 있다.

- 단거리 선수에서 보폭의 빈도와 길이에는 영향이 없다.
- 시합사이에 시행은 근육의 피로에 영향을 주지 못한다.
- 운동 후의 회복은 마사지에 의해 영향을 받지 않는다.
- 심박출량 혈압 또는 젖산의 축적은 운동전 마사지 후 최대한 트레드밀 달리기 동안 변화가 없다.
- 혈액젖산은 제거하지 못한다.
- 엔돌핀분비를 촉진시키지 못한다.
- 동맥혈액흐름을 증가시키지 않는다.
- 근육온도를 증가시키지 못한다.

적응증과 금기증
Indications and Contraindications

치료적인 마사지의 적응증은 국소적 혈액흐름을 증가시키고, 정맥혈의 환류를 증가시키고, 통증을 완화시키며, 근육경련을 줄일 수 있는 상황과 전신적인 이완을 필요로 하는 경우이다. 치료적 마사지는 몇몇 경우에 금기이고, 급성 염좌와 긴장이 있는 경우, 피부에 병변이 있거나 질병이 존재할 때 골절이 치유를 방해하는 상황에서는 금기이다. 마사지는 접촉에 과민성 반응을 보이는 환자에서도 금기이고, 동맥경화증, 색전증 또는 원인이 불명확한 통증을 보이는 환자에서도 금기이다.

치료적 마사지와 신체마찰 마사지
Therapeutic Massage vs. a Rubdown

치료적 방법은 질병이나 장애의 치료나 회복과 연관되어 있다.[11] 마찰 청진음은 한 표면이 따른 표면 위로 이동하는 것에 의해 야기되는 마찰음이다.[11] 치료적 마사지의 두 범주는 스포츠 의학에서 사용된다.

- *치료적 또는 완치:* 환자들은 만성 힘줄염 또는 염좌와 같은 치료요법의 한 부분으로 마사지를 요구한다.
- *이완 그리고 심리적:* 환자들은 활동하면서 과사용한 근육을 이완시키기 위해 마사지를 요구한다.

첫 범주에서 마사지는 요구되어지는 반면에, 두 번째 범주에서 마사지는 갈망되어진다는 점을 명심해라.

마사지의 사용과 오용
MASSAGE USE AND ABUSE

생리학적 치료가 무엇인지와 정신적으로 완화되는 것이 무엇인지의 사이에는 분명한 선이 있다. 치료적 마사지는 그것이 필요할 때 유용한 도구를 사용할 수 있다. 예를 들면, 게임에서 여러번 빠른 볼을 던지는 투수는 얼음팩으로 팔을 마사지 함으로써 도움을 얻을 수 있다. 그리고 정기적으로 달리는 사람은 그의 다리를 마사지하여 도움을 얻을 수 있다. 그러나 몇몇 선수들은 이러한 마사지를 남용하고, 너무 게을러서 적절한 근육의 진정을 시행하지 않고 누군가가 수동적으로 근육들을 만져주기를 선호한다. 운동선수들이 각자 트레이닝이나 경기 후에 조깅을 포함하여 (또는 수영선수들을 위한 쉬운 수영) 적절한 정리운동을 수행하는 것은 중요시되어진다. 의사들은 치료요법의 일부분으로써 마사지가 적응이 될 때 마사지를 시행하고, 운동선수들이 원한다고 해서 아무 때나 마사지를 시행하지는 않는다.

마사지는 기능을 회복시키는 수단으로써 고려되어져야 한다. 마사지 시행 동안에 모든 움직임은 이런 목적에 부합되어야 한다. 당신의 손이 마사지 도구이기 때문에 당신은 손 또는 손가락의 움직임이 의도하는 효과를 표현하고 설명 할 수 있어야 하고, 이러한 효과는 기능을 회복시키는 역할을 한다.[1]

스포츠마사지에서 사용되어 온 일반적 마사지 수기
Common Massage Strokes Used in Sports Massage

주요 치료욕 마사지 수기는 경찰법, 유날법, 마찰법, 타진법, 그리고 진동법이 있다. 마사지 수기는 다음의 요인에 따라 다양하게 변화한다.

- 압박을 더 많게 또는 더 적게 적용
- 손의 다른 부분의 사용
- 쓰다듬는 방향의 변화
- (마사지)적용의 리듬과 속도의 변화

경찰법(두드림 마사지) EFFLEURAGE

경찰법은 활주 동안 압력이 막아래의 피하조직을 변형시킨다. 그것은 또한 한번 강하게 치기라고도 일컬어진다(그림 17.1). 마사지는 약한 경찰법과 함께 시작해야 한다. 그것은 환자를 안정시켜 주는 것의 시작이다; 그리고 그것은 마사지를 하는 동안 천천히 신경을 자극한다.

- 피부에 리드미컬한 타격을 준다.
- 압박은 깊게 또는 얇게 마사지한다. 가벼운 경찰법은 감각반사와 이완을 촉진시킨다. 깊은 경찰법은 림프액과 혈관표면을 확장시키는 의학적인 효과를 촉진시킨다.
- 심부 타격시에 심장으로 향하는 것에 있어서 직접 림프와 정맥의 흐르는 것을 만들게 된다.
- 표면에 타격시, 조직 아래 또는 몸의 외형을 따라 흐르

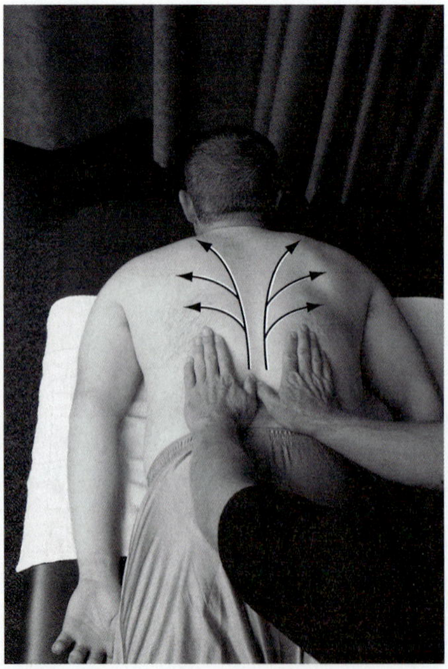
A

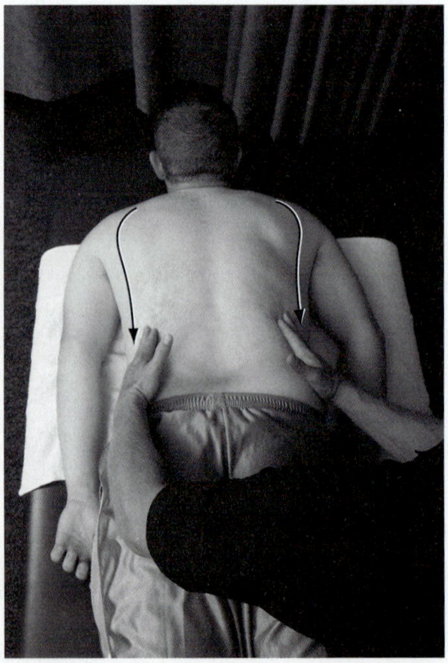
B

그림 17.1. 경찰법은 표면과 심부 모두에 사용되고 일반적으로 말초부터 시작하여 심장 쪽으로 이동한다. **(a)** 등의 양측 천부 경찰법은 엉치뼈(천골)에서 시작하여 등을 따라서 다른 경로로 이동한다. **(b)** 쓰다듬으면서 되돌아온다.

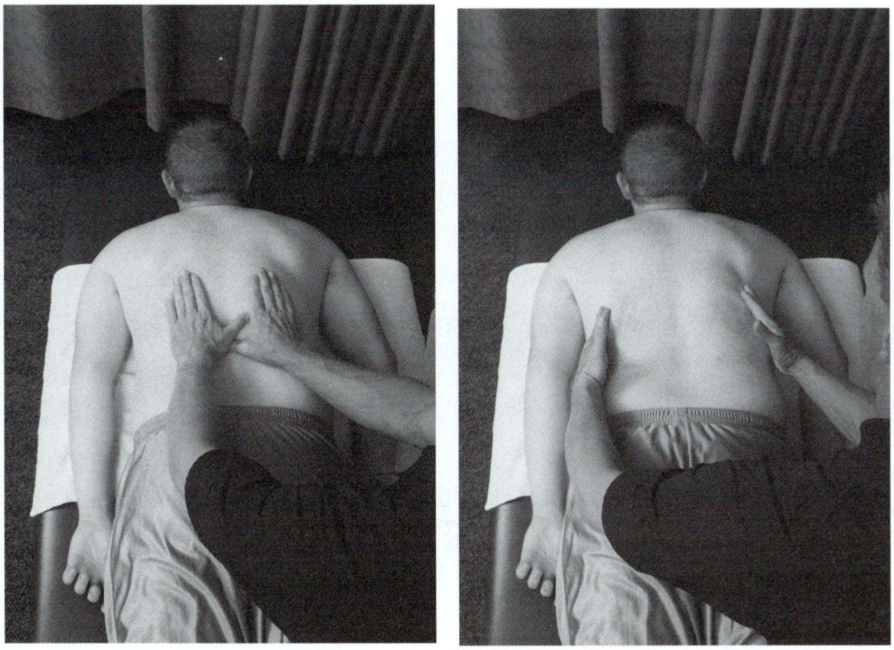

A B

그림 17.2. 경찰법을 사용하는 동안 항상 피부와의 접촉을 유지한다. **(a)** 양손으로 하는 D패턴 또는, **(b)** 양손을 교대하기.

게 된다.

- 리듬감있는 방식으로 침착하게 손의 손바닥을 사용한다.
- 손가락 끝을 촉진과 함께 시작되어서 제자리로 돌아오고, 두 손과 함께 한방향으로 타격하면서 피부의 촉진을 유지한다(그림 17.2a). 오른손은 D형으로 왼손은 D형의 반대쪽으로, 인체로부터 첫번째가 떨어지기 전에 두번째가 접촉되어져야 한다(그림 17.2b).

유날법 PÉTRISSAGE

유날법은 프랑스 말의 기원이다. '주무르다 이완하다' 압착을 반복하는 기술과 관련이 있다. 비트는 것, 그리고 근 조직을 이완시키는데 변화를 준다. 활주 그리고 들어올리기, 이동하기를 이용해서 당신이 상처조직과 근막 분리된 근섬유의 이완을 목표로 할 때 유날법이 사용된다.

다음은 유날법 적용을 위한 요점이다.

- 근육, 피하조직, 피부와 같은 조직을 들어올리고, 주무른다.
- 손가락과 엄지 사이의 조직 또는 손가락과 손바닥 사이 손으로 조직을 주무르거나 부드럽게 굴려준다(그림 17.3).
- 부드럽게 근육 사이를 손으로 마사지하는 것은 젖은 행주를 짜는 것처럼 한다(그림 17.4).
- 유날법은 로션과 윤활제 없이 사용할 수 있다.

마찰법 FRICTION

마찰법 마사지는 치밀결합 조직사에서 만들어내는 과정으로써 일정하게 반복하고, 글라이딩을 사용하지 않는 테크닉이다. 콜라겐섬유의 균형을 촉진하고 조직의 탄성력을 증가시킨다. 마찰법 마사지의 원리는 통증과 제한된 움직임이 있는 상처조직의 힘줄과 근육안의 유착된 근육을 운동시키는 것이다. 치료와 염증은 손상을 통하여 발생되어진 것이다. 마찰법 마사지의 목적은 염증의 진행에 있어서 정상적 궤도로 진행할 수 있고, 치유의 후기과정을 위해 손상이 진행될 수 있도록 염증을 증가시키기기 위한 것이다. 치료진행 중에 손상을 입을 수 있거나 염증과정 중에 정상적으로 될 수 있을 것이다. 이유는 마찰법 마사지가 사용되는 경우에는 조직의 재형성이나 염증 진행성 외상 힘줄염과 같은 좌상이 되풀이 되었을 때 사용된다.

마찰법 마사지는 급성환자에게 사용되지 않는다. 왜냐하면 압력이 더 큰 부상을 야기시키기 때문이다. 이 기술은 보통 통증지점의 치료 시에 사용된다.

다음은 마찰법 마사지 적용을 위한 요점이다.

- 마찰법은 교차하거나 둥글게 마사지하는 방식으로 사용된다. 엄지로 한다면 둥근 모양 교차나 가로질러 한

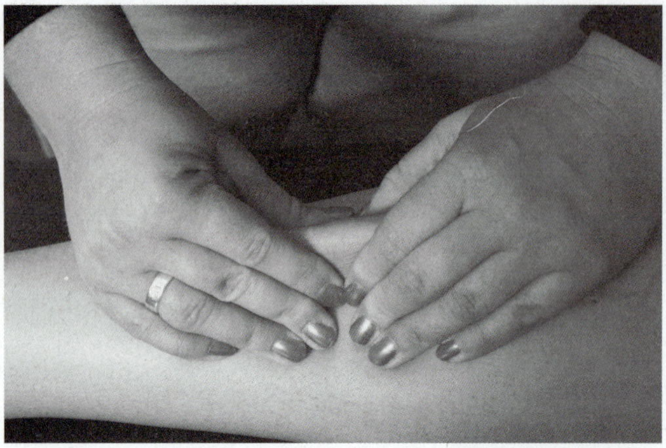

그림 17.3. 주무르기. 이 유날법의 종류에는 엄지와 손가락 사이에 근육을 붙잡거나 손가락과 손바닥 사이로 들어 올리거나 회전 시키는 것이 있다.

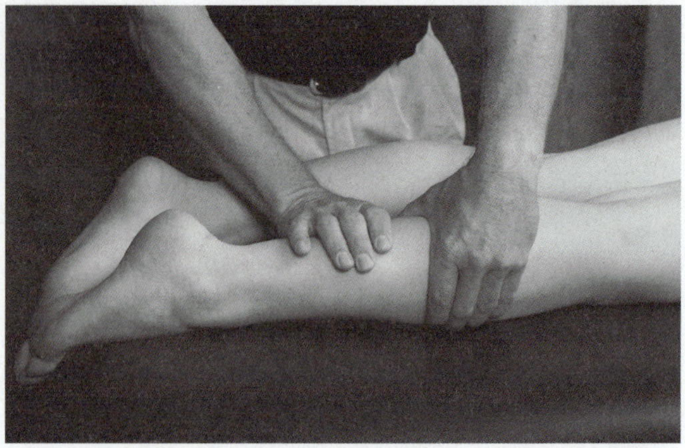

그림 17.4. 비틀기(짜기). 이 유날법의 종류에는 신체 분절주위의 반대편에 손을 올려놓는 것이 있다. 당신은 그 다음 두 손으로 꽉 누르고 두 손을 서로를 향해 움직임으로써 변형된 힘으로 근육을 짜낸다.

다면 엄지의 반대방향으로부터 타격한다.

- 힘줄 또는 인대 치료시에 교차된 섬유를 타격할 때 적용된다(그림 17.5).
- 비정상적으로 조직된 콜라겐 상처치료의 치료시 대안은 직접 또는 둥근 모양으로 타격을 적용한다.
- 팔꿈치를 이용한 큰 근육에도 사용된다.
- 이완된 자세에서 근육을 이완한다.
- 깊은 조직에도 도달할 수 있도록 충분한 압력을 적용한다.
- 관절가동범위 증가를 위해 신장을 같이 사용한다.

타진법 PERCUSSION

타진은 가볍게 두드리는 안마법이라고 말하며 반복과 리듬감 있는 동작으로 이루어진다. 타진법에는 손가락과 손을 이완시키고, 전완을 중위상태에서 한손은 위로 다른 한손을 아래로 움직이며 마사지하는 Hacking, 양손을 컵 모양으로 약간 둥굴게 구부려 율동적이면서 빠르게 반복하여 두드리는 Cupping, Cupping과 유사한 방법으로 손을 좀 더 벌리고 손의 바닥 대신에 손가락을 이용하여 부드럽게 마사지하는 Slapping, 주먹을 쥔 상태에서 손의 소지구를 이용해 바운딩하는 마사지인 Beating, 엄지와 첫 번째 손가락을 사용하여 국소조직을 빠르면서 반복적으로 부드럽게 집는 Pincerment, 손가락 끝을 이용하여 날카롭게 타진하는 Tapping 등의 방법이 있다.

다음은 타진법 적용을 위한 요점이다:

- 손가락과 손목을 함께 손의 옆면 자뼈(척골, ulna) 쪽으로 칼질하듯이 두드리다(그림 17.6a).
- 인체를 손의 테두리로만 촉진한다(그림 17.6b).
- 빗방울 떨어짐과 같은 사용법은 자극된 신경종말의 감각소실과 변화된 근육의 이완을 촉진한다(그림 17.6c).

진동법 VIBRATION

진동 또는 *흔들기*라고도 한다. 전방과 후방에 부드러운 조직에 움직임은 뼈의 기초가 되는 작은 관절의 움직임이 반복되는 것이다(그림 17.7). 이는 유럽에서 시작이 된 것으로 말초신경염이나 소아마비의 치료 등을 제외하고 손을 사용하는 것보다 전기진동기를 사용하는 것이 낫다고 주장하기도 한다. 이러한 진동은 손 또는 손가락을 사

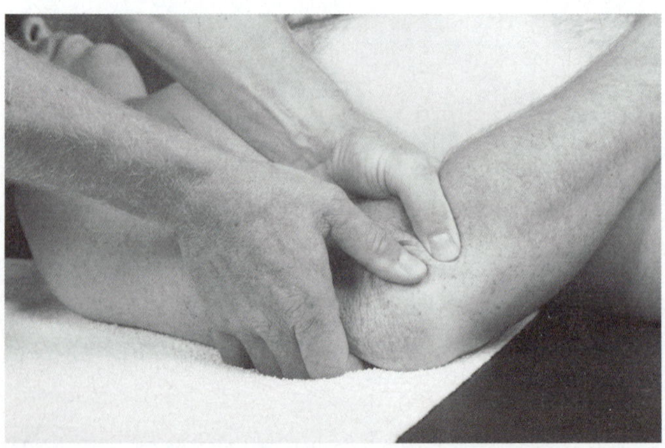

그림 17.5. 마찰법 마사지는 바깥쪽위관절융기염(외측상과염)(테니스주)를 치료하기 위해 손목 폄근 힘줄에 적용된다.

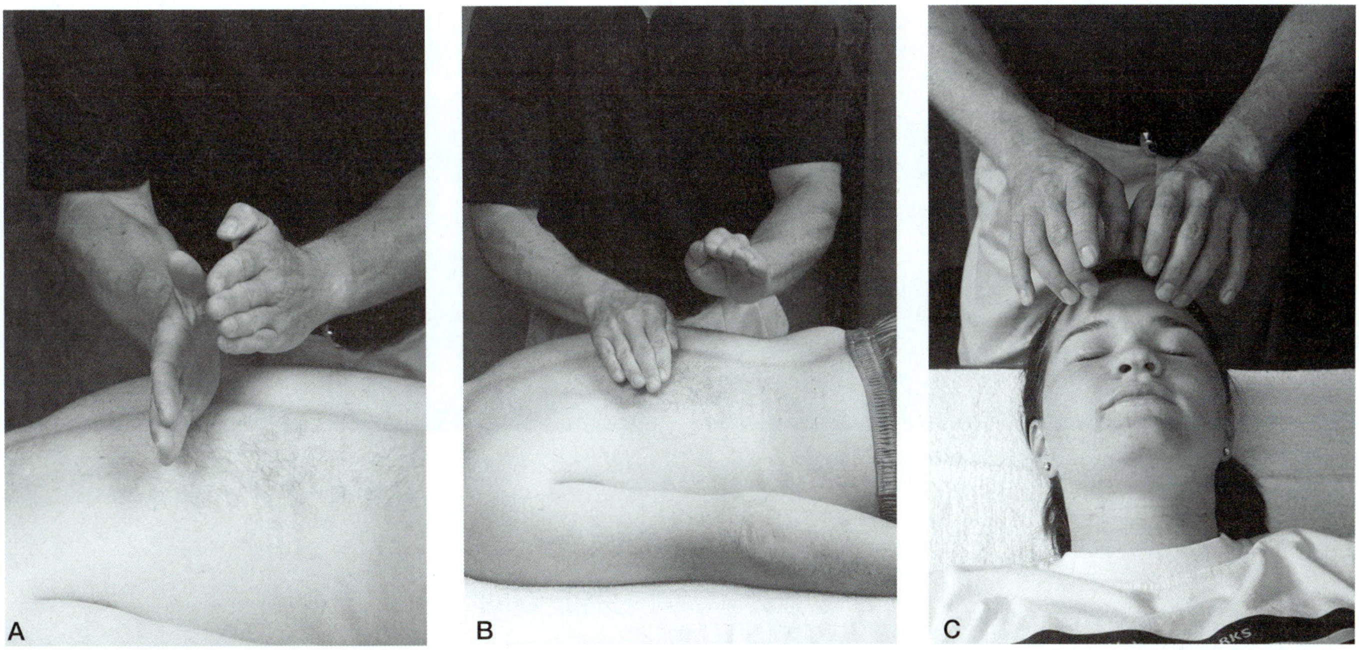

그림 17.6. 타진법. **(a)** Hacking은 축 쳐진 손목과 손가락의 척골측(척측)면으로 시행되어진다(가라데 타격). **(b)** cupping은 오직 손의 테두리로 (손을 원형으로 만들고) 환자의 신체를 접촉하는데 사용한다. **(c)** 빗방울요법은 손가락을 교대로 피부를 가볍게 접촉시킴으로써 적용된다.

용하여 부드럽고 세밀하게 이루어져야 한다. 때로는 말초신경염환자에 대해 진정효과를 얻기 위해 적용하고, 이 경우에 신경의 방향에 따라 이루어진다. 압력 또한 가볍고 부드럽게 이루어져야 한다. 다음은 진동법 적용을 위한 요점이다.

- 피부에 빠른 흔들기 타격을 위해 부드럽게 적용한다. 경합 후에 적절한 타격과 전에 빠른 타격을 사용한다.
- 기계 또는 손을 이용해 적용한다(그림 17.8).

비판적 사고 17.1 *한 축구선수가 운동치료 클리닉에 찾아와서 그녀의 고통이 풀리지 않는 뒤넙다리근(슬괵근, hamstring)의 결절에 대하여 (당신에게) 호소하였다. 그것은(결절) 2주 전부터 그녀를 성가시게 하였고(괴롭혔고) 아마 오래된 좌상과 관계가 있는 것 같다. 어떤 유형의 마사지가 그 결절을 완화하는데 가장 많은 효과가 있는가?*

근막 이완
Myofascial Release

근막 이완은 근육과 연관된 근막에 적정하게 유지되는 힘을 부여하기 위해 신장의 다양한 기법과 함께 견인력이 결합되어 있다(그림 17.9).[1,13] 이 기술은 이완 근육과 근육층 그리고 이완된 상태의 근육들은 가능하도록 도와주는데 사용한다.

근막 이완술은 늘어난 근막이 촉진되고 근막층사이에 가동성을 복구하는 것이며 근육계의 점착력 감소시키는 효과가 있다. 이 기술은 넓은 가변성 상태의 증상들 만성 짧아진 근막 간단한 움직임이 제한된 관절가동범위에 있다. 이 기술은 적당한 장애부분에 적용하므로 임상적 훈련과 감독관의 실행이 있다. 이것들은 과목의 범위보다 이 다음에 있다. 우리는 근막이완을 배우고 코스와 적절한 소개 그리고 임상적 숙련을 기르게 될 것을 제시한다.[1,14-17]

마사지 윤활제 종류
Massage Lubricants

마사지 윤활제를 사용하는 목적은 마찰을 줄이고 글라이딩을 조절하며 환자의 피부와 임상적인 손의 움직임 사이에서 나타난다. 실제로 다른 기술을 위한 장애가 있다면, 윤활제를 이용한 몇몇 테크닉은 도움을 준다. 윤활제는 혼합되어진 쉐이커 펌프 쪼이는 병으로부터 나눠지고 자극적이다. 마사지 윤활제에는 오일, 크림, 파우더, 로션

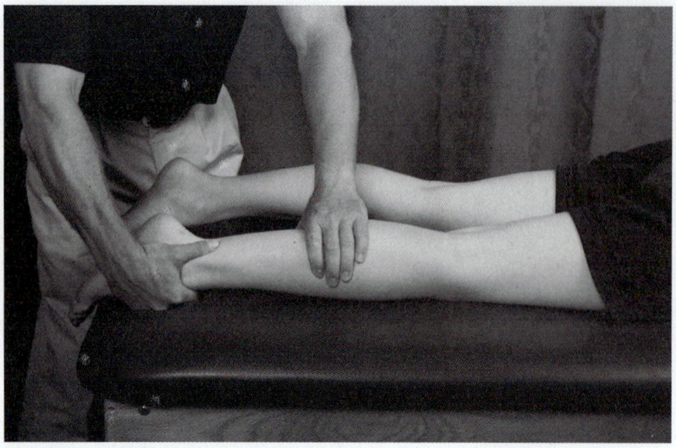

그림 17.7. 하퇴의 진동법 또는 흔들기.

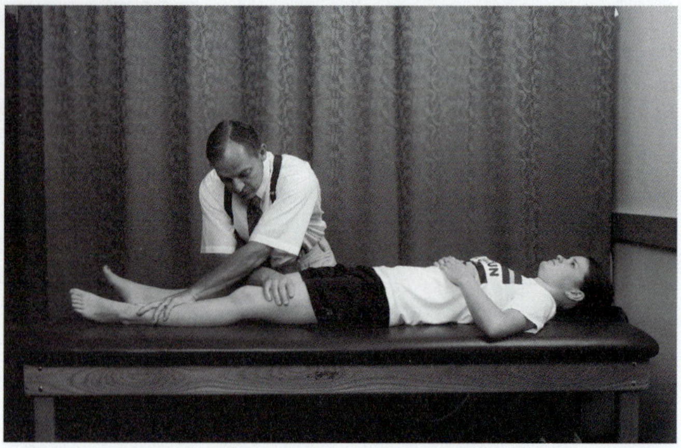

그림 17.9 . 근막이완술은 근육과 연관된 근막에 적절히 유지되는 힘을 부여하기 위해 신장의 다양한 기법과 함께 견인력이 결합되어 있다.

으로 4가지 타입이 있다.

로션 LOTIONS

마사지 로션은 아마 보통 정형외과적 손상의 재활에 사용되어진다. 물 또는 오일 위에 극소량의 불투명한 액체들이 떠있다. 그것들은 윤활제를 빠르게 만들어주기 때문에 로션은 물과 비누와 함께 쉽게 제거되며 강한 타격 시에 로션을 적절히 사용하지 않으면, 좀더 심부 마사지를 준비할 때 쉽게 흡수되며 유용하게 사용되어질 수 있다.[1]

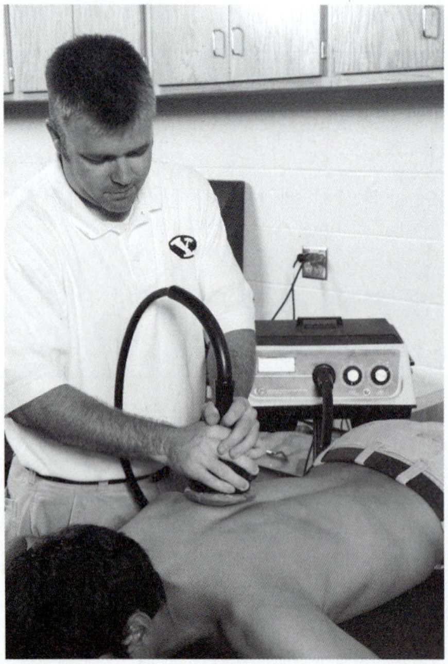

그림 17.8. 진동법은 기계로도 수행되어진다.

오일 OILS

마사지오일은 손상 재활시 사용되지 않지만, 윤활제를 이용한 마사지치료 중에 선택할 수 있다.[1] 미네랄오일이 가장 인기가 많지만, 높은 질의 오일로는 조조바, 코코넛, 잇꽃, 아몬드, 해바라기 같은 채소 오일이 사용된다. 오일의 한가지 장점은 피부안으로 빠르게 흡수되지 않는다는 것이다. 임상적으로 많은 양이 사용되지 않는다.

'오일 사용에 있어 몇가지 좋지 못한 점이 있다. 착색되거나 오염된다. 치료를 할 때 치료부위의 근접한 부위에 커버를 덮어주는 것은 좋은 아이디어이다. 또한 환자들은 치료 후에 샤워를 필요로 할 것이다. 그리고 환자의 옷에 착색된 나머지 것을 닦아내기 위해서 주변에 타올과 함께 필요로 할 것이다.[1]

크림 CREAMS

마사지크림은 오일과 로션 사이에서 비율은 중간 정도이고, 두께가 두껍다. 몇몇 크림은 글라이딩 테크닉을 위한 오일이 포함되어 있다. 몇몇 크림은 글라이딩을 촉진하기 위해 오일이 좀더 포함되어 있다. 다른 크림은 느슨한 조직을 치료동안 글라이딩을 줄이는데 바르거나 라놀린과 같은 물질을 포함한 크림도 있다.[1] 크림은 종종 멘톨이나 캡싸이신 또는 알로에 성분을 포함한다.

파우더 POWDERS

파우더는 환자가 오일이나 크림 로션을 원하지 않았을

때 사용된다. 또는 냄새가 나지 않는 애기 파우더를 보통 사용한다. 많은 양을 없앨 경우, 사용하거나 윤활제가 없을 때 파우더를 약간 사용한다.[1]

비판적 사고 17.2 *어떠한 마사지 수기가 윤활제의 사용을 필요로 하지 않는가? 왜?*

5 STEPS 치료적 마사지의 적용

1단계: 기초

A. 정의. 치료적 마사지가 인체 조직의 계통적 도수 자극이다.

B. 효과
1. 형태, 압력, 그리고 타격의 속도에 의존한다.
2. 운동 시합전에 인체의 원기를 돋구고, 피부의 혈류 흐름과 이완을 장려하며, 통증을 완화시킨다.

C. 장점
1. 치료사에 의해 수반되어지는 행위를 환자가 느낀다.
2. 임상가 손에 의해 접촉되는 감각이 즐거움과 편안함, 진정효과를 얻을 수 있다.
3. 치료부위에 정확히 손이 위치되어 치유에 근거가 된다.
4. 특별한 도구가 필요하지 않다.
5. 쉽게 배울 수 있다; 광대한 학습을 요구하지 않는다. 치료사가 자신의 마사지 방법을 개인, 가족, 친구에게 지도할 수 있다. 하지만 적용에 앞서 많은 기술적 습득을 가져야 한다.

D. 단점
1. 시간적인 부분이 절실하다.
2. 로션, 오일, 그리고 파우더 사용으로 번잡할 수 있다.

E. 적응증
1. 정맥 환류를 증가시킨다.
2. 통증-경축-통증의 고리를 막는다.
3. 계통적 완화를 발생시킨다.
4. 국소적 혈류 증진과 자극에 도움이 된다.

F. 금기증
1. 급성 염좌 그리고 좌상
   i. 염증 반응 증가
   ii. 뼈되기근육염(골화근염, myositis ossificans)의 원인
2. 병변이나 질환부위를 넘어서는 피부 영역
3. 치료가 되지 않은 골절 부위
4. 감각이 예민한 부위를 가진 환자

G. 주의사항
1. 함요 부종
2. 과긴장

2단계: 적용 전 과제

A. 적당한 방법을 선택한다. 마사지를 실험하기 위한 적정 도구의 준비가 필요하다.

B. 환자를 심리적으로 준비시킨다.
1. 마사지의 장점을 설명한다.
2. 탈의 할 부분 또는 접촉되어져야 하는 위치에 대한 준비가 선행되어져야 한다.

C. 환자를 신체적으로 준비시킨다.
1. 편안한 치료실 온도 유지(20~24°)
2. 뼈의 압력부위나 돌출부위를 보호하기 위한 천이 필요하다(골반뼈, 발목, 머리 등).
3. 이완된 분위기(편안한 음악)
4. 환자의 자세
   a. 환자나 치료사가 편안해야 한다.
   b. 안락함을 위해 신체 아래 겹친 타월이 준비되야 한다.
   c. 청결을 위해 적당한 옷을 갖추어야 한다.

D. 치료장비를 준비한다.
1. 지시나 사용되어질 마사지의 형태에 따른 준비가 있어야 한다.
2. 윤활제가 준비되어야 한다.

3단계: 적용 변수

A. 일반적인 절차 대신에 마사지 적용은 개인적으로 환자의 요구에 맞추어 적용되어야 한다. 전형적인 스포츠 마사지의 적용은 다음과 같다.
1. 부드러운 경찰법
2. 심부 경찰법
3. 유날법
4. 마찰법과 타진법
5. 부드러운 경찰법
6. 심부 경찰법

B. 용량(환자의 허용량에 따라 달라진다). 치료하는 동안 다음과 같은 질문을 통해서 치료에 대한 환자의 반

응을 되먹임(피드백) 해야 한다.

1. 느낌이 어떠한지?
2. 긴장도가 어떠한지?
3. 압력이 적당한지?

C. 적용 시간. 5분에서 부터 45분까지 다양하다.

D. 적용 빈도

1. 마사지의 목적에 따라 의존한다.
2. 선수가 원할 때가 아닌 임상가에 의한 적응되어지는 치료 부위에 따라 결정한다.

E. 치료 기간. 손상에 대한 해결의 긍정적 순간이 지속되더라도, 오용해서는 안된다.

4 4단계: 적용 후 과제

A. 도구를 제거한다. 남아있는 윤활제를 청결하게 한다.

B. 환자에 대한 지시사항.

1. 다음 치료 계획을 알려준다.
2. 환자에게 활동 수준과 다음 공식 치료 이전의 자가 치료 방법을 알려 준다.

C. 독특한 환자 반응을 포함한 치료 과정을 기록한다.

D. 사용된 타월과 천을 청결히 정리한다.

5 5단계: 유지

A. 피부경결로부터 당신의 손을 유지한다.

B. 마사지 침대를 좋은 환경으로 만들어라.

C. 다음에 사용되어질 윤활제의 양을 충분히 확보하라.

맺음말 CLOSING SCENE

이것은 트랙과 필드 시즌의 중간방법이다. 당신의 임상지도자는 그녀가 당신의 운동훈련 기술 특히, 마사지 하는 것에 관련하여 많은 찬사를 받았다고 당신에게 다가와 말할 것이다. "나는 특히 당신이 운동선수에게 치료요법으로써 마사지를 남용하는 것에 특히 감명을 받았다. 라고 그녀는 덧붙였다. 당신은 항상 운동선수들이 조깅과 스트레칭이 포함된 적절한 마무리 운동을 해야 하는 것과, 단지 그들이 마사지를 원할 때 뿐만 아니라 그들의 근육이 단축되었을 때도 그들의 마사지를 제한하는 것을 상기하고 있어야 한다." 당신은 스스로 생각해라. 그것을 적절하게 하면 마사지는 훌륭한 치료법이 될 수 있다. 당신은 당신의 지도자의 칭찬과 마사지를 받는 기분에 대해 감사해라. 왜냐하면 당신은 단지 자기만의 마사지법을 가지고 있는 것이기 때문이다.

고찰 CHAPTER REFLECTIONS

1. 다음의 내용을 읽고 숙고하라. 각각의 개념을 명확하게 이해하였다고 느끼는가? 만약 그렇지 않다면, 본문에 맞는 부분을 다시 읽어라.
   - 경찰법에 대해 정의하고, 왜 사용되는지 설명하라.
   - 유날법에 대해 정의하고, 왜 사용되는지 설명하라.
   - 마찰법 마사지에 대해 정의하고, 왜 사용되는지 설명하라.
   - 근막이완술에 대해 정의하고, 왜 사용되는지 설명하라.
   - 타진법에 대해 정의하고, 왜 사용되는지 설명하라.
   - 진동법에 대해 정의하고, 왜 사용되는지 설명하라.
   - 스포츠 마사지의 대표적인 형식은 어떠한 것인가?
   - 마사지의 생리적 효과에 대해 설명하라.
   - 마사지의 반사적인 효과와 기계적인 효과에 대해 대비하고 비교하라.
   - 마사지의 적응증을 나열하라.
   - 마사지의 금기증을 나열하라.
   - 마사지를 하면서 사용되는 일반적인 윤활제의 장점

과 단점은 무엇인가?
- 치료적 마사지와 땀닦기(문지르기)의 차이점을 설명하라.

2. 강사, 임상강사, 급우, 임상동료와 함께 토의할 수 있도록 3~5개의 질문을 쓰시오.
3. 급우와 함께 이 장의 개념에 대해 서로 질문하시오. 연습 1에 있는 요점을 사용하고, 연습 2를 위해 질문을 적으시오. 여러분이 이해한 것보다 더 깊은 이해가 필요하다면, 소리 내어 개념을 설명하시오.
4. 당신이 치료적 마사지 적용 원리에 대해 이해를 한다면, 적용을 5가지 절차에 따라 동료들과 임상강사와 함께 연습하여라. 서로 교대로 모달리티 적용을 실시하고 당신에게 적용되었을 때 동료가 적절하게 적용을 하는지 알아보기 위해 주의깊게 살펴보아라. 당신에게 모달리티가 적용되었을 때 노트를 참조한 후, 처음 몇 분을 다른 사람에게 적용한다. 노트 사용없이 할 수 있을 때까지 적용 연습을 계속하도록 한다.

비판적인 사고에 대한 답변 CRITICAL THINKING RESPONSES

비판적 사고 17.1

유날법. 주무르기, 들어올리기, 그리고 비틀기(짜기)기술을 사용하는 것은 결절을 완화하는데 가장 효과적인 마사지 수기다.

비판적 사고 17.2

마찰법 마사지는 윤활제를 필요로 하지 않는다. 왜냐하면 유착된 상처조직을 깨뜨리기 위한 것이기 때문에 당신의 엄지와 손가락을 상처 위에서 활주하거나 미끄러트리지 않고, 피부와의 접촉을 유지하는 것이 필요하다.

참고문헌 REFERENCE

1. Andrade C-K, Clifford P. Outcome-Based Massage. Baltimore: Lippincott Williams & Wilkins, 2001.
2. Hinds T, McEwan I, Perkes J, et al. Effects of massage on limb and skin blood flow after quadriceps exercise. Med Sci Sports Exerc 2004;36:1308–1313.
3. Tiidus PM. Manual massage and recovery of muscle function following exercise: A literature review. J Orthop Sports Phys Ther 1997;25:107–112.
4. Sevier TL, Wilson JE. Treating lateral epicondylitis. Sports Med 1999;28:375–380.
5. Woodman R, Pare L. Evaluation and treatment of soft tissue lesions of the ankle and forefoot using the Cyraix approach. Phys Ther 1982;62:1144–1147.
6. Boone T, Cooper R, Thompson WR. A physiologic evaluation of the sports massage. Athl Train 1991;26:51–54.
7. Hemmings B, Smith M, Graydon J, Dyson R. Effects of massage on physiological restoration, perceived recovery, and repeated sports performance. Br J Sports Med 2000;34:109–114; discussion 115.
8. Shoemaker JK, Tiidus PM, Mader R. Failure of manual massage to alter limb blood flow: Measures by Doppler ultrasound. Med Sci Sports Exerc 1997;29:610–614.
9. Tiidus PM, Shoemaker JK. Effleurage massage, blood flow, and long term post-exercise strength recovery. Int J Sports Med 1995;15:478–483.
10. Harmer PA. The effect of pre-performance massage on stride frequency in sprinters. Athl Train 1991;26:55–59.
11. Dirckx JH. Stedman's Concise Medical Dictionary for the Health Professions. 4th ed. Baltimore: Lippincott Williams & Wilkins, 2001.
12. Draper DO, Karns PB, Sokolowski MS. Chronic ankle and foot injuries in professional ice hockey players: Jumpstarting inflammation to re-direct healing. J Athl Train 2001;38:S90.
13. Holey E, Cook E. Therapeutic Massage. London: Saunders, 1997.
14. Fritz S. Fundamentals of Therapeutic Massage. St. Louis, MO: Mosby-Lifeline, 1995.
15. Tappan FM. Benjamin P. Tappan's Handbook of Healing Massage Techniques. 3rd ed. Stamford, CT: Appleton & Lange. 1998.
16. Salvo SG. Massage Therapy. Philadelphia: Saunders. 1999.
17. Loving J. Massage Therapy. Stamford, CT: Appleton & Lange, 1999.

18장

척추 견인
Spinal Traction

장 개요
CHAPTER OUTLINE

머리말 OPENING SCENE

어떤 47세의 대학 교수는 지난 수 년 동안 매 6개월마다 허리통증 증상을 겪어왔다. 가장 최근까지는 통증이 2주간 지속되었다가 사라지곤 했다. 5주 후에 통증이 발생했을 때는 그의 허리에 대한 MRI 연구가 이루어졌다. MRI를 통해서 척추 L3와 L4 사이의 추간원판 탈출과 L5와 S1 사이의 추간원판 돌출이 확인됐다(그림 18.1). 이러한 불규칙성은 엉덩이 통증과 그의 우측 다리로 내려간 방사통을 암시한다. 그는 폄 운동, 진통제, 그리고 견인을 포함한 소정의 치료를 받았다. 그 약물과 운동이 도움은 되었지만, 방사통은 여전히 그를 괴롭혔다. 그는 허리 견인이 그의 증상에 효과가 있을지 궁금해 했다.

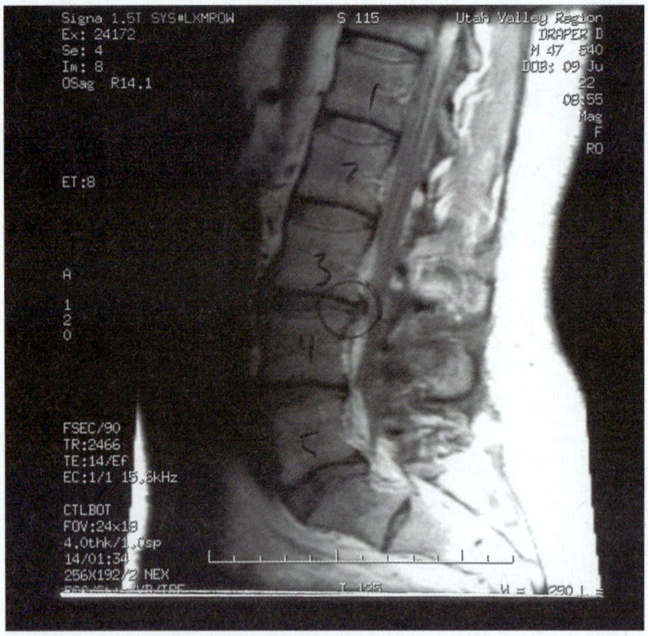

그림 18.1. 허리의 MRI 사진. L3와 L4 사이의 추간원판 탈출과 L5와 S1 사이의 추간원판 돌출을 확인해라. 도수적이고 역학적인 견인이 이 환자에게 적용되었다.

목 통증과 허리 통증
Cervical Pain and Lumbar Pain

머리말의 내용은 보기 드문 것이 아니다. 사실상 그것은 우리들 중 한명에게 발생한다. 우리는 나이가 들면서, 퇴행성 변화가 척추에 발생한다. 우리의 추간원판이 더 얇아지고 탄력성을 잃게 되면서 작은 뼈의 결과물로 추골(vertebrae)에서 **골증식체**(osteophytes)라고 불린다. 이러한 변화는 목 통증과 허리 통증의 결과로서 종종 신경종말에 압박을 준다.

목뼈 통증 또는 목 통증 그리고 뻣뻣함은 25~29세 사람들의 30%가 영향받고 있는 흔한 문제이다. 45세 직장인들에서는 50%가 증가했다.[1] 팔의 언급될 수 있는 통증은 자극 또는 목뼈 신경근의 포착을 나타낸다. 흔한 원인은 돌기관절을 포함한 돌출 또는 원반탈출증, 퇴행성 변화 또는 인대의 비대와 골증식체이다.[1]

인구의 약 80%가 허리뼈 통증 또는 허리통증을 경험할 것이고, 90%는 2~4주에 치유되지만, 60~80%가 1년 이내에 재발할 것이다.[2] 직장에서 허리 통증은 직원의 질병률, 장애, 생산성 손실의 원인이기도 하다. 의료진을 방문하는 요인을 발생시키는 일반적 이유 중에서 두번째 문제가 허리 통증인데, 보통 약 15~20% 정도에서 의학적 치유 소견을 보인다.[3]

비판적 사고 18.1 *왜 허리 통증에 시달리는 사람들이 목 통증에 시달리는 사람보다 더 많다고 생각하는가?*

모달리티 MODALITY MYTH

"난 디스크가 있어."

당신은 누군가가 디스크에 시달리고 있다고 말하는 것을 들은 적이 있을 것이다. 추간원판은 하키의 퍽처럼 자리 바깥으로 튀어나갈 수 있는 단일 고형 물질이 아니다. 원판은 미끄러지지 않고, 변형되거나(팽창) 탈출한다(파열 또는 열상).

척추사이원반(추간원판)
The Intervertebral Disk

우리의 목뼈, 등뼈, 허리뼈 사이에는 추골 사이의 압력을 견디고 충격, 유연성 제공, 충분한 공간을 제공하는 기능을 하는 **추간원판**(intervertebral disk)이 있다. 디스크의 외층은 **섬유륜**(annulus fibrosus)으로 추체 가까이 부착되는 교차섬유로 interlacing의 연속이다. 내층은 **수핵**(nucleus pulposus)으로 연골단판과 섬유륜 사이의 단백질이다. 수핵은 액체이다.

우리가 나이가 들면서 수액이 없어지고 (태어나서 85~90%에서 70세의 70%까지) 부풀어지기도 한다. 디스크의 완전한 크기와 정상적인 모양을 잃는 또다른 이유는 신장되거나 약해진 섬유륜이 튀어나온 수핵의 압박으로 돌출될 수 있다. 예를 들면, 돌출 또는 **원반탈출증**(herniated disk)은 약한 반점을 가진 팽창한 자전거 타이어 튜브에서 발생할 수 있을 것처럼 보인다(그림 18.2).

디스크가 손상 받으면, 체중부하 자세를 바꾸고 수핵은 유체역학 원칙에 따라 변화될 것이다. 예를 들면, 당신이 오른쪽으로 구부리면, 추골은 왼쪽에서 수핵이 압축된다. 섬유륜이 찢어지면, 수핵은 최소의 저항과 방향에 움직이는 길을 따라가는 경향이 있다(그림 18.3).

추골의 분리에서 견인은 증가하고, 디스크 공간의 중앙 압력은 감소하고, 수핵이 중앙 지점으로 되돌아 오는 것을 권장한다. 섬유륜의 기계적 긴장과 디스크 주위의 인대[특히, 뒤세로인대(후종인대, posterior longitudinal ligament)]는 수핵을 적절한 위치에서 뒤로 미는 것을 돕는다.[4]

치료적 모달리티로서의 견인
Traction as a Therapeutic Modality

열, 냉, 전기적 자극 그리고 운동을 포함한 몇몇 모달리티는 목과 허리의 통증 치료에 사용된다. 미국에서는 허리 견인이 허리 통증을 가진 환자를 치료하는 처방의 한 부분으로서 21%가 사용된다고 한다.[5]

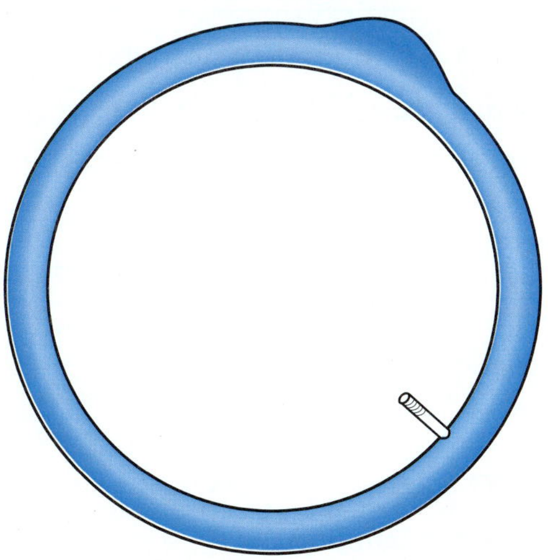

그림 18.2. 팽창한 자전거 타이어 튜브의 약한 구멍은 추간원판 돌출 또는 탈출증의 모습과 흡사하다.

라틴어 *tracio*로부터의 "끌기 또는 당기기"에 대한 **견인**(traction)은 견인력이 부드러운 조직을 신장시키기 위한 몸의 부분에 적용되고, 관절 표면 또는 뼈 부위를 늘리는 기술이다. 일반적으로 목과 허리 부위에 제한된 견인은 3000년 동안 골절, 탈구, 척수장애를 치료하는데 사용되어 왔다.

모달리티 MODALITY MYTH

견인은 시행하기 어렵다.

견인은 아마도 많은 치료사들이 시행하기 어렵다고 생각해서인지, 육상 트레이너들 사이에서 가장 쓰이지 않는 물리요법 중 하나이다. 당신은 이 장을 읽음으로써 아주 쉽게 견인을 시행하는 몇 가지 방법이 있다는 것을 알게 될 것이다.

견인의 생리효과
The Physiological Effects of Traction

과학적인 연구의 결과에서 견인의 25 lb는 목에 적용되고 *신경공(foramen)*의 확장으로 인해 신경과 혈관의 통로의 개방으로서 2~20 mm 늘어난다. 목견인 시 부척추근의 피로 또는 이완이 발생한다. 허리뼈 역시 체중의 약 50%의 힘이 사용될 때 견인력이 늘어난다.[7]

비록 과학자는 견인력이 추골 분리를 야기할 수 있다고 제기하였지만, 그리 오래 가지 않았다. 환자가 앉거나 서 있을 때 견인력을 제거하였더니 분리가 감소하였다. 그러나 견인력은 통증-경련-통증 주기와 근보호를 깨트리고 종합적인 치료계획에 중요한 역할을 담당한다.

한 연구에서 과학자들은 디스크 돌출증의 환자 30명에게 견인력의 효과를 연구하기 위해 CT를 사용하였다.[8] 탈출된 수핵물질은 중앙 탈출의 78.5% 후외측 탈출의 66.6%, 외측탈출의 57.1%가 견인하는 동안 들어갔다. 디스크공간의 확대와 돌기관절면의 구분을 포함한 기계적인 변화가 기록되었고 신경공(foramen)과 황인대(ligamentum flavum)의 얇기가 증가되었다. 저자는 디스크 사이 압력을 소극적인 흡입 효과와 뒤세로인대의 미는 효

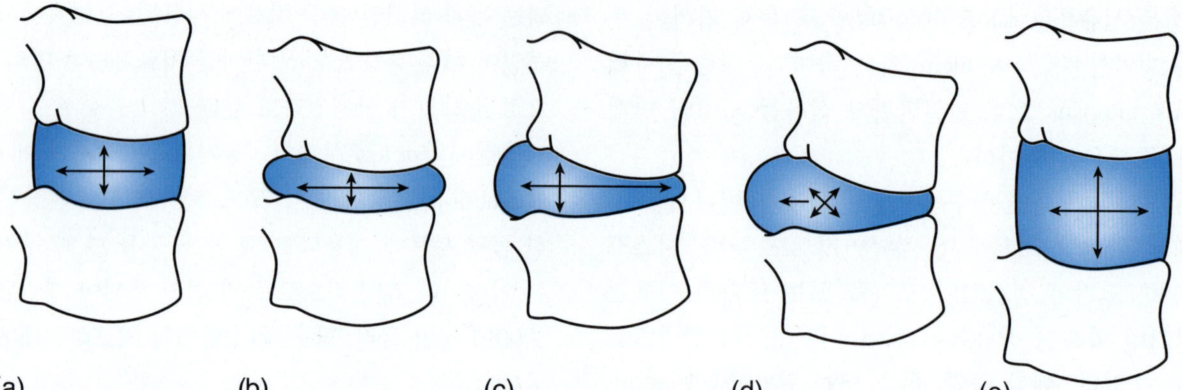

그림 18.3. 추간원판의 움직임. (a) 체중지지를 하지 않는 원판. (b) 정상 체중지지하는 원판. (c) 손상된 원판: 체중지지 위치가 수핵으로 이동하는 모습. (d) 핵을 왼쪽으로 밀어내려고 하는 추골로 인한 우측으로 휘어진 모습. (e) 견인은 원판 강의 중심 압력을 낮추고 수핵을 중앙으로 되돌림으로써 추골을 나눈다. 섬유륜의 기계적 긴장과 원판을 둘러싼 인대들은 원판이 제자리로 돌아가는 것을 도와준다.

과에 대해 견인하는 동안 수핵탈출증(herniation of nucleus)이 견인한다고 결론 지었다. 견인을 포함한 한달 간의 보수적인 치료(열, 운동)후, 28~30일의 계획은 통증 경감의 중요성이다.[8]

통증 경감의 주원인은 척추 견인의 사용이다. 견인은 통증 완화를 나타낸다.[6,9-12]

- 추골 사이 공간의 증가
- 돌기관절의 분리
- 추간공의 확대
- 압력과 손상된 조직의 접촉력 제거
- 말초적인 순환 증가
- 근육과 인대 신장
- 근경련의 감소
- 근육이완
- 추골사이 디스크 압력 변화
- 추골 뒷면에 가해지는 힘에 대한 뒤세로인대(후종인대)의 긴장
- 중앙을 향해 돌출된 디스크의 흡입
- 비정상적인 허리뼈 만곡의 평평함

통증 경감이 되는 허리 견인은 척추 주위의 다양한 구조의 생리학적인 적응 결과이다.

- *뼈(bone):* 척추 움직임의 증가는 각각 추골 사이와 전체이다. 뼈의 조밀도의 증가와 유지에 의한 뼈의 약화와 관련된 고정의 번복이다.
- *인대(ligament):* 인대의 기형, 그것에 의해서 움직임이 증가되고, 나쁜 문제는 감소했다(장기효과).
- *연골척추관절돌기(articular facet joints):* 관절면 사이의 분리는 증가한다. 관절연골의 압력은 줄고, 활액이 연골의 성장을 허용한다. 퇴행적인 변화와 통증지각이 감소될 수 있다.
- *근육(muscles):* 단축된 근육의 신장과 근육 내 혈류 흐름을 좋게 한다. 근육 고유수용기의 활성화와 통증을 감소시킨다.
- *신경(nerves):* 신경의 압력 감소

견인 적용 전의 지침
Guidelines Before Applying Traction

견인에 대한 적용 전 자격이 있는 치료사가 환자검사의 결과에 대해 숙지하여야 한다. 병력, 진단 결과, 현재의 증상은 견인의 적용 또는 금기를 결정할 수 있다. 중요한 것은 당신이 학생으로서 몇몇 견인 기술의 준수는 당신 자신의 어떤 기술을 행하기 전에 자격있는 치료사로서 행하는 것이다. 당신은 능숙한 견인 기술로 고용되기까지 관리될 수 있다.

견인의 적응증
Indications for Traction

견인은 환자가 어떤 증상와 징후 또는 모든 증상과 징

후를 제시할 때 나타나게 된다. 방사통, 긴장, 근경련, 팔다리의 약화, 심부건 반사의 감소. 이러한 많은 증상과 징후는 척수신경의 압박 또는 결합조직 수축의 연관된다. 견인 하나만 사용되는 일은 드물다: 치료처방의 부분은 운동, 마사지, 전기자극, 온열치료를 포함한다. 견인의 주요 효과는 기계효과이다. 그러므로, 견인의 사용은 견인의 기계적 효과가 전문화된 생산결과로 척추의 상태를 제한해야 한다. 이러한 것들이 포함된다.

- 신경근의 압박
- 디스크 돌출
- 관절 저운동(joint hypomobility)
- 유착(adhesion)
- 근경련
- 디스크 생성
- 추간공 협착증
- 수축된 결합조직
- 골단성 관절 충돌
- 몸통이나 목뼈의 움직임이 개선 안되는 방사통

모달리티 MODALITY MYTH

견인은 안전하지 않다.

견인은 척추 원판의 분리가 포함되어 있기 때문에, 많은 치료사들은 이것이 안전하지 않으며 환자가 견인으로 인해 쉽게 마비가 온다고 생각하고 있다. 예방대책과 함께 적절하게 사용한다면, 견인은 안전하고 효과적인 물리요법이다.

견인의 금기증
Contraindications for Traction

견인은 몇가지 상태에 대해 금기되어 있다. 일반적으로 견인은 목 또는 허리의 급성 외상 후에 금기된다. 급성은 징후를 야기시키는 과도한 힘을 의미한다. 또한, 견인은 **척수신경근통**(radicular pain)을 증가시키거나 척수신경의 통로를 따라가는 통증일 때, 이러한 기술은 피해야 한다. 목뼈와 허리뼈 견인의 특정 금기는 다음을 포함한다:

- 암, 원발성 또는 전이성 양쪽 모두
- 결핵과 같은 척추의 감염질병
- 조절되지 않는 고혈압
- 류마티스성 관절염
- 척수 압박
- 골다공증
- 심혈관 질환
- 대동맥류
- 급성 목 · 허리 통증
- 노쇠한 성인
- 중증 호흡질환
- 추골의 과운동증〔예, 척추전방전위증(spondylolisthesis)〕
- 척수신경근통을 증가시키는 견인일 때

허리뼈 견인의 특정금기는 다음과 같이 포함한다.

- 임신
- 열공 헤르니아
- 복벽 헤르니아
- 활동성 소화 궤양
- 녹내장(거꾸로 중력 방법)

더 이로운 치료를 위한 견인의 대치는 아니다(예, 후방 디스크 돌출을 위한 McKenzie 폄 운동).

일반적으로 사용되는 견인장치
Commonly Used Traction Devices

일반적으로, 견인에는 두 종류가 있다. 도수와 기계적 견인이다. **도수 견인**(manual traction)에서 신연력은 다른 사람이 적용된다. **기계적 견인**(mechanical traction)은 신연력에 적용하는 기계 또는 다른 장치의 사용을 포함한다.

목 견인
Cervical Traction

허리 견인보다 목 견인을 더 많이 지지한다.[4,6,9,13-16] 목 견인은 일반적으로 바로누운자세나 앉은 자세의 환자에게 적용된다. 바로누운자세는 중력의 효과를 제거했기 때문에 앉은 자세보다 선호된다. 바로누운 자세는 증가된 환자의 이완을 허용하고, 근보호가 감소되며 추체 사이의 더 많은 분리를 허용하며, 치료사에게는 더 작은 힘이 적용된다.[13] 목 견인은 주요한 3가지 유형이 있다. 도수목 견인, 기계적 견인 그리고 자동화된 간헐 또는 지속적 견인이다.

도수목 견인 MANUAL CERVICAL TRACTION

도수목 견인은 보통 장비없이 손의 사용만으로 실시하기 때문에 치료사에게 가장 많이 사용되는 기술이다. 도수 목 견인은 치료사가 시술 중에 환자의 반응에 대해 느낄 수 있다는 이점이 있다.

도수 견인은 목을 치료할 때 항상 기계적 견인 전에 적용해야 한다. 이러한 접근은 적용된 힘을 조심히 조절해야 하고 머리 위치에서 최대한 징후를 완화해야 한다. 이 기술을 행하기 위해 환자는 치료 테이블에서 바로누운자세로 누워야 한다. 테이블의 머리에 앉거나 서서 환자와 마주한다. 수건과 함께 당신의 손은 침대 머리에 놓고 환자에게는 어떠한 불편함도 없이 목뼈를 분리한다(그림 18.4). 10~15 lb의 힘으로 부드럽게 견인을 시작하고, 서서히 25 lb로 힘을 증가시키고, 머리와 부드러운 조직의 저항을 극복한다.[7,13] 견인을 적용함으로써 천천히 머리를 움직여 가장 많이 이완하고 다음과 같이 편안하게 한다.

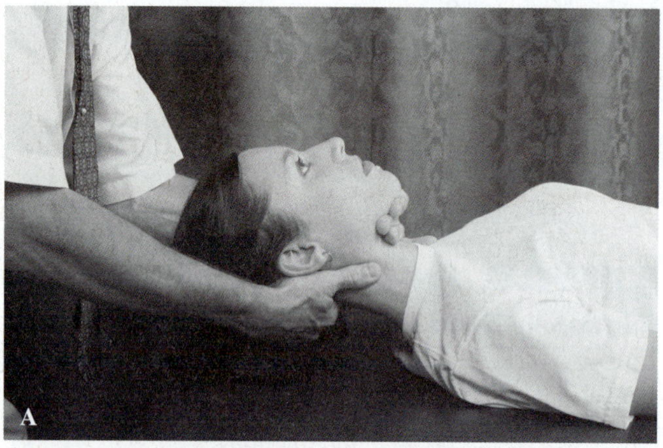

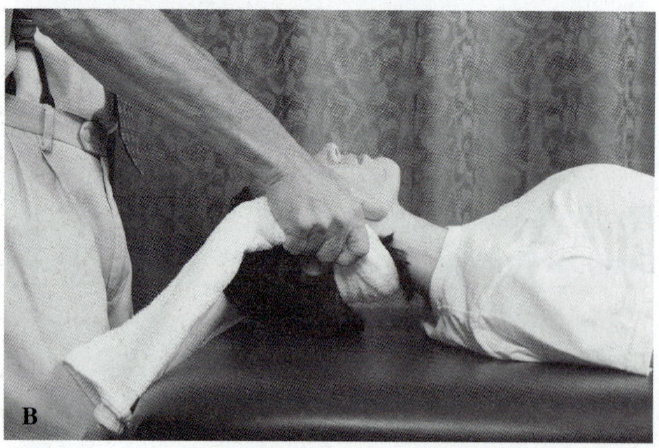

그림 18.4. 도수 견인을 시행할 때, 치료사는 환자를 마주보고 테이블의 머리 쪽에 앉거나 선다. 환자가 다치지 않게 목뼈를 견인하기 위해서 머리를 **(a)** 손이나 **(b)** 수건으로 부드럽게 감싸 잡는다. 견인이 시행됨에 따라, 머리는 완전한 휴식과 안정이 되도록 천천히 이동한다.

- 상위 목에 통증이 있는 경우, 목의 중위자세를 취한다.
- 30° 굽힘은 하부 목에 통증을 감소시킨다.
- 가쪽굽힘(외측굴곡, lateral flexion)은 팔 또는 손의 방사통과 함께 척추신경에 압력을 준다.

> **적용 팁 APPLICATION TIP**
>
> *도수 견인으로 시작해라. 목을 치료할 때, 기계적 견인을 시행하기 전에 항상 도수 견인으로 시작해라. 그러면 환자에게 통증을 유발할 수 있는 동작을 빠르게 멈출 수 있을 것이다.*

기계적 견인 MECHANICAL TRACTION

기계적 견인에서 환자의 머리를 하니스 침대에 위치시킨다. 환자는 지속적인 견인과 척추 분리의 적용에 대

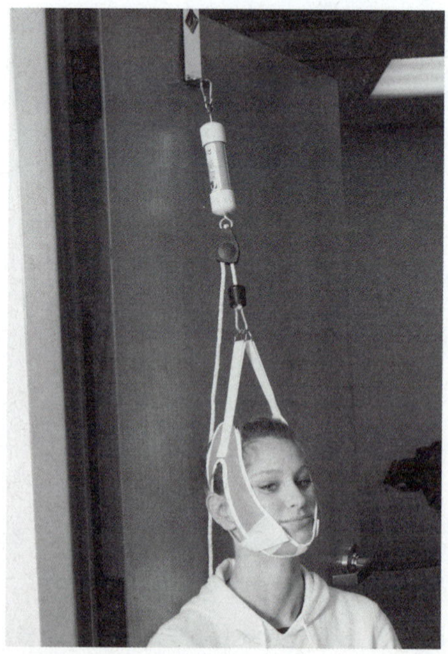

그림 18.5. 기계적 견인. 멜빵 장치는 환자의 머리를 부드럽게 감싸 잡는다. 환자는 힘을 조절하고 지속적인 견일을 적용하며 척추를 분리한다.

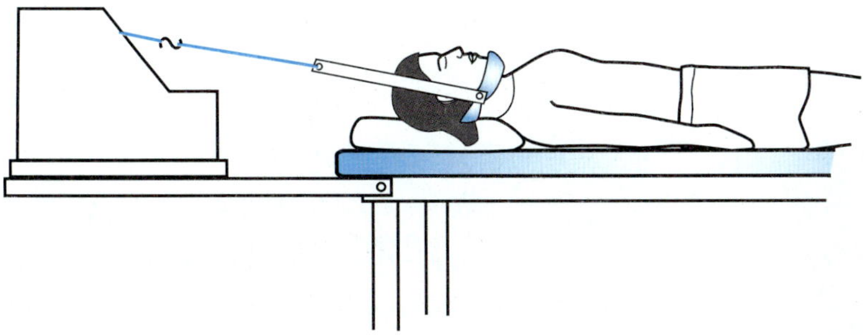

그림 18.6. 테이블 끝자락에 있는 기계적 장비에 부착된 머리 멜빵으로 적용한 목뼈 견인. 이 테크닉은 지속적 또는 간헐적인 견인을 한다.

한 힘과 긴장을 조절하기 위해 도르래를 사용한다(그림 18.5).

기계적 간헐 또는 지속적인 견인 MECHANICAL INTERMITTENT OR SUSTAINED TRACTION

기계적 간헐 또는 지속적인 목 견인은 테이블 끝에 있는 기계장치에 머리를 부착한다. 그 장치는 지속적인 견인과 간헐적 견인을 당길 수 있다(항상 30초 on, 10초 off)(그림 18.6). Moeti와 Marchetti[17]는 척수신경의 압박으로 방사통을 가진 환자 15명에게 기계적인 간헐 목 견인을 적용하였다. 이 환자들은 12주 동안 통증을 경험하였거나 통증과 장애의 감소가 입증되지 않았다.[17]

허리 견인 Lumbar Traction

목 견인보다 더 많은 유형의 허리 견인이 치료사에게 사용된다. 몇몇은 매우 일반적으로 사용되는 기술이다.[18]

도수허리 견인 MANUAL LUMBAR TRACTION

도수목 견인과 유사하게, 이 기술은 치료사에게 매우 빈번히 사용되고, 치료사는 시술 중에 환자의 반응을 느낄 수 있고, 검사기술로서 사용할 수 있다. 치료사는 그녀의 손과 벨트를 환자의 다리와 척추분리를 당기는데 사용한다(그림 18.7).

한쪽다리 견인 (Single-leg traction)

허리뼈 위치에서 도수견인의 한 유형은 한쪽다리 견인이다(그림 18.8). 이 기술을 적용하기 위해 두 명의 치료사가 필요하다. 환자는 테이블에 엎드린자세 또는 바로누운자세로 누울 수 있다. 한 명의 치료사는 다른 치료사가 다리를 견인하는 동안 환자의 몸을 지지한다. 30초 견인으로 5번 후 환자는 테이블 모서리에 바로 눕고 엉덩관절 굽힘근은 신장된다. 보통 방사통과 함께 단단해진다.

한쪽다리 당김의 도수 견인 (Unilateral leg-pull manual traction)

도수허리 견인의 또 다른 유형은 한쪽다리 당김 견인에서 언급된다. 이 기술에서 환자는 바로눕는다. 치료사는 환자의 골반을 30° 굽힘, 30° 벌림(외전, abduction) 그리고 최대한 상방회전시켜서 한쪽 다리를 견인한다.

비판적 사고 18.2 *한 환자가 오른쪽 하지의 둔부에서 발까지 지속되는 방사통을 호소하면서 치료실로 들어왔다. 어떤 종류의 견인이 그를 바로 안정시킬 수 있는가?*

역학적 허리 견인 MECHANICAL LUMBAR TRACTION

역학적 허리 견인은 특별하게 사용되어진다. 적절한 힘

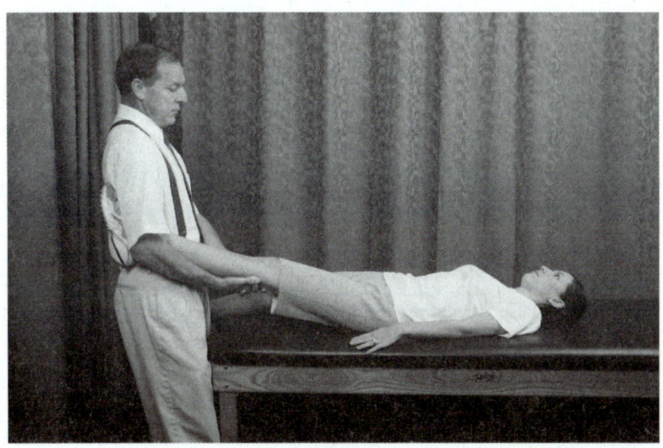

그림 18.7. 도수허리 견인을 할 때 치료사는 추골을 분리하기 위해서 그의 손이나 벨트로 환자의 다리를 당긴다.

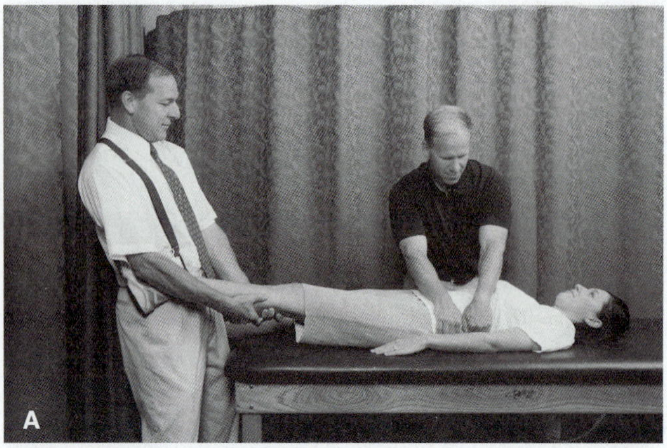

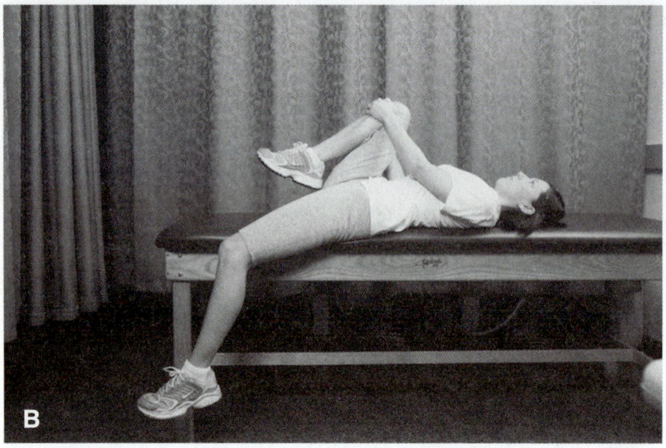

그림 18.8. 도수 편측 다리 견인. 환자는 엎드린 자세 또는 반듯이 누운 자세로 테이블 위에 눕는다. (a) 한명의 치료사가 환자의 몸을 지지하는 동안 다른 치료사는 다리에 견인을 적용한다. (b) 견인이 끝난 후, 환자는 테이블 모서리에 눕고 보통은 근통이 유발될 정도로 팽팽하게 넙다리굽힘근을 잡아 당긴다.

을 분리할 수 있을 때 특별하게 사용되어진다. 환자의 몸과 머리는 테이블의 절반 정도 위에 오게 하고, 환자에게 확 붙거나 벨트의 끝을 잡거나 끄는 장비를 사용하고, 다른 쪽은 의학적 장치를 설치하고, 하부척주를 천천히 잡아당겨 끌기를 적용시킨다(그림 18.9). 2종류 타입의 의학적 끌기가 있다. 지속끌기와 끊어끌기가 있다.

지속적 견인 (Sustained traction)

지속적 견인은 환자 몸무게의 약 50%를 지속된 힘에 포함시킨다. 힘은 끊어끌기보다 덜 약하게 주어져야 한다. 휴식시간이 없기 때문이다. 치료 시간은 10~30분 정도로 한다.

간헐적 견인 (Intermittent traction)

간헐적 견인의 강도는 지속적 견인보다 훨씬 더 약하게 해야 한다. 하지만 치료는 길게 한다. 왜냐하면 휴식시간이 있기 때문이다. 이 기술은 기계장비로 시간의 간격을 맞추어서 서로 번갈아가며 사용한다. 전형적인 시간 간격은 30초 on 30초 off이다. 좀 더 긴시간은 디스크 손상시 60초까지 할 수 있다. 이에 반해, 표면관절 장에선 15초가 더 짧다.

자동 견인 AUTOTRACTION

자동 견인은 회전과 경사도를 개별적으로 2구역으로 나누어질 수 있게 특별히 디자인되어졌다. 환자들에게도 끌기힘으로 손넘겨집기, 당기기, 홀딩하기를 적용시킬 수 있다(그림 18.10). 허리통증을 가진 환자들에게는 이와 같은 견인은 경험하기 힘들기 때문이다. 그래서 요즘 끌기 사용이 감소하고 있다.

허리 견인 POSITIONAL LUMBAR TRACTION

돌돌 말아놓은 타월이나 베개를 이용하면 추체 영역을

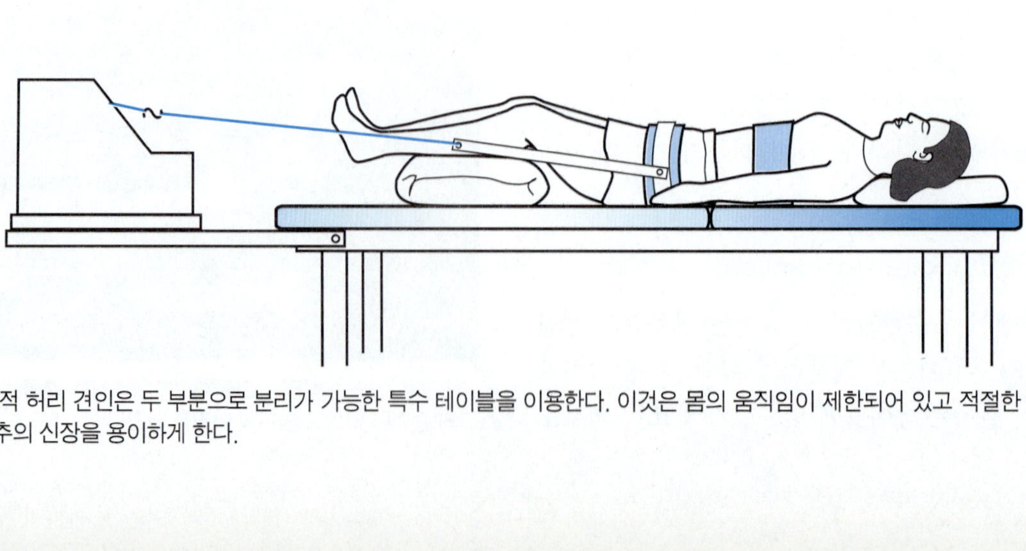

그림 18.9. 기계적 허리 견인은 두 부분으로 분리가 가능한 특수 테이블을 이용한다. 이것은 몸의 움직임이 제한되어 있고 적절한 힘이 몸에 적용되었을 때, 아래 척추의 신장을 용이하게 한다.

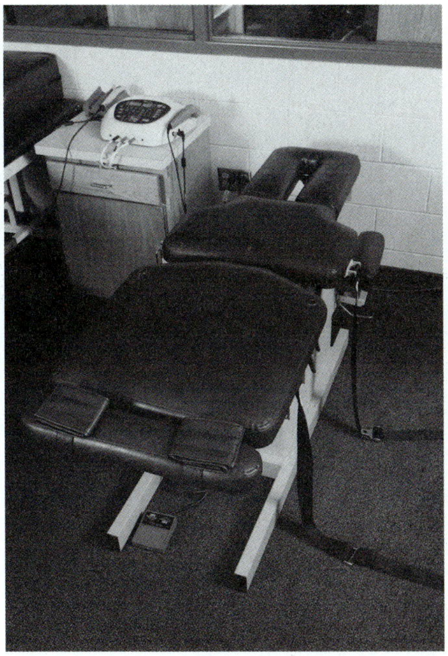

그림 18.10. 자동 견인의 각 기울기와 회전하기의 두 부분이 가능하다.

돌리게 하고, 척추의 회전과 굽힘을 유지하게 된다. 이와 같은 것은 척수신경 압박을 완화시키고, 근육이완과 통증을 감소시켜준다. 이 기술의 가장 중요한 것은 통증이 일어나지 않게 옆으로 눕는 것이다(그림 18.11). 몸통보다 아래에 베개를 위치하고, 몸통의 가쪽굽힘(외측굴곡)을 만든다. 이것은 척주 사이에 공간을 증가하게 만든다. 이것에 의해, 척수신경 위의 압박이 이완되어진다.

90/90 견인 기술
THE 90/90 TRACTION TECHNIQUE

90/90 견인 기술은 자기관리에 알맞은 가정 치료이다. 환자는 자세를 취할 때 엉덩관절과 무릎관절을 90°로 굽힘시켜야 한다. 환자는 테이블에서 골반의 끈을 한 개 이상의 골격과 수평하게 부착하여 척주앞굽음증을 위해 슬링의 로프를 이용해 골반을 평평하게 해준다.

수중 견인 POOL TRACTION

수중 견인은 실제로 수중에서 부력을 사용하여 척추의 부하를 경감시켰다.

비판적 사고 18.3 *수중 부유 벨트나 수중 발목 커프는 LBP가 있는 사람에게 어떻게 사용될 수 있는가? 질문에 답하고, 그림 18.12를 보아라.*

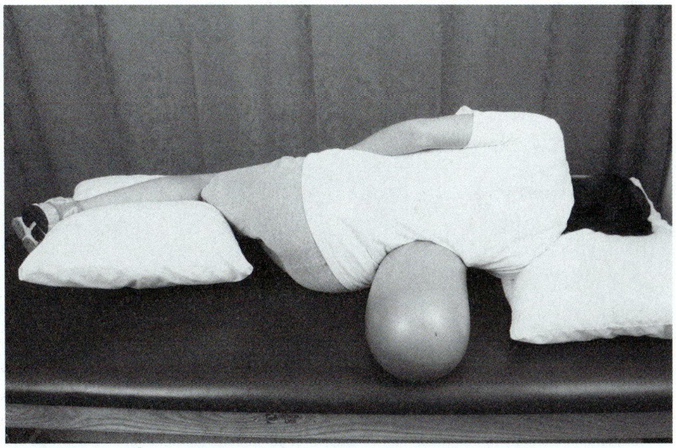

그림 18.11. 자세 허리뼈 견인. 환자는 몸통 측방 굴곡이 되도록 베개를 몸통 쪽의 아래에 놓고 통증이 없는 쪽으로 눕는다. 이것은 통증이 있는 쪽의 추간공을 늘려주고, 침범받은 척추 신경의 압력을 완화시킨다.

거꾸로 테이블 견인
INVERSION TABLE TRACTION

거꾸로 테이블 견인은 효율적 비용으로 견인 효과의 이득을 얻을 수 있다. 환자를 위, 옆, 아래 또는 발목과 하퇴의 다양한 각도로 보조한다(그림 18.13). 이 자세는 견인의 힘을 물 위쪽으로 체중을 허용하는 역할을 한다. 왜

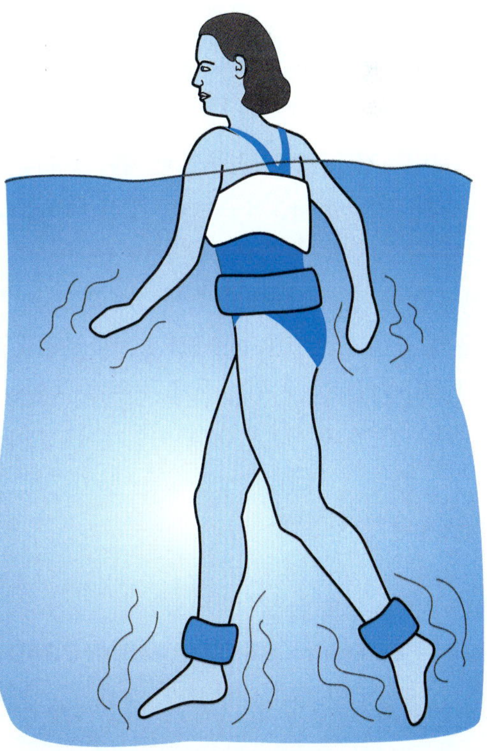

그림 18.12. 부유 벨트와 수중 커프는 허리뼈에 견인 효과를 주면서 끌어 당긴다.

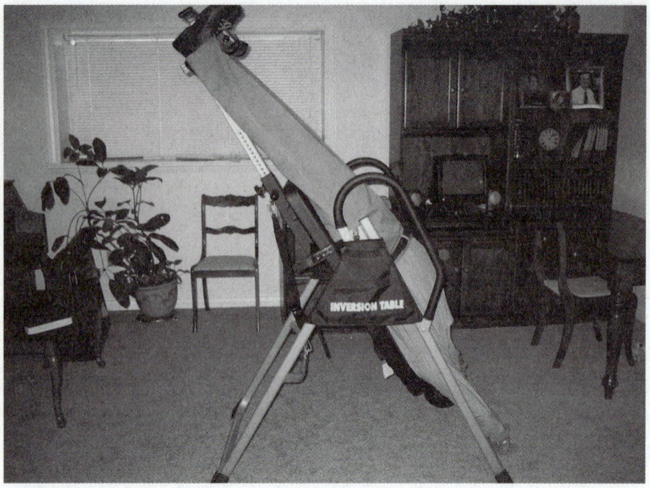

그림 18.13. 거꾸로 테이블 견인. 환자가 위쪽을 아래로 하여 매달렸을 때, 상체의 무게는 견인력으로써 작용한다.

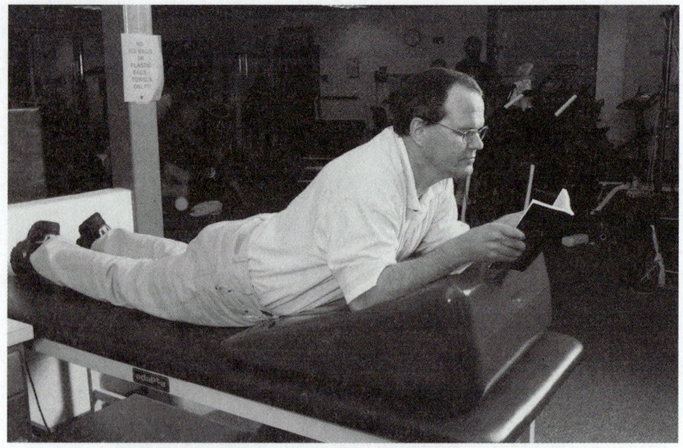

그림 18.14. 엎드려 돌아눕기와 거꾸로 매달려 견인 후의 엣지 사용하기는 추간원판 위치를 재조정하는 것을 도와준다.

냐하면 이것의 원인인 혈압을 증가시키기 때문에, 이 기술은 고혈압 환자에게는 금기이다. 이것은 또한 눈의 압력을 증가시켜 녹내장 환자에게는 사용하지 않는다. Guvenol 등[19]은 거꾸로 견인과 기계적 견인을 환자의 허리뼈 디스크탈출과 비교했다. 두 장치 사이에 환자의 증상은 다르게 완화되었다.

우리는 기계적 그리고 거꾸로 견인 테이블 둘 중 하나를 사용하였다. 그리고 거꾸로 선 테이블을 선호하였다. 이것은 슈퍼마켓에서 200달러로 값싸게 구입하였고, 집에서 만들어 사용한다. 테이블 사용은 쉽게 할 수 있다. 끈이 미끄러지지 않게 한 전두면의 기계적 견인 테이블은 쐐기모양과 같이 된다. 거꾸로 선 견인 테이블을 어떻게 사용하는지 소개할 것이다(글상자 18.1).

기억할 것은 견인은 허리통증에 적용되고, 이것은 척추의 가운데 압과 척추안의 디스크 공간의 분리를 증가시켜 압을 감소시킨다. 견인 후 엎드려 누운자세에서 진전하여 밀착 수행시키고, 뒤세로인대(후종인대)는 고유자세에서 디스크 뒤쪽에서 핵의 구성물질을 당기도록 도와준다(그림 18.14).[4]

허리 견인의 유효성
THE EFFECTIVENESS OF LUMBAR TRACTION

허리 견인의 기술은 이 장에서 서술하고, 지속적이고 간헐적인 기계적 견인을 수행하는 것을 찾을 수 있어야 한다. 이것들은 기존의 결과와 혼합시켜야 한다. 예를 들면, 허리 견인은 위약보다는 효과가 나타나지 않을 것이다. 그렇지만 Meszaros의 보고서에 의하면, 적당한 견인의 힘은 허리 견인의 통증을 감소시킨다고 하였다. Harte는 허리 견인이 임상적으로 임의로 추출하여서 계속해서 재검토되었다. 허리 견인에 가변적인 결과는 실제 임상적 견인의 적용에 제한점이 많고, 지속된 디자인으로 불완전하였다. 많은 환자를 관찰시 간헐적인 견인을 줄 때, 적당한 무게 적용시 통증을 빠르게 경감 시켜주는 효과를 획득하였다. 간헐적 그리고 단속과 견인, 둘 중(견인의 힘을 조금씩 증가 그리고 감소시킨다) 단시간 간헐적인 큰 무게를 사용할 때, 환자의 스트레스를 줄 수 있을지 효과의 자연스러움을 허용한다. 견인시 가벼운 통증이 항상 존재한다.

견인의 요소
Treatment Parameters

견인의 치료 한도는 다음에 준한다:

- 환자 자세
- 치료 방법
- 견인력
- 기간
- 빈도

환자 자세 PATIENT POSITION

목 견인에서, 환자는 바로누운자세나 앉은 자세를 할

글상자 18.1 거꾸로 테이블 견인 적용하기

1. 테이블 아래의 스프링 달린 핀을 잡아 당겨서 길이를 조정하고 환자의 키를 세팅하라.
2. 당신이 부하를 적용하려는 척추의 각도를 결정하기 위해서 테이블 아래의 스트랩을 조정하라. 예를 들면, 많은 사람들은 직접 위쪽을 아래로 하여 잡아당기기를 시작하기가 어렵다는 것을 알게 되고, 그들이 테이블을 사용하게 되기 전가지 45° 또는 60°로 시작하는 것을 선호한다.
3. 발목이 편안하게 제자리로 미끄러지도록 패드로 덮힌 다리 좸쇠를 조절하라.
4. 환자가 패드로 덮힌 다리 좸쇠를 향해 움직이도록 해라. 몇몇은 맨발로 갈 것이고, 다른 이들은 특수 패드와 같은 신발을 신는 것을 선호할 것이다.
5. 환자는 그런 다음 테이블 위에 바로 눕는다. 당신은 환자의 등을 떠받쳐 주기 위해 허리뼈를 조금 밀어서 자리를 잡아줘도 된다.
6. 환자에게 양 팔을 머리 위로 뻗도록 지시하고, 그 다음에 테이블을 천천히 역전시킨다. 테이블이 너무 빨리 역전하여 편안하지 않다면, 환자는 측면 걸이를 잡고 천천히 테이블을 내리면 된다.
7. 관절면의 분리는 관절을 둘러싼 근육과 다른 연부조직에 의해 지지된다는 사실을 기억하라. 거꾸로 매달린 자세에서 환자는 근육과 호흡률을 가능한 많이 안정시키려고 할 것이다. 만약 환자가 그렇다면, 환자는 신경과 추간원판의 압력을 줄일 수 있을 것이다. 처음에는 환자가 이 자세에서 단지 1~2분간만 안정을 찾으려고 할 것이지만, 결국 환자는 스스로 휴식을 취하려고 훈련할 것이고, 그 다음에는 10~15분간 거꾸로 매달리기를 즐길 것이다.
8. 환자가 팔을 허리 뒤쪽에 천천히 가져가고, 측면 걸이를 쥐고 놓지 않도록 지시한 후 혈액이 하지로 돌아오도록 테이블을 수평 위치에 오게 한다.
9. 이 과정을 반복한다. 환자는 각각 5분간 3세트만큼 시행해야 한다.
10. 환자가 마지막 세트를 끝마쳤을 때, 환자는 천천히 시작 자세로 돌아와야 한다.
11. 환자는 그 다음에 테이블에서 내려오고, 바닥에 엎드려 누워 있어야 한다. 이것은 12-In.; firm wedge(엣지)를 이용하게 도와줄 것이다. 환자는 이 자세를 책을 읽거나 휴식을 취하면서 30분간 유지한다.

수 있다. 허리의 견인은 환자가 선자세, 앉은자세, 누운자세, 엎드려누운자세, 그리고 전두면 또는 경사진 자세로 응용할 수 있다.[18] 환자는 허리 견인이 적당한 자세를 찾는데 처음으로 통증을 감소할 때 서 있는 자세를 한다. 예를 들면, 앉은 자세의 경우 아프고, 옆으로 누운자세에서 몸통신전 시 통증이 발생한다면, 환자는 아마도 엎드려누운자세 견인시 가장 빨리 반응한다. 환자는 옆에 앉은 자세 또는 몸통굴곡 동안 아프고, 앉은 자세동안 통증은 증가한다. 환자는 아마도 바로누운자세 동안 견인시 가장 빨리 반응한다.

치료방법 TREATMENT MODE

치료방법은 간헐적인 모드와 지속적인 모드의 둘중 하나가 견인에 적용된다고 언급한다. 더 나은 방법의 사용을 주장하는 여러 가지 의견도 있다. 지속적인 견인은 피로한 근육과 관절에 견인력의 허용이 필요하다고 믿는 사람도 있고, 간헐적인 견인은 신장이완을 만들고 디스크 문제의 감소에는 영향을 주지 않는다.[9]

두 견인 모드에서 같은 결과가 나타난다는 다른 이들의 주장도 있지만, 그러나 환자들은 간헐적인 견인일 때 더 많은 힘을 견딜 수 있다. 아직 다른 나라에는 모드에 따른 진단이 결정되어야 한다.[6] 예를 들면, 진단이 디스크 돌출일 때, 지속적인 방법(또는 휴식기간을 더 길게)이 고용되어야 한다. 진단이 퇴행성 디스크 질환 또는 관절의 저운동일 때, 간헐적인 방법(또는 휴식 기간을 더 짧게)을 사용해야 한다.[6]

견인력 TRACTION FORCE

충분한 크기의 힘과 기간은 추골의 분리에 사용해야 한다. 이것은 체중과 도르래로 할 수 있고, 기계적인 장치 또는 도수로도 할 수 있다. 견인력의 측정은 수직, 수평 또는 각의 둘중 하나로 할 수 있다. 근육과 부드러운 조직의 신장에서의 저항과 견인에서 마찰저항은 mangnitude의 힘에 의존한다. 적은 추가적인 힘으로 추골의 분리를 발생시킬 수 있다. 견인 동안, 외적인 힘에 의한 몸의 움직임은 같은 힘과 반대 힘으로 저항해야 한다. 표면의 체중 또는 마찰 중 하나는 몸과 접촉한다. 마찰력은 체중의 약 1/2 정도에 동등하다. 중력은 저항력을 돕는다.[23]

마찰 저항은 보호적인 움직임으로 충분하지 않고, 추가적인 반대힘이 더 합해져야 한다. 이 힘은 의도했던 견인력도 마찬가지로 어느 정도 소멸시키며 그런 이유로 약간 효과가 있다. 힘의 한 부분은 신장력이 마찰저항 없이 극복하거나 제거할 수 있고, 더 강한 견인력이 적용되고 교정되어야 한다. 이것은 테이블의 분할 견인 또는 수직 자세에서 힘을 적용할 수 있다.

관절면의 분할은 또한 근육과 관절주위의 다른 부드러운 조직에 저항한다. 견인력은 관절표면의 당김 전에 신장에 대한 추가적인 저항의 극복을 위해 힘이 충분이 증가되어 한다. 임상의 환자에서 신장할 때 환자의 참을성과 반응은 견인의 치료법 사용에서 마지막 가이드가 되어야 한다.

최소의 견인력은 약 25 lb로 목을 분리할 수 있다. 최소한의 견인력에 필요한 치료효과는 일반적으로 일치하지 않는다. 당김의 각 또한 목에서 중요한 역할을 한다. 예를 들면, 목이 20~30° 굽힘할 때 목의 전방굽힘은 감소된다. 20~30° 사이에 적용되는 견인력은 완전한 통증 완화를 보여준다.

Meszaros 등[21]은 허리 통증 환자를 연구했고 환자의 체중이 견인력에 사용될 때의 30~50%가 통증이 감소했다는 것을 발견했다. 환자의 체중이 견인력에 사용될 때의 오직 10%만이 통증이 감소하지 않았다.

요부근육 신장에서의 저항은 중요하다. 우리는 체중의 25%만 권하고, 이것이 쉽게 다뤄진다면, 환자 무게의 50%의 힘이 증가한다. 이탈된 척추를 넣는 것은 견인의 힘을 줄이는 방법이 척추 앞굽음증을 없애는데 필요한 방법이었다. 목뼈 견인에서와 같이 허리뼈 견인에서도 적정한 각도의 조절에 의해 당겨주는 것이 보다 중요하다.

적용 팁 APPLICATION TIP

간헐적인 견인력 사이클을 시행할 때 지침의 1/3만큼 사용하라. *간헐적인 견인 시에, 휴식기에 적용되는 힘은 일반적으로 시행시에 적용하는 힘의 1/3만큼 적용한다. 예를 들면, on cycle 동안의 힘이 90 lb 적용된다면, off cycle 동안의 힘은 30 lb 적용해야 한다.*

기간 DURATION

지속적 또는 간헐적 견인은 몇 분에서 40분 정도의 치료시간을 권장한다. 첫번째 적용에서 기억해야 할 중요한 것은 견인시간을 짧게 적용해야 한다. 그리고 환자의 상태를 주시하면서 기간을 점차 조절한 필요가 있다.[23]

빈도 FREQUENCY

어떤 임상가들은 매일 치료하는 것을 제안하지만, 격일로 하는 것에 비해 더 효율적이라는 과학적 근거는 없다. 많은 건강 보험 회사들이 상환(변제) 횟수를 제한하기 때문이기도 하고, 대부분의 임상가들이 격일로 치료하게끔 스케쥴을 적용시키기 때문이다.

척추견인의 적용

앞서 언급한 바와 같이, 견인은 완전하게 평가가 완료되고, 최종 진단이 내려지고, 견인을 위한 확실한 징후가 밝혀지기 전까지 시행되어선 안된다. 정밀한 병력 검토, 물리적 검진, 그리고 척추의 진단 x-ray가 필요하다. 견인은 대개 열치료, 마사지, 그리고 고정과 함께 적용된다. 지시를 받는다면, 운동치료 역시 사용할 수 있다.

우리에겐 모든 견인을 어떻게 적용하는지 설명할 지면이 충분하지 않다. 그래서 우리는 가능한 범위 내에서 목과 허리에 적용하는 1가지 도수 견인법과 1가지 기계적 견인법을 설명하고자 한다.

- 도수 목 견인법
- 기계적 목 견인법 (간헐적 또는 지속적)
- 도수 허리 견인법 (단독적 다리 당김)
- 기계적 허리 견인법 (간헐적 또는 지속적)

1단계: 기초

A. 정의. 견인은 연부조직을 당기고 관절면이나 골 조각을 분리하기 위해 신체 부위에 당기는 힘을 적용하는 기술이다.

B. 효과

1. 척추 움직임. 전체와 각 추골 사이의 척추의 움직임이 증가한다.
2. 뼈. 골 밀도가 증가하거나 유지됨에 따른 골 약화와 연관된 부동화를 바꾼다.
3. 인대. 인대의 변형을 만듦으로 움직임이 증가하고 충돌문제가 감소한다(장기적인 효과).
4. 연골척추관절돌기
    a. 관절면 분리의 증가한다.
    b. 활액이 연골에 물질교환을 함에 따른 관절 연골의 압박을 감소한다.
    c. 퇴행적 변화의 감소가 있을 것이다.
    d. 통증 인식의 감소가 있을 것이다.
5. 근육계
    a. 근육을 팽팽하게 늘린다.
    b. 근육의 혈류 흐름을 더 가능하게 한다.
    c. 근육 고유수용기를 활성화시키고, 더 나아가 통증을 감소시킨다.
6. 신경. 신경에 가해지는 압력이 감소한다.

C. 장점. 시각적 효과

D. 단점

1. 도수 견인은 시행하는 치료사에게 물리적 피로감을 준다.
2. 몇몇의 테크닉에서는 특수 장비가 필요하다.
3. 일단 견인력이 제거된 후 환자가 앉거나 서면, 추골의 분리가 감소된다.

E. 적응증

1. 신경근의 압박
2. 디스크 돌출
3. 관절 저운동
4. 유착
5. 근경련
6. 디스크 생성
7. 근경련
8. 수축된 결합 조직
9. 골단성 관절 충돌
10. 몸통이나 목뼈의 움직임이 개선 안되는 방사통

F. 금기증

1. 목과 허리 견인
    a. 암, 원발성 또는 전이성 양쪽 모두
    b. 결핵과 같은 척추의 감염질병
    c. 조절되지 않는 고혈압
    d. 류마티스성 관절염
    e. 척수 압박
    f. 골다공증
    g. 심혈관 질환
    h. 대동맥류
    i. 급성 목 · 허리 통증
    j. 노쇠한 성인
    k. 중증 호흡질환
    l. 추골의 과운동증(예, 척추전방전위증)
    m. 척수신경근통을 증가시키는 견인일 때
2. 허리 견인
3. 임신
4. 열공 헤르니아

5. 복벽 헤르니아
6. 활동성 소화 궤양
7. 녹내장(거꾸로 중력 방법)

G. 주의사항. 더 효과적인 치료법 대신에 견인을 사용하지 마라(예를 들면, 후방 원반 돌출에 적용하는 폄 운동).

2단계: 적용 전 과제

A. 상황에 맞는 적합한 모달리티를 선택한다.
1. 손상이나 문제점에 대해 재평가한다. 당신은 환자의 상태에 대해 확인한다.
2. 금기증을 확인한다.
3. 견인의 사용에 호환할 수 있는 치료의 목적을 확인한다.

B. 환자를 심리적으로 준비시킨다.
1. 당겨지는 느낌이 느껴지지만, 불편하지 않을 것이라고 설명한다.
2. 힘은 압력을 줄여주고, 신경의 압박에 따른 방사통을 줄여줄 것이다.

C. 환자를 신체적으로 준비시킨다.
1. 옷, 귀걸이, 밴드, 테이프, 보조기 등의 필요한 것들을 떼어낸다.
2. 환자의 머리 멜빵(목 견인)이나 등척추와 골반 멜빵(허리 견인)을 보호한다.
3. 환자의 자세
   a. 도수 목뼈 견인
      i. 패드가 있는 치료 테이블 위에 바로 눕는다.
      ii. 머리는 환자의 턱 아래를 한손으로 자리 잡음으로써 치료사의 손으로 부드럽게 감싸지고, 다른 손은 후두에서 시작하여 머리의 뒤쪽을 지지한다.
      iii. 머리는 20~30° 굽힘한다.
   b. 기계적 목 견인
      i. 패드가 있는 치료 테이블 위에 바로 눕는다.
      ii. 멜빵을 기계적 장치를 부착하여 턱이 아닌 후두에 최대 신장을 준다.
      iii. 목은 20~30° 굽힘한다.
   c. 단독적 다리 당김 도수 견인 (허리)
      i. 바로눕기
      ii. 30° 엉덩관절 굽힘
      iii. 30° 엉덩관절 벌림(외전, abduction)
      iv. 최대 외회전
   d. 기계적 허리뼈 견인. 테크닉 사용에 의존함.

D. 치료장비를 준비한다.
1. 기계적 견인 시, 특수 장비의 사용자 지침서를 본다.
2. 기계가 적절하게 작동하는지 확인한다.
3. 견인의 모습이 알맞은지 확인한다.
4. 간헐적인 견인을 시행한다면, 동작 주기가 적절하게 작동하는지 확인한다.

3단계: 적용 변수

A. 절차
1. 도수 목뼈 견인
   a. 머리를 지지한 상태로, 치료사는 환자를 향해 부드럽게 힘(20-25 lb)을 적용한다.
   b. 간헐적인 힘은 아주 짧은 휴식 주기와 함께 5~10초간 지속시키면서 적용한다.
   c. 총 치료 시간은 3~10분이다.
2. 기계적 목뼈 견인
   a. 멜빵으로 머리를 지지하고, 기계는 부드럽게 힘을 적용한다(20-25 lb).
   b. 간헐적인 힘은 적용-비적용 비율을 3:1 또는 4:1로 적용한다. 예를 들면, 적용시간이 12초라면, 비적용시간은 3~4초여야 한다.
   c. 총 치료 시간은 20~25분이다.
3. 도수 허리 견인(단독적 다리 당김). 확실한 폄이 느껴질 때까지 일정하게 당긴다.
4. 기계적 허리뼈 견인
   a. 간헐적 또는 지속적
   b. 견인력의 선택
   c. 활동 주기 선택 (만약 간헐적이라면)
   d. 진행 단계의 숫자 선택 (만약 간헐적이라면)
   e. 치료 시간 선택

B. 용량
1. 목

a. 지속적: 최대 25 lb
b. 간헐적: 최대 25 lb
2. 허리
a. 지속적: 체중의 25%로 시작하고, 체중의 50%까지 올린다.
b. 간헐적: 체중의 25%로 시작하고, 체중의 50%까지 올린다.

C. 적용 시간
1. 목뼈
a. 지속적: 10분
b. 간헐적: 20~25분 시행시 20초 적용, 10초 비적용
2. 허리뼈
a. 간헐적: 4분 또는 그 이상
b. 간헐적: 20~25분 시행시 15초 적용, 10초 비적용

D. 적용 빈도. 가능하다면 매일 시행.

E. 치료 기간. 통증이 감소하는 한 견인은 매일 시행할 수 있다.

4단계: 적용 후 과제

A. 장비 제거
1. 멜빵이나 벨트를 환자로부터 떼어낸다.
2. 기계가 꺼졌는지 확인한다.

B. 환자에 대한 지시사항
1. 다음 치료 계획을 알려준다.
2. 환자에게 활동 수준과 다음 공식 치료 이전의 자가 치료 방법을 알려 준다.
3. 치료 후 느끼는 점을 환자에게 설명한다.

C. 독특한 환자 반응을 포함한 치료 과정을 기록한다.

D. 청소. 테이블을 청결하게 한다(만약 사용했다면).

5단계: 유지

벨트, 멜빵 등 작동시 잘 사용할 수 있도록 주기적으로 확인한다.

맺음말 CLOSING SCENE

머리말에 언급된 교수는 추간원판탈출과 통증의 원인이 되는 돌출된 허리뼈 원판이 있었다. 그는 폄 운동, 걷기, 체육관에서의 심장 활주운동, 간헐적 견인 테이블, 그리고 마사지를 시행했다. 이러한 것들은 단지 방사통에 일시적인 안정을 줄 뿐이었다. 3달 뒤, 그는 그의 집에 거꾸로 테이블 견인 기계를 구입하였다. 그는 이것을 하루에 두 번 또는 세 번씩 매 5~10분간 사용하였고, 매 회가 끝날 때 폄 운동을 하였다. 이러한 일상은 최고의 안정감을 주었고, 그리고 서서히 (4주 이상) 방사통이 잡혀지고(원래대로 돌아감) 사라지기 시작했다. 환자는 결국 L3와 L4 사이의 원판의 제거를 위해 부분적인 수술을 받았다. 그렇지만, L5와 S1 사이의 원판은 아마도 견인, 폄 운동 덕택에 그리고 운이 좋아서 남았다.

고찰 CHAPTER REFLECTIONS

1. 다음의 내용을 읽고 숙고하라. 각각의 개념을 명확하게 이해하였다고 느끼는가? 만약 그렇지 않다면, 본문에 맞는 부분을 다시 읽어라.
   - 견인을 정의하라.
   - 견인의 심리적 효과에 대해 나열하라.
   - 도수와 기계적 견인 사이의 차이점을 서술하라.
   - 목뼈 견인 시행의 매개 변수에 대해 확인하라.
   - 허리뼈 견인 시행의 매개 변수에 대해 말해보라.
   - 견인의 적응증에 대해 나열하라.
   - 견인의 금기증에 대해 나열하라.
2. 강사, 임상강사, 급우, 임상동료와 함께 토의할 수 있도록 3~5개의 질문을 쓰시오.
3. 급우와 함께 이 장의 개념에 대해 서로 질문하시오. 연습 1에 있는 요점을 사용하고, 연습 2를 위해 질문을 적으시오. 여러분이 이해한 것보다 더 깊은 이해가 필요하다면, 소리 내어 개념을 설명하시오.

비판적인 사고에 대한 답변 CRITICAL THINKING RESPONSES

비판적 사고 18.1

사람들은 두 가지 이유로 허리 통증을 목 통증보다 많이 겪는다. 한가지 이유는 리프팅 시의 허술한 장비이다; 우리는 등이 아닌 무릎을 좀 더 굽히고 발을 사용해야 한다. 다른 이유는 우리의 허리 주변은 목보다 더 많은 무게를 지지한다.

비판적 사고 18.2

좌골 신경의 염증은 아마 둔부에서부터 환자의 오른쪽 다리 전체로 방사된 통증의 원인일 것이다. 오른쪽 다리에 적용되는 도수 한쪽 다리 견인은 허리의 추간공을 증가시키고, 해당하는 신경의 압박을 감소시킨다.

비판적 사고 18.3

부유 벨트 또는 발목 커프는 수평자세로 수영하는 환자에게 착용시킬 수 있어, 당김을 유발하고, 그로 인해 추골에 견인 효과를 만든다.

참고문헌 REFERENCE

1. Shakoor MA, Ahmed MS, Kibria G, et al. Effects of cervical traction and exercise therapy in cervical spondylosis. Bangladesh Med Res Counc Bull 2002;28:61–69.
2. Hides JA, Richardson CA, Jull GA. Multifidus muscle recovery is not automatic after resolution of acute, first-episode low back pain. Spine 1996;21:2763–2769.
3. Cypress BK. Characteristics of physician visits for back symptoms: A national perspective. Am J Public Health 1983;73:389–395.
4. Ellenberg MR, Honet JC, Treanor WJ. Cervical radiculopathy. Arch Phys Med Rehabil 1994;75:342–352.
5. Jette AM, Delitto A. Physical therapy treatment choices for musculoskeletal impairments. Phys Ther 1997;77:145–154.
6. Saunders H, Saunders R. Evaluation, Treatment and Prevention of Musculoskeletal Disorders: Spine. Vol 1. 3 ed. Bloomington, IN: Educational Opportunities, 1995.
7. Geiringer SR, deLateur BJ. Physiatric therapeutics. 3. Traction, manipulation, and massage. Arch Phys Med Rehabil 1990;71:S264–266.
8. Onel D, Tuzlaci M, Sari H, Demir K. Computed tomographic investigation of the effect of traction on lumbar disc herniations. Spine 1989;14:82–90.
9. Cyriax J, Russell G. Textbook of Orthopaedic Medicine. Vol. 2: Treatment by Manipulation, Massage and Injection. 10 ed. London: Bailliere Tindall, 1980.
10. Cailliet R. Low Back Pain Syndrome. Philadelphia: Davis, 1988.
11. Goldish G. Lumbar Traction. Interdisciplinary Rehabilitation of Low Back Pain. Baltimore: Williams & Wilkins; 1989.
12. Krause M, Refshauge KM, Dessen M, Boland R. Lumbar spine traction: Evaluation of effects and recommended application for treatment. Man Ther 2000;5:72–81.
13. Cameron M. Physical Agents in Rehabilitation: From Research to Practice. St. Louis: Saunders, 2003.
14. Swezey RL, Swezey AM, Warner K. Efficacy of home cervical traction therapy. Am J Phys Med Rehabil 1999;78:30–32.
15. Tekeoglu I, Adak B, Bozkurt M, Gurbuzoglu N. Distraction of lumbar vertebrae in gravitational traction. Spine 1998;23:1061–1063; discussion 1064.
16. Lee MY, Wong MK, Tang FT, et al. Design and assessment of an adaptive intermittent cervical traction modality with EMG biofeedback. J Biomech Eng 1996;118:597–600.
17. Moeti P, Marchetti G. Clinical outcome from mechanical intermit-

tent cervical traction for the treatment of cervical radiculopathy: A case series. J Orthop Sports Phys Ther 2001;31:207–213.
18. Pellecchia GL. Lumbar traction: A review of the literature. J Orthop Sports Phys Ther 1994;20:262–267.
19. Guvenol K, Tuzun C, Peker O, Goktay Y. A comparison of inverted spinal traction and conventional traction in the treatment of lumbar disc herniations. Physiother Theory Pract 2000;16:151–160.
20. Beurskens AJ, de Vet HC, Koke AJ, et al. Efficacy of traction for non-specific low back pain. 12-week and 6-month results of a randomized clinical trial. Spine 1997;22:2756–2762.
21. Meszaros TF, Olson R, Kulig K, et al. Effect of 10%, 30%, and 60% body weight traction on the straight leg raise test of symptomatic patients with low back pain. J Orthop Sports Phys Ther 2000;30: 595–601.
22. Harte AA, Baxter GD, Gracey JH. The efficacy of traction for back pain: A systematic review of randomized controlled trials. Arch Phys Med Rehabil 2003;84:1542–1553.
23. Hinterbuchner C. Traction. In: Basmajian J, ed. Manipulation, Traction and Massage. Baltimore: Williams & Wilkins; 1985.
24. Draper D. Inversion table traction as a therapeutic modality, Part 1. Athl Ther Today 2005;10(3):42–43.
25. Draper D. Inversion table traction as a therapeutic modality, Part 2. Athl Ther Today 2005;10(4):40–42.

tent cervical traction for the treatment of cervical radiculopathy: A case series. J Orthop Sports Phys Ther 2001;31:207–213.
18. Pellecchia GL. Lumbar traction: A review of the literature. J Orthop Sports Phys Ther 1994;20:262–267.
19. Guvenol K, Tuzun C, Peker O, Goktay Y. A comparison of inverted spinal traction and conventional traction in the treatment of lumbar disc herniations. Physiother Theory Pract 2000;16:151–160.
20. Beurskens AJ, de Vet HC, Koke AJ, et al. Efficacy of traction for non-specific low back pain. 12-week and 6-month results of a randomized clinical trial. Spine 1997;22:2756–2762.
21. Meszaros TF, Olson R, Kulig K, et al. Effect of 10%, 30%, and 60% body weight traction on the straight leg raise test of symptomatic patients with low back pain. J Orthop Sports Phys Ther 2000;30: 595–601.
22. Harte AA, Baxter GD, Gracey JH. The efficacy of traction for back pain: A systematic review of randomized controlled trials. Arch Phys Med Rehabil 2003;84:1542–1553.
23. Hinterbuchner C. Traction. In: Basmajian J, ed. Manipulation, Traction and Massage. Baltimore: Williams & Wilkins; 1985.
24. Draper D. Inversion table traction as a therapeutic modality, Part 1. Athl Ther Today 2005;10(3):42–43.
25. Draper D. Inversion table traction as a therapeutic modality, Part 2. Athl Ther Today 2005;10(4):40–42.

19장

레이저와 빛 치료
Laser and Light Therapy

장 개요
CHAPTER OUTLINE

머리말 OPENING SCENE

Alex는 그의 교수의 물음에 당황했다. "운동 트레이너, 암 수술, 성형수술, 공군 장병, 컴퓨터 프린터, 디트로이트 자동화 공장에 있는 로봇, 대학교수, 전화, TV에 공통적으로 가지고 있으며 할 수 있는 것은 어떠한 것이 있습니까?" 그는 교수의 대답에 더 당황했다. "장비와 그들의 직업 속에는 레이저가 사용됩니다." Alex는 외부에 표적을 찾아 떨어뜨리는 미사일 운동 장비를 사용 시에, 강의실 스크린의 중요한 요소에, 글씨와 그림을 복사하는 컴퓨터 프린터기에, 텔레비전과 전화기에 있는 광섬유 신호 안에, 차의 부속 부분 등에 각기 다른 용도로 사용되고 있는 레이저를 생각했다. 그리고 통증을 감소시키고 조직을 자극하며 다양한 진단을 보조하고 혈관 봉합수술과 미세 외과수술 등의 의학에 사용하는 장치에 어떻게 동일한 장비로 사용될까?

빛 치료
Light Therapy

광선 치료(phototherapy)로 알려진 **빛 치료**는 다양한 치료적 목적을 위한 다양한 장비에 의한 빛의 적용을 언급하는 포괄적 용어라 할 수 있다. 빛 치료(light therapy)를 위한 장비로 레이저, light-emitting diodes(LEDs), super-luminous didods(SLDs), 형광 램프, 적외선 램프, 자외선 램프, diachronic lamps, 백열 전구 등이 포함된다. 위의 장비들은 정형 외과적 손상, 피부, 우울증, 계절성 우울증(seasonal affective disorder) 같은 정신과적 문제, 피부를 태울 때 많이 사용된다. 이 장에서는 레이저와 LEDs의 치료적 사용에 대해 언급하고자 한다.

빛 치료는 1970년에 **레이저**와 더불어 시작되었다. 방사선의 자극적 배출로 인한 빛의 적용을 하는 레이저는 가시광선 안이나 주위에, 다양한 빈도를 가진 전자 에너지를 변환시키는 장치이고, 위상 안에 파장을 모두 갖춘 단색 조사의 비분기성 광선(nondivergent beam)이다. 치료적 이론은 레이저 빛이 흡수되었을 때 몸에서 일어나는 특별한 신체적 반응의 원인이 되는 레이저 빛의 특별한 파장이다. 비록 치료적 가치는 논쟁의 대상이 되고 있지만, 의료 산업은 발전하고 있다. 의료 산업이 발전함에 따라 몸에 특별한 파장의 빛을 전달하기 위해 LEDs, SLDs, 그리고 다색 편광(polarzed polychromic) 빛을 사용한다.

최근에 기술의 발달에 따라 많은 용어의 혼동이 있다. 빛 치료는 1980년대 전기치료의 오늘이다(9장 참조). 용어와 약어는 광선치료, 냉 레이저(cold laser), 저에너지 레이저(low-energy laser), 저-수준 에너지 치료(low-level laser therapy, LLLT), 저에너지 레이저 치료(low-energy laser therapy, LELT), 저강도 생체자극을 위한 레이저(low-intensity laser-activated biostimulation, LILAB), 저-출력 레이저 조사(low-power laser therapy, LPLT), 저-출력 레이저 치료(low-power laser therapy, LPLT), 저강도 레이저(low- intensity laser, LIL), 그리고 단색광 자외선 에너지를 포함한 빛 치료를 묘사하는데 사용되었다. 이러한 용어는 임상가들이 전문도서를 읽을 때 많은 혼란이 있었다. 현재는 임상가. 과학자, 전문가들 사이에 *빛 치료* 또는 *광선 치료*의 용어로 사용되고 있다.[1,2]

레이저와 비레이저 장치
LASER AND NONLASER DEVICES

레이저와 비레이저 장치(LEDs, SLDs)는 빛을 발생시키고, 특성도 다르며, 특별한 파장을 가진 빛을 방출한다. 두 장치는 모두 나름대로의 상반된 장점이 있다. 그러나 중요한 문제점은 용어의 정의에 있다. 몇몇의 레이저는 LEDs란 용어를 사용하기 때문에 레이저 vs. LEDs로 토론을 할 수가 없다. 몇몇 과학자는 *레이저와 비레이저 빛*[1] 이란 용어를 사용하는 반면에 다른 분야의 전문가들은 *집속평행(coherent)과 비집속평행(noncoherent) 빛*[3]으로 두 장치의 차이를 구별한다. 이러한 차이를 이해하기 위해 여러분들은 각 장치를 만들어내는 방법에 대해 이해를 해야 할 것이다.

레이저의 특성
Characteristics of Lasers

레이저를 방출하기(radiation) 위해 레이저 장치는 에너지 원천, 기계적 구조 그리고 **발진매질**(lasing medium), 가스, 액체, 크리스탈, 반도체(LEDs 같은) 등을 가지고 있어야 한다. 발진매질의 차이는 파장의 차이, 간섭형(coherence)과 발산형(divergence) 빛의 수준의 차이를 가져올 수 있다.

레이저 빛은 일반 빛과 차이가 있다. 레이저 빛은 단상성(monophasic), 단색성(monochromatic), 집속평행(coherent), 그리고 비발산형(nondivergent)이다. 이것은 동일한 에너지를 가진 빛의 입자와 각각 스텝을 움직이는 하나의 위상과 색으로 구성된다(그림 19.1). 다음은 레이저의 특성을 표현하기 위한 용어의 정의이다.

- **빛**(light): 시각적 지각을 생산하기 위한 전자기의 방출
- **증폭**(amplify): 크기, 볼륨, 중요성의 증가를 위해
- **자극**(stimulate): 생동(excite) 또는 활력(invigorate)을 위해; 무엇인가를 성장, 발전을 고무하고 자극하기 위해, 또는 더 많은 활동(active)을 위해
- **방출**(emission): 근본 원자에서 전자의 해리 같은 움직임
- **조사**(radiation): 광선(ray), 파장, 입자 형태의 에너지 이동: 소위 방사상의 에너지(radiant energy)로 불리움
- **전자기 에너지**(electromagnetic energy): 다양한 기본 에너지 중의 하나. 특성은 빈도, 파장에 의존하고 서로 밀접한 관계가 있다(11장)
- **빈도**(frequency): 파동, 임의 진동의 비율, 공간의 시간(local time)에서 관련되어 측정한다.
- **시각적 빛**(visible light): 발산, 다파장(multichromatic), 비집속평행(incoherent), 다상(multiphasic) 형태의 전자기 물결
- **비확산**(nondivergent): 분리되거나 퍼지지 않음. 플래쉬 빛(divergent)과는 반대로 레이저 포인트 같은 빛(nondivergent). 비확산 빛은 방향광(directional light)으로 알려져 있다(그림 19.2).
- **단색성**(monochromatic): 단일 빈도, 단일 색깔(만약 빛 스펙트럼 안에 있다면)(그림 19.1b,c).

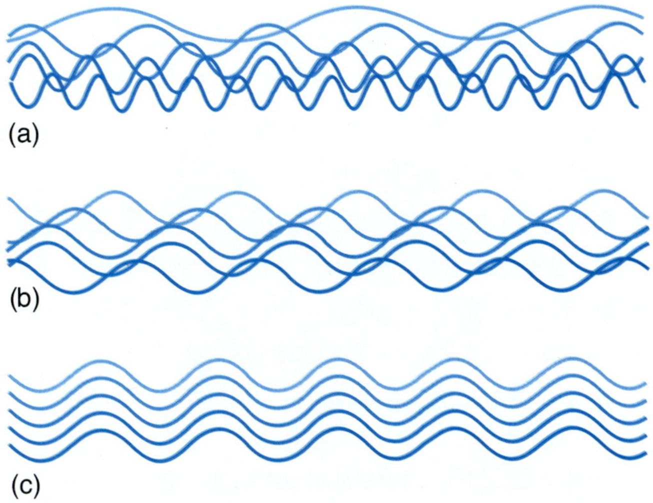

그림 19.1. 빛의 3가지 종류의 물결 모양. **(a)** 일반적인 빛 망울은 각기 다른 파장의 물결로 구성되어진다. **(b)** LED는 동일한 빈도(단색성)의 물결을 가진 빛을 방출하지만, 집속평행성(incoherent)은 아니다. **(c)** 레이저는 동일한 빈도(단색성)의 물결을 가진 빛을 방출하고 집속평행성(coherent)이다.

- **집속평행**(coherent): 논리적 정렬(logically ordered): 동일한 파장과 고정된 위상을 가진 전자기파(그림 19.1c)
- **고정 위상**(fixed phase): 레이저빔의 모든 빛 입자파의 통합적 실행(unified launching)

레이저는 단일 장치가 아니라, 특별한 빈도, 확산, 빔의 방출의 초점에 맞춘 다양한 장치이다. 치료적 장비로 레이저는 TV나 차 부품의 용접용으로 사용되는 것이 아니라, 상처 치료를 위해 사용된다. 치료적 레이저는 다양한 다이오드의 기구 헤드(레이저 방출 장치)를 가지고 있고 다양한 빈도와 레이저 빔을 전달한다.

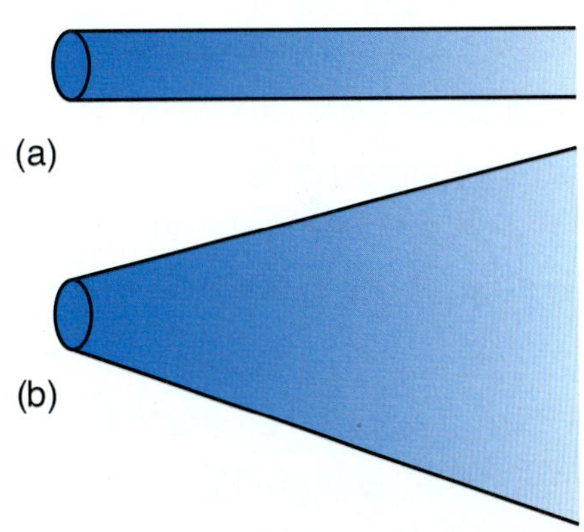

그림 19.2. 빛의 확산의 대조적인 그림이다. **(a)** 비확산 빔. **(b)** 확산 빔.

레이저라는 용어는 몇몇의 관련된 개념의 부분이다.

- *레이저 장치(laser device):* 레이저 빔을 방출하는 기계, 생산장치, 생산원. 이것은 레이저라는 단어가 단독으로 사용될 때를 의미한다.
- *레이저 빔(laser beam):* 레이저 장치에서 산출되는 것; 높은 증폭(amplified), 고-빈도, 단일-색상, 비발산, 일관성 빛
- *레이저 빛(laser light):* 레이저 빔의 빛
- *레이저 에너지(laser energy):* 레이저 빔의 에너지

레이저의 성질 THE NATURE OF LIGHT

레이저는 빛의 두 가지 성질 때문에 가능하다: 빛은 물결과 입자로 구성되어 있다.[4] 그것은 전기적 진동과 자계 파처럼 한 부분에서 다른 부분으로 움직였을 때를 포함한다(그림 11.3 참조). 그것은 입자로 흡수하거나 원자를 방출하였을 때를 의미한다. 에너지 묶음인 입자는 소위 **광자들**(photons)이라 불린다. 광자에너지는 각 광자가 고유한 파장과 단일 빈도를 가지고 있기 때문에 파장, 빈도의 기능이 있다(11장 참조).

레이저 에너지의 생산 LASER ENERGY PRODUCTION

레이저 에너지의 생산은 4가지 요소를 필요로 한다(그림 19.3):

- 증폭실, 증폭과 자극을 발생시키는 공진 진동(resonationg cavity)
- 증폭실 안에서 위치하고 있는 발진매질(lasing medium), (가스, 액체, 크리스탈, 화학물, 반도체)
- 에너지의 외부 요소(전기, 화학적, 광학적)
- 확대실 양끝에 있는 한 쌍의 거울, 그 중 하나인 **반투명거울**(half-slivered mirror)은 빛의 절반만 반사하고, 반은 통과시킨다. 원자인 발진매질의 대부분은 에너지를 흡수한다. 그것은 원자를 활동시키고, 높은 에너지 궤도를 움직이는 원인이 된다. 이것은 비정상적 또는 비안정 상태이다. 그러나 전자는 정상상태로 반향한다. 그래서 흡수된 에너지는 빛 입자인 광자로서 방출되어진다.

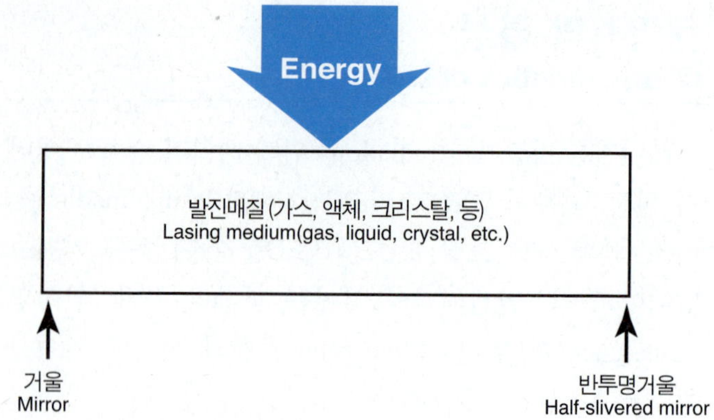

그림 19.3. 레이저의 기본 구성.

레이저가 발진매진에 적용되면 레이저 매질 원자에 데부분이 에너지를 흡수한다. 흡수된 에너지는 더 높은 에너지 궤도에 움직이는 원인이 되는 원자를 활동시킨다. 이것은 비정상적이거나 안정되지 않은 상태이다. 그래서 원자들은 그것들을 정상상태로 되돌린다. 이러한 상태에서 흡수된 에너지는 특별한 빛인 광자(photon)를 방출한다.

광자는 우리 일상생활의 한 부분이다. 원자들은 시간 광자 에너지를 방출한다. 백열 전구의 빛; TV 화면 튜브; 불; 전기스토브 위의 열선, 오븐, 토스터기는 모두 원자 궤도를 변화시키는 광자 방출의 원인이 된다. 그러나 이러한 광자는 다양한 파장으로 방출되어지기 때문에 레이저 에너지에서 매우 다른 양상으로 나타난다.

레이저는 원자의 활동(자극)을 조절하고 자극되어진 에너지를 방출하기 위해 디자인되었다. 동일한 활동 상태를 가진 동일한 원자는 동일한 파장을 가진 광자를 방출할 것이다. 그러므로 특별한 발진매질을 사용함으로써 방출된 광자는 단색성과 집속평행성을 가지고 있다.

발진매질의 각 끝에 있는 한 쌍의 거울들은 레이저 에너지를 생산하기 위한 주요 요소이다. 광자의 대부분은 손실된다. 그림 19.4는 P1, P2 그리고 P3 광자들의 거울의 타격 없이 증폭실에서 활동한다. 광자 P4와 P5는 거울의 타격으로 확대실 밖으로 반사되어진다. 광자 P6은 그러나 오른쪽 각에 있는 거울에서 타격되어 두 번째 거울을 향해 반사된다. 광자는 두 거울 사이에 발진매질을 통해서 앞, 뒤로 튀고, 그것들은 정상상태로 돌아오기 위해 활동성 원자인 전자를 자극한다. 추가적 광자에 있는 에너지를 포기한다. 그래서 직렬 효과는 더 많은 광자가 방

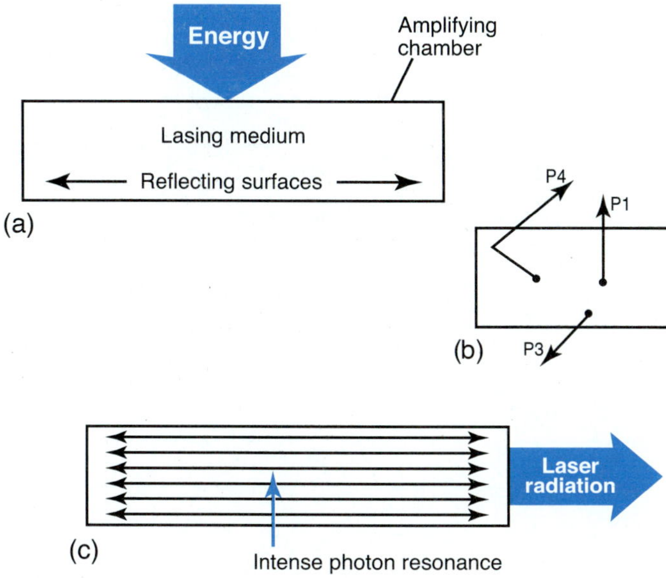

그림 19.4. 레이저 에너지의 생산. **(a)** 매질에 외부 에너지의 적용. **(b)** 자발적인 광자의 해리. **(c)** Half-slivered mirror를 통해 레이저 빛의 부분적 해리로 강한 광자 공명을 발생시킨다. (Baxter[5]에 의해 허용)

출되어질 때 발생된다. 반투명거울(half-slivered mirror)을 통과한 광자는 레이저 빔(빛)이 된다. 이러한 생산은 발진매질의 타입에 영향을 받는다. 그러므로 반도체 매개물을 가진 레이저는 순수하게 단색광을 발산하지 않는다. 그리고 집속평행의 길이도 화학적 매개물을 가진 레이저보다 짧다. 그래서 LED를 기본으로 하는 레이저는 에너지 안의 차이를 보이며, 치료적 범위 안의 파장을 가진 빛을 생산한다. 다른 빛의 특징(집속평행)은 연구자들에게 기본 반도체 장비의 효과에 의문을 야기한다.

모달리티 *MODALITY* MYTH

냉 레이저는 열을 생산하지 않는다.

냉 레이저는 열을 생산하지 않는다는 것은 부분적으로 사실이다. 그것은 비열전도로 설명될 수 있으며, 직접적으로 조직에 열을 가하지 않는 것을 의미한다. 그러나 저-수준 레이저는 치료부위의 혈류를 증가시키기 때문에 레이저의 사용의 결과로 조직 온도를 가벼운 상승을 보일 수 있다.

효과를 결정하는 에너지 수준
ENERGY LEVEL DETERMINES EFFECTS

레이저의 효과는 그것을 방출하는 에너지의 양에 결정된다. 고-에너지 레이저는 많은 양의 열을 생산하고, 용접을 하는데 사용하며, 위성을 요격하는데도 사용한다.

고-에너지 레이저를 적용한다면, 인체의 조직이 파괴된다. 이것은 외과 수술 시 유용하다.

치료적 레이저는 인체 조직에 열을 발생시키지 않는 저수준의 에너지(<500 mW)를 사용한다. 이것은 **저-수준 레이저**(low-level lasers)로 불리며, *냉 레이저(cold laser)*, 소프트 레이저로 언급된다(그림 19.5).

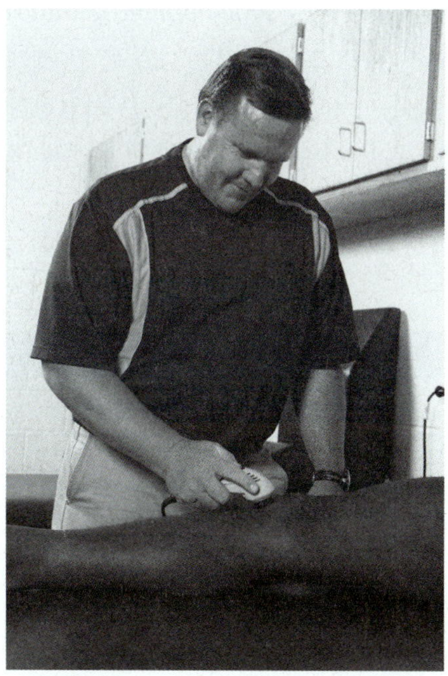

그림 19.5. 저 수준 레이저 또는 냉 레이저.

레이저의 분류 LASER CLASSIFICATION

넓은 범위에서 레이저는 사용되는 발진매질의 종류(표

표 19.1 레이저의 타입

레이저 타입	발진매질	파장(NM)	안전 분류
가스	HeNe	633	I–IV
가스	CO_2	10,600	IIIb–IV
가스	Argon	488–514	IV
다이오드 or 반도체	AlGaAs	600–1000	IIIb
염료	Tunable dye	577	IV
고체 상태	Ruby	694	IV
고체 상태	HdYag	1060	IV
엑시머	Dimer	351	IV

19.1)와 안전(표 19.2)에 따라 일반적으로 두 가지 방법으로 분류할 수 있다.

다음은 레이저의 5가지 타입과 레이저의 매질에 따른 요약이다.

- *가스 레이저:* 발진매질로서 가스를 사용한다. 헬륨과 헬륨네온(HeNe)이 가스 레이저에서 가장 보편적이다.
- *다이오드 또는 반도체 레이저:* 발진매질로서 반도체의 사용: 이 레이저는 작고 저출력이거나, 크고 고출력이다. 저-출력 반도체는 레이저 포인트, 레이저 프린터, 그리고 CD 플레이어에서 사용되어진다. 사실, 780 nm 알루미늄 갈륨 비화물(aluminum gallium arsenide, AlGaAs) 다이오드 레이저는 대부분 전 세계의 CD 플레이어에서 사용되어지고 있다. 큰 사업장의 다이오드 레이저는 많은 양의 열을 발산하고, 용접과 절단에 사용되어진다.
- *염료 레이저:* 발진매질로서 액체를 용해한 큰 분자 유기 염료를 사용한다. 그것들은 넓은 범위의 파장에서 레이저 빔을 생산한다.
- *고체-상태 레이저:* 발진매질로서 미네랄을 사용한다. 예로, ruby와 neodymium: yttrium-aluminum-garnet (YAG) 레이저가 있다.
- *엑시머(excimer) 레이저:* 발진매질로서 2분자체(dimer)를 사용한다[2분자체는 콜린, 불소, 비활성(inert) 가스, 아르곤, 크립톤, 크세논(xenon) 같은 반응 가스의 혼합으로 전기적 자극에 의한 가-분자(pseudo-molecule)의 생산이다].

안전은 발진매질에 함축된 에너지의 양에 의해 결정된다. 에너지의 양은 빛의 형태로 해리된다. 즉, 레이저의 출력이다. 레이저의 출력이 크면 클수록 잠재된 위험도 점점 커진다(표 19.2 참조).

레이저의 토의 유형으로 두 가지를 고려할 수 있는데 이것은 파장과 색깔이다. 비록 파장과 색깔 모두 레이저

표 19.2 레이저의 안전 분류

분류	출력(MW)	시각성*	안전 관련
I	<0.5	Either	없음
II	<1	Visible	순간적 시각을 위한 안전(safe for momentary viewing)
IIIa	<5	Either	광화학적 효과
IIIb	<500	Either	Photobiomodulation, 광열효과 없음, 피부, 의복, 눈에 손상가능성 없음
IV	>500	Either	광열효과; 피부, 눈, 의복에 해를 가함, 신체를 주의해서 사용

** 이 표에서 Either는 시각적, 비시각적 레이저를 모두 의미한다.*

분류에 사용될 수 없다고 하더라도, 파장과 색깔은 레이저를 설명하는데 중요하다. 레이저의 신체반응은 레이저의 파장과 특별한 연관이 있다. 레이저 파장 중 특별한 하나는 확실히 조직 반응의 원인이 된다. 나머지 레이저 파장은 각기 다른 반응 또는 전부 반응을 보이지 않는다. 이러한 이유로 인해 특별한 반응이 이해되기도 하고, 때로는 레이저는 복잡하기도 하며 때로는 혼란스러울 수 있다. 임상가들은 환자들에게 효과를 설명할 때 레이저의 특별한 파장을 항상 증명하고, 확인할 수 있어야 한다.

레이저는 종종 붉은색 레이저, 보라색 레이저 같은 색깔로도 언급되어진다. 이것은 비록 우리가 그것과 반대로 제시하더라도, 애매한 부분도 있다. 예를 들면, 150-380 nm의 모든 레이저 파장은 자외선이다(표 19.3). 그러나 150 nm 레이저에 조직 반응은 380 nm 레이저와는 차이가 있다. 그래서 각 레이저는 모두 자외선 레이저라고 부르기보다는 특별한 파장에 의해 언급되어져야 한다.

LEDs와 SLDs의 특징
Characteristics of LEDs and SLDs

LED(light-emitting diode)는 전류가 통과될 때 빛을 방출하는 반도체 다이오드의 특별한 유형이다.[4,6] **SLD (super-luminous diode)**는 더 밝은 LED이다. SLDs는 p-n 접합부(junction)라 불리는 구조를 생성시키기 위해 불순물을 함유한(impregnated) 실리콘, 게르마늄 같은 반도체 물질로 구성된다. 크리스탈 같은 유형 안에 실리콘과 게르마늄은 전기 절연체이다. 비록 그 물질들은 금속처럼 강한 전도체는 아니지만, 충분히 전기전도는 가능하다.

다이오드의 p-n 접합부는 각각 다른 물질이 도핑된 두 쌍의 반도체 물질로 구성되어 있다(그림 19.6). 접합부위의 주변에 도핑 물질은 화학적으로 반도체 물질과 결합하고, 여분의 자유전자가 발생된다. 반도체 안에서 결과적으로 *n*인 음전하가 된다. p-side 위에 도핑 물질은 반도체 물질을 결합하기 위해 충분한 전자를 가지지 못한다. 그 결과 *p*인 양전하 물질이 된다. *p*와 *n*의 접합부의 상호작용은 한쪽 방향으로만 전류의 흐름을 허락하고, 반대쪽과 발광은 차단함으로써 독특한 특성을 가진 다이오드를 만든다. 전기가 그것을 통과할 때, 다이오드는 광자의 형태 안에 있는 에너지를 포기한다. 에너지 파장을 포기하면서 방출된 빛의 색깔이 도핑 물질의 화학적 구성에 의해 결정된다. 전형적으로 LEDs와 SLDs는 다양한 색깔의 플라스틱 케이스에 덮혀 있다. 플라스틱 케이스는 빛의 색깔과 관련이 없다. 그것은 단순히 다이오드에 의해 방출되는 에너지의 특별한 파장과 빛의 색깔을 표시하기 위하여 사용되어진다.

LED와 SLD에서 방출되는 빛은 단색성이지만, 집속평행성은 아니다. 이것은 레이저의 빛보다 더 흩어지고, 목표물을 때리는데 빛보다 약하다. 그래서 에너지는 조직의 손상을 덜 받는다.

표 19.3 다양한 파장의 조직 침투

파장(NM)	색 범위	침투 깊이(NM)
150-380	자외선	<0.1
390-470	보라빛의 깊은 파랑	~0.3
475-545	파랑 to 녹색	~0.3-0.5
545-600	노랑 to 오렌지	~0.5-1.0
600-650	붉은색	~1.0-2.0
650-1000	적외선에 깊은 빨강	2.0-3.0
1000-1350	적외선에 가까운	3.0-5.0
1350-12000	적외선	<0.1

** Baxter[5]에 의해 허용*

빛 치료인 레이저와 다이오드 장치의 차이점
DIFFERENCES BETWEEN LIGHT THERAPY LASERS AND DIODE DEVICES

기본 반도체 레이저와 다이오드 장치는 LEDs와 SLDs를 사용한다. 두 장치에서 전달하는 빛은 동일하다고 생각한다. 다이오드 장치의 p-n 접합부는 환자에게 직접적인 에너지를 방출한다.[4] 그러나 반도체 레이저는 다이오

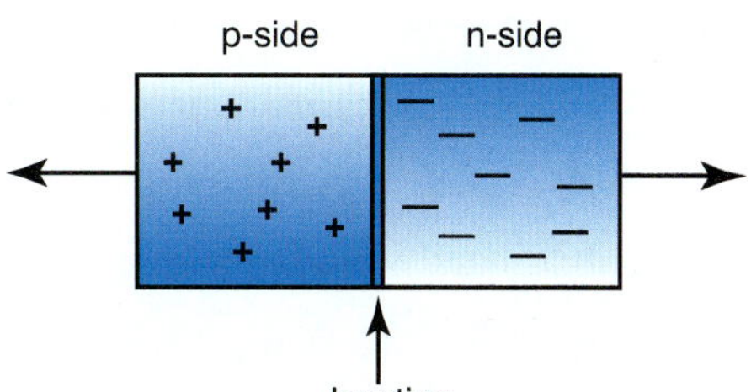

그림 19.6. 다이오드의 p-n junction.

드에서 방출이 되고 반도체 레이저는 다이오드 방출의 추가적인 광자극으로 더 멀리 진행된다. 레이저에 의해 더 멀리 진행된다. 광자는 레이저의 half-slivered mirror을 통하여 빠져나간다. 광자들은 집속평행적이지만 더 많은 광밀도를 가진다. 즉, 더 많은 광자들이 분포되어 있다. 임상적 중요성은 다이오드 장치를 목표 조직에 도달하고 에너지의 동일한 양을 전달하기 위해 거리가 더 멀고, 에너지가 효과적인 레이저 빛으로 조직에 침투하기가 어렵다는 것이다.

비록 집속평행이 임상적 효과를 위해 필수라고 주장하지만, 다른 한편으로 파장과 물질의 용량이 중요하다는 논쟁도 있다.[7] SLDs와 SLDs 부속 장치는 세포와 조직의 치료에 효과적인 것을 알 수 있다.[1]

레이저 의학
Lasers in Medicine

다양한 형태의 레이저는 의학에 사용된다.[8,9] 외과적 수술(조직 절단 또는 혈관의 봉합), 진단, 영상, 물리치료 및 재활에 적용한다. 재활에서 사용하는 레이저, LEDs, SLDs는 다른 범위의 의학에서 사용하는 레이저 치료와는 차이가 있다. 우선 출력이 훨씬 낮다. 이 장치의 최대 출력은 500 mW 미만이다.

상대적으로 레이저의 낮은 출력은 비열효과를 만든다. 이것은 치료되는 조직에서 발생하는 열반응이 없는 것을 의미하지는 않는다. 그것은 온도의 상승이 미미해서, 거의 탐지할 수 없는 것을 의미한다.

미국 식약청(Food and Drug Administration, FDA)은 재활을 위한 빛 치료로는 인정하지 않았지만, 특별한 치료에 사용되는 특별한 기계임은 확실하다고 하였다. 그러나 미국 식약청에서는 더 많은 증거(controlled clinical trials)가 빛 치료를 입증하기 위해 필요하다고 믿는다. 지금까지, 빛 치료는 근골격계에 있어 목, 어깨 통증, 손목굴증후근(수근관증후군, carpal tunnel syndrome)과 관련 있는 손목과 손의 통증, 엉덩정강근막띠증후군(장경인대증후군, iliotibial band syndrome)에 일시적인 이완을 위해 사용되어져 왔다.[10] 빛 치료 장치는 권리가 보장되고 부당한 위험이나 해가 노출되지 않는 것을 확인한 사람을 대상으로 대학 연구소와 기관 연구논문 계획이 임상심사위원회에서 입증하기 위한 대조군 임상 연구(controlled clinical trials)로 사용되었다. 많은 임상에서 저-출력 레이저가 공급되어 환자 치료에 사용되어졌다.[10] 그러한 행위를 막을 "레이저 정책"은 없지만, 이것은 장치의 부적절한 사용에서 기인하는 상해의 책임에서 안전하지 않다는 것을 말해 준다.[10] 레이저는 항상 주의해야 한다.

빛 치료는 알맞게 사용하면 상대적으로 안전하다. 많은 전기 치료양식들이 금기와 주의를 위한 목록에서 점점 확대되지만, 빛 치료는 핀, 플라스틱 임플란트, 성장판, 심박동기, 생식선 환자에게도 안전하다.[5]

모달리티 MODALITY MYTH

레이저 치료는 정부가 입증하였다.

미국 주정부에서 레이저 치료의 허가를 제한하였다. FDA는 근골격계 치료를 위한 장비로 저-출력 레이저 모델은 승인하였다. 그러므로 명확하게 입증된 모델 이외에 다른 모델의 사용은 불법이다. 또한 입증된 질환 이외에 다른 질환의 치료를 위해 입증된 모델을 사용하는 것 또한 불법이다.

조직에 있어 레이저의 효과
THE EFFECTS OF LIGHT THERAPY ON TISSUE

침투가 깊은 레이저와 비레이저 장치는 조직의 유형에 영향을 받고, 조직 사이에 분자 유형에도 영향을 받는다. 물과 아미노산, 핵산, 헤모글로빈, 멜라닌 같은 유기분자는 몸의 조직에서 복사되는 흡수율을 설명할 수 있다. 그러므로 피부 색깔은 어떻게 많은 빛이 조직에 의해 흡수되어지는지, 치료동안 침투 깊이에 대해 많은 역할을 한다.

광생체 조절(Photobiomodulation)

광생체 조절은 빛의 생물학적 과정을 변경하는 행위를 의미한다. 레이저 치료가 그것이다. 그것은 통증과 상처 치유 과정을 조절하여 조직에 자극을 준다. 일부 임상가들은 생체자극(biostimulation)의 구용어를 사용한다. 그러나 이 용어는 단지 절반만 맞다.[10] 때때로 레이저는 통증을 감소시키는 것처럼 생리적 변화를 억제한다.

활동의 메카니즘(Mechanism of action)

빛이 조직에 흡수되어질 때, 하나 또는 세 가지 메카니즘

에 의한 혼합에 의해 분자 수준으로 활동한다(그림 19.7):

- 분자 사이에 전자 결합의 활동은 결과적으로 분자를 파괴하고 구조의 변화를 야기한다.
- 분자 사이에 서로 관련된 높은 수준의 진동에 의한 원자의 활동은 낮은 수준의 열을 생산한다.
- 분자 사이에 원자의 회전적 변화는 온도의 변화를 야기한다.

조직에 영향을 주는 레이저 빛의 정확한 메커니즘은 아직 결정되지 않았다. 전자장 에너지는 광자이다. 용인된 이론은 광자가 조직세포 안의 광수용체에 의해 흡수되어지고,[11] 광수용체의 분자 구조(called the primary reaction)에 의해 변화가 일어나고, 이러한 구조의 변화는 세포의 분자 실행을 변화시킨다(called secondary reaction).

관내(in vitro) 연구에서 세포 또는 조직 배양이 인체 조직으로 사용되어졌고, 두 번째 반응을 포함한 이론을 지지하였다:

- 세포의 광생체 조절
- 자극/ 손상된 조직의 최적화
- 통증 이완

더 많은 연구들이 레이저가 **생체 내**(in vivo)에서 발생하는 이러한 효과의 확인이 필요하다.

인체 신진 대사는 광수용기, 레이저 빛의 흡수, 세포 항상성의 변화, ATP 에너지 향상에 의한 치유 향상의 극대화 그리고 새로운 세포를 증식하는데 관련된 다양한 세포의 활동에 의해 발생된다.[11,12] 섬유아세포는 조직 배양을 위해 HeNe 조사를 한 후 증가한다.[13-16] 게다가, 빛 치료는 섬유아세포에 의한 콜라겐 생산을 증가시킬 것으로 보인다.[17] 근섬유아세포에 섬유아세포로의 전환은 빛 치료 양의 효과에 의해 나타난다(근섬유아세포는 상처를 치유하는 동안 상처 주위 가장자리를 수축 또는 이완을 도와주는 섬유아세포로 변환된다).[18] 비록 이러한 연구가 빛 치료의 사용을 지지한다 하더라도, 결과는 조직 배양의 유형과 치료 직경의 변차에 따라 항상 똑같지는 않다.[19,20] 그러므로 더 많은 연구가 빛 치료의 양성 효과를 지지하는 것이 필요할 것이다.

빛 치료는 림프구 증식의 증가[21]와 병원체를 결합하는 능력[22,23]에도 효과적이다. 그러나 다른 연구의 결과는 빛 치료는 림프구 증식의 억제와 감소[24,25] 같은 반대 효과를 제안한다. 이러한 효과는 파장과 치료에 사용되는 출력과 관련이 있다. 이 데이터는 레이저가 면역 체계의 억제에 의해 만성 상처치유를 도와준다는 견해를 지지해 줄 것이다. 앞으로 면역 체계에 관련된 빛 치료의 잠재적 효과를 더 많은 연구를 통해 검정할 필요가 있다.

조직 치유(Tissue healing)

세포와 분자 효과는 빛이 조직 치유를 강화하는 이유를 설명하는데 도움을 준다. ATP 합성의 활성화는 섬유아세포 증식을 증가시킨다. 그래서 섬유아세포는 콜라겐을 증가시킨다. 결과적으로 섬유조직 형성은 이론적으로 활성화되어지고 상처는 더 빨리 수축된다.

이 개념은 연구에 의해 지지되어졌다. 빛 치료는 인체 피부의 상처의 수축,[26] 인체의 피부 궤양,[27-29] 말초신경 재생,[30] 동물의 다양한 표피 손상[22,31]을 향상시킨다. 동물과 인체 손상에 사용한 다른 연구에서는 치유에 효과가 없다고 알려지기도 하였다.[32-34] 사실, 실험관 안에서 기록된 선행 연구보다 이러한 연구의 불일치는 더 많다.

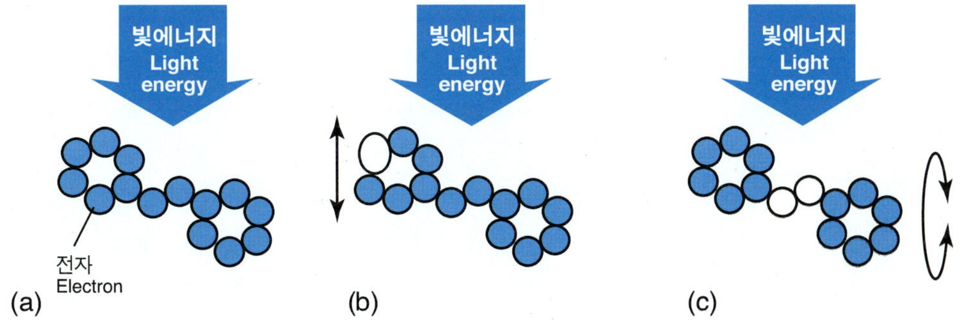

그림 19.7. 분자가 빛을 흡수하는 3가지 메카니즘. (a) 분자 전자의 결합 활동. (b) 높은 수준의 진동의 원자들의 활동. (c) 분자 사이의 원자의 회전 변화 (Baxter에 의해 인증되고 채택되어짐[5])

빛 치료는 다음에 따라 3단계의 조직 치유 향상을 나눌 수 있다:

1. *세포 기간:* 대식 세포의 해리가 증가, interleukin 6 (염증성 물질) 형성, 피부 괴사 감소
2. *콜라겐 형성 기간:* 콜라겐 형성이 증가, 과립 소실, 근섬유아세포 전환
3. *재형성 기간:* 상처 수축, 인장 강도/긴장

몇몇 임상가들은 상처 치유기간 동안 콜라겐 활동과 섬유아세포 증가시, 빛 치료가 큰 사이즈의 흉터를 가져올 수 있다고 제언했다. 이러한 경우에 임상가들이 주의를 해야 한다. 그러나 빛 치료가 과대한 흉터나 켈로이드를 유발한다는 증거는 현재 없다. 사실 빛 치료는 켈로이드를 부드럽고 평편하게 해준다.[13]

통증 완화(Pain relief)

빛 치료의 급성기와 만성기 통증의 효과에 대한 견해는 다양하다. 빛 치료의 통증 감소에 대한 많은 견해는 목 통증 환자 다섯 명을 대상으로 무작위 실험 연구[35]가 있었지만, 대조군, 맹검(blinded) 연구, 또는 무작위 실험 연구에서 정확하게 입증되지 않은 주장이다. 대조군 연구에서의 견해도 나뉘고 있다. 빛 치료는 통증 감소에 효과적[35,36]이라고 한 반면 아니라고 한 지적도 있다.[37-39] 통증을 감소시키고 빛 치료에 의한 메카니즘을 최적화 하는 한도에 대한 논란이 발생하고 있다.

많은 연구들은 다음 통증을 치료하는데 빛 치료의 사용을 지지한다.

- 급성 근골격계 외상[36]
- 근막통증[40,41]
- 류마티스 관절염[42]
- 수근관 증후군[43]
- 허리통증[44]
- 발통점[40,41]
- 목 통증[35]

반면, 다른 실험 연구에서는 빛 치료는 다음 질환에는 효과가 없다고 하였다:

- 근골계 통증[39]
- 외측 발목 염좌[38]
- 발바닥힘줄막염(족저근막염, plantar fasciitis)[45]
- 지연성 근육통[46]

몇몇의 이론은 빛 치료가 통증을 감소하는 방법에 대해 제언했다. 그것이 특별한 메카니즘을 확실히 갖진 않았더라도, 이러한 이론은 약간의 가능성에 대해 집단적인 견해를 모았다.

- 중추신경계 안에서 세라토닌의 증가[38]가 있었다면, 통증 전파를 억제하였을 것이다.
- 콜린의 감소[5]는 중추신경계의 통증 전파를 감소한다.
- 프로스타실린[47]의 억제는 조직 치유를 위한 염증 기간 동안 통증에 중요한 역할을 한다.
- 표재 신경의 감각 신경 전파 시간의 증가[48,49]는 시간 외의 극한 통증 전파를 감소시킬 수 있다; 그러나 다른 연구[50]에서는 결과의 차이를 보인다.
- 중추신경계의 통증 지각 역치의 증가[51]
- 위약 효과

치료 변수
Treatment Parameters

빛 치료의 치료 변수는 다음과 같다.

- 전파 기술
- 용량과 기간
- 조직 침투

전파 기술 DELIVERY TECHNIQUE

빛 치료는 상처, 통증의 부위(nerve roots, trunks; 발통점, 지압점; 림프구, 혈관), 포함하여 각기 다른 다양한 방법으로 치료를 할 수 있다. 대부분의 레이저는 조직에 특별한 파장의 빛을 전달하기 위하여 **단일 레이저 탐침봉**(single laser probe)을 사용한다. 그러나 최근에는 **군집 탐침봉**(cluster probes)이 치료기간 동안 더 넓은 부위에 다양한 파장을 전달한다(그림 19.8).

레이저의 최적의 전달을 위해, 레이저 탐침봉은 확산과 반사를 최소화하기 위해 피부에 접촉해야 한다. 개방성 상처일 경우에 탐침봉은 상처에 접촉이 없지만, 1 cm 미

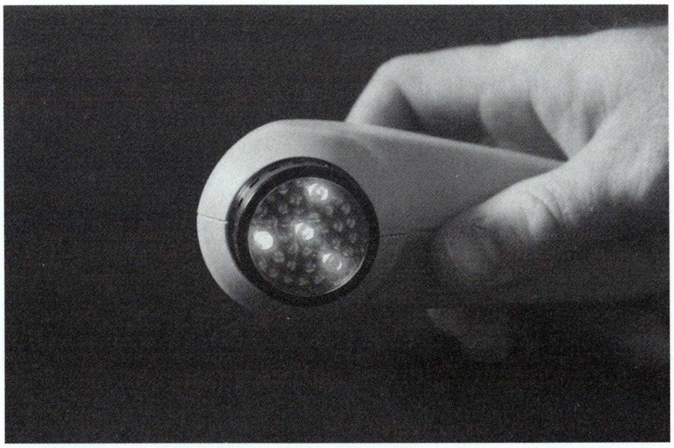

그림 19.8. 군집 탐침(a cluster probes).

만으로 가깝게 적용해야 한다. 약간의 임상가들은 상처 부위 위에 소독된 투명 필름을 사용한다. 그래서 탐침봉을 손상된 조직에 접촉할 수 있다.

군집형 헤드는 넓은 범위를 치료하기 위한 최고의 선택이다. 그러나 군집형 헤드를 이용할 수 없을 때, 단일 탐침봉은 조직의 다양한 부위에 연속적 적용을 위한 **격자 적용**(grid application)과 초음파처럼 부위에 교차적으로 헤드를 움직이는 **스캐닝**(scanning)의 두 가지 방법 중 하나로 사용 된다.

격자 적용 사용을 위해, 1 cm^2 부분에 연속적으로 치료 부위를 그린다. 알맞은 용량으로 각각의 부위에 체계적으로 치료한다. 스캐닝은 천천히 안정된 비율로 치료 부위에 레이저 탐침봉을 앞과 뒤로 지속적으로 움직인다. 치료 부위가 덮일 때까지 상처부위 위에서 진행하여 통과한다. 그 다음 처음 통과 시에 탐침봉을 90°로 움직이고, 전체 부위를 두 번 반복하여 치료한다. 전체 치료 부위와 기계적 출력은 치료 기간 동안 일정하게 구성되어진다. 용량은 스캐닝 방법 시 정확하게 사용된다.

발통점 또는 지압점 위에 치료를 위해 레이저 탐침봉을 천천히 움직이고 마사지 효과를 위해 압박을 가한다. 압박 시 이러한 부분을 환자에게 알려 주어야 한다.

용량과 기간 DOSAGE AND DURATION

용량은 평균 동력, 빛 노출 시간, 치료 부위의 3가지 요소에 의존한다. 이러한 요소는 다음과 같은 공식으로 표현될 수 있다.

$$\text{용량} = \frac{(\text{평균 동력} \times \text{치료 시간})}{\text{치료부위}}$$

어디서:

- 용량은 매 센티미터의 제곱에 jules로 주어진다(J/cm^2)
- 평균 동력은 기계의 평균 산출되는 힘이다(in mW)
- 치료 시간은 치료의 길이이다(Tx)(in time)
- 치료 부위는 레이저 빔의 부위 또는 치료되어지는 부위이다(in cm^2)

레이저 출력이 고정되고, 용량과 적용시간을 변화하기도 한다. 치료 시간은 동력이 각 장치마다 차이가 있기 때문에, 각 특별한 장치에 계산되어져 있다. 치료 시간은 장치의 총 출력에서 계산되어진다.

제품은 각각의 장치의 총 동력을 기록해 놓았고, 다양한 펄스의 평균 동력을 기록해 놓았다. 평균 동력이 주어지지 않는다면, 당신은 다음과 같은 공식을 사용해서 계산을 할 수 있다.

$$\text{평균 동력} = \text{pulse rate (Hz)} \times \text{peak power (mW)} \times \text{pulse width (sec)}$$

용량의 범위는 연구과 이론에 잘 나와 있다. 표 19.4와 표 19.5에 일부가 정리되었다. 두 표의 차이는 이러한 양식에 대한 정확한 지식의 부족을 반영한다. 임상적으로 추가적 용량의 사용에 있어 매뉴얼을 찾아보아야 한다.

치료 시간의 계산은 다음 공식에 의해 계산된다.

$$\text{치료 시간} = \frac{(\text{용량} \times \text{치료 부위})}{\text{동력}}$$

어디서:

- 용량은 표에 의해 얻어지는 값이다(in J/cm^2).
- 치료 부위는 당신이 치료하기를 원하는 범위이다 (in cm^2).
- 동력은 최대 출력(지속파로 치료할 경우) 또는 평균 출력(펄스파로 치료할 경우)이다. 제조회사의 자료 또는 평균 출력이 공식에 의해 계산된다.

예로, 특별한 상황의 용량이 1.5 J/cm^2이라면, 레이저

표 19.4 근골격계 질환과 알맞은 레이저 용량

적용(condition)	용량(dosage)*	주의점(notes)*
표층 상처	0.5–4.0 J/cm^2	시간이 흐르면서 상처가 악화되면 용량을 증가시킨다.
발통점	8 J/cm^2	레이저 탐침봉 사용; 1 J을 이용하여 발통점을 치료
신경근 적용	8–24 J/cm^2	레이저 탐침봉 사용(1–3 J/point)
힘줄염(tendinitis)	1–3 J/point	
관절낭염(capsulitis)	1 J/point	
위관절융기염(상과염, epicondylitis)	2–3 J/point	
근육 좌상(muscle strain)	1–2 J/point	
무릎넙다리 문제(patellofemoral problems)	1–2 J/point	
인대 좌상(ligament strain)	2–4 J/point	
발바닥힘줄막염(plantar fasciitis)	1–3 J/point	

** 표식은 레이저 탐침봉의 크기 부분을 나타낸다.*
Baxter[5] 에 의해 허용된 범위

의 평균 동력이 0.5 mW이고, 레이저 빔의 표면 부위는 0.1 cm^2 이다.

$$\text{치료 시간} = \frac{(1.5\ \text{J/cm}^2 \times 0.5\ \text{cm}^2)}{0.5\ \text{mW}}$$

왜냐하면 1 joule = 1 W · sec 그리고 0.5 mW = 0.0005 W, 공식은 다음과 같이 재정리될 수 있다.

$$\text{치료 시간} = \frac{(1.5\ \text{W} \cdot \text{sec/m}^2 \times 0.5\ \text{cm}^2)}{0.0005\ \text{W}}$$

$$\text{치료 시간} = 300\ \text{sec or 5 min}$$

1.5 J/cm^{2}을 전달하기 위해 5분이 걸린다. 그러나 치료 부위가 레이저 탐침봉보다 넓다면, 전체 부위에 치료 시간은 스캐닝 방법을 사용하여 계산되어져야 한다. 격자 적용을 하여 사용되어지면, 치료는 레이저 탐침봉의 계산

표 19.5 레이저 치료 용량의 적용

	급성(J)		만성(J)	
적용	per point	Dosage Total	per point	Dosage Total
근육 좌상	3–4		25–35 5–6	35–45
힘줄염	3–6	24–30	5–8	35–45
인대 좌상	3––4	25–30	5–6	35–45
스트레스성 골절	7–8	25–30	8–10	35–40
개방성 상처	0.5–1.5	*	1–4	*
근막 발통점	1.0 J	†	1.0	†

*>*상처의 크기에 따라 다르다.*
†근막 발통점은 가장 상처입기 쉬운 부위에 적용되어진다.
McLeod[9] 에 의해 인용 허가 받음

되어진 치료 시간을 사용하여야 하고, 각 격자는 그 시간 동안 치료되어야 한다.

조직 침투 TISSUE PENETRATION

침투의 깊이는 빛 치료에서 가장 큰 쟁점이다. 아무리 빛 치료가 특별한 조직에 효과적이라고 해도, 알맞은 용량이 목표 조직에 도달하지 못하면 가치가 없다. 빛이 다양한 조직 세포에 의해 흡수되어질 때, 침투 깊이가 감소한다.

레이저 침투는 파장과 동력이 작용된다. 파장은 침투 깊이를 결정하는데 중요한 요소이고 원동력이다. 또 하나의 원동력으로 출력과 에너지의 양도 포함되어진다. 좋은 비유로 짧은 못과 긴 못이 그것이다. 짧은 못은 짧은 파장으로 표현되고 침투의 깊이가 낮다. 긴 손톱은 긴 파장으로 표현된다. 짧은 못으로 강하게 나무 조각을 내려치고 긴 못으로 부드럽게 나무 조각을 내려친다면, 상식적으로 짧은 못이 나무 조각에 더 깊게 들어갈 것이다. 긴 못이 더 깊게 침투할 수 있음에도 불구하고, 힘의 부족이 더 얕게 침투한 결과를 가져온다. 못을 박는 것이 어렵고, 침투의 총 깊이는 제한된다는 사실을 명심해야 한다. 이러한 내용은 레이저에게도 적용된다. 최대 깊이로 침투할 수 있는 파장을 위해, 최대 깊이의 침투와 최대 반응을 이끌어내기 위해 알맞은 용량의 에너지가 사용되어져야 한다.

레이저의 조직 침투는 최대 5 mm로 표피적이다(표 19.3 참조). LED나 SED 장치는 더욱 표피적이다. 대부분 파장의 깊이는 1 mm 이하이지만, 이것은 관내, 생체 내 연구에 따라 결과의 차이를 보일 수 있다. 조직 배양된 세포는 직접적으로 레이저가 조사되어지지만, 조직 안에 세포는 단지 빔이 피부나 다른 조직에서 부분적으로 흡수된 후에 조사되어진다.

치료의 깊이는 파장에 의존한다. 중간 적외선 스펙트럼(1000–1530 nm) 근처에서 3–5 mm로 가장 큰 침투가 일어난다.[5] 이 깊이는 동력과 빛의 강도에 의해 영향을 받는다. 그러나 그것은 빛 치료가 더 깊은 조직에 침투를 위해 충분한 용량이 필요하다는 내용과는 논쟁의 여지가 있다. 빛 치료가 표피 상처에 효과적이고 표피 조직의 통증에 유익하다는 것은 문헌에 나와 있다. 왜냐하면 빛 치료는 단지 표피 조직에 흡수되어, 사용이 제한되기 때문이다.

비판적 사고 19.1 *초단파와 레이저 치료의 차이를 비교해 보아라. 유사한 점과 다른 점은 무엇인가?*

피부색(Skin color)

피부색을 결정하는 색소인 멜라닌(melanin)은 가시광선에 있는 빛을 매우 잘 흡수한다. 그러므로 피부가 어두운 환자는 피부층 아래서 더 많은 빛이 흡수되어있는 상태로, 더 깊은 조직에 침투되는 빛을 막아야 한다. 멜라닌의 생산은 자외선 범위에 있는 빛에서 유발된다. 이것이 멜라노사이트(melanocytes)를 생산시키면서 피부와 흉터를 어둡게 만든다.

비만(Obesity)

고려되는 사항은 빛 치료 침투의 깊이와 관련이 있고, 피하지방의 두께는 피하층에 깊게 존재되어 있다. 빛 치료가 알맞은 용량에 더 깊은 조직에 도달한다는 것은 논쟁거리이다. 피하지방층이 과도하게 두꺼우면 더 깊은 조직에 도달하는 치료적 용량의 가능성은 의심스럽다.

적용 팁 APPLICATION TIP

안전한 고글을 써라. *치료적 레이저인 저출력 레이저에서 빛은 눈을 손상시킬 수 있는 원인이 된다. 당신과 당신의 환자는 빛에 눈이 노출될 상황을 막기 위해 보호 안경을 써야 한다. 고글은 빛을 감소시키는 목적이 있는 빛 여과 장비이다.*

빛 치료의 적용

1단계: 기초

A. 정의. 광선치료는 치료 목적을 위한 빛의 적용이다.

B. 효과

1. 조직치유의 광생체 조절(photobiomodulation)
2. 통증 제거

C. 장점

1. 비교적 안전
   a. 부작용 없음
   b. 비열전도성
2. 사용하기 용이
3. 비용이 효과적
   a. 치료 시간
   b. 환자의 회복

D. 단점

1. 시력에 대한 빛의 밀도의 효과
2. 침투 깊이 제한

E. 적응증. 광선치료의 적응증은 아주 많다. 보고된 모든 광선치료의 적응증을 입증하기 위해 결정적인 데이타가 존재하지 않지만, 다음은 입증된다.

1. 치유모드로 세포를 활성화 하는 것
2. 상처 치유
3. 통증 제거
4. 반흔 조직의 장력의 내구력 증가

F. 금기증.

1. 눈으로 직접 방사
2. 임신 기간 동안 자궁으로 방사
3. 암
4. 기관 이식 환자

G. 주의사항

1. 다음 환자에게 광선치료를 적용할 때 주의하라.
   a. 감광성(photosensitive)일 때
   b. 간질을 겪을 때
2. 최근에 스테로이드 주사 접종 했을 때
3. 항염증 약물 치료 받고 있을 때
4. 급성 전염병일 때
5. 갑상선 건강상태로 병변이 있을 때

2단계: 적용 전 과제

A. 광선 치료가 이 상황을 위한 적절한 양식인지를 확인한다.

1. 손상 또는 문제를 재평가한다. 당신이 환자의 상태를 이해하는지 확인한다. 이전의 치료로 생긴 어떠한 이상이 있는지 환자에게 묻는다.
2. 금기증을 확인한다.
3. 치료의 목적이 광선치료의 사용과 맞는지를 확인한다.

B. 환자를 심리적으로 준비시킨다. 어떤 감각도 느껴서는 안된다고 설명한다.

C. 환자를 신체적으로 준비시킨다.

1. 옷, 귀고리, 붕대, 테이프 보조기 등을 벗는다. 필요한 만큼.
2. 치료 부위의 피부를 깨끗하게 하고 말린다.

D. 치료 장비를 준비한다.

1. 단위의 평균 파워 출력에 대한 매뉴얼을 점검한다.
2. 치료 부위, 평균 파워 출력, 원하는 정도를 근거로 하여 치료시간을 계산한다.
3. 장비가 제대로 작동되는지 확인한다.
4. 표시된 시간이 정확한지 확인한다.
5. 적용 가능하다면, 맥박수가 치료를 하기 위해 적절한지 확인한다.

3단계: 적용 변수

A. 절차

1. 장비를 켠다(필요하다면).
2. 필요한 만큼 출력 한도를 조정한다(맥박수와 치료시간).
3. 안전하게 고글을 쓴다.
4. 기술 적용
   a. 개방 상처외의 피부에 직접 접촉
   b. 다음과 같은 상황은 근복 위에 치료한다.
      i. 군집봉(cluster probe)
      ii. 격자무늬 1 cm^2 부위를 연속적으로 적용
      iii. 스캔방법, 교차십자로 상처 부위 적용

B. 용량
 1. 표 19.4 와 19.5는 다양한 근골격계 상태에 대해 근사치의 용량을 제공한다.
 2. 용량의 많은 추천에 대한 매뉴얼을 참고한다.
C. 적용 시간. 치료시간은 다음으로부터 계산한다.
 1. 원하는 양
 2. 평균 파워 출력
 3. 치료될 부위
D. 적용 빈도 : 매일
E. 치료 기간 : 진행된 것을 알아 볼 수 있는 기간 동안

4 4단계: 적용 후 과제

A. 장비 제거: 치료 부위를 닦아줌
B. 환자에 대한 지시사항. 만약 환자가 많거나 복잡하면 이것은 기록되어져야 한다.
 1. 다음 치료 계획을 알려준다.
 2. 환자에게 활동 수준과 다음 공식 치료 이전의 자가 치료 방법을 알려 준다.
 3. 치료 후 느끼는 점을 환자에게 설명한다.
C. 독특한 환자 반응을 포함한 치료 과정을 기록한다.
D. 장비 교체; 세척 작업

5 5단계: 유지

A. 규칙적인 장비 청소. 그것이 직접적으로 피부에 접촉된다면, 소독약으로 레이저 헤드를 청소한다.
B. 규칙적인 관리
C. 간단한 수리

자외선 방사
Ultraviolet Radiation

자외선의 양식은 운동 선수의 트레이닝 클리닉의 한 부분이었지만, 더이상 그렇지 않다. 지금은 피부과 의사들에 의해 일반적으로 사용된다. 이 간단한 부분은 당신의 환자 중 한 명이 피부과 의사에게 갈 때 당신이 주어진 치료를 이해할 때의 효과를 당신에게 알려줄 것을 의미하게 된다.

자외선 방사는 미생물, 그리고 표피와 피부에서 화학 반응을 생산하는 전자기 스펙트럼의 부분이다. UV의 효과는 표층과 주로 화학적이고, 표층 감염성 유기체와 다른 미생물을 파괴하는 것이 치료적으로 사용된다.

UV방사는 오용하기 쉽다. 부정확한 적용은 단순포진과 모낭염, 농가진, 궤양화와 같은 많은 피부염 질환을 야기 시킬 수 있다. 과도하게 노출시키는 것은 일반적인 햇빛에 대한 감각을 증가시킬 수 있다. 이것은 또한 암을 유발시킬 수 있다.

일반적인 피부염(습진, 건선, 단순포진 등), 주근깨 위축, 각화증 또는 너무 이른 노인성 피부; 당뇨병이나 갑상선 기능 항진증과 매우 긴장한 환자를 치료할 때 주의해야만 한다.

맺음말 CLOSING SCENE

Alex는 지금 출력의 파워와 파장에서 광선을 생산하기 위해 사용하는 발진매질의 형태가 다르다는 것과 다양한 이유로 다양한 사람들에게 어떻게 사용되는지를 이해한다. 그는 운동선수 트레이너가 조직의 치유를 자극하기 위해 사용하는 것보다 외과의사가 조직을 태우기 위해 사용하는 레이저가 더 많은 파워를 발생시킨다는 것을 이해한다. 또한 Alex는 빛 치료가 어떤 상태에서는 강력한 치료인 것처럼 보이기도 하고, 다른 상황에서도 위약(placebo) 효과가 아니라는 것을 알았다. 그는 더 완전한 레이저를 사용하기 위해 가장 적합한 때를 결정할 수 있는 과학자나 임상 전문가의 집필 결과가 나오는 것을 간절히 바란다.

고찰 CHAPTER REFLECTIONS

1. 다음의 내용을 읽고 숙고하라. 각각의 개념을 명확하게 이해하였다고 느끼는가? 만약 그렇지 않다면 본문에 맞는 부분을 다시 읽어라.
   - 레이저의 정의
   - 레이저 광선이 어떻게 생성되는지 설명할 수 있다.
   - 레이저에 관련이 있는 것에 따라 다음을 각각 정의한다: 광선, 증폭, 자극, 배출, 방사, 전자기 에너지, 빈도, 가시광선, 비분기성, 단색, 합착, 고정 위상, 발진매질, 반으로 조각난 거울, 그리고 광자.
   - 이 서술에 의해 의미되는지 것이 무엇인지 설명한다: 레이저는 한가지의 장비의 아니라 훨씬 더 다양한 도구이다.
   - 레이저가 어떻게 분류되는지, 분류 내의 수준 설명하시오.
   - 레이저 안전성을 설명하시오.
   - 파장, 색깔 및 레이저 치료에 신체 반응에 있는 에너지 레벨의 역할을 설명하시오.
   - LED 또는 SLD를 사용하는 레이저 치료와 빛 치료 사이의 차이를 설명하시오. 이것의 차이가 의미하는 것이 무엇입니까?
   - 레이저의 외과의사와 운동 트레이너 사용의 차이점을 설명하시오.
   - 레이저가 조직에 적용될 때 분자 수준의 레벨에서 어떤 일이 일어나는지 설명하시오.
   - 광생체 조절(photobiomodulation)이 무엇이며, 레이저 치료에 어떤 영향을 미치는가?
   - 사이 생체 및 생체 조건 연구를 분화하고, 레이저 치료와 이 개념을 관련시키시오.
   - 빛 치료는 무엇을 의미하는가? 그리고 레이저 치료와는 어떤 관련이 있는가?
   - 레이저 치료를 위한 일차적인 표시는 무엇인가?
   - 레이저 치료를 적용하기 위하여 이용된 3개의 일차적인 전달 기술을 정의하시오.
   - 레이저 치료의 정형외과 부상 치료에 대한 치료 방법을 설명하시오.
   - 인간의 조직에 레이저 침투 깊이와 레이저 치료의 영향을 논의 하시오.
2. 강사, 임상강사, 급우, 임상동료와 함께 토의할 수 있도록 3~5개의 질문을 쓰시오.
3. 급우와 함께 이 장의 개념에 대해 서로 질문하시오. 연습 1에 있는 요점을 사용하고, 연습 2를 위해 질문을 적으시오. 여러분이 이해한 것보다 더 깊은 이해가 필요하다면, 소리 내어 개념을 설명하시오.
4. RICES 적용 원칙과 목발보행을 이해하였다고 느낀다면, RICES 적용을 5가지 절차에 따라 동료들과 임상강사와 함께 연습하여라. 또한 목발을 동료나 임상강사에게 맞추어 보고 적절한 사용을 교육하여라. 서로 교대로 모델리티 적용을 실시하고 당신에게 적용되었을 때, 동료가 적절하게 적용을 하는지 알아보기 위해 주의깊게 살펴보아라. 당신에게 모달리티가 적용되었을 때, 노트를 참조한 후 처음 몇 분을 다른 사람에게 적용한다. 노트 사용없이 살 수 있을 때까지 적용 연습을 계속하도록 한다.

비판적인 사고에 대한 답변 CRITICAL THINKING RESPONSES

비판적 사고 19.1

둘 다 전자기이고 광양자가 두 양식 전부의 기본적인 단위이기 때문에 투열과 레이저 치료는 유사하다. 단파는 열을 생성하고, 레이저를 열을 발생시키지 않고; 단파는 심부 침투이고, 레이저는 표피 침투이다; 레이저 파장은 시각적이고, 단파파장은 시각적이지 않는 것이 차이점이다.

참고문헌 REFERENCE

1. Enwemeka CS. Low level laser therapy is not low. Photomed Laser Surg 2005;23:529–530.
2. Smith KC. Laser (and LED) therapy is phototherapy. Photomed Laser Surg 2005;23:78–80.
3. Vladimirov YA, Osipov AN, Klebanov GI. Photobiological principles of therapeutic application of laser radiation. Biochemistry (Moscow) 2004;69:81–90.
4. Quimby RS. Photonics and Lasers. Hoboken, NJ: Wiley, 2006.
5. Baxter GD. Therapeutic Lasers: Theory and Practice. Edinburgh, UK: Churchill Livingstone, 1994.
6. Harris T. How Light Emitting Diodes Work. Available at: www.electronics.howstuffworks.com/led1.htm. Accessed July 2006.
7. Enwemeka CS. Light is light. Photomed Laser Surg 2005;23:159–160.
8. Berlien H-P, Müller GJ, eds. Applied Laser Medicine. New York: Springer, 2005.
9. Mûeller G (ed). Laser applications in medicine, biology, and environmental science. Proceedings of the International Conference on Lasers, Applications, and Technologies, Moscow, Russia, 2002.
10. McLeod IA. Low-level laser therapy in athletic training. Athl Ther Today 2004;9:17–21.
11. Karu TI. Molecular mechanism of the therapeutic effect of low intensity laser irradiation. Lasers Life Sci 1988;2:53–74.
12. Karu T, Pyatibrat L, Kalendo G. Irradiation with He-Ne laser increases ATP level in cells cultivated in vitro. J Photochem Photobiol B 1995;27:219–223.
13. Abergel RP, Meeker CA, Lam TS, et al. Control of connective tissue metabolism by lasers: Recent developments and future prospects. J Am Acad Dermatol 1984;11:1142–1150.
14. Boulton M, Marshall J. He-Ne laser stimulation of human fibroblast proliferation and attachment in vitro. Lasers Life Sci 1986;1:125–134.
15. Poon VK, Huang L, Burd A. Biostimulation of dermal fibroblast by sublethal Q-switched Nd:YAG 532nm laser: Collagen remodeling and pigmentation. J Photochem Photobiol B 2005;81:1–8.
16. Pourzarandian A, Watanabe H, Ruwanpura SM, et al. Effect of low level Er:YAG laser irradiation on cultured human gingival fibroblasts. J Periodontol 2005;76:187–193.
17. Lyons RF, Abergel RP, White RA. Biostimulation of wound healing in vivo by helium neon laser. Ann Plastic Surg 1987;18:47–50.
18. Pourreau-Schnieder N, Ahmed A, Soudry M, et al. Helium-neon laser treatment transforms fibroblasts into myofibroblasts. Am J Pathol 1990;137:171–178.
19. Colver GB, Priestly GC. Failure of HeNe to affect components of wound healing in vitro. Br J Dermatol 1989;121:179–186.
20. Hallman HO, Basford JR, O'Brien JF. Does low energy HeNe laser irradiation alter in vitro replication of human fibroblasts? Lasers Surg Med 1988;8:125–129.
21. Stadler I, Evans R, Kolb B, et al. In vitro effects of low-level laser irradiation at 660 nm on peripheral blood lymphocytes. Lasers Surg Med 2000;27:255–261.
22. Mester E, Mester A, Mester A. The biomedical effects of laser application. Lasers Surg Med 1985;5:31–39.
23. Young S, Bolton P, Dyson M, et al. Macrophage responsiveness to light therapy. Lasers Surg Med 1989;9:497–505.
24. Inoue K, Nishioka J, Hukuda S. Altered lymphocyte proliferation by low dosage laser irradiation. Clin Exp Rheumatol 1989;7:521–523.
25. Ohta A, Abergel RP, Vitto J. Laser modulation of human immune system: Inhibition of lymphocyte proliferation by gallium-arsenide laser at low energy. Lasers Surg Med 1987;7:199–201.
26. Hopkins JT, McLoda TA, Seegmiller. Low-level laser therapy facilitates superficial wound healing. J Athl Train 2004;39:223–229.
27. Chromey PA. The efficacy of carbon dioxide laser surgery for adjunct ulcer therapy. Clin Podiat Med Surg 1992;9:709–719.
28. Gogia PP, Hurt BS, Zirn TT. Wound management with whirlpool and infrared cold laser treatment. A clinical report. Phys Ther 1988;68: 1239–1242.
29. Schindl A, Schindl M, Schindl L. Successful treatment of a persistent radiation ulcer by low power laser therapy. J Am Acad Dermatol 1997;37:646–648.
30. Gigo-Benato D, Geuna S, Rochkind S. Phototherapy for enhancing peripheral nerve repair: A review of the literature. Muscle Nerve 2005;31:694–701.
31. Dyson M, Young S. Effect of laser therapy on wound contraction and cellularity in mice. Lasers Med Sci 1986;1:126–130.
32. Allendorf JD, Bessler M, Huang J, et al. Helium-neon laser irradiation at fluences of 1, 2, and 4 J/cm^2 failed to accelerate wound healing as assessed by wound contracture rate and tensile strength. Lasers Surg Med 1997;20:340–345.
33. Hunter J, Leonard L, Wilson R, et al. Effects of low energy laser on wound healing in a porcine model. Lasers Surg Med 1984;3:285-290.
34. Lundberg T, Malm M. Low-power HeNe laser treatment of venous leg ulcers. Ann Plastic Surg 1991;27:537–539.
35. Chow RT, Barnsley L. Systematic review of the literature of low-level laser therapy (LLLT) in the management of neck pain. Lasers Surg Med 2005;37:46–52.
36. Enwemeka CS, Parker JC, Dowdy DS, et al. The efficacy of low-power lasers in tissue repair and pain control: A metanalysis. Photomed Laser Surg 2004;22:323–329.
37. Beckerman H, de Bie RA, Bouter LM, et al. The efficacy of laser therapy for musculoskeletal and skin disorders: A criteria-based meta-analysis of randomized clinical trials. Phys Ther 1992;72:483–491.
38. de Bie RA, de Vet HCW, Lenssen TF, et al. Low-level laser therapy in ankle sprains: A randomized clinical trial. Arch Phys Med Rehabil 1998;79:1415–1420.
39. Gam AN, Thorson H, Lonnberg F. The effect of low-level laser therapy on musculoskeletal pain: A meta analysis. Pain 1993;52: 63–66.
40. Simunovic Z. Low level laser therapy with trigger points technique: A clinical study on 243 patients. J Clin Laser Med Surg 1996;14: 163–167.
41. Simunovic Z, Trobonjaca T, Trobonjaca Z. Treatment of medial and lateral epicondylitis—tennis and golfer's elbow—with low level laser therapy: A multicenter double blind, placebo-controlled clinical study on 324 patients. J Clin Laser Med Surg 1998;16:145–151.
42. Brosseau L, Welch V, Wells G, et al. Low level laser therapy for osteoarthritis and rheumatoid arthritis: A metaanalysis. J Rheumatol 2000;27:1961–1969.
43. Naeser MA, Hahn KK, Lieberman BE, Branco KF. Carpal tunnel syndrome pain treated with low-level laser and microamperes transcutaneous electric nerve stimulation: A controlled study. Arch Phys Med Rehabil 2002;83:978–988.
44. Basford JR, Sheffield CG, Harmsen WS. Laser therapy: A randomized, controlled trial of the effects of low-intensity Nd:YAG laser irradiation on musculoskeletal back pain. Arch Phys Med Rehabil 1999;80: 647–652.
45. Basford JR, Malanga GA, Krause DA, Harmsen WS. A randomized controlled evaluation of low intensity laser therapy: Plantar fascitis. Arch Phys Med Rehabil 1998;79:249–254.
46. Craig JA, Barlas P, Baxter GD, et al. Delayed-onset muscle soreness: Lack of effect of combined phototherapy/low-intensity laser therapy at low pulse repetition rates. J Clin Laser Med Surg 1996;14: 375–380.
47. Gür A, Karakoc M, Nas K, et al. Efficacy of low power laser therapy in fibromyalgia: A single-blind, placebo-controlled trial. Lasers Med Sci 2002;17:57–61.
48. Snyder-Mackler L, Bork CE. Effect of helium-neon laser irradia-

tion on peripheral sensory nerve latency. Phys Ther 1988;68: 223–225.
49. Vinck E, Coorevits P, Cagnie B, et al. Evidence of changes in sural nerve conduction mediated by light emitting diode irradiation. Lasers Med Sci 2005;20:35–40.
50. Basford JR, Daude JR, Hallman HO. Does low intensity helium-neon laser irradiation alter sensory nerve action potentials or distal latencies? Laser Surg Med 1990;10:35–39.
51. Ferreira DM, Zangaro RA, Villaverde AB, et al. Analgesic effect of He-Ne (632.8 nm) low-level laser therapy on acute inflammatory pain. Photomed Laser Surg 2005;23:177–181.

복습문제 제VI부

17 장

1. 마사지 테크닉 중 주무르기로 알려진 것은 무엇인가?
   a. Tapotement
   b. Vibration
   c. Pétrissage
   d. Rolfing
   e. Effleurage

2. 마사지의 생리적 효과가 아닌 것은?
   a. 젖산을 밖으로 내보내기
   b. 통증 감소
   c. 융통성 증가
   d. 순환 자극
   e. 치유 촉진

3. 다음 중 마사지의 금기증은?
   a. 급성기 부종
   b. 통증
   c. 근경축
   d. 색전증
   e. 아픈 근육

4. 다음 중 마사지의 반사적 효과가 아닌 것은?
   a. 통증 감소
   b. 긴 근막
   c. 순환 증가
   d. 물질대사 증가
   e. 휴식

5. 근육을 자극하기 위해 경쟁적으로 사용되어지는 마사지 타법은 무엇인가?
   a. 유날법(pétrissage)
   b. 마찰법(friction)
   c. 경찰법(effleurage)
   d. 타진법(percussion)
   e. 두드리기(tapotement)

6. 다음 중 유착을 깨기 위한 마사지 타입의 기술은?
   a. 유날법(pétrissage)
   b. 마찰법(friction)
   c. 경찰법(effleurage)
   d. 두드리기(tapotement)
   e. raindrops

7. 다음 중 마사지의 금기증이 아닌 것은?
   a. 골절
   b. 동맥경화증
   c. 근원이 알려지지 않은 통증
   d. 급성기 부종
   e. 다 아니다

8. 다음 중 주위 조직의 비정상적인 부분에서 연부조직의 완화로 사용되어지는 마사지기법은 어느 것인가?
   a. 유날법(pétrissage)
   b. 마찰법(friction)
   c. Hoffa 기술
   d. 근막이완요법
   e. 강한 쓰다듬기

18장

1. 다음 중 견인을 위한 치료의 매개변수가 아닌 것은?
   a. 환자 자세
   b. 치료 모드
   c. 견인 힘
   d. 장비 필요
   e. 주파수

2. 다음 중 지속적인 또는 간헐적인 견인의 의미는?
   a. 환자 자세
   b. 치료 모드
   c. 견인 힘
   d. 장비 필요
   e. 주파수

3. 일반적으로, 요추 견인을 수행할 때 환자의 체중의 비율을 얼마나 적용하는가?
   a. 30
   b. 40
   c. 50
   d. 60
   e. 70

4. 일반적으로, 경추 견인을 수행했을 때 얼마나 많은 힘의 파운드를 적용하는가?
   a. 25
   b. 35
   c. 45
   d. 55
   e. 신체무게의 4분의 1

5. 견인을 적용할 때, 특별한 분할 테이블(split table)이 요구되는가?
   a. 도수 견인
   b. 자동 견인
   c. 한쪽다리 도수 견인
   d. 공압 기계적 견인
   e. 거꾸로 테이블 견인

6. 다음 중 녹내장을 가진 사람에 대한 금기증은?
   a. 도수 견인
   b. 자동 견인
   c. 한쪽다리 도수 견인
   d. 공압 기계적 견인
   e. 거꾸로 테이블 견인

7. 다음 중 견인의 금기증은?
   a. 유착
   b. 골단 관절의 끼임(apophyseal joint impingement)
   c. 근 경련
   d. 체간 운동으로 향상하지 않는 방사통
   e. 급성 목 통증

8. 다음 통증을 완화하기 위한 견인의 방법으로 아닌 것은?
   a. 추간공 확대
   b. 향해 돌출된 디스크를 흡수(creating suction)
   c. 근 이완
   d. 척추사이 공간 감소
   e. 위의 두 가지

9. 거꾸로 테이블 견인 장치의 장점으로는______
   a. 도매 아울렛 매장에서 $200.00에 구입할 수 있다.
   b. 사용하기 쉽다.
   c. 벨트 없이 미끄러져서, 일정한 견인이 적용된다.
   d. 환자가 원하는 견인 수준을 제어 할 수 있다.
   e. 위의 모두

19장

1. 빛 치료 양식은 _____이다.
   a. 전자기 에너지
   b. 기계적 에너지
   c. 표피 열
   d. 심부 열
   e. 위의 모두 다 아니다.

2. 다음중 레이저 특성이 아닌 것은?
   a. 단상성(monophasic)
   b. 단색성(monochromatic)
   c. 조사(radiant)
   d. 집속평행(coherent)
   e. 확산(divergent)

3. 일반적으로 레이저 _____에 따라 분류된다.
   a. 사용하는 발진매질의 타입
   b. 안정성
   c. 색깔의 강도
   d. a,b
   e. b,c

4. 레이저의 안정성은 그것의 ___이 큰 역할을 한다.
   a. 색깔
   b. 발산
   c. 에너지
   d. 발진매질
   e. 집속평행

5. 외과 레이저 치료 레이저 사이의 차이는 주로 _____ 이다.
   a. 색깔
   b. 발산
   c. 에너지
   d. 발진매질
   e. 집속평행성(coherence)

6. 치료용 레이저는 저-수준 레이저라고 알려져 있다. 저-수준 레이저는 무엇을 말하는가?
   a. 빈도, 진동수(frequency)
   b. 파장(wavelength)
   c. 발산(divergence)
   d. 에너지(energy)
   e. 집속평행성(coherence)

7. 다음 보기들은 ______을 제외하고는 빛 치료를 적용시키는 기술들이다.
   a. 단일 탐침봉 적용(single-probe application)
   b. 세발 탐칭봉 적용(tricorder probe application)
   c. 그룹 탐침봉 적용(cluster probe application)
   d. 격자 적용(grid application)
   e. 스캔(scanning)

8. 레이저의 조사량을 변화시키는 것은 ______을 변화시켜서 조절할 수 있다.
   a. 전체적 힘(total power)
   b. 평균적 힘(average power)
   c. 확산(divergence)
   d. 집속평행(coherence)
   e. 치료시간(treatment time)

9. 다음 보기 중 어느 것이 가장 광선치료로부터 이득을 볼 수 있는가?
   a. 심부근 염좌(deep muscle strain)
   b. 견갑하 점액낭염(subscapular bursitis)
   c. 전완의 찰과상(forearm abrasion)
   d. 흐린 시야(blurred vision)
   e. 코피(nosebleed)

제 VII 부

치료적 모달리티 양식의 적용

PUTTING IT ALL TOGETHER

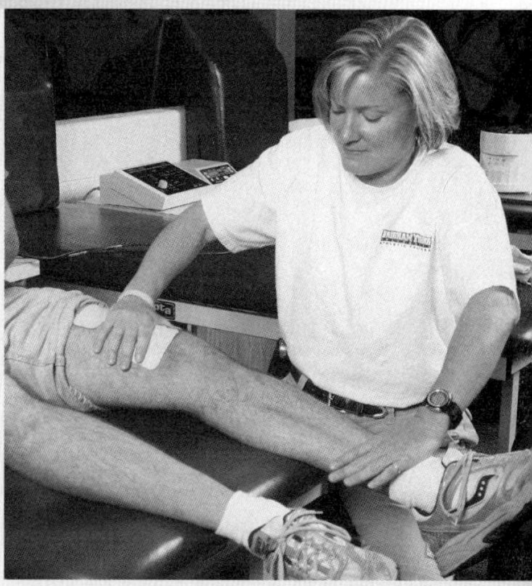

제VII부의 두 장은 근골격계 손상 환자들에게 의료 서비스를 제공하기 위한 성공적이며 생산적인 경력의 단계를 제공해 준다. 우리는 당신이 최상의 상황을 위한 최고의 치료 양식이 무엇인가에 대해서 가장 알맞은 선택을 하도록 도와 줄 것이다.

20장의 철학은 이 책의 주요 철학과는 완전히 차이가 있다. 개인적 치료 모달리티의 관점을 가지고 있는 장이다. 여기서는 무엇을 해야 하고, 손상 타입에 따른 특별한 치료 양식이 있다. 이것이 표준이고, 치료 양식을 가르치는 방법에 대해 가장 알맞다고 하더라도, 이러한 치료 양식을 사용하는 임상가의 견해와는 차이가 있을 수 있다.

20장 안에는, 당신의 사고를 조금 돌아보게 할 것이다. 특별하고, 기능의 소실과 통증을 가지고 있는 환자, 그러나 때때로는 일반적이고, 확실치 않는 환자를 보는 임상가의 견해를 당신은 생각할 수 있어야 한다. 개인적 치료 양식에 대한 사고는 이 점에서 그녀의 마음에서 가장 멀리 있다. 그녀는 환자를 평가해야 하고, 환자의 특별한 요구를 수용해야 하며, 성과 있는 목표를 위한 치료 계획을 세우고, 그 다음 단기 목표에 가장 알맞은 치료 양식을 선택해야 한다. 이것에는 특별한 양식이 무엇이냐가 아니라, 환자의 요구가 무엇인가가 강조된다.

21장은 의사의 처방전으로 보여지는 다양한 장면의 케이스이다. 이러한 케이스 연구를 통해 당신은 20장에 소개한 것을 변환할 수 있게 도와 줄 것이다.

제 VI부는 두 개의 장으로 구성되어 있다:

20장

치료적 모달리티의 차별적 적용
Differential Application of Therapeutic Modalities

장 개요
CHAPTER OUTLINE

모달리티의 차별적 적용
- 학습 vs. 치료적 모달리티의 사용
- 치료의 목표

치료적 모달리티 사용에 제한요인
- 모달리티의 유용성
- 치료를 위한 시간의 유용성
- 모달리티를 지지하는 근거
- 환자 이행
- 임상 전문가의 이행

머리말 OPENING SCENE

추수감사절 휴식동안, Andrew는 친구들과 같이 농구 게임을 하다가 발목에 염좌를 입었다. 그는 이 손상이 별것이 아니며, 특별한 조치를 하지 않았다. 일주일 후, 걷는데 부종과 통증이 있었다. 당신은 치료 양식의 과정을 알아야 하며, 임상 강사는 당신의 치료계획을 요구할 수 있다. 그녀는 부종과 통증을 억제하고 움직임의 범위를 자유롭게 하는 당신의 처음 목적에 대해 동의하였다. 그다음 그녀는 이러한 목적에 대해 어떻게 당신의 방법을 성취할 것인지, 무슨 치료적 양식을 사용할 것인지 궁금해 했다. 많은 치료적 양식이 발목 염좌를 치료하기 위해 제시되었다. 다른 것들 보다 더 나은 양식은 있는가? 어떠한 방법으로 당신이 사용하기로 결정하였는가?

모달리티의 차별적 적용
Differential Application of Modalities

모달리티의 차별적 적용은 특정 상황들 속에서 가장 적합한 양식이 결정되는 과정에서 언급된다. 특별한 모달리티나 특정 상황 속에서 최고의 모달리티를 아는 것은 당신이 선택해야 하는 가장 중요한 개념들에 하나이다. 잘못된 시간에서 잘못된 모달리티를 도입한다면, 당신의 환자들이 치료에 실패된 반응을 보이거나 그들의 상처들은 더 악화될 것이다(예., 급성상처에 매우 이른 초기에 열을 사용했을 경우). 결과적으로, 회복은 늦어질 것이다.

학습 vs. 치료적 모달리티의 사용
LEARNING ABOUT VS. USING THERAPEUTIC MODALITIES

우리는 한 번에 하나의 특정 치료 양식을 보여주는 치료적 모달리티를 가르치기 위한 표준접근을 따라야만 한다. 또한 우리는 모달리티를 이용하기 위해 그것이 무엇이고 무엇을 하고 지시하는지를 각각의 모달리티에 대해 의논한다(표 20.1). 가르치기 위한 접근은 정확하지만, 실생활에서는 치료적 모달리티들의 방법에 정반대가 사용되어진다. 환자들은 일반적으로 '나는 자쪽손목굽힘근(척측수근굴근, flexor carpi ulnaris)은 긴장된 상태이고 초음파 치료를 해야 합니다' 라는 용어로 접근하지는 못한다. 그것보단 그들은 '내 팔꿈치가 다쳤어요' 라고 말할 것이다. 그렇기 때문에 당신은 특정문제에 진단을 내리고, 치료목표를 세우고, 그 목표에 도달하기 위해 가장 효과적인 양식을 선택해야 한다.

1장에서는 우리에게 다음과 같은 치료적 모달리티를 선택하기 위한 기준을 보여주었다.

- 정확한 진단을 해야 한다.
- 상처와 연관되는 병리학적이고 생리학적인 변화들에 명확한 개념을 가져야 한다.
- 치료적 목표를 가지는 모달리티와 함께 성취하고자 하

표 20.1 치료적 모달리티의 선택을 위한 특별한 적응증

치료 양식	상황
결합조직 신장 (connective tissue stretch)	결합조직 구축
	교원질 신장
	발목 염좌
	부종(edema)
	염좌(sprains)
	종창(swelling)
교대욕(contrast baths)	[사용하지 않음(do not use)]
냉치료(cryokinetics)	발목, 다른 관절 염좌
	부종과 종창
	혈류 자극(blood flow stimulation)
냉신장(cryostretch)	타박(contusions)
	근 경축(muscle spasm)
	근 경직(muscle stiffness)
	근 긴장(muscle strain)
열치료(diathermy)	점액낭염(bursitis)
	관절 구축(joint contractures)
	근 긴장(muscle strain)
	근막 통증(myofascial trigger points)
	통증(pain)
	아급성 감염(subacute inflammation)
	힘줄염(tendinitis)
	활막염(tenosynovitis)

(계속)

표 20.1 치료적 모달리티의 선택을 위한 특별한 적응증 *(계속)*

치료 양식	상황
고전압 맥동 전류 자극기 (HVPC stimulation)	만성 근 연축(chronic muscle spasm)
	부종(억제, 감소)
	근 연축
	통증
	상처 치유(pressure sores, incisions)
온습포(hot packs)	국소열
	혈류 자극
	다른 치료 보조
간섭 전류 (interferential current, IFC)	통증(급성, 만성)
	근 경련
이온도입(iontophoresis)	무감작증(anesthesia)
	염증(inflammation)
	교대 주사(injection alternative)
	통증
레이저(laser)	통증
	표피 상처(superficial wounds)
림프부종 펌프 (lymphedema pump)	외상 후 부종(post-traumatic edema)
	종창(swelling)
	정맥 궤양(venous stasis ulcers)
마사지(massage)	혈류 자극(blood flow stimulation)
	림프 자극(lymph stimulation)
	근 경련
	통증
	체계적 이완
	종창
신경근 전기자극기 (neuromusclar electrical stimulation, NMES)	만성 근 연축(chronic muscle spasm)
	무용성 위축(disuse atrophy)
	고정(Immobilization)
	근 긴장(muscle strain)
	신경근 기능 손상
	통증
파라핀(paraffin)	국소열(발, 손)
	다른 치료 보조
음파영동 (phonophoresis)	힘줄염, 점액낭염
	근막 통증
Rest, ice, compression, elevation, stabilization (RICES)	급성 손상

(계속)

표 20.1 치료적 모달리티의 선택을 위한 특별한 적응증 *(계속)*

치료 양식	상황
척수 견인 (spinal traction)	유착(adhesions)
	융기 관절의 끼임 (apophyseal joint impingement)
	결합 조직의 구축
	디스크 퇴행(disk degeneration)
	디스크 돌출(disk protrusion)
	척수사이 구멍 협착 (foraminal stenosis)
	관절의 저운동성(joint hypomobility)
	근 경련(muscle spasm)
	신경근 압박(nerve root compression)
	운동에 반응하지 않는 방사(radiatng pain unresponsive to movement)
경피신경자극기(TENS)	통증(급성, 만성)
초음파(ultrasound)	골극(bone spurs)
	점액낭염(bursitis)
	족저 사마귀(plantar warts)
	염좌(sprains), 긴장(strains),
	타박(contusions)
	힘줄염(tendinitis)
자외선 조사(ultraviolet, UV radiation)	미세조직을 포함한 피부 상태(skin conditions involving microorganisms)
소용돌이욕(whirlpool)	일반적 경직
	다른 치료의 대치

표 20.2 치료를 위한 상황과 치료적 모달리티의 선택

상황	양식
유착(adhesions)	척수 견인
무감각증(anesthesia)	이온 도입
발목 염좌(ankle sprains)	한냉 치료
융기 관절의 끼임 (apophyseal joint impingement)	척수 견인
혈류 흐름 자극 (blood flow stimulation)	냉치료
	고주파 치료기
	온습포
	마사지

(계속)

표 20.2 치료를 위한 상황과 치료적 모달리티의 선택 *(계속)*

상황	양식
골극(bone spurs)	초음파
점액낭염(bursitis)	고주파 치료기
	음파 영동
	초음파
만성 근 긴장 (chronic muscle spasm)	고전압 맥동전류 자극기
	신경근 자극기
만성 통증(chronic pain)	간섭 전류
	경피신경 자극기
결합조직의 구축(connective tissue contractures)	결합조직의 신장
	척수 견인
타박(contusions)	냉신장
디스크의 변성 (disk degeneration)	척수 견인
디스크 돌출(disk protrusion)	척수 견인
무용성 위축(disuse atrophy)	신경근 자극기
부종 조절	고전압 맥동 전류 자극기
	RICES
부종 감소	냉치료
	고전압 맥동 전류 자극기
	림프부종 펌프
추간공의 협착	척수 견인
고정(immobilization)	신경근 자극기
염증	이온도입
주사 대치(injection alternative)	이온도입
관절 구축	고주파 투여기
관절의 저가동성	척수 견인
국소 열	온습포
손과 발에 국소 열	파라핀
근 긴장	냉신장
	고전압 맥동 전류 자극기
	간섭 전류
	마사지
	신경근 자극기
	척수 견인
근육 경직	냉신장
근 염좌	냉신장
	고주파 투여기
	신경근 자극기

(계속)

표 20.2 치료를 위한 상황과 치료적 모달리티의 선택 *(계속)*

상황	양식
근막 발통	고주파 투여
	음파 영동
신경근 압박	척수 견인
신경근 기능 손상	신경근 자극기
통증	고주파 투여기
	고전압 맥동 전류 자극기
	간섭 전류
	이온 도입
	레이저
급성 통증	간섭 전류기
	경피신경 자극기
만성 통증	경피신경 자극기
통증, 근 긴장	마사지
	신경근 자극기
Plantar warts	초음파
외상 후 부종	냉치료
	림프부종 펌프
	마사지
운동에 반응을 보이지 않는 통증	척수 견인
구조적 이완	마사지
미세기관(microorganisms)을 포함한 피부 적용	자외선 조사
염좌(sprains)	냉치료
염좌(sprains), 긴장(strains), 타박(contusions)	초음파
일반적 경직(stiffness)	소용돌이욕
아교질 조직의 신장	결합조직 신장
아급성기 감염	고주파 투여기
부종	한냉치료기
	림프부종 펌프
	마사지
힘줄염(건염, tendinitis)	고주파 투여기
	음파 영동
	초음파
건활막염(tenosynovitis)	고주파 투여기
정맥울혈궤양	림프부종 펌프
조직 손상, 압박, 절개	고전압 맥동 전류 자극기
표피 조직 치유	레이저

는 것이 무엇인지를 알아야 한다.

- 치료적 모달리티의 효과 이해, 적응증과 금기증
- 당신의 치료 목표에 대한 알맞은 도구의 적용으로 치료 목표의 향상을 돕는다.

당신은 환자에게 손상과 선택 목표에 따라 알맞은 치료적 모달리티를 선택해야 한다.

비판적 사고 20.1 *치료적 양식을 선택을 선택함에 있어 다른 적용을 사용과 실행 시에 큰 실수를 막을 수 있는 방법은 무엇인가?*

치료의 목표 TREATMENT GOALS

치료의 목표는 모든 치료 양식의 사용에 안내 지침이 되어 주는 것이다. 장기, 중간, 매일 단기가 연계되어야 한다; 치료적 양식의 신중한 사용을 포함한 치료 프로토콜이 치료의 향상을 위해 선택되어져야 한다. 1장의 치료 목표를 다시 상기하고 표 20.3을 언급해야 한다. 치료 양식은 환자를 통증에서 자유롭게 해주는 포괄적 재활 계획 및 치료의 한 부분임을 기억해야 한다.

모달리티 MODALITY MYTH

단기 목표는 손상의 치료보다는 징후의 감소에 초점이 맞추어진다.

대부분의 임상가들은 손상의 원인을 치료할 수 있는데 초점을 맞추어 장기 치료 목표를 요구한다. 반면에 단기 치료의 목표는 징후의 감소를 위한 치료 양식이 포함된다.[1] 이것은 단기 관점이다. 비록 치료 양식이 징후를 감소시킨다 하더라도, 손상의 해결책과 치유를 증진시킬 수 있는 방법을 우선적으로 사용한다. 단순히 징후의 감소를 목적으로 하는 것은 드물다.

표 20.3 손상과 치유 기간의 기본적 치료적 모달리티의 적용

기간	징후	치료 양식	이유
즉시(immediate care)	부종, 움직임과 접촉시 통증	RICES	↓대사와 통증
전이 시 (transition care)	변색(discoloration)	RICES	↓통증
		냉치료	↓통증; 기능 회복
		냉 신장	↓통증; 기능 회복
		신경근 자극기(NMES)	↓통증과 경련
		비열 초음파	↑치유
		림프부종 펌프	↓부종
		레이저	↓통증
		이온 도입	↓통증
아급성기 (subacute care)	약해진 부종; 접촉 시나 움직임 시 통증이 감소하거나 사라짐	냉치료	↓통증; 기능 회복
		냉 신장	↓통증; 기능 회복
		열 치료양식	↑열; ↑순환
		신경근 자극기	↓통증; 근육 펌핑
		열 초음파	↑열; ↑순환
		레이저	↓통증
		극초단파(PSWD)	↑열; ↑순환
급성기 후, 만성기 (post-acute and chronic care)		신경근 자극기	↓구축, 통증; ↑ROM과 근육 강화
		열 초음파	↑열; ↑순환; ↑조직 신장*
		레이저	↓통증; ↓유착 ↑조직 신장*
		극초단파(PSWD)	↑열; ↑순환;
		이온 도입	↓통증; ↓유착
		열 치료양식	↑열; ↑순환

**신장과 관절운동을 결합했을 때*

NMES, neuromuscular electrical stimulation; PSWD, pulsed shortwave diathermy; RICE, rest, ice compression elevation, stabilization; ROM, range of motion

치료적 모달리티 사용에 제한요인
Limiting Factors to Therapeutic Modality Use

설사 이것이 최적의 사용이라 하더라도, 다음 5가지 요소는 특별한 치료 양식의 사용을 금해야 한다:

- 치료적 모달리티의 유용성
- 치료 시간의 유용성
- 치료적 모달리티의 명백한 근거
- 환자의 수용
- 임상가의 수용

모달리티의 유용성 AVAILABILITY OF MODALITY

치료와 정형 손상을 위한 재활의 이상적인 방법은 치료를 위한 다른 다양한 모델을 내포하고 있어야 한다. 이것은 일정한 규칙보다는 종종 예외적인 방법을 쓸 수도 있다. 그러므로 많은 임상가들은 그들이 사용할 수 있는 치료 양식을 가지고 있어야 한다.

환자가 어깨 관절범위의 충분한 움직임이 나오지 않는다고 가정해보아라. 당신은 신장하기 전에 그 부위에 열을 적용할 것이다. 이러한 상황에서 가장 이상적인 치료 도구는 맥동형 극초단파(pulsed shortwave diathermy, PSWD)(이 기구는 깊게 열을 발산하고, 넓은 부위에 적용된다)가 적용될 수 있다. 불행히도, 많은 운동 트레이너, 물리치료 진료 시에 PSWD를 사용하지 않는다. 상황이 허락한다면, 당신은 적극적으로 이용할 필요가 있다. 당신은 조직에 깊게 열을 투여하기 위해 초음파를 사용할 것이다. 그러나 이러한 해결책은 이상적이지 않고, 초음파는 단지 국소적으로만 열을 투여할 것이다. 그러므로 이것은 견갑관절에 완전하게 열을 적용하기에는 적합하지 않다. 당신은 어깨처럼 넓은 부위에 열을 적용하기 위해 온습포를 사용할 것이다. 그러나 불행히도, 핫 팩의 적용은 단지 최소의 열을 발생하는 결과만을 가져올 것이다〔3 cm 깊이에 1.8° F(1° C)〕.[2] 당신은 이용할 수 있는 것을 사용해야 한다. 만약 넓은 부위를 커버하기 위한 방법으로 단지 핫팩만 있다면 치료 도구로써 그것을 사용해야 한다. 대부분의 임상 관리자들은 장비를 살 형편이 되지 않기 때문에 임대한다. 단파 치료기는 기본적 비용에 산정되어 사용되어진다. 이 기계는 각 시간에 사용된 횟수를 미리 예측할 수 있는 계산서가 설치되어 있다. 비싼 장비를 공급하기 위한 충분한 예산이 없다면, 리스의 사용을 고려할 수 있다.

다른 고려 사항은 비슷한 치료 양식을 이용하는 것이다. 예를 들면, 만약 장비가 초음파 하나이고, 스포츠 팀으로 이동 중이라면, 다른 치료 장비를 초음파 대용으로 사용해야 할 것이다. 또한 다른 치료사가 초음파를 사용중이라면 당신은 다른 치료 장비로 대처해서 사용해야 한다. 이러한 이유에도 불구하고, 이용성이 클 경우에는 확실한 치료 장비를 결정해야 한다.

치료를 위한 시간의 유용성 TIME AVAILABLE FOR TREATMENT

치료 양식을 결정할 때 가장 중요한 점은 각 양식에 따른 최적의 치료 시간을 사용하는 것이다. 기억할 것은 기기 사용의 중요한 목적의 하나는 특별한 기능을 수행하기 위해 조직을 활성화시키는 것이다. 만약 목적이 관절 범위를 증가시키는 것이라면, 운동이나 신장은 조직을 이완하거나 조직 신장이 충분하지 않기 때문에 그 전에 온습포를 10분간 적용한다. 기기는 그것의 목적이 충분히 전달될 때까지 충분히 오랫동안 적용해야 한다.

예를 들면, 허리 수술 후 재활하는 동안 운동 후 단지 10분의 냉팩을 적용하라는 진단이 나왔다. 목적이 운동 후 통증 감소가 목적이라면, 그것은 효과적이다. 그러나 20~30분의 냉팩 적용은 운동을 하는 동안 발생한 미세외상(microtrauma)을 억제하는데 더 알맞은 시간이다. 표 20.4는 다양한 치료 양식에 대한 알맞은 치료 시간이 나와 있다. 치료 기기를 결정할 때 결정하는 또 다른 중요한 점은 개개인에게 치료를 적용을 위해 알맞은 치료 시간을 결정하는 것이 고려되어져야 한다. 고전적으로 치료 양식을 사용하는 시간은 한 시간이다(20~30분, 추가적인 치료 교육, 운동, 평가 20~30).[1] 그러므로 환자에게 특별한 치료 양식을 이용하는데 있어서 알맞은 프로그램이 중요하다. 최적의 시간보다 더 짧은 시간을 적용하는 것은 비윤리적이다. 예를 들면, 12분 치료가 최적인데도 불구하고 단지 5분간 초음파 치료를 한 후 보험회사에게 청구서를 요구하는 것은 비윤리적이다.

반대로, 오랫동안 지속적인 치료는 실질적으로는 근육

표 20.4 치료적 모달리티를 위한 적당한 치료 시간

모달리티	치료 시간(MIN)
얼음팩(RICES)	30–45
얼음 마사지(ice massage)	10–15(번)
얼음 침습(immersion)	10–15(번)
림프 부종 펌프(lymphedema pump)	15–30
소용돌이욕, 냉(whirlpool, cold)	10–15(번)
소용돌이욕, 온(whirlpool, hot)	15–20
핫 팩(hot packs)	15–20
파라핀(paraffin bath)	15–20
초음파, 맥동형(ultrasound, pulsed)	5–10
초음파, 3 MHz(ultrasound, 3 MHz)	5–8
초음파, 1 MHz(ultrasound, 1 MHz)	10–15
맥동단파투열(PSWD)	15–30
경피신경자극치료(TENS)	15–30
고전압 맥동 전류 자극기 (HVPC stimulation)	15–30
간섭 전류(IFC)	15–30
신경근자극(NMES)	20–30
이온치료기(iontophoresis)	8–12
미세전류치료기(microcurrent)	10–15
레이저(laser)	2–6

HVPC, high-volt pulsed current; IFC, interferential current; NMES, neuromuscular electrical stimulation; PSWD, pulsed shortwave diathermy; RICES, rest, ice, compression, elevation, stbilization

에 이차적 긴장을 유발시킬 수 있다. 또한 환자가 지루함을 느낄 수 있고, 환자 스스로의 상태에 대해 판단 오류를 가져올 수 있다. 환자는 기기가 아닌 임상가의 치료업무 행위에 대한 돈이 지불된다고 느낄 수 있다.

환자 치료 시 모든 기계의 사용은 공통되는 반응을 일으킬 수 있기 때문에 불필요하다. 시간 관리와 기술 평가는 목적을 성취하기 위해 주의 깊은 선택을 통해 이루어져야 하고, 치료 양식의 결과를 평가하여야 하고, 다른 징후를 치료하기 위한 추가적인 치료 양식에 대한 가능성 여부를 잘 관찰하여야 한다. 환자가 진행 절차에 대해 알고 있다면, 접근법은 더 효과적일 수 있다. 예를 들면, 환자가 최근에 잡지에서 통증 감소를 위한 냉팩의 적용이라는 문구를 읽었다면, 그는 전기 치료보다 냉팩의 적용이 더 반응이 좋을 것이다. 환자가 이동식 장비, 지속되는 열의 이익에 대한 TV 광고를 보았다면, 병원에서 사용했던 것과 유사한 것을 집에서도 사용할 것이다.

모달리티를 지지하는 근거 EVIDENCE SUPPORTING THE MODALITY

당신이 어떤 치료 양식을 사용하기 전에 당신 스스로에게 물어 보아라: 이 상황에서 이러한 치료 양식을 지지하는데 근거를 가지고 있는가? 치료 양식이 실제 이 책자에서 말한 것처럼 사용되었는지의 유무가 가장 중요하게 고려해야 할 점이다. 치료 양식의 사용에 대한 근거가 없거나 약하다면, 환자의 돈과 당신의 시간을 낭비를 할 필요가 없다. 이 치료는 순전히 위약 효과만이 있을 뿐이다. 당신이 사용하는 치료 양식에 대한 논문을 찾는데 익숙해져야 한다. 치료 양식에 대한 충분한 지지가 필요하다면, 환자 치료에 대한 긍정적인 논문을 공유해야 한다. 이것은 치료의 향상과 더 나은 환자 만족을 가져다 줄 것이다.

환자 이행 PATIENT COMPLIANCE

환자 이행은 병원의 지시나 치료 처방을 의미한다. **환자 불이행**(patient noncompliance)은 가정 치료, 임상 치료를 위해 되돌아오는 것을 포함하여 병원의 지시나 치료 처방을 따르는 것을 게을리 하는 것이다. 환자는 치료 처방을 준수해야 할 많은 요소가 있다. 환자의 가족이나 배우자의 이행도 굉장히 중요하다. 당신이 낫게 하기 위하여 처방한 것을 환자들이 노력하지 않는다면, 손상 전 상태의 90~100%까지는 도달하지 못한다. 가정 치료에 있어 불이행의 예로, 금요 게임에 발목 급성 염좌로 고통을 받는 고등학교 1학년 농구 선수의 경우이다. 운동 처방사는 주말까지 쉬고(rest), 얼음찜질(ice), 압박(compression), 거상(elevation), 안정(stabilization) 할 것을 처방하였다. 그런데 그 선수는 얼음 치료는 불편하다는 것을 알았다. 그래서 부모님은 그의 불평을 받아들여 얼음 치료를 빼는 것을 허락했다. 이러한 방법으로 부모님들이 환자의 불만을 받아들여 치료의 불이행을 하였다. 결국 운동선수는 월요일에도 여전히 붓고, 통증이 남아있는 채로 학교로 돌아왔다.

병원에서 올바르지 않은 치료도 불이행으로 가져올 수도 있다. 환자는 후속 조치를 위해 돌아오지 않았다. 임상 전문가가 환자에게 많은 관심을 보이지 않거나, 치료시 통증을 유발시킨다면, 환자는 최상의 결과를 얻기 위해 자주 오지는 않을 것이다. 예를 들면, 우리 중의 한명은 대학에서 크로스 컨드리 선수이고, 그는 4주 동안 왼쪽 발에 케스팅을 요구하는 무릎 수술을 하였다. 이번 주에 케스팅을 제거한 후 물리치료를 받을 것을 요구받았다. 치료사는 무릎 굴곡에 있어서 약간의 관절 범위의 제한이 있는 것을 기록하였고 한번에 치료하려 하였다. 치료사는 환자가 쉬려고 테이블에 누어있는 것을 보고 말했다, "자 이러한 자세는 회복의 지연을 가져다 줄 수 있어요." 그녀는 그 다음 다리를 붙잡고 한 번의 움직임으로 가능한 많은 구부림을 시도하였다. 하지만 환자는 물리치료사와 병원을 보기 위해 다시는 돌아오지 않았다.

치료사가 환자의 무릎에 약간의 열 치료를 제공한 후, 관절가동술(mobilization)을 시도하였다면, 훨씬 더 성공적이었을 것이다.

임상 전문가의 이행 CLINICIAN COMPLIANCE

환자에게 **이행**과 불이행을 이끄는 또 다른 치료적 중재 요소는 믿음, 지식, 안정, 전문성을 가진 **의사의 이행**이다. 임상 전문가가 "글쎄요, 이러한 방법이 도움이 될 지는 확신은 못하겠지만, 최선은 다 하겠소." 같은 태도는 환자에게 확신을 주지 못하고, 신뢰하지 않을 것이다. 또한 여러 가지 치료 양식을 성급하게 빨리 사용하는 것도 환자는 의사가 행하는 지식에 대해 의문을 가질 것이다. 환자가 스스로 실험용 쥐처럼 느낀다면, 사후 치료를 받으러 오는 것을 거절할 것이다. 치료를 위해 돌아오는데 있어 또 다른 이유의 불이행은 부적절한 치료 양식의 사용이다. 치료가 환자의 느낌에 맞지 않는다면, 그리고 효과에도 도움을 주지 못한다면, 환자는 치료를 받으러 돌아오지 않을 것이다.

예를 들면, 14살 소녀는 턱관절 증후군(측두하악관절, temporomandibular joint, TMJ)으로 진단 받았다. 의사는 턱 주위에 열과 신장을 처방하였고, 그녀에게 주변 치료실에 갈 것을 권유하였다. 초음파는 조직에 열을 생성(3 MHz; continuous; 1 W/cm^2; 5~6분)하기에 알맞은 방법으로 정확히 할 것을 요구했다. 불행히도 치료사가 초음파 치료 후에 30분동안 턱 관절 운동을 하지 않았다. 이러한 시간 배분의 문제때문에 턱 관절은 다시 차가워졌고, 치료 양식에 있어 신장의 효과는 떨어졌다. 두 번의 동일하게 치료를 한 후, 부모는 치료실 밖으로 딸을 데리고 나갔다. 치료사는 조직 신장을 위한 전단계로 초음파 치료의 역할을 이해하지 못하고, 자기 위주의 치료를 한 것이다. 임상 전문가는 치료 양식에 대한 지식을 확실하게 알아두어야 한다. 치료 양식이 환자의 이익을 위해 사용되어져야 한다는 것을 이해해야 한다. 반면, 도수로만 하는 임상 전문가는 치료 전 단계에 실시할 수 있는 이러한 기구 및 치료양식에 대해 이해하여야 한다.

맺음말 CLOSING SCENE

발목에 염좌가 있는 엔드류를 보았을 때 머리말을 회상해 보아라; 그는 그것이 최소한의 손상이라고 생각했고, 그것에 대한 조치를 하지 않았다. 일주일 후 걸을 때 발목은 부었고, 통증이 왔다. 당신의 임상 강사는 당신에게 처음 목적이 무엇이었는지를 요구할 것이다. 그다음 그녀는 당신이 치료 목표를 성취하기 위해 어떠한 계획을 세웠고, 어떠한 치료 양식을 사용하였는지를 요구할 것이다. 치료 양식의 차별화된 적용은 특별한 환경 하에 사용될 수 있는 최적의 치료양식을 의미한다. 당신은 처음 목적에서 부종을 제거하기 위한 처음 목표를 결정하고 움직임에서 통증을 제거하기 위한 결정을 해야 한다. 당신은 림프 부종 펌프와 부종 제거에 도움이 되도록 하루에 두 번 거상하는 것을 시켜야 한다. 만약 펌프가 없다면, 발목에 압박 양말을 신어야 한다.

고찰 CHAPTER REFLECTIONS

1. 다음의 내용을 읽고 숙고하라. 각각의 개념을 명확하게 이해하였다고 느끼는가? 만약 그렇지 않다면 본문에 맞는 부분을 다시 읽어라.
   - 치료적 양식의 차별적 적용의 의미는 무엇인가? 이 책에서 가르쳐 준 양식과 차이나는 개념은 어떠한 것이 있는가? 이 책의 내용에 있는 접극법보다 더 실생활적인 방법은 어떠한 것이 있는가?
   - 다양한 상황을 설정하고 손상의 단계 마다 다른 치료양식을 사용해야 한다.
   - 다양한 치료 목적을 설정하고 가장 적합한 치료양식을 찾아야 한다.
   - 환자 이행에 대한 다양한 예를 제공해야 한다.
   - 환자 불이행에 대한 다양한 예를 제공해야 한다.
   - 임상 전문가에 대한 다양한 이행에 대한 예를 제공해야 한다.
   - 임상 전문가에 대한 다양한 불이행에 대한 예를 제공해야 한다.
2. 강사, 임상강사, 급우, 임상동료와 함께 토의할 수 있도록 3~5개의 질문을 쓰시오.
3. 급우와 함께 이 장의 개념에 대해 서로 질문하시오. 연습 1에 있는 요점을 사용하고, 연습 2를 위해 질문을 적으시오. 여러분이 이해한 것보다 더 깊은 이해가 필요하다면, 소리 내어 개념을 설명하시오.

비판적인 사고에 대한 답변 CRITICAL THINKING RESPONSES

비판적 사고 20.1

다음과 같은 요소들이 치료적 양식을 선택에서 차별적 적용을 사용하는 것을 저해할 것이다.

- 해부학, 병리학, 특별한 손상의 메카니즘. 이러한 요소에 대한 각각의 정확한 진단이 필요하다. 정확한 진단이 없으면, 당신은 알맞은 치료계획을 세울 수 없다.
- 적응증, 금기증의 부적절한 이해, 각 치료 양식의 제한적 이해. 무작위 임상 연구(randomized clinical trials) 등의 최신 연구 논문의 탐독, 알맞은 전제조건, 치료적 양식의 사용의 이해
- 특별한 치료 양식의 제한적 이용. 특별한 양식을 아는 것은 물리치료적으로 잘 활용될 수 있지만 양식에 대한 접근을 할 수 없다면, 가치가 없다.

참고문헌 REFERENCE

1. Behrens BJ, Michlovitz SL. Physical Agents: Theory and Practice for the Physical Therapist Assistant. Philadelphia: Davis, 1996.
2. Draper DO, Harris ST, Schulthies SS, et al. Hotpack and 1 MHz ultrasound treatment have an additive effect on muscle temperature in crease. J. Athl train 1998;33:21-34.

21장

치료적 모달리티 사용의 사례 연구

Case Studies Using Therapeutic Modalities

장 개요
CHAPTER OUTLINE

임상 사례연구

- 사례 1: 허리엉치통증
- 사례 2: 궁둥구멍근증후군
- 사례 3: 만성 가시윗근 힘줄염
- 사례 4: 저가동성 노쪽손목관절
- 사례 5: 1° 내반 발목 염좌
- 사례 6: 손목굴증후군
- 사례 7: 아킬레스 힘줄염
- 사례 8: 오른쪽, 왼쪽 위등세모근의 중증도 연축
- 사례 9: 2° 넙다리네갈래근 긴장
- 사례 10: 무릎뼈 힘줄염
- 사례 11: 사례 11: 가쪽위관절융기염
- 사례 12: 어깨쇄골 분리
- 사례 13: 뒤넙다리근 좌상

가능한 치료 방법

- 사례 1: 허리엉치통증
- 사례 2: 궁둥구멍근증후군
- 사례 3: 만성 가시윗근 힘줄염
- 사례 4: 저가동성 노쪽손목관절
- 사례 5: 1° 내반 발목 염좌
- 사례 6: 손목굴증후군
- 사례 7: 아킬레스 힘줄염
- 사례 8: 오른쪽, 왼쪽 위등세모근의 중증도 연축
- 사례 9: 2° 넙다리네갈래근 긴장
- 사례 10: 무릎뼈 힘줄염
- 사례 11: 가쪽위관절융기염
- 사례 12: 어깨쇄골 분리
- 사례 13: 뒤넙다리근 좌상

임상 사례연구
Clinical Case Studies

이 장의 사례 연구는 20장에서 소개된 차별화된 원칙을 적용하는데 도움을 줄 것이다. 이 사례 연구들에서, 우리는 그들이 가지고 온 의뢰지(referral slip)에서 간단한 병력(Hx)과 진단(Dx)을 볼 수 있다(표 21.1는 의사들이 사용하는 치료 의뢰지의 보편적인 약어의 정의를 보여준다). 이 기본적인 정보는 가장 알맞은 치료양식과 느낌이 무엇이고, 최고인지를 결정할 것이다. 당신이 이 사례를 읽을 때 병리학적인 부분과 각 물리적 중재의 효과를 상기하고, 예방책을 쓸 수 있어야 한다. 더 나은 치료 양식에 대한 견해가 이 장의 뒤에 설명되어 있다. 당신의 견해와 우리의 견해가 차이가 있다면, 왜 다음과 같이 하였는지를 분석해야 한다.

- 이 장에서 치료적 양식이 언급되어질 것이다.
- 동료 학생들, 교수, 임상 전문가와 차이점을 토론하시오.

사례 1: 허리엉치통증 LUMBOSACRAL PAIN

Referral

Hx: 22 y/o overweight offensive lineman, c/o diffuse LBP × 2 week. Pain is nonradiating and increases c strenuous lifting

Dx: Lumbosacral muscle spasm c̄ 1° strain of qudratus lumborum

사례 2: 궁둥구멍근증후군 PIRIFORMIS SYNDROME

Referral

Hx: 20 y/o ♂ volleyball player c/o (L) buttocks and LBP, × 6 week

Dx: Piriformis syndrome c̄ sciatica

표 21.1 의뢰서에 사용되는 보편적인 약어

약어	정의	약어	정의
AA	active assistive	MMT	manual muscle test
Bil	bilateral	NN	nerve
c̄	with	OA	osteoarthritis
c̄/o	complains of	p	post
Dx	diagnosis	p/o	postoperastion
ER	emrgency room	pt	patient
EXER	exercise	RA	rheumatoid arthritis
F or ♀	female	ROM	range of motion
fx	fracture	RUE	right upper extremity
Hx	history	Rx	prescription
LBP	low-back pain	s	without
LLE	left lower extremity	s/p fx	status postfracture
L-S	lumbosacral	Tx	treatment
M or ♂	male	x 6 mo	for 6 months(or 6 months' duration
MM	muscle	y/o	year old

사례 3: 만성 가시윗근 힘줄염
CHRONIC SUPRASPINATUS TENDINITIS

Referral

Hx: 44 y/o ♂ painter, c/o pain in R shoulder, and limited shoulder ROM owing to pain

Dx: Chronic supraspinatus tendinitis

사례 4: 저가동성 노쪽손목관절
HYPOMOBILE RADIAL CARPAL JOINT

Referral

Hx: 22 y/o ♂ soccer goalie, ×3 month p/o bone graft for avascular necrosis of the (L) scaphoid

Dx: Hypomobile radial carpal joint in all motions owing to prolonged cast immobilization

사례 5: 1° 내반 발목 염좌
FIRST-DEGREE INVERSION ANKLE SPRAIN

Referral

Hx: 16 y/o ♀ basketball player c/o pain on R lateral ankle, $\bar{c}$ swelling 24 hr postinjury

Dx: 1° inversion sprain of R ankle

사례 6: 손목굴증후군
CARPAL TUNNEL SYNDRME

Referral

Hx: 37 y/o R-handed ♀, employed as a computer operator, c/o tingling and numbness in R hand $\bar{c}$ loss of ROM and grip strength

Dx: Early stages of carpal tunnel syndrome in R hand

사례 7: 아킬레스 힘줄염 ACHILLES TENDINITIS

Referral

Hx: 30 y/o ♂ marathon runner, c/o chronic pain in area of (L) Achilles tendon

Dx: Achilles tendinitis

사례 8: 오른쪽, 왼쪽 위등세모근의 중증도 연축
MILD SPASM OF R/L UPPER TRAPEZIUS

Referral

Hx: 40 y/o ♂ c/o pain in the cervical region, $\bar{c}$ muscle spasms. X-rays ruled out fx

Dx: 1° spasm of R/L upper trapezius

사례 9: 2° 넙다리네갈래근 긴장
SECOND-DEGREE QUADRICEPS STRAIN

Referral

Hx: 20 y/o ♂ soccer player c/o pain on L mid-portion of quadriceps, $\bar{c}$ swelling 30 min postinjury

Dx: 2° strain to the L quadriceps

사례 10: 무릎뼈 힘줄염 PATELLAR TENDINITIS

Referral

Hx: 20 y/o ♂ collegiate miler, c/o chronic pain in area of (R) patellar tendon

Dx: Patellar tendinitis

사례 11: 사례 11: 가쪽위관절융기염
LATERAL EPICONDYLITIS

Referral

Hx: 18 y/o ♀ tennis player, c/o chromic pain in area of (R) elbow

Dx: Lateral epicondylitis

사례 12: 어깨쇄골 분리
ACROMIOCLAVICULAR, AC SEPARATION

Referral

Hx: 21 y/o ♀ rugby palyer c/o pain on R AC joint, $\bar{c}$ swelling 2 hr postinjury. No visible or palpable step-off deformity

Dx: 1° AC sprain of R shoulder

사례 13: 뒤넙다리근 좌상
HAMSTRING CONTUSION

Referral

Hx:	20 y/o ♂ soccer player c/o pain on L midportion of hamstring, $\bar{c}$ swelling 30 min postinjury
Dx:	Moderate contusion to the hamstring

가능한 치료 방법
Possible Treatment Regimens

다음은 사례 연구에서 가능한 치료 방법이 이 장에 나와 있다. 우리가 제공한 것과 당신이 제안한 것을 비교해 보아라. 차이점은 무엇인가? 만약 그렇다면, 당신 또는 우리가 잘못 알고있는 것은 무엇인가? 이러한 사례에 대하여 급우, 임상 전문가, 교수와 토론하시오. 만약 차이점이 있다면 왜 그런지 알려는 노력을 하시오.

사례 1: 허리엉치통증 LUMBOSACRAL PAIN

이 손상은 만성이다. 목표는 근 연축을 감소시키고 치유를 도와 순환을 증진시키는데 있다. 근 경련을 감소시키기 위한 가능한 치료 양식은 다음과 같다.

- 간섭 전류: 빠르게 쓸거나 동적 벡터의 움직임을 사용; 강도는 근 연축의 피로를 위한 수축에 알맞은 수준. 4개의 도자로 치료 부위를 넓힐 수 있다.
- 맥동형 극초단파: 열을 깊게 침투시켜 근 연축을 이완하고 큰 부위에도 적용 가능하다.
- 마사지: 특히 유날법; 주무르는 것은 근 연축의 감소에 도움을 준다.
- 견인: 요추 견인은 연축의 감소에 도움을 준다.

온도와 혈류를 증가시키는 깊은 부위에 넓은 범위에 치유를 도와주는 것은 치료 양식은 극초단파이다. 극초단파가 없다면, 다음 중 한 가지를 적용하시오.

- 따뜻한 소용돌이욕(warm whirlpool): 표피 열, 그러나 온수는 전체 부위를 감싸야 한다.
- 온습포: 표피 열, 그러나 큰 팩은 전체 부위를 감싸야 한다.

사례 2: 궁둥구멍근증후군
PIRIFORMIS SYNDROME

이 손상은 만성이다. 목적은 근 연축과 통증을 감소시키고, 궁둥구멍근 스트레칭으로 엉덩관절 내회전을 증가시키는데 있다. 근 연축과 통증을 감소시키는 가능한 치료 양식은 다음과 같다.

- 자극기: 5~10초 on, 5~10초 off를 사용; 강도는 근 연축의 피로를 위한 수축에 알맞은 수준
- 경피신경자극기: 5~10초 on, 5~10초 off를 사용; 강도는 근 연축의 피로를 위한 수축에 알맞은 수준
- 마사지: 특히 유날법; 주무르는 것은 근 연축의 감소에 도움을 준다.

극초단파를 포함하여 스트레칭 전에 부위에 열을 가할 수 있는 치료 양식을 선택하시오. 극초단파가 없다면, 다음 중 한 가지를 적용하시오.

- 따뜻한 소용돌이욕(warm whirlpool): 표피 열, 그러나 온수는 전체 부위를 감싸야 한다.
- 온습포: 표피 열, 그러나 큰 팩은 전체 부위를 감싸야 한다.

사례 3: 만성 가시윗근 힘줄염
CHRONIC SUPRASPINATUS TENDINITIS

이 손상은 만성이다. 목적은 근 연축과 통증을 감소시키는데 있다. 가능한 근 연축과 통증을 감소시키는 치료 양식은 다음과 같다.

- 신경근 자극기: 근 연축에 5~10초 on, 5~10초 off를 사용; 강도는 근 연축의 피로를 최소화하는 수준, 통증에 큰 유수신경 섬유를 자극하는 감각 수준에 알맞게 강도를 적용한다. 이 넓은 치료부위는 4개의 도자로 쉽게 적용할 수 있다.
- 경피신경 자극기: 근 연축에 5~10초 on, 5~10초 off를 사용; 강도는 근 연축의 피로를 위한 수축에 알맞은 수준, 통증에 큰 유수신경 섬유를 자극하는 감각 수준에 알맞게 강도를 적용한다.
- 맥동형 극초단파: 큰 부위에 깊은 열을 제공하고 근육의 이완과 연축의 감소를 도와준다.

- 마사지: 특히 유날법; 주무르는 것은 근 연축의 감소에 도움을 준다.
- 온습포: 표피 열, 그러나 큰 팩은 전체 범위를 감싸야 한다.

사례 4: 저가동성 노쪽손목관절 HYPOMOBILE RADIAL CARPAL JOINT

목적은 노쪽손목관절(요측수근관절, radial carpal joint)의 관절가동범위를 증가시키는데 있다. 열과 스트레칭 요법이 있는데 관절 가동(mobilization)을 하기 전에 그 부위에 열 자극은 최고의 선택이다. 스트레칭이나 관절가동 전에 조직에 열을 가한다.

- 초음파, 3 MHz: 환자가 참을 수 있는 지속형; 3 MHz 초음파의 열의 범위는 손의 표피에 적용된다.
- 파라핀: 치료 부위에 글러브 형태의 표피 열
- 온습포: 손의 주상골의 배측면에 적용되는 표피 열
- 소용돌이욕: 표피 열, 온수가 전체 부위를 감싸야 한다.

사례 5: 1° 내반 발목 염좌 FIRST-DEGREE INVERSION ANKLE SPRAIN

목적은 손상 즉시 통증을 감소하고 이차 대사성 손상을 막는데 있다. 그다음 부종을 감소하고 전이기 동안 기능을 증가시킨다. 30분 동안 RICES를 사용한다. 손상을 재평가 한다. 진단 시에 여전히 1° 염좌이면, 전이 시이다. 손상이 더 심해지면, 다음날까지 RICES를 지속한다.

부종 감소와 기능 증가를 위해 각 환자의 진행에 따라 기능의 증가를 얻기 위해 냉치료를 사용한다.

전이기 동안 부종의 감소를 위해 다음과 같은 방법을 사용한다.

- 냉치료(cryokinetics): 우선적 치료
- 신경근 자극기: 부종을 제거하기 위한 근육 펌핑을 위해, 5～10초 on, 5～10초 off를 사용한다; 강도는 수축 수준에 알맞게 적용한다.
- 순차적인 림프부종 펌프: 이것은 림프 배출을 도와준다. 그러나 냉치료처럼 효과적이지는 않다.

사례 6: 손목굴증후군 CARPAL TUNNEL SYNDRME

목표는 통증과 정중신경의 염증을 감소시키는데 있다. 가능한 치료 양식은 다음과 같다.

- 아이스 팩: 손목의 배측과 복측에 적용할 때, 목표하는 전체 치료 부의를 덮어 줄 것이다.
- 얼음물 침습(ice water immersion): 이것은 목표하는 전체 치료부위를 덮어 줄 것이다. 또한 능동적인 관절 운동을 허락한다.
- 차가운 소용돌이욕(cold whirlpool): 이것은 목표하는 전체 치료 부위를 덮을 것이고 능동적인 관절 운동을 허락한다.

사례 7: 아킬레스 힘줄염 ACHILLES TENDINITIS

목표는 반흔 조직을 깨는 것이고 하퇴삼두근(triceps surae)의 스트레칭이다. 유착을 깨기 위하여 열과 스트레칭 요법을 사용한다. 관절의 움직임(movement) 전에 조직에 열을 가한다.

- 3 MHz 초음파: 환자가 견딜 수 있는 지속형으로 선택. 아킬레스 힘줄염은 3 MHz 초음파로 열의 범위는 표피이다.
- 파라핀: 치료 부위에 글러브 형태의 표피 열
- 따뜻한(warm) 소용돌이욕: 표피 열, 그러나 따뜻한 물은 전체 부위를 감싸야 한다.
- 온습포: 표피 열, 그러나 큰 팩은 전체 부위를 감싸야 한다.

유착을 깨기 위하여 교차 마찰(cross friction) 마시지를 사용한다. 섬유의 수직 방향으로 움직이는 것은 반흔 조직을 깨기 위함이다.

사례 8: 오른쪽, 왼쪽 위등세모근의 중증도 연축 MILD SPASM OF R/L UPPER TRAPEZIUS

목적은 근 연축을 감소시키는데 있다. 알맞은 치료양식은 다음과 같다:

- 냉신장(cryostretch): 몇 분간의 냉 적용 후에 그 부위는 무감각(numb)하게 될 것이다. 그것은 근 연축과

통증을 감소해 줄 것이다.

- 목 견인: 안전한(gentle) 신연(distraction)은 압박된 신경을 열어 줄 것이고, 근 연축의 감소를 도와 줄 것이다.
- 경피신경 자극기: 경피신경 자극기로 작은 부위에 쉽게 치료를 할 수 있다. 근 연축에 5~10초 on, 5~10초 off; 강도는 근 연축의 피로를 위한 수축에 알맞은 수준, 통증에 큰 유수 신경 섬유를 자극하는 감각 수준에 적합하도록 강도를 적용한다.
- 중주파: 이것은 작은 치료 부위에 네 개의 도자를 묶어 쉽게 부착할 수 있다. 예를 들면, 근육 긴장시에 동적 백터, 빠른 움직임의 변화를 주기 위해 사용한다; 강도는 근긴장 피로와 관련하여 알맞게 수축이 유발되는 정도로 한다. 통증정도는 큰 유수신경섬유를 자극하는 감각적 수준으로 사용한다.

사례 9: 2° 넙다리네갈래근 긴장 SECOND-DEGREE QUADRICEPS STRAIN

목적은 통증과 부종, 그리고 2차 대사성 손상을 예방하는데 있다. 그 다음은 기능적 운동을 수행하는 것이다. 30분 동안 RICES를 시행한다. 치료는 매일 2시간 동안 반복한다. 압박 붕대(wrap)를 하고 하지를 얼음 팩을 할 동안 거상한다. 전이기 동안 기능의 증진을 위해 다음과 같은 방법을 적용한다.

- 냉 스트레칭: 냉 적용과 스트레칭은 근 연축을 감소시킬 것이다.
- 냉치료: 근 연축 후에 전이를 감소시킨다.
- 신경근 자극기: 부종을 제거하기 위한 근 펌핑을 위해 5~10초 on, 5~10초 off; 강도는 적절하게 수축할 수 있는 수준
- 순차적인 림프부종 펌프: 이것은 림프 배출을 도와줄 것이다. 그러나 냉스트레칭과 냉치료 보다는 효과적이지 않다.

사례 10: 무릎뼈 힘줄염 PATELLAR TENDINITIS

이 목적은 힘줄염과 관련된 유착을 깨주고 ROM 시 통증을 감소시키는데 있다. 열과 스트레칭 방법 그리고 유착을 깨기 전에 조직에 열을 가하는 것이 좋은 선택이다. 관절 운동 전에 조직에 열을 가하는 방법은 다음과 같다.

- 3 MHz 초음파: 환자가 참을 수 있는 지속형 초음파를 사용한다. 무릎뼈 힘줄염은 3 MHz 초음파로 열의 범위를 표피 열로 한다.
- 따뜻한 소용돌이욕: 표피 열, 그러나 따뜻한 물은 전체 부위를 감쌀 것이다.
- 온습포: 표피 열, 그러나 작은 팩은 전체 부위를 감싸야 한다.

유착을 깨기 위하여 교차 마찰(cross friction) 마사지를 사용한다. 섬유의 수직 방향으로 움직이는 것은 반흔 조직을 깨기 위함이다.

사례 11: 가쪽위관절융기염 LATERAL EPICONDYLITIS

목적은 가쪽위관절융기염(외측상과염)과 관련된 유착을 깨기 위함이다. 열과 스트레칭 방법 그리고 유착을 깨기 전에 조직에 열을 가하는 것이 좋은 선택이다. 관절 운동 전에 조직에 열을 가하는 방법은 다음과 같다.

- 3 MHz 초음파: 환자가 참을 수 있는 지속형 초음파를 사용한다. 가쪽위관절융기염 부위에 있는 손목 신근 부위에 3 MHz 초음파로 열을 가한다.
- 따뜻한 물: 표피 열, 그러나 따뜻한 물은 전체 부위를 감싸야 한다.
- 온습포: 표피 열, 그러나 작은 팩은 전체 부위를 감싸야 한다.

유착을 깨기 위하여 교차 마찰(cross friction) 마사지를 사용한다. 섬유의 수직 방향으로 움직이는 것은 반흔 조직을 깨기 위함이다.

사례 12: 어깨쇄골 분리 ACROMIOCLAVICULAR (AC) SEPARATION

목적은 즉시 치유기(immediate care)에 통증을 감소하고, 저 산소 손상을 예방하는데 있다. 전이 시 동안에는 그 부위의 부종을 감소시킨다. 이차 저산소 손상을 최소화하고 통증을 감소시키기 위한 방법은 다음과 같다.

- RICES(30분): 매일 2시간씩 반복한다. 압박 붕대를

감고 다리를 거상하는 동안 아이스팩을 적용한다.

- 경피신경 자극기: 경피신경 자극기로 작은 부위에 쉽게 치료를 할 수 있다. 큰 유수신경섬유를 자극하기 위해 감각 수준으로 알맞은 강도와 지속형으로 사용한다.

전이기 동안 이 부위의 부종을 감소시키기 위해 냉치료나 신경근 자극기를 사용한다. 부종을 제거하는 근육 펌핑을 위해, 5~10초 on, 5~10초 off; 강도는 수축 수준에 적합하게 한다.

사례 13: 뒤넙다리근 좌상 HAMSTRING CONTUSION

목적은 즉시 치유기에 통증을 감소하고, 이차 대사성 손상을 최소화하는데 있다. 전이 시 동안에는 그 부위의 부종을 감소시킨다. 이차 저산소 손상을 최소화하고 통증을 감소시키기 위하여 30분 동안 RICES를 시행한다. 치료는 매일 2시간 반복한다. 압박 붕대를 감고 다리를 거상하는 동안 아이스 팩을 적용한다.

전이기 동안 이 부위에 부종을 감소시키기 위한 방법은 다음과 같다.

- 냉치료
- 신경근 자극기: 부종을 제거하는 근육 펌핑을 위해, 5~10초 on, 5~10초 off; 강도는 수축 수준에 적합하게 한다.
- 순차적인 림프부종 펌프: 이것은 림프 배출을 도와줄 것이다. 그러나 냉스트레칭과 한냉치료 보다는 효과적이지 않다.

복습문제 제VII부

20장

1. 특정 상황 속에 최고의 치료 양식을 결정하는 과정은 _______라 언급된다.
   a. 적응증(indication)
   b. 금기증(contraindication)
   c. 차별 적용(differential application)
   d. 이행(compliance)
   e. 불이행(noncompliance)

2. 치료사에 의해 주어진 치료순서에 환자가 따르는 것은 ________의 한 예이다.
   a. 적응증
   b. 금기증
   c. 차별 적용
   d. 이행
   e. 불이행

3. 스트레칭 전에 무릎과 같은 큰 관절에 열을 적용하기 위한 최고의 치료 양식은 어떤 것이 있는가?
   a. 단파(shortwave diathermy)
   b. 초음파(ultrasound)
   c. 소용돌이욕(whirlpool)
   d. 온습포(hot pack)
   e. 냉운동(cryokinetics)

4. 치료 양식을 사용하는데 제한요소가 아닌 것은 어떤 것인가?
   a. 치료 양식에 대한 이용 가능성
   b. 치료를 위한 이용 가능한 시간
   c. 치료 양식을 지지하는 이론적 근거
   d. 환자 이행
   e. 위의 어느 것도 아닌 모두 다 제한 요소

5. *임상전문가 이행은* ________을 의미한다.
   a. 치료사에 대한 명성
   b. 제 시간의 출근
   c. 치료사의 신뢰성과 전문성
   d. 같은 치료 양식을 날마다 사용하는 치료사

부 록

A

복습문제의 해답

Answers to Review Questions

제 I 부

1 장

1. d
2. b
3. b
4. a
5. c

2 장

1. b
2. d
3. e
4. b

3 장

1. e
2. e
3. b
4. d
5. d
6. b

제 II 부

4 장

1. a
2. b
3. e
4. e
5. d
6. e
7. a

5 장

1. c
2. c
3. c
4. d
5. a
6. e

6 장

1. c
2. e
3. e
4. b
5. e
6. e

제 III 부

7 장

1. b
2. b
3. a
4. d
5. a
6. d
7. a
8. a
9. d

8 장

1. c
2. e
3. b
4. e
5. a
6. c
7. c

제 IV 부

9 장

1. a
2. d
3. a
4. c
5. d
6. c
7. a
8. c
9. a
10. d
11. b
12. b

10 장

1. d
2. e
3. a
4. e
5. a
6. a
7. b
8. e
9. e
10. b

제 V 부

11 장

1. a
2. c
3. b
4. a
5. a
6. e
7. c
8. d
9. a
10. d

12 장

1. b
2. e
3. e
4. b
5. b
6. e
7. b
8. a

13 장

1. b
2. e
3. b
4. a
5. c
6. a
7. b
8. a

14 장

1. a
2. d
3. d
4. d
5. c
6. b

15 장

1. b
2. a
3. c
4. b
5. e
6. e
7. a
8. e
9. a
10. c
11. d
12. b

16 장

1. b
2. c
3. e
4. e
5. b
6. e
7. c
8. e
9. a
10. b

제 VI 부

17 장

1. c
2. a
3. d
4. a
5. d
6. b
7. e
8. d

18 장

1. d
2. b
3. c
4. a
5. b
6. e
7. e
8. d
9. e

19 장

1. a
2. e
3. a
4. c
5. d
6. d
7. b
8. e
9. c

제 VII 부

20 장

1. c
2. d
3. a
4. e
5. c

용어정리

Glossary

흡수(absorption): 물질에 의해 안으로 전달되어 들어오는 전자기파(electromagnetic)의 활동.

AC train: 고정주파수에서 지속적이고 반복적인 펄스(또는 교류의 한 분절).

음파 마이크로스트리밍(acoustic microstreaming): 초음파로부터 발생하는 압박파에 의해 세포막의 경계면을 따라 유체가 한 방향으로 움직이는 현상.

음파(acoustic waves): 소리나 초음파에 의해 발생된 파. 음파(sound wave)로 알려져 있다.

활동전압(action potential): 신경세포막의 안과 밖의 전기적 전위 차이의 변화.

활성전극(active electrode): 원하는 반응을 유도하기 위한 전류밀도가 충분히 높은 전극. 분산전극 참고.

급성기 관리(acute care): 손상 후 처음 4일 동안의 급성기 질환의 치료.

급성기 질환(acute injury): 높은 강도, 짧은 기간의 힘에 의해 갑작스럽게 발병된 삠, 근긴장, 타박상과 같은 질환.

급성기 통증(acute pain): 타박상과 같은 외부요인 또는 근육 긴장과 같은 내부요인에 의한 유해수용기의 활동으로 발생된 짧은 기간의 빠른 통증.

이득(advantages): 5단계 적용절차의 적용에 있어, 특정한 질환에 대하여 일반적인 모달리티 보다 치료에 더 효과적인 특정한 모달리티의 이점.

A-delta 섬유(A-delta fiber): 감각을 전달하는 말초신경, 급성기 통증에 대한 유해자극을 포함하며, C 섬유보다 직경이 더 크고 빠르다.

들신경(구심성 신경, afferent nerve): 감각신경, 척수의 후각(뒤뿔)을 통해 들어오는 신경.

A 섬유(A fiber): 가장 직경이 큰 신경섬유(직경 1-22 μm)이며, 가장 빠르게 활동전위를 전달한다(5-120 m/sec). 일부는 구심성, 나머지는 원심성 기능을 한다.

민첩성(agility): 움직임의 속도와 협조성의 결합. 특정한 스포츠 팀에서의 반복적인 훈련과 같이 빠르게 수행되는 기술 패턴을 발생시킴.

교류(alternating current, AC): 양극에서 음극으로 교대로 변화되는 두 발생기에 의해 교대로 방향이 변화되는 전자의 지속적인 흐름.

암페어(ampere, amp): 전류의 단위, 초당 1 쿨롱(6.28×10^{18} 전자)이 통과하는 양.

증폭(amplify): 크기, 볼륨(volume) 또는 유의성(significance)의 증가.

진폭(amplitude): 회로를 통하여 흐르는 전류의 양, 강도(intensity)로 알려져 있다.

전류계(ampmeter): 전류 비율을 측정하는 기구.

진통연고(analgesic balm): 직접적인 피부감각 수용기 억제 또는 피부 감각수용기를 자극하여 유도되는 효과를 이용한 전통적인 진통, 마취, 가려움 개선을 위한 외용 약물.

섬유륜(annulus fibrosus): 추간판의 바깥층으로, 섬유의 방향이 서로 교차되도록 하여 척주체 둘레를 층으로 둘러싸고 있다.

안트-슐츠 원리(Arndt-Schultz principle): 효과를 나타내기 위해 시간 당 흡수되는 최적의 에너지의 양. 이 양보다 작으면 반응이 일어나지 않고, 이 양보다 클 땐 유해하다.

관절성 근육 억제[(arthrogenic muscle inhibition(AMI)]: 관절손상이나 팽창으로 인한 관절 주변 근육의 지속적인(ongoing) 반사 억제.

인공 냉팩(artificial ice pack): 나일론 커버가 씌워진 물이 들어있는 비닐 주머니. 1°F(~17°C)의 냉장고에 얼려둔다.

비대칭 펄스(asymmetrical pulse): 위상이 서로 다른 펄스.

원자(atom): 양성자와 전자, 중성자로 이루어진 물질 구성 요소의 최소단위.

아데노신-3인산(adenosine triphosphate, ATP): 근육의 에너지의 주요 근원.

감쇠(attenuation): 초음파가 다양한 조직을 통해 전달되기 때문에 흩어지고 분산되어 에너지가 감소되는 것.

자율운동신경(autonomic motor nerve): CNS로부터 신체의 말초까지 신호를 전달하는 신경. 민무늬근, 심근, 샘, 기관에 종지하여 불수의적인 활동을 조절.

자율신경계(autonomic nervous system, ANS): 교감신경과 부교감신경으로 구성되어 민무늬근, 심근, 기관, 샘을 조절하는 말초신경계의 한부분.

평균전류(average current): 펄스의 평균 강도.

균형파(balanced pulse): 동일한 위상을 가진 파.

빔 불균등율(beam nonuniformity ratio, BNR): 초음파 빔 안의 다양한 강도의 양에 대한 지표. 초음파 빔의 최대강도를 초음파 빔의 평균강도로 나누어 비율로 나타낸다.

진동주파수(beat frequency): 서로 다른 주파수가 교차되는 전류의 차이. 조정주파수.

B 섬유(B fiber): 크기는 A와 C 섬유 사이(1-3 μm)이며 전도 속도는(3-14 m/sec)이며 자율운동신경이다.

바이오피드백(biofeedback): 목표값을 이용하여 환자에게 점수를 알려주어 생체학적 기전을 측정하는 과정. 바이오피드백은 환자가 좀 더 빨리 낫도록 돕는다.

이상(biphasic): 두 가지의 위상을 가진 펄스. 전류의 두 방향으로 흐른다.

양극기법(bipolar technique): 동일한 전극의 크기를 적용하여 전극아래에 전류의 밀도가 동일하다. 따라서 두 전극 모두 활성전극이 된다.

BNR beam nonuniformity ratio 참조.

고빈도-고강도 TENS(brief-intense TENS): C 섬유자극에 의해 재활 전 만성통증을 치료하기 위해 사용하는 모달리티. 주파수는 고빈도와 저빈도 사이에서 다양하며 주기적으로 변한다. 감각수준 TENS(환자의 인내에 따르는)보다 강도가 높다. 환자는 따끔거리고, 바늘로 찌르는듯한 감각을 호소하며 근육이 연축, 강축을 일으킨다. 유해수준의 TENS로 알려져 있다.

돌발(burst): 펄스의 수를 제한하거나 특정한 주파수에서 교류의 간격을 제한하여 주기가 한정된 전류의 흐름. 전류가 흐르지 않는 시간이 뒤따른다. 교류전류를 켜거나 꺼서 펄스열을 만듬.

돌발간격(burst interval): 돌발이 발생하는 시간. 보통 msec으로 측정된다.

모세혈관 그물망(capillary arcade): 전체적인 상처부분에 최종적으로 발달하는 모세혈관의 가지. 콜라겐 형성을 위하여 필수적인 풍부한 순환을 제공.

모세혈관 궁(capillary arch): 인접한 모세혈관 싹을 향하여 움직이고, 만나서 함께 아치를 형성하는 과정.

모세혈관 발아(capillary budding): 상처의 가장자리에 존재하는 혈관의 내피세포가 분열하기 시작하는 과정.

모세혈관 여과압력(capillary filtration pressure): 많은 힘에 대한 수학적 합. 삼투압으로 알려져 있다.

모세혈관 정수압(capillary hydrostatic pressure, CHP): 모세혈관에서 밖으로 나가려는 액체의 힘에 대한 압력.

모세혈관 교질삼투압(capillary oncotic pressure, COP): 모세혈관으로 체액을 밀어내는 압력.

캡사이신(capsaicin): 고추에서 추출되는 물질. 매운맛을 제공하여 진통제로 사용하는 자극제.

심호흡 지구력(cardiorespiratory endurance): 적절한 산소를 운동하고 있는 근육에 공급하거나, 활동을 유지하기 위해 필요한 에너지를 생산하는 심장과 폐의 능력.

반송주파수(carrier frequency): 기계에서 미리 조절된 주파수.

공동현상(cavitation): 조직액에서 초음파의 압력 변화로 인하여 수축과 팽창으로 가스가 들어 있는 기포의 형성.

세포기(cellular phase): 회복과정으로 백혈구의 이동과 동일하며 염증 반응에서 발생하는 탐식작용. 큰포식 세포는 세포 파편을 제거한다. 순환계와 림프계(대부분 림프계)는 대부분 작은 자유단백질의 조각으로 되어 있는 세포 안에 남아있는 액체를 내보낸다.

중추조절(central control): 이전의 경험, 감정의 영향, 감각인지, 그리고 다른 요소들이 통증 신호의 전달에 영향을 미쳐 통증을 인지한다는 이론.

중추 조절 이론(central control trigger theory): 통증에 대한 관문조절설의 수정 이론.

중추신경계(central nervous system, CNS): 뇌와 척수.

대뇌겉질(cerebral cortex): 뇌의 바깥 부분으로 통증 신호를 조절하고 통증의 위치와 강도를 결정한다. 대뇌겉질은 하행성 통증조절기전의 시작이다.

C섬유(C-fiber): 감각을 전달하는 말초신경으로 만성통증을 느끼게 하는 유해한 자극을 포함한다. A 섬유보다 더 작고 느리게 활동한다. 1 μm보다 작고 2 m/sec 보다 느린 섬유로 감각섬유이다.

화학적 매개체(chemical mediators): 손상의 원인을 중화시키기 위해 손상 후 신체에서 분비되는 히스타민, 브레디키닌, 시토킨과 같은 화학물질이며 세포 파편으로 움직이기 시작하여 회복이 일어나도록 한다. 화학적 매개체는 염증반응의 8가지 사건 중 하나이다.

만성염증(chronic inflammation): 긴 시간, 낮은 강도의 세포 반응. 재발성 급성 염증과 혼동하지 말아야 한다.

만성손상(chronic injury): (1) 힘줄염이나 관절주머니염과 같은 오랜 기간, 낮은 강도의 힘에 의한 손상. (2) 만성 발목 삠과 같은 재발성 급성 손상.

만성 통증(chronic pain): 일반적인 급성기 질환의 과정이나 치유되기 위한 손상의 적당한 시간이 적어도 한 달 이상되는 통증이며 또는 만성 병리적 과정과 연관되어 통증이 지속되거나 몇 달에서 몇 년까지 간헐적으로 통증이 재발하는 것.

회로 차단기(circuit breaker): 매우 많은 전류가 흐를 때 회로가 개방됨으로써 과도한 전류에 대항하여 몸의 구조와 장비를 보호하는 안전한 장치이다.

임상의 이행(clinician compliance): 임상가의 프로의식, 신뢰, 지식, 자신감.

폐쇄 회로(closed circuit): 완전한 회로, 흐름을 허락한다; 회로에 차단이 없다.

응고(clotting): 손상된 혈관을 막는 혈소판, 섬유소에 의해 일어나는 다단계 과정.

군집탐침봉(cluster probe): 다양한 도자를 가지고 있는 레이저 조사기는 치료하는 동안 더 넓은 부위에 여러 파장을 적용할 수 있다.

응집성(coherent): 필연적으로 정돈되거나 통합되어진다. 동일한 파장과 고정된 위상을 가지는 전자기파의 특성 중 하나.

냉(cold): 작은 열을 가진 열의 발생은 낮은 기온들에 의해서 발생되는 감각보다 작다.

한랭 과민반응(cold hypersensitivity): 얼음 또는 냉팩 적용 시의 극심한 통증.

한랭유발성 혈관확장(cold-induced casodilation, CIVD): 한랭 적용에 의해 혈관의 둘레가 증가됨.

냉팩(cold pack): 조각얼음팩, 겔팩, 인공팩(artificial ice pack), 압착성 화학적 팩(crushable chemical pack) 등의 총칭.

콜라겐(collagen): 모든 형태의 결합조직에 포함된 섬유성 단백질. 인대, 힘줄, 반흔조직의 주요 고체 물질이다.

콜라겐화(collagenization): 상처난 공간에서 콜라겐의 생산과 치료과정.

집중빔(collimated beam): 에너지의 빔이 적게 분산되고 집중된 것. 초음파와 레이저 에너지가 집중되어 전달되는 빔에 해당한다.

이행(compliance): 환자가 처방된 치료법을 따르는 범위. 고수(adherence) 또는 유지(maintenance)라고 불린다.

압박(compression): 종파가 압박되었을 때 높은 분자의 밀도와 높은 압박의 지역이다.

전도(conduction): 불규칙한 기온이 서로 접촉하면서 들어 왔을 때, 발생하는 열의 이동과정이다. 열은 물체의 높은 기온에서 낮은 기온까지 이동되어지고, 따뜻한 물체는 시원해지고 시원한 물체는 따뜻해진다.

도체(conductor): 한 지점에서 다른 지점까지 전하를 이동시킬 수 있는 물체이다. 서로 밀 수 있는 자유전하를 가지고 있어야 한다(금속, 물).

결합조직의 신장(connective tissue stretch): 열 적용의 결합, 수동적인 신장의 결합, 차가운 적용의 결합은 결합조직의 구축이 활성화되는 오랫동안의 움직임 후에 관절의 유연성 증가에 사용되어진다.

일정한 자극 패턴(constant stimulation pattern): 연속적인 파장의 범위 안에 있는 자극은 같다.

연속 초음파(continuous ultrasound): 강한 소리 안에 있는 초음파 형태는 전체적인 치료법을 지속적으로 유지한다. 그리고 초음파 에너지가 100% 생산된다.

수축(contraction): 회복의 끝을 향한 모세혈관의 붕괴. 상처를 더 작고 더 창백하게 만든다.

수축과 재형성 단계(contraction and restructuring phase): 회복과정에는 반흔조직이 더 작고 더 창백하게 되는 두가지 과정이 있다. 새로운 반흔은 빨갛게 되고, 주위가 볼록 올라온다.

금기증(contraindications): 특정 모달리티를 사용했을 때 좋은 점보다 유해한 점이 많은 상황.

대조욕 치료(contrast bath therapy): 찬물 욕조와 뜨거운 물 욕조에 교대로 손상된 부위를 담그는 치료.

대류(convection): 물체의 표면을 스쳐가는 액체나 공기의 통과에 의해 물체로 열이 전달되는 것.

전환(conversion): 열과는 다른 형태의 에너지(전기, 화학, 기계적 에너지)가 신체 내에서 열로 전환되는 과정.

재활에 cookbook법(cookbook approach to rehabilitation): 손상에 대한 특정한 처방이나 프로토콜을 따르는 임상가의 치료 접근 방법으로 특정한 시간 기간인 기(phase)와 치료적 중재로 이루어진다.

코사인 또는 직각 법칙(cosine or right-angle law): 최적의 복사는 복사체가 그 복사를 받는 부위 표면의 중심에 수직으로 있을 때 발생한다.

쿨롱(coulomb): 전자에 발생되는 6.28×10^{18}의 공식에 의해 발생되어지는 전하의 기본단위이다.

반자극제(counterirritant): 미세한 피부 염증을 일으켜 피부를 자극하는 물질. 근육, 관절, 내부장기의 통증을 감소시킨다.

접촉 매질(coupling medium): 초음파에서 저항을 감소시킴으로써 초음파에너지 전송을 발생시키는 물질이다. 그리고 전기치료에서 이 물질은 전극으로부터 피부까지 전류의 이동을 촉진시킨다. 전달 매질(couplant)이라고도 불린다.

재활에 접근하기 위한 비판적 사고(critical thinker approach to rehabilitation): 임상가가 가장 적절한 물리요법을 선택하기 위한 가이드라인이다.

압착성 화학적 팩(crushable chemical pack): 단단한 팩안에 액체로 된 얇은 벽의 비닐주머니, 그리고 건조한 crystal의 큰 비닐주머니이다. 압박은 작은 주머니를 부셔버리고 액체는 주머니 밖으로 센다. 액체와 crystal은 액체를 냉각시키는 기계적인 반응으로 결합한다.

조각 얼음팩(crushed ice pack): 전형적으로 얼음기계로부터 부서진 플라스틱과 천가방안의 얼음이다.

목발 마비(crutch palsy): 움직임을 조절하고 이동하는 능력과 감각의 일시적 또는 영구적인 손실.

냉운동(cryokinetics): 대체적인 냉의 적용, 그리고 급성 관절염좌의 재활을 위한 활동적인 단계의 운동.

냉신장(cryostretch): 대체적인 냉의 적용, 급성 근육 좌상의 재활을 위한 수동적인 신장, 저항적인 근육 수축

저온수술(cryosurgery): 조직을 얼리고 파괴하기 위해 최고로 낮은 기온을 사용하는 수술기술이다.

냉치료(cryotherapy): 냉을 사용하는 치료법이다; 몸 기온보다 낮은 기온을 가진 기계와 물체의 적용이다. 열을 몸에서부터 기계로 이동시키는 원인이 된다.

크리스탈(crystal): 초음파의 변환기.

전류 밀도(current density): 특정한 전류의 단면을 통과하는(이동하는) 하전된 이온의 양을 측정한 것.

전류 전기(current electricity): 도체를 따라 흐르는 느슨한 전자들의 흐름.

전류(current flow): 한 지점에서 다른 지점까지의 전하의 흐름. 높은 전자의 집중된 지역에서 부족한 전자의 지역까지(음극에서 양극으로).

전류 변조(current modulation): 다양하고 특별한 산출의 파형을 발생하기 위해 들어오는 전류를 조정, 통합, 조절한다.

주기(cycle): 교류 전류 안에 두 개의 위상이 있다; 기준선에서 최대까지 흐르는 전류, 그리고 최대에서 기준선까지 흐르는 전류.

매일 조절가능한 점진적 저항운동 기술(daily adjustable progressive resistive exercise technique, DAPRE): 들어올리는 등장성 운동의 4세트 시스템이다. 힘을 처음보다 더 빨리 재생산시킬 수 있다. 환자는 3세트와 4세트 때 최대로 반복할 수 있다. 4세트와 그 다음날 저항을 조절하기 위해 반복횟수를 적용한다.

감쇠시간(decay time): 최대 진폭에서 위상이 끝날 때까지의 시간.

심부열치료(deep thermotherapy): 심부조직에 조직 온도 상승을 유발하는 치료기기의 적용.

피부절(dermatome): 특정한 척수에 의한 신경이 분포된 피부의 지역이다.

하행 내인성 아편 유도 시스템(descending endogenous opiate system, DEOS): 통증 조절을 돕기 위해 아편제를 분비하는 신경원이 포함된 척수상위수준(supra spinal level)의 작용 체제.

심부 투열 치료(diathermy): 심부조직 가열에 사용되는 높은 주파수의 전자기파를 이용한 치료.

모달리티 적용 차이(differential application of modalities): 특정 상황에 사용하기 위한 시각적인 물리요법이 결정하는 과정이다.

직류(direct current, DC): 배터리의 양극과 음극 사이의 안정적이고 연속적으로 흐르는 전자들이다. 갈바닉 전류라고도 잘 알려져 있다.

직류의 파형[direct (galvanic) wave form]: 순수한 직류는 이온도입법에 사용된다.

전류 흐름의 방향(direction of current flow): 양극에서 음극으로 흐르는 전류.

불이익(disadvantages): 5가지의 절차 안에서 음의 효과는 또 다른 물리요법을 사용하지 않음으로써 손실될 수도 있다.

퇴원 노트(discharge note): 치료가 중단되었을 때 쓰여지는 SOAP의 한 종류이다.

분산 전극(dispersive electrode): 전류밀도가 바람직한 반응을 끌어낼수 있는 충분한 전류의 밀도가 없는 곳에 있는 전극이다.

도파민(dopamine): 몸에 의해 사용되어지는 뇌안에 노르에피네프린과 에피네프린을 결합하기 위한 신경전달물질이다; 움직임 조절, 감정 조절 그리고 기쁨과 통증을 경험하는 능력을 조절하는 뇌의 반응이다.

뒤뿔(후각, dorsal horn): 척수의 회백질의 후방 부분에 있다. 후각이라고 불린다.

건전지(dry cell): 용액 대신 전해질 반죽을 사용한 배터리. 예로, 아연 튜브 안에 전해질 반죽과 카본 막대를 한가운데 삽입하여 만든 아연-탄소 배터리.

순환 주기(duty cycle): 한 파장에 발생되는 초음파의 시간의 퍼센트이다.

동적 벡터(dynamic vector): 간섭파치료에서 큰 면적에서 치료하기 위해 사용되는 두 가지의 전류로 교차되고 이동한다.

부종(edema): 조직에서 비정상적인 액체 부분의 모임.

유효 방사면(effective radiating area, ERA): 초음파 장치 안에 있는 초음파 헤드의 표면적부분이다. 초음파 기계는 크리스탈에서 조직까지 소리파형을 전송한다.

효과(effects): 5가지 과정의 문맥에서 생리 · 병리학적 변화들은 위치상으로 주기적으로 몸 전체를 자극한다.

날신경(efferent nerve): 운동신경; 전각을 통해 척수를 빠져 나간다.

경찰법(effleurage): 심부표면층에 있는 피하조직을 약하고 강한 압력과 함께 수행되어지는 미끄러짐의 조절이다; 경찰이라고 불린다.

전하(electrical charge): 원자 또는 분자안의 양성자와 전자들의 모임; 양성자와 전자의 수 사이의 차이.

전기회로(electrical circuit): 배터리나 발전기의 양 단자 사이에서 전자가 흐를 수 있는 도체 시스템.

전해질(electrolyte):: 이온이 들어있어서 전기를 전도할 수 있는 물질이다.

전자기 에너지(electromagnetic energy): 우주의 에너지를 형성하는 기본적인 에너지 중에 하나이며, 전기파와 자기파로 이루어져 있다.

전자기 유도(electromagnetic induction): 기계적인 힘이 전기에너지로 전환되거나(발전기) 또는 전기에너지가 기계적인 힘으로(전기 모터) 전환되는 과정.

전자기파(electromagnetic wave): 약 186,000 mi./sec (300,000 km/sec)의 속도로 공간 속을 물결모양으로 진동하는 전기장과 자기장이 결합된 파.

전자(electron): 핵 주위를 회전하는 원자의 하부단위이며, 질량은 거의 없고, 전하는 -1이다.

원소(element): 물질의 기본 단위(예, 산소, 구리, 탄소).

응급의료(emergency care): 심폐소생술이나 병원으로 이송해야 할 정도로 심각하거나 목숨이 위험한 손상을 당한 환자에게 제공하는 치료.

방출(emission): 원자로부터 전자가 방출되는 것과 같이 분출되는 현상.

내분비(endogenous): 몸속에서 생성되는 것.

엔돌핀(endorphin): 중추신경계에 존재하면서 통증신호 전달을 억제하고, 화학적 자극제를 감소시키는 약물.

내피(endothelium): 혈관벽을 구성하는 것.

엔케팔린(enkephalin): A-델타와 C 섬유의 신호와 T-세포의 연접을 억제시켜 통증전달을 차단하는 약물.

에피네프린(epinephrine): 스트레스에 대한 반응으로 부신에서 분비되는 호르몬; fight-or-flight 반응을 자극하는 신경전달물질이며, 아드레날린이라고도 알려져 있음.

근거중심 치료(evidence-based practice): 전통적인 또는 경험적인 근거가 아니라, 과학적인 근거에 입각한 건강관리이며, 주 목적은 건강관리의 질과 효과를 증가시키는 것이다.

세포외 공간(extracellular space): 세포와 세포 사이의 공간.

추체외로계(extrapyramidal system): 움직임을 조절하고, 조화롭게 하는 뇌에 있는 신경망.

촉진(facilitation): 신경반응을 가능하게 하는 것.

감응파(faradic wave form): 비대칭성 교류전류에 의해 유도되는 파형.

첫 단계 적용 절차(first-step application procedure): 어떤 치료기구를 적용할 때, 필요한 표준화된 틀(framework)이다. 질적인 조절을 하는 데는 충분하지만, 재활시 비판적인 사고로 치료기구를 사용하는 임상가들에게는 여전히 충분치 않다.

고정단계(fixed phase): 레이저 빔의 모든 광자가 나오기 전에 파장을 하나로 묶어서 내보내는 단계.

유체 동역학(fluid dynamics): 모세혈관과 조직 사이에서 발생하는 체액(fluid)의 움직임.

주파수(frequency): (1) 능선을 통과하는 파가 형성되는 속도이며, pps 또는 Hz로 표시한다. (2) 힘 또는 파장이 진동하는 속도이며, 상대적인 시간으로 측정한다.

마찰 마사지(friction massage): 조밀한 결합조직들간의 움직임을 유도하기 위해 미끄러짐(glide)이 없이 회선력을 반복적으로 적용하는 치료기술이며, 조직의 신축성을 증가시키고, 교원질 섬유의 정렬상태를 개선시키는데 효과적인 기술이다.

기능적인 진전(functional progression): 무부하, 단일 운동면, 느린 속도, 느린 병진운동에서 과부하, 여러 운동면, 높은 속도, 빠른 이동 동작으로 순서에 맞춰 기능적인 동작을 수행하는 것을 말한다. 등급화된 운동을 병행하면, 안전에 필요한 기술을 습득 또는 재습득하는데 도움이 되며, 복잡한 기술을 수행하는데도 효과적이다. 이 말은 점진적인 재정향(reorientation)이라고도 한다.

연합반응(fused response): 중등도의 진폭, 높은 주파수의 맥동 또는 교류전류에 대한 반응으로써 핀이나 바늘로 찌르는 듯한 감각을 느끼는 것을 말한다.

검류계(galvanometer): 전류의 전자기효과를 측정하는 기구.

관문조절이론(gate control theory of pain): 척수의 뒤쪽 뿔에 있는 관문기전을 설명하는 이론이며, 오직 하나의 감각만 뇌로 전달시키게 된다.

겔팩(gel pack): 물이 얼지 않으며, 비닐주머니 안에 겔이 들어 있는 재사용가능한 냉팩이다. 1°F까지 냉각시킬 수 있지만, 얼지는 않는다.

발전기(generator): 입력전류(직류 또는 교류)를 다양한 출력전류(교류, 직로, 또는 맥동전류)로 전환시켜 주는 장비.

당분해(glycolysis): 산소가 충분하지 않을 때, 당이 젖산으로 분해되는 과정. 무산소 대사과정의 일차적인 기전이다.

등급화된 운동(graded exercise): 손상 후 환자의 기능을 점진적으로 복잡한 운동과 어려운 동작을 연속적으로 수행하면서 완전한 기능적인 움직임이 되도록 하는 운동을 말한다. 기능적인 진전(functional progression)을 참고하라.

그림 등급 척도(graphic rating scale): 수평선의 양 끝에 착점(anchor point)이 있으며, 선상에 설명어가 있는 통증 평가 척도이다; 점수기록은 VAS와 유사하다.

격자 적용법(grid application): 프로브(probe)를 이용하여 넓은 부위에 레이저를 적용하는 기법이다.

누전차단기(ground-fault interrupter, GFI): 축축한 지면에 서서 교류전류의 전선을 잡는 경우, 몸을 관통하는 전류와 같이 매우 작은 누설전류를 감지하는 기구임. 누전차단기는 매우 빨리 회로 차단기를 멈추게 하기 때문에 몸을 통과하는 에너지의 양이 제한된다.

반투명거울(half-slivered mirror): 단지 빛의 반쪽만 반사시키고, 나머지 반은 통과시키는 거울.

열(heat): 원자와 원소의 운동에너지; 에너지의 형태는 온도에 따라 다르게 전달된다. 모든 물질의 온도는 절대 0°(-273°C)보다 높다.

열 싱크(heat sink): 다량의 열을 흡수하여 분산시킬 수 있는 인체 부위.

출혈성 관절증(hemarthrosis): 관절내 출혈이 있는 상태.

혈종(hematoma): 누출된 혈액이나 세포 쓰레기들이 누적되어 있는 상태.

혈류역학 변화(hemodynamic changes): 손상부위로의 혈액공급을 제한하는 혈관의 변화를 말한다.

출혈(hemorrhaging): 출혈(bleeding).

원반탈출증(herniated disk): 추간판의 섬유륜이 파열된 상태.

고전압 맥동전류(high-volt pulsed current, HVPC): 통증조절, 부종감소, 근재교육, 근경직 감소 및 상처치유를 목적으로 높은 전압을 사용하는 쌍극파와 단상파의 맥동전류임.

온습포(hot pack): 표층에 적용하는 습열이며, 가열해서 사용하고, 재사용이 가능하다.

열점(hot spot): 한 부위에 너무 많은 에너지의 집중으로 인해 발생하는 과열현상을 감지하는 조직의 한 부분.

난조반응(hunting response): 장시간(15분 이상) 얼음물에 침수시 표면 온도를 진동시키는 반응.

습포(hydrocolator pack): 실리카겔이 들어있는 천팩이며, 가열해서 사용하며, 재사용이 가능하다.

정수압(hydrostatic pressure): 물의 용적에 의해 발생하는 압력.

시상하부(hypothalamus): 뇌의 중추성 조절과 통제기관; 자율신경계의 기능을 조절하며, 기분이나 감정적인 상태에 중요한 역할을 하는 부위이다.

저산소증(hypoxia): 체조직에 산소가 부족한 상태이며, 주로 장기적인 허혈이 있을 경우 발생한다. 산소가 전체적으로 부족한 무산소증(anoxia)보다는 심각하지 않다.

냉마사지(ice massage): 큰 얼음 덩어리를 이용하여 몸(일반적으로는 근육)을 문지르는 치료.

냉수 침수(ice water immersion): 32~34°F(0~1°C)의 얼음물을 욕조에 채워서 운동을 하기 전에 팔다리를 무감각(numbing)하게 만드는 수치료임; 주로 얼음 침수욕이라고도 하지만, 냉수 잠수욕이라고 잘못 알려져 있기도 하다.

즉각적인 치료(immediate care): 정형외과적 손상이 발생한 후, 최초 12시간 이내에 치료를 하는 것; 급성기 치료라고도 함.

임피던스(impedance): 교류전류에 반하는 요소 또는 저항.

임펄스(impulse): 한 방향으로 흐르는 교류전류의 흐름.

적응증(indications): 특정 기구를 사용할 수 있는 상태; 특정 기구를 적용했을 때 효과적인 상태.

염증(inflammation): 손상이나 자극에 대한 몸의 국소반응. 염증반응이라고도 알려져 있음.

적외선[infrared (IR) lamp]: 가열된 램프에서 나오는 표층열의 한 형태.

억제(inhibition): 신경반응이 억제되는 현상.

초기노트(initial note): 초기평가를 한 후 작성하는 SOAP의 한 형태.

절연체(insulator): 부도체; 절연체는 자유전자를 이용시킬 수 없기 때문에 전자의 흐름이 저항을 받는다(예, 고무, 유리, 나무).

강도(intensity): 에너지가 전달되는 속도를 측정한 것.

돌발간 간격(interburst interval): 돌발과 돌발 사이의 시간을 말하며, 밀리세컨드로 측정한다.

간섭전류치료[interferential current (IFC) therapy]: 서로 다른 두 개의 중주파 감응전류를 간섭시켜 주로 통증감소를 목적으로 사용한다.

간섭파형(interferential wave form): 대칭성, 정현파, 고빈도(2000~5000 Hz) 교류전류임. 주파수가 서로 다른 두 개의 채널을 동시에 적용하면, 조직내에서 전류의 진폭이 변조된다.

중간노트(interim note): 치료계획에 따른 결과를 주기적으로 기록하는 SOAP 노트의 한 형태. 경과 노트(progress note)라고도 한다.

맥동간 간격(interpulse interval): 연속적인 맥동과 맥동 사이의 시간.

간섭 직류 파형(interrupted DC wave form): 빠르고 반복적으로 전류가 통전되고, 단속되면서 한 방향으로만 흐르는 전류.

중재(intervention): 의료적인 치료를 말한다. 의료적 손상이 있는 부위를 개선시키기 위한 치료행위를 말한다.

추간판(intervertebral disk): 두 개의 척추 사이에 있는 구조물이며, 충격이나 압력을 견디며, 신축성을 제공하며, 추체간 적절한 공간을 확보하는 작용을 한다.

제곱반비례의 법칙(inverse square law, I-$1/d^2$): 복사에너지의 강도(I)는 거리 제곱(d^2)에 반비례한다.

관 내(in vitro): 세포내

생체 내(in vivo): 조직내

이온(ion): 하나 또는 그 이상의 전자를 얻거나 잃은 원자 또는 원소이며, 양극 또는 음극으로 하전된다.

이온이동(ion migration): 연속 직류자극에 의해 조직으로 이온이 이동하는 현상.

이온 삼투요법(iontophoresis): 환자의 치료를 목적으로 직류를 이용해 건강한 피부를 통해 조직 내로 용해 가능한 염기성 이온을 다양하게 넣는 것이다.

허혈(ischemia): 신체 일부 또는 기관에 혈액 공급의 결핍을 의미하고, 보통, 혈관의 폐색 또는 기능적 제한을 초래한다. 장기가 허혈상태가 지속된다면, 조직은 저산소증을 초래한다. 예를 들면, 국소의 동맥을 관찰한 경우, 혈전증, 색전증, 내막의 비후 등에 의해서 동맥관내가 폐쇄되었을 때에 나타나는 허혈을 뜻한다. 나타나는 증상으로는 통증, 창백, 맥박감소, 감각이상, 부기, 마비 등이 있다. 신속한 치료가 요구된다.

관절 유연성(joint flexibility): 관절이 완전 관절가동범위를 통해 움직일 수 있는 능력.

Knobology 이론적 기반없이 볼 안의 혀 용어를 이용하는 학문. 마디학자는 마디(융기)와 관련한 치료적 양식에 대해 익히고자 하는 임상인과 연구원을 의미한다.

레이저(laser): Light amplification by stimulated emission of radiation의 약어. 여러 가지 주파수의 빛을 가시역내에서 극도로 강력하고 작은, 거의 발산성이 없는 동일상의 단일 방사광속으로 바꾸는 장치.

레이저 배지(lasing medium): 레이저 빛을 생산하는 동안 방자를 방출하여 만들어내는 물질(가스, 액체, 결정체, 화학제품 또는 반도체).

융해열(latent heat of fusion): 온도의 변화가 없는 상태에서 고체에서 액체 상태의 물질로 변화시키는데 필요한 열 에너지의 양.

그로투스 드로퍼 법칙(law of Grotthus–Drapper): 임상적인 효과를 얻기 위해선 흡수된 전자기파만 생리적인 이득을 얻을 수 있다는 법칙.

백혈구(leukocyte): 백혈구(a white blood cell); 세포의 부스러기와 이물질을 죽이거나 억누르는 작용을 함.

백혈구 이동(leukocyte migration): 혈관에서 손상 부위의 백혈구의 이동.

빛, 광선(light): 시각을 보이게 하는 전자기파 방사선.

빛치료(light therapy): 여러 치료적 목적을 위한 장비에 의한 빛의 적용; 또는 광선치료(phototherapy)라고도 알려져 있다.

발광다이오드(light-emitting diode, LED): 레이저와 비레이저 장비를 사용했을 경우, 전류가 통과하면서 눈에 보이는 광선을 방사시키는 반도체 다이오드의 특수한 형태.

자물쇠와 열쇠(lock and key): 수상돌기(가지돌기)의 특수한 수용기에 적합한 모양의 신경전달물질을 만드는 방법에 대한 은유.

세로파(종파)형(longitudinal wave): 파의 이동 방향에 따라 분자가 함께 바뀌고, 연부조직에 초음파 에너지가 이동하는 파형, 가로(횡)파 참조.

저수준 레이저(low-level laser): 저강도 레이저, 또한 차가운 레이저 또는 부드러운 레이저로도 사용된다.

림프부종 펌프(lymphedema pump): 림프부종을 감소할 목적으로 부츠 또한 재킷에 냉각한 물 또는 공기가 들어가 간헐적인 압력을 제공하는 장비; 이전에는 간헐적인 압박 장비, 냉, 압력, 그리고 공기 압박 펌프로 알려져 있다.

용해소체(리소좀)(lysosome): 세포 조직의 이물질을 제거하는 효소.

큰포식세포(대식세포)(macrophage): 수명이 긴 백혈구로 주로 조직 손상이 발생한 후에 청소하는 역할을 한다.

거대외상(macrotrauma): 직접적인 조직 파괴의 결과로 인한 손상. 또한 충격적 손상 또는 접촉 손상으로 불린다. 거대외상으로 인한 손상은 급성 손상으로 분류한다.

자기장(magnetic field): 두 개의 극 사이에서 일어나는 힘의 장.

도수 견인(manual traction): 다른 사람에 의해 적용받는 견인력.

마사지 윤활제(massage lubricant): 임상 치료사의 손과 고객의 피부 사이에 발생할 수 있는 마찰력과 끌리면서 미끄러지는 양의 빈도를 줄이기 위해 로션, 오일, 크림, 또는 파우더를 사용한다.

물질(matter): 체중과 작업 공간에서 가지고 있는 모든 것.

McGill 통증 설문 평가법(McGill Pain Questionnaire): 환자의 침범된 영역과 통증의 변화와 크기뿐만 아니라 전반적인 감각을 묘사하기 위해 그림, 지수, 그리고 단어를 사용하는 통증 분별 지수.

기계적 유해수용기(mechanical nociceptor): 가벼운 말이집 A-델타 유해 섬유, 피부에 강한 작용을 하는 기계적 변위에 의해 주로 활동이 일어나고, 또한 고역치 기계적 수용기라고도 불린다.

기계적 견인(mechanical traction): 기계 또는 다른 장비에 의해 적용되는 견인력.

멘톨(menthol): 페퍼민트 오일과 민트 식물로부터 얻어진 알코올 성분; 차가움 또는 시원한 감각을 제공하며 진통 성분을 포함하고 있다.

메틸 살리실산염(methyl sailcylate): 노루발풀기름(동록유), 단맛이 나는 자작나무 잎으로 증류하거나 또는 종합하여 생산한다; 피부의 홍반이 생기는 원인으로 자극적이며, 뜨거운 감각을 제공하는 진통성분을 포함한다.

미세 전류 신경자극(microcurrent electrical nerve stimulation, MENS): 마이크로암페어(100만분의 1암페어, μA): 범위 내에서의 진폭 자극에 의한 직류(직접)와 단속(단속적)전류의 치료적 사용.

미세외상(microtrauma): 과사용, 반복 부하, 또는 마찰에 의한 손상. 만성 손상으로 분류하는 미세외상으로 인해 생기는 손상.

극초단파 투과치료(microwave diathermy, MWD): 고주파(보통 2450 MHz): 전자기파의 치료적 사용으로, 심부열 치료이다.

변형된 네모파형(modified square wave form): 단상, 직각파, 단속전류.

분자(molecule): 두 개 또는 그 이상의 원자가 화학적 결합을 통해 유기적으로 연결되어 있는 구조.

단색성의(monochromatic): 하나의 파형과 하나의 색깔을 가진(빛의 스펙트럼 내에서 존재).

단상(monophasic): 하나의 상이 나타나는 파형; 한 개의 방향으로 전류가 흐름.

모르핀(morphine): 신경전달물질이 전달되지 않도록 하기 위해 수용기를 억제시키는 통증 차단 약물.

운동점(motor point): 운동 신경이 근육을 작용시키는 지점, 일반적으로 힘살(근복)의 시작점에 위치하고; 최대한 근수축이 유발될 수 있는 지점에 놓임.

운동 숙련(motor skill): 움직임을 일으킬 수 있도록 여러 근육들이 서로 협조하는 활동의 협응과 통합.

운동 TENS(motor TENS): 작은 직경의 구심성 신경의 자극으로 만성 통증의 치료를 위해 TENS를 적용함; 유발 주파수는 낮으며(1-5 pps) 강도는 감각적 TENS (환자의 내성) 보다 더 높다. 환자는 타는 듯한 느낌, 바늘로 찌르는 느낌, 그리고 약하게 근 수축이 일어난 것처럼 느낀다.

운동단위(motor unit): 시냅스를 통해 운동신경은 모든 근육 섬유을 지배한다.

근경련(muscle cramp): 갑작스럽게, 격렬한, 고통스러운, 강직성 근 수축은 짧은 시간동안에 나타나고, 보통 적어도 20초 이하이며, 주로 근육경직(쥐, charley horse)이라고 부른다.

근보호(muscle guarding): 길항적 근육 집단의 낮은(mild) 강도에 의한 근 경축(muscle spasm)이 유발되었을 때, 손상된 팔다리의 보호를 위해 나타나는 수의적 과정.

근 경축(muscle spasm): (1) 점진적으로 발생할 때의 근육 단축, 보통 매우 고통스럽지는 않다. (2) 갑자기, 하나 또는 그 이상의 근육에 의한 수의적인 근 수축. 낮은 등급의 경련은 근육 경련이 유발되지 않거나, 쥐와 같은 근육 경련을 억제함으로써 뚜렷한 단축이 나타난다.

근 지구력(muscular endurance): 근육의 피로가 일어나지 않으면서 반복적으로 근수축을 일으키는 능력.

근력(muscular power): 근육의 힘과 움직임의 속도가 결합; 근 수행력에 기여할 수 있다.

근육의 속도(muscular speed): 근수축 속도. 격려한 형태의 활동(짧은 기간, 최대 파워)은 근육의 속도를 증가시킨다.

근력(muscular strength): 근육의 힘을 드러내는 능력을 측정. 규칙적으로 점진적인 저항 운동을 시행하면 근력을 증가시킬 수 있다.

근막 이완술(myofascial release): 근육과 그와 관련된 근막을 중등도의 지속적인 압력을 가하고, 스트레칭과 견인이 결합한 기법.

미오글로빈(myoglobin): 근육 세포 내에서 단백질 저장과 산소 운반을 담당한다. 혈액에서의 헤모글로빈의 기능과 유사하다.

날록손(naloxone): 모르핀(morphine)의 약물 효과와 반대되는 약물.

음성 피드백(negative feedback): 신경 섬유의 활동성은 신경 네트워크로 다시 회귀한다. 그 때문에 신경원의 보다 나은 활동을 억제하게 한다.

음성 단자(negative terminal): 신체로부터 생성되거나, 현재 전원으로 들어가는 상황에서의 말단.

신경(nerve): 뇌, 척수, 그리고 다른 신체 일부으로부터 들어오는 전기적 신호의 정보를 전달하는 신경 섬유의 다발.

신경 흥분성(nerve excitability): 특수한 신경에서 활동전위를 유발하기 위해 필요로 하는 표면에 적용되는 전류의 양.

신경섬유(nerve fiber): 단일 신경섬유의 축삭돌기, 또는 신경세포, 그리고 다발성 가지돌기를 포함한다.

신경 마비(nerve palsy): 국소 영역에서 운동 기능의 부분적 소실; 영구적이거나 일시적일 수 있다.

신경 억제(neural inhibition): 신경 흥분성의 정지 또는 감소, 따라서 정상적인 뼈대근육의 기능을 보호하거나 방해하기도 한다(허리를 보존하는 의미로 라틴어에서 유래하였다).

통증의 신경행렬 이론(neuromatrix theory of pain): 관문조절이론을 바탕으로 척수에서 출입문 기전을 포함하고 있는 통증 이론, 그러나 통증 자극에 반응하고 해석하는 뇌에서의 중요한 역할로 강조되고 있다. 통증과 통증 관리의 대부분에서 완전한 해석으로 간주하고 있다.

신경근 전기 자극(neuromuscular electrical stimulator, NMES): 감각과 운동신경의 탈분극으로 인해 전류가 신체에 전달되게 하는 치료적 장비. 사용 목적은 근수축을 일어나게 한다.

신경원(neuron): 신경계의 기능적 기본 단위; 주로 세포체, 가지돌기, 축삭으로 구성되고, 축삭 종말 끝으로 가지를 낸다. 또한 신경섬유라고도 불린다.

신경전달물질(neurotransmitter): 시냅스를 통해 신경자극이 일어나면, 신경전달물질이 축삭종말에서 화학적으로 분비된다. 신경전달물질은 시냅스 후에서 자극과 억제 반응을 통해 신경원의 세포체 또는 가지돌기의 수용기와 조화를 이루게 된다.

중성자(neutron): 원자의 기본단위, 전기적인 가치 0에서 최대 1까지 나타내는 핵심적 역할.

호중구(neutrophil): 병원체에 대한 방어 기전으로 작용하는 짧은 기간 생존하는 백혈구의 종류. 또한 다형핵백혈구(polymorph)라고도 불린다.

유해수용(nociception): 통증을 느끼는 능력; 또한 통증감각, 통각과민, 통증 수용 감각, 그리고 통각으로 알려져 있다.

유해(침해)수용기(nociceptor): 통증성 또는 다른 독성 자극의 전달과 받아들이는 말초 신경.

비발산(nondivergent): 분리 또는 확장이 되지 않는 상태. 섬광(divergent)뿐 아니라, 레이저 포인터로부터 나오는 빛의 대비(nondivergent). 분산되지 않는 빛은 또한 방향성을 가진 발광체로 알려져 있다.

비체중부하 보행(non-weight-bearing gait): 대상자에게 한 다리 또는 한 발로 체중을 완전하게 제거할 목적으로 목발 보행을 사용한다. 두 개의 목발을 사용하여 환자는 건강한 다리를 교대로 걷게 하며 그리고 손상된 팔다리는 들어올리고 걷게 한다. 또한 다리를 들어올리고 걷는 보행으로 보면 된다.

노에피네프린(norepinephrine): 부신(콩팥위샘)에서 분비되는 호르몬; 대부분의 기관과 피부에 교감신경의 주요한 신경전달물질을 공급한다. 노르에피네프린은 심박동, 혈압, 호흡의 빈도와 깊이, 혈당 수준을 증가시키고, 소화작용을 감소시킨다. 또한 노르아드레날린으로 알려져 있다.

유해자극(noxious stimulus): 유해하고, 병적(unhealthy)인 자극. 통증은 유해 자극에 의해서 발생한다.

유해성 TENS(noxious TENS): 통증이 유발될 정도로 충분히 강한 강도로 적용하는 경피신경전기자극법이다.

속질핵(nucleus pulposus): 척추사이원반의 안쪽층으로 단백질 겔로 구성되어 있으며, 섬유성 고리와 척추뼈의 연골끝판 사이에 위치한다.

수 척도(number scale): 수의 범위와 설명으로 구성된 통증 강도 측정 도구이다. 환자는 자신의 통증과 가장 부합하는 설명이 포함된 수를 선택하게 된다.

옴(ohm): 직류의 흐름에 대한 대립 또는 저항의 단위: 1 옴(Ω)은 0°C 상태에서 단면적 1 mm^2, 높이 106 cm의 수은주에 의한 저항과 같다. 옴은 1 V/amp와 같다.

옴의 법칙(Ohm's law): 전류, 힘(전압), 저항 사이의 관계(전류 = 힘(전압)/저항; I = volt/ohm).

옴미터(ohmmeter): 전류가 흐를 때 발생하는 저항을 측정하는 도구.

삼투압(oncotic pressure): 자유 단백에 의해 체액(액체)이 끌어당겨짐으로서 발생하는 압력이다. 또한 콜로이드 삼투압이라고도 한다.

개방회로(open circuit): 회로가 깨지거나 차단된 상태; 전류 흐름의 중단.

아편제제(opiate): 무감각 또는 통증을 감소시키는 물질; 아편제제의 합성 양식은 아편유사제로 알려져 있다.

소기관(organelle): 조직 세포에 포함된 전문화된 구조.

정형외과적 손상(orthopedic injury): 삠(염좌), 좌상, 골절 또는 과도한 스트레스에 의한 타박상.

뼈곁돌기(골증식, osteophyte): 척추뼈에 형성된 작은 뼈성 칼슘 축적.

과부하(overload): 편안한 영역(comfort zone)을 넘어 거의 한계상태에 가깝게 부하를 적용하여 신체의 최대 기능에 도전하는 개념(접근)이다. 신체는 부하량의 증가를 통해 적응하게 된다.

통증(pain): 실제적이거나 잠재적인 조직의 손상 또는 손상과 같은 용어로 표현될 수 있는 것들과 관련된 불쾌한 감각 또는 감정적인 경험이다.

파라핀욕(paraffin bath): 환부 주위에 왁스 글러브(glove)와 같은 형태로 적용되는 습한 표면열의 일종이다.

부교감신경계통(parasympathetic nervous system): 자율신경계통의 한 갈래로 심박동수 또는 소화효소 분비 감소와 같은 "안정과 소화" 반응을 조절한다.

부분도체(partial conductor): 특정 조건 하에서 전기의 흐름을 허용하는 물질(예, 마른 나무, 종이, 수돗물, 습한 공기, 등유).

부분 체중지지 보행(partial-weight-bearing gait): 완전히 체중을 제거하여 손상된 다리의 통증과 파행(절름발이)을 없애기 위해 목발을 사용하는 것을 제외한 정상보행과 같이 걷는 환자의 목발 보행을 말한다. 또한 삼점보행이라고도 한다.

환자의 이행(patient compliance): 임상가에 의해서 제공되는 치료 처방 또는 교육에 대한 환자의 이행도.

환자의 불이행(patient noncompliance): 임상가에 의해서 제공되는 치료 처방 또는 교육에 대한 환자의 불이행도.

최대 빔불균등율의 최고 면적〔peak area of the maximum BNR(PAMBNR)〕: 초음파 빔의 개요(특징).

최대 전류(peak current): (전기)펄스의 최고 규모(강도).

타진(percussion): 반복적, 율동적으로 가볍게 피부를 두드리는 것. 이 기법은 가벼운 타진, 두드리기, 때리기와 강하게 때리기(slapping) 등을 포함한다; 또한 경타법(tapotement)이라고도 한다.

수행속성(performance attributes): 통증이 없는 움직임, 근육 강도 그리고 운동 조절과 같은 스포츠 또는 작업 수행에 필요한 특정 신경근육의 작용이다. 손상은 수행속성의 하나 또는 그 이상의 붕괴이며 재활은 그것들을 체계적으로 재확립해야 한다.

수도관주위회색질[periaqueductal gray (PAG) matter]: 신경원으로 이루어진 뇌의 회색질은 엔돌핀과 아편진 통제에 의해서 흥분된다. 수도관주위회색질의 작용은 통증과 방어 행동의 내림 조절(descending modulation)이다.

말초신경계통(peripheral nervous system, PNS): 뇌신경과 척추신경.

유날법(pétrissage): 반복적인 압박(압축), 전단(비틀기)과 같은 기술과 관련된 기법으로 다양한 양의 항력(drag), 올림술(lift) 및 미끄럼운동(glide)을 이용하여 근육 조직을 이완하는 방법.

포식(phagocytosis): 세포 조직파편과 손상된 부위의 림프관을 통하여 충분히 제거되고 남은 작은 조각의 다른 이물질 조각들을 소화하는 과정.

포식용해소체(phagolysosome): 백혈구에 포함된 주머니(액포)로, 포식소체에 소화효소를 분비하는 용해소체에 의해 형성됨; 손상된 부위의 병원체와 조직파편을 소화시킴.

포식소체(phagosome): 백혈구에 포함된 주머니로, 손상된 부위의 병원체 또는 조직파편을 백혈구가 에워쌈으로써 형성된다.

환상사지통증(헛팔다리통증, phantom limb pain): 절단된 팔다리로부터 일어난다고 생각하는 통증.

기(위상, phase): 하전된 입자의 운동이 단일방향으로 일어나는 기간(전기의 흐름).

상태 변화(phase change): 어떤 상태(고체 또는 액체 또는 기체)로부터 화학적 구성의 변화가 없는 다른 상태로 변화하는 것.

위상전하(phase charge): 쿨롱(coulomb)과 같이 표현되는 단일 위상의 총전하량(신경근전기자극의 마이크로쿨롱). 위상전하의 시간 간격(곡선 아래의 면적); 진폭과 넓이(위상기간)에 의한 결과이다.

위상기간(phase duration): 전류가 한방향으로 흐른 시간.

위상 형태(phase shape): 조절되어진 후 출력된 전류의 형태(즉, 직사각형, 삼각형, 톱니형 등).

음파영동법(phonophoresis): 초음파를 이용한 기법으로 조직에 대한 국소적인 약물 투여에 사용된다. Sonoporation이라고도 한다.

광선생명조절(광선치료, photobiomodulation): 빛을 이용하여 생물학적 과정을 조정하는 것.

광자(photon): 빛의 입자; 방사(복사) 에너지의 기본 단위. 방사에너지의 양은 전자기파의 주파수와 함수관계에 있다.

재활의학전문의(physiatrist): 열, 냉, 광선, 전기 및 운동 등과 같은 물리적인 요소를 활용하여 질병과 손상을 치료하는 것과 관련된 의학의 한 분야인 물리의학(physical medicine) 전문의.

물리학적 물질(물리적인 요소, physical agent): 열, 냉, 광선, 전기 또는 운동 등과 같은 에너지의 외부적 형태.

물리의학(physical medicine): 열, 냉, 광선, 음파, 전기 및 운동 등과 같은 물리적인 요소를 사용하여 손상과 질병을 치료하는 것.

물리의학과 재활(physical medicine and rehabilitation): 신체 질환의 치료 및 재활과 관련된 의학의 한 분야.

압전효과(piezoelectric effect): 교류전류를 크리스탈을 통과하여 흘려줄 때, 크리스탈에서 압축과 확장(신장)이 일어나는 것.

속임약(placebo): 환자가 약을 요구할 때 환자를 만족시키기 위하여 약리적으로 효과가 없는 물질 또는 가짜 치료제를 투여하는 것.

속임약효과(위약효과, placebo effect): 치료에 의한 효과가 아닌, 건강에 있어서 측정 가능하거나 식별할 수 있는 또는 느낄 수 있는 상태의 호전; 다양한 형태의 중재적 시술에 의해 나타난다.

정점지속(고평부, plateau): 전기적 맥동이 설정된 최대 강도에서 지속되는 시간.

극성(polarity): 분산전극의 전압과 비교한 활성전극의 전압으로 양전압 또는 음전압이 있다. 극성의 적용은 오직 단극배치 기법에서만 사용된다.

다류성 통각수용기(polymodal nociceptor): 민말이집신경섬유(무수신경섬유)인 C-섬유를 말하며, 열, 기계적인 압력 또는 조직 손상에 의해서 생성된 염증성 화학적 매개체 등과 같은 여러 가지 다른 형태의 자극에 의해 활성화된다.

다상(polyphasic): 여러 개의 위상을 가지고 있는 맥동. 많은 위상을 가지고 있는 전류.

양성되먹임(positive feedback): 신경원의 작용은 결국 신경망(회로)을 통하여 되돌아온다. 그렇게 함으로써 신경원의 작용을 더욱더 촉진하게 된다.

양극단자(positive terminal): 배터리 또는 발전(생)기에서 전류가 나와 신체로 들어가는 단자.

급성기 후 치료(postacute care): 급성 손상 이후 14일이 경과한 뒤, 손상에 대한 치료.

힘(power): 맥동폭과 맥동수의 작용으로 와트(watts)로 측정된다. 또한 강도라고도 한다.

지침(예방책, precautions): 임상가가 주의하지 않는다면 손상의 원인이 되는 상황. 예를 들면, 초음파 치료 시 치료도자를 움직이지 않는다면, 조직 손상 또는 심각한 통증의 원인이 된다.

일차 손상(primary injury): 급성 외상성 작용(력)이 원인이 된 세포 손상.

경과 기록(progress note): 치료계획에 따른 결과를 주기적으로 기록한 SOAP 기록의 한 형태이다. 또한 중간기록(interim note)이라고도 한다.

점진(progression): 신체가 훈련 부하에 적응할 때 순차적인 과부하를 통해서 수행도에 증가를 유도하는 형태의 연습.

점진적인 재교육(progressive reorientation): 기능적인 진행(functional progression)을 참조하시오.

고유감각신경근육촉진(proprioceptive neuromuscular facilitation, PNF): 유지-이완(hold-relax, 근육의 등척성 수축 후에 정적인 신장운동을 실시) 또는 수축-이완(contract-relax, 대항근의 등척성 수축 후에 정적인 신장운동을 실시)과 같은 방법을 통하여 관절의 유연성을 유지하는데 유용한 기법이다.

양성자(proton): 핵(원자) 안에 위치한 원자의 하위 단위로 질량은 1이며, 전하량은 +1이다.

맥동(pulse): 전류가 흐르지 않는 동안 제한된 시간에 의해서 다른 맥동과 분리되어 움직이는 하전된 입자의 한정된 운동이다. 하나 또는 그 이상의 위상으로 구성된다.

맥동전하 평형(pulse charge balance): 양상성 맥동에서 두 위상의 사이의 전하의 (상관)관계로 두 위상이 서로 독립적이거나 균형을 이루지 않는다.

맥동전하(pulse charge): 단일 맥동에서의 전하량.

맥동전류(pulsed current): 전류(전자)의 흐름이 차단되거나 비연속적인 것.

맥동단파투열(pulsed shortwave diathermy, PSWD): 높은 주파수(10-100 MHz)의 전자기파를 치료에 사용하는 것으로 맥동형으로 적용되며, 심부조직에 비열(nonthermal) 또는 열 효과를 일으킨다.

맥동초음파(pulsed ulatrasound): 초음파의 강도가 정기적으로 차단되는 초음파 적용 방식으로 초음파가 차단된 기간(off period)에는 초음파 에너지가 생성되지 않는다.

맥동기간(pulsed period): 첫 번째 맥동의 시작에서 그 다음 맥동의 시작까지의 기간; 맥동기간과 맥동사이 간격을 더한 값.

맥동률(pulse rate): 1초당 맥동의 수(pps).

맥동 균형(pulse symmetry): 양상성 맥동을 구성하는 두 위상의 모양 사이의 (상관)관계.

맥동폭(위상기간, pulse width): 완전한 (맥동)주기에 필요한 각 맥동의 경과시간; 또한 맥동기간이라도 한다.

4극배치법(quadripolar technique): 동일한 크기의 4개 전극을 적용하는 방법; 일반적으로 표적 조직에 십자형으로 배치한다.

방사통(radiating pain): 신경뿌리와 신경절의 자극에서 기인한 통증.

복사(radiation): 선(ray), 파장, 입자형태로 전달되는 에너지, 방사 에너지로도 불린다.

척수신경근통(radicular pain): 척수신경을 따라 발생하는 통증.

램프 다운(ramp down): 전류의 강도가 감소하는 동안의 시간.

램프 업(ramp up): 전류의 강도가 증가하는 동안의 시간.

무작위 임상 시험(randomized clinical trial, RCT): 특별한 질환이나 손상을 가진 환자로 특별한 의학적 중재를 통한 의학적 대조군 연구.

솔기핵(raphe nucleus): 세로토닌의 분비로 뇌간의 중심에 있는 신경그룹, 뇌 통증 이완 작용의 일부를 담당한다.

희박화(rarefaction): 장파에서 분자 밀도가 적은 지역.

레이노드 병(Raynaud disease): 냉, 감정에 의한 원인에서 오는 순환 장애. 손, 많지는 않지만, 발의 색이 변하고, 통증이 있다.

재조정(reconditioning): 재활과 조정은 많은 원칙을 공유한다할지라도 기본적인 차이가 있다. 재활이 재조정보다 많기 때문에 용어를 동일하게 사용하지 말아야 한다.

재구성(reconstitution): 손상 후 동일한 모양의 정상 세포와 같이 손상된 세포의 제자리 잡는 과정.

정보수집(record keeping): 쓰기와 저장의 실행, 개개인의 손상, 치료, 환자의 치료반응에 대한 자세한 정보.

재발감염(recurring inflammation): 급성 감염의 형태가 끝나기 전에 강화되는 급성 감염.

연관통(referred pain): 외상부위 보다 다른 부위의 통증; 특히 몸통, 팔다리를 따라 외부로 투사.

반사(reflection): 물질을 통과할 때 전자장파의 후면 구부러짐. 반사각은 부딪히는 각에 의해 결정된다.

굴절(refraction): 물질을 통과할 때 전자장파의 구부러짐. 구부러짐의 정도는 파의 빈도에 의해 결정된다.

불응기(refractory period): 신경막의 재분극 동안 기간; 상대와 절대 불응기로 나누어진다.

재활(rehabilitation): 정상 또는 최적의 건강 상태로 회복하는 과정(라틴어의 rehabilitate에서 만들어진 용어).

회복(repair): 건강한 세포의 일부로 죽거나 손상된 세포의 재배치하는 과정.

대치(replacement): 중추신경계 조직, 근육 조직, 결합 조직, 손상이 확장된 부위에서 손상된 세포의 재형성 과정은 기본적인 세포적 틀을 파괴하기에 충분히 확장된다. 치환으로 반흔 조직이 된다. 또한 결합조직의 수복으로 불리워진다.

잔여통(residual pain): 익숙하지 않은 활동 후에 발생하는 통증, 일반적으로 다음날 발생한다. 전날의 활동이 너무 격렬했다는 것을 나타낸다.

저항(resistance): 컨덕터에 의한 전기의 흐름에 반대.

반응(response): 자극의 결과로 오는 근의 수축 또는 선의 분비 같은 반응(reaction).

재구성(restructuring): 교원섬유는 평형하게 정렬되고 무작위 방법으로 재기질화되며 반흔부위가 치밀화된다. 발생은 수복부위의 끝 부위에서 일어난다.

RICES: resting, ice, compression, elevation, stabilization의 약어: 즉시 손상 후 처방법.

라이플 접근법(rifle approach): 하나 또는 두 가지 특별한 모달리티로 환자를 치료하는 방법, 특별한 목적을 성취하기 위한 방법. shotgun 방법보다 더 세밀하게 치료되어진다.

상승시간(rise time): 최대 진폭에 도착하기까지 시작되는 기간의 시간.

러시안파(Russian wave form): 중간빈도의 다상, 대칭성, 동굴, 돌발파가 50 bursts/sec에서 형성된다.

SAID 원리(SAID principle): 강요되는 요구에 특이적 적응. 신체는 주어진 요구에 특정하고 예측 가능한 적응으로 반응한다. 특정한 적응은 특정한 요구가 주어질 때 필요하다.

스캐닝(scanning): 초음파헤드 같은 움직임을 통한 광범위한 부위에 레이저봉의 적용 방법.

2차 효소 손상(secondary enzymatic injury): 조직 손상은 손상된 세포에서 해리되는 리소솜 같은 효소에서 원인이 된다.

2차 손상(secondary injury): 효소 활동, 대사성 상실에서 세포가 손상된다.

2차 대사성 손상(secondary metabolic injury): 급성기 정형외과적 손상 시 대사의 불균형으로 조직손상을 가져온다.

반도체(semiconductor): 낮은 온도에서 전도율이 불안한 물질; 다른 물질이 추가되거나 열, 빛, 전압의 적용으로 전도율이 증가한다(카본, 실리콘, 게르마늄).

감각신경(sensory nerve): 중추신경계에서 몸의 말초에서 자극으로 전도되는 신경.

감각 TENS(sensory TENS): 80–200 pps의 높은 빈도와

buzzing 또는 tingling 감각으로 환자에게 알맞은 강도로 적용되는 TENS; 굵은 신경섬유 자극을 통한 급성기 통증 치료.

감각 경련(sensory twitch): 중간 빈도의 반응에 의해 체크되어지는 간단하고 분리된 자극의 반복, 저-빈도 자극. 이 반응은 치료적으로 사용될 수 없다.

후유증(sequela): 손상, 병, 치료에서 기인한 효과.

세로토닌(serotonin): 중추신경계, GI 통로, 혈소판에서 발생되는 화학적 전달물질; 신경전달을 포함한 다양한 신체적 기능을 조절.

단파(shortwave diathermy, SWD): 높은 빈도(10-100 MHz)로 치료적으로 사용되는 전자장파, 심부조직 침투, 방사선파와 유사.

샷건 접근법(shotgun approach): 매일 가능한 치료적 방법. 그것은 임상적으로 환자의 증상이 감소되었을 때 표현되어진다.

단일 레이저 탐침봉(single laser probe): 레이저 빛의 적용 도자.

사인 파형(sinusoidal wave form): 순수한 AC. 진폭의 점차적인 감소에 따라오는 진폭의 점차적인 양상(biphasic), 대칭, 균형파 형태.

SOAP note 문제 지향 의학적 기록. S=주관적, 환자의 상태에서 나타나는 우선적 정보를 포함한 질문지; O=객관적, 측정 또는 실험에 의해 재현할 수 있는 정보; A=평가, 임상가의 전문적인 판단 또는 손상의 표현; P=계획, 환자의 재활에 관한 운동과정.

몸운동신경(somatic motor nerve): 중추신경에서 몸의 말초, 골격근육으로 자극이 전달되는 신경.

체성운동신경(somatic nervous system, SNS): 몸의 운동신경과 감각신경.

음파영동법(sonoporation): 초음파에 의한 세포막의 투과성을 증가시키는 과정, 몸의 정확한 부위에 약물 전달을 통한 활성화.

초음파헤드(soundhead): 크리스탈에서 조직까지의 음파에너지를 전달하는 크리스탈에 세라믹, 알루미늄, 스테인레스판이 부착되어 있다.

공간평균강도(spatial average intensity, SAI): 초음파 빔의 강도는 헤드 부위에서 평균을 상회한다.

공간최대강도(spatial peak intensity): 초음파에서 가장 강한 강도는 초음파헤드 표면을 가로 지른다.

공간적 가중(spatial summation): 공간의 중첩; 역치하의 수가 하나의 세포 몸체에서 다른 축삭으로 집중적으로 자극을 받을 때 발생한다.

비열(specific heat): 열에너지의 양은 물질 1°에 1 kg의 상승이 요구된다.

척수적응증후군(spinal adaptation syndrome): 손상된 조직에서 기능과 조직의 수복을 억제하는 유해자극 이론, 그러나 자발적 움직임은 중심부 통제에서 재건하고 이러한 억제를 막는다. 손상 후에 지속적인 활동 저하는 영구적으로 신경 억제를 가져올 수 있다.

안정화(stabilization): 지탱하는 활동 또는 안정화. 손상 후에 주변 근육의 이완을 가져온다.

표준 실행 절차(standard operating procedures, SOPs): 특별한 기준, 특별한 과제를 실행하기 위한 프로토콜, SOPs는 일관성을 갖고 추진하기 때문에 질을 통제하는 형태이다. 그것들은 특별한 단계를 기억하도록 도움을 주고 필요한 모든 구성요소가 실행되는 것을 확인할 수 있다.

스탈링 힘(starling forces): 모세혈관 투과의 원인이 되는 힘: 삼투, 모세혈관 정수압, 조직 삼투, 조직 정수압.

정전기(static electricity): 마찰전기는 두 물체를 비빔으로써 생성된다; 하나의 물체는 전자를 획득하고, 다른 하나는 전자가 손실된다.

정적 벡터(static vector): 두 간섭 전류의 중심에 모이는 벡터.

자극하다(stimulate): 기운이 나게 하기 위한; 활동을 위한; 성장과 발전을 북돋기 위한; 더 많은 활동을 가져온다.

자극패턴(stimulation pattern): 전류가 사용되는 펄스의 구조.

자극제(stimulus): 구조적, 인자에서 유발되는 물질의 움직임(예, 신경, 근육).

신장(stretching window): 조직이 최대 신장과 연장이 진행되는 동안 활동적 열의 기간.

구조적 통합(structural integrity): 뼈, 근육, 인대, 힘줄 같은 환자의 해부학적 구조.

아급성기 치료(subacute care): 손상 후 4~14일 동안의 급성 손상의 치료. 이 기간에서 손상은 완전 급성은 벗어났지만, 여전히 급성 범위에 속한다.

교양질(substantia gelatinosa, SG): 관문조절설에 따른 척수 뒤뿔의 통증 관문.

역치하 자극(subthreshold stimulus): 역치하의 자극 수준; 반응은 유발하지 않지만, 조직의 전기적 활동의 변화에는 영향을 준다.

가중(summation): 반응을 유발하기 위해 추가적으로 가해지는 역치하 자극의 실행.

표면 열치료(superficial thermotherapy): 표피 조직에 가해지는 열의 기계적 적용.

고휘된 광원(super-luminous diode, SLD): 매우 밝은 LED(발광다이오드).

서지 자극 패턴(surged stimulation pattern): 서지 자극 패턴(양식) 자극에서 0에서 최대 조절 강도까지 서서히 증가하는 펄스의 진폭.

부종(swelling): 조직 내 세포 구성 물질과 여분의 체액에 기인하는 조직 부피(용적)의 증가.

대칭성 펄스(symmetrical pulse): 펄스의 동일한 단계.

교감신경계(sympathetic nervous system): 자율신경계의 가지로서 심박수의 증가와 같은 몸의 공격 도피 반응을 조절하는 것.

시냅스(synapse): 두 뉴런(신경세포) 사이의 접합부; 전연접의 축삭돌기 종말부분과 후연접신경 세포의 세포체와 수상돌기 사이의 공간.

재활의 시스템 접근(system approach to rehabilitation): 재활 접근의 기본 철학에서 각각 환자와 손상은 특별하다. 그래서 치료는 개별화되고, 역동적이고, 상호작용되어야 한다. 중재는 환자의 초기 징후와 증상에 기초하고 환자 경과에 따라 바뀌어진다. 시스템 접근은 11가지 재활원리에 기초하고 수행에 관련있는 10개의 중심 목표로 구성된다.

T세포(T-cell): 전달세포; 척수의 등쪽각에 있는 세포 그룹으로 척수와 몸의 다른 부분의 임펄스가 오를 것인지 내려 갈 것인지를 결정한다.

온도(temperature): 자연발생적으로 주어지는 에너지를 객관적으로 측정하는 능력; 열과 관련된 분자 활동의 단계를 가리킨다.

시간-평균 강도(temporal average intensity, TAI): 주어진 시간의 주기를 넘는 초음파 에너지의 힘.

시간적 가중(temporal summation): 가중된 시간; 이전의 자극의 영향이 사라지기 전에 같은 축삭에서 하나 후의 또다른 것이 반복되는 것으로부터 오는 역치 아래의 자극의 수가 일어나는 것.

TENS(transcutaneous electrical nerve simulator): 경피 신경 전기 자극치료.

장력 강도(tensile strength): 찢어져 흩어지기 이전에 버틸 수 있는 상처의 종적인 스트레스의 양.

단자[terminal(pole)]: 전지(배터리)나 발생기의 출력장치.

강직성 수축(tetanic contraction): 반복되는 높은 진동과 높은 진폭 펄스나 초당 최소 20-30 펄스의 AC자극의 반응에 지속되는 근육의 수축; 개개의 근섬유나 근육그룹 전체에서 일어난다.

경직(tetany): 근섬유의 포인트, 자극 빈도의 증가로 인한 결과, 자극 사이의 이완 시간이 없어서 수축이 꾸준히 지속되고 대조적으로 개별적인 근경련의 연속이다; 20-30 pps를 넘어서는 자극일 때 일어나고 근섬유 형태에 의존한다.

시상(thalamus): 뇌의 전달 중심, 외부로부터의 신호(코를 제외한)를 시상으로 보내고 시상은 정보를 대뇌피질로 보낸다.

치료적 목표(therapeutic goal): 치료적 처방 결과의 목표나 바램.

치료적 마사지(therapeutic massage): 몸의 조직에 시스템적 도수치료는 정상 기능을 회복한다.

치료적 모달리티(therapeutic modality): 몸의 치료적 목적을 위해 물리적 작용으로 가해지는 장비나 적용(열. 얼음. 빛. 전기. 운동).

치료적 목적(therapeutic purpose): 정형외과적 손상 치료의 물리적 작용 사용의 목표; 그 예는 상처 치료의 증진, 통증 감소, 관절 범위의 유연성 증가이다.

온도 경사(thermal gradient): 하나의 물체의 내부와 또 다른 하나의 내부에서의 열로부터 오는 점직적인 온도의 변화는 전도에 의해 교환된다; 또한 온도 경사로 알려졌다.

온도 수용기(thermoreceptor): 감각 수용기는 열과 냉에 반응한다.

열치료(thermotherapy): 열의 치료적 사용; 체온보다 높은 온도의 물질이나 장비의 적용, 그러므로 원인이 되는 열은 몸의 고주파 장비로부터 지나친다.

문턱값(threshold): 총제적인 반응을 생산하는 자극 시작의 최소점(심리학적, 신체적).

단전시간(time off): 현재 흐름이 없는 시간.

통전시간(time on): 서지(surge)의 끝의 시작되는 것으로부터 현재의 흐름.

조직 정수압(tissue hydrostatic pressure, THP): 모세혈관 안의 체액의 힘의 압력.

조직 콜로이드 삼투압(tissue oncotic pressure, TOP): 모세혈관 밖으로 당기는 체액의 압력.

신경로(tract): 신경섬유의 다발로 일반적으로 기시, 종지부, 기능 모두 통로라 부른다.

견인(traction): 뼈의 조각이나 관절표면의 분절과 연부조직의 신장을 몸의 분절에 적용하기 위해 잡아당기는 힘의 기술.

경피신경 전기 자극 치료기(transcutaneous electrical nerve stimulator, TENS): 감각신경 감극작용의 원인인 몸의 흐름을 전하는 치료적 장비. 이것의 목적은 자극으로 감각신경의 통증을 조절하는 것이다.

변환기(transducer): 전기적 신호 안으로 신체적 양의 다양한 변화 장비(압력이나 빛과 같은).

과도기 치료(transition care): 손상 후 4일이나 12시간 사이의 급성 손상의 치료; 급성기의 치료의 부분.

전달(transmission): 물질을 통해 통과하는 전기적 파동의 활동.

횡파(transverse wave): 단지 뼈에서 일어나는 파동의 형태, 분자들은 평면의 방향으로 유입되고 초음파 파동은 움직이는 방향이다. 또한 종파로 보인다.

외상(trauma): 물리적 힘이 원인이 되는 물리적 손상.

발통점(trigger point): 방사성 통증의 지점.

발통점 통증(trigger point pain): 근육이나 연부조직의 과민감성 지역이나 지점; 보통 근막동통증후근과 관련된다.

삼상성(triphasic): 3가지 형태의 전류의 흐름.

짝파(twin pulse wave form): 단상파형, 펄스, 쌍둥이 피크 형태; 고전압의 근육 자극기의 일반적인 파동 형태.

연축 수축(twitch contraction): 저빈도 반응의 이완에 의해 절연된 짧은 근수축의 반복, 높은 진폭 펄스의 자극; 각각의 근섬유나 근육 그룹 전체에서 일어난다.

초음파(ultrasound): 들리지 않는, 열이나 비열의 생리학적 효과에 의해 발생되는 높은 빈도의 음파 진동.

초음파 적용부(ultrasound applicator): 핸들에 더하여진 초음파헤드(soundhead)와 크리스탈을 위한 보호물로 환자에게 초음파 적용을 용이하게 한다.

초음파 변화(ultrasound change): 세포막과 세포내 세포기관의 고장과 붕괴.

자외선〔ultraviolet(UV) radiation〕: 전자기적 스펙트럼의 한 부분이고, 미생물, 표피, 진피에 화학적 반응을 생산하고; 일반적으로 미생물을 죽이기 위해 치료적으로 사용된다.

불균형 펄스(unbalance pulse): 부적합한 단계의 변화를 담고 있는 펄스.

단극기법(unipolar technique): 부적합한 크기의 전극의 적용, 그래서 활동적이고 흩어지는 전극을 만든다; 활동적인 전극은 치료지역에 적용하고 분산되는 전극은 멀리 떨어진 지역에 적용된다.

두드러기(urticaria): 전염성이 없고 피부 부스럼에 의해 특징지어지는 수명이 짧은 알러지 반응. 감기나 운동 어떤 특정 음식이나 약을 먹는 원인이 된다. 두드러기로 알려져 있다.

혈관 상(vascular phase): 회복의 과정이고,상처 지역의 영양과 산소운반으로 새로운 혈관이 형성되는 4~6일의 일시적 단계이다.

복측 뿔(ventral horn): 척수신경의 회백지리의 앞쪽 부분이다; 또한 전각이라 불린다.

언어 평가 척도(verbal rating scale): 서술의 그룹으로 구성된 통증 평가등급이지만 숫자는 없다. 환자는 그들의 통증을 결여된, 경미한, 중등도의, 심각한 등으로 평가하고 그들의 통증 제거를 없음, 약간의, 중증도의, 좋은 등으로 평가한다.

진동(vibration): 최소 관절 움직임과 뼈 아래있는 앞 뒤의 연부조직의 반복적인 움직임; shaking(진동, 흔들림)

이라고 불린다.

가시광선(visible light): 발산되고, 다색적이고, 흐트러지고, 다상적인 전기적파동.

시각통증 척도(visual analog scale, VAS): 특별한 길이의 선으로 구성된 통증 평가 등급, 보통 100 mm이고 양 끝에 대조적인 기술어를 가지고 있다(통증 없음과 심각한 통증). 환자들은 통증을 나타내는 등급 선에 수직 사선을 만든다. 척도의 왼쪽 부분으로부터의 임상적 평가는 통증 단계를 평가하기 위해 나누어진다.

볼트(volt): 1 ohm(옴)의 저항을 통해 1amp(암페어)의 전류를 밀어내기 위해 요구되는 힘의 단위.

전압(voltage): 전자의 원자나 몸체의 축적에 의해 창조되는 힘.

전압계(voltmeter): 전압을 측정하는 장비.

파형(wave form): 전기적 전류의 형태, 수직축과 수평축의 진폭이 도식화되는 전류가 발생된다.

파장(wavelength): 사인파동의 하나의 반복의 거리, 미터나 센티미터로 표시된다; 한 반복의 정상에서 다음 파동의 반복의 정상으로부터의 거리로 종종 정의된다.

습전지(wet cell): 두 개의 물질과 전해질 용액으로 구성된 배터리이다; 또한 볼타전지라고도 불린다.

부스럼(wheal): 피부의 평평하고 높은 지역, 부드럽고, 약간 높고, 둥글고, 보통 치명적인 가려움과 타는 듯한 느낌을 동반한다. 부스럼이나 발진으로 알려져 있다.

소용돌이욕(whirlpool): 온수나 냉수로 커다란 몸에 강력한 회전이나 컨테이너 안에서의 회전되어지는 수치료.

찾아보기
Index

자

차

타

파

하

기타

치료적 모달리티의 임상활동

과학과 기술을 이용한 물리요법

CLINICAL ACTIVITIES TO ACCOMPANY

THERAPEUTIC MODALITIES

The Art and Science

Kenneth L. Knight
David O. Draper

영 문 출 판 사

Acquisitions Editor: Emily Lupash
Managing Editor: Meredith Brittain
Marketing Manager: Christen Murphy
Production Editor: Julie Montalbano
Designer: Terry Mallon
Photographer: Mark A. Philbrick
Compositor: Maryland Composition, Inc.

351 West Camden Street
Baltimore, MD 21201

530 Walnut Street
Philadelphia, PA 19106

소개: 책을 사용하기 위한 방법
Introduction: How to Use This Workbook

*치료적 모달리티를 사용하는 임상적 활동들*은 두 가지 주요한 부분으로 구분되어 있다.

- 활동 찾기
- 숙달된 활동의 적용

본문의 사고 개념을 경험할 수 있도록 하기 위해서 18개의 활동 찾기가 있다. 16개의 숙련된 활동들은 다양한 치료적 모달리티를 5단계 적용절차를 가지고 숙달되게 적용할 수 있도록 돕는다.

활동 찾기
Discovery Activity

각 찾은 활동들은 임상적 배경을 나타내는 시나리오로 시작된다. 그 후 목적이 설명된다. 그 다음, 활동 수행을 위해 필요한 재료 목록이 제시되는데 이는 코스 지도자들(course instructor)이 실험을 위해 미리 재료를 준비할 수 있게 할 것이다. 활동해야 하는 지시 또는 순서에 대한 윤곽을 그린다. 활동이 끝났을 때 일련의 주관식 개방형 질문은 비판적 사고 기술을 위해 나타내었다. 최종적으로 활동의 완성을 위한 챠트와 그래프는 마지막에 포함하였다.

숙련된 활동의 적용
Application Proficiency Activities

이 단원에 나오는 활동들은 5단계에 적용과정으로 다양한 도구들을 적용하기 위한 숙달된 기술을 습득시키는데 도움을 준다. 각 모달리티에서, 도구와 관련된 재료들을 공부한 후, 책 또는 노트의 도움없이 활용할 수 있을 때까지 모달리티적 용법을 익힌다. 그 후 도구를 동료에게 적용하고, 정확한 순서로 수행했는지 확인하도록 한다. 끝난 후 동료와 함께 당신의 수행에 대해 실수하거나 부정확한 부분이 있었는지 토론한다. 다음날 이 과정을 한번 더 반복한다.

차례

Contents

소개: 책을 사용하기 위한 방법

활동 찾기

숙달된 적용 활동

활동 찾기
Discovery Activities

연구 기록
Records search

활동
1

Textbook 참고: 3장, 제 I 부

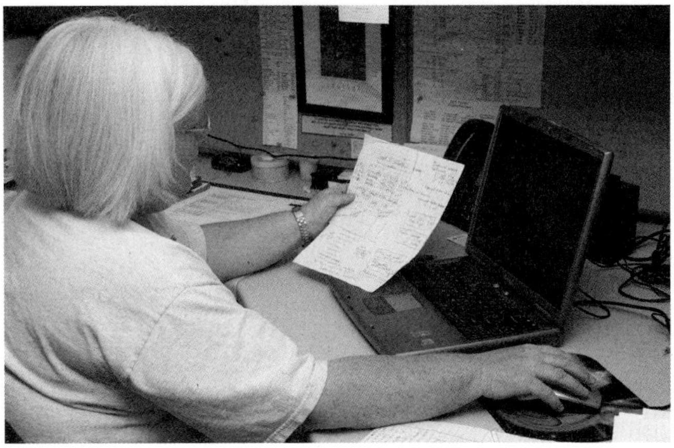

이름: ____________________________
날짜: ____________________________

배경 CONTEXT

기록을 유지하는 것은 필수적이고 복잡하다. 적절한 기록들을 유지하기 위해서 당신은 기록유지 시스템과 임상에서 사용되는 개인 기록들과 친숙해져야만 한다. 다양한 기록 유형들은 3장에 기술되어 있다. 이 활동은 3장에 있는 정보들을 당신의 임상 교육현장에 맞는 특정 시스템과 기록에 사용할 수 있도록 도와줄 수 있게 구성되어 있다.

목적 PURPOSE

각 임상교육현장의 기록 사본들을 모아서 3장에 기술된 기준에 따라 분류하는 것이다.

재료 MATERIALS

필요 없음

지시 DIRECTIONS

1. 당신의 지도자가 정해준 임상 현장을 방문한다.
   a. 당신이 맡은 현장 사람들에게 자신을 소개하고 '치료적 모달리티(therapeutic modalities)' 수업을 위한 활동에 대해 설명한다.
   b. 각 기록들의 목적을 결정한다. 기록들을 목적에 따라 줄지어 테이블에 배열한다. 임상적 또는 유형에 따라 분류하는 것이 프로젝트를 시각화하도록 도와 줄 것이다.
   c. 당신의 경험에 대한 간단한 기록을 쓰고 테이블에 포함시킨다.

RICES 사용 시 압박을 제공하는 다양한 방법 비교

Comparing various ways of providing compression when using RICES

활동 2

Textbook 참고: 5-6장, 제II부

이름: ______________________

날짜: ______________________

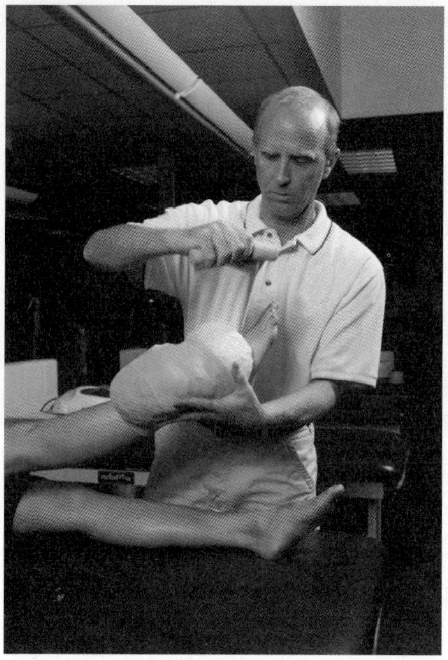

배경 CONTEXT

우리는 급성손상의 응급처치 시 압박의 중요성에 대해 모두 알고 있다. 일반적으로 이것은 얼음주머니가 피부에 직접적으로 닿는 것을 보호하기 위해 탄력붕대를 사용하는 것을 포함한다. 몇몇 사람들은 얼음주머니가 피부에 직접적으로 닿으면 조직에 손상을 입을 것이라는 의견을 가지고 있다. 그들은 얼음주머니를 대기 전에 작은 수건이나 한 겹의 탄력 붕대를 대는 것을 제안한다. 우리는 이러한 방법이 급성 손상시 조직에 필요한 냉감각을 충분히 제공할 수 있을 것이라고 믿지 않는다. 학생들은 아마 이러한 기술들에 영향 받을 것인데, 그들에게 어떤 기술이 더 좋다고 이해시킬 수 있을까? 또한 어떤 것이 더 좋은 냉감각을 제공하거나 무감각을 제공할 수 있을 것인가?

목적 PURPOSE

RICES 동안 두 가지 다른 압박기술을 사용하면서 냉감각, 무감각, 그리고 피부 온도 변화를 비교하는 것이다.

재료 MATERIALS

조각난 얼음 팩
탄력붕대(4″ 2배 길이가 좋음)
작은 수건 또는 마른행주
피부 온도 측정 도구
숫자 등급 척도(Numerical rating scale) (0~10)
온도 기록 스케일

지시 DIRECTIONS

1. 파트너를 테이블에 앉히고 발목을 드러낸다.
2. 숫자 등급 척도를 사용하여 파트너의 정상일 때 감각(10)을 체크한다.
3. 피부 온도계를 가쪽복사(외측과, lateral malleolus) 부위 피부에 붙이고 그 자리에 표시한다.
4. 피부 온도 기초선을 기록한다.
5. 발목에 조각 얼음 팩을 적용한다.
6. 그 부위에 탄력붕대를 대고, 반 정도를 겹쳐 맬 때마다 중간 정도의 힘을 가한다.
7. 30분 동안 붕대를 남겨둔다.
8. 파트너의 냉감각/무감각을 5, 10, 15, 20, 25, 그리고 30분마다 체크한다.
9. 피부 온도를 5, 10, 15, 20, 25, 그리고 30분마다 체크한다.
10. 얼음과 붕대를 제거한다.
11. 1~10단계를 반대 발목에 반복한다; 하지만 탄력 붕대 적용하기 전에 작은 수건이나 마른행주 한 겹을 댄다.
12. 그 부위를 씻어낸다.
13. 챠트 결과를 비교한다.

질문 (Questions)

1. 이번 실험을 통해 무엇을 배웠는가?

____

____

____

2. 어떤 것이 더 좋은 냉감각/무감각을 제공하는가?

____

____

____

3. 각 도구들의 장점은 무엇인가?

____

____

____

4. 각 도구들의 단점은 무엇인가?

____

____

____

5. 이 정보를 환자 치료 시 어떻게 사용가능한가?

____

____

____

무감각 등급 척도 (numbing sensory rating scale)

0	1	2	3	4	5	6	7	8	9	10
감각 없음		상당한 무감각			중간정도 무감각		약간 무감각			정상 감각

지시사항: 아래의 각 시간마다, 감각/무감각 단계에 대한 가장 적절한 숫자를 결정한 후 빈 칸에 기록한다.

기초선 온도: ____ 5분:____ 10분:____ 15분:____ 20분:____ 25분:____ 30분:____

압박 제공 시 탄력붕대와 플라스틱붕대 감는 것 비교

Comparing elastic wraps and plastic wraps on a spool for providing compression

활동 3

Textbook 참고: 5-6장, 제II부

이름: ______________________

날짜: ______________________

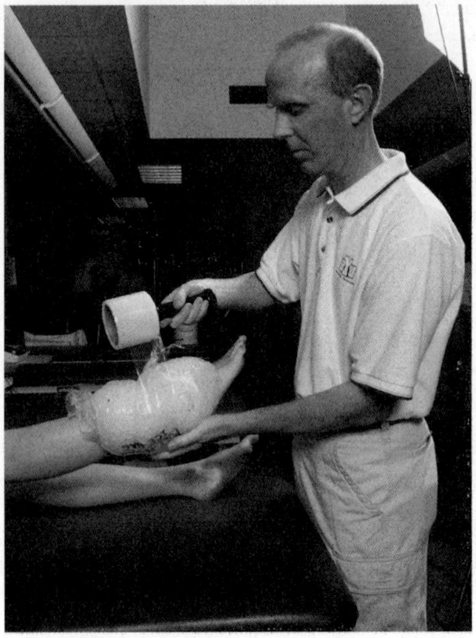

배경 CONTEXT

우리는 급성 손상의 응급 처치 시 압박의 중요성에 대해 모두 알고 있다. 일반적으로 이것은 얼음주머니가 피부에 직접적으로 닿는 것을 보호하기 위해 탄력붕대를 사용하는 것을 포함한다. 얼음 팩에 적용하는 자주 사용하는 다른 방법으로는 플라스틱붕대 감는 것을 들 수 있다. 치료 부위에 얼음을 고정시키는 것이 편리할 지라도, 연구들은 이러한 플라스틱붕대가 급성 손상에 필요한 충분한 압박을 제공하지 못한다고 보고 있다. 학생들은 아마 이러한 기술들에 영향 받을 것인데, 어떻게 그들에게 어느 기술이 더 좋다고 이해시킬 수 있을까? 또한 어떤 것이 더 좋은 냉감각을 제공하거나 무감각을 제공할 수 있을 것인가?

목적 PURPOSE

RICES 동안 두 가지 다른 압박기술을 사용하면서 냉감각, 무감각, 그리고 피부 온도 변화를 비교하는 것이다.

재료 MATERIALS

조각난 얼음 팩

탄력붕대(4″ 2배 길이가 좋음)

플라스틱붕대 감기

피부 온도 측정 도구

숫자 등급 척도(numerical rating scale) (0~10)

온도 기록 스케일

지시 DIRECTIONS

1. 파트너를 테이블에 앉히고 발목을 드러낸다.
2. 숫자 통증 등급을 사용하여 파트너의 정상일 때 감각(10)을 체크한다.
3. 피부 온도계를 외측과(lateral malleolus) 부위 피부에 붙이고, 그 자리에 표시한다.
4. 피부 온도 기초선을 기록한다.
5. 발목에 조각 얼음 팩을 적용한다.
6. 그 부위에 탄력붕대를 대고, 반 정도를 겹쳐맬 때마다 중간 정도의 힘을 가한다.
7. 30분 동안 붕대를 유지시킨다.
8. 파트너의 냉감각/무감각을 5, 10, 15, 20, 25, 그리고 30분마다 체크한다.
9. 피부 온도를 5, 10, 15,20, 25, 그리고 30분마다 체크한다.
10. 얼음과 붕대를 제거한다.
11. 1~10단계를 반대 발목에 반복 한다; 하지만 탄력 붕대 대신 플라스틱붕대 감은 것을 사용한다.
12. 그 부위를 씻어낸다.
13. 챠트 결과를 비교한다.

질문 (Questions)

1. 이번 실험을 통해 무엇을 배웠는가?

____

____

____

2. 어떤 것이 더 좋은 냉감각/무감각을 제공하는가?

____

____

____

3. 각 도구들의 장점은 무엇인가?

____

____

____

4. 각 도구들의 단점은 무엇인가?

____

____

____

5. 이 정보를 환자 치료 시, 어떻게 사용가능한가?

____

____

____

무감각 등급 척도 (numbing sensory rating scale)

0	1	2	3	4	5	6	7	8	9	10
감각 없음		상당한 무감각			중간정도 무감각		약간 무감각			정상 감각

지시사항: 아래의 각 시간마다, 감각/무감각 단계에 대한 가장 적절한 숫자를 결정한 후 빈 칸에 기록한다.

기초선 온도: ______ 5분:______ 10분:______ 15분:______ 20분:______ 25분:______ 30분:______

활동 4

전기적 자극 전극 적용 매개변수
Electrical Stimulation Electrode Application Parameters

Textbook 참고: 9–10장, 제IV부

이름: ______________________

날짜: ______________________

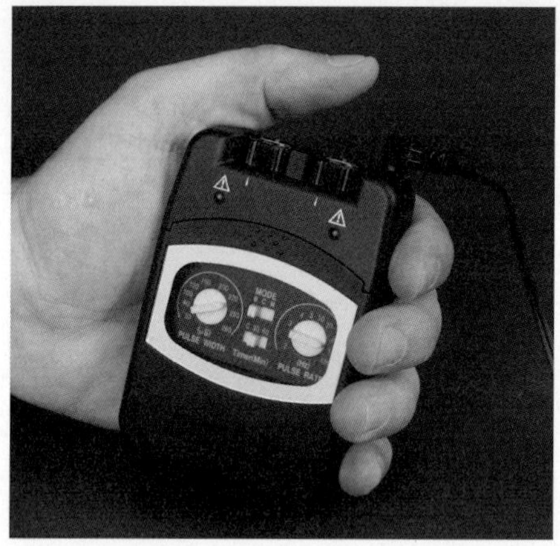

배경 CONTEXT

많은 매개변수들은 전기적 자극에 영향을 미치고, 적용된 전극 방법은 이러한 매개변수들에 영향을 미친다.

목적 PURPOSE

다양한 신경근 전기 적용 자극 매개변수를 사용하는 동안 감각과 근육 수축을 비교하는 것이다.

재료 MATERIALS

전기적 신경근 자극 단위
한 쌍의 양극 전극

지시 DIRECTIONS

1. 양극 전극을 사용하여, 하나의 전극을 한쪽 전완에 단단하게 붙인다. 두번째 전극은 활성 표면이 위를 향하게 해서 테이블 위에 올려 놓는다.
2. 당신의 손바닥으로 두 번째 전극을 단단히 고정시킨다.
3. 다음과 같이 설정한다.
   a. 파형(wave form): 양극성
   b. 주파수: 2–3 cps
4. 출력 강도를 당신이 중간 정도 전류를 느낄 때까지 올린다.
5. 각 활동을 같은 방법으로 시작하기 위해 각 활동을 한 후에는 위의 상태로 되돌려놓는다.
   a. 전류밀도(current density) — 당신의 손을 두 번째 전극에서부터 두 번째 손가락 끝까지 전극을 따라 내려간다. 감각이 아래팔(전완, forearm)과 손가락에서 어떻게 변하는가? 왜 변하는가? 이것이 양극성 적용 때문이라고 여겨지는가?
   b. 맥동률(pulse rate)의 영향 — 강직성 수축을 느낄 때까지 맥동률은 점차적으로 증가한 후, 2–3 cps로 감소한다. 어떤 맥동률일 때 당신은 가장 강한 수축을 느꼈는가?
   c. 전극 적용(electrode application) — (이 활동을 하는 동안은 점착성이 없는 전극을 사용해야만 함) 당신의 나머지 아래팔을 테이블에 위치시킨다.
      i) 두 번째 전극을 아래팔에 붙인다. 전류밀도와 수축의 세기를 기록한다.
      ii) 두 번째 전극을 탄력벨트 또는 탄력 붕대를 이용하여 아래팔에 단단하게 고정시킨다. 전류밀도와 수축의 세기를 기록한다.
      iii) 축축한 종이 타월 또는 스펀지를 아래팔에 대고 탄력벨트 또는 탄력 붕대를 이용하여 두 번째 전극을 아래팔에 단단하게 고정시킨다. 전류밀도와 수축의 세기를 기록한다.
      iv) 5단계 c(i)에서부터 5단계 c(iii)까지 전류밀도와 수축의 세기는 어떻게 변하였는가? 이 단계를 진행하는 동안 옴의 법칙의 어떤 부분이 변하였는가? 왜 전극을 단단하게 고정시키는 것이 중요한가?

활동 5

적절한 전극 적용 부위 찾기 (운동점)
Finding optimal electrode placement sites (motor point)

Textbook 참고: 9–10장, 제Ⅳ부

이름: ______________________

날짜: ______________________

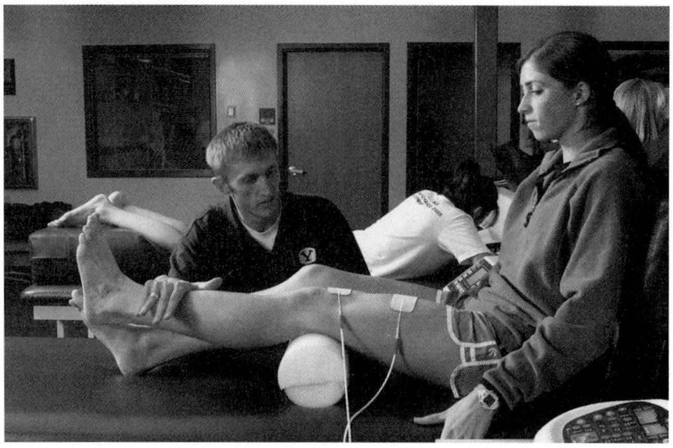

배경 CONTEXT

전극을 적용할 때 가장 좋은 위치를 찾는데 있어서 종종 어려움을 느낀다. 많은 임상가들은 하나는 근복(muscle belly)에 또 다른 하나는 그 부위의 근위부 또는 원위부에 붙일 것이다. 그/그녀는 그 후 전극을 옮기고 강도를 낮춘 후 다시 반복할 것이다. 여기에 더 빠르고 좀 더 효과적으로 운동점(motor point)을 찾는 방법이 있다.

목적 PURPOSE

당신이 전극을 적용하기 가장 좋은 위치를 찾는데 도움이 될 것이다.

재료 MATERIALS

E-stim unit(또는 TENS unit)
알콜솜
전극

지시 DIRECTIONS

1. 알콜솜을 이용하여, 전극을 붙이길 원하는 파트너의 부위를 소독한다.
2. 한 전극을 파트너의 근복에 붙인다. 이곳이 전형적인 한 개의 운동점이다.
3. 나머지 전극을 당신 손등 또는 팔에 붙인다.
4. 당신의 2, 3번째 손가락에 많은 양의 전극이나 초음파겔을 묻힌다.
5. 2, 3번째 손가락을 사용하여, 자극이 가해지기 원하는 근육 부위를 만진다.〔예를 들면, 당신이 손목 폄을 원한다면, 전극은 손목 폄근의 근복에 붙이고 이 근육의 부착부위를 원위부에서 가쪽위관절융기(외측상과, lateral epicondyle) 쪽으로 만진다.〕
6. 근경련(twitch)이 보일 때까지 강도를 천천히 올린다.
7. 당신의 손가락을 천천히 움직이며 가장 강한 감각 또는 수축(contraction)을 찾아낸다.
8. 가장 강한 감각 또는 수축 부위는 두 번째 운동점이다.
9. 강도를 0으로 되돌린다.
10. 두 번째 전극을 이곳에 붙이고 강도를 천천히 높인다.

질문 (Questions)

1. 이번 실험을 통해 무엇을 배웠는가?

____

____

____

2. 과정을 마치기 위해 당신은 무엇을 해야만 했는가?

____

____

____

오래된 재사용전극과 새로운 재사용전극 비교
Comparing old and new reusable electrodes

활동 6

Textbook 참고: 9-10장, 제IV부

이름: ______________________

날짜: ______________________

배경 CONTEXT

많은 임상가들은 유통기한이 지난 자가접착성(self-adhering) 재사용 가능한 전극들을 자주 사용한다. 7번에서 10번 사용 후에, 이것들은 접착력을 잃을 뿐만 아니라 환자들에게 충분한 전류를 전하는 능력이 상실된다.

목적 PURPOSE

이번 실험은 새 것 또는 적절히 보존된 전극 사용의 중요성을 일깨워 줄 것이다.

재료 MATERIALS

E-stim unit

알콜솜

재사용가능한 자가접착성 전극(같은 크기):

- 새 것
- 10번 이상 사용한 것

아래 항목이 있는 챠트:

- μ amps 감각에 대한
- 근경련(twitch)에 대한 μ amps
- 근수축(contraction)에 대한 μ amps

지시 DIRECTIONS

1. 파트너의 근육 자극 부위 또는 근육 수축을 일으킬 TENS 부위를 알콜솜을 이용하여 소독한다.
2. 두 개의 같은 크기의 새로운 전극을 그 부위에 붙인다.
3. 맥동 주파수(pulse frequency)를 80~100 pps로 맞춘다.
4. 파트너가 처음으로 전기적 감각을 알아차릴 때까지 강도(μ amps)를 천천히 올린다. 감각을 느낀 μ amps를 챠트에 기록한다.

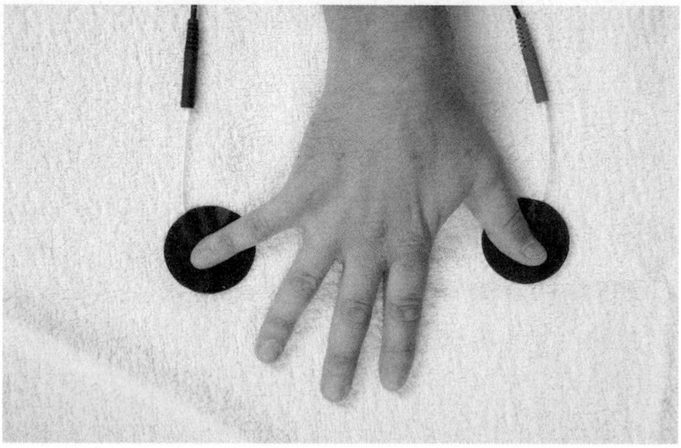

5. 당신과 당신의 파트너가 근경련을 처음으로 알아차릴 때까지 강도(μ amps)를 천천히 올린다. 근경련을 느낀 μ amps를 챠트에 기록한다.
6. 당신과 당신의 파트너가 완전한 근수축을 처음으로 알아차릴 때까지 강도(μ amps)를 천천히 올린다. 근수축을 느낀 μ amps를 챠트에 기록한다.
7. 강도를 0으로 하고 기계를 끈다. 전극을 사용하던 전극으로 바꾸고 3~6단계를 반복한다.
8. 강도를 0으로 하고 기계를 끈다.
9. 치료부위를 씻어내고 기계를 치운다.

질문 (Questions)

1. 이번 실험을 통해 무엇을 배웠는가?

____

____

____

2. 당신이 배운 것을 앞으로 어떻게 적용할 수 있겠는가?

____

____

____

단일사용 전극과 재사용전극 비교

Comparing single-use with reusable electrodes

활동 7

Textbook 참고: 9–10장, 제IV부

이름: ______________________

날짜: ______________________

배경 CONTEXT

많은 운동훈련 세팅에서, 자가접착성 재사용 가능 전극은 유통기한을 넘겨서 사용될 뿐만 아니라, 한 쌍이 여러 환자들에게 사용되고 있을 것이다. 이것은 오염을 유발하고 세균을 번식시킬 수 있다. 몇몇 회사들은 현재, 한 번 사용 후 버리는 단일사용 전극을 생산해내고 있다. 이러한 단일사용 전극은 전통적으로 여러 번 많이 사용되고 있는 자가접착성 전극과 어떻게 비교될까?

목적 PURPOSE

단일사용 전극이 여러 번 재사용된 자가접착성 전극과 비교해서 높은 전류를 생산해 낼 수 있는지 확인해 보는 것이다.

재료 MATERIALS

E-stim unit

알콜솜

10번 이상 사용한 재사용 자가접착성 전극

단일사용, 자가접착성 전극

아래 항목이 있는 챠트:

- μ amps 감각에 대한
- 근경련에 대한 μ amps
- 근수축에 대한 μ amps

지시 DIRECTIONS

1. 파트너의 근육 자극 부위 또는 근육 수축을 일으킬 TENS 부위를 알콜솜을 이용하여 소독한다.
2. 두 개의 같은 크기의 단일사용 전극을 부위에 붙인다.
3. 맥동 주파수를 80~100 pps로 맞춘다.
4. 파트너가 처음으로 전기적 감각을 알아차릴 때까지 강도(μ amps)를 천천히 올린다. 감각을 느낀 μ amps를 챠트에 기록한다.

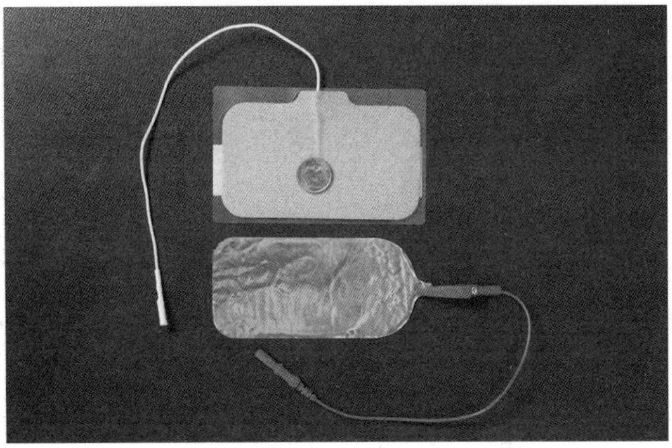

5. 당신과 당신의 파트너가 근경련을 처음으로 알아차릴 때까지 강도(μ amps)를 천천히 올린다. 근경련을 느낀 μ amps를 챠트에 기록한다.
6. 당신과 당신의 파트너가 완전한 근수축을 처음으로 알아차릴 때까지 강도(μ amps)를 천천히 올린다. 근수축을 느낀 μ amps를 챠트에 기록한다.
7. 강도를 0으로 하고 기계를 끈다. 전극을 사용하던 전극으로 바꾸고 3~6단계를 반복한다(주의: 사용하던 전극이 새로운 것과 같은 크기가 아니라면, 파트너에게 붙이기 전에 같은 크기로 자른다.).
8. 강도를 0으로 하고 기계를 끈다.
9. 치료부위를 씻어내고 기계를 치운다.

질문 (Questions)

1. 이번 실험을 통해 무엇을 배웠는가?

____

____

____

2. 당신이 배운 것을 앞으로 어떻게 적용할 수 있겠는가?

____

____

활동 8

흉터 조직/유착 감소를 위한 이온도입치료
Iontophoresis to reduce scar tissue/adhesions

Textbook 참고: 9-10장, 제IV부

이름: ______________________

날짜: ______________________

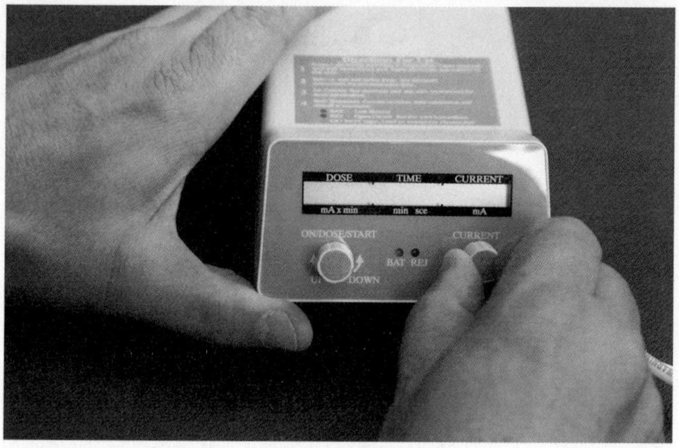

배경 CONTEXT

아세트산은 흉터조직을 부드럽게 하기 위해 이온도입법과 함께 사용된다. 이것은 흉터 조직이 없는 학생들에게서는 실험을 해보기 어려울 것이다. 한 가지 가능한 방법은 아세트산에 아주 가까운 물질 — 식초를 사용하는 것이다.

목적 PURPOSE

이온도입법을 통한 식초 이동에 이용되는 과정을 실험해보고 이것이 굳은살(calluse)을 부드럽게 할 수 있는지 없는지 알아보는 것이다.

재료 MATERIALS

Iontophoresor
전극
알콜솜
펜
식초
주사기
면봉

지시 DIRECTIONS

1. 파트너와 함께, 면봉을 이용하여 약간의 굳은살이 있는 손바닥이나 발바닥 부위를 찾는다.
   a. 면봉을 이용하여 굳은살의 단단한 정도를 확인한다.
   b. 이 부위를 알콜솜으로 소독한다.
2. 주사기를 이용하여 식초병에서 식초 1 ml를 뺀다.
   a. 식초를 전도하는 전극(delivery electrode)에 묻힌다.
   b. 전도하는 전극을 굳은 살 부위 피부에 붙인다.
   c. 분산전극(dispersive electrode)을 6″ 떨어진 곳에 붙인다.
   d. 전기클립(electrode clip)을 전극과 기계에 붙인다.
3. 환자 내성에 맞게 파워를 증가시킨다.
4. 치료용 약물을 주입한다(강도에 따라 10~20분)
5. 기계를 끌 때:
   a. 전극에 있던 약물을 빠르게 제거한다.
   b. 앞서 했던 압력과 같은 정도로 면봉을 이용해 굳은 살을 찾는다.
   c. 전체적인 부위를 씻어내고 기계를 치운다.

질문 (Questions)

1. 굳은살이 부드러워졌는가?(주의: 이것은 몇 번의 치료가 필요할 것이다)

____

____

____

2. 파트너는 치료부위가 부드러워졌다고 느끼는가?

____

____

____

3. 이 기술을 환자를 위해 어떻게 사용가능한가?

____

____

____

활동 9

무감각을 발생시키는 이온도입치료
Iontophoresis to produce numbness

Textbook 참고: 9–10장, 제IV부

이름: ______________________

날짜: ______________________

배경 CONTEXT

통증 경감은 측정하기 매우 어렵다. 한 가지 가능한 방법은 얼마나 많은 부위가 무감각한지 보는 것이다.

목적 PURPOSE

리도카인(lidocaine)을 이용한 이온도입치료(iontophoresis)가 근육의 무감각을 발생시킬 수 있는지 보는 것이다.

재료 MATERIALS

Iontophoresor
전극
알콜솜
펜
리도카인
주사기
클립
시각상사척도(visual analog scale) 또는 숫자 등급 척도

지시 DIRECTIONS

1. 파트너의 아래팔 가쪽위관절융기(외측상과, lateral epicondyle)에서 약 2″ 떨어진 손목 폄근 부위를 알콜솜을 이용하여 소독한다.
2. 클립 끝부분을 펼친다.
   a. 클립으로 전완 근육에 단단한 압력을 제공하고, 이 부위를 펜으로 표시한다.
   b. VAS 또는 숫자등급척도를 이용하여 파트너가 느끼는 통증정도를 평가한다.
3. 주사기를 이용하여 병에서 리도카인 1 ml를 뺀다.
   a. 리도카인을 전도하는 전극(delivery electrode)에 묻힌다.

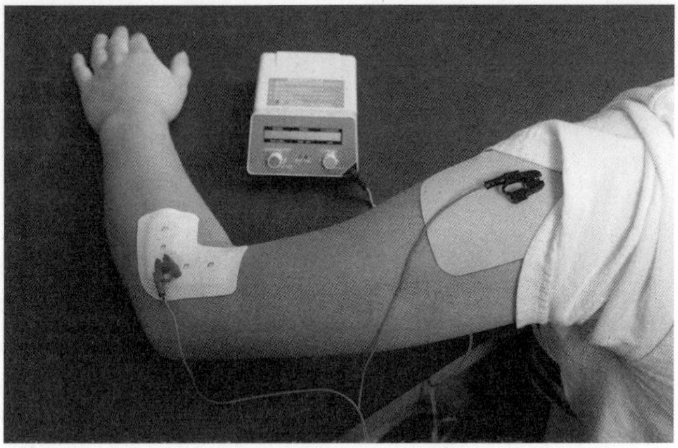

   b. 전도하는 전극을 펜으로 표시한 피부부위에 붙인다.
   c. 분산전극(dispersive electrode)을 어깨세모근(삼각근, deltoid) 부위에서 6″ 떨어진 곳에 붙인다.
   d. 전기클립(electrode clip)을 전극과 기계에 붙인다.
4. 환자 내성에 맞게 파워를 증가시킨다.
5. 치료용 약물을 주입한다(강도에 따라 10~20분).
6. 기계를 끌 때:
   a. 전극에 있던 약물을 빠르게 제거한다.
   b. 앞서 했던 것처럼 클립을 이용해 같은 양의 압력을 제공한다.
   c. VAS 또는 숫자등급척도를 이용하여 현재 파트너가 느끼는 통증정도를 평가한다.

질문 (Questions)

1. 치료 후 부위의 감각이 감소되었는가?

____
____
____

2. 이 기술을 환자를 위해 어떻게 사용할 수 있는가?

____
____
____

다양한 열감각 도구들에서 제공되는 열감각의 강도와 지속력 비교

Comparing intensity and duration of heat sensation provided by various heat modalities

활동 10

Textbook 참고: 11–12장, 제V부

이름: ______________________

날짜: ______________________

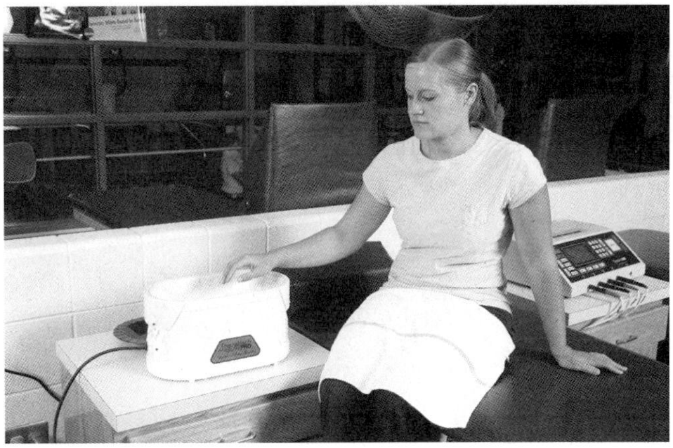

배경 CONTEXT

임상세팅과 스포츠세팅에는 몇몇 표면적 열감각 도구들이 사용되고 있다. 어떤 것들은 다른 것들에 비해 사용하기 쉽지만, 어느 것이 가장 많은 열감각을 제공할까? 어떤 것이 오래 지속될까?

목적 PURPOSE

몇몇 표면적 열감각 도구에서 제공되는 열감각을 비교한다.

재료 MATERIALS

규산겔 온습포(silicate gel hot pack)과 용기

따뜻한 소용돌이욕

파라핀욕

숫자 등급 척도(0–10)

지시 DIRECTIONS

1. 파트너를 테이블에 앉힌다.
2. 숫자 등급 척도를 이용하여 정상일 때 열감각(0)을 측정한다.
3. 규산겔 온습포를 테리천에 싸서 10분 동안 손등에 댄다. 만약 그 부위가 너무 뜨거우면 피부와 팩 사이에 수건을 몇 겹 대준다.
4. 파트너에게 열감각을 5, 10, 15, 20분마다 물어본다.
5. 파트너의 손을 파라핀 욕조에 7~10번/주기 동안 담근다.
6. 파라핀왁스로 코팅된 손을 조심스럽게 플라스틱 백에 놓고 수건으로 감싼다.
7. 파트너에게 열감각을 5, 10분에 물어본다.
8. 10분 후에 왁스 장갑을 제거한다.
9. 파트너의 열감각을 계속해서 15, 20분에 물어본다.
10. 파트너의 손을 따뜻한/뜨거운 소용돌이욕에 10분 동안 담근다.
11. 파트너의 열감각을 5, 10, 15, 20분마다 물어본다.
12. 부위를 씻어낸다.
13. 챠트 결과를 비교한다.

질문 (Questions)

1. 이번 실험을 통해 무엇을 배웠는가?

____

____

____

2. 어떤 도구가 가장 강한 열감각을 제공하는가?

____

____

____

3. 어떤 도구가 가장 오랫동안 열감각을 지속하는가?

____

____

____

4. 각 도구의 장점은 무엇인가?

____

____

____

5. 각 도구의 단점은 무엇인가?

____

____

____

6. 환자를 치료하기 위해 이 정보를 어떻게 사용할 수 있겠는가?

____

____

____

열감각 등급 척도 (heat sensory rating scale)

0	1	2	3	4	5	6	7	8	9	10
열감각 없음		약간 따뜻함			중간정도 따뜻함		아주 따뜻함			뜨거움

지시사항: 아래의 각 시간마다, 열감각 단계에 대한 가장 적절한 숫자를 결정한 후 빈 칸에 기록한다.

기초선 온도: _______ 5분:_______ 10분:_______ 15분:_______ 20분:_______

다양한 붕대, 석고, 헝겊에 의해 제공되는 열감각의 강도, 지속력 비교

Comparing intensity and duration of heat provided by various wraps, plasters, and patches

활동 11

Textbook 참고: 11–12장, 제V부

이름: ____________________

날짜: ____________________

배경 CONTEXT

몇몇 라디오, tv광고에서는 멘톨(menthol) 또는 캡사이신(capsaicin)으로 만든 제품들이 통증을 감소시키거나 열감각을 만들어낸다고 주장한다. 우리는 이러한 제품 몇 종류를 이용해 연구를 해 오고 있는데 모든 제품들이 열감각을 만들어내는 반면, ThermaCare는 실제적으로 근육에 따뜻한 열감각을 만들어낸다. 바로 이것이 문제이다: 멘톨과 캡사이신으로 만들어진 제품들은 피부를 따뜻하게 만들 수는 있지만, 이것이 통증을 줄이기에 충분할까?

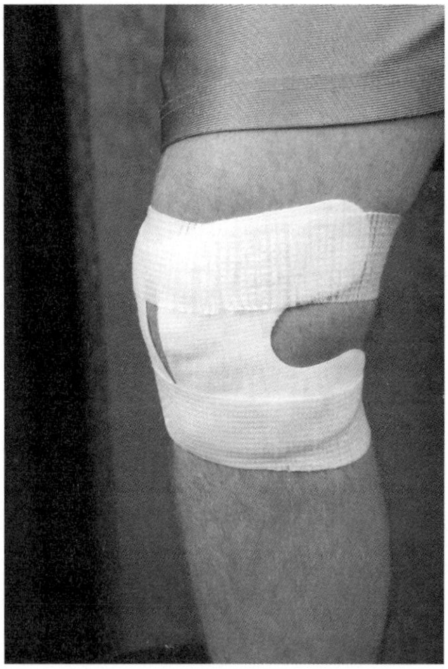

목적 PURPOSE

붕대, 석고, 헝겊에 의해 제공되는 열감각을 비교하고, 이것들이 건강과 스포츠의학에 사용이 가능한지 확인하는 것이다.

재료 MATERIALS

따뜻한 붕대(예, 12장에 언급되어 있는 ThermaCare HeatWrap). 주의: ThermaCare HeatWrap은 실험 시작 30분 전에 꺼내야만 함.

Back 석고(capsaicin으로 만든 것)

통증 또는 열 헝겊

숫자 등급 척도(0–10)

펜

지시 DIRECTIONS

1. 파트너를 엎드린(prone) 자세로 테이블에 눕힌다.
2. 정상일 때 열감각(0)을 체크한다.
3. 비슷한 크기의 따뜻한 붕대, 석고 또는 헝겊을 부위에 댄다.
4. 파트너의 열감각을 5, 10, 15, 20, 25, 30분마다 물어본다.
5. 파트너에게 보여주지 않은 채 제품을 치운다.
6. 2~5단계를 다른 제품을 이용하여 반복한다.
7. 2~5단계를 또 다른 제품을 이용하여 반복한다.
8. 부위를 씻어낸다.
9. 챠트 결과를 비교한다.

질문 (Questions)

1. 이번 실험을 통해 무엇을 배웠는가?

____

____

____

2. 이러한 제품들을 사용할 때 속임약 효과(placebo effect)가 어떻게 유용하고 유해한가?

____

____

____

열감각 등급 척도 (heat sensory rating scale)

0	1	2	3	4	5	6	7	8	9	10
열감각 없음		약간 따뜻함			중간정도 따뜻함		아주 따뜻함			뜨거움

지시사항: 아래의 각 시간마다, 열감각 단계에 대한 가장 적절한 숫자를 결정한 후 빈 칸에 기록한다.

기초선 온도: ______ 5분:______ 10분:______ 15분:______ 20분:______ 25분:______ 30분:______

다양한 스포츠크림과 속임약에 의해 제공되는 열감각의 강도 비교

Comparing intensity and duration of heat provided by various sports creams and a placebo

활동 12

Textbook 참고: 11–12장, 제V부

이름: ______________________

날짜: ______________________

배경 CONTEXT

몇몇 라디오, tv광고에서는 멘톨(menthol) 또는 캡사이신(capsaicin)으로 만든 제품들이 통증을 감소시키거나 열감각을 만들어낸다고 주장한다. 우리는 이러한 제품들을 이용해 연구를 해오고 있는데 모든 제품들이 열감각을 만들어내지만 열감각이 통증을 줄이기에 충분할까?

목적 PURPOSE

몇몇 스포츠크림에서 제공되는 열감각을 비교하고 속임약이 발견될 수 있는지 알아보는 것이다.

재료 MATERIALS

주성분으로 멘톨과 캡사이신이 사용된 두 개 또는 세 개의 스포츠 크림

속임약 크림(초음파 로션, 마사지 로션 등)

숫자 등급 척도(0–10)

펜

지시 DIRECTIONS

1. 파트너를 엎드린 자세로 테이블에 눕힌다.
2. 펜을 이용하여 파트너의 등, 종아리 또는 뒤넙다리근(슬괵근, hamstring) 부위에 6×6인치 영역을 그린다.
3. 파트너의 정상일 때 열감각(0)을 체크한다.
4. 스포츠크림(또는 placebo)을 그 영역에 바르고 2분 동안 부드럽게 근육 마사지를 한다. 필요하다면 다시 반복한다.
5. 파트너의 열감각을 5, 10분에 물어본다.
6. 다른 부위에 2~5단계를 반복한다.
7. 끝나면, 또 다른 부위에 2~5단계를 반복한다.

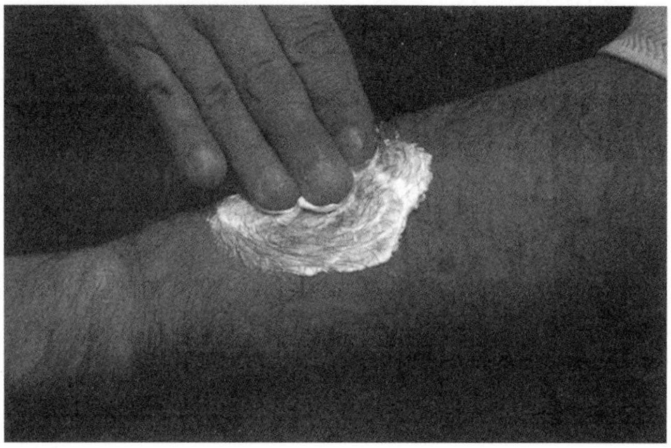

8. 부위를 씻어낸다.
9. 챠트 결과를 비교한다.

질문 (Questions)

1. 이번 실험을 통해 무엇을 배웠는가?

____

____

____

2. 당신 또는 당신 파트너는 정확하게 속임약을 알아챘는가?

____

____

____

3. 환자를 치료할 때 어떻게 이 정보를 사용할 수 있겠는가?

____

____

____

열감각 등급 척도 (heat sensory rating scale)

0	1	2	3	4	5	6	7	8	9	10
열감각 없음		약간 따뜻함			중간정도 따뜻함		아주 따뜻함			뜨거움

지시사항: 아래의 각 시간마다, 열감각 단계에 대한 가장 적절한 숫자를 결정한 후 빈 칸에 기록한다.

기초선 온도: _______ 5분:_______ 10분:_______

다양한 냉감각 도구들에 의해 제공되는 냉감각의 강도와 지속력 비교

Comparing intensity and duration of cold sensation provided by various cold modalities

활동 13

Textbook 참고: 13–14장, 제V부

이름: ____________________

날짜: ____________________

배경 CONTEXT

많은 표면적 냉감각 도구들이 임상세팅과 스포츠세팅에서 사용된다. 어떤 것은 다른 것들보다 사용하기 쉽지만, 어떤 것이 가장 좋은 냉감각을 제공하고, 그 부위에 무감각을 제공하는가? 어떤 것이 가장 오래 지속될까?

목적 PURPOSE

표면적 냉감각 도구들에 의해 제공되는 냉감각과 무감각을 비교한다.

재료 MATERIALS

조각난 얼음 팩
차가운 소용돌이욕
얼음 마사지 컵
얼음 슬러시 욕조
숫자 등급 척도(0–10)

지시 DIRECTIONS

1. 파트너를 테이블 또는 스툴에 편안한 자세로 앉힌다.
2. 숫자 등급 척도를 이용하여, 파트너의 정상일 때 감각(10)을 잰다.
3. 얼음 팩을 10~15분 동안 팔다리에 댄다(붕대와 함께 또는 붕대 없이).
4. 파트너의 냉감각/무감각을 5, 10, 15, 20분에 물어본다.
5. 두 번째 도구를 같은 시간동안 대고 2~4단계를 반복한다.
6. 세 번째 도구를 같은 시간동안 대고 2~4단계를 반복한다.
7. 네 번째 도구를 같은 시간동안 대고 2~4단계를 반복한다.

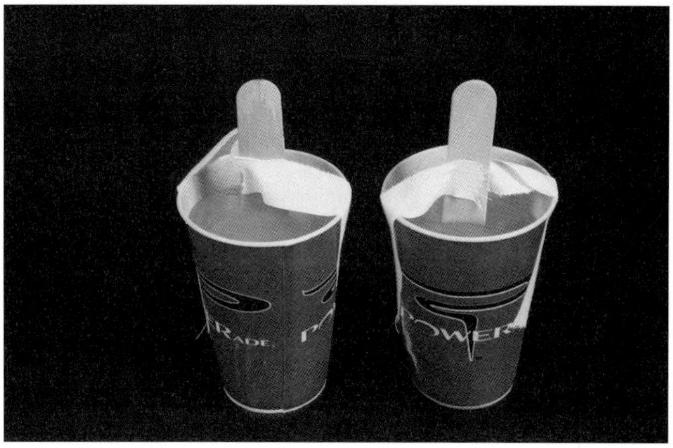

8. 부위를 씻어낸다.
9. 챠트 결과를 비교한다.

질문 (Questions)

1. 이번 실험을 통해 무엇을 배웠는가?

____
____
____

2. 어떤 도구가 가장 강한 냉감각/무감각을 제공하는가?

____
____
____

3. 어떤 도구가 가장 오랫동안 냉감각/무감각을 제공하는가?

____
____
____

4. 각 도구들의 장점은 무엇인가?

____
____
____

5. 각 도구들의 단점은 무엇인가?

____

____

____

6. 환자를 치료할 때 어떻게 이 정보를 사용할 수 있겠는가?

____

____

____

무감각 등급 척도 (numbing sensory rating scale)

0	1	2	3	4	5	6	7	8	9	10
감각 없음		상당한 무감각			중간정도 무감각		약간 무감각			정상 감각

지시사항: 아래의 각 시간마다, 감각/무감각 단계에 대한 가장 적절한 숫자를 결정한 후 빈 칸에 기록한다.

기초선 온도: ______ 5분:______ 10분:______ 15분:______ 20분:______

Neoprene Toe Cap 착용 또는 미착용 상태에서 얼음에 담글 때 냉감각 강도 비교

Comparing intensity of cold sensation from ice immersion with and without a neoprene toe cap

활동 14

Textbook 참고: 13–14장, 제V부

이름: ______________________________

날짜: ______________________________

배경 CONTEXT

냉치료(cryotherapy)는 운동 전 부위를 무감각시키는 데 매우 유익하다. 종종 발목은 시원하게 해 주는 것이 필요하지만 발가락은 그럴 필요가 없다. 이 활동은 냉치료 시 발가락이 불필요하게 냉각되는 것을 예방하기 위해 toe cap을 사용하는 것의 장점을 학생들에게 이해시키는 데 도움이 될 것이다.

목적 PURPOSE

Neoprene toe cap으로 발가락을 감싼 한 쪽 발과 감싸지 않은 다른 쪽 발을 얼음에 넣는 동안 냉감각과 무감각을 비교한다.

재료 MATERIALS

얼음 슬러시 욕조

Neoprene toe cap

숫자 등급 척도(0–10)

클립

지시 DIRECTIONS

1. 파트너를 의자나 스툴에 편안하게 앉힌다.
2. 펼친 클립을 이용하여 파트너가 정상적으로 느낄 수 있을 때까지 발가락에 댄다.
3. 숫자 등급 척도를 이용하여 파트너의 감각을 체크한다.
4. Neoprene toe cap을 한 쪽 발에 꼭 맞게 착용시킨다.
5. 양쪽 발목을 얼음물에 넣는다.
6. 15분 후에 양쪽 발목을 물에서 뺀다.
7. 조심스럽게 물을 닦아내고 클립을 발가락에 대면서 감각을 체크한다.

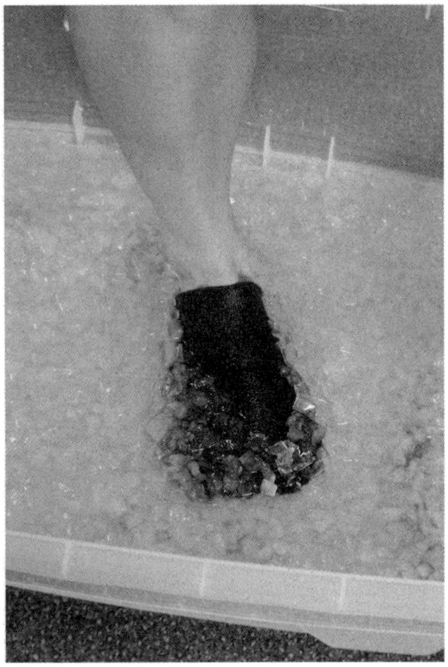

8. 조심스럽게 물을 닦아내고 toe cap을 벗긴다.
9. 클립을 이용하여 toe cap을 벗긴 발가락의 감각을 체크한다.
10. 부위를 씻어낸다.
11. 챠트 결과를 비교한다.

질문 (Questions)

1. 이번 실험을 통해 무엇을 배웠는가?

____

____

____

2. 차가운 것에 노출된 발가락은 무슨 색깔을 띠는가?

____

____

____

3. 차가운 것에 노출되지 않은 발가락은 무슨 색깔을 띠는가?

____

____

____

4. Toe cap의 장점은 무엇인가?

____

____

____

무감각 등급 척도 (numbing sensory rating scale)

0	1	2	3	4	5	6	7	8	9	10
감각 없음		상당한 무감각			중간정도 무감각		약간 무감각			정상 감각

지시사항: 아래의 각 시간마다, 감각/무감각 단계에 대한 가장 적절한 숫자를 결정한 후 빈 칸에 기록한다.

기초선 온도: ______ 15분:______

다양한 접촉 매질을 이용한 초음파에 의해 제공되는 열감각의 강도와 지속력 비교
Compairing intensity and duration of heat provided by ultrasound via various coupling mediums

활동 15

Textbook 참고: 15장, 제V부

이름: ______________________

날짜: ______________________

배경 CONTEXT

몇몇 연구로부터 우리는 초음파가 근육에 깊은 열을 발생시킬 수 있다는 것을 알고 있다. 때때로 환자들은 많은 열감각을 느끼지 못할 수 있고, 스포츠크림을 바르면 그 부위가 적절히 따뜻해진다고 생각하기 때문에 스포츠크림에 많이 의지할 것이다. 실험을 통해 우리는 flex-all 1/4과 초음파겔 3/4 혼합이 가장 적절한 초음파 조합이라는 것을 발견해오고 있다. 이 혼합이 또한 크림에 있는 멘톨 성분에 의해 환자들을 따뜻하게 느끼게 할 수 있을까?

목적 PURPOSE

초음파 치료를 하는 동안 멘톨(menthol) 성분의 스포츠크림 1/4과 초음파겔 3/4 혼합이 순수 초음파겔보다 치료 동안, 그리고 치료 후에 열감각을 더 많이 또는 적게 발생시키는지 확인하기 위함이다.

재료 MATERIALS

초음파 기계
초음파겔
Menthol 성분 스포츠크림과 초음파겔 혼합(1:3)
숫자 등급 척도(0–10)
펜

지시 DIRECTIONS

1. 파트너를 테이블에 엎드린 자세로 눕힌다.
2. 펜을 이용하여 파트너의 종아리(또는 파트너가 볼 수 없는 다른 부위)에 초음파 헤드 사이즈 두 배를 그린다.
3. 많은 양의 초음파겔을 치료 부위에 바른다.

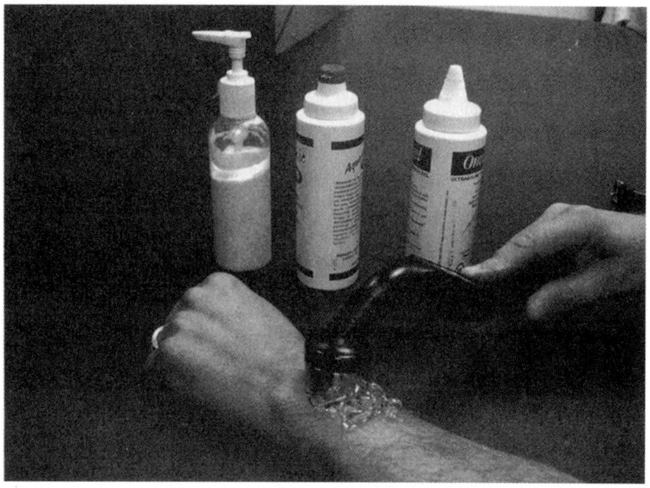

4. 초음파 헤드를 피부에 댄다.
5. 파트너의 정상일 때 열감각(0)을 체크한다.
6. 아래 변수들을 적용하면서, 펜으로 그린 부위 안에서 초음파 헤드를 앞뒤로 천천히 움직인다.
   a. 연속적
   b. 1 MHz
   c. 1.2~1.7 W/cm^2
   d. 10~12분(파트너 내성이 있다면)
7. 파트너의 열감각을 5, 10, 15, 20분마다 물어본다.
8. 스포츠크림/초음파겔 혼합을 이용하여 3~6단계를 반복한다.
9. 부위를 씻어낸다.
10. 챠트 결과를 비교한다.

질문 (Questions)

1. 이번 실험을 통해 무엇을 배웠는가?

____

____

____

2. 스포츠크림/겔 혼합물을 사용할 때 속임약 효과(placebo effect)가 어떻게 유용하고 유해할 수 있었는가?

____

____

____

열감각 등급 척도 (heat sensory rating scale)

0	1	2	3	4	5	6	7	8	9	10
열감각 없음		약간 따뜻함			중간정도 따뜻함		아주 따뜻함			뜨거움

지시사항: 아래의 각 시간마다, 열감각 단계에 대한 가장 적절한 숫자를 결정한 후 빈 칸에 기록한다.

기초선 온도: _______ 5분:_______ 10분:_______ 15분:_______ 20분:_______

1MHz와 3MHz일 때 초음파에서 제공되는 열감각의 강도 비교

Compairing intensity of heat sensation provided by ultrasound at 1 MHz and 3 MHz

활동 16

Textbook 참고: 15장, 제V부

이름: ____________________

날짜: ____________________

배경 CONTEXT

몇몇 연구로부터 우리는 3 MHz 초음파가 1 MHz 초음파보다 3배 더 빨리 뜨거워진다는 것을 알고 있다. 3 MHz 초음파는 또한 좀 더 표면적으로 흡수되고, 이것은 과열될 경우 문제가 될 수 있다.

목적 PURPOSE

파트너가 1 MHz 초음파와 3 MHz 초음파 치료 사이에 열감각 차이를 느낄 수 있는지 확인한다.

재료 MATERIALS

초음파 기계

초음파겔

숫자 등급 척도(0–10)

펜

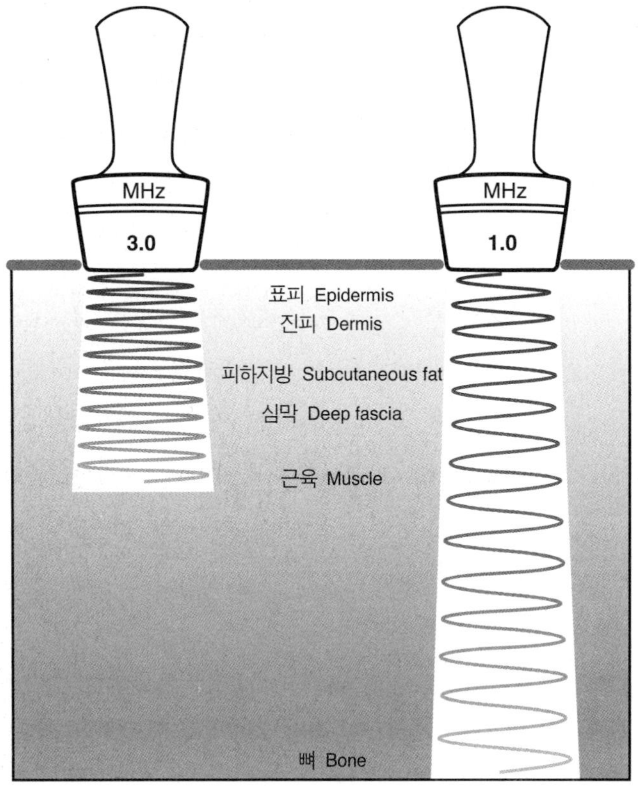

출처: Castel, D. International Academy Physio Therapeutics. Clip Art)

지시 DIRECTIONS

1. 파트너를 테이블에 엎드린 자세로 눕힌다.
2. 펜을 이용하여 파트너의 종아리(또는 파트너가 볼 수 없는 다른 부위)에 초음파 헤드 사이즈 두 배를 그린다.
3. 많은 양의 초음파겔을 치료 부위에 바른다.
4. 초음파 헤드를 피부에 댄다.
5. 파트너의 열감각을 체크한다.
6. 아래 변수들을 적용하면서, 펜으로 그린 부위 안에서 초음파 헤드를 앞뒤로 천천히 움직인다.
   a. 연속적
   b. 1 MHz
   c. 1 W/cm^2
   d. 8～10분(파트너 내성이 있다면). 10분에 끈다.
7. 파트너의 열감각을 5, 10분에 물어본다.
8. 아래 변수들을 적용하여 3 MHz 초음파를 이용하여 3～7단계를 반복한다.
   a. 연속적
   b. 1 W/cm^2
   c. 8～10분(파트너 내성이 있다면). 10분에 끈다.
9. 부위를 씻어내고 기계를 치운다.
10. 챠트 결과를 비교한다.

질문 (Questions)

1. 이번 실험을 통해 무엇을 배웠는가?

____

____

____

2. 이런 정보가 앞으로 하게 될 치료에 어떻게 영향을 미칠 수 있겠는가?

____

____

____

열감각 등급 척도 (heat sensory rating scale)

0	1	2	3	4	5	6	7	8	9	10
열감각 없음		약간 따뜻함			중간정도 따뜻함		아주 따뜻함			뜨거움

지시사항: 아래의 각 시간마다, 열감각 단계에 대한 가장 적절한 숫자를 결정한 후 빈 칸에 기록한다.

기초선 온도: _______ 5분:_______ 10분:_______

일반적으로 알려진 접촉 매질들의 초음파를 전하는 능력 비교

Compairing so-called coupling mediums in their ability to conduct ultrasound

활동 17

Textbook 참고: 15장, 제V부

이름: ______________________

날짜: ______________________

배경 CONTEXT

초음파는 공기를 통해 전달될 수 없다. 초음파가 조직에 발생되기 위해서는 피부와 초음파 헤드 사이에 얇은 층의 접촉매질이 반드시 있어야 한다. 몇몇에서는 겔과 같은 물질 어떤 것이라도 접촉매질로 사용되어질 수 있다는 실수를 범하고 있다.

목적 PURPOSE

다양한 겔, 크림, 그리고 로션이 물에서 초음파 거품(ultrasound bubble)을 만들어낼 수 있는지 확인해보는 것이다. 물에서 거품이 일어난다면, 그 겔은 음파를 만들어낸다는 것이다. 만약 아주 적은 거품이나 거품이 일지 않는다면, 겔에 의해 초음파가 차단된다는 것이다.

재료 MATERIALS

초음파 기계
초음파겔
다른 겔, 크림, 바셀린(petroleum jelly) 등
테이프
소량의 물
설압자

지시 DIRECTIONS

1. 테이프를 이용하여, 끝부분의 0.5인치를 제외한 초음파 헤드 주위를 둘러싼다.
2. 설압자를 이용하여 초음파 헤드의 윗부분에 초음파겔 약 1/4 인치를 묻힌다.

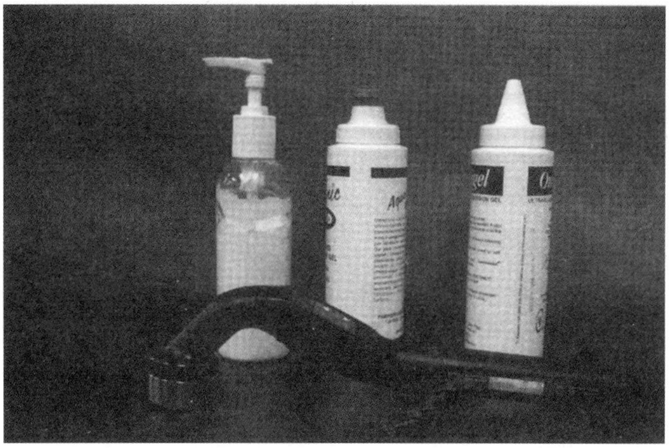

3. 테이프 튜브 부분을 제외한 나머지를 물에 담근다.
4. 기계를 연속적으로 설정하고 강도를 천천히 올리고 무슨 일이 일어나는지 기록한다. 초음파가 거품을 만들어내는가? 주파수를 1MHz에서 3MHz로 바꾼다. 거품 형성에서 눈에 띌 만한 변화가 발생하는가?
5. 강도를 0으로 낮추고 초음파 헤드를 씻어낸다.
6. 다른 겔이나 로션을 이용하여 3, 4, 5단계를 반복한다.
7. 또 다른 겔 또는 로션을 이용하여 3, 4, 5단계를 반복한다.
8. 바셀린을 이용하여 3, 4, 5단계를 반복한다.
   주의: 이 단계를 하는 동안 초음파헤드가 과열되지 않도록 조심한다.

질문 (Questions)

1. 이번 실험을 통해 무엇을 배웠는가?

____

____

____

무엇이 손상을 낫게 하는가: 초음파, Antibiotic 크림, 또는 둘의 혼합

What healed the lesion: The ultrasound, the antibiotic ointment, or a combination of both?

활동 18

Textbook 참고: 15장, 제V부

이름: ______________________

날짜: ______________________

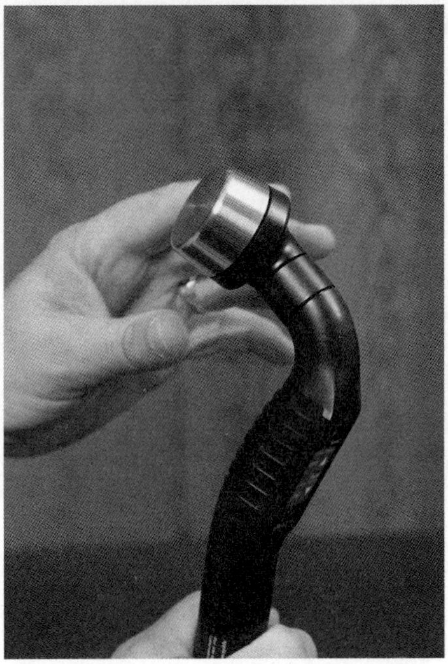

배경 CONTEXT

약 십년 전 쯤 연구에서는 antibiotic 크림을 바른 부위가 초음파를 통해 조직으로 잘 전해진다는 것을 실었다. 연구가들은 antibiotic 약물이 있는 조직에서 초음파 통로가 열리고 상처부위 치유가 빨라진다고 믿었다. 이것이 사실이라면, 테이프 튜브를 만들어서 antibiotic 크림이 초음파를 지연/강화시키는지 살펴볼 수 있을 것이다.

목적 PURPOSE

테이프 튜브에 있는 bacitracin이 물에서 초음파 거품을 만들어내는지 확인해보는 것이다. 물에서 거품이 일어난다면, 크림이 음파를 만들어내는 것이다. 아주 적은 거품이나 거품이 일지 않는다면, bacitracin에 의해 초음파가 차단된다는 것이다.

재료 MATERIALS

초음파 기계

초음파겔

Bacitracin

테이프

소량의 물

설압자

지시 DIRECTIONS

1. 테이프를 이용하여, 끝부분의 0.5인치를 제외한 초음파 헤드 주위를 둘러싼다.
2. 설압자를 이용하여 초음파 헤드의 윗부분에 초음파겔 약 1/4 인치를 묻힌다.
3. 테이프 튜브 부분을 제외한 나머지를 물에 담근다.
4. 기계를 연속적으로 설정하고 강도를 천천히 올리고 무슨 일이 일어나는지 기록한다. 초음파가 거품을 만들어내는가? 주파수를 1 MHz에서 3 MHz로 바꾼다. 거품 형성에서 눈에 띌 만한 변화가 발생하는가?
5. 강도를 0으로 낮추고 초음파헤드를 씻어낸다.
6. Bacitracin을 이용하여 3, 4, 5단계를 반복한다.
   주의: 이 단계를 하는 동안 초음파헤드가 과열되지 않도록 조심한다.

질문 (Questions)

1. 이번 실험을 통해 무엇을 배웠는가?

____

____

____

2. 기존의 연구가들은 연구결과에서 어떤 실수를 범했는가?

3. 임상에서 이것이 어떻게 영향을 미칠 것인가?

숙달된 활동의 적용
Application Proficiency Activities

RICES

활동 19

Textbook 참고: 5장, 제II부

이름: ______________________________

	적용 #	1	2
단계 1. 기초 FOUNDATION			
A. RICES와 기초 계획 설명한다.		1	2
B. RICES 설명한다:			
1. 효과		1	2
2. 장점		1	2
3. 단점		1	2
4. 적응증		1	2
5. 금기증		1	2
6. 주의사항		1	2
단계 2. 적용 전 과제 PREAPPLICATION TASKS			
A. RICES가 적절한 모달리티임을 확인한다.			
1. 손상을 재확인한다.		1	2
2. 이전 적용을 재검사한다.		1	2
3. 목표를 확립한다.		1	2
4. 모달리티에 대한 목표를 정한다.		1	2
5. 금기증을 확인한다.		1	2
B. 환자를 심리적으로 준비시킨다.			
1. 절차와 기대되는 결과를 설명한다.		1	2
2. 흥미를 보일 경우, 간단한 생리학을 설명한다.		1	2
3. 무엇을 기대하는지, 무엇을 느끼는지 말한다.		1	2
4. 환자가 걱정한다면, 자신이 시범을 보인다.		1	2
5. 주의사항에 대해 경고한다.		1	2
C. 환자를 신체적으로 준비시킨다.			
1. 옷을 벗고 필요하다면 붕대를 감는다.		1	2
2. 환자 자세 취하기; 편안한 자세로 취한다.		1	2

D. 치료 장비를 준비한다.

1. 장비 설정하고, 재료를 챙긴다.	1	2
2. 장비 작동 정도를 확인한다.	1	2
3. 안전성을 확인한다.	1	2

단계 3. 적용 변수 APPLICATION PARAMETERS

A. 절차		
1. 적용을 시작한다.	1	2
2. 적응시킨다.	1	2
3. 환자의 반응을 확인한다.	1	2
B. 용량	1	2
C. 적용 길이	1	2
D. 적용 빈도	1	2
E. 치료 기간	1	2

단계 4. 적용 후 과제 POSTAPPLICATION TASKS

A. 장비 제거/교체	1	2
B. 환자와 치료 부위 씻어내기	1	2
C. 환자에 대한 지시사항		
1. 다음 치료 계획을 알려준다.	1	2
2. 활동 수준에 대하여 알려준다.	1	2
3. 다음 치료 이전까지 자가 치료사항	1	2
4. 치료에 대한 생리적 변화	1	2
D. 치료와 반응 기록	1	2

단계 5. 유지 MAINTENANCE

A. 장비 세척하기	1	2
B. 일상적 유지	1	2
C. 간단한 교체	1	2

날짜: _____ _____

번호: _____ _____

피실험자/평가자 이름: ______________________________

TENS — 통증
TENS — Pain

활동
20

Textbook 참고: 10장, 제IV부

이름: ____________________

	적용 #	1	2
단계 1. 기초 FOUNDATION			
A. TENS와 기본 작동법을 설명한다.		1	2
B. NMES를 설명한다:			
1. 효과		1	2
2. 장점		1	2
3. 단점		1	2
4. 적응증		1	2
5. 금기증		1	2
6. 주의사항		1	2
단계 2. 적용 전 과제 PREAPPLICATION TASKS			
A. TENS가 적절한 치료임을 확인한다.			
1. 손상 재평가하고, 재검사한다.		1	2
2. 이전 적용을 재검사한다.		1	2
3. 모달리티에 대한 목표를 정한다.		1	2
4. 전기적 전류를 선택 또는 재검사한다.		1	2
5. 금기증을 확인한다.		1	2
B. 환자를 심리적으로 준비시킨다.			
1. 절차와 기대되는 결과를 설명한다.		1	2
2. 흥미를 보일 경우, 간단한 생리학을 설명한다.		1	2
3. 무엇을 기대하는지, 무엇을 느끼는지 말한다.		1	2
4. 환자가 걱정한다면, 자신이 시범을 보인다.		1	2
5. 주의사항에 대해 경고한다.		1	2
C. 환자를 신체적으로 준비시킨다.			
1. 옷을 벗고 필요하다면 테이핑한다.		1	2
2. 환자 자세 취하기; 편안한 자세로 취한다.		1	2
D. 치료 장비를 준비한다.			
1. 장비를 설정하고, 재료를 챙긴다.		1	2
2. 전극을 준비한다.		1	2
3. 장비 작동 정도를 확인한다.		1	2
4. 안전성을 확인한다.		1	2

단계 3. 적용 변수 APPLICATION PARAMETERS

A. 절차		
1. 맥동률을 설정한다(만성 통증에서는 10 pps 이상).	1	2
2. 순환주기(duty cycle)와 시간을 설정한다.	1	2
3. 필요하다면 surge control을 적용한다.	1	2
4. 피드백 시작/요청을 환자에게 알린다.	1	2
5. 필요한 만큼 조정하고, 반응이 나올 때까지 증가시킨다.	1	2
6. 운동점(motor point)에 맞게 전극을 움직인다.	1	2
7. 불편함을 해결한다.	1	2
8. 환자에게 맞도록 저항을 증가시킨다.	1	2
B. 용량	1	2
C. 적용 길이	1	2
D. 적용 빈도	1	2
E. 치료 기간	1	2

단계 4. 적용 후 과제 POSTAPPLICATION TASKS

A. 장비 제거/교체	1	2
B. 환자와 치료 부위 씻어내기	1	2
C. 환자에 대한 지시사항		
1. 다음 치료 계획을 알려준다.	1	2
2. 활동 수준에 대하여 알려준다.	1	2
3. 다음 치료 이전까지 자가 치료사항	1	2
4. 치료에 대한 생리적 변화	1	2
D. 치료와 반응 기록	1	2
E. 장비를 운반대로 되돌려 놓기	1	2

단계 5. 유지 MAINTENANCE

A. 작동하지 않는다면 기계의 퓨즈를 확인한다.	1	2
B. 장비를 세척한다.		
1. 스펀지 또는 carbon-rubber 전극을 씻는다.	1	2
2. 자가접착성 전극은 씻지 않는다.	1	2
C. 일상적 유지		
1. 전극 구멍에 전선이 단단하게 붙는지 확인한다.	1	2
2. 새 전극이 필요할 때 전류를 조정하고 확인한다.	1	2

날짜: _____ _____

번호: _____ _____

피실험자/평가자 이름: ______________________________

NMES-강직성 수축
NMES — Tetanic contraction

활동 21

Textbook 참고: 10장, 제IV부

이름: ______________________________

	적용 #	1	2
단계 1. 기초 FOUNDATION			
A. NMES와 기본 작동법을 설명한다.		1	2
B. NMES을 설명한다:			
1. 효과		1	2
2. 장점		1	2
3. 단점		1	2
4. 적응증		1	2
5. 금기증		1	2
6. 주의사항		1	2
단계 2. 적용 전 과제 PREAPPLICATION TASKS			
A. NMES가 적절한 치료임을 확인한다.			
1. 손상을 재평가하고, 재검사한다.		1	2
2. 이전 적용을 재검사한다.		1	2
3. 모달리티에 대한 목표를 정한다.		1	2
4. 전기적 전류를 선택 또는 재검사한다.		1	2
5. 금기증을 확인한다.		1	2
B. 환자를 심리적으로 준비시킨다.			
1. 절차와 기대되는 결과를 설명한다.		1	2
2. 흥미를 보일 경우, 간단한 생리학을 설명한다.		1	2
3. 무엇을 기대하는지, 무엇을 느끼는지 말한다.		1	2
4. 환자가 걱정한다면, 자신이 시범을 보인다.		1	2
5. 주의사항에 대해 경고한다.		1	2
C. 환자를 신체적으로 준비시킨다.			
1. 옷을 벗고 필요하다면 테이핑한다.		1	2
2. 환자 자세 취하기: 편안한 자세로 취한다.		1	2
D. 치료 장비를 준비한다.			
1. 장비를 설정하고, 재료를 챙긴다.		1	2
2. 전극을 준비한다.		1	2
3. 장비 작동 정도를 확인한다.		1	2
4. 안전성을 확인한다.		1	2

단계 3. 적용 변수 APPLICATION PARAMETERS

A. 절차		
1. 맥동률을 설정한다(강직성 수축은 30 pps 이상).	1	2
2. 순환주기(duty cycle)와 시간을 설정한다.	1	2
3. 필요하다면 surge control을 적용한다.	1	2
4. 피드백 시작/요청을 환자에게 알린다.	1	2
5. 필요한 만큼 조정하고, 반응이 나올 때까지 증가시킨다.	1	2
6. 운동점(motor point)에 맞게 전극을 움직인다.	1	2
7. 불편함을 해결한다.	1	2
8. 환자에게 맞도록 저항을 증가시킨다.	1	2
B. 용량	1	2
C. 적용 길이	1	2
D. 적용 빈도	1	2
E. 치료 기간	1	2

단계 4. 적용 후 과제 POSTAPPLICATION TASKS

A. 장비 제거/교체	1	2
B. 환자와 치료 부위 씻어내기	1	2
C. 환자에 대한 지시사항		
1. 다음 치료 계획을 알려준다.	1	2
2. 활동 수준에 대하여 알려준다.	1	2
3. 다음 치료 이전까지 자가 치료사항	1	2
4. 치료에 대한 생리적 변화	1	2
D. 치료와 반응 기록	1	2
E. 장비를 운반대로 되돌려 놓기	1	2

단계 5. 유지 MAINTENANCE

A. 작동하지 않는다면 기계 퓨즈를 확인한다.	1	2
B. 장비를 세척한다.		
1. 스펀지 또는 carbon-rubber 전극을 씻는다.	1	2
2. 자가접착성 전극은 씻지 않는다.	1	2
C. 일상적 유지		
1. 전극 구멍에 전선이 단단하게 붙었는지 확인한다.	1	2
2. 새 전극이 필요할 때 전류를 조정하고 확인한다.	1	2

날짜: _____ _____

번호: _____ _____

피실험자/평가자 이름: ______________________________

NMES-경련성 수축 NMES — Twitch contraction

활동 22

Textbook 참고: 10장, 제IV부

이름: ______________________________

	적용 # 1	2
단계 1. 기초 FOUNDATION		
A. NMES와 기본 작동법을 설명한다.	1	2
B. NMES을 설명한다:		
1. 효과	1	2
2. 장점	1	2
3. 단점	1	2
4. 적응증	1	2
5. 금기증	1	2
6. 주의사항	1	2
단계 2. 적용 전 과제 PREAPPLICATION TASKS		
A. NMES가 적절한 치료임을 확인한다.		
1. 손상 재평가하고, 재검사한다.	1	2
2. 이전 적용을 재검사한다.	1	2
3. 모달리티에 대한 목표를 정한다.	1	2
4. 전기적 전류를 선택 또는 재검사한다.	1	2
5. 금기증을 확인한다.	1	2
B. 환자를 심리적으로 준비시킨다.		
1. 절차와 기대되는 결과를 설명한다.	1	2
2. 흥미를 보일 경우, 간단한 생리학을 설명한다.	1	2
3. 무엇을 기대하는지, 무엇을 느끼는지 말한다.	1	2
4. 환자가 걱정한다면, 자신이 시범을 보인다.	1	2
5. 주의사항에 대해 경고한다.	1	2
C. 환자를 신체적으로 준비시킨다.		
1. 옷을 벗고 필요하다면 테이핑한다.	1	2
2. 환자 자세 취하기; 편안한 자세로 취한다.	1	2
D. 치료 장비를 준비한다.		
1. 장비를 설정하고, 재료를 챙긴다.	1	2
2. 전극을 준비한다.	1	2
3. 장비 작동 정도를 확인한다.	1	2
4. 안전성을 확인한다.	1	2

단계 3. 적용 변수 APPLICATION PARAMETERS

A. 절차		
1. 맥동률을 설정한다(강직성 수축은 10 pps 이상).	1	2
2. 순환주기(duty cycle)와 시간을 설정한다.	1	2
3. 필요하다면 surge control을 적용한다.	1	2
4. 피드백 시작/요청을 환자에게 알린다.	1	2
5. 필요한 만큼 조정하고, 반응이 나올 때까지 증가시킨다.	1	2
6. 운동점(motor point)에 맞게 전극을 움직인다.	1	2
7. 불편함을 해결한다.	1	2
8. 환자에게 맞도록 저항을 증가시킨다.	1	2
B. 용량	1	2
C. 적용 길이	1	2
D. 적용 빈도	1	2
E. 치료 기간	1	2

단계 4. 적용 후 과제 POSTAPPLICATION TASKS

A. 장비 제거/교체	1	2
B. 환자와 치료 부위 씻어내기	1	2
C. 환자에 대한 지시사항		
1. 다음 치료 계획을 알려준다.	1	2
2. 활동 수준에 대하여 알려준다.	1	2
3. 다음 치료 이전까지 자가 치료사항	1	2
4. 치료에 대한 생리적 변화	1	2
D. 치료와 반응 기록	1	2
E. 장비를 운반대로 되돌려 놓기	1	2

단계 5. 유지 MAINTENANCE

A. 작동하지 않는다면 기계 퓨즈를 확인한다.	1	2
B. 장비 세척하기		
1. 스펀지 또는 carbon-rubber 전극을 씻는다.	1	2
2. 자가접착성 전극은 씻지 않는다.	1	2
C. 일상적 유지		
1. 전극 구멍에 전선이 단단하게 붙었는지 확인한다.	1	2
2. 새 전극이 필요할 때 전류를 조정하고 확인한다.	1	2

날짜: _____ _____

번호: _____ _____

피실험자/평가자 이름: ____________________

소용돌이욕
Whirlpool

활동 23

Textbook 참고: 12장, 제V부

이름: ____________________

단계 1. 기초 FOUNDATION

A. 소용돌이욕과 기본 작동법을 설명한다.	1	2
B. 소용돌이욕을 설명한다:		
1. 효과	1	2
2. 장점	1	2
3. 단점	1	2
4. 적응증	1	2
5. 금기증	1	2
6. 주의사항	1	2

단계 2. 적용 전 과제 PREAPPLICATION TASKS

A. 소용돌이욕이 적절한 치료임을 확인한다.		
1. 손상을 재평가하고, 재검사한다.	1	2
2. 이전 적용을 재검사한다.	1	2
3. 모달리티에 대한 목표를 정한다.	1	2
4. 금기증을 확인한다.	1	2
B. 치료 장비를 준비한다.		
1. 장비를 설정한다(배수, 온도).	1	2
2. 소용돌이욕 전기적 작동을 확인한다.	1	2
3. 소독제/제산제 뿌린다.	1	2
4. 안전성을 확인한다.	1	2
C. 환자를 심리적으로 준비시킨다.		
1. 절차와 기대되는 결과를 설명한다.	1	2
2. 흥미를 보일 경우, 간단한 생리학을 설명한다.	1	2
3. 무엇을 기대하는지, 무엇을 느끼는지 말한다.	1	2
4. 뜨거운 정도와 주의사항을 확인한다.	1	2
D. 환자를 신체적으로 준비시킨다.		
1. 옷을 벗고 필요하다면 테이핑한다.	1	2
2. 환자 자세 취하기: 편안한 자세로 취한다.	1	2

단계 3. 적용 변수 APPLICATION PARAMETERS

A. 절차		
1. 환자가 물에 들어가기 전에 터빈을 켠다.	1	2
2. 필요하다면 환자를 도와준다.	1	2
3. 환자에 맞게 깊이를 조절한다.	1	2
4. 물 흐름 방향을 조절한다.	1	2
5. 환자를 그냥 두고 다른 곳으로 가지 않는다.	1	2
6. 환자가 나오기 전에 터빈을 끈다.	1	2
B. 용량	1	2
C. 적용 길이	1	2
D. 적용 빈도	1	2
E. 치료 기간	1	2

단계 4. 적용 후 과제 POSTAPPLICATION TASKS

A. 환자에 대한 지시사항		
1. 다음 치료 계획을 알려준다.	1	2
2. 활동 수준에 대하여 알려준다.	1	2
3. 따뜻한 전신 소용돌이욕을 한 후에 보습한다.	1	2
B. 치료와 반응 기록	1	2
C. 소용돌이욕과 부위 씻어내기		
1. 물을 닦아내고 바닥을 닦는다.	1	2
2. 하루가 끝나면 탱크네 물을 다 뺀다.	1	2
3. 매일 소용돌이 욕조를 세척하고 소독한다.	1	2

단계 5. 유지 MAINTENANCE

A. 장비를 깨끗이 유지한다.	1	2
B. 전기 코드를 확인한다.	1	2

날짜: _____ _____

번호: _____ _____

피실험자/평가자 이름: ______________________________

온습포
Hot pack

활동 24

Textbook 참고: 12장, 제V부

이름: ______________________________

단계 1. 기초 FOUNDATION

A. 온습포와 기본 작동법을 설명한다.	1	2
B. 온습포를 설명한다:		
1. 효과	1	2
2. 장점	1	2
3. 단점	1	2
4. 적응증	1	2
5. 금기증	1	2
6. 주의사항	1	2

단계 2. 적용 전 과제 PREAPPLICATION TASKS

A. 온습포가 적절한 치료임을 확인한다.		
1. 손상 재평가하고, 재검사한다.	1	2
2. 이전 적용을 재검사한다.	1	2
3. 모달리티에 대한 목표를 정한다.	1	2
4. 금기증을 확인한다.	1	2
B. 환자를 심리적으로 준비시킨다.		
1. 절차와 기대되는 결과를 설명한다.	1	2
2. 흥미를 보일 경우, 간단한 생리학을 설명한다.	1	2
3. 무엇을 기대하는지, 무엇을 느끼는지 말한다.	1	2
4. 뜨거운 정도와 주의사항을 확인한다.	1	2
C. 환자를 신체적으로 준비시킨다.		
1. 옷을 벗을 것인지 아닌지 환자에게 결정하도록 한다.	1	2
2. 환자 자세 취하기; 편안한 자세로 취한다.	1	2
D. 치료 장비를 준비한다.		
1. 열 기계가 적절한 온도인지 확인한다.	1	2
2. 가능하다면, 수건을 적절하게 준비한다.	1	2
3. 몇 시간 전에, 팩을 미리 가열시켜 놓는다.	1	2

4. 시작 전에, 온습포를 기계에서 꺼낸다.	1	2
5. 팩을 테이블에 미리 준비해 둔다.	1	2

단계 3. 적용 변수 APPLICATION PARAMETERS

A. 절차		
1. 준비된 팩을 환자에게 놓는다.	1	2
2. 다른 수건을 팩위에 놓는다.	1	2
3. 4~5분마다 환자상태를 확인한다.	1	2
B. 용량	1	2
C. 적용 길이	1	2
D. 적용 빈도	1	2
E. 치료 기간	1	2

단계 4. 적용 후 과제 POSTAPPLICATION TASKS

A. 환자에 대한 지시사항		
1. 다음 치료 계획을 알려준다.	1	2
2. 활동 수준에 대하여 알려준다.	1	2
B. 치료와 반응 기록	1	2
C. 장비 교체하고 세척		
1. 팩을 바로 가열 기계 안에 넣는다.	1	2
2. 수건을 건조기나 세탁기에 넣는다.	1	2

단계 5. 유지 MAINTENANCE

A. 가열 기계를 적어도 한 달에 한 번씩 세척한다	1	2
B. 일상적 유지		
1. 가열 기계에서 물을 팩이 잠기도록 채운다.	1	2
2. 팩이 마르지 않도록 한다.	1	2
3. 온도조절장치가 적절히 작동하는지 매년 확인한다.	1	2
C. 팩의 겔이 감소하였는지 확인한다.	1	2

날짜: _____ _____

번호: _____ _____

피실험자/평가자 이름: ______________________________

파라핀욕
Paraffin bath

활동 **25**

Textbook 참고: 12장, 제V부

이름: ______________________________

단계 1. 기초 FOUNDATION

A. 파라핀욕과 기본 작동법을 설명한다.	1	2
B. 파라핀욕을 설명한다:		
1. 효과	1	2
2. 장점	1	2
3. 단점	1	2
4. 적응증	1	2
5. 금기증	1	2
6. 주의사항	1	2

단계 2. 적용 전 과제 PREAPPLICATION TASKS

A. 파라핀욕이 적절한 치료임을 확인한다.		
1. 손상 재평가하고, 재검사한다.	1	2
2. 이전 적용을 재검사한다.	1	2
3. 모달리티에 대한 목표를 정한다.	1	2
4. 금기증을 확인한다.	1	2
B. 환자를 심리적으로 준비시킨다.		
1. 절차와 기대되는 결과를 설명한다.	1	2
2. 흥미를 보일 경우, 간단한 생리학을 설명한다.	1	2
3. 무엇을 기대하는지, 무엇을 느끼는지 말한다.	1	2
4. 뜨거운 정도와 주의사항을 확인한다.	1	2
C. 환자를 신체적으로 준비시킨다.		
1. 모든 옷 벗고 악세사리 뺀 후 부위에 테이핑을 한다.	1	2
2. 피부가 깨끗한지/건조한지 확인한다.	1	2
3. 작은 상처를 감싼다.	1	2
4. 옷 위에 수건을 배치한다.	1	2
D. 치료 장비를 준비한다.		
1. 몇 시간 전에 파라핀을 준비한다.	1	2
2. 필요하다면 온도를 조절하고 확인한다.	1	2
3. 시작 바로 전에, 온도를 다시 확인한다.	1	2

단계 3. 적용 변수 APPLICATION PARAMETERS

A. 절차		
1. 신체 부위를 파라핀에 담궜다가 뺀다.	1	2
2. 파라핀 식힌다.	1	2
3. 모든 절차를 7~12번 반복한다.	1	2
4. 셀로판 또는 플라스틱백으로 코팅 부위를 감싸고 수건으로 감싼다.	1	2
B. 용량	1	2
C. 적용 길이	1	2
D. 적용 빈도	1	2
E. 치료 기간	1	2

단계 4. 적용 후 과제 POSTAPPLICATION TASKS

A. 환자에 대한 지시사항		
1. 다음 치료 계획을 알려준다.	1	2
2. 활동 수준에 대하여 알려준다.	1	2
B. 치료와 반응 기록	1	2
C. 장비 제거하고 환자 씻기		
1. 파라핀을 신체에서 벗겨내기; 버리거나 욕조 안에 보관한다.	1	2

단계 5. 유지 MAINTENANCE

A. 파라핀 욕조에 이물질이 있는지 확인하고 제거한다.	1	2
B. 사용할 때 파라핀을 교체한다.	1	2

날짜: _____ _____

번호: _____ _____

피실험자/평가자 이름: ____________________

냉운동
Cryokinetics

활동 26

Textbook 참고: 14장, 제V부

이름: ______________________________

단계 1. 기초 FOUNDATION

A. 냉운동와 기본 작동법을 설명한다.	1	2
B. 냉운동을 설명한다:		
1. 효과	1	2
2. 장점	1	2
3. 단점	1	2
4. 적응증	1	2
5. 금기증	1	2
6. 주의사항	1	2

단계 2. 적용 전 과제 PREAPPLICATION TASKS

A. 냉운동이 적절한 치료임을 확인한다.		
1. 손상 재평가하고, 재검사한다.	1	2
2. 이전 적용을 재검사한다.	1	2
3. 모달리티에 대한 목표를 정한다.	1	2
4. 금기증을 확인한다.	1	2
B. 환자를 심리적으로 준비시킨다.		
1. 절차와 기대되는 결과를 설명한다.	1	2
2. 흥미를 보일 경우, 간단한 생리학을 설명한다.	1	2
3. 무엇을 기대하는지, 무엇을 느끼는지 말한다.	1	2
C. 환자를 신체적으로 준비시킨다.		
1. 필요하다면 옷을 벗는다.	1	2
2. 환자 자세취하기; 편안한 자세로 취한다.	1	2
D. 치료 장비를 준비한다.		
1. 용기 안에 사용가능한 얼음/얼린 막대기를 준비한다.	1	2
2. 가능하다면, toe cap을 준비한다.	1	2
3. 얼음이 녹을 때 닦기 위한 수건을 준비한다.	1	2

단계 3. 적용 변수 APPLICATION PARAMETERS

A. 절차		
1. 얼음을 대서 신체 부위를 무감각하게 한다.	1	2
2. 무감각해지면 그 부위를 운동한다.	1	2
3. 다시 무감각해질 때까지 얼음을 다시 댄다.	1	2
4. 손상 부위를 운동한다.	1	2
5. 원칙: 수동적, 진행적, 통증이 없도록 한다.	1	2
B. 용량	1	2
C. 적용 길이	1	2
D. 적용 빈도	1	2
E. 치료 기간	1	2

단계 4. 적용 후 과제 POSTAPPLICATION TASKS

A. 환자에 대한 지시사항		
1. 같은 유효한 기구 사용 방법을 알려준다.	1	2
2. 활동 수준에 대하여 알려준다.	1	2
3. 통증이 다시 시작될 때 얼음팩을 사용한다고 설명한다.	1	2
4. 다음 치료 계획을 알려준다.	1	2
B. 치료와 반응 기록	1	2
C. 부위 씻기		
1. 얼음 박스, 수건 등을 치운다.	1	2
2. 바닥에 떨어진 물을 닦는다.	1	2

단계 5. 유지 MAINTENANCE

A. 부서졌을 경우 보관대를 교체한다.	1	2
B. 찢어졌을 경우 toe cap을 꿰맨다.	1	2

날짜: _____ _____

번호: _____ _____

피실험자/평가자 이름: ______________________________

냉신장
Cryostretch

활동 27

Textbook 참고: 14장, 제V부

이름: ______________________________

단계 1. 기초 FOUNDATION

A. 냉신장과 기본 작동법을 설명한다.	1	2
B. 냉신장을 설명한다:		
1. 효과	1	2
2. 장점	1	2
3. 단점	1	2
4. 적응증	1	2
5. 금기증	1	2
6. 주의사항	1	2

단계 2. 적용 전 과제 PREAPPLICATION TASKS

A. 냉신장이 적절한 치료임을 확인한다.		
1. 손상을 재평가하고, 재검사한다.	1	2
2. 이전 적용을 재검사한다.	1	2
3. 모달리티에 대한 목표를 정한다.	1	2
4. 금기증을 확인한다.	1	2
B. 환자를 심리적으로 준비시킨다.		
1. 절차와 기대되는 결과를 설명한다.	1	2
2. 흥미를 보일 경우, 간단한 생리학을 설명한다.	1	2
3. 무엇을 기대하는지, 무엇을 느끼는지 말한다.	1	2
C. 환자를 신체적으로 준비시킨다.		
1. 필요하다면 옷을 벗는다.	1	2
2. 환자 자세 취하기; 편안한 자세로 취한다.	1	2
D. 치료 장비를 준비한다.		
1. 용기 안에 사용가능한 얼음/얼린 막대기를 준비한다.	1	2
2. 가능하다면, toe cap을 준비한다.	1	2
3. 얼음이 녹을 때 닦기 위한 수건을 준비한다.	1	2

단계 3. 적용 변수 APPLICATION PARAMETERS

A. 절차		
1. 신체 부위가 무감각해질 때까지 얼음을 댄다.	1	2
2. 무감각해지면 근육 스트레칭을 한다.	1	2
3. 다시 무감각해질 때까지 얼음을 다시 댄다.	1	2
4. 손상 부위를 운동한다.	1	2
5. 수동적 스트레칭과 정적 수축	1	2
B. 용량	1	2
C. 적용 길이	1	2
D. 적용 빈도	1	2
E. 치료 기간	1	2

단계 4. 적용 후 과제 POSTAPPLICATION TASKS

A. 환자에 대한 지시사항		
1. 같은 유효한 기구 사용 방법을 지시한다.	1	2
2. 활동 수준에 대하여 알려준다.	1	2
3. 통증이 다시 시작될 때 얼음팩 사용을 설명한다.	1	2
4. 다음 치료 계획을 알려준다.	1	2
B. 치료와 반응 기록	1	2
C. 부위 씻기		
1. 얼음 박스, 수건 등을 치운다.	1	2
2. 바닥에 떨어진 물을 닦는다.	1	2

단계 5. 유지 MAINTENANCE

없음

날짜: _____ _____

번호: _____ _____

피실험자/평가자 이름: ______________________________

림프 부종 펌프
Lymph edema pump

활동 28

Textbook 참고: 14장, 제V부

이름: ______________________________

단계 1. 기초 FOUNDATION

A. 림프 부종 펌프와 기본 작동법을 설명한다.	1	2
B. 림프 부종 펌프를 설명한다:		
1. 효과	1	2
2. 장점	1	2
3. 단점	1	2
4. 적응증	1	2
5. 금기증	1	2
6. 주의사항	1	2
7. 선택사항	1	2

단계 2. 적용 전 과제 PREAPPLICATION TASKS

A. 림프 부종 펌프가 적절한 치료임을 확인한다.		
1. 손상을 재평가하고, 재검사한다.	1	2
2. 이전 적용을 재검사한다.	1	2
3. 모달리티에 대한 목표를 정한다.	1	2
4. 금기증을 확인한다.	1	2
B. 환자를 심리적으로 준비시킨다.		
1. 절차와 기대되는 결과를 설명한다.	1	2
2. 흥미를 보일 경우, 간단한 생리학을 설명한다.	1	2
3. 무엇을 기대하는지, 무엇을 느끼는지 말한다.	1	2
C. 환자를 신체적으로 준비시킨다.		
1. 필요하다면 옷을 벗는다.	1	2
2. 환자 자세취하기; 편안한 자세로 취한다.	1	2
D. 치료 장비를 준비한다.		
1. 용기 안에 사용가능한 얼음/얼린 막대기를 준비한다.	1	2
2. 가능하다면, toe cap을 준비한다.	1	2
3. 얼음이 녹을 때 닦기 위한 수건을 준비한다.	1	2

단계 3. 적용 변수 APPLICATION PARAMETERS

A. 절차		
1. 꽉 맞는 옷을 팔다리에 입는다.	1	2
2. 소매통을 펌프에 접촉한다.	1	2
3. 사용할 수 있는 물 장치가 있다면, 얼음과 물로 채운다.	1	2
4. 시간을 설정한다.	1	2
5. 장치를 켠다.	1	2
B. 용량	1	2
C. 적용 길이	1	2
D. 적용 빈도	1	2
E. 치료 기간	1	2

단계 4. 적용 후 과제 POSTAPPLICATION TASKS

A. 환자에 대한 지시사항		
1. 다음 치료 계획을 알려준다.	1	2
2. 활동 수준에 대하여 알려준다.	1	2
B. 치료와 반응 기록	1	2
C. 부위 씻기		
1. 장치를 제거한다.	1	2
2. 소독제로 커프와 부츠 안쪽을 세척한다.	1	2

단계 5. 유지 MAINTENANCE

A. 누전으로부터 호스, 밸브, 부츠, 소매를 점검한다.	1	2

날짜: _____ _____

번호: _____ _____

피실험자/평가자 이름: ________________________________

초음파
Ultrasound

활동 29

Textbook 참고: 15장, 제V부

이름: ____________________

단계 1. 기초 FOUNDATION

A. 초음파와 기본 작동법을 설명한다.	1	2
B. 초음파를 설명한다:		
1. 효과	1	2
2. 장점	1	2
3. 단점	1	2
4. 적응증	1	2
5. 금기증	1	2
6. 주의사항	1	2

단계 2. 적용 전 과제 PREAPPLICATION TASKS

A. 초음파가 적절한 치료임을 확인한다.		
1. 손상을 재평가하고, 재검사한다.	1	2
2. 이전 적용을 재검사한다.	1	2
3. 모달리티에 대한 목표를 정한다.	1	2
4. 금기증을 확인한다.	1	2
B. 치료 장비를 준비한다.		
1. 초음파 헤드가 깨끗한지 확인한다.	1	2
2. 치료를 위한 접촉 매질이 충분한지 확인한다.	1	2
C. 환자를 심리적으로 준비시킨다.		
1. 절차와 기대되는 결과를 설명한다.	1	2
2. 흥미를 보일 경우, 간단한 생리학을 설명한다.	1	2
3. 무엇을 기대하는지, 무엇을 느끼는지 말한다.	1	2
4. 환자가 걱정한다면, 자신이 시범을 보인다.	1	2
5. 주의사항에 대해 경고한다.	1	2
D. 환자를 신체적으로 준비시킨다.		
1. 치료 부위의 금속, 악세사리를 제거한다.	1	2
2. 발진, 개방성 상처가 있는지 확인한다.	1	2
3. 환자 자세취하기; 편안한 자세로 취한다.	1	2

단계 3. 적용 변수 APPLICATION PARAMETERS

A. 절차		
1. 적절한 초음파 헤드 크기를 찾는다.	1	2
2. 부위에 접촉 매질을 바른다.	1	2
3. 기계를 켜고 초음파헤드를 움직인다.	1	2
B. 용량	1	2
C. 적용 길이	1	2
D. 적용 빈도	1	2
E. 치료 기간	1	2

단계 4. 적용 후 과제 POSTAPPLICATION TASKS

A. 장치 제거하기/환자 씻기		
1. 초음파 헤드를 제거하고 씻어낸다.	1	2
2. 환자에게 묻은 초음파겔을 닦아낸다.	1	2
B. 환자에 대한 지시사항		
1. 다음 치료 계획을 알려준다.	1	2
2. 활동 수준에 대하여 알려준다.	1	2
3. 치료 후 환자가 어떤 것을 느끼게 될지 설명한다.	1	2
C. 치료와 반응 기록	1	2
D. 장치 교체하기		
1. 수건	1	2
2. 접촉 매질	1	2

단계 5. 유지 MAINTENANCE

A. 장치를 정기적으로 세척한다.	1	2
B. 매일 사용할 경우 6개월마다 기초화한다.	1	2

날짜: _____ _____

번호: _____ _____

피실험자/평가자 이름: ______________________________

맥동단파투열치료
Pulsed Shortwave Diathermy (PSWD)

활동 30

Textbook 참고: 16장, 제V부

이름: ______________________

단계 1. 기초 FOUNDATION

A. PSWD와 기본 작동법을 설명한다.	1	2
B. PSWD를 설명한다:		
1. 효과	1	2
2. 장점	1	2
3. 단점	1	2
4. 적응증	1	2
5. 금기증	1	2
6. 주의사항	1	2

단계 2. 적용 전 과제 PREAPPLICATION TASKS

A. PSWD가 적절한 치료임을 확인한다.		
1. 손상을 재평가하고, 재검사한다.	1	2
2. 이전 적용을 재검사한다.	1	2
3. 모달리티에 대한 목표를 정한다.	1	2
B. 치료 장비를 준비한다.		
1. Drum/기구가 깨끗하고 건조되었는지 확인한다.	1	2
C. 환자를 심리적으로 준비시킨다.		
1. 절차와 기대되는 결과를 설명한다.	1	2
2. 흥미를 보일 경우, 간단한 생리학을 설명한다.	1	2
3. 무엇을 기대하는지, 무엇을 느끼는지 말한다.	1	2
4. 환자가 걱정한다면, 자신이 시범을 보인다.	1	2
5. 주의사항에 대해 경고한다.	1	2
D. 환자를 신체적으로 준비시킨다.		
1. 치료 부위의 금속, 악세사리, 습기를 제거한다.	1	2
2. 합성 섬유를 제거한다.	1	2
3. 환자 자세 취하기; 편안한 자세로 취한다.	1	2
4. 발진, 개방성 상처를 확인한다.	1	2

단계 3. 적용 변수 APPLICATION PARAMETERS

A. 절차		
1. 부위에 drum/기구를 적용한다.	1	2
2. 장치를 켠다.	1	2
B. 용량	1	2
C. 적용 길이	1	2
D. 적용 빈도	1	2
E. 치료 기간	1	2

단계 4. 적용 후 과제 POSTAPPLICATION TASKS

A. 장치 제거		
1. 타이머가 울리면, 모든 손잡이가 0으로 되어있는지 확인한다.	1	2
B. 환자에 대한 지시사항		
1. 다음 치료 계획을 알려준다.	1	2
2. 활동 수준에 대하여 알려준다.	1	2
3. 치료 후 환자가 어떤 것을 느끼게 될지 설명한다.	1	2
C. 치료와 반응 기록	1	2
D. 장치 교체하기		
1. 테이블을 닦고, 물기를 제거한다.	1	2
2. 사용하던 수건을 교체한다.	1	2

단계 5. 유지 MAINTENANCE

A. 장치를 정기적으로 세척한다.	1	2
B. 모든 케이블/연결기기가 작동하는지 확인한다.	1	2

날짜: _____ _____

번호: _____ _____

피실험자/평가자 이름: ________________________________

마사지
Massage

활동 31

Textbook 참고: 17장, 제VI부

이름: ______________________________

단계 1. 기초 FOUNDATION

A. 마사지와 기본 작동법을 설명한다.	1	2
B. 마사지를 설명한다:		
1. 효과	1	2
2. 장점	1	2
3. 단점	1	2
4. 적응증	1	2
5. 금기증	1	2
6. 주의사항	1	2

단계 2. 적용 전 과제 PREAPPLICATION TASKS

A. 마사지가 적절한 치료임을 확인한다.		
1. 이전 적용을 (재)평가하고 재검사한다.	1	2
2. 목표를 세운다.	1	2
3. 모달리티에 대한 목표를 정한다.	1	2
4. 금기증을 확인한다.	1	2
B. 환자를 심리적으로 준비시킨다.		
1. 효과를 설명한다.	1	2
2. 기대되는 것을 말한다; reassure modesty	1	2
C. 환자를 신체적으로 준비시킨다.		
1. 적합한 환경인지 확인한다(따뜻한지, 편안한지).	1	2
2. 환자 자세취하기; 편안한 자세로 취한다.	1	2
3. 환자가 적절하게 팔, 다리 등을 늘어뜨리고 있는지 확인한다.	1	2
D. 치료 장비를 준비한다.		
1. 마사지 유형, 요구하는 것이 무엇인지 결정한다.	1	2
2. 윤활제를 사용할지 안할지를 결정한다.	1	2

단계 3. 적용 변수 APPLICATION PARAMETERS

A. "전형적인" 스포츠 마사지 적용 절차		
1. 가벼운 경찰법(light effleurage)	1	2
2. 깊은 경찰법	1	2
3. 주무르기(petrissage)	1	2
4. Friction이나 percussion 선택	1	2
5. 깊은 주무르기	1	2
6. 가벼운 경찰법	1	2
B. 용량	1	2
C. 적용 길이	1	2
D. 적용 빈도	1	2
E. 치료 기간	1	2

단계 4. 적용 후 과제 POSTAPPLICATION TASKS

A. 장치 제거		
1. 남아 있는 마사지 윤활유를 닦아낸다.	1	2
B. 환자에 대한 지시사항		
1. 다음 치료 계획을 알려준다.	1	2
2. 활동 수준에 대하여 알려준다.	1	2
C. 치료와 반응 기록	1	2
D. 더러워진 수건/소매를 깨끗한 것으로 교체한다.	1	2

단계 5. 유지 MAINTENANCE

A. 손을 굳은살 없게 유지한다.	1	2
B. 마사지 테이블이 잘 작동하는지 확인한다.	1	2
C. 마사지 윤활유 양이 충분한지 확인한다.	1	2

날짜: _____ _____

번호: _____ _____

피실험자/평가자 이름: ______________________________

목뼈 견인
Cervical traction

활동 32

Textbook 참고: 18장, 제VI부

이름: ____________________

단계 1. 기초 FOUNDATION

A. 목뼈(경추) 견인과 기본 작동법을 설명한다.	1	2
B. 목뼈 견인을 설명한다:		
1. 효과	1	2
2. 장점	1	2
3. 단점	1	2
4. 적응증	1	2
5. 금기증	1	2
6. 주의사항	1	2

단계 2. 적용 전 과제 PREAPPLICATION TASKS

A. 견인이 적절한 치료임을 확인한다.		
1. 이전 적용을 (재)평가하고 재검사한다.	1	2
2. 목표를 세운다.	1	2
3. 모달리티에 대한 목표를 정한다.	1	2
4. 금기증을 확인한다.	1	2
B. 환자를 심리적으로 준비시킨다.		
1. 감각을 설명한다.	1	2
2. 경감되길 기대되는 압력과 통증을 말한다.	1	2
C. 환자를 신체적으로 준비시킨다.		
1. 옷을 벗고, 악세사리, 붕대 등을 제거한다.	1	2
2. 장치에 환자 머리를 안전하게 위치시킨다.	1	2
3. 환자가 적절히 자세를 취하고 있는지 확인한다.	1	2
D. 사용할 경우, 기계적 장치를 준비한다.		
1. 조립을 위한 사용법을 확인한다.	1	2
2. 기계가 적절히 작동하는지 확인한다.	1	2
3. 견인이 적절한지 확인한다.	1	2
4. 순환 주기가 적절히 작동하는지 확인한다.	1	2

단계 3. 적용 변수 APPLICATION PARAMETERS

A. 손으로 하는/기계적 목뼈 견인 절차		
1. 머리를 지지한다.	1	2
2. 임상가/기계로 간헐적인 힘을 제공한다.	1	2
B. 용량	1	2
C. 적용 길이	1	2
D. 적용 빈도	1	2
E. 치료 기간	1	2

단계 4. 적용 후 과제 POSTAPPLICATION TASKS

A. 장치 제거		
1. 장치 또는 벨트를 제거한다.	1	2
2. 기계를 끈다.	1	2
B. 환자에 대한 지시사항		
1. 다음 치료 계획을 알려준다.	1	2
2. 활동 수준에 대하여 알려준다.	1	2
3. 치료 후 환자가 어떤 것을 느끼게 될지 설명한다.	1	2
C. 치료와 반응 기록	1	2
D. 테이블 치우기	1	2

단계 5. 유지 MAINTENANCE

A. 정기적으로 장치, 벨트 등을 확인한다.	1	2

날짜: _____ _____

번호: _____ _____

피실험자/평가자 이름: ______________________________

허리뼈 견인
Lumbar Traction

활동
33

Textbook 참고: 18장, 제VI부

이름: ______________________________

단계 1. 기초 FOUNDATION

A. 허리뼈 견인과 기본 작동법을 설명한다.	1	2
B. 허리뼈 견인을 설명한다:		
1. 효과	1	2
2. 장점	1	2
3. 단점	1	2
4. 적응증	1	2
5. 금기증	1	2
6. 주의사항	1	2

단계 2. 적용 전 과제 PREAPPLICATION TASKS

A. 견인이 적절한 치료임을 확인한다.		
1. 이전 적용을 (재)평가하고 재검사한다.	1	2
2. 목표를 세운다.	1	2
3. 모달리티에 대한 목표를 정한다.	1	2
4. 금기증을 확인한다.	1	2
B. 환자를 심리적으로 준비시킨다.		
1. 감각을 설명한다.	1	2
2. 경감되길 기대되는 압력과 통증을 말한다.	1	2
C. 환자를 신체적으로 준비시킨다.		
1. 옷을 벗고, 악세사리, 붕대 등을 제거한다.	1	2
2. 장치에 환자 가슴과 골반을 안전하게 위치시킨다.	1	2
3. 환자가 적절히 자세를 취하고 있는지 확인한다.	1	2
D. 사용할 경우, 기계적 장치를 준비한다.		
1. 조립을 위한 사용법을 확인한다.	1	2
2. 기계가 적절히 작동하는지 확인한다.	1	2
3. 견인이 적절한지 확인한다.	1	2
4. 순환 주기가 적절히 작동하는지 확인한다.	1	2

단계 3. 적용 변수 APPLICATION PARAMETERS

A. 손으로 하는 허리뼈 견인 절차		
1. 임상가/기계로 간헐적인 힘을 제공한다.	1	2
2. 알아차릴만한 느낌이 느껴질 때까지 안전하게 당긴다.	1	2
B. 용량	1	2
C. 적용 길이	1	2
D. 적용 빈도	1	2
E. 치료 기간	1	2

단계 4. 적용 후 과제 POSTAPPLICATION TASKS

A. 장치 제거		
1. 장치 또는 벨트를 제거한다.	1	2
2. 기계를 끈다.	1	2
B. 환자에 대한 지시사항		
1. 다음 치료 계획을 알려준다.	1	2
2. 활동 수준에 대하여 알려준다.	1	2
3. 치료 후 환자가 어떤 것을 느끼게 될지 설명한다.	1	2
C. 치료와 반응 기록	1	2
D. 테이블 치우기	1	2

단계 5. 유지 MAINTENANCE

A. 정기적으로 장치, 벨트 등을 확인한다.	1	2

날짜: _____ _____

번호: _____ _____

피실험자/평가자 이름: ______________________________

빛 치료
Light Therapy

활동 34

Textbook 참고: 19장, 제VI부

이름: ______________________________

단계 1. 기초 FOUNDATION

A. 빛 치료와 기본 작동법을 설명한다.	1	2
B. 빛 치료를 설명한다:		
1. 효과	1	2
2. 장점	1	2
3. 단점	1	2
4. 적응증	1	2
5. 금기증	1	2
6. 주의사항	1	2

단계 2. 적용 전 과제 PREAPPLICATION TASKS

A. 빛 치료가 적절한 치료임을 확인한다.	1	2
B. 환자를 심리적으로 준비시킨다.		
1. 아무런 감각이 느껴지지 않는다는 것을 설명한다.	1	2
C. 환자를 신체적으로 준비시킨다.		
1. 옷을 벗고, 악세사리, 붕대 등을 제거한다.	1	2
2. 치료할 피부를 깨끗이 씻고 건조시킨다.	1	2
D. 치료장비를 준비한다.		
1. 평균 힘 출력을 위한 방법을 확인한다.	1	2
2. 치료 시간을 계산한다.	1	2
3. 기계가 적절하게 작동하는지 확인한다.	1	2
4. 설정된 시간이 정확한지 확인한다.	1	2
5. 맥동률이 적절히 설정되어있는지 확인한다.	1	2

단계 3. 적용 변수 APPLICATION PARAMETERS

A. 절차		
1. 기계 켜기/출력 변수 적응시킨다.	1	2
2. 레이저를 사용할 경우 안전한 구글을 착용한다.	1	2
3. 개방성 상처를 제외한 피부에 직접적으로 적용한다.	1	2
4. 넓은 부위에는 cluster, grid, 또는 scanning을 사용한다.	1	2

B. 용량	1	2
C. 적용 길이	1	2
D. 적용 빈도	1	2
E. 치료 기간	1	2

단계 4. 적용 후 과제 POSTAPPLICATION TASKS

A. 장치 제거/환자 씻기	1	2
B. 환자에 대한 지시사항		
1. 다음 치료 계획을 알려준다.	1	2
2. 활동 수준에 대하여 알려준다.	1	2
3. 치료 후 환자가 어떤 것을 느끼게 될지 설명한다.	1	2
C. 치료와 반응 기록	1	2
D. 테이블 치우기	1	2
E. 장비 교체하기/부위 씻기	1	2

단계 5. 유지 MAINTENANCE

A 정기적으로 장치를 청소한다.	1	2
B. 일상적으로 유지하도록 수행한다.	1	2
C. 간단한 교체를 수행한다.		

날짜: _____ _____

번호: _____ _____

피실험자/평가자 이름: ______________________________